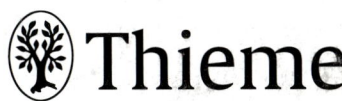

Original-Prüfungsfragen
mit Kommentar

Medizinische Psychologie
Medizinische Soziologie

14. Auflage

Bearbeitet von
Erich Kasten
und Bernhard A. Sabel

Georg Thieme Verlag
Stuttgart · New York

PD Dr. Erich Kasten
Prof. Dr. Bernhard A. Sabel
Inst. f. Med. Psychologie
Otto-von-Guericke Universität Magdeburg
Leipziger Str. 44
39120 Magdeburg

1. Auflage 1983
2. Auflage 1984
3. Auflage 1986
4. Auflage 1987
5. Auflage 1993
6. Auflage 1994
7. Auflage 1996
8. Auflage 1997
9. Auflage 1999
10. Auflage 2000
11. Auflage 2002
12. Auflage 2003
13. Auflage 2005
14. Auflage 2006

Bibliografische Information der Deutschen Bibliothek
Die Deutsche Bibliothek verzeichnet diese Publikation
in der Deutschen Nationalbibliografie; detaillierte
bibliografische Daten sind im Internet über
http://dnb.ddb.de abrufbar.

© 2006 Georg Thieme Verlag KG,
Rüdigerstr. 14, D-70469 Stuttgart
Unsere Homepage:
http://www.thieme.de

Umschlaggestaltung: Thieme Verlagsgruppe

Umschlagfoto: Studio Nordbahnhof, Stuttgart

Satz: Druckhaus Götz GmbH, Ludwigsburg

Druck:
Grafisches Centrum Cuno GmbH & CoKG, Calbe
Printed in Germany

ISBN 3-13-114924-8
ISBN 978-3-13-114924-4

Autoren und Verlag haben sich bei der Zusammenstellung der Fragen, bei der Zuordnung der Lösungen
und bei der Kommentierung von Fragen und Lösungen
um größtmögliche sachliche Richtigkeit bemüht.
Dennoch wird eine Gewähr für die in diesem Band
enthaltenen Angaben nicht übernommen. Für Inhalt
und Formulierung der Prüfungsfragen zeichnet das
IMPP verantwortlich.

Vorwort zur 14. Auflage

Den Dankesworten von einem Physikumsgeschädigten auf der Gästebuchseite meiner privaten Homepage ist zu entnehmen, dass auch mit der 13. Auflage zumindest ein einziger Student die schriftliche ärztliche Vorprüfung bestanden hat. Ein mir ansonsten völlig unbekannter „Christian" schrieb jedenfalls netterweise folgendes:

Auch wenn Sie mich nicht kennen – bedanken wollte ich mich trotzdem bei Ihnen; dafür, dass ich dem Wahnsinn des Physikums von der Schippe gesprungen bin. Eine große Hilfe war mir dabei die von Ihnen verfasste Schwarze Reihe ... das wohl einzig FÜR Studenten konzipierte Exemplar dieser Reihe. Jedesmal, wenn mich die Verzweiflung (oder auch nur die Langeweile) in anderen Fächern überkam, musste ich einfach nur die Psychologie aufschlagen, und der Tag war gerettet

Jedenfalls bin ich froh, diese unheilschwangere 13. Auflage nun hinter mich gebracht zu haben, ohne dass ein Student sich mit meinem Buch ein Auge ausgestochen oder einen Zahn ausgeschlagen und mich auf Schadensersatz verklagt hat. Mit der 14. Auflage darf ich wieder einmal ein erneut stark überarbeitetes Werk vorlegen. Am meisten erfreuen wird sich der Leser wahrscheinlich am Begriff der „Confusion Matrix", die leider keine sozialpsychologische Theorie über den inneren Zustand des Prüflings abbildet, sondern etwas mit Sensitivität, Spezifität, negativem und positivem Prädiktionswert zu tun hat. Das ist nun natürlich völlig unbeabsichtigte, gemeine Panikmache, solche Begriffe gleich in der Einleitung fallen zu lassen um Sie zu motivieren, dies Buch wirklich zu lesen. Aber keine Angst; wenn Sie es durchgeackert haben, werden Sie nicht nur wissen, was es damit auf sich hat, Sie werden auch nie wieder Aggression mit Aggregat und Aggravation verwechseln. Selbst, wenn in der bevorstehenden Prüfung nach Dyslexie, Dysthimie und Dyspareunie gefragt wird, wird Ihnen das nur ein wissendes Lächeln abgewinnen können.

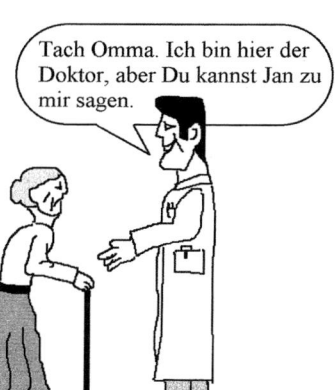

Tach Omma. Ich bin hier der Doktor, aber Du kannst Jan zu mir sagen.

Abb.: Ein erster Annäherungsversuch an das Medium „Patient" verläuft hier mit außerordentlich viel Empathie und Einfühlungsvermögen in die Situation des alternden Menschen.

Für alle, die ihr Studium nach der neuen Approbationsordnung aufgenommen haben, ist ja die mündliche Prüfung in der Fächerkombination Medizinische Psychologie/Soziologie nun leider endgültig weggefallen, was nicht unbedingt eine Erleichterung darstellt, da gerade die PsychoSoziologie meist eher als interessant und leicht beurteilt wurde. Außerdem werden dafür ja künftig alle anderen drei Fächer im verbalen Frage-Antwort-Spiel abgecheckt, was von den meisten Studenten auch nicht unbedingt als Verbesserung empfunden wird. Autor und Verlag haben sich trotz der gesetzlich-verankerten Terminierung der mündlichen Psychologie-Prüfung entschlossen, die Tipps hierzu am Ende des Bandes beizubehalten, da die Studenten diese Hinweise als unendlich hilfreich auch für andere mündliche Examina eingestuft haben.

Nach der neuen Approbationsordnung müssen alle Prüfungsfragen einen medizinischen Bezug haben. Beim Lernen sollten sie sich also ganz besonders darauf konzentrieren. In den letzten Prüfungen neigte das IMPP auch sehr dazu, neue Fragen zu Themen des Gegenstandskataloges zu stellen, die bis jetzt kaum abgeprüft wurden. Also sollten sie nicht vorschnell über Lerntexte hinweggehen, wenn danach keine Frage kommt. Gerade das sind die Gebiete, zu denen unter Umständen eine Prüfungsfrage kommen kann!

Ansonsten bleibt mir nur noch, Ihnen wenigstens etwas Spaß bei der Lektüre zu wünschen und natürlich toi-toi-toi für die Prüfung.

Tschüß!

Magdeburg, im Juni 2006   PD Dr. Erich Kasten

ANMERKUNGEN DER REDAKTION

Zur besseren Übersicht über die Schwerpunkte des umfangreichen Prüfungswissens wurden Fragen und Kommentare mit Quadraten gekennzeichnet. Diese gehören Stoffgebieten an, zu denen wiederholt in verschiedener Form Fragen gestellt werden.

■   = wiederholt geprüfter Stoff

■■ = sehr wichtiger, häufig geprüfter Stoff

Inhalt

▶ **Die fett gedruckten Seitenzahlen beziehen sich auf den Kommentarteil.**

Lerntextverzeichnis

Glossar

Glossar

Das sollten Sie wissen: Die wichtigsten 200 Fachausdrücke, die von den Studenten am häufigsten durcheinandergebracht werden, kurz und bündig erklärt!

AAM = angeborener auslösender Mechanismus.

AHB = Anschlussheilbehandlung, z.B. Reha-Klinik nach Entlassung aus dem Akutkrankenhaus.

Abwehrmechanismen = Das Ich erzeugt Abwehrmechanismen (z.B. Fixierung, Verdrängung, Regression, Konversion, Projektion, Verschiebung usw.) zur Beseitigung unerwünschter Impulse, Emotionen oder Gedanken.

Adaptation = allmähliche Anpassung, wenn ein Reiz kontinuierlich dargeboten wird.

Adaptationssyndrom = Stresssyndrom nach H. Selye, aufgeteilt in: Alarm-Resistenz-Erschöpfungsphase.

Aggravation = Übertreiben von Krankheitssymptomen.

Aggregat = Personen, die an einem Ort sind, ohne eine Beziehung zu haben.

Agnosien = Neurologisches Störungsbild. Unfähigkeit, gesehene Objekte zu benennen.

Akalkulie = Patient kann nicht mehr rechnen.

Alarmphase = erste Stressphase nach H. Selye.

Alexie = Lese-Unfähigkeit; es werden keine Buchstaben mehr erkannt.

Alpha-Welle = (EEG-Welle um 10 Hz): entspannte Wachheit mit geschlossenen Augen.

Altruismus = uneigennütziges Handeln zum Wohle anderer ohne eigenen Vorteil. Gehört nach Parsons auch zu den Anforderungen an den Arzt. Also: *Segelyacht am Mittelmeer Ade!*

Ambivalenzkonflikt = es sind gleich mehrere positive und negative Charakteristika eines erstrebten Zieles vorhanden.

Amnesie = anterograd: Gedächtnislücke für einen Zeitraum nach dem schädigenden Ereignis. Retrograd: Gedächtnislücke für den Zeitraum vor dem schädigenden Ereignis.

Appetenz = erblich angelegte triebhafte Verhaltensweisen wie Sexualverhalten und Aggression müssen gelegentlich ablaufen. Wenn sie am Ablauf gehindert werden, kommt es zur Aufstauung von Energie und zur Suche nach einer Möglichkeit der Abreaktion.

Appetenz-Appetenz-Konflikt = Eine Person muss sich zwischen zwei gleichstarken positiven Möglichkeiten entscheiden.

Apraxie = Neurologisches Störungsbild. Unfähigkeit, Handlungsabläufe richtig durchzuführen (z.B. Zähneputzen, Butterbrot schmieren, Zigarette anzünden).

Asomatognosie = Neurologisches Störungsbild. Benennung der eigenen Körperteile gelingt nicht mehr. Gliedmaßen werden als fremd empfunden.

Astereognosie = Neurologisches Störungsbild. Objekte können durch Tasten nicht mehr erkannt werden.

Ätiologie = Theorien über die Ursachen der Entstehung einer Erkrankung.

Attribution = Zuschreibung einer Ursache zu einem Ereignis.

Aversions-Aversions-Konflikt = Entscheidung zwischen zwei negativen Möglichkeiten (Schmerz ertragen vs. Operation).

Balintgruppe = Arbeitsgruppen, in denen Ärzte ihre Erfahrungen unter Anleitung eines Gruppenleiters (Supervisor) besprechen.

Behaviorismus = Lerntheorie, beschäftigt sich nur mit Ein- und Ausgangsvariablen und macht keine Aussagen darüber, was dabei eigentlich im Individuum geschieht („black-box" Phänomen).

Beurteilungsfehler = z.B. Rosenthal-Effekt, Hawthorne-Effekt, Tendenz zur Mitte, Halo-Effekt, Kontrastfehler, logischer Fehler, Selbstsuggestion, usw.

Beta-Welle = EEG um 20 Hz: angespannte Wachheit mit offenen Augen, Erregung.

Biofeedback = gibt den Patienten eine akustische oder visuelle Rückmeldung über physiologische Parameter, die sonst nicht oder kaum bewusst zur Kenntnis genommen werden (Atemfrequenz, galvanischer Hautwiderstand, EEG).

Blindversuch = Experiment, bei dem der Patient nicht weiß, ob er mit dem Verum oder mit dem Placebo behandelt wird.

Broca-Aphasie = Wortfindungsstörungen nach einer Hirnschädigung im Bereich des nach Paul Broca bezeichneten Sprachzentrums.

Compliance = Bereitschaft eines Patienten, den ärztlichen Rat zu befolgen (z.B. Medikamente einnehmen, Bettruhe oder Diät einhalten).

Contingenz = Bedingungen und Stärke der Verknüpfung zwischen Verhalten und Verstärkern.

Coping = Umgang mit belastenden Situationen. Es hängt von den subjektiven Bewertungen einer Person ab, ob Stress als irrelevant, negativ oder positiv eingeschätzt wird.

Cut-off = mehr oder wenig willkürlich festgelegte Grenze zwischen zwei Bereichen (z.B. Bestehen vs.

Durchfallen bei einer Klausur; benigner vs. maligner Tumor).

Delta-Welle = EEG um 3 Hz, Tiefschlaf.

Denervierungsüberempfindlichkeit = Zunahme an Rezeptoren von Nervenzellen, dies führt zu einer verstärkten Reaktion auf Transmitter.

Desensibilisierung = In einer entspannten Situation wird ein Phobiker mit angstauslösenden Stimuli konfrontiert, abgestuft nach dem Ausmaß der Angst, zunächst in der Phantasie und dann real, bis die Angst sich verringert.

Devianz = abweichendes Verhalten. Sekundäre Devianz: Gesellschaftliche Reaktionen und Vorurteile verstärken das abweichende Verhalten.

Disinhibition (Enthemmung) = Aufhebung hemmender Einflüsse eines Systems durch die Läsion erhöht die Aktivierung eines anderen.

Dissimulieren (Form der Krankheitsverarbeitung) = Krankheit herunterspielen.

Dissonanz = im selben Individuum stehen zwei Erkenntnisse im Widerspruch (= kognitive Dissonanz), die mit einer Erklärung in Eintracht gebracht werden müssen, um kognitive Konsonanz zu erreichen.

double-bind = Doppelbindung: Eine verbale Aussage stimmt nicht mit der gleichzeitig ablaufenden nonverbalen Verhaltensweise überein.

Doppelblindversuch = Weder der Versuchsleiter noch der Proband wissen in einer klinischen Studie, ob ein Placebo oder ein Verum verabreicht wurde.

Drifttheorie = Die Drift- oder Selektionstheorie geht davon aus, dass psychisch Kranke sozial absteigen und dann irgendwann im Pool der Unterschicht landen.

DSM = Diagnostisches und Statistisches Manual psychischer Störungen.

Dyslexie = Patient kann nicht mehr lesen.

Eichstichprobe = mit einem neuen Testverfahren untersuchte Gruppe von Probanden, um festzulegen, wieviel richtig gelöste Aufgaben welchem Prozentrang entsprechen. Testwerte sind später nur interpretierbar in Hinblick auf die entsprechende Altersgruppe der Eichstichprobe.

Einwortsätze = typische Phase der Sprachentwicklung von Kindern im Alter von etwa einem Jahr, die normalerweise später völlig verschwindet, interessanterweise aber wieder gehäuft bei Medizinstudenten während der mündlichen Prüfungen auftaucht.

Empathie = Einfühlungsvermögen in andere. Grundlage der meisten humanistischen Psychotherapien.

Epidemiologie („Seuchenkunde") = Wissenschaft über die Verbreitung von Krankheiten und deren Folgen auf die Bevölkerung.

Eros = Lebens- oder Liebestrieb in der Psychodynamik nach Sigmund Freud. Gegenspieler ist der Thanatos (Todestrieb).

Es = Teil der Persönlichkeit nach S. Freud (Es, Ich, Über-Ich), das kleinkindhaft nach sofortiger Triebbefriedigung drängt und dadurch mit den moralischen Vorstellungen des Über-Ichs kollidiert.

Ethologie = vergleichende Verhaltensforschung, beschäftigt sich mit den biologischen Grundlagen des menschlichen und tierischen Verhaltens, insbesondere mit angeborenem Instinktverhalten.

Extinktion = Löschung, d.h. Verlernen einer erlernten Verhaltensweise, die z.B. nicht mehr belohnt wird.

Extraversion = Persönlichkeitseigenschaft. Extravertierte suchen ständig Stimulation und sind nach außen gerichtet und kontaktreich.

Fatalismus = die eigene Existenz gottesergeben dem Schicksal überlassen. Als Form der unangemessenen Krankheitsverarbeitung: aufgeben, resignieren.

Fixierung = Begriff aus der Psychoanalyse. Bindung an eine Phase aus der psychosexuellen Entwicklung (oral, anal, phallisch), wenn das Kind in dieser Phase zuviel oder zuwenig Befriedigung erhielt.

Flooding = Überflutungstherapie. Ein Phobiker wird solange massiv mit dem angstauslösenden Reiz konfrontiert, bis die Angst verschwunden ist.

Fluid intelligence = Cattell unterschied: flüssige Intelligenz („fluid intelligence", logisches Denkvermögen) und verfestigte Intelligenz („crystallized intelligence", bildungsabhängig).

FPI, FPI-R = Freiburger Persönlichkeits Inventar (Revision), Fragebogentest mit stimmt/stimmt nicht Antwortmöglichkeiten.

Fragealter = typische Phase der Sprachentwicklung eines Kindes im Alter um das 5. Lebensjahr, die Kinder sind dann extrem wissbegierig und nerven ihre Eltern mit ständigen Fragen. Eine Phase, die bei unseren Medizinstudenten bedauerlicherweise schon längst völlig abgeschlossen ist.

Gegenübertragung = In der psychoanalytischen Therapie kann es zur Übertragung kommen, d.h. der Patient überträgt früheste Gefühle auf den Analytiker. Gefahr ist die Gegenübertragung, d.h. der Analytiker nimmt die Übertragung an und verhält sich dementsprechend.

Gesundheit = lässt sich definieren als das Fehlen von Krankheit. Wie Krankheit definiert wird, steht hier im Glossar weiter unten.

g-Faktor = Spearmans Zweifaktorentheorie der Intelligenz (1927): Generalfaktor der Intelligenz (g-Faktor) und mehrere spezifische Faktoren (s-Faktoren).

Gießen-Test = Persönlichkeitsfragebogen zur Selbst- und Fremdbeurteilung mit Antwortskalen von –3 bis +3.

given up - giving up = Prinzip der Selbstaufgabe bei Erkrankung, dem das Gefühl der Hoffnungslosigkeit zugrunde liegt. Der Patient erlebt sich nicht mehr als intakte Persönlichkeit, die Beziehungen zur Umwelt erscheinen unbefriedigend.

Habituation = Gewöhnung: Wird ein Reiz wiederholt dargeboten, dann schwächt sich die Orientierungsreaktion schnell ab.

Haloeffekt = unberechtigter Schluss von einer beobachtbaren Eigenschaft auf eine andere (unbeobachtete).

HAWIE; HAWIE-R = Hamburg Wechsler Intelligenztest (Revision), HAWIK; HAWIK-R: der gleiche für Kinder.

Hawthorne-Effekt = Das Wissen darüber, an einer wissenschaftlichen Untersuchung teilzunehmen, verändert bereits das Verhalten.

Health-Belief = Gesundheits- und Krankheitsverhalten ist von den subjektiven Einstellungen abhängig: a) die wahrgenommene Gefährlichkeit der Erkrankung; b) der wahrgenommene Nutzen eigenen gesundheitsfördernden Verhaltens; c) die subjektive Einschätzung der eigenen Krankheitsanfälligkeit.

Health-Locus-of-Control = Personen mit internalen Kontrollüberzeugungen glauben, dass Gesundheit vom eigenen Verhalten abhängig ist. Personen mit externalen Kontrollüberzeugungen halten Krankheit für fremdbestimmt, von anderen Personen, vom Schicksal oder vom Zufall abhängig.

Hypochonder = neurotische Störung; Fehldeutung normaler Körperabläufe als Anzeichen schlimmer Krankheiten.

ICD = International Classification of Diseases

ICIDH = International Classification of Impairments, Disabilities and Handicaps.

IGEL = Individuelle Gesundheitsleistungen. Von der Kasse nicht bezahlte Maßnahmen, die vom Arzt gesondert in Rechnung gestellt werden.

Individualspezifität = in Belastungssituationen reagieren Personen mit für sie typischen vegetativen Reaktionen (Atmung, Herzfrequenz, Hautwiderstand) bzw. Krankheiten (Asthma, Hypertonie, Neurodermitis).

Indolenz = Gleichgültigkeit gegen Schmerzen.

Instanzenmodell = Einteilung der Persönlichkeit nach S. Freud in das Es, das Ich und das Über-Ich.

IQ = Intelligenzquotient: häufig benutzter Standardtestwert. Mittelwert 100, Standardabweichung ± 15, d. h. Mittelbereich 85 bis 115. Klassischer IQ definiert als Intelligenzalter : Lebensalter mal 100. Abweichungs-IQ: Vergleich mit Alters-Eichstichprobe.

Instrumentelle Konditionierung = Dasselbe wie operantes Konditionieren (Belohnungslernen).

Interaktionismus = Theorie, die eine Wechselwirkung zwischen Persönlichkeitseigenschaften und Situation annimmt. In schwach determinierten Situationen kommen Persönlichkeitseigenschaften mehr zum Vorschein als in stark determinierten Situationen.

Interozeption = Fähigkeit, verborgen im Körper ablaufende Reaktionen zu spüren.

Interrollenkonflikt = Jeder Mensch hat nicht nur eine, sondern mehrere Rollen gleichzeitig zu erfüllen. Zwischen diesen Rollen kann es zu Konflikten kommen.

Intrarollenkonflikt = Ein und dieselbe Rolle kann aus verschiedenen Segmenten bestehen, an die sich unterschiedliche Erwartungen anderer Personen oder Instanzen knüpfen.

Introversion = Persönlichkeitseigenschaft. Introvertierte sind nach innen gerichtet, vermeiden Stress und sind eher kontaktarm.

Inzidenz = Anzahl von Neuerkrankungen (meist pro Jahr: Jahresinzidenz) bestimmter Bevölkerungsanteile bezogen auf eine bestimmte Krankheit. Dagegen Prävalenz: Gesamtzahl der Erkrankten zu einem Zeitpunkt.

IST = Intelligenz Struktur Test von Amthauer.

Ja-sage-Tendenz = Tendenz, Fragen in Persönlichkeitsfragebögen eher zu bejahen als zu verneinen.

Kasten = eckiges Gebilde, meist mit einer ziemlich großen Klappe. Grundlage der Kastengesellschaften, jedoch nicht der Kastagnetten. Im negriden Zustand Voraussetzung für die black-box-Theorie. Als Wortstamm auch im Begriff Sarkasmus enthalten. Näheres unter: http://members.aol.com/EriKasten

Katharsis = Seelenreinigung in der psychoanalytischen Therapie infolge des Erinnerns an ein bis dahin verdrängtes psychisches Trauma.

Kausalattribution = Ursachenzuschreibung für ein Handlungsresultat, Erfolge werden oft auf Persönlichkeitseigenschaften attribuiert, Misserfolge auf die Situation.

Klassisches Konditionieren = Verbinden eines neutralen Reizes (Glockenton) mit einem angeborenen Reflex (Speichelfluss) durch mehrfache Wiederholung.

Kohäsion = Bindungsstärke der Gruppenmitglieder untereinander.

Kohorte = Personen, die zu einem bestimmten Zeitpunkt einem gleichen Ereignis ausgesetzt wurden.

Konditionierung = Lernen eines neuen Zusammenhanges, z.B. klassische Konditionierung (Signallernen), operante Konditionierung (Belohnungslernen).

Konfabulation = Gedächtnislücken werden mit falschen Phantasiegeschichten überspielt. Der Patient ist dabei allerdings subjektiv meist völlig von der Richtigkeit des Gesagten überzeugt.

Konfidenzintervall = Testwerte sind im allgemeinen fehlerbehaftet. Zum Messwert des Probanden wird daher ein Bereich (Konfidenzintervall) hinzugefügt, der durch das Ausmaß des Messfehlers bedingt ist. Hierzu lässt sich ein Standardmessfehler berechnen.

Konformität = Übereinstimmung eines Individuums mit den Normen der Gruppe. Nonkonformität: bewusstes Abgrenzen.

Konsistenzkoeffizient = Zur Reliabilitätsprüfung (Testgütekriterium) wird jedes einzelne Item als kleiner „Einzeltest" gesehen und die Korrelation zwischen den Items wird berechnet.

Konstruktvalidität = Zur Prüfung der Validität (Testgütekriterium) prüft man, ob es ein hypothetisches Konstrukt („Intelligenz", „Persönlichkeit") gibt, an dem der Test sich ausrichtet.

Kontingenz = Unter Kontingenz versteht man die enge zeitliche oder räumliche Aufeinanderfolge von Verhalten und Konsequenzen. Der Begriff „Kontingenz" wird auch in der Kommunikationstheorie angewandt und meint dort die Abhängigkeit der Kommunikationen von eigenen Bedürfnissen oder vom Interaktionspartner.

Kontrastfehler = Beurteilungsfehler durch den Vergleich der Leistung einer Person mit (zufällig im Umfeld vorhandenen) anderen Personen.

Konversion = Umwandlung eines psychischen Konfliktes in körperliche Symptome. Das Symptom kann hierbei entweder eine verkappte Art der verbotenen Triebbefriedigung darstellen, die dem Konflikt zugrunde lag, oder die Krankheit dient gerade der Unterdrückung des Triebimpulses.

Korrelation = statistischer Zusammenhang von zwei Variablen zwischen –1.0 und + 1.0. Ein Korrelationskoeffizient um Null ist niedrig und zeigt, dass kaum eine Abhängigkeit in der Ausprägung des einen Merkmals vom anderen Merkmal besteht.

Krankheit = Fehlen von Gesundheit. Jetzt schauen Sie bloß nicht nach, was in diesem Glossar unter dem Schlagwort „Gesundheit" steht.

Krankheitsgewinn = primärer Krankheitsgewinn: Vorteile, die ein Neurotiker aus seinen Symptomen zieht. Sekundärer Krankheitsgewinn: die Umwelt gibt einem Kranken mehr Zuwendung, dies kann zur Verfestigung der Krankheitsanzeichen führen.

Kreuzvalidierung = Überprüfung des Ergebnisses an unterschiedlichen Maßstäben der Gültigkeit.

Labeling-Approach (Ettikettierungs-Ansatz) = Stigmatisierung von Personen mit abweichendem Verhalten drängt die Betroffenen noch weiter in die Außenseiterrolle.

Laissez-faire = Führungsstil, bei dem der Erzieher oder Gruppenleiter kaum in die Entscheidungsprozesse eingreift, eine Kontrolle der Effektivität findet selten statt.

Lallsprache = typische Lautäußerungen des Kindes ab dem Alter von etwa 6 Monaten. Kommt für eng umrissenen Zeitraum angeblich auch bei Medizinstudenten vor, die ihr Physikum bestanden haben.

Latenzzeit = psychosexuelle Phase nach Freud (oral, anal, phallisch, Latenz, genital), in der es zu einem Ruhen der sexuellen Orientierung kommt.

Leerlaufreaktion = Kann eine Triebhandlung über längere Zeit nicht durchgeführt werden, dann zeigt das Tier diese Aktivität auch ohne den Schlüsselreiz.

LPS = Leistungs-Prüf-System von Horn, Intelligenztest.

Letalität = Anzahl an einer bestimmten Krankheit Verstorbener bezogen auf 1.000 Menschen an dieser Krankheit bereits erkrankter Patienten.

Libido = Liebesenergie, die in der psychoanalytischen Lehre dem Eros zur Verfügung steht und ständig abreagiert werden muss, was brutal viel Zeit kostet und einen echt nur vom Lernen für das Physikum abhält.

LCU (Life change unit) = Punktwert, der in der Lifeevent-Forschung einem kritischen Ereignis zugeordnet wird.

Life event = kritisches Lebensereignis, das eine Anpassung/Umstellung verlangt.

Marasmus = vollständiger körperlicher und geistiger Verfall, z.B. als Folge von Hospitalismus bei Kindern oder bei Medizinstudenten wenige Stunden vor dem mündlichen Physikum.

Metakommunikation = Kommunikation über die Kommunikation. Man redet darüber, wie man eigentlich miteinander spricht.

Midlife-Crisis = Krise der Lebensmitte. Typisches Anzeichen ist der Versuch betagter Mittvierziger Inline-Skater zu fahren und attraktive, junge Studentinnen zum Eis-Essen einzuladen.

Milieutheorie = Höhere Belastungen in unteren Schichten werden als Risiko-Faktor für die Entstehung einer psychiatrischen Erkrankung angesehen.

MMPI = Minnesota Multiphasic Personality Inventory, Persönlichkeitsfragebogen.

Mobbing = soziale Isolierung und Schikanierung eines unbeliebten Mitarbeiters.

Mobilität, soziale = Zwischen den einzelnen Schichten kann ein Individuum hin und her wandern. Dies bezeichnet man als „vertikale Mobilität".

Morbidität = (morbidus, lat. = krank) Auftretenshäufigkeit von Krankheit innerhalb einer Population über einen bestimmten Zeitraum.

Neglekt = halbseitige Vernachlässigung; eine Körper- und Raumhälfte existiert für den Patienten nicht mehr.

Nervenwachstumsfaktor (NGF) = Protein, das in der kindlichen Entwicklung das Wachstum von Axonen leitet. Es wird auch nach Hirnläsion sezerniert und unterstützt möglicherweise die neuronale Regeneration.

Neuropsychologie = Feld zwischen Neurologie und Psychologie; beschäftigt sich mit der Erforschung von Hirnfunktionen aber auch mit Diagnostik und Therapie Hirngeschädigter.

Nocebo-Effekt = Nach Einnahme eines Placebos leiden Personen auch unter unerwünschten Nebenwirkungen, wenn diese auf dem Beipackzettel erwähnt werden.

Nominalskala = einfachste Zuordnung auf einer Skala, z. B. 1 = weiblich, 2 = männlich, 3 = weiß nich'.

Normalverteilung = Gaußsche Glockenkurve. Extremwerte sind selten, der mittlere Bereich ist am häufigsten.

Nozizeption = Schmerzwahrnehmung

Objektivität = Testgütekriterium. Aufgeteilt in Durchführungs-, Auswertungs- und Interpretationsobjektivität.

Ödipuskomplex = in der phallischen Phase verliebt der Knabe sich in seine Mutter, er stellt fest, dass diese aber bereits mit dem Vater verheiratet ist und er hasst den Vater fortan. Beim Mädchen kommt es umgekehrt zum **Elektrakomplex.**

Operante Konditionierung = Belohnungslernen; belohnte Verhaltensweisen treten künftig häufiger auf, bestrafte seltener.

Operationalisierung = Versuch, ein hypothetisches Konstrukt (z. B. „Intelligenz" oder „Symptomtoleranz") in messbare Variablen umzuwandeln.

Ordinalskala = zweithöchstes Skalenniveau mit aufsteigender Folge, jedoch ohne Angabe wie groß die Unterschiede sind (1 = verschlechtert, 2 = gleich geblieben, 3 = verbessert).

Orgasmus, multipler = ich wusste, dass Sie den Text zu diesem Schlagwort lesen werden, Sie kleiner Schlingel, Sie! Versuchen Sie lieber herauszufinden, was der salutogenetische Ansatz von Antonovsky aussagt.

Panelstudie = Eine Panelstudie ist eine Längsschnitt-Befragung, die in bestimmten Abständen an den gleichen Personen durchgeführt wird.

Paradoxe Kommunikation = Verbale und nonverbale Informationsanteile in einer Interaktion können sich widersprechen.

Paralinguistik = Begleitphänomene der Sprache wie Lautstärke, Sprechgeschwindigkeit, Sprachrhythmus, Nuscheln, Räuspern, Lachen usw.

Parallelisieren = Kleine Stichproben in einer klinischen Studie sollten sich z. B. hinsichtlich Alter und Geschlecht entsprechen.

Pathogenese = Entstehung und Entwicklung einer Krankheit.

Penisneid = nach Sigmund Freud typisches Verhalten von kleinen Mädchen in der phallischen Phase, die wissen möchten, wann ihnen so etwas wächst. Wenn Sie jetzt nicht verstanden haben, was mit „so etwas" gemeint ist, dann sollten Sie sich noch einmal in den entsprechenden Lerntext vertiefen.

Perseveration = Neigung, Inhalte zu wiederholen. Kommt im Alter, bei Ermüdung, nach Alkoholgenuss oder bei Vergiftungen vor.

Phantomschmerzen = nach Amputation eines Körperteiles (z. B. Arm) empfindet die Person trotzdem Schmerzen in dem nicht vorhandenen Glied, da das entsprechende Areal im Gehirn noch existiert. Der **Phantomkopfschmerz** ist eine wenig erforschte Sonderform, unter der insbesondere Klaus Störtebeker, Marie Antoinette und einige unserer Studenten während der Prüfung litten.

Phrenologie = F. J. Gall glaubte, dass unterschiedliche Formen des Schädelknochens auf unterschiedliche Größen des darunter liegenden Gehirns deuten und diese wiederum auf spezifische Talente und Verhaltensweisen.

Phobie = übermäßige Angstreaktion auf prinzipiell harmlose Tiere, Objekte oder Situationen.

Placebo-Effekt = alleine die Tatsache, dass überhaupt eine Behandlung erfolgt bzw. ein Medikament gegeben wurde, kann Heilungen oder Nebenwirkungen haben, auch wenn es sich um ein völlig wirkstofffreies Präparat gehandelt hat.

Plastizität = Anpassungsfähigkeit. In der Neuropsychologie meist Anpassungsfähigkeit des Gehirns an veränderte Umstände wie z. B. eine ZNS-Schädigung.

Primacy Effekt = Platzierung am Anfang des Gesprächs verbessert die Behaltensleistung.

Recency-Effekt = Platzierung am Ende des Gesprächs verbessert die Behaltensleistung.

Polaritätsprofil = Skala mit gegensätzlichen Adjektivpaaren, z. B.: böse -3 -2 -1 0 $+1$ $+2$ $+3$ gut.

Primärdaten = vom Forscher selbst erhobene Ergebnisse im Gegensatz zu Sekundärdaten (nachträgliche Analyse vorhandener Ergebnisse).

Proaktive Hemmung = ein Lernvorgang behindert den darauf folgenden bzw.: retroaktive Hemmung: ein Lernvorgang behindert den zurückliegenden.

Projektion = eigene Persönlichkeitseigenschaften werden auf andere Menschen projiziert. Meist handelt es sich um negative Charaktereigenschaften, die dann besonders bei einem anderen bemerkt werden. Grundlage projektiver Tests.

Psychoneuroimmunologie = das Immunsystem reagiert auf psychische Ereignisse wie Stress. Bei Emotionen produzierte Neuropeptide wirken als Immunpeptide auch auf das Immunsystem.

Psychophysik = beschäftigt sich mit dem direkten Zusammenhang zwischen einem äußeren Reiz und der subjektiven Empfindung, z.B. subjektive Helligkeitsschätzungen. Nicht zu verwechseln mit Psychophysiologie (z.B. EEG-Forschung).

Psychophysiologie = Messung physiologischer Parameter (Herzschlag, Blutdruck, galvanischer Hautwiderstand, EEG usw.) zum Nachweis psychischer Veränderungen (Aktivationszustand, Emotionen, Denkvorgänge).

Psychophysiologische Störungen = Krankheiten mit enger Verbindung zwischen somatischen und physischen Ursachen, etwa essenzielle Hypertonie durch Stress.

Quota-Stichprobe = verkleinertes Abbild der Grundgesamtheit. Hierzu braucht man Daten des statistischen Jahrbuchs über die Zusammensetzung der Bevölkerung.

Randomisieren = Zufallszuteilung der Probanden auf die Verum- und Placebogruppe in einer klinischen Prüfung. Nur möglich bei sehr großen Stichproben. Fehler gleichen sich dann aus.

Reaktanz = Trotzreaktion. Jedes verbotene oder ungerechtfertigt eingeschränkte Verhalten gewinnt an Attraktivität und wird dann erst recht durchgeführt.

Regeneration, neuronale = Axone oder ihre Kollateralen wachsen in neue Zielgebiete ein, nachdem die alten zerstört wurden.

Regression = Zurückentwicklung auf kindhafte Entwicklungsstufen. Psychoanalytischer Abwehrmechanismus. Auch die Institution Krankenhaus führt oft zur Regression des Patienten.

Reliabilität = Testgütekriterium: Zuverlässigkeit eines Testverfahrens. Die Wiederholung des Messverfahrens soll (zumindest bei stabilen Merkmalen!) gleiche Ergebnisse bringen.

REM = rapid eye movement, Traumschlaf. Wird vom Tiefschlaf (: Non-REM) unterschieden.

Resilienz (Elastizität, Spannkraft) = Aufgrund bestimmter Eigenschaften erkranken manche Personen auch bei Vorliegen vieler Risikofaktoren (z.B. Kriege, Katastrophen) nicht, sondern passen sich an.

Ressourcenmodell = das Ausmaß an potenziellen Hilfsquellen hat eine wichtige Rolle bei der Krankheitsentstehung.

Rorschach = Schweizer Psychiater, der den projektiven Rorschachtest (Tintenklecks-Verfahren) entwickelte.

Rosenthal-Effekt = Erwartungen des Versuchsleiters können (oft völlig unbewusst) das Versuchsergebnis stark beeinflussen.

Rumifizieren (Form unangemessener Krankheitsverarbeitung) = ständiges Grübeln über die Krankheit.

Salutogenetischer Ansatz = Antonovsky fragte nach Faktoren, warum bei ähnlichen Risikofaktoren manche

Menschen stur gesund bleiben und sich weigern endlich der Statistik zu folgen und krank zu werden? Er bildete Gesundheit und Krankheit auf einem Kontinuum ab, dem **„health-ease-disease-continuum"**.

Sei spontan!-Paradoxon = Die Aufforderung spontan zu handeln ist nicht ausführbar, da man auf einen Befehl hin nicht mehr spontan handeln kann.

Sekundärdaten = nachträgliche Analyse von Daten, die bereits zu anderen statistischen Zwecken erhoben wurden (z.B. aus dem statistischen Jahrbuch).

Semantisches Differential = Skala mit gegensätzlichen Adjektivpaaren, z.B.: hell -3 -2 -1 0 $+1$ $+2$ $+3$ dunkel

Sensitizer = nehmen mögliche Risiken übermäßig intensiv wahr. Gegenteil ist der **Repressor**, der Gefahren eher unterbewertet oder verleugnet.

Sexualität = Etwas, wofür Medizinstudentinnen & -studenten absolut keine Zeit haben. Lernen Sie jetzt besser wieder weiter, bevor hier irgendjemand auf dumme Gedanken kommt!

Signallernen = dasselbe wie Klassisches Konditionieren.

Signifikanzniveau = Verlässlichkeitsniveau, untere Grenze der tolerierten Wahrscheinlichkeit, dass die Unterschiede zwischen den beiden Gruppen zufällig bzw. durch Messfehler bedingt sind.

Situationismus = Theorie, die Umweltbedingungen (Situation) als ausschlaggebend für das Verhalten ansieht.

Skalierung = Entwicklung von Skalen, auf denen die Ausprägungsgrade einer Variable abgebildet werden können. Wie misst man, wer wen am meisten lieb hat?

Somatisierungsstörung = körperliche Störung als Ausdruck eines psychischen Konfliktes.

SORKC-Schema = Verhaltensmodell von Kanfer und Saslow. Es lassen sich folgende fünf Faktoren unterscheiden (S-O-R-K-C): Stimulus, Organismus, Reaktion, Konsequenz, Contingenz.

Sozialepidemiologisch-ökologisches Modell = betont die Wichtigkeit des sozialen Umfeldes. Bei der Entstehung von Gesundheit und Krankheit ist nicht nur das Individuum zu berücksichtigen, sondern auch soziokulturelle Faktoren wie Leistungsdruck, Rollenanforderungen und soziale Unterstützung.

Sozialisation = ist die Sozialisierung eines Sozialisanden durch einen Sozialisator. Man unterscheidet primäre S. (durch Familie) und sekundäre S. (durch Freunde, Schule, Ausbildung, Beruf).

Sozialökologisches Modell = unterscheidet Makro-Sichtweise (gesellschaftliche und kulturelle Einflüsse) und Mikrobetrachtung (direktes soziales Umfeld, Familie, Arbeit, Wohnverhältnisse).

Soziogramm = beim soziometrischen Wahlverfahren gibt man Personen eine Reihe von Fragen vor, für die sie eine andere Person aus ihrer Bezugsgruppe wählen sollen. Die Ergebnisse werden in einem Soziogramm mit Pfeilen dargestellt.

Spezifität, funktionale = Der Arzt hat nur zum Zweck des Erkennens und der Beseitigung von Krankheiten zu handeln.

Sprouting = Aussprossen von Axonkollateralen, die neue Verknüpfungen zwischen Nervenzellen schaffen.

Stanine = Standardtestwert von 1 bis 9. Mittelwert 5, Standardabweichung ± 1, der mittlere Bereich liegt also zwischen 4 und 6.

State anxiety = momentane, situationsbezogene Angst.

Statusinkonsistenz = Personen, bei denen sich Statusmerkmale (z.B. Einkommen versus Ausbildung) in ihren Niveaus deutlich unterscheiden.

Stigmatisierung = (meist negative) Vorurteile Andersartigen gegenüber; hierzu gehören z.B. psychisch Kranke, die dann gemieden werden.

Stoizismus (Form der Krankheitsverarbeitung) = mit Fassung tragen.

Systemtheorie = sieht die Ursachen für Krankheit nicht in dem betroffenen Individuum, sondern in Störungen des sozialen Feldes (Familie, Kollegen, Bekannte), in der dieses lebt.

Testgütekriterien = Objektivität → Reliabilität → Validität.

Theorie des geplanten Verhaltens = theory of reasoned action, bzw.: theory of planned behaviour) umfasst: Verhalten, Verhaltensintention, Einstellung, subjektive Norm und wahrgenommene Verhaltenskontrolle.

Theta-Wellen = EEG um 6 Hz, dösend, tief entspannt, Einschlafstadium.

TOTE-Modell = test → operate → test → exit.

Trait anxiety = relativ stabiler Persönlichkeitsfaktor der Ängstlichkeit. Personen mit hoher Angstbereitschaft (trait anxiety) neigen in allen Situationen dazu, eher ängstlich-vorsichtig zu reagieren.

Transaktionales Modell der Krankheitsverarbeitung = 1. Wahrnehmung von Symptomen. 2. Kognitive Verarbeitungen: Die Veränderung des Gesundheitszustandes wird bewertet. 3. Bewältigungsformen (Handeln, Kognitionen, intrapsychisch-emotional).

T-Wert = häufig benutzter Standardtestwert. Mittelwert 50, Standardabweichung ± 10, d.h. Mittelbereich 40–60.

under-utilizer = eine Person mit Krankheitszeichen, die einen Arzt nicht oder erst dann aufsucht, wenn die Krankheit bereits weit fortgeschritten ist.

Validität = Testgütekriterium: misst der Test wirklich das, was er zu messen vorgibt? Überprüfung der Validität z.B. mit Vorhersage auf Verhaltensweisen, Ausrichtung an einem Konstrukt oder Vergleich mit anderen, ähnlichen Testverfahren.

Variablen = veränderliche Werte, die Einfluss auf ein Experiment haben können. Unabhängige Variable: wird vom Versuchsleiter variiert; abhängige Variable: das, was gemessen wird (z.B. Verhalten des Probanden).

Verhaltenskompensation = Anwendung neuer Verhaltensstrategien, um ein Defizit auszugleichen.

Verstärker = alle Ereignisse, die dazu führen, dass ein Lebewesen sein Verhalten ändert. Positive Verstärker: Reize, die eine Verhaltensweise belohnen und damit verstärken können. Negative Verstärker sind Reize, die eine Verhaltensweise bestrafen und sie damit zum Verschwinden bringen können, z.B. Schläge, Schimpfen, Rüge, Tadel.

Verstärkung = Lob oder Strafentzug für eine Handlung. Positive Verstärkung: ein belohntes Verhalten wird künftig häufiger gezeigt. Negative Verstärkung: Verhalten, durch das eine unangenehme Situation beendet werden kann. Das wird auch als nett empfunden und diese Handlung wird künftig ebenfalls häufiger gezeigt.

Viscerales Lernen = operante Konditionierung von autonom ablaufenden Prozessen wie Verdauungsprozesse oder Körpertemperatur.

Wernicke-Aphasie = Sprachstörung nach Läsion des nach Wernicke benannten Sprachzentrums im Gehirn. Die Sprache ist zwar flüssig, aber inhaltsleer oder verworren.

Yerkes-Dodson-Gesetz = umgekehrt U-förmige Beziehung zwischen Aktivierung und Leistung.

Zeigarnik-Effekt = Untersuchung von B. Zeigarnik (1927), an unerledigte Handlungen (z.B. nicht gelöste Aufgaben einer Klausur) erinnert man sich besser als an die erledigten.

Bearbeitungshinweise

Die Original-Prüfungsfragen bilden die Grundlagen dieses Bandes. Zur Prüfungsvorbereitung scheint eine fachbezogene Fragenordung, wie sie in diesem Band vorliegt, geeignet.

In den Original-Aufgabenheften richtet sich die Reihenfolge der Prüfungsfragen nach inhaltlichen Gesichtspunkten. Der Aufgabentyp kann sich daher von Aufgabe zu Aufgabe ändern.

Seit mehreren Jahren werden vom IMPP ausschließlich Aufgaben vom Typ **Einfachauswahl** und **Zuordnung** gestellt. Deshalb kommen Aufgaben vom Typ *Kausale Verknüpfung* und *Aussagenkombination* in diesem Band nicht mehr vor.

Die Lösung zu jeder Frage ist am Unterrand derselben Seite vermerkt. Im Lösungsteil findet sich ein ausführlicher Kommentar.

Allgemeines

Soweit nicht besondere Bedingungen genannt sind, bezieht sich der in einer Aufgabe angesprochene Sachverhalt auf den medizinischen oder wissenschaftlichen **Regelfall** sowie auf die Gegebenheiten in der Bundesrepublik Deutschland.

Die Prüfungsaufgaben sind Antwortwahlaufgaben. Sie grenzen die Zahl der Antwortmöglichkeiten auf einen zuvor bestimmten Entscheidungszusammenhang ein. Für alle Aufgabentypen gilt daher: Antworten, die im Antwortangebot nicht enthalten sind, können nicht die richtige Lösung sein.

Eine Aufgabe gilt als **richtig gelöst**, wenn die beste Antwort aus dem Antwortangebot A bis E markiert wurde. Die beste Antwort ist diejenige, die im Vergleich der fünf Antwortmöglichkeiten die Aufgabe **am umfassendsten beantwortet**.

Lesen Sie immer alle Antwortmöglichkeiten durch, bevor Sie sich für eine Lösung entscheiden.

Eine Mehrfachmarkierung und das Fehlen einer Markierung wird als falsch gewertet. Können Sie eine Aufgabe nicht lösen, lohnt es sich zu raten, weil eine 20-prozentige Chance besteht, die richtige Lösung zu treffen.

Aufgabentypen

→ Aufgabentyp A: Einfachauswahl

Bei diesem Aufgabentyp sind alle angebotenen Antworten A bis E gegeneinander abzuwägen. Als **richtige Lösung** wird die **Bestantwort** anerkannt. Bestantwort ist entweder die **am meisten zutreffende** oder die **allein zutreffende Antwort** bzw. die **am wenigsten zutreffende** oder die **allein unzutreffende Antwort**.

→ Aufgabentyp B: Zuordnung (Aufgaben mit gemeinsamem Antwortangebot)

Bei diesem Aufgabentyp sind in Liste 1 Begriffe oder Sachverhalte aufgeführt, Liste 2 enthält die möglichen Antworten A bis E. Als **richtige Lösung** wird die **allein** oder **am besten zutreffende Zuordnung** anerkannt. Dabei kann auch für mehrere Aufgaben der Liste 1 die gleiche Antwort der Liste 2 die richtige Lösung sein.

Fragen

1   Entstehung und Verlauf von Krankheiten

1.1   Bezugssysteme von Gesundheit und Krankheit

1.1.1   Begriffserklärungen

F01 ■
1.1 Im Zusammenhang mit Untersuchungen zur Beziehung zwischen Stress und Krankheit wurde eine durch Begriffe wie „psychische Elastizität" und „Anpassungsfähigkeit" kennzeichenbare Prädisposition beschrieben. Sie resultiert aus dem Zusammenwirken gesundheitsfördernder und -gefährdender Faktoren und kann dazu führen, dass sich Individuen trotz starker psychosozialer Belastungen als vergleichsweise wenig krankheitsanfällig erweisen.
Bei diesem Konstrukt handelt es sich um
(A) dispositionellen Optimismus
(B) emotionale Stabilität
(C) Kontrollüberzeugung
(D) Resilienz
(E) Selbstwirksamkeitserwartung

1.1.2   Die betroffene Person

H05
1.2 Die Wahrnehmung von Körpersignalen, die ihren Ursprung in den inneren Organen haben, wird am zutreffendsten bezeichnet als
(A) Introspektion
(B) Nozizeption
(C) Propriozeption
(D) Sensitization
(E) Viszerozeption

H04
1.3 Ein 31-jähriger Patient gibt im Gespräch mit dem Arzt an, dass er selbst dann, wenn er sich sehr stark ärgert, überhaupt nicht seine Herzschlagfrequenz wahrnimmt.
Wie nennt man die Fähigkeit zur Wahrnehmung körperlicher Vorgänge, die bei diesem Patienten offenbar nicht adäquat ausgeprägt ist?
(A) Exterozeption
(B) Interozeption
(C) Nozizeption
(D) Propriozeption
(E) Somatisierung

H05
1.4 Eine Person glaubt, ein Verhalten ausführen zu können, um einen günstigen Gesundheitszustand herbeizuführen.
Die Überzeugungen dieser Person werden am zutreffendsten mit folgendem Begriff bezeichnet:
(A) externale Kontrollüberzeugung
(B) Kohärenzsinn
(C) Optimismus
(D) Selbstwertgefühl
(E) Selbstwirksamkeit

F05
1.5 Eine übergewichtige Frau, die vor kurzem mit Versuchen begonnen hat, ihr Gewicht zu verringern, sagt anlässlich einer Kontrolluntersuchung zum Arzt: „Ich weiß, dass ich es schaffen kann, wenn ich es wirklich will."
Welchem der nachfolgenden Konzepte entspricht dieses Beispiel am ehesten?
(A) externale Kontrollattribuierung
(B) kognitive Dissonanz
(C) Resilienz
(D) Selbstwirksamkeit
(E) soziale Verstärkung

H03 F01
1.6 Wie Menschen innere und äußere Geschehnisse wahrnehmen, welchen Sinn sie ihnen beimessen und welche Erklärungen sie für die Ursache von Verhalten anführen, ist vorrangig Gegenstand
(A) der Attributionstheorie
(B) der Gestalttheorie
(C) des Behaviorismus
(D) faktorenanalytischer Persönlichkeitsmodelle
(E) psychoanalytischer Persönlichkeitsmodelle

H04
1.7 Eine Mutter leidet unter prämenstruellen Beschwerden und reagiert während dieser Phase besonders gereizt auf nichtige Anlässe. So führt sie beispielsweise ihre Gereiztheit auf das nervige Verhalten ihrer Kinder zurück.
Diese Art der Begründung bezeichnet man als
(A) Kausalattribution
(B) Reaktionsbildung
(C) Reizgeneralisation
(D) Sensitization
(E) Verleugnung

1.1 (D)   1.2 (E)   1.3 (B)   1.4 (E)   1.5 (D)   1.6 (A)   1.7 (A)

F01

→ **1.8** In vielen Untersuchungen wurde gezeigt, dass Beobachter die Ursachen des Handelns einer Person anderen Faktoren zuschreiben als die beobachtete Person selbst.

Die durch unterschiedliche Wahrnehmungsperspektiven zustande kommende Verzerrung wird bezeichnet als:

(A) Akteur-Beobachter-Verzerrung
(B) externale Attribuierung
(C) kognitive Umstrukturierung
(D) Kontrollattribution
(E) Wahrnehmungsabwehr

H99

→ **1.9** Nach dem Actor-Observer-Ansatz vermindert sich die Gefahr von Fehlattribuierungen im zwischenmenschlichen Bereich, wenn eine Person

(A) bei anderen Personen minimale Konsistenz voraussetzt
(B) die Betrachterperspektive (Beobachter/Handelnder) zu wechseln in der Lage ist
(C) gegenüber anderen Personen vorzugsweise dispositionelle Attribuierungen vornimmt
(D) sehr häufig Selbstattributionen vornimmt
(E) sehr selten Selbstattributionen vornimmt

H01 ■

→ **1.10** In welchem der nachfolgenden Beispiele ist der Patientenaussage die entsprechende Kontrollüberzeugung korrekt zugeordnet?

(A) externale Kontrollüberzeugung – „Ich bin schuld an dem Debakel."
(B) externale Kontrollüberzeugung – „Ich werde die Operation schon überleben."
(C) externale Kontrollüberzeugung – „Mein andauerndes Pech ist Schicksal."
(D) internale Kontrollüberzeugung – „Ich kann ja doch nichts machen."
(E) internale Kontrollüberzeugung – „Wegen meiner Krebserkrankung bin ich sehr niedergeschlagen."

F03 ■■

→ **1.11** In einem Anamnesegespräch beschreibt ein Patient dem behandelnden Arzt, wie er die Art und Qualität seiner sozialen Beziehungen sieht: „Sehen Sie, das passiert mir immer wieder mit meinen Freunden; ich sage meist irgendwelche Sachen, die die anderen verärgern, so dass sie sich von mir abwenden. Egal mit wem ich in Kontakt trete, letztendlich schaffe ich es, dass sich die Menschen von mir abwenden. Das ist überhaupt so typisch für mich, dass mir nichts gelingt ..."

Wie lässt sich anhand dieser Aussagen der zugrunde liegende Attributionsstil am ehesten charakterisieren?

(A) als external – global – variable
(B) als external – spezifisch – stabil
(C) als internal – global – stabil
(D) als internal – global – variabel
(E) als internal – spezifisch – stabil

1.1.3 Die Medizin als Wissens- und Handlungssystem

F02

→ **1.12** Welche Form sozialen Handelns (nach Max Weber) hat den Modernisierungsprozess von Gesellschaft, Wissenschaft und Technik in den westlichen Gesellschaften von der Neuzeit bis zur Gegenwart am stärksten beeinflusst?

(A) anomisches Handeln
(B) charismatisches Handeln
(C) traditionales Handeln
(D) wertgebundenes (z.B. religiöses) Handeln
(E) zweckrationales Handeln

1.1.4 Die Gesellschaft

F05

→ **1.13** Welche Aussage zu allgemeinen Funktionen sozialer Normen trifft nicht zu?

(A) Sie erleichtern die Individualisierung des Verhaltens im sozialen Austausch.
(B) Sie regeln Verhaltenserwartungen durch Typisierung von Situationen und Reaktionen.
(C) Sie sichern ihre Geltung durch soziale Kontrolle (z.B. in Form negativer Sanktionen).
(D) Sie schützen zwischenmenschliches Handeln vor Unsicherheit und Komplexität.
(E) Sie sind Verhaltensforderungen für wiederkehrende Situationen.

F94

→ **1.14** Die Aussage „Ärzte sollen bei ihrer Arbeit im Krankenhaus weiße Kittel tragen" stellt ein Beispiel für den folgenden soziologischen Tatbestand dar:
(A) soziale Rolle
(B) soziale Sanktion
(C) soziale Norm
(D) soziales Statussymbol
(E) soziale Differenzierung

H99 H95 H90

→ **1.15** Wenn das überwiegend praktizierte sexuelle Verhalten (z.B. vorehelicher Sexualverkehr) <u>nicht</u> mit dem erwünschten Verhalten übereinstimmt, dann liegt eine Dissoziation vor zwischen
(A) Idealnorm und statistischer Norm
(B) Funktionsnorm und statistischer Norm
(C) sozialer Bewertung und Idealnorm
(D) Idealnorm und Funktionsnorm
(E) moralisch-ethischer Bewertung und Idealnorm

H05

→ **1.16** In einem Klassifikationssystem für psychische Störungen werden Beschwerden dann als Anzeichen einer Störung bewertet, wenn sie so stark ausgeprägt sind, dass sie die Fähigkeit der betroffen Person beeinträchtigen, ihren Alltag zu bewältigen. Welcher der nachstehenden Normbegriffe kennzeichnet diese Bewertung am zutreffendsten?
(A) Funktionsnorm
(B) Idealnorm
(C) soziale Norm
(D) statistische Norm
(E) therapeutische Norm

F01

→ **1.17** Es ist bekannt, dass nur ein geringer Prozentsatz der berechtigten Mitglieder der Gesetzlichen Krankenversicherung an so genannten Vorsorgeuntersuchungen teilnimmt. Wenn, wie in diesem Fall, das tatsächlich praktizierte Verhalten <u>nicht</u> mit dem gesellschaftlich erwünschten Verhalten übereinstimmt, dann liegt eine Dissoziation vor zwischen
(A) Funktionsnorm und statistischer Norm
(B) Funktionsnorm und individuellen Gesundheitsüberzeugungen
(C) Idealnorm und Funktionsnorm
(D) Idealnorm und statistischer Norm
(E) individuellen Gesundheitsüberzeugungen und schichtspezifischem Gesundheitsverhalten

F99

→ **1.18** Ein älterer Patient klagt über sein schlechtes gesundheitliches Befinden, insbesondere über Schmerzen in den Gelenken. Der Arzt meint hierzu, dass dies in seinem Alter „normal" sei und versucht, den Patienten zu beruhigen.
Auf welchen Bezugsmaßstab bezieht sich der Arzt?
(A) funktionale Norm
(B) Idealnorm
(C) Rollennorm
(D) soziale Norm
(E) statistische Norm

H96

Ordnen Sie den präventivmedizinischen Begriffen der Liste 1 die jeweils zutreffende Definition aus Liste 2 zu!

Liste 1

→ **1.19** funktioneller Status
→ **1.20** Gesundheitserwartung

Liste 2

(A) durchschnittliche Anzahl erwarteter Lebensjahre in einem bestimmten Lebensalter (z.B. bei Geburt)
(B) Ausmaß der Einschränkung physischer, psychischer oder sozialer Leistungsfähigkeit aufgrund vorhandener Krankheit oder Behinderung
(C) durchschnittliche Anzahl erwarteter Lebensjahre, die in guter Gesundheit bzw. ohne nachhaltige Behinderung verbracht werden können
(D) Ausprägung des physischen, psychischen und sozialen Wohlbefindens einer Person
(E) Ausprägung einer sogenannten funktionellen Beschwerde oder Erkrankung

H03

→ **1.21** Das Gesicht einer jungen Frau ist durch ein großes, sehr auffälliges „Muttermal" gezeichnet. Wiederholt muss sie erfahren, dass Bekannte sich von ihr ohne ersichtlichen weiteren Grund abwenden. Die Frau zieht sich immer mehr aus dem gesellschaftlichen Leben zurück, bis sie zuletzt auch auf die Ausübung ihres Berufs verzichtet.
Mit welchem medizinsoziologischen Begriff wird dieser Prozess des sich Zurückziehens bezeichnet?
(A) negative Sanktionierung
(B) primäre Abweichung
(C) sekundäre Abweichung
(D) soziale Phobie
(E) soziale Rollendistanz

1.14 (C)   1.15 (A)   1.16 (A)   1.17 (D)   1.18 (E)   1.19 (B)   1.20 (C)   1.21 (C)

H97 F96 F94

→ **1.22** Ein Jugendlicher wird aufgrund delinquenten Verhaltens mehrfach bestraft. Als Folge solcher Erfahrungen verfestigt sich sein abweichendes Verhalten.
Wie lautet der zutreffende Begriff für diesen sich eskalierenden Prozess abweichenden Verhaltens?
(A) Reaktionsbildung
(B) primäre Devianz
(C) sekundäre Devianz
(D) Nonkonformität
(E) Rollendistanz

F03 ■

→ **1.23** Ein Patient leidet unter starken Ängsten, das Haus zu verlassen, Kaufhäuser zu betreten und auf öffentlichen Plätzen zu sein. Weiter berichtet er, dass mittlerweile allein die Vorstellung, den Fahrstuhl zu betreten, um das Haus zu verlassen, ausreiche, um eine starke Angstreaktion hervorzurufen.
Welche der folgenden Angststörungen trifft am ehesten auf den hier beschriebenen Patienten zu?
(A) Agoraphobie
(B) Angstneurose
(C) generalisierte Angststörung
(D) Klaustrophobie
(E) Panikstörung

H05 ■

→ **1.24** Eine Patientin berichtet im Anamnesegespräch ihrem Arzt, dass sie seit nunmehr etwa vier Monaten unter plötzlich auftretenden starken Ängsten leide. Sie könne nicht behaupten, dass diese Ängste nur in ganz speziellen Situationen aufträten, sie kämen eher „wie aus heiterem Himmel". Als körperliche Begleiterscheinungen nennt die Patientin plötzlich auftretendes Herzklopfen, Erstickungsgefühle, Schwindel und Derealisationserleben.
Welche der folgenden Angststörungen trifft am ehesten auf die hier beschriebene Patientin zu?
(A) Klaustrophobie
(B) Panikstörung
(C) posttraumatische Belastungsstörung
(D) soziale Phobie
(E) Zwangsstörung

F00

→ **1.25** Ein Patient berichtet von unverhofft und plötzlich eintretenden Zuständen mit Herzrasen, beschleunigter Atmung, Schwitzen, Schwindel, Zittern und starker Angst. Das sei meist am Feierabend oder am Wochenende aufgetreten und er könne sich das gar nicht erklären. Die Untersuchung ergibt keinen organischen Befund.
Was liegt hier am wahrscheinlichsten vor?
(A) Angstbereitschaft (trait anxiety)
(B) Hypochondrie
(C) Konversion
(D) Panikstörung (Panikattacke)
(E) Phobie

H05 ■■

→ **1.26** Ein Patient leidet unter dem Zwang, beim Verlassen seines Autos dreimal um das Auto laufen und prüfen zu müssen, ob alle Öffnungen verriegelt sind. Obwohl ihm die Unsinnigkeit seines Tuns bewusst und peinlich ist, kann er es nicht unterlassen.
Welche der nachfolgenden Aussagen gibt die zutreffendste Erklärung für die Aufrechterhaltung dieses Zwangsverhaltens?
(A) Das Aufsehen, das der Patient bei anderen mit seinem ungewöhnlichen Verhalten erzeugt, wird von ihm als positive Verstärkung erlebt.
(B) Das Verhalten wird intermittierend verstärkt, weil der Patient früher gelegentlich die Erfahrung gemacht hatte, dass er doch nicht alle Öffnungen verschlossen hatte.
(C) Die Zwangshandlung wird durch das Gefühl der absoluten Gewissheit positiv verstärkt.
(D) Durch die mit der Zwangshandlung verbundene Reduzierung von Ängsten wird das zwanghafte Verhalten negativ verstärkt.
(E) Jede Einzelprüfung wird durch das damit verbundene Erfolgserlebnis positiv verstärkt.

F01

→ **1.27** Die Zwangsstörung (Zwangsneurose) kann als Abwehrsystem gegen unerlaubte sexuelle und aggressive Triebimpulse verstanden werden.
Werden Zwangshandlungen unterdrückt, so kommt es zu intensiven Gefühlen von
(A) Ärger
(B) Angst
(C) Feindseligkeit
(D) Minderwertigkeit
(E) Trauer

1.22 (C)   1.23 (A)   1.24 (B)   1.25 (D)   1.26 (D)   1.27 (B)

F05 ■■

→ **1.28** Frau A. berichtet, dass sie sich seit ca. 3 Wochen abgespannt und niedergeschlagen fühle. Nichts mache ihr mehr Spaß und sie habe sich auch stark von ihren Freunden zurückgezogen. Morgens erwache sie oft schon 2 Stunden früher und könne nicht mehr einschlafen. Ihren Haushalt bekomme sie kaum noch in den Griff. Selbst kleinste Aufgaben sind nur mit größter Anstrengung zu erledigen. Ständig grüble sie über ihr Leben und habe das Gefühl, dass alles keinen Sinn mehr mache.

Welche psychische Störung liegt bei Frau A. am ehesten vor?

(A) Angststörung
(B) Depression
(C) Persönlichkeitsstörung
(D) somatoforme Störung
(E) Zwangsstörung

H97

→ **1.29** Die kognitive Trias (negative Selbsteinschätzung, negative Sicht der Umwelt und der Zukunft) erklärt nach Beck die Entstehung und Aufrechterhaltung von

(A) Angststörungen
(B) depressiven Störungen
(C) Psychosen
(D) Süchten
(E) Zwangsstörungen

F05 ■

→ **1.30** Ein depressiver Patient berichtet, dass er im Betrieb andauernd nur gehänselt werde, weil er immer zu langsam arbeite. Eine Nachfrage zeigt, dass er einmal für die Bearbeitung eines speziellen Falles etwa länger brauchte und deswegen von seinem Chef getadelt wurde.

Mit welchem der nachfolgenden Begriffe wird der hier zum Ausdruck kommende Denkfehler von Depressiven am zutreffendsten erfasst?

(A) selektive Abstraktionen
(B) Übergeneralisierungen
(C) Übertreibung
(D) Untertreibung
(E) willkürliche Schlüsse ohne Beweise

F05 ■■

→ **1.31** Der psychotherapeutische Konsiliar wird zu einem 28-jährigen Patienten gerufen, der nach einem schweren Verkehrsunfall mehrere Wochen in der Unfallchirurgie behandelt werden muss. Der Patient berichtet über Schlafstörungen und Albträume. Obwohl er versuche, jeden Gedanken an den Unfall zu vermeiden, drängten sich ihm unwillkürlich Erinnerungen auf, denen er sich hilflos ausgeliefert fühle. Zwar sei er gefühlsmäßig wie abgestumpft, leide jedoch unter innerer Anspannung und Nervosität.

Welche der nachfolgenden Diagnosen ist am wahrscheinlichsten?

(A) Depression
(B) generalisierte Angststörung
(C) Panikstörung
(D) posttraumatische Belastungsstörung
(E) somatoforme Störung

H04 ■

→ **1.32** Welche Aussage zu Depressionen trifft <u>nicht</u> zu?

(A) Auch ohne Therapie remittiert eine Depression meist innerhalb von ein bis zwei Wochen.
(B) Depressionen werden bei Frauen häufiger diagnostiziert als bei Männern.
(C) Eine Depression geht mit einer deutlichen Beeinträchtigung der Lebensqualität einher.
(D) Eine Depression bleibt in der Primärversorgung häufig unerkannt.
(E) Zur Behandlung einer Depression stehen Maßnahmen mit nachgewiesener Wirksamkeit zur Verfügung.

H04 ■

→ **1.33** In eine internistische Praxis kommt eine Patientin, die vor 12 Wochen fast unverletzt einen Unfall überlebt hat, aber an der schweren Verletzung ihres Unfallgegners Schuld hat. Obwohl sie Gedanken an den Unfall vermeiden will, muss sie immer wieder daran denken. Sie durchlebt ihn wieder, hat Schlafstörungen, Konzentrationsschwierigkeiten und ist überempfindlich. Im Gespräch berichtet sie über Gleichgültigkeit gegenüber anderen Menschen und Teilnahmslosigkeit der Umwelt gegenüber.

Welche Störung könnte bei dieser Patientin am ehesten vorliegen?

(A) eine akute Belastungsstörung
(B) eine Phobie
(C) eine posttraumatische Belastungsstörung
(D) eine Trauerreaktion
(E) eine unipolare Depression

1.28 (B)   1.29 (B)   1.30 (B)   1.31 (D)   1.32 (A)   1.33 (C)

F00
Ordnen Sie den in Liste 1 aufgeführten Erklärungsmodellen psychischer Störungen die sie kennzeichnenden Prinzipien (Liste 2) zu!

Liste 1

→ **1.34** kognitives Modell
→ **1.35** Lernmodell
(behavioristisch-lerntheoretisches Modell)

Liste 2

(A) Abwehrmechanismen
(B) Bewertungen
(C) Konditionieren
(D) unbewusste Antriebe
(E) unterbewusste fixe Ideen

H91
→ **1.36** Welche Aussage über Stereotype trifft <u>nicht</u> zu?
(A) Stereotype sind zeitlich stabil.
(B) Stereotype sind durch Generalisierung gekennzeichnet.
(C) Die Stereotypisierungstendenz wächst mit dem Ausmaß der sozialen Distanz.
(D) Identifikation ist ein Mechanismus bei der Ausbildung von Autostereotypen.
(E) Es besteht eine enge Korrelation zwischen Stereotypen und dem allgemeinen Verhalten gegenüber Menschen, auf die sich die Stereotype beziehen.

1.2   Gesundheits- und Krankheitsmodelle

1.2.1   Verhaltensmodelle

H03 F02 F00
→ **1.37** Stressoren können als irrelevant, günstig/positiv oder belastend eingeschätzt werden. Nach dem Coping-Modell von Lazarus et al. fällt diese Einschätzung unter den Begriff (das Begriffspaar)
(A) Aggravieren – Dissimulieren
(B) Eustress – Distress
(C) Kausalattribution
(D) primäre Bewertung
(E) sekundäre Bewertung

H02 ■■
→ **1.38** Ein Mann, 52 Jahre alt, wird mit der Diagnose eines leichten Herzinfarktes konfrontiert. Nach einer anfänglichen psychischen Schockreaktion drängt sich ihm der Gedanke auf: „Das ist eigentlich eine Herausforderung, endlich die Wünsche in meinem Leben zu erfüllen, die ich mir schon lange versagt habe."
Bei diesem Gedanken handelt es sich am ehesten um eine
(A) Form primärer Bewertung nach Lazarus
(B) Form der Verleugnung
(C) maladaptive Coping-Strategie
(D) Reaktionsbildung
(E) unbewusste Abwehrstrategie

H05
→ **1.39** Sie befinden sich unmittelbar vor einem Vorstellungsgespräch und überlegen sich, welche Möglichkeiten Sie haben, mit der dadurch bedingten Aufregung umzugehen.
Dieser Vorgang wird nach Lazarus am zutreffendsten bezeichnet als
(A) primäre Bewertung (primary appraisal)
(B) sekundäre Bewertung (secondary appraisal)
(C) Neueinschätzung (re-appraisal)
(D) palliatives Coping
(E) problemorientiertes Coping

1.2.2   Biopsychologische Modelle

H99
→ **1.40** Bestimmte Merkmale begünstigen, dass ein Ereignis als stresshaft empfunden wird. Eine Stressreaktion ist insbesondere dann zu erwarten, wenn dieses Ereignis
(A) durch eigene Anstrengungen abwendbar erscheint
(B) durch eigenes Verhalten beeinflussbar (kontrollierbar) ist
(C) eine vertraute Reizsituation darstellt
(D) hinsichtlich der Wahrscheinlichkeit seines Auftretens nicht einschätzbar ist
(E) vorhersehbar und von kurzer Dauer ist

1.34 (B)   1.35 (C)   1.36 (E)   1.37 (D)   1.38 (A)   1.39 (B)   1.40 (D)

F94 F89

→ **1.41** Beim allgemeinen Adaptationssyndrom nach Selye unterscheidet man drei Phasen der Stressreaktion.
Welche der folgenden Reihen beschreibt ihre zeitliche Abfolge korrekt?
(A) Alarm – Erschöpfung – Widerstand
(B) Widerstand – Alarm – Erschöpfung
(C) Erschöpfung – Alarm – Widerstand
(D) Alarm – Widerstand – Erschöpfung
(E) Widerstand – Erschöpfung – Alarm

F02

→ **1.42** Was gilt nicht für das allgemeine Adaptationssyndrom (AAS) nach Selye?
(A) Es besteht aus Alarmphase, Widerstandsphase und Erschöpfungsphase.
(B) Es stellt ein komplexes psychophysisches Anpassungsgeschehen dar.
(C) Es ist ein Konzept aus der Stressforschung.
(D) In der Erschöpfungsphase kommt es zu einer verstärkten Freisetzung von Thyroxin.
(E) In einer Teilphase des AAS kommt es zur Freisetzung von ACTH.

H99

Ordnen Sie den in Liste 1 aufgeführten Stressreaktionen (entsprechend dem Modell von Henry) die dominierenden neuroendokrinen Hormonausschüttungen der Liste 2 zu!

Liste 1

→ **1.43** Furcht
→ **1.44** Depression/Unterordnung

Liste 2

(A) Adrenalin ↑
(B) Noradrenalin ↑+ Testosteron ↑
(C) Cortisol ↑+ Testosteron ↑
(D) Cortisol ↓+ Testosteron ↓
(E) Cortisol ↑+ Testosteron ↓

H00

→ **1.45** Nach dem psychoendokrinen Stressmodell von Henry ist Ärger durch folgendes endokrine Korrelat gekennzeichnet:
Erhöhte Ausschüttung von
(A) Noradrenalin und Testosteron
(B) Noradrenalin und Vasopressin
(C) Testosteron und Thyroxin
(D) Testosteron und Vasopressin
(E) Thyroxin und Vasopressin

F01 ■

→ **1.46** Welche Aussage zu psychischen und körperlichen Stressoren trifft nicht zu?
(A) Bei akuter körperlicher Belastung kann es zu einem Anstieg von Immunfunktionen direkt danach und zu einer Absenkung unter das Ausgangsniveau ein bis zwei Stunden später kommen.
(B) Akute psychische Belastung führt zu einer Verminderung der Aktivität der Hypothalamus-Hypophysen-Nebennierenrinden-Achse.
(C) Chronische psychische Belastungen können verschiedene Immunfunktionen supprimieren.
(D) Die Pflege eines chronisch schwer erkrankten Familienmitgliedes kann mit einer Beeinträchtigung von Immunfunktionen einhergehen.
(E) Psychische Belastungen können mit einer Veränderung immunologischer Reaktionen einhergehen.

F04 ■■

→ **1.47** Im Rahmen einer psychoneuroimmunologischen Untersuchung wurden mehrfach Brausebonbons zusammen mit einer Adrenalininjektion (die zuverlässig zu einer Erhöhung der Aktivität der NK-Zellen führt) an gesunde Probanden verabreicht. In der Folge zeigte sich, dass bereits die alleinige Gabe der Brausebonbons in der Lage war, die Aktivität der NK-Zellen zu steigern.
Durch welchen lerntheoretischen Vorgang lässt sich dieser Vorgang am ehesten erklären?
(A) klassische Konditionierung
(B) Konditionierung höherer Ordnung
(C) operante Konditionierung
(D) positive Verstärkung
(E) Shaping und Chaining

1.2.3   Psychodynamische Modelle

H03 ■

→ **1.48** Ein Herzinfarktpatient, der sich infolge ausgeprägter Herzrhythmusstörungen in großer Lebensgefahr befand, spricht mit seinem Arzt ohne gefühlsmäßige Beteiligung über seine Krankheit, so als ginge es gar nicht um ihn selbst.
Welcher Abwehrmechanismus könnte aus psychodynamischer Sicht diesen Mangel an persönlicher Betroffenheit am besten erklären?
(A) Isolierung
(B) Rationalisierung
(C) Ungeschehenmachen
(D) Verdrängung
(E) Verschiebung

1.41 (D)   1.42 (D)   1.43 (A)   1.44 (E)   1.45 (A)   1.46 (B)   1.47 (A)   1.48 (A)

F01

→ **1.49** Ein Patient, der gerade vom Stationsarzt die Mitteilung einer ungünstigen Prognose seiner Erkrankung bekommen hat, äußert gegenüber der Schwester: „Ich werde wohl nicht mehr lange leben, aber es ist so merkwürdig: Ich weiß nicht, wie es mir geht. Ich komme mir vor, wie in Watte eingepackt."
Das beobachtete Erleben lässt sich psychoanalytisch beschreiben als
(A) Isolierung
(B) Projektion
(C) Rationalisierung
(D) Ungeschehen-machen
(E) Sublimierung

H98 ■

→ **1.50** Bei einer Paartherapie schildert zunächst der Mann die Probleme aus seiner Sicht. Auf die anschließende Frage des Therapeuten an die Frau, wie sie die Probleme sehe, verlässt diese wortlos den Raum und muss sich übergeben.
Welcher Abwehrprozess erklärt diese Reaktion am besten?
(A) Konversion
(B) Reaktionsbildung
(C) Regression
(D) Verschiebung
(E) Wendung gegen das Selbst

F05 ■

→ **1.51** In einem Anamnesegespräch gibt eine Patientin an, dass ihre eigenen Ängste nichts mit den Eheproblemen zu tun haben. Sie berichtet aber, dass sie eine gute Freundin habe, bei der das der Fall sei: Diese Freundin wirkt ihrer Meinung nach ängstlich, weil der Mann sie verlassen will.
Welcher Abwehrmechanismus im Sinne der Psychoanalyse kommt in diesem Beispiel am ehesten zum Ausdruck?
(A) Identifikation
(B) Projektion
(C) Reaktionsbildung
(D) Spaltung
(E) Verleugnung

H04

→ **1.52** Eine Patientin gibt als Ursache ihrer Beschwerden an, von ihren Arbeitskollegen schlecht behandelt zu werden (Mobbing). Dem Arzt fällt im Gespräch auf, dass sie sich sehr negativ über ihre Kollegen äußert und unterschwellig aggressiv wirkt.
Welcher psychoanalytische Abwehrmechanismus könnte die Mobbing-Anschuldigung am ehesten erklären?
(A) Identifikation
(B) Isolierung
(C) Projektion
(D) Ungeschehen-machen
(E) Verdrängung

H97

→ **1.53** Ein Raucher begründet seinen Entschluss, trotz starker gesundheitlicher Gefährdung nicht mit dem Rauchen aufhören zu wollen, damit, dass er in seinem Beruf stets sehr konzentriert sein müsse.
Der psychoanalytischen Theorie zufolge kommt für dieses Verhalten vorrangig folgender Abwehrmechanismus in Betracht:
(A) Isolierung
(B) Rationalisierung
(C) Reaktionsbildung
(D) Verleugnung
(E) Verschiebung

H05 -

→ **1.54** Ein Lungenkrebspatient verspürt mehrere Wochen nach abgeschlossener chemotherapeutischer Primärbehandlung erneut einen quälenden Husten. Obwohl es sich mit hoher Wahrscheinlichkeit um ein Rezidiv der Tumorerkrankung handelt, weist er diesen Gedanken von sich und führt eine Reihe von Gründen an, warum es sich um ein grippaler Infekt sein müsse: Er habe sich vor kurzem in starker Zugluft aufgehalten und dabei erkältet. Der Husten fühle sich auch ganz anders an als zum Zeitpunkt der Diagnosestellung. Außerdem habe er jetzt Fieber, was ebenfalls für einen Infekt spreche.
Mit welchem Abwehrmechanismus kann man aus psychodynamischer Sicht dieses Verhalten des Patienten am besten erklären?
(A) Isolierung
(B) Projektion
(C) Rationalisierung
(D) Ungeschehen-machen
(E) Verdrängung

1.49 (A)   1.50 (A)   1.51 (B)   1.52 (C)   1.53 (B)   1.54 (C)

F00

→ **1.55** Ein Patient sieht einer geplanten Operation mit großer Angst und Unruhe entgegen, wobei er aber befürchtet, er könne als „Jammerlappen" und „Angsthase" angesehen werden. Am Morgen vor der Operation empfindet er plötzlich großen Optimismus, scherzt mit den Ärztinnen und zeigt eine gelassene Einstellung gegenüber dem Eingriff.
Aus psychoanalytischer Sicht ist dies ein Beispiel für folgenden Abwehrmechanismus:

(A)   Identifikation
(B)   Isolierung des Affektes
(C)   Projektion
(D)   Rationalisierung
(E)   Reaktionsbildung

H91 H86

→ **1.56** Welches der nachstehenden Beispiele verdeutlicht den psychoanalytischen Abwehrmechanismus der Reaktionsbildung?

(A)   Eine Lehrschwester schikaniert eine Pflegeschülerin und rechtfertigt das als eine pädagogische Maßnahme.
(B)   Der von der Oberärztin getadelte Assistenzarzt wagt nicht zu widersprechen und weist stattdessen eine Pflegeschülerin zurecht.
(C)   Ein Arzt findet einen Patienten besonders unsympathisch. Trotz unbewusster aggressiver Impulse verhält er sich ihm gegenüber betont höflich.
(D)   Ein Arzt wendet sich unkonventionellen Therapieverfahren zu; dabei spielen auch finanzielle Motive eine Rolle. Später kann er sich jedoch nur an medizinische Gründe erinnern.
(E)   Ein Patient, der bemerkt, dass sich seine überzogenen Erwartungen an den Arzt nicht erfüllen, erweist sich als unzuverlässig in der Befolgung von Therapieanweisungen.

F03

→ **1.57** Ein 5-jähriger Junge befand sich zwei Monate in der Kinderklinik wegen einer komplizierten Unterschenkelfraktur. Gegen Ende des Aufenthalts begann er – psychogen bedingt – einzunässen.
Im Sinne der Psychoanalyse kommt als Erklärung für das Verhalten des Jungen am ehesten in Betracht:

(A)   Isolierung des Affekts
(B)   Projektion
(C)   Regression
(D)   Verdrängung
(E)   Verschiebung

H98 ■

→ **1.58** Eine 82jährige Patientin wird mehrere Tage wegen Herzrhythmusstörungen im Krankenhaus behandelt. Obwohl sie sich vor dem Krankenhausaufenthalt noch alleine in ihrem Haushalt versorgen konnte, ist sie im Krankenhaus nicht mehr in der Lage, selbständig ihre Mahlzeiten einzunehmen. Organisch gibt es für diesen Rückgang der Leistungsfähigkeit und Autonomie keine Erklärung.
Welcher Abwehrmechanismus liegt am ehesten vor?

(A)   Reaktionsbildung
(B)   Regression
(C)   Verdrängung
(D)   Verleugnung
(E)   Verschiebung

H86

→ **1.59** Welchen Abwehrmechanismus trifft Nietzsches Aphorismus
„Das habe ich getan, sagt mein Gedächtnis. ,Das kann ich nicht getan haben' – sagt mein Stolz und bleibt unerbittlich. Endlich – gibt das Gedächtnis nach."
am ehesten?

(A)   Projektion
(B)   Verdrängung
(C)   Identifikation
(D)   Isolierung
(E)   Sublimierung

F99 ■■

→ **1.60** Der psychoanalytischen Lehre gemäß verhindern Abwehrmechanismen das Eindringen unerwünschter oder gefährlicher Impulse in das Bewusstsein. Als besonders geeignete Technik zur Überwindung dieser Barriere gilt in der psychoanalytischen Behandlung die freie Assoziation.
Gegen welchen Abwehrmechanismus richtet sich diese Technik in erster Linie?

(A)   Isolierung
(B)   Konversion
(C)   Verdrängung
(D)   Verleugnung
(E)   Verschiebung

1.55 (E)   1.56 (C)   1.57 (C)   1.58 (B)   1.59 (B)   1.60 (C)

H96

Ordnen Sie jedem der in Liste 1 genannten Abwehrmechanismen die zutreffende Definition aus Liste 2 zu!

Liste 1

→ **1.61** Verdrängung
→ **1.62** Verleugnung

Liste 2

(A) Abwehr nicht-akzeptabler Es-Impulse durch Blockierung des Zugangs zum Bewusstsein
(B) Abwehr nicht-akzeptabler Es-Impulse durch Umleitung auf sozial höher bewertete Ziele
(C) Abwehr nicht-akzeptabler äußerer Realität durch Blockierung des Zugangs zum Bewusstsein
(D) Abwehr nicht-akzeptabler Triebregungen durch Verkehrung ins Gegenteil
(E) Abwehr nicht-akzeptabler äußerer Realität durch Rückfall auf überwundene Entwicklungsstufen

H98

→ **1.63** Bei dem Abwehrmechanismus der Verschiebung

(A) erfolgt statt der Befriedigung des ursprünglichen Bedürfnisses eine Ersatzbefriedigung
(B) richtet sich der Handlungsimpuls auf eine andere Person als die ursprünglich gemeinte
(C) richtet sich der Handlungsimpuls, der ursprünglich gegen eine andere Person gerichtet war, gegen die eigene Person
(D) wird der angstauslösende Handlungsimpuls durch einen anderen ersetzt
(E) wird die spontane Bedürfnisbefriedigung zugunsten einer späteren verzögert

H87

→ **1.64** Welche der folgenden Charakterisierungen von Abwehrmechanismen im psychoanalytischen Sinn ist **nicht** zutreffend?

(A) Verleugnung: unzureichende Wahrnehmung eines belastenden Aspekts der Wirklichkeit
(B) Projektion: Schluss von anderen auf sich selbst
(C) Rationalisierung: intellektuelles Wegerklären von angst- oder unlusterregenden Erlebnisinhalten
(D) Isolierung: Trennung von Gefühlston und sachlichem (kognitivem) Inhalt
(E) Reaktionsbildung: Verdecken eines unerwünschten Impulses durch einen ihm entgegengesetzten

F02

→ **1.65** Welche der folgenden Aussagen über Abwehrmechanismen im Sinne der Psychoanalyse trifft zu?

(A) Projektion bedeutet Verlegung eigener abgewehrter Wünsche in eine andere Person.
(B) Reaktionsbildung bedeutet Abwehr der Realität von traumatisierenden Wahrnehmungen.
(C) Verdrängung bedeutet Verlagerung einer Emotion von einem bedrohlichen auf ein ungefährliches Objekt.
(D) Rationalisierung bedeutet künstliches Abtrennen der Gefühle vom gedanklichen Inhalt.
(E) Verleugnung bedeutet unbewusste Aktivierung eines entgegengesetzten Impulses.

H04

→ **1.66** Welche beiden Konzepte stehen im Zentrum des psychoanalytischen Modells der Symptomentstehung?

(A) Abweichung und Etikettierung
(B) Aktivierung und Kognition
(C) Konflikt und Abwehr
(D) Reiz und Reaktion
(E) Verhalten und Verstärkung

H00

→ **1.67** Was versteht man unter Wahrnehmungsabwehr?

(A) die Selektion von Reizen
(B) die Wahrnehmung vertrauter Reize
(C) die erschwerte Wahrnehmung von Reizen, die eine negative Bedeutung haben
(D) externe Attribution
(E) verzerrte Attributionen

F04

→ **1.68** Eine Biologiestudentin konsultiert kurz vor dem Vordiplom ihre Hausärztin und berichtet über starke Magenschmerzen. Nachdem umfangreiche Diagnostik keine somatischen Befunde ergeben hat, versucht die Ärztin mit der Patientin zu erarbeiten, wann diese gastrointestinalen Beschwerden auftreten. Dabei ergibt sich, dass dies immer vor bzw. in Situationen mit starken Belastungen wie z.B. Klausuren, Referate und bei privaten Problemen der Fall ist.

Gemäß welchem Prinzip reagiert die Patientin auf unterschiedliche Belastungssituationen mit gastrointestinalen Beschwerden?

(A) Aktivation
(B) individual-spezifische Reaktion
(C) Motivationsspezifität
(D) Reaktionsbildung
(E) unspezifische Erregung

H03
→ **1.69** Welche beiden Konzepte stehen im Zentrum des psychoanalytischen Modells der Symptomentstehung?

(A) Abweichung und Etikettierung
(B) Aktivierung und Kognition
(C) Konflikt und Abwehr
(D) Reiz und Reaktion
(E) Verhalten und Verstärkung

H04
→ **1.70** Welche Aussage über somatoforme (funktionelle) Störungen trifft <u>nicht</u> zu?

(A) Bei somatoformen Störungen lässt sich nach ausreichend gründlicher diagnostischer Abklärung meist eine organische Erklärung der Beschwerden finden.
(B) Die Beschwerden, die von Patienten mit somatoformen Störungen angegeben werden, können sich auf jeden Körperteil oder jedes Organsystem beziehen.
(C) Patienten mit somatoformen Störungen klagen über Beschwerden, die den Symptomen bekannter organischer Krankheiten ähnlich sein können.
(D) Patienten mit somatoformen Störungen sind häufig von einer organischen Verursachung ihrer Beschwerden überzeugt.
(E) Patienten mit somatoformen Störungen wechseln häufig den Arzt und nehmen ohne nachhaltigen Erfolg eine große Zahl von diagnostischen und therapeutischen Maßnahmen in Anspruch.

1.2.4 Sozialpsychologische Modelle

F03 ■
→ **1.71** Im Gespräch mit einer krebskranken Patientin erfahren Sie, dass diese den Ausbruch ihrer Erkrankung mit dem Stress des gesellschaftlichen Lebens in Verbindung bringt.
Welches Konzept lässt sich am ehesten heranziehen, um die Äußerungen der Patientin in einen theoretischen Zusammenhang einzuordnen?

(A) internale Kontrollüberzeugung
(B) kognitive Dissonanz
(C) Kompetenzerwartung
(D) Selbstwirksamkeit
(E) subjektive Krankheitstheorie

1.2.5 Soziologische Modelle

H00
→ **1.72** Charakteristisch für die Unterschicht (im Gegensatz zur Mittelschicht) ist

(A) eine höhere Schwelle der Inanspruchnahme des Arztes
(B) eine stärker ausgeprägte Leistungsmotivation
(C) eine stärker ausgeprägte Orientierung an den mittel- und langfristigen Folgen bestimmten Verhaltens und bestimmter Handlungen
(D) eine stärkere Tendenz, selbstgesetzte Ziele durch eigenes Handeln zu erreichen
(E) ein stärker ausgeprägtes präventives Gesundheitsverhalten

H03
→ **1.73** Ein angelernter Industriearbeiter, der im Akkord arbeitet, verdient weit mehr als ein ehemaliger selbstständiger Ladenbesitzer, der aus wirtschaftlichen Gründen den Laden aufgeben und einen einfachen Arbeitsplatz im Industriebetrieb übernehmen musste. Wenn die beiden sich beim Mittagessen in der Betriebskantine hin und wieder begegnen und sich beispielsweise darüber unterhalten, „was man sich leisten kann (z.B. Urlaubsreisen)", entsteht eine besonders angespannte Situation.
Mit welchem soziologischen Begriff lässt sich diese angespannte Situation am besten erklären?

(A) Intrarollenkonflikt
(B) Interrollenkonflikt
(C) relative soziale Benachteiligung
(D) Rollendistanz
(E) soziale Devianz

1.69 (C)   1.70 (A)   1.71 (E)   1.72 (A)   1.73 (C)

F00

→ **1.74** Eine repräsentative Bevölkerungsstichprobe von Männern mittleren Alters wurde 1997 hinsichtlich der Verteilung von Statusmerkmalen und gesundheitlicher Parameter untersucht. Zwischen Status und Blutfettwerten zeigte sich folgende Beziehung: Je höher der soziale Status, um so niedriger die Serumkonzentration des Gesamt-Cholesterins. Welche der folgenden Aussagen zu dieser Studie ist zulässig?

(A) Das Studiendesign entspricht dem einer Fall-Kontroll-Studie.
(B) Die Studie beschreibt den Zusammenhang von sozialer Ungleichheit und Krankheitsrisiken in einer Population.
(C) Eine kausale Interpretation des aufgefundenen Zusammenhangs ist zulässig, da es sich um eine Repräsentativerhebung handelt.
(D) Es wurde eine Kohorte untersucht.
(E) In dieser Studie ist der Sozialstatus die abhängige Variable.

H98

→ **1.75** Die Sterblichkeit unterscheidet sich auch in entwickelten Industriegesellschaften noch in starkem Maße nach sozialer Schichtzugehörigkeit.
Im einzelnen gilt, dass die beobachteten schichtenspezifischen Sterblichkeitsunterschiede wie folgt variieren:

(A) Die Unterschiede sind bei Männern und Frauen etwa gleich stark ausgeprägt.
(B) Die Unterschiede sind im frühen und mittleren Erwachsenenalter geringer ausgeprägt als im höheren Lebensalter.
(C) Die Unterschiede sind zu Beginn des Lebens (Säuglings- und Kindesalter) stärker ausgeprägt als am Ende des Lebens (hohes Lebensalter).
(D) Die Unterschiede sind in allen Altersphasen etwa gleich ausgeprägt.
(E) Bezüglich der koronaren Herzkrankheit findet man einen u-förmigen Zusammenhang zwischen sozialem Status und Sterblichkeit.

F00

→ **1.76** Hinsichtlich der Beziehung zwischen Stress und Krankheit stellt sich die Frage, warum manche Menschen sich trotz starker psychosozialer Belastungen als vergleichsweise wenig krankheitsanfällig erweisen.
Zu den Faktoren, die hier als gesundheitliche Ressourcen identifiziert wurden, gehört nicht:

(A) dispositioneller Optimismus
(B) emotionale Stabilität
(C) Reaktanz
(D) Selbstwirksamkeitserwartung (self efficacy)
(E) sozialer Rückhalt (social support)

H05 H04

→ **1.77** In verschiedenen Studien wurde beobachtet, dass manche Kinder, die in sehr schwierigen, von Armut und chronischen Belastungen gekennzeichneten familiären Verhältnissen aufwachsen, sich später körperlich, psychisch und sozial vollkommen normal entwickeln und voll funktionstüchtig sind.
Mit welchem der nachfolgenden Begriffe lässt sich dieser Tatbestand am zutreffendsten erfassen?

(A) Habituation
(B) Paradox der Prävention
(C) Reaktanz
(D) Rehabilitation
(E) Resilienz

F01

→ **1.78** Ein 50-jähriger Herzinfarktpatient erzählt dem behandelnden Arzt im Krankenhaus von seinen starken beruflichen Belastungen in den vergangenen Jahren: Als Industriemeister war er trotz Personalabbaus bei den ihm unterstellten Arbeitern für die pünktliche Lieferung der hergestellten Produkte verantwortlich. Er selbst war ebenfalls von der Gefahr des Arbeitsplatzverlustes bedroht.
Diese krankheitswertige Belastungssituation (hohe Verausgabung – niedrige Belohnung) lässt sich am besten anhand des folgenden medizinsoziologischen Modells erfassen:

(A) Anforderungs-Kontroll-Modell
(B) Modell beruflicher Autonomie
(C) Modell beruflicher Gratifikationskrisen
(D) Modell der kognitiven Dissonanz
(E) Modell des sozialen Vergleichsprozesses

H03

→ **1.79** Die Erfahrungen im Berufsalltag beeinflussen auch die Einstellungen und Verhaltensweisen Erwerbstätiger in ihrem außerberuflichen Leben (z.B. elterliches Handeln).
Von welchem Aspekt schichtspezifischer Erfahrungen im Berufsalltag gehen die stärksten Wirkungen aus?

(A) Ausmaß beruflicher Autonomie
(B) Arbeitsbelastung
(C) erfahrene Unterstützung am Arbeitsplatz
(D) Untergebenenkonflikte
(E) Vorgesetztenkonflikte

1.74 (B)   1.75 (C)   1.76 (C)   1.77 (E)   1.78 (C)   1.79 (A)

H05

→ **1.80** Eine medizinsoziologische Hypothese besagt, dass Krankheiten zu einem sozialen Abstieg führen bzw. einen sozialen Aufstieg verhindern können. Welcher Modellvorstellung lässt sich diese Hypothese am zutreffendsten zuordnen?

(A) Gratifikationskrise
(B) Schichtgradient
(C) soziale Drift
(D) soziale Ungleichheit
(E) soziogene Faktoren

H98

→ **1.81** Welcher der aufgeführten Sachverhalte wird mit der These der sozialen Selektion ungleicher Krankheitsverteilung (sog. Drifthypothese) zutreffend beschrieben?

(A) Gefährdete Personen erkennen in geringerem Umfang als nicht gefährdete ihr eigenes Krankheitsrisiko.
(B) Gefährdete Personen nehmen in geringerem Umfang als nicht gefährdete rechtzeitig einen Arzt in Anspruch.
(C) Gefährdete Personen sind vor Ausbruch ihrer Erkrankung stärkeren pathogen wirkenden psychosozialen Belastungen ausgesetzt als nicht gefährdete.
(D) Gefährdete Personen stammen häufiger als nicht gefährdete aus unvollständigen Familien („broken home").
(E) Gefährdete Personen steigen aufgrund ihrer Gefährdung, die bereits vor Ausbruch der Erkrankung sozial wirksam wird, in eine sozial ungünstigere Lage ab.

1.3   Methodische Grundlagen

1.3.1   Hypothesenbildung

H01

→ **1.82** Unter einer Null-Hypothese versteht man die Annahme, dass

(A) der Korrelationskoeffizient zwischen zwei Gruppen von Messdaten bei Null liegt
(B) die Messdaten um den Mittelwert Null streuen
(C) eine Hypothese über einen statistischen Zusammenhang weder angenommen noch abgelehnt werden kann
(D) eine Normalverteilung der Messdaten vorliegt mit einem Mittelwert und einem Median von Null
(E) sich die Messdaten im Gruppenvergleich nicht unterscheiden

F99 ■

→ **1.83** Im Rahmen einer Psychotherapiestudie wird ein neues Verfahren gegen ein Standardverfahren geprüft. Beim Vergleich der Therapieergebnisse in beiden Behandlungsgruppen (neue Therapie vs. Standardtherapie) ergibt sich, dass die Null-Hypothese zu verwerfen ist.

Dies bedeutet:

(A) Beide Therapien sind gleich wirksam.
(B) Der beobachtete Effekt ist rein zufälliger Natur.
(C) Die neue Therapie ist wirksamer als die Standardtherapie.
(D) Die Standardtherapie ist wirksamer als die neue Therapie.
(E) Es wurde ein Unterschied zwischen beiden Gruppen festgestellt.

F04

→ **1.84** „Frühehen weisen ein höheres Scheidungsrisiko auf als Spätehen."

Diese Aussage ist ein Beispiel für

(A) eine deterministische Hypothese
(B) eine nicht falsifizierbare Hypothese
(C) eine normative Hypothese
(D) eine Nullhypothese
(E) eine probabilistische Hypothese

F86

→ **1.85** Es soll geprüft werden, ob die Art des Schlafentzugs die Konzentrationsfähigkeit beeinflusst.

Dazu werden 3 verschiedene Gruppen von freiwilligen Versuchspersonen (Vpn) nachts in einem Schlaflabor untersucht: Eine Gruppe schläft ohne Unterbrechung, eine Gruppe wird immer während der REM-Schlafphasen geweckt, eine Gruppe wird mit gleicher Häufigkeit wie die Gruppe „REM" geweckt, aber während der Non-REM-Schlafphasen. Die Vpn werden in der Reihenfolge ihrer Anmeldung abwechselnd den 3 Gruppen zugeordnet. Die Konzentrationsfähigkeit wird nach 5 Schlaflabornächten mit einem standardisierten Test geprüft.

In dieser Untersuchung

(A) stellen die 3 Stichproben die unabhängige Variable dar
(B) ist die Bedingung „Schlaf" zur Beantwortung der Fragestellung überflüssig, da ein standardisierter Test verwendet wird
(C) ist das Schlafverhalten die abhängige Variable
(D) sind die Kriterien eines Experiments erfüllt
(E) Keine der Antworten (A)–(D) trifft zu.

1.80 (C)   1.81 (E)   1.82 (E)   1.83 (E)   1.84 (E)   1.85 (D)

H01 ■■

→ **1.86** Eine Krankenkasse möchte wissen, ob das von ihr als freiwillige Leistung angebotene „Gehirnjogging" Gedächtnisleistungen älterer Menschen verbessere. Dazu wurde eine klinische Studie veranlasst, bei der drei Behandlungsgruppen gebildet wurden. Gruppe I führte zweimal wöchentlich ein von Fachkräften angeleitetes Trainingsprogramm durch. Gruppe II unterzog sich einem intensivierten Trainingsprogramm unter ansonsten gleichen Bedingungen. Gruppe III erhielt dreimal täglich zwei Kapseln eines Scheinmedikaments. Vor und nach der über vier Monate sich erstreckenden Behandlungsperiode wurde ein Test zur Erfassung von Gedächtnis- und Aufmerksamkeitsstörungen eingesetzt. Welche der nachfolgenden Zuordnungen zur Charakterisierung der Variablen ist richtig?
(A) abhängige Variable – Training vs. Plazebogabe
(B) intervenierende Variable – Dauer des Trainingsprogramms
(C) intervenierende Variable – Intensität des Trainings
(D) unabhängige Variable – Behandlungsbedingungen
(E) unabhängige Variable – Vigilanz, Konzentrationsfähigkeit

F04 F02

→ **1.87** Zur Überprüfung der Frage, ob der Pflanzenextrakt „Gb" Vigilanz und Konzentrationsfähigkeit älterer Menschen verbessere, wurde eine klinische Studie durchgeführt. Es wurden drei Gruppen gebildet. Gruppe I erhielt dreimal täglich zwei Kapseln à 300 mg Pflanzenextrakt, Gruppe II dreimal täglich zwei Kapseln à 150 mg, Gruppe III dreimal täglich zwei Kapseln eines Scheinmedikaments. Vor und nach der zweimonatigen Einnahmeperiode wurde ein speziell für ältere Menschen entwickelter Alters-Konzentrations-Test eingesetzt. Welche der nachfolgenden Zuordnungen zu den Variablen in dieser Studie ist richtig?
(A) abhängige Variable – Placebo vs. Prüfmedikament
(B) abhängige Variable – Vigilanz, Konzentrationsfähigkeit
(C) intervenierende Variable – Einnahmeschema
(D) intervenierende Variable – Medikation
(E) unabhängige Variable – Testleistungen im Prä-Post-Vergleich

H99 H89 H88 H86 ■

→ **1.88** Systematische Desensibilisierung, Psychoanalyse und Gesprächspsychotherapie sollen hinsichtlich ihrer Effektivität bei der Behandlung objektbezogener Phobien überprüft werden. Dazu werden phobische Patienten nach dem Zufallsprinzip in drei entsprechende Therapiegruppen aufgeteilt. Vor und nach der Behandlungsperiode wird gemessen, wie weit sich die Patienten dem phobischen Objekt zu nähern wagen.
Welche Aussage zu dieser Untersuchung trifft <u>nicht</u> zu?
(A) Das Ausmaß der Annäherung an das Objekt stellt die abhängige Variable dar.
(B) Die Kriterien eines Experiments sind erfüllt.
(C) Die Phobie ist als unabhängige Variable aufzufassen.
(D) Es ist eine Operationalisierung des Ausmaßes der Phobie erfolgt.
(E) Es wurde eine Randomisierung durchgeführt.

H05

→ **1.89** Mit welchem der nachfolgenden Begriffe bezeichnet man in der epidemiologischen Forschung die Tatsache, dass ein Faktor, der nicht direkt Gegenstand der Untersuchung ist, dennoch sowohl mit der untersuchten Expositionsgröße (Risikofaktor einer Krankheit) als auch mit der untersuchten Zielgröße (Krankheitsmanifestation) statistisch assoziiert ist?
(A) Bias
(B) Confounding
(C) Mehrebenen-Analyse
(D) Randomisierung
(E) Regression

1.3.2 Operationalisierung

H04

→ **1.90** Die Definition eines wissenschaftlichen Konstrukts durch Angabe von Messvorschriften bzw. Handlungsanweisungen wird bezeichnet als:
(A) Operationalisierung
(B) Rationalisierung
(C) Spezifizierung
(D) Standardisierung
(E) Verifizierung

1.86 (D)   1.87 (B)   1.88 (C)   1.89 (B)   1.90 (A)

F04
→ **1.91** Als „latentes Konstrukt" bezeichnet man in der Medizinischen Psychologie und Soziologie einen Sachverhalt, dessen Erforschung nicht durch eine direkte Beobachtung, sondern lediglich über ausgewählte empirische Indikatoren ermöglicht wird. Welcher der nachfolgenden Begriffe lässt sich nicht als Beispiel eines latenten Konstruktes anführen?
(A) evoziertes Potential
(B) gesundheitsbezogene Lebensqualität
(C) Intelligenz
(D) Introversion
(E) Neurotizismus

F87
→ **1.92** Das nachstehende Histogramm zeigt die Verteilung des Familienstandes der Frauen (Bundesrepublik Deutschland, 1972).

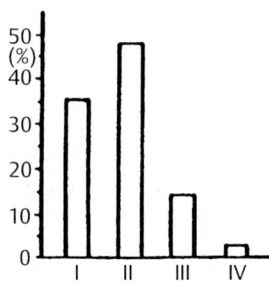

I: ledig
II: verheiratet
III: verwitwet
IV: geschieden

Auf welchem Skalenniveau sind die zugrundeliegenden Daten dargestellt?
(A) Intervallskala
(B) Nominalskala
(C) Ordinalskala
(D) Verhältnisskala
(E) auf keinem der Skalenniveaus (A)–(D)

H02 ■
→ **1.93** In einer Studie zur Krankheitsverarbeitung bei Patienten mit chronischen Schmerzen wird die Schmerzintensität auf einer Skala mit folgender Gliederung erfasst:
kein – mäßig – stark – sehr stark
Welches Skalenniveau wird bei dieser Skala erreicht?
(A) Rationalskala
(B) Proportionalskala
(C) Nominalskala
(D) Ordinalskala
(E) Verhältnisskala

F94 H88
→ **1.94** Welche Eigenschaften kennzeichnen die Intervallskala nicht?
(A) Gleiche Abstände zwischen Skalenwerten entsprechen gleichen Abständen zwischen Merkmalsausprägungen.
(B) Sie erlaubt, Rangplätze zu bilden.
(C) Sie erlaubt, Verhältnisse zwischen Skalenwerten anzugeben (z. B. a ist doppelt so groß wie b).
(D) Sie erlaubt, „Größer/kleiner-als"-Relationen abzubilden.
(E) Sie erlaubt, ein arithmetisches Mittel zu bilden.

H93
→ **1.95** Das Niveau einer Messwertskala ist definiert durch die Anzahl der Transformationen, die diese Skala zulässt.
Welche der folgenden Reihen beschreibt die Rangfolge psychometrischer Skalen nach ihrem Niveau korrekt, beginnend mit dem höchsten Niveau?
(A) Nominalskala – Ordinalskala – Intervallskala
(B) Intervallskala – Ordinalskala – Nominalskala
(C) Ordinalskala – Nominalskala – Intervallskala
(D) Intervallskala – Nominalskala – Ordinalskala
(E) Ordinalskala – Intervallskala – Nominalskala

H86
→ **1.96** Welche der nachstehenden Aussagen zur Skalierung trifft zu?
(A) Die Intervallskala setzt – im Gegensatz zur Verhältnisskala – das Vorhandensein eines absoluten Nullpunktes voraus.
(B) Für eine Intervallskala gilt, dass die Abstände zwischen den Skalenpunkten im mittleren Bereich größer sind als in den Extrembereichen.
(C) Bei Anordnung von Objekten in einer Rangfolge dürfen mehrere Objekte denselben Rangplatz einnehmen.
(D) Wenn Merkmale auf einer Ordinalskala abbildbar sind, dann können sie auch auf einer Intervall- oder Verhältnisskala sinnvoll dargestellt werden.
(E) Die Bildung des arithmetischen Mittels von qualitativen Daten ist sinnvoll.

1.91 (A)   1.92 (B)   1.93 (D)   1.94 (C)   1.95 (B)   1.96 (C)

F02

1.97 Zur Überprüfung einer therapeutischen Maßnahme werden Patienten gebeten, ihren Gesundheitszustand auf der Skala „geheilt, gebessert, unverändert, verschlechtert" anzugeben.
Die Erfassung des Gesundheitszustands erfolgt anhand einer

(A) absoluten Beurteilungsskala und erreicht Nominalskalenniveau

(B) absoluten Beurteilungsskala und erreicht Ordinalskalenniveau

(C) absoluten Beurteilungsskala und erreicht Intervallskalenniveau

(D) relativen Beurteilungsskala und erreicht Nominalskalenniveau

(E) relativen Beurteilungsskala und erreicht Intervallskalenniveau

F96, H93

1.98 Soziometrische Wahlverfahren geben Auskunft über

(A) die Arbeitszeile der Gruppe

(B) die informelle Struktur einer Gruppe

(C) die Intrarollenkonflikte der Mitglieder einer Gruppe

(D) die Schichtzugehörigkeit der Mitglieder einer Gruppe

(E) die sozialen Wertvorstellungen in einer Gruppe

H00 ■

1.99 Die nachstehend auszugsweise wiedergegebene Tabelle (Apgar-Schema) dient der Vitalitätsbeurteilung von Neugeborenen. Die Beurteilung erfolgt anhand der vorgegebenen Kategorien. Maximal können 10 Punkte erreicht werden.

Beurteilungs-kriterium	0 Punkte	1 Punkt	2 Punkte
Atembewegungen	keine	flach, unregelmäßig	gut, Schreien
Puls	nicht wahrnehmbar	langsam (unter 100)	über 100
Grundtonus (Muskeltonus)	...		

Welches Instrument wird hier zur Verhaltensregistrierung eingesetzt?

(A) Analogskala

(B) Rangreihenvergleich

(C) relative Beurteilungsskala

(D) Summenwertskala

(E) Verhältnisskala

F03 ■

1.100 In einem psychometrischen Test zur Erfassung der Soziabilität (Geselligkeitsneigung) werden insgesamt 15 Aussagen (Items) entsprechend nachfolgendem Beispiel zur Beantwortung vorgegeben, aus deren Beantwortung ein Testwert (Summenscore) errechnet wird.
Beispiel: „Ich suche abends nach der Arbeit nur ungern Freunde auf; viel lieber verbringe ich meine Zeit ganz privat."

❒ trifft überhaupt nicht zu (1)

❒ trifft eher nicht zu (2)

❒ trifft eher zu (3)

❒ trifft in vollem Maße zu (4)

Wie bezeichnet man die Skala, nach welcher die Antwort auf jedes einzelne Item gemessen wird?

(A) semantisches Differential

(B) Likert-Skala

(C) Nominalskala

(D) soziometrische Skala

(E) Verhältnisskala

H03 ■

1.101 In einer schriftlichen Befragung werden zur Beantwortung einer geschlossenen Frage nach dem Familienstand folgende Antwortkategorien vorgegeben: „ledig", „verheiratet", „geschieden", „verwitwet".
Um welchen Variablentyp handelt es sich dabei?

(A) dichotome Variable

(B) intervallskalierte Variable

(C) kategoriale Variable

(D) kontinuierliche Variable

(E) ordinalskalierte Variable

F02

1.102 Welche Aussage zu sozialwissenschaftlichen Begriffen trifft nicht zu?

(A) Als Index bezeichnet man eine Variable, welche mehrere Teildimensionen nach einer spezifischen Rechenvorschrift (z.B. Summierung) zusammenfasst.

(B) Als Kriteriumsvalidität eines Messinstruments bezeichnet man die Güte der erwarteten Übereinstimmung eines Messergebnisses mit einem Außenkriterium.

(C) Als Messen wird in den Sozialwissenschaften die Zuordnung von Zahlen zu Objekten nach bestimmten Regeln verstanden.

(D) Als Objektivität eines Messinstruments bezeichnet man das Maß der Reproduzierbarkeit von Messergebnissen.

(E) Als Operationalisierung bezeichnet man die Zuordnung verwendeter Forschungsbegriffe zu empirisch messbaren Variablen.

1.97 (B)   1.98 (B)   1.99 (D)   1.100 (B)   1.101 (C)   1.102 (D)

1.3.3   Untersuchungskriterien

F04 F02
→ 1.103 Was versteht man unter der Normierung eines Tests?
(A) ein Verfahren zur Verbesserung der Objektivität
(B) ein Ratingverfahren
(C) die Konstruktvalidität eines Tests
(D) eine Eichung anhand einer repräsentativen Stichprobe
(E) Standardisierung der Durchführungsbedingungen

F98
→ 1.104 Welche Aussage zur Prozentrangnorm trifft nicht zu?
(A) Prozentrangnormen repräsentieren einen linearen Maßstab.
(B) Variabilitätsnormen (z. B. z-Werte) können in Prozentrangwerte transformiert werden.
(C) Die Prozentrangskala gibt die relative Stellung eines Probanden in der Vergleichsgruppe richtig wieder.
(D) Im Mittelbereich der Verteilung entsprechen kleine Veränderungen im Testergebnis großen Veränderungen im Prozentrang.
(E) An den Rändern der Verteilung entsprechen große Veränderungen im Testergebnis kleinen Veränderungen im Prozentrang.

H96
→ 1.105 Ein Patient erzielt in einem Intelligenztest einen Prozentrangwert von 50. Das bedeutet, dass von 100 zufällig ausgewählten, vergleichbaren Personen etwa die Hälfte ein schlechteres oder gleich gutes Ergebnis erzielen würde. Der entsprechende Wert auf der IQ-Skala (HAWIE) lautet:
(A) 50
(B) 75
(C) 100
(D) 125
(E) 150

F88
→ 1.106 Welcher der folgenden Kennwerte verschiedener in der Intelligenzmessung verwendeter Skalen ist nicht richtig zugeordnet?
(A) IQ-Skala (HAWIE) – Mittelwert = 100
(B) z-Skala – Mittelwert = 10
(C) IQ-Skala (HAWIE) – Standardabweichung = 15
(D) z-Skala – Standardabweichung = 1
(E) Standardwert-Skala (IST) – Mittelwert = 100

H01 ■
→ 1.107 Bei der Erstellung von Testnormen, z.B. für einen Intelligenztest, geht man üblicherweise von normalverteilten Werten aus. Die exakte Form einer solchen Verteilung (die charakteristische Glockenkurve) ist definiert durch eine Funktion mit nur zwei Parametern.
Es sind dies:
(A) Konfidenzintervall und Standardmessfehler
(B) Median und Standardmessfehler
(C) Mittelwert und Standardabweichung
(D) Mittelwert und Standardmessfehler
(E) Reliabilität und Standardabweichung

F99 ■
→ 1.108 Ein Begabungsforscher möchte für eine Untersuchung eine Stichprobe von Kindern mit einem IQ von mindestens 115 Punkten (Normierung entsprechend HAWIK) gewinnen.
Wie viele zufällig ausgewählte Kinder muss er testen, um 100 Kinder zu finden, die einen IQ von 115 und mehr Punkten aufweisen?
(A) etwa 625
(B) etwa 1250
(C) etwa 2500
(D) etwa 5000
(E) etwa 10000

F89 ■
→ 1.109 Welche der folgenden Aussagen ist bereits aus methodologischen Gründen unzulässig?
(A) Ein Viertel der Beamtengruppe hatte einen Infekt.
(B) Die Gruppe der Sonderschüler war unter der Messung mit dem HAWIE im Durchschnitt halb so intelligent wie die der Gymnasiasten.
(C) Nach der Verhaltenstherapie verbesserte sich auch die Schulleistung des Patienten im Fach Deutsch um 3 Rangplätze in seiner Klasse.
(D) Der Ruhepuls der Mitglieder der trainierten Koronargruppe war im Durchschnitt 20 % langsamer als der Ruhepuls der Infarktpatienten, die das Training verweigerten.
(E) Frauen erreichen durchschnittlich die gleichen Werte in Intelligenztests wie Männer, aber ihre Intelligenzleistungen haben eine kleinere Streuung als die der Männer.

1.103 (D)   1.104 (A)   1.105 (C)   1.106 (B)   1.107 (C)   1.108 (A)   1.109 (B)

H05 ■■

→ **1.110** In einer neurologischen Klinik werden die neuropsychologischen Testergebnisse in Form von Prozentrangwerten in der Krankenakte bei Aufnahme und Entlassung aufgezeichnet. Patient A. wurde aufgrund eines standardisierten (normierten) Gedächtnistestes zum Aufnahmezeitpunkt in der Klinik ein Prozentrangwert von 25 (PR = 25) zugeordnet. Bei der Entlassung dieses Patienten wurde mit einer Parallelform des Gedächtnistests ein Prozentrangwert von 50 (PR = 50) ermittelt.

Geben Sie an, welche der Aussagen sich am ehesten über die Gedächtnisleistung treffen lässt!

(A) Die Gedächtnisleistung des Patienten bei seiner Entlassung entspricht dem Durchschnitt der Referenzgruppe.
(B) Die Gedächtnisleistung entspricht bei der Entlassung etwa 50% richtig gelöster Items.
(C) Die Gedächtnisleistung hat sich durch den Klinikaufenthalt signifikant verbessert.
(D) Die Gedächtnisleistung hat sich verdoppelt.
(E) Die Gedächtnisleistung hat um 25% zugenommen.

F03 ■■

→ **1.111** Im Seminar „Medizinische Psychologie" wenden Studenten einen bewährten Persönlichkeitsfragebogen (z.B. FPI) bei sich selbst an. Einem missfällt sein Resultat, und er kritisiert das Verfahren mit den nachstehend aufgeführten Argumenten.

Bei welchem Kritikpunkt hat er Recht?

(A) „Bei solchen Tests sind Verfälschungen des Ergebnisses möglich."
(B) „Der Test ist nicht objektiv auswertbar."
(C) „Die Beantwortung gründet sich auf Projektionen."
(D) „Die Zuverlässigkeit solcher Verfahren ist nicht überprüfbar."
(E) „Fragebögen lassen sich nicht standardisieren wie Leistungstests."

F02

→ **1.112** Welches Verfahren kann zur Prüfung der Reliabilität eines Fragebogens nicht eingesetzt werden?

(A) Messungen mit demselben Test an denselben Probanden zu zwei verschiedenen Zeitpunkten
(B) Prüfung der internen Konsistenz
(C) Prüfung der Korrelation der Einzelitems mit dem Gesamttestergebnis
(D) Prüfung der Korrelation zweier paralleler Testformen
(E) Testhalbierungsverfahren

F04 ■■

→ **1.113** Welche Aussage zur internen Konsistenz (auch als Inter-Item-Konsistenz-Analyse bezeichnet) trifft nicht zu?

(A) Sie gibt Auskunft über die Zuverlässigkeit des Tests.
(B) Sie ist eine Verallgemeinerung der Testhalbierungsmethode.
(C) Sie wird mit Hilfe von zwei oder mehreren unabhängigen Ratern festgestellt.
(D) Sie unterscheidet sich methodisch von der Retest-Reliabilität.
(E) Sie kann mit Hilfe eines Korrelationskoeffizienten bestimmt werden.

F03 ■

→ **1.114** Eine Klinik erwägt aufgrund testökonomischer Überlegungen die Verkürzung eines bestehenden psychologischen Tests um 50% der Items (nach dem Zufallsprinzip).

Welche Konsequenz ist aufgrund der Testverkürzung mit hoher Wahrscheinlichkeit zu erwarten?

(A) Die Auswertungsobjektivität des Tests wird sich verschlechtern.
(B) Die Durchführungsobjektivität des Tests wird sich verschlechtern.
(C) Die Interpretationsobjektivität wird sich verschlechtern.
(D) Die Reliabilität des Tests wird sich verschlechtern.
(E) Die Validität des Tests wird sich deutlich verbessern.

H00 ■■

→ **1.115** In einer psychotherapeutischen Praxis wird zur Diagnostik der Therapiemotivation von Patienten ein standardisierter Fragebogen (C-Skala: Mittelwert = 5, Standardabweichung = 2) verwendet. Bei einer Auswertung der Ergebnisse stellte man fest, dass 90% der Patienten, die im ersten Vierteljahr die Behandlung abbrachen, einen Punktwert unter 3 hatten.

Das Ergebnis deutet darauf hin, dass das Verfahren folgendes Gütekriterium erfüllt:

(A) innere Konsistenz
(B) Objektivität
(C) Reliabilität
(D) Standardisierung
(E) Validität

F98

→ **1.116** Eine Untersuchung über ein standardisiertes diagnostisches Verfahren (psychometrischer Test), das die Neigung zu Suizidhandlungen feststellen soll, hat ergeben:
– Verschiedene Auswerter kommen zu gleichen Ergebnissen.
– Es zeigen sich keine Geschlechtsunterschiede im Antwortverhalten.
– Auch nach erneuter Darbietung bleiben die bei den Probanden ermittelten Untersuchungsergebnisse weitgehend konstant.
– Es ist nicht möglich, Personen, die schon einen oder mehrere Suizide versucht haben, klar von solchen Personen zu unterscheiden, die noch keinen derartigen Versuch unternommen haben.

Welches testtheoretische Qualitätskriterium erfüllt das Verfahren nach den vorliegenden Ergebnissen?
(A) innere Konsistenz
(B) Retestreliabilität
(C) Inhaltsvalidität
(D) Konstruktvalidität
(E) Kriteriumsvalidität

H05 ■

→ **1.117** Sie haben beschlossen, bei der psychometrischen Prüfung Ihres neu entwickelten Tests die Split-Half-Reliabilität zu bestimmen.
Welche Aussage zu dieser Methode der Reliabilitätsbestimmung trifft zu?
(A) Die Items des Tests werden mit denen eines anderen Tests korreliert.
(B) Der Test wird in zwei Hälften geteilt und die Testhälften werden miteinander verglichen.
(C) Es werden parallele Formen des Tests eingesetzt, die miteinander zusammenhängen müssen.
(D) Hierbei wird das Merkmal mit demselben Test an derselben Person wiederholt gemessen.
(E) Jede einzelne Testaufgabe wird mit allen übrigen in Beziehung gesetzt.

F04

→ **1.118** Ein psychometrisch noch weiter zu prüfendes Verfahren zur Messung des Schmerzempfindens wird in einer randomisierten klinischen Studie zur Analyse der Wirksamkeit einer verhaltensmedizinischen Intervention eingesetzt. Die Auswertung der Daten zeigt eine statistisch signifikante Abnahme der Schmerzintensität zwischen Beginn und Ende der Studie in der Interventionsgruppe, jedoch keine Veränderung in der Kontrollgruppe.
Welches Qualitätskriterium von Messverfahren wird durch dieses Ergebnis erfüllt?
(A) Auswertungsobjektivität
(B) Änderungssensitivität
(C) negative Korrektheit
(D) positive Korrektheit
(E) Spezifität

H01 ■

→ **1.119** Die Validität eines Filtertests (Screening-Test) wird von mehreren Komponenten bestimmt.
Wie errechnet sich anhand der Vierfelder-Tafel die Spezifität (Anteil der Personen ohne Krankheit, der durch den Filtertest korrekt als gesund bezeichnet wurde)?

		Endgültige Diagnose		
		positiv	negativ	Total
Filtertest-	positiv	a	b	a + b
ergebnis	negativ	c	d	c + d
	Total	a + c	b + d	a + b + c + d

(A) $= \dfrac{a}{a + b}$

(B) $= \dfrac{a}{a + c}$

(C) $= \dfrac{b}{b + d}$

(D) $= \dfrac{d}{b + d}$

(E) $= \dfrac{d}{c + d}$

H05 ■■
→ **1.120 Was besagt der Trennschärfe-Koeffizient?**
(A) Er besagt, wie weit die Beantwortung eines Items mit dem Gesamtergebnis aller Antworten (Korrelation zwischen Itembeantwortung und Testscore) zusammenhängt.
(B) Er gibt an, in welchem Intervall der „wahre" Testwert mit einer festgelegten Wahrscheinlichkeit liegt.
(C) Er gibt an, wie der Wert des Probanden im Vergleich zu einer Normpopulation zu verstehen ist.
(D) Er gibt an, wie hoch die Items einer Skala untereinander korrelieren.
(E) Er zeigt, wie veränderungssensitiv über die Zeit ein Item ist.

F05 ■
→ **1.121 Ein Screening-Test zur Diagnostik einer Depression besitzt eine sehr hohe Sensitivität. Welche Aussage ist dann zulässig?**
(A) Bei einem positiven Testergebnis liegt mit sehr hoher Wahrscheinlichkeit eine Depression vor.
(B) Der Anteil der durch das Testergebnis korrekt (als depressiv) identifizierten Personen an der Gesamtheit der Personen mit Erkrankung ist hoch.
(C) Der Anteil der Personen ohne eine Erkrankung, die durch das Testergebnis korrekt (negativ) klassifiziert werden, ist hoch.
(D) Der negative prädiktive Wert ist sehr niedrig.
(E) Der positive prädiktive Wert ist sehr hoch.

H05 ■
→ **1.122 Anhand eines neu entwickelten Screening-Tests zur Früherkennung der Alzheimer-Krankheit gelingt es, in einem größeren Kollektiv von über siebzigjährigen Männern und Frauen knapp 70% aller im nachfolgenden Beobachtungszeitraum tatsächlich von dieser Krankheit Betroffenen korrekt zu klassifizieren. Welches Kriterium zur Beurteilung von Screening-Tests wird damit angesprochen?**
(A) Anteil falsch Positiver
(B) negativer Prädiktionswert
(C) positiver Prädiktionswert
(D) Sensitivität
(E) Spezifität

F02
→ **1.123 Für einen projektiven Test trifft Folgendes zu:**
(A) Er basiert auf Items (Aussagen), aus deren Zustimmungsgrad auf die Projektionsneigung einer Person geschlossen wird.
(B) Er besteht aus Fragen, welche die projektiven Fähigkeiten der Person messen.
(C) Er misst, inwieweit sich eine Person vor der Projektion negativer Eigenschaften schützen kann.
(D) Er nutzt mehrdeutiges Material, das von der Person gedeutet wird, wobei davon ausgegangen wird, dass sie ihren inneren Zustand in die Deutung projiziert.
(E) Er testet die Stärke des psychoanalytischen Konzepts der Projektion.

F00
→ **1.124 Das Freiburger Persönlichkeitsinventar (FPI) eignet sich vor allem zur**
(A) Bestimmung der Eignung für psychotherapeutische Maßnahmen
(B) Bestimmung des Ausprägungsgrades von überdauernden Merkmalen
(C) Beurteilung der geistigen Reife
(D) Diagnose sozialer Beziehungen
(E) Untersuchung der Suizidgefährdung

F97
→ **1.125 Zu den Beispielen für psychodiagnostische Verfahren, die auf einem statistischen Persönlichkeitsmodell beruhen, zählt nicht:**
(A) 16 PF (Cattell)
(B) Rorschach-Test
(C) MMPI
(D) FPI
(E) EPI (Eysenck)

H96 F87
→ **1.126 Welche Aussage trifft nicht zu? Mehrdimensionale standardisierte Persönlichkeitsfragebogen, die psychologische Konstrukte wie z. B. Aggressivität, Dominanzstreben und emotionale Labilität messen,**
(A) liefern quantitative Aussagen über individuelle Merkmalsausprägungen
(B) haben vorrangig die Erfassung aktueller emotionaler Zustände zum Ziel
(C) setzen Introspektionsfähigkeit der Probanden voraus
(D) bergen die Gefahr, dass die Probanden sozial erwünschte Verhaltensweisen als die eigenen ausgeben
(E) enthalten Fragen, die objektiv ausgewertet werden können

1.3.4   Untersuchungsplanung

F94 F90

→ **1.127 Für die Quotastichprobe kennzeichnend ist**

(A) die Herstellung eines Kollektivs, das in allen interessierenden Merkmalen für die Grundgesamtheit möglichst repräsentativ ist, ohne dass eine Randomisierung erforderlich wäre

(B) die Bildung von Schichten, innerhalb derer dann eine Zufallsauswahl getroffen wird

(C) die Bildung einer möglichst repräsentativen Untersuchungseinheit mit den Verfahren der Parallelisierung und Randomisierung

(D) die geringe Anfälligkeit gegenüber systematischen Stichprobenfehlern

(E) die starke Verzerrung bei Weigerung einzelner Personen, an der Untersuchung teilzunehmen

H02 H00 ■■

Ordnen Sie den Vorgehensweisen zur Bildung von Untersuchungsgruppen (Liste 1) den jeweils zutreffendsten Begriff der Liste 2 zu!

Liste 1

→ **1.128** Auswahl einer für die zu untersuchende Grundgesamtheit repräsentativen Personengruppe ohne Berücksichtigung der Verteilung untersuchungsrelevanter Merkmale

→ **1.129** Auswahl einer Personengruppe unter Berücksichtigung untersuchungsrelevanter Merkmale, deren Verteilung in der Grundgesamtheit bekannt ist

Liste 2

(A) Extremgruppe
(B) Klumpenstichprobe
(C) Panel-Verfahren
(D) Quotastichprobe
(E) Zufallsstichprobe

F98

→ **1.130 Bei einer Klumpenauswahl**

(A) hat der Interviewer innerhalb der ihm vorgegebenen Quoten völlige Freiheit in der Auswahl der zu untersuchenden Personen

(B) werden Untergruppen (z.B. nach Einkommen) definiert; innerhalb der Untergruppen wird eine Zufallsauswahl durchgeführt

(C) wird die Gesamtpopulation in mehrere schon vorhandene Teile (z.B. nach Wohnblöcken einer Siedlung) gegliedert, von denen einige zur Beobachtung ausgewählt werden

(D) werden die Personen einer Population nach dem Zufallsprinzip (z.B. Los, Zufallszahlengenerator) in die Stichprobe einbezogen

(E) wird die Stichprobe vom Untersucher so ausgewählt, dass sie für die Grundpopulation repräsentativ ist, ohne dass die Einheiten nach dem Zufallsprinzip ausgewählt werden

F94

→ **1.131 Welcher Untersuchungsansatz eignet sich am besten zur Überprüfung eines vermuteten Einflusses von Persönlichkeitsvariablen auf die Entstehung von Krankheiten?**

(A) retrospektive Befragung
(B) projektiver Test
(C) prospektive Längsschnittstudie
(D) psychophysiologisches Experiment
(E) klinisches Interview

F04

→ **1.132 Ein Medizin-Doktorand möchte im Rahmen seiner Doktorarbeit ein Laborexperiment zum Thema Ermüdung der Rückenmuskulatur bei einer isometrischen Belastungsaufgabe durchführen.**
Welche Merkmals-Trias muss erfüllt sein, damit die Untersuchung als Experiment gelten kann?

(A) interne, externe und ökologische Validität
(B) Neuheit, Unkontrollierbarkeit und Unvorhersagbarkeit
(C) Objektivität, Reliabilität und Validität
(D) Repräsentativität, Generalisierbarkeit und Interpretierbarkeit
(E) Willkürlichkeit, Wiederholbarkeit und Variierbarkeit

1.127 (A)   1.128 (E)   1.129 (D)   1.130 (C)   1.131 (C)   1.132 (E)

H99 ■

→ **1.133** Ein Doktorand der Medizin untersucht mit einer psychologischen Testbatterie eine Stichprobe von Erwachsenen, die in der Kindheit durch Unfälle schwere Schädelverletzungen erlitten haben, auf das Vorliegen einer Persönlichkeitsstörung.
Bei diesem Vorgehen handelt es sich um eine
(A) experimentelle Studie
(B) Ex-post-facto-Studie
(C) Feldstudie
(D) Kohortenstudie
(E) prospektive Längsschnittstudie

F02

→ **1.134** Zur Untersuchung der Frage, ob starke emotionale Belastungen die Entstehung eines Typ-II-Diabetes begünstigen, werden 300 Patienten, bei denen in den letzten sechs Monaten erstmals Diabetes mellitus Typ II festgestellt wurde, nach kritischen Lebensereignissen in den vergangenen fünf Jahren befragt. Die Ergebnisse werden mit denen einer Stichprobe von 300 gesunden Personen verglichen, die der Patientengruppe nach Alter, Geschlecht, Familienstand und Beruf entspricht.
Hierbei handelt es sich um eine
(A) experimentelle Querschnittsuntersuchung
(B) Fall-Kontroll-Studie
(C) Kohortenanalyse
(D) Panel-Studie
(E) Prävalenzuntersuchung

H03 H98

→ **1.135** Nachstehende Abbildung bezieht sich auf einen in der Feldforschung angewendeten Studientyp. Die beiden Gruppen (Erkrankte und Gesunde) werden hinsichtlich einer zeitlich vorausgegangenen Exposition (z. B. Risikofaktor) untersucht.

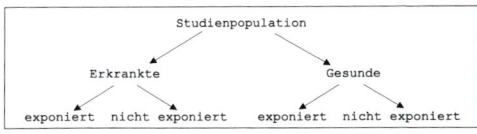

Bei einer solchen Studie handelt es sich um eine
(A) deskriptive epidemiologische Studie
(B) Fall-Kontroll-Studie
(C) Filteruntersuchung (screening test)
(D) Kohortenstudie
(E) prospektive Studie

F05

→ **1.136** Welche der folgenden Untersuchungen entspricht am ehesten dem epidemiologischen Studientyp der Kohortenstudie?
(A) Aus der Allgemeinbevölkerung wird eine Stichprobe von N = 1000 auf das Vorliegen von Lungenkrebs untersucht.
(B) In einer Gruppe von Rauchern wird ein Raucherentwöhnungskurs durchgeführt und nach einem Jahr geprüft, wie hoch der Anteil der Nichtraucher ist.
(C) Lungenkrebspatienten werden über ihr Rauchverhalten hinsichtlich eines Zeitraumes von 5 Jahren vor Ausbruch der Krankheit befragt.
(D) Raucher und Nichtraucher werden über einen 10-Jahres-Zeitraum jährlich untersucht, um Informationen zum Lungenkrebsrisiko zu erhalten.
(E) Raucher und Nichtraucher werden zu einem einzigen Zeitpunkt auf das Vorliegen einer noch unbehandelten Lungenkrebserkrankung untersucht.

H99 ■

→ **1.137** Im Experiment werden zur Kontrolle von Störvariablen Kontrolltechniken eingesetzt.
Zu diesen Kontrolltechniken gehört <u>nicht</u>:
(A) Ausbalancieren
(B) Doppelblindversuch
(C) Parallelisierung
(D) Randomisierung
(E) Varianzanalyse

H03

→ **1.138** Um die Wirksamkeit einer Behandlungsmaßnahme zu prüfen, hat ein Forscher eine Gruppe von Patienten einmal vor und einmal nach der Maßnahme untersucht und eine Besserung der Symptomatik festgestellt. Forscherkollegen haben seinen Studienplan kritisiert, weil man nicht ausschließen könne, dass die Besserung durch andere Faktoren als die geprüfte Behandlung, wie den natürlichen Krankheitsverlauf, Erwartungseffekte oder zwischenzeitliche Ereignisse, zustande gekommen sein kann.
Mit welcher Änderung des Studienplans (Designs) könnte der Forscher diese Einwände am besten entkräften?
(A) Beurteilung des Erfolgs durch unabhängige Beobachter
(B) Hinzunahme einer Kontrollgruppe
(C) Hinzunahme weiterer Messzeitpunkte
(D) Präzisierung des Kriteriums für Besserung
(E) Vergrößerung der Stichprobe

F92

→ **1.139** Unter einem einfachen Blindversuch versteht man

(A) die Behandlung (treatment), die eine Experimentalgruppe in einem Experiment erfährt

(B) eine experimentelle Methode, bei der die Versuchsperson nicht weiß, ob sie ein Leerpräparat erhält

(C) Vortäuschung einer Behandlung als wirksam, obwohl sie keinen Wirkfaktor enthält

(D) die Einteilung aller Versuchspersonen eines Experiments in Gruppen nach Zufall

(E) die verdeckte Beobachtung eines Versuchsablaufs durch einen Teilnehmer des Experiments

F02

→ **1.140** Wie nennt man die systematische Variation der Reihenfolge von Testaufgaben in einem Experiment, die Gruppen von Versuchspersonen zu bearbeiten haben?

(A) Ausbalancierung

(B) Operationalisierung

(C) Parallelisierung

(D) quasiexperimentelle Versuchsplanung

(E) Randomisierung

F05

→ **1.141** In einem Betrieb mit fünf Abteilungen soll die Produktivität erhöht werden. Die Angestellten sollen nicht mehr nach einem festen Gehalt bezahlt werden, sondern nach Leistungskriterien. In drei Abteilungen wird die Maßnahme sofort durchgeführt, in den beiden anderen wird die Einführung nach Protesten verschoben. Die Beschäftigten der Abteilungen mit und ohne Umstrukturierung werden ein Jahr nach der Einführung im Hinblick auf den Krankenstand miteinander verglichen.
Um welche Art von Studiendesign handelt es sich hier?

(A) Einzelfallstudie

(B) kontrollierte experimentelle Studie

(C) Panelstudie

(D) quasiexperimentelle Studie

(E) randomisierte Studie

H04

→ **1.142** In epidemiologischen Beobachtungsstudien ist der Nachweis einer kausalen Beziehung zwischen Einflussgröße (Risikofaktor) und Zielgröße (Krankheit) schwierig. In diesem Wissenschaftsgebiet konnten jedoch allgemein anerkannte und angewandte Kriterien der Evidenz eines solchen Nachweises entwickelt werden.
Zu diesen Kriterien zählt nicht:

(A) Placebo-kontrollierter, doppelblinder Untersuchungsplan

(B) prospektive Testung des Zusammenhangs von Ursache und Wirkung

(C) Reduktion der Krankheitshäufigkeit als Folge der Ausschaltung der Einflussgröße

(D) Reproduzierbarkeit der Ergebnisse in unterschiedlichen Untersuchungen

(E) Stärke des Zusammenhangs zwischen Einfluss- und Zielgröße

F05

→ **1.143** Bei welchem epidemiologischen Studientyp spielen Follow-up-Untersuchungen eine zentrale Rolle?

(A) Dokumentenanalyse

(B) Fall-Kontroll-Studie

(C) Kohortenstudie

(D) Mehrebenenforschung

(E) Querschnittsstudie

1.3.5   Methoden der Datengewinnung

H98 ■

→ **1.144** In einer schriftlichen Befragung über Einstellungen zum Zigarettenrauchen bei 14jährigen Schülerinnen und Schülern sollen die Fragen anhand sog. Beurteilungsskalen beantwortet werden (z. B. fünf Antwortmöglichkeiten von „stimme voll zu" bis „lehne ganz ab").
Welche Kombination von Dateneigenschaften liegt damit vor?

(A) Primärdaten und nominalskalierte Daten

(B) Primärdaten und ordinalskalierte Daten

(C) Sekundärdaten und intervallskalierte Daten

(D) Sekundärdaten und nominalskalierte Daten

(E) Sekundärdaten und ordinalskalierte Daten

1.139 (B)   1.140 (A)   1.141 (D)   1.142 (A)   1.143 (C)   1.144 (B)

H01 F98 H96

→ **1.145** In einer sozialepidemiologischen Studie über Zusammenhänge zwischen Sterblichkeit und Einkommen in einer Großstadt wurden einzelne Bezirke anhand des durchschnittlichen Einkommens ihrer Einwohner miteinander verglichen. Das Hauptergebnis der Studie lautete: Je niedriger das durchschnittliche Einkommen, desto höher die altersstandardisierte Sterberate.

Welche Datenart wurde in dieser Studie verwendet?

(A) Individualdaten
(B) Aggregatdaten
(C) Globaldaten
(D) Primärdaten
(E) qualitative Daten

1.3.6 Datenauswertung und Interpretation

H03 ■■

→ **1.146** Das Ziel einer Untersuchung war die Überprüfung der Zufriedenheit zweier Patientengruppen mit unterschiedlichen Behandlungsformen. Die Mittelwerte der Zufriedenheit der Patientengruppen waren auf dem 5%-Niveau ($\alpha < 0,05$) signifikant unterschiedlich.

Welche Aussage über dieses Ergebnis ist zulässig?

(A) Der Unterschied der Mittelwerte der Zufriedenheit betrug höchstens 5%.
(B) Die Wahrscheinlichkeit, die Alternativhypothese irrtümlich abzulehnen, war $< 0,05$.
(C) Die Wahrscheinlichkeit, die Nullhypothese irrtümlich abzulehnen, war $< 0,05$.
(D) Die Zufriedenheit einer der beiden Gruppen war um 5% höher als die Zufriedenheit der anderen Patientengruppe.
(E) 5% der Patienten einer Behandlungsgruppe waren mit ihrer Behandlung zufrieden.

F02

→ **1.147** Welche Aussage über den Korrelationskoeffizienten (Pearson'scher Produkt-Moment-Koeffizient) trifft nicht zu?

(A) Der Korrelationskoeffizient beschreibt den Zusammenhang zwischen zwei Merkmalen.
(B) Der Korrelationskoeffizient dient dem Nachweis einer Ursache-Wirkungs-Beziehung.
(C) Der Korrelationskoeffizient kann Werte zwischen +1 und −1 annehmen.
(D) Ein Korrelationskoeffizient von 0 bedeutet, dass kein Zusammenhang zwischen den beiden Merkmalen besteht.
(E) Ein Korrelationskoeffizient von $r=0,80$ besagt, dass die eine Variable 64% der anderen determiniert.

H05 ■■

→ **1.148** Forscher haben einen neuen Test zur Erfassung alltagsrelevanter Gedächtnisinhalte entwickelt. Die Paralleltestzuverlässigkeit betrug $r=.88$.

Geben Sie an, welche der folgenden Aussagen diesen Befund richtig wiedergibt!

(A) 88% der Patienten zeigen bei beiden Messungen identische Werte.
(B) 88% der Ergebnisse der zweiten Messung wichen um mehr als eine Standardabweichung von dem Ergebnis der ersten Messung ab.
(C) Die Korrelation der Testergebnisse betrug $r=.44$.
(D) Hohe Werte der ersten Messung lassen auch hohe Werte in der zweiten Messung erwarten.
(E) Trägt man die Ergebnisse der ersten Messung auf der Abszisse ab und die Ergebnisse der zweiten Messung auf der Ordinate ab, so liegen alle Wertepaare exakt auf einer Geraden.

F03 H98

→ **1.149** Zur Erfassung des Konstrukts „Toleranz" (T) wurde eine Skala entwickelt. Es zeigte sich, dass diese Skala zu $r=-0,80$ mit einer schon länger bekannten Aggressivitätsskala (A) korreliert ist.

Was besagt dieser Tatbestand?

(A) Die Korrelation erklärt 80% der Gesamtvarianz.
(B) Die negative Korrelation weist T als ein von A statistisch weitgehend unabhängiges Merkmal aus.
(C) Eine der beiden Skalen muss eine sehr niedrige Reliabilität aufweisen.
(D) Einem bestimmten Wert der Skala T entspricht in 80% der Fälle ein bestimmter Wert der Skala A.
(E) Hohe Werte in der Skala T gehen häufig mit niedrigen Werten in der Skala A einher.

F99 ■

→ **1.150** Ein neuer Test zu Messung der psychischen Spannkraft (Tempo, Sorgfalt, Ausdauer) wird auf seine Validität geprüft. Dabei stellt sich heraus, dass die Messwerte in Höhe von $r=0,71$ mit den IQ-Werten korreliert sind.

Dieser Tatbestand besagt:

(A) Die gemessene Spannkraft begünstigt intellektuelle Leistungsfähigkeit.
(B) Die Validität beider Verfahren übertrifft ihre Reliabilität.
(C) Die Varianz der gemessenen Spannkraft wird zu ca. 50% durch die Varianz des IQ bestimmt.
(D) Gute Intelligenz ist eine wichtige Voraussetzung für psychische Spannkraft.
(E) In 71% der Fälle kann man aus der einen die andere Leistung vorhersagen.

1.145 (B)   1.146 (C)   1.147 (B)   1.148 (D)   1.149 (E)   1.150 (C)

F97

1.151 Es soll der Standardmessfehler eines klinisch psychologischen Tests bestimmt werden. Bekannt ist der Reliabilitätskoeffizient dieses Tests.
Was muss noch für die Berechnung bekannt sein?

(A) Konfidenzintervall

(B) Prozentrangwerte der Testteilnehmer

(C) prozentuale Häufigkeit der Messwerte

(D) Standardabweichung der Testwerteverteilung

(E) Validitätskoeffizient

1.3.7   Ergebnisbewertung

Zu diesem Kapitel wurden bisher keine Prüfungsfragen gestellt.

1.4   Theoretische Grundlagen

1.4.1   Biologische Grundlagen

H03

1.152 Im Motivationszyklus des primären Triebes „Durst" ist das Trinken

(A) Appetenzverhalten

(B) Auslösemechanismus

(C) Endhandlung

(D) Mangelzustand

(E) zielgerichtetes Verhalten

F03

1.153 Beim jungen Säugling kann Lächeln ausgelöst werden, wenn vor dessen Augen eine Pappscheibe rhythmisch bewegt wird, auf der zwei sich deutlich vom Grund abhebende Kreise aufgezeichnet sind (Gesichtsattrappe).
Die das Lächeln auslösende Reizkonfiguration lässt sich am zutreffendsten charakterisieren als

(A) angeborener Auslösemechanismus

(B) Appetenzverhalten

(C) Prägung

(D) Schlüsselreiz

(E) sekundärer Verstärker

H96

1.154 Welche der folgenden Aussagen über das aus der vergleichenden Verhaltensforschung bekannte Phänomen der Prägung trifft nicht zu?

(A) Prägung bewirkt eine sehr stabile Verhaltensänderung.

(B) Durch Prägung erworbenes Verhalten ist nur schwer modifizierbar.

(C) Prägung erfolgt in einer zeitlich begrenzten sensiblen Phase.

(D) Prägung verläuft ohne für die Lernprozesse erforderliche Übung.

(E) Prägung ist eine Sonderform der Habituation.

H02

1.155 Ein Mensch kratzt sich in einer für ihn konfliktreichen Situation (z.B. heftige Diskussion mit Arbeitskollegen) am Kopf, ohne dass ein Juckreiz vorliegt.
Aus Sicht der Ethologie ist dieses Verhalten am wahrscheinlichsten eine

(A) Gegenkonditionierung

(B) Übersprungshandlung

(C) konsumatorische Endhandlung

(D) Orientierungsreaktion

(E) Appetenzhandlung

F02

1.156 Ein hungriger neugeborener Säugling zeigt spontan rhythmische Kopfbewegungen, was auch als Kopfpendeln bezeichnet wird. Mit diesem Verhalten strebt er an, die mütterliche Brustwarze zu erreichen, mit dem Mund fest zu umschließen und zu saugen.
Das Suchverhalten des Säuglings wird mit folgendem Begriff am zutreffendsten erfasst:

(A) angeborener Auslösungsmechanismus

(B) Appetenzverhalten

(C) Kindchenschema

(D) Leerlaufhandlung

(E) Übersprungshandlung

1.151 (D)   1.152 (C)   1.153 (D)   1.154 (E)   1.155 (B)   1.156 (B)

H02

→ **1.157** Der aus der Verhaltensforschung bekannte Begriff des angeborenen Auslösemechanismus (AAM) lässt sich am zutreffendsten beschreiben als:
(A) angeborenes Appetenzverhalten, das nach einer Reizsituation trachtet, die eine spezifische Reaktion ermöglicht
(B) angeborener Mechanismus, der auf Schlüsselreiz(e) anspricht und eine entsprechende Reaktion in Gang setzt
(C) genetisch festgelegte Endphase einer Sequenz des Instinktverhaltens ohne erkennbaren ursächlichen Reiz
(D) spezielle Merkmale eines Objektes, die für die Auslösung des instinktiven Verhaltens von Bedeutung sind
(E) spezifische variierende angeborene Suchbewegung

H04

→ **1.158** Welche Aussage zur subliminalen Wahrnehmung trifft zu?
(A) Bei subliminaler Wahrnehmung treten unterschwellig angebotene Reize ins bewusste Erleben.
(B) Ein Reiz, der unterhalb der Wahrnehmungsschwelle dargeboten wird, wird zwar nicht bewusst wahrgenommen, kann aber trotzdem das Verhalten beeinflussen.
(C) Ein subliminal dargebotener Reiz wird nur in 50% aller Darbietungen erkannt.
(D) Subliminale Wahrnehmung bezeichnet den Reizzuwachs, der gerade nötig ist, eine merkliche Empfindensveränderung auszulösen.
(E) Subliminale Wahrnehmung wurde bisher experimentell nicht nachgewiesen.

F05

→ **1.159** Zu den gestaltungspsychologischen Prinzipien der Wahrnehmungsorganisation gehört nicht:
(A) Prinzip der Ähnlichkeit: Ähnliche Elemente werden als Teil derselben Figur wahrgenommen.
(B) Prinzip der Geschlossenheit: Fehlende Konturen werden ergänzt, so dass eine vollständige Figur entsteht.
(C) Prinzip der Nähe: Elemente, die näher beieinander sind, werden als zusammengehörend wahrgenommen.
(D) Prinzip der Prägnanz: Reize werden so wahrgenommen, als wären sie nach möglichst einfachen Organisationsprinzipien aufgebaut.
(E) Prinzip der Reizgeneralisation: Reaktionen werden auch dann ausgelöst, wenn der Reiz dem konditionierten Stimulus nur ähnlich ist.

H05

→ **1.160** Am Abend vor einer Operation erläutert der Anästhesist seinem Patienten, Herrn B., den bevorstehenden Eingriff sowie das Vorgehen bei der Narkose. Herr B. fragt detailliert nach allen möglichen negativen Ereignissen, die eintreten könnten.
Welcher Verhaltensstil entspricht dem Verhalten von Herrn B. am ehesten?
(A) erhöhte Feldabhängigkeit
(B) erhöhte Interferenzneigung
(C) erhöhte Reaktanz
(D) erhöhtes Sensation-Seeking
(E) erhöhtes Sensitizing

H02 ■

→ **1.161** Nach einem Schädel-Hirn-Trauma ist ein Patient – trotz ungestörter Funktionstüchtigkeit seiner Sinnesorgane – unfähig, bestimmte (ihm eigentlich vertraute) visuell wahrgenommene Gegenstände zu erkennen und zu benennen. Mit Hilfe seiner nichtvisuellen Sinnesorgane gelingt ihm dieses dann aber rasch.
Dieses Störungsbild wird am zutreffendsten mit folgendem der genannten Begriffe bezeichnet:
(A) Agnosie
(B) anterograde Amnesie
(C) Perseveration
(D) Apraxie
(E) proaktive Hemmung

H04

→ **1.162** Sie finden auf einer Parkbank einen älteren Obdachlosen, der immer wieder das Gleiche sagt. Welche Störung wird hier beschrieben?
(A) Aphasie
(B) Agnosie
(C) Konfabulation
(D) Korsakow-Syndrom
(E) Perseveration

H98

→ **1.163** Welche Aussage über die Zusammenhänge zwischen neurochemischen Zellverbänden der Formatio reticularis und psychophysischen Funktionen trifft nicht zu?

(A) Cholinerges System: Kontrolle des allgemeinen Bewusstseinszustandes und der Aufmerksamkeit
(B) Dopaminerges System: Kontrolle des motorischen Verhaltens und negative Beeinflussung des emotionalen Erlebens
(C) Noradrenerges System: Kontrolle des Langzeitgedächtnisses, des motorischen Lernens und positive Beeinflussung des emotionalen Erlebens
(D) Adrenerges System: initiierend für den Non-REM-Schlaf
(E) Serotonerges System: Einfluss auf Schlaf und Kontrolle der vegetativen Regulation

F01 ■

→ **1.164** In einem Experiment werden Studenten einem Warnreiz (Ton 1) ausgesetzt, der nach wenigen Sekunden einen imperativen Reiz (Ton 2) ankündigt, den sie so schnell wie möglich mit Hilfe eines Knopfes abstellen sollen. Gemessen wurde ihre kortikale Aktivität (gemitteltes EEG).
Wie nennt man das hirnelektrische Phänomen, das in diesem Experiment untersucht wird, und welcher psychophysiologische Prozess wird damit erfasst?

(A) akustisch evozierte Potentiale – Aufmerksamkeitsprozesse
(B) akustisch evozierte Potentiale – Reizdekodierung
(C) contingente negative Variation – Aufmerksamkeitsprozesse
(D) contingente negative Variation – Reizerkennung
(E) langsame Hirnpotentiale – affektive Prozesse

H01

→ **1.165** Welche Aussage zu zirkadianen Rhythmen trifft nicht zu?
Sie

(A) sind angeboren und gehören zur genetischen Ausstattung
(B) werden durch Phasenkontrolle synchronisiert
(C) werden durch soziale Zeitgeber synchronisiert
(D) werden meist kürzer, wenn sie nicht synchronisiert werden (z.B. in Isolation)
(E) wirken sich auf physiologische und psychologische Variablen (z.B. Körpertemperatur, Vigilanz) aus

H01

→ **1.166** Welche EEG-Merkmale kennzeichnen den REM-Schlaf?

(A) niedrig-amplitudiges, desynchronisiertes EEG
(B) synchronisiertes EEG, langsame δ-Wellen vorherrschend
(C) α-Rhythmus mit an- und abschwellender Amplitudenhöhe
(D) β-Spindeln und K-Komplexe
(E) δ-Wellen und Vertexzacken

F00

→ **1.167** Für welches Schlafstadium (Stadieneinteilung nach Dement und Kleitman) ist das Auftreten von Schlafspindeln ein EEG-Charakteristikum?

(A) Schlafstadium 1
(B) Schlafstadium 2
(C) Schlafstadium 3
(D) Schlafstadium 4
(E) REM-Schlaf

H04 F02

→ **1.168** Bei einem Patienten mit persistierenden Schlafstörungen wird im Schlaflabor ein EEG abgeleitet. Nach zweistündiger Schlafdauer zeigt das EEG eine Phase, die sich wie folgt charakterisieren lässt:
Vorwiegend ($> 50\%$) langsamer δ-Wellen (0,5–3Hz) mit hoher Amplitude
Welchem Stadium ist dieses EEG zuzuordnen?

(A) leichter Schlaf (Stadium 2 nach Kleitman)
(B) REM-Schlaf (paradoxer Schlaf)
(C) Tiefschlaf (Stadium 4 nach Kleitman)
(D) Wachzustand
(E) (Wieder-)Einschlafstadium (Stadium 1 nach Kleitman)

F00

→ **1.169** Welche der folgenden Aussagen zum REM-Schlaf trifft nicht zu?

(A) Beim Neugeborenen macht der REM-Schlaf mehr als 50% der Schlafenszeit aus.
(B) Bei alten Menschen verringert sich die REM-Phasendauer.
(C) Die Dauer der REM-Phasen nimmt im Laufe der Nacht zu.
(D) Mehr als 80% des Schlafs des gesunden Erwachsenen besteht aus REM-Schlaf.
(E) Selektiver Entzug des REM-Schlafs führt zu einem eher hyperaktiven, labilen Wachzustand.

1.163 (D)   1.164 (C)   1.165 (D)   1.166 (A)   1.167 (B)   1.168 (C)   1.169 (D)

F99

→ **1.170** Ein Patient zeigte am Tage plötzliche Schlafattacken in einer Dauer von wenigen Sekunden bis zu einer halben Stunde.
Auf welche Schlafstörung weist dieses Leitsymptom hin?
(A) idiopathische Insomnie
(B) Narkolepsie
(C) Pseudoinsomnie
(D) Schlaflähmung
(E) sekundäre Insomnie

H05

→ **1.171** Die Frau Ihres älteren Patienten berichtet, dass er nachts nicht nur laut und unregelmäßig schnarche, sondern auch anfallsweise Atemstillstände von mehr als 10 Sekunden Dauer habe, die sie sehr beunruhigen. Der Patient wacht dann auf, ringt nach Luft und schläft danach weiter. Am Tag ist er schläfrig, unkonzentriert und neigt zum Einschlafen.
Welche Störung liegt vor?
(A) Kataplexie
(B) Narkolepsie
(C) paradoxer Schlaf
(D) Parasomnie
(E) Schlafapnoe-Syndrom

1.4.2 Lernen

H92 F83

→ **1.172** Die Gedächtnisspanne, d.h. die Anzahl von Einheiten, die gleichzeitig im Kurzzeitgedächtnis festgehalten werden können, beträgt beim normalen gesunden Erwachsenen
(A) etwa 3
(B) etwa 7
(C) etwa 12
(D) etwa 30
(E) etwa 50

F03 ■

→ **1.173** In einer neurologischen Klinik soll die Fähigkeit eines Patienten überprüft werden, sich an seine viele Jahre zurückliegende Hochzeit zu erinnern.
Welche Gedächtnisfunktion wird überprüft?
(A) Arbeitsgedächtnis
(B) episodisches Gedächtnis
(C) prozedurales Gedächtnis
(D) semantisches Gedächtnis
(E) Priming-Gedächtnis

F02

→ **1.174** Der deklarative Gedächtniskomplex lässt sich modellhaft beschreiben als Kombination von
(A) episodischem und semantischem Gedächtnis
(B) Habitgedächtnis und autobiographischem Gedächtnis
(C) Priming und episodischem Gedächtnis
(D) Priming und semantischem Gedächtnis
(E) prozeduralem und autobiographischem Gedächtnis

F98

→ **1.175** Ein Student, der sich auf die Prüfung vorbereitet, arbeitet einige Lehrbuchkapitel durch und ist sich sicher, die wichtigsten Inhalte behalten zu haben. Nach Durcharbeiten des darauffolgenden Kapitels bemerkt er, dass er von den vorherigen Kapiteln bereits wichtige Inhalte wieder vergessen hat.
Welche Form der Beeinträchtigung der Erinnerungsfähigkeit liegt vor?
(A) anterograde Amnesie
(B) retrograde Amnesie
(C) proaktive Hemmung
(D) retroaktive Hemmung
(E) Verdrängung

F02

→ **1.176** In einer neurologischen Rehabilitationsklinik fällt ein Patient, der durch Verkehrsunfall eine Contusio cerebri erlitt, dadurch auf, dass seit dieser Verletzung seine Merkfähigkeit eingeschränkt ist. An weiter zurückliegende, vor dem Unfall stattgefundene Ereignisse kann er sich dagegen offensichtlich gut erinnern.
Welche Störung liegt vor?
(A) Agnosie
(B) anterograde Amnesie
(C) Neglekt
(D) retrograde Amnesie
(E) Wernicke-Aphasie

H99

→ **1.177** Ein gestürzter Motorradfahrer kann auf Nachfrage von Unfallzeugen, die ihm zur Hilfe eilen, sagen, wie er heißt und woher er kommt. Er kann sich jedoch nicht daran erinnern, wie es zu dem Unfall kam.
Diese Gedächtnisstörung lässt sich erklären als
(A) Aphasie
(B) Extinktion
(C) Perseveration
(D) retroaktive Hemmung
(E) retrograde Amnesie

F01

→ **1.178** Ein älterer Patient berichtet in der Notaufnahme:
Bisher sei er nur Fahrräder mit Rücktrittbremse gefahren. Zum Sturz mit dem neuen Rad sei es gekommen, als er in der ersten kritischen Situation mehrfach versucht habe, mit dem Rücktritt statt mit der Felgenbremse zu stoppen.
Dies ist ein Beispiel für:
(A) assoziative Hemmung
(B) negativen Transfer
(C) Perseveration
(D) Reizgeneralisation
(E) retroaktive Hemmung

H02

→ **1.179** Ein Patient neigt dazu, bei Problemlösungsprozessen auf solche Strategien zurückzugreifen, die sich zwar früher üblicherweise bewährt haben, für die Lösung der akuten Probleme jedoch häufig ungeeignet sind.
Dieses Verhalten wird mit folgendem Begriff am zutreffendsten erfasst:
(A) Konformitätsdruck
(B) negativer Transfer
(C) Regression
(D) retroaktive Hemmung
(E) Rigidität

F92

→ **1.180** Wenn eine Person nach dem Erlernen von Vokabeln anschließend ähnlich lautende Vokabeln lernt und deshalb die neuen Vokabeln weniger gut behalten kann als die alten, dann ist dies
(A) eine Kontextspezifizierung
(B) eine retroaktive Hemmung
(C) eine anterograde Amnesie
(D) eine proaktive Hemmung
(E) eine Extinktion

H93

→ **1.181** Nach einer Klassenarbeit kann sich ein Schüler besser an die ungelösten als an die gelösten Aufgaben erinnern.
Dieses Phänomen bezeichnet man als
(A) Rigidität
(B) Zeigarnik-Effekt
(C) Reaktionsbildung
(D) Interferenz
(E) Perseveration

H01

→ **1.182** Als Nebenwirkung eines Psychopharmakons treten bei einer Patientin Gedächtnisstörungen auf, die sie durch phantasievolles Ausschmücken von Gedächtnislücken verdecken will.
Diesen Anpassungsversuch an ein Defizit nennt man
(A) Attribuieren
(B) Konfabulieren
(C) Konvergieren
(D) Perserverieren
(E) Umstrukturieren

H02

→ **1.183** Wenn aufgrund einer neuen Information (Lernstoff) eine zuvor im Gedächtnis gespeicherte Information (Lernstoff) nicht wieder erinnert werden kann, so bezeichnet man diesen Vorgang in der Psychologie am zutreffendsten mit folgendem der genannten Begriffe:
(A) anterograde Amnesie
(B) Kontrastfehler
(C) Interferenz
(D) proaktive Hemmung
(E) Projektion

F01 ■

→ **1.184** Zu den zur Verbesserung der Gedächtnisleistung eingesetzten Methoden gehört nicht:
(A) Gesichter-Namen-Strategie
(B) kognitive Umstrukturierungstechnik
(C) Methode der Orte (Loci-Technik)
(D) Strategien der visuellen Vorstellung (Imagery)
(E) verbale Strategien (z.B. PQRST-Technik)

F04

→ **1.185** Ein 25-jähriger Patient, der sich wegen einer Oberarmfraktur einer Operation unterziehen musste, liegt in Ihrer Station in einem Zimmer, das sich an einer abends und nachts stark befahrenen Straße befindet. Der Patient gibt nach der ersten Nacht an, aufgrund des Straßenlärms schlecht einschlafen zu können. Der Chefarzt verordnet jedoch keine Schlafmittel. Bereits am nächsten Tag gibt der Patient an, keine Probleme mehr beim Einschlafen zu haben und den Straßenlärm kaum noch zu hören.
Welches psychophysiologische Phänomen liegt am ehesten dem verbesserten Einschlafverhalten zugrunde?
(A) Alpha-Blockade
(B) Defensivreaktion
(C) Extinktion
(D) Habituation
(E) Orientierungsreaktion

1.178 (B)   1.179 (E)   1.180 (D)   1.181 (B)   1.182 (B)   1.183 (C)   1.184 (B)   1.185 (D)

H02

→ **1.186** Unter Habituation versteht man in erster Linie folgendes der genannten Phänomene:
- (A) überproportionale Aktivationssteigerung bei gleichzeitigem Auftreten von mehreren gleich wichtigen Reizen
- (B) irreversible Löschung einer konditionierten Reaktion
- (C) die Reaktion auf die Einführung eines noch neutralen Reizes
- (D) Reaktionsabschwächung bzw. Ausbleiben der Reaktion bei wiederholter Darbietung desselben Reizes
- (E) selektive Aufmerksamkeit bei einer Vielzahl von gleichzeitig auf die Person einströmenden Reizen

H05

→ **1.187** Wenn unerwartet von einer anderen Person in die Hände geklatscht wird, führt es bei dem Hörer zu einer Drehung des Kopfes in Richtung der Reizquelle.
Was trifft nicht auf diese Orientierungsreaktion zu?
- (A) Der Muskeltonus erhöht sich.
- (B) Die Aufmerksamkeitszuwendung zeigt sich in einer EEG-Desynchronisation.
- (C) Die Pupille ist verengt.
- (D) Die peripheren Blutgefäße verengen sich.
- (E) Die Schweißdrüsenaktivität nimmt zu.

F05

→ **1.188** Zu den Merkmalen, die kennzeichnend für die Orientierungsreaktion sind, gehört nicht:
- (A) Die Intensität der Orientierungsreaktion sinkt mit zunehmendem Mismatch (Abweichung vom erwarteten Reiz).
- (B) Sie geht mit Veränderungen der elektrodermalen Aktivität einher.
- (C) Sie geht mit Veränderungen der hirnelektrischen Aktivität einher (z.B. α-Blockade).
- (D) Sie geht mit Veränderngen der Muskelaktivität einher.
- (E) Sie muss auf neue Reize sensitiv sein.

F05

→ **1.189** Bei einer Untersuchung von vier Stichproben (Hypertoniker, Asthmatiker, Migräniker und Gesunde), die jeweils zwei verschiedenen Belastungssituationen (emotionales Gespräch, Lärm) ausgesetzt waren, ergaben sich signifikante Mittelwertsdifferenzen bezogen auf die Belastungssituationen, nicht aber für die vier Stichproben.
Auf welches psychobiologische Konzept weist dies am ehesten hin?
- (A) Individualspezifität
- (B) Reaktionsstereotypie
- (C) Reaktionsspezifität
- (D) Reizspezifität
- (E) Symptomspezifität

H97

Ordnen Sie den in Liste 1 genannten Reaktionsweisen die jeweils zugehörigen Merkmale aus Liste 2 zu!

Liste 1

→ **1.190** stimulusspezifische Reaktionsweise
→ **1.191** individualspezifische Reaktionsweise

Liste 2

- (A) intraindividuelle Reaktionsmuster auf unterschiedliche Reize
- (B) interindividuelle Unterschiede im Umgang mit belastenden Ereignissen
- (C) interindividuelle Unterschiede in der Wahrnehmung von Reizen
- (D) gleichartige Reaktion verschiedener Individuen auf einen bestimmten emotionalen Reiz hin
- (E) Auslösung einer biologisch determinierten Sequenz endokriner Reaktionen als Folge eines als bedrohlich erlebten Ereignisses

F05 ■

→ **1.192** Krebskranke erhalten zur Tumorbehandlung oft Medikamente (Chemotherapie), die als Nebenwirkung Übelkeit auslösen können. Manche Patienten entwickeln im Lauf der Therapie allein schon dann Übelkeit, wenn sie vor Beginn eines erneuten Behandlungszyklus den Geruch des Krankenhauses wahrnehmen (antizipatorische Übelkeit). Dieses Phänomen lässt sich durch klassische Konditionierung erklären.
Worin besteht in diesem Beispiel der unkonditionierte Stimulus?
- (A) Angst vor der Behandlung
- (B) chemotherapeutisches Medikament
- (C) Übelkeit als Folge des Krankenhausgeruchs
- (D) Übelkeit als Folge des Medikaments
- (E) Wahrnehmung des Krankenhausgeruchs

1.186 (D)   1.187 (C)   1.188 (A)   1.189 (D)   1.190 (D)   1.191 (A)   1.192 (B)

F01 ■■

→ **1.193** Bei einem stotternden Kind, das wegen seines Sprachfehlers häufiger ausgelacht wurde, löst bereits das Hören des eigenen Stotterns Angst aus. Das Hören des eigenen Stotterns hat in diesem Fall die Funktion eines

(A) konditionierten Reizes
(B) negativen Verstärkers
(C) Schlüsselreizes
(D) sekundären Verstärkers
(E) unkonditionierten Reizes

F99 ■■

→ **1.194** In einem Lernexperiment wird ein konditionierter Reiz mit einem zweiten, neutralen Reiz gepaart dargeboten. Nach mehreren Durchgängen vermag der zweite Stimulus die konditionierte Reaktion auszulösen.
Dieser Vorgang entspricht einer

(A) Konditionierung höherer Ordnung
(B) operanten Verstärkung
(C) Orientierungsreaktion
(D) Reizdiskriminierung
(E) Reizgeneralisierung

H04 ■

→ **1.195** In einer experimentellen Versuchsanordnung wurden Probanden mehrmals immunsuppressive Medikamente zusammen mit herkömmlichen Bonbons verabreicht. Bei erneuter Gabe der Bonbons wurde eine verminderte Antikörperbildung auf ein zuvor injiziertes Antigen festgestellt.
Mit welchem lerntheoretischen Begriff lässt sich diese verminderte Antikörperbildung (ohne Gabe des Medikaments) am ehesten beschreiben?

(A) generalisierter Reiz
(B) konditionierte Reaktion
(C) konditionierter Reiz
(D) unkonditionierte Reaktion
(E) unkonditionierter Reiz

F05 ■■

→ **1.196** Bei der klassischen Konditionierung versteht man unter „Preparedness", dass

(A) bestimmte Reize biologisch bedingt leichter eine Signalfunktion bekommen als andere
(B) der konditionierte Reiz eine Signalfunktion für den unkonditionierten Reiz besitzt
(C) der Lernerfolg vom Zustand des Organismus (z.B. Hunger) abhängt
(D) der Lernerfolg von einer adäquaten Vorbereitung des Versuchstiers abhängt
(E) ein schnellerer Lernerfolg eintritt, wenn der konditionierte Reiz dem unkonditionierten Reiz vorausgeht

F05 ■■

→ **1.197** Innerhalb eines Konditionierungsexperimentes soll der Lidschlag des Probanden, der durch einen Luftzug (UCS) erzeugt wird, durch einen Ton ausgelöst werden.
Durch welche der folgenden Bedingungen ist ein maximaler Lernzuwachs zu erwarten?

(A) Der UCS wird ca. 500 Millisekunden nach dem Ton dargeboten.
(B) Der UCS wird ca. 5 Minuten nach dem Ton dargeboten.
(C) Der UCS wird gleichzeitig mit dem Ton dargeboten.
(D) Der UCS wird in einem deutlich unterscheidbaren Abstand (z.B. zwei Sekunden) vor dem Ton dargeboten.
(E) Es wird zunächst eine Reihe von UCS dargeboten und zeitlich deutlich später eine Tonserie.

F00

→ **1.198** Welcher Sachverhalt entspricht dem „Effektgesetz des Lernens" am besten?

(A) Beim operanten Konditionieren ist keine reflexartige Verknüpfung zwischen Reiz und Reaktion erforderlich.
(B) Ein Reiz vermag die ihm zugehörige Reaktion immer wieder auszulösen.
(C) Eine Verhaltensweise, die belohnt wird, tritt häufiger auf; eine Verhaltensweise, die bestraft wird, wird abgebaut.
(D) Intermittierende Verstärkung bewirkt einen anhaltenden Lernerfolg.
(E) Kontinuierliche Verstärkung führt zum schnellen Erwerb einer Verhaltensweise.

F03 ■

→ **1.199** Eine 28-jährige Beamtin mit Rückenschmerzen kommt zu Ihnen in die Praxis. Sie beobachten, dass sie beim Betreten des Sprechzimmers hinkt, sich vermehrt die schmerzende Stelle reibt und beim Sitzen eine Schonhaltung einnimmt. In der Schmerzanamnese berichtet sie u.a., dass ihr Mann ihr immer ansehen würde, dass sie Schmerzen habe und sie dann umsorge sowie den Haushalt mache.
Mit welchem Lernprinzip ist das vermehrt gezeigte nonverbale Schmerzverhalten am ehesten zu erklären?

(A) klassische Konditionierung
(B) operante Konditionierung
(C) primäre Verstärkung
(D) Prompting
(E) Reizgeneralisierung

1.193 (A)   1.194 (A)   1.195 (B)   1.196 (A)   1.197 (A)   1.198 (C)   1.199 (B)

H98 ■

→ **1.200** In einem Trainingsprogramm zum Abbau von aggressivem Verhalten bei Kindern werden in den Trainingsphasen nicht-aggressive Verhaltensweisen in Gruppen geübt. Dabei wird ein sogenanntes Token-Programm eingesetzt, bei dem die Kinder für erwünschte Verhaltensveränderungen Punkte erhalten. Gesammelte Punkte können in einen Preis (z. B. Kinobesuch) eingetauscht werden.
Das Token-Programm basiert auf
(A) Diskriminationslernen
(B) klassischer Konditionierung
(C) Konditionierung höherer Ordnung
(D) Lernen am Modell
(E) operanter Konditionierung

H00 ■■

→ **1.201** Eine Patientin mit progressiver Verkrümmung des Rückgrats (Skoliose) erhält ein Gerät mit Sensoren zur Registrierung der Körperhaltung angelegt. Bei verkrümmter Körperhaltung ertönt ein Summton, der sich verstärkt, wenn die Körperhaltung nicht verbessert wird und sich abschwächt, wenn sich der Körper aufrichtet. Nach einigen Monaten kommt es bei dieser Patientin zu einer Verbesserung der Körperhaltung.
Welches Lernprinzip erklärt dieses verhaltensmedizinische Verfahren?
(A) operantes Konditionieren
(B) Reaktionsgeneralisation
(C) Reizgeneralisation
(D) Reizkontrolle
(E) Signallernen

F90

→ **1.202** Die Bedingungen, unter denen beim Erfolgslernen einem Verhalten oder einer Reaktion eine Konsequenz folgt, heißen:
(A) Konstrukt
(B) Kontingenz
(C) Verstärker
(D) bedingter Reiz
(E) Strafreiz

F01

→ **1.203** Nachdem ein Angstpatient in einem verhaltenstherapeutischen Selbstsicherheitstraining erlernt hat, seinem Chef die Meinung zu sagen, ruft seine Frau empört den Therapeuten an, da er auch in der Familie immer öfter dominant werde.
Wie nennt man diesen Lernvorgang?
(A) Gegenkonditionierung
(B) Gegenübertragung
(C) Modelllernen
(D) Reizdiskrimination
(E) Reizgeneralisation

H99 F95 ■■

→ **1.204** Tierexperimentelle Untersuchungen haben gezeigt, dass mit Hilfe intrazerebraler Belohnungsreize (Stimulierung bestimmter Areale im Hypothalamus) eine selektive Verlangsamung der Herzfrequenz erlernt werden kann.
Bei dem zugrunde liegenden Lernprozess handelt es sich um
(A) sekundäre Verstärkung
(B) Signallernen
(C) positive Verstärkung
(D) Reizdiskrimination
(E) Konditionierung höherer Ordnung

F96

→ **1.205** Welche Aussage über Verstärker und Verstärkung trifft <u>nicht</u> zu?
(A) Primäre Verstärker sind Reize, die elementare Bedürfnisse befriedigen.
(B) Sekundäre Verstärker sind Reize, die durch eine konditionierte Beziehung mit primären Verstärkern ihre verhaltenssteuernde Wirkung erhalten.
(C) Sekundäre Verstärkung erfolgt durch kurzzeitigen Entzug eines dauerhaft aversiven Reizes.
(D) Die verstärkende Wirkung von Reizen hängt von ihrer subjektiven Valenz ab.
(E) Die verstärkende Wirkung von Reizen hängt von der zeitlichen und räumlichen Beziehung zwischen Reaktion und Konsequenz ab.

F90 H89

Ordnen Sie den Vorgängen des operanten Konditionierens (Liste 1) den jeweils zutreffenden Begriff aus Liste 2 zu!

Liste 1

→ **1.206** Einsetzen einer angenehmen Konsequenz: Verhalten tritt häufiger auf

→ **1.207** Einsetzen einer unangenehmen Konsequenz: Verhalten tritt seltener auf; es bleibt ein „Rest" des unerwünschten Verhaltens

→ **1.208** Aufhören eines Strafreizes durch Einführung eines neuen Verhaltens: Das ursprüngliche Verhalten wird seltener, das neue Verhalten häufiger

Liste 2

(A) positive Verstärkung
(B) negative Verstärkung
(C) Löschung
(D) Bestrafung
(E) Habituation

F03 ■■

→ **1.209** Zu den typischen Verhaltensweisen von Angst-Patienten zählt die Vermeidung von Angst auslösenden Situationen, da dadurch die Angstsymptomatik vermindert oder gar verhindert werden kann.

Um welche Form der Konditionierung handelt es sich am ehesten?

(A) Konditionierung durch positive Verstärkung
(B) Konditionierung durch Bestrafung (Verstärkerentzug)
(C) klassisches Konditionieren
(D) Konditionierung durch negative Verstärkung
(E) Konditionierung durch aversive Konsequenzen

H01 F00 ■

→ **1.210** Ein Patient mit chronischem Rückenschmerz erzählt seinem Arzt, dass er vor Jahren erst dann ein Schmerzmittel genommen habe, wenn seine Schmerzen unerträglich gewesen seien. Heute nehme er diese Schmerzmittel bereits bei ersten Anzeichen eines beginnenden Schmerzes.

Lerntheoretisch lässt sich die Änderung des Einnahmeverhaltens erklären durch

(A) Extinktion
(B) Habituation
(C) negative Verstärkung
(D) positive Verstärkung
(E) systematische Desensibilisierung

F98

→ **1.211** Welche Aussage zu Konditionierungsprozessen trifft nicht zu?

(A) Verstärkerpläne beschreiben die Kontingenz zwischen Verhalten und Verstärkung.
(B) Beim Quotenplan wird jede Reaktion generell verstärkt.
(C) Abergläubisches Verhalten kann durch intermittierende Verstärkung erklärt werden.
(D) Bei der Reizgeneralisierung kann ein konditioniertes Verhalten auch durch Reize ausgelöst werden, die dem konditionierten Reiz ähnlich sind.
(E) Kontinuierliche Verstärkung führt rascher zum angestrebten Verhalten als intermittierende Verstärkung.

H95

→ **1.212** Welcher Verstärkerplan ist am besten geeignet, eine rasche und dauerhafte Verhaltensänderung zu bewirken?

(A) eine ausschließlich kontinuierliche Verstärkung
(B) eine ausschließlich intermittierende Verstärkung
(C) zuerst intermittierende, dann kontinuierliche Verstärkung
(D) zuerst kontinuierliche, dann intermittierende Verstärkung
(E) Keine der Aussagen (A)–(D) trifft zu.

F05 ■■

→ **1.213** Das Vorgehen, Verhaltensweisen, die sich häufiger zeigen, zu benutzen, um Verhaltensweisen zu verstärken, die weniger häufig auftreten, wird am zutreffendsten charakterisiert als

(A) intermittierende Verstärkung
(B) negative Verstärkung
(C) Premack-Prinzip
(D) Reizdiskriminierung
(E) Reizgeneralisierung

H95

→ **1.214** Im Rahmen eines operanten Therapieprogramms wird das Klagen des Patienten über Schmerzen nicht beachtet, wohl aber bekommt der Patient Zuwendung, wenn er die im Therapieplan vorgesehenen Aktivitäten ausführt.

Den Prinzipien des Lernens am Erfolg entsprechend wird das Schmerzverhalten des Patienten hierdurch

(A) negativ verstärkt
(B) gelöscht
(C) bestraft
(D) positiv verstärkt
(E) umstrukturiert

1.206 (A)   1.207 (D)   1.208 (B)   1.209 (D)   1.210 (C)   1.211 (B)   1.212 (D)   1.213 (C)   1.214 (B)

H04 ■■

→ **1.215** Was versteht man in der klassischen Konditionierung unter Remission?

(A) das Ausbleiben eines Lernzuwachses bei wiederholten Lerndurchgängen

(B) die konditionierte Vermeidungsreaktion

(C) die Löschung eines gelernten Verhaltens

(D) die spontane Wiederherstellung einer konditionierten Reiz-Reaktions-Verbindung

(E) die Unterscheidung zwischen zwei verschiedenen Reizen

H02

→ **1.216** Ein Kind hat den Vater beobachtet, wie er ein Türschloss öffnet. Es geht selbst hin und schafft es, den Türmechanismus ohne Ausprobieren zu öffnen. Welches Prinzip trifft hierfür am ehesten zu?

(A) Versuch und Irrtum

(B) Signallernen

(C) Modelllernen

(D) Prägung

(E) Diskriminationslernen

F05 ■

→ **1.217** Eine Assistenzärztin beobachtet bei ihrem Oberarzt, wie dieser sich im Gespräch mit seinen Patienten sehr empathisch zeigt. Ihr fällt auf, dass diese Patienten sich sehr zufrieden zu ihrer Behandlung äußern. In der darauf folgenden Zeit versucht sie erstmals, empathische Äußerungen in ihr eigenes Gesprächsverhalten einzubinden.
Welcher lernpsychologische Mechanismus beschreibt das Verhalten der Ärztin am ehesten?

(A) auslösender Effekt

(B) enthemmender Effekt

(C) Modelling-Effekt

(D) reaktionserleichternder Effekt

(E) richtungsweisender Effekt

1.4.3 Kognition

F96

→ **1.218** Zu den Grundannahmen sozialkognitiver Lerntheorien gehört nicht, dass

(A) das Verhalten von Menschen aus frühkindlich geprägten Persönlichkeitsmerkmalen zu erklären ist

(B) Verhaltensänderungen eine Folge einer Interaktion von Mensch und Umwelt sind

(C) das gegenwärtige Verhalten eines Individuums als Endprodukt der Erfahrungen, die es in seiner Vergangenheit gemacht hat, betrachtet wird

(D) die neuen Erfahrungen eines Individuums in seinen Erfahrungsschatz integriert werden

(E) das Individuum positive Verstärker aktiv und zielorientiert aufsucht

H05 ■

→ **1.219** Peter ist 8 Jahre alt und löst bereits diejenigen Aufgaben, die durchschnittlich von 10-Jährigen gelöst werden.
Wie hoch ist sein IQ (klassischer Intelligenzquotient nach W. Stern)?

(A) 80

(B) 110

(C) 125

(D) 135

(E) 150

H02

→ **1.220** Der Abweichungs-IQ wird am zutreffendsten durch folgende der genannten Ausführungen beschrieben:

(A) ein Kennwert, der etwas über die Stellung eines Individuums hinsichtlich seiner Intelligenz in der entsprechenden Vergleichsgruppe aussagt

(B) eine Standardabweichung des Intelligenzwertes, die sich definitionsgemäß aus dem Vergleich mehrerer unterschiedlicher normierter Intelligenztest-Verfahren untereinander errechnet

(C) ein Wert, der sich intraindividuell aus Intelligenz und Alter einer Person – bezogen auf 2 unterschiedliche Altersabschnitte – berechnet

(D) ein Quotient, der den jährlichen Zuwachs an Intelligenz bezogen auf die entsprechende Vergleichsgruppe angibt

(E) das arithmetische Mittel über verschiedene Intelligenzuntertests

---

F01 ■

→ **1.221** Ein Begabungsforscher möchte für eine Untersuchung eine Stichprobe von Kindern mit einem IQ von mindestens 130 Punkten (Normierung entsprechend HAWIK) gewinnen.
Wie viele zufällig ausgewählte Kinder muss er testen, um 100 Kinder zu finden, die einen IQ von 130 und mehr Punkten aufweisen?

- (A) etwa 600
- (B) etwa 1100
- (C) etwa 2200
- (D) etwa 4400
- (E) etwa 10000

F03 ■

→ **1.222** Unter „Intelligenz" werden Fähigkeiten wie logisches Denken, geistige Beweglichkeit, rasche Orientierung in einer neuen Situation und gute Kombinationsfähigkeit gefasst.
Welcher Intelligenzbegriff trifft am besten auf diese Beschreibung zu?

- (A) allgemeine Intelligenz
- (B) emotionale Intelligenz
- (C) fluide Intelligenz
- (D) kristalline Intelligenz
- (E) soziale Intelligenz

F02

→ **1.223** Welche Aussage zu den Hamburg-Wechsler-Intelligenztests (HAWIK, HAWIE) trifft nicht zu?

- (A) Die IQ-Bestimmung basiert auf der Berechnung der Abweichung der Einzelwerte vom Mittelwert der Referenzpopulation.
- (B) Die Tests erlauben die Berechnung von zwei IQ-Werten, jeweils einen für die verbale Intelligenz und einen für die Handlungsintelligenz.
- (C) Die Tests werden als Individualtests durchgeführt.
- (D) Die Testaufgaben sind nach dem Prinzip der Mehrfachantwortauswahl (multiple choice) konstruiert.
- (E) Die Tests sind so normiert, dass etwa $^2/_3$ aller Fälle einer repräsentativen Stichprobe Werte zwischen 85 und 115 IQ-Punkten erzielen.

F02

→ **1.224** Zur Intelligenzmessung von Personen wurden verschiedene Modelle entwickelt. Eines davon basiert auf den von Thurstone aufgestellten Primärfaktoren und wird dementsprechend auch als Mehrfaktorenmodell bezeichnet.
Welcher der im Folgenden genannten Faktoren gehört nicht dazu?

- (A) Gedächtnis
- (B) Offenheit für Erfahrungen
- (C) Raumvorstellung
- (D) Rechengewandtheit
- (E) Sprachverständnis

H02 F01

→ **1.225** Was bedeutet der Begriff g-Faktor in der Intelligenzforschung?

- (A) Generalfaktor: ein Faktor, der allen Intelligenzleistungen gemeinsam ist
- (B) Generalisierbarkeitsfaktor: das Ausmaß, in dem man vom Resultat in einer gegebenen Intelligenzaufgabe auf das allgemeine Intelligenzniveau schließen kann
- (C) Generationsfaktor: die allgemein beobachtete Erhöhung der Intelligenzwerte von Generation zu Generation
- (D) Generativitätsfaktor: das Ausmaß, in dem ein Mensch seine vorhandene Intelligenzkapazität schließlich ausschöpft
- (E) genetischer Faktor: der durch Vererbung bedingte Faktor der Intelligenz

H02

→ **1.226** Eine typische Aufgabe, die der Entwicklungspsychologe Jean Piaget im Rahmen seiner Forschungsarbeiten Kindern zur Lösung gestellt hat, ist der Mengeninvarianz-Test.
Ab welchem Stadium bzw. welcher Stufe der kognitiven Entwicklung (nach Piaget) sind laut den Ergebnissen seiner Untersuchungen die Kinder in der Lage, solche Aufgaben zur Mengeninvarianz richtig zu lösen?

- (A) Substufe des Stadiums der sensumotorischen Entwicklung: Differenzierung zwischen Mittel und Zweck einer Handlung
- (B) Substufe des Stadiums der sensumotorischen Entwicklung: Entwicklung der Objektpermanenz
- (C) Substufe des Stadiums der sensumotorischen Entwicklung: Verinnerlichung von Handlungen
- (D) konkret-operationales Stadium
- (E) präoperationales Stadium

1.221 (D)   1.222 (C)   1.223 (D)   1.224 (B)   1.225 (A)   1.226 (D)

F03

→ **1.227** Auf welches Stadium der kognitiven Entwicklung nach Piaget trifft folgende Verhaltensbeschreibung zu?

„Das Denken des Kindes ist egozentrisch. Das Kind kann Standpunkte außerhalb seines Selbst nicht einnehmen."

(A) formal-logische Operationen
(B) hypothetisch-deduktives Denken
(C) konkret-logische Operationen
(D) präoperationale Intelligenz
(E) sensumotorische Periode

F01

→ **1.228** Welcher kognitive Entwicklungsschritt kennzeichnet nach Piaget die Phase des sensumotorischen Stadiums?

(A) animistisches Denken
(B) artifizialistisches Denken
(C) hypothetisch-deduktives Denken
(D) Invarianzvorstellung
(E) Objektpermanenz

F00 ■

→ **1.229** Entsprechend dem Modell der kognitiven Entwicklung nach Piaget erwirbt das Kind die Fähigkeit des hypothetisch-deduktiven Denkens in der Phase

(A) der Objektpermanenz
(B) des artifizialistischen Denkens
(C) des formal-operationalen Denkens
(D) des konkret-operationalen Denkens
(E) des präoperationalen Denkens

H96

→ **1.230** Welche Aussage trifft nicht zu?
Die formal-operationale Entwicklungsstufe nach Piaget

(A) beginnt etwa im Alter von 12 Jahren
(B) ist die Stufe, die der konkret-operationalen Entwicklungsstufe folgt
(C) ist die zeitlich letzte Stufe in der Entwicklung des Denkens
(D) ist die Stufe, in der das Kind erstmals zu Denkvorgängen fähig ist, die sich durch Reversibilität auszeichnen
(E) ist die Stufe, in der das Kind fähig wird, systematisch Hypothesen zu bilden und lernt, durch logische Schlüsse auf die Folgerichtigkeit seines Denkens zu vertrauen

1.4.4   Emotion

H99

→ **1.231** Primäre Emotionen (Basis-Emotionen) gelten als angeborene Reaktionsmuster, die in fast allen menschlichen Kulturen beobachtet werden können. Welche der folgenden Emotionen ist nicht primär?

(A) Depression
(B) Ekel
(C) Freude
(D) Überraschung
(E) Wut

F02

→ **1.232** Auf welche Emotion deutet das folgende mimische Ausdrucksmuster hin, gemessen über das „Facial Action Coding System" nach Ekman/Friesen?

– Heben der Augenbrauen
– Senken des Unterkiefers
– Heben der Oberlider

(A) Abscheu
(B) Ärger
(C) Furcht
(D) Trauer
(E) Überraschung

H05

→ **1.233** Frau A. kommt zur Blutentnahme. Als sie die Spritze sieht, spürt sie, dass ihr am ganzen Körper heiß wird. Sie denkt: „Ich glaube, ich habe Angst vor der Spritze."
Welche der folgenden Theorien beschreibt den Ablauf, wie er oben dargestellt ist, am zutreffendsten?

(A) Cannon-Bard-Theorie
(B) James-Lange-Theorie
(C) Theorie von Beck
(D) Theorie von Seligman
(E) Theorie von Selye

H04

→ **1.234** In der Emotionspsychologie werden verschiedene Komponenten einer Emotion unterschieden.
Welche Komponente ist betroffen, wenn sich eine Person in einer für sie neuen Situation die Frage stellt, ob sie diese Situation bewältigen kann?

(A) Ausdruckskomponente
(B) Gefühlskomponente
(C) kognitive Komponente
(D) motivationale Komponente
(E) neurophysiologische Komponente

H03
→ **1.235** Die 2-Faktoren-Theorie von Schachter und Singer betont, dass Emotionen aus dem Zusammenwirken zweier Faktoren entstehen.
Welche beiden Faktoren sind dies?
(A) Beobachtung und Imitation
(B) Gesichtsausdruck und soziale Reaktion
(C) Motivation und Triebabfuhr
(D) physiologische Erregung und kognitive Bewertung
(E) Verhalten und Verstärkung

H88
→ **1.236** Unter Psychophysik versteht man
(A) den Zusammenhang zwischen physikalischem Reiz und Empfindung
(B) die Sinnesphysiologie
(C) die Wechselwirkungen zwischen physiologischen Funktionen und dem Verhalten
(D) die Anwendung der physikalischen Therapie im Rahmen psychosomatischer Behandlungen
(E) die Erklärung für Biofeedback

F05 ■■
→ **1.237** Welches der folgenden hirnelektrischen Phänomene ist im Spontan-EEG nicht zu beobachten?
(A) Alpha-Blockade
(B) desynchronisierte Theta-Wellen (Sägezahnwellen)
(C) motorische Bereitschaftspotentiale
(D) K-Komplexe
(E) Schlafspindeln

F03
→ **1.238** Eine 18-jährige Patientin kommt wegen einer Magen-Spiegelung in die Praxis. Es ist der erste größere ambulante Eingriff, dem sie sich unterziehen muss, und sie gibt an, aufgeregt zu sein. In dem Moment, in dem das Endoskop im Untersuchungsraum aufgedeckt wird und die Patientin das Instrument das erste Mal sieht, kommt es bei ihr augenscheinlich zu physiologischen Reaktionen.
Welche Kombination von Änderungen psychophysiologischer Reaktionen wird am ehesten vorliegen?
(A) Anstieg des Anteils an α-Wellen im EEG, Vasokonstriktion im Kopfbereich, Abnahme der Respiration
(B) Herzfrequenzzunahme, Abnahme der Hautleitfähigkeit, Verringerung der Respiration
(C) Respirationssteigerung, Verringerung des Tonus der Muskulatur, Anstieg der α-Wellen
(D) Tonuserhöhung der Muskulatur, Zunahme der Hautleitfähigkeit, Herzfrequenzzunahme
(E) Zunahme der Hautleitfähigkeit, Verringerung des Tonus der Muskulatur, Vasokonstriktion im Kopfbereich

H01 ■
→ **1.239** In einem psychophysiologischen Experiment wird gemessen, welche körperlichen Veränderungen das Anschauen eines Horrorfilms im Vergleich zum Hören eines sphärischen Musikstücks auslöst.
Welches der nachfolgenden Ergebnisse ist unter der Bedingung Horrorfilm hypothesenwidrig?
(A) Aktivation des M. orbicularis oculi
(B) Erhöhung der Katecholaminfreisetzung
(C) Zunahme der β-Wellenaktivität im EEG
(D) Zunahme des Hautwiderstandes ✓
(E) Zunahme des systolischen Blutdrucks

H03 F01 F99
→ **1.240** Welche Aussage zur elektrodermalen Aktivität als Indikator für psychophysiologische Prozesse trifft nicht zu?
(A) Aktivierung und Hautwiderstand stehen in einer positiven korrelativen Beziehung.
(B) Das Hautleitfähigkeitsniveau (skin conductance level, SCL) ist ein Maß der basalen (tonischen) elektrodermalen Aktivität.
(C) Die Hautleitfähigkeitsreaktion (skin conductance response, SCR) spiegelt momentane (phasische) Änderungen der elektrodermalen Aktivität wider.
(D) Die Frequenz von Spontanfluktuationen ist ein Maß sympathischer Aktivierung.
(E) Mit Hilfe von Messungen der elektrodermalen Aktivität lassen sich psychophysische Zusammenhänge objektivieren.

H04
→ **1.241** Die kognitive Leistungsfähigkeit einer 60-jährigen Patientin (Rechtsanwältin) soll anhand eines neuropsychologischen Testverfahrens ermittelt werden. Die Patientin kommt aufgrund familiärer Probleme erregt zur Testung. Nach Auswertung der Testung ergibt sich eine sehr weit unter dem Altersdurchschnitt liegende kognitive Leistungsfähigkeit.
Anhand welches psychophysiologischen Konzepts lässt sich dieses Testergebnis am ehesten erklären?
(A) generelles Adaptationssyndrom
(B) Konzept der gelernten Hilflosigkeit nach Seligman
(C) Stressmodell nach Lazarus
(D) Konzept der Reaktionsspezifität
(E) Yerkes-Dodson-Regel

1.235 (D)   1.236 (A)   1.237 (C)   1.238 (D)   1.239 (D)   1.240 (A)   1.241 (E)

F98

Ordnen Sie den in Liste 1 genannten Aktivationszuständen das entsprechende EEG-Muster aus Liste 2 zu!

Liste 1

→ 1.242 Tiefschlaf: stark reduzierte Reizverarbeitung, keine Reaktion

→ 1.243 sehr starke Aktivation: Kontrollverlust, geringe Leistungsfähigkeit

Liste 2

(A) Alpha- und Thetaaktivität
(B) desynchron, hochfrequentes Betaband, niedrige Amplitude
(C) isoelektrische Aktivität mit großen langsamen Wellen
(D) Schlafspindeln häufig zu beobachten
(E) Thetawellen, Deltawellen ≥ 50 %

F02

→ 1.244 Eine Versuchsperson unter Ruhebedingungen im EEG-Labor öffnet als Reaktion auf einen unerwarteten akustischen Reiz die Augen.
Im EEG ist dann am wenigsten zu erwarten:
(A) Alpha-Blockade
(B) Beta-Aktivität
(C) Desynchronisation
(D) Frequenzerhöhung
(E) K-Komplexe

H98

→ 1.245 Wenn eine Person sich mit geschlossenen Augen im entspannten Wachzustand befindet und dann die Augen öffnet, um sich einem Außenreiz zuzuwenden, kann man im Spontan-EEG meist folgende Veränderung beobachten:
(A) Das Auftreten von Komplexen (aus zwei oder mehreren Wellen), die sich deutlich vom Hintergrund abheben
(B) Hervortreten einer sensorisch evozierten Potentialschwankung
(C) Wechsel der Frequenz von ca. 8–13 Hz auf ca. 13–30 Hz
(D) Wechsel des Frequenzspektrums vom α-Band ins δ-Band
(E) Zunahme der Amplitude

H00

→ 1.246 Im EEG lassen sich mit Hilfe der Methode der ereigniskorrelierten oder evozierten Potenziale verschiedene neurophysiologische Prozesse erfassen. Dazu gehören nicht:
(A) Aufmerksamkeitsprozesse
(B) Informationsverarbeitungsprozesse
(C) Reizerwartungen
(D) Störungen verschiedener Sinnessysteme
(E) Traumaktivitäten

F04

→ 1.247 Die Vorbereitung einer Handlung geht mit einer langsamen elektrischen Negativierung des Kortex (Contingent Negative Variation, CNV) einher.
Welche Stimulusdarbietung wird im CNV-Paradigma (CNV-Experiment) verwendet?
(A) Darbietung eines Alarmreizes, gefolgt von einem imperativen Reiz
(B) Darbietung eines imperativen Reizes, gefolgt von einem Alarmreiz
(C) Darbietung eines neutralen Reizes, gefolgt von einem Alarmreiz
(D) simultane Darbietung von Alarm- und imperativem Reiz
(E) simultane Darbietung von neutralem und Alarmreiz

F90

Ordnen Sie bitte jedem der Angstphänomene der Liste 1 die entsprechende Bezeichnung bzw. Definition (Liste 2) zu!

Liste 1

→ 1.248 „state anxiety"

→ 1.249 Phobie

Liste 2

(A) Angstbereitschaft im Sinne einer Prädisposition
(B) auf Objekte gerichtete exzessive Erregung, Flucht
(C) angstmindernde Umwegreaktion mit Belohnungscharakter
(D) unlustbetonte situationsbezogene Befindlichkeit
(E) frei flottierende ungerichtete Panikattacke

1.242 (E)   1.243 (B)   1.244 (E)   1.245 (C)   1.246 (E)   1.247 (A)   1.248 (D)   1.249 (B)

F05 ■

→ **1.250** Eine 28-jährige Patientin berichtet über anfallsartige Zustände von Herzrasen und Herzklopfen, Atemnot, Schweißausbrüche, Schwindel und Schwarzwerden vor den Augen. Sie habe dann große Angst davor, ohnmächtig zu werden. Die Anfälle treten „wie aus heiterem Himmel" auf und lassen nach einigen Minuten wieder nach.
Welche Diagnose ist am wahrscheinlichsten?

(A) Asthma bronchiale
(B) Herzinfarkt
(C) Hypochondrie
(D) Panikstörung
(E) somatoforme Störung

F96

→ **1.251** Die Katharsishypothese zur Aggression besagt, dass

(A) die aggressivem Verhalten nachfolgende Reduktion emotionaler Spannung zu einer Verstärkung aggressiven Verhaltens führt
(B) aggressives Handeln aus dem ihm innewohnenden Lustgewinn ausgeübt wird
(C) Angst durch aggressives Handeln unter Kontrolle gebracht werden kann
(D) das Ausagieren aggressiver Tendenzen zu einer Reduktion der Bereitschaft zu aggressivem Handeln führt
(E) beobachtete Personen, die mit aggressivem Verhalten Erfolg hatten, dann eher nachgeahmt werden, wenn deutlich wird, dass ihnen das Verhalten Spaß bereitet

H97

→ **1.252** Welche Aussage zu Aggression bzw. Aggressivität trifft <u>nicht</u> zu?

(A) Bei hoher Aggressivität können viele Situationen den Charakter von Hinweisreizen für aggressives Verhalten haben.
(B) Der Aggressor kann seine Aggressionen gegen sich selbst richten.
(C) Die Aufrechterhaltung aggressiven Verhaltens kann lerntheoretisch über den Mechanismus der Selbstverstärkung erklärt werden.
(D) Die lerntheoretisch orientierte Aggressionsforschung hat die Katharsishypothese (langfristiger Abbau von Aggressivität durch gezielte Gelegenheiten zur Abreaktion) bestätigt.
(E) Instrumentelle Aggression kann mit prosozialen Motiven einhergehen.

H02

→ **1.253** Die Tendenz, bei Nichterfüllung von Triebzielen aggressiv zu reagieren (Unfähigkeit, Spannung zu ertragen), wird am zutreffendsten mit folgendem der genannten Termini beschrieben:

(A) Ambiguitätstoleranz
(B) Primacy-Effekt
(C) Vigilanz
(D) Frustrationsintoleranz
(E) self efficacy

F05 H03

→ **1.254** Welche der nachstehenden Aufgaben ist dem sensorisch-diskriminativen Schmerzsystem vorrangig zuzuordnen?

(A) Analyse der affektiven Informationen
(B) Identifikation spezifischer Charakteristika, wie z.B. Lokalisation, Intensität
(C) Vergleich der aktuellen Schmerzerfahrung mit früheren Erfahrungen
(D) Integration der Schmerzwahrnehmung in das Verhalten des Organismus
(E) Unterscheidung des akuten Schmerzes vom chronischen Schmerz

F04

→ **1.255** Ein 40-jähriger Mann erlebt ein Jahr nach einem Herzinfarkt erneut Schmerzen im linken Arm. Er will es nicht wahrhaben, dass es sich um einen erneuten Herzinfarkt handeln könnte und vermutet eher eine Sehnenscheidenentzündung.
Welche Komponente des Schmerzerlebens ist hiermit angesprochen?

(A) affektiv-motivationale Komponente
(B) kognitiv-bewertende Komponente
(C) sensorische Komponente
(D) vegetative Komponente
(E) verhaltensmäßig-motorische Komponente

F05 ■

→ **1.256** Zu den in der Therapie chronischer Schmerzen eingesetzten operanten Strategien gehört <u>nicht</u>:

(A) Aktivitätstraining zum Abbau von Schonhaltungen
(B) Anleitung relevanter Bezugspersonen, sich dem Patienten bei Schmerzäußerungen konsequent zuzuwenden
(C) Kontraktmanagement zur Förderung motorischer und sozialer Aktivitäten
(D) Vermeidung schmerzkontingenter Medikation
(E) Vermeidung symptomkontingenter Arztkontakte

H97

1.257 In einer Schmerzklinik wird ein Patient einer Schmerzmittelentwöhnungstherapie unterzogen. Welche der nachfolgenden Maßnahmen ist nach lerntheoretischen Prinzipien kontraproduktiv?

(A) Der Patient erhält ab seiner Aufnahme Schmerzmittel nicht in festgelegten Abständen, sondern nur bei Äußerung von Schmerzen.

(B) Das Pflegepersonal kümmert sich angemessen um den Patienten, „überhört" aber, wenn er über Schmerzen klagt.

(C) Dem Patienten wird nahegelegt, sich auch bei Schmerzen physisch und intellektuell zu beschäftigen.

(D) Der Patient erhält nach und nach immer weniger Schmerzmittel.

(E) Dem Patienten wird mitgeteilt, dass er nach und nach immer weniger Schmerzmittel erhält. Man sagt ihm aber nicht, ab wann und wie wenig.

H03

1.258 In einem Schmerzexperiment taucht die Versuchsperson ihren Arm in eiskaltes Wasser ein und gibt einige Minuten nach dem Eintauchen ihre Schmerzstärke auf einer numerischen Skala zwischen 1 und 10 an.
Welche Methode der Schmerzmessung wird hier eingesetzt?

(A) Erfassung anhand einer visuellen Analogskala

(B) Erfassung der psychophysiologischen Aktivierung

(C) Erfassung der Schmerztoleranz

(D) psychophysikalischer Modalitätenvergleich

(E) subjektive Algesimetrie

1.4.5 Motivation

H02

1.259 In der Hierarchie der fünf Hauptmotive nach Abraham Maslow (Motivhierarchie, Bedürfnishierarchie) steht von den Genannten an höchster Rangstelle:

(A) Sicherheit

(B) Selbstverwirklichung

(C) Geborgenheit und Liebe

(D) primäre physiologische Bedürfnisse

(E) Geltung und Wertschätzung

H92

1.260 Welche Aussage trifft nicht zu?
Homöostatische Motive sind:

(A) Motive, denen ein physiologischer Mangelzustand zugrunde liegt

(B) Sexualtrieb, Neugierde und Betätigungsdrang

(C) biologische Motive, die beim Menschen jedoch durch Lernprozesse und kulturelle Faktoren beeinflusst werden können

(D) Motive, die dazu beitragen, das innere Milieu des Organismus aufrechtzuerhalten

(E) Motive, die im wesentlichen als angeboren gelten

F99 ■

1.261 Die Tendenz von Personen, sich schwere Aufgaben auszuwählen sowie die Verursachung ungünstiger Ergebnisse sich selbst zuzuschreiben, wird am treffendsten bezeichnet als:

(A) Frustration

(B) kognitive Dissonanz

(C) locus of control

(D) Misserfolgsmotivation

(E) Reaktanz

H02 ■

1.262 Eine Studentin ist der Ansicht, dass ihre Note in der bevorstehenden mündlichen Prüfung hauptsächlich von der Laune des Prüfers und dem Können der anderen Prüflinge abhängen wird. Je schlechter die Laune des Prüfers und je besser die Leistungen der anderen, desto schlechter meint sie abzuschneiden.
Dies ist in erster Linie ein Beispiel für folgenden Erklärungsstil:

(A) Kontrollzwang

(B) externale Kontrollüberzeugung

(C) variable internale Attribuierung

(D) internale Kontrollüberzeugung

(E) Heterosuggestion

H01 ■

1.263 Wenn Menschen das Verhalten anderer Personen erklären sollen, werden häufiger internale Faktoren (z.B. Fähigkeiten der Person) als externale Faktoren (z.B. Situationseinflüsse) herangezogen.
Die Verzerrung, die dadurch zustande kommt, wird bezeichnet als:

(A) Aufwertungsprinzip (Steigerungsprinzip)

(B) fundamentaler Attributionsfehler

(C) Heterostereotyp

(D) Projektion

(E) Wahrnehmungsabwehr

F03

→ **1.264** Herr M., 50 Jahre, Tierpfleger, befindet sich nach einer Knochenmarktransplantation kurz vor der Entlassung im Krankenhaus. Obwohl er seinem Beruf sehr gern nachgeht, muss er sich darauf einstellen, nach der Entlassung einige Monate arbeitsunfähig zu sein, und versuchen, eine Infektion zu vermeiden. Er grübelt, ob er nach der Entlassung ganz zu Hause bleiben soll, wo er sich schonen und vor Infektion hüten kann, was er jedoch als langweilig empfindet, oder ob er insgeheim eine leichte Tätigkeit in einem Tierheim annimmt, wo er sich jedoch leicht einen Infekt zuziehen kann.

Mit welchem psychologischen Konzept kann man den augenblicklichen Zustand des Patienten am ehesten beschreiben?

(A) Aversions-Aversions-Konflikt
(B) doppelter Ambivalenz-Konflikt
(C) Noncompliance
(D) Reaktanz
(E) wahrgenommene Hilflosigkeit

H00

→ **1.265** Eine 48-jährige Frau, die nach einem Bandscheibenvorfall vor einem Jahr trotz konservativer Behandlungsmaßnahmen nicht schmerzfrei wird, quält sich mit der Entscheidung, ob sie weiterhin die Schmerzen ertragen oder sich einer Operation unterziehen soll, die ihr als risikoträchtig dargestellt wurde.

Um welchen Konflikt handelt es sich bei dieser Patientin?

(A) Ambivalenz-Konflikt
(B) Appetenz-Appetenz-Konflikt
(C) Appetenz-Aversions-Konflikt
(D) Aversions-Aversions-Konflikt
(E) doppelter Ambivalenz-Konflikt

H97

→ **1.266** Welche Interpretation der folgenden graphischen Darstellung zur Stärke der Aufsuchen- und Meiden-Tendenz (nach Miller) trifft zu?

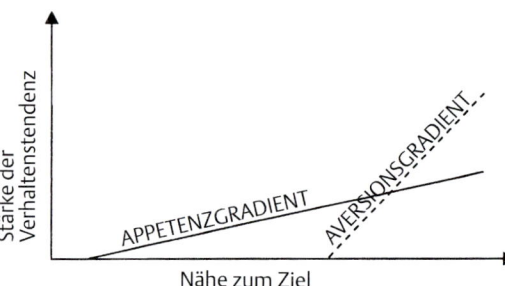

(A) Der Zustand maximaler Konfliktstärke entsteht im oberen Endpunkt des Aversionsgradienten.
(B) Der Zustand maximaler Konfliktstärke entsteht im Schnittpunkt der beiden Gradienten.
(C) Es kommt nicht zum Konflikt, weil der Aversionsgradient steiler verläuft als der Appetenzgradient.
(D) Es kommt nicht zum Konflikt, weil eine der beiden Verhaltenstendenzen sich durchsetzt.
(E) Keine der Aussagen (A)–(D) trifft zu.

H03

→ **1.267** Im Anamnesegespräch stellen Sie fest, dass die Patient dazu neigt, sich Argumente so zurechtzulegen, dass innere Spannungen, die aus der Beibehaltung eines als schädlich erkannten Verhaltens entstehen, reduziert werden.

Mit welchem psychologischen Konzept lässt sich das Verhalten der Patientin am besten erklären?

(A) Abwehrmechanismus der Reaktionsbildung
(B) Dissimulationstendenz
(C) internaler Attributionsstil
(D) Konzept der kognitiven Dissonanz
(E) Wahrnehmungsabwehr (im sozialpsychologischen Sinn)

1.264 (B)   1.265 (D)   1.266 (B)   1.267 (D)

H00

→ **1.268** Ein Zigarettenraucher sagt: „Wenn ich mit dem Rauchen aufhöre, bekomme ich solchen Heißhunger, dass ich schnell übergewichtig werde. Die gesundheitlichen Folgen des Übergewichts erscheinen mir bedeutsamer als die des Rauchens."
Welchem theoretischen Modell zur Erklärung gesundheitsschädigenden Verhaltens entspricht diese Argumentation am besten?
(A) Modell der kognitiven Dissonanzreduktion
(B) Modell der Selbstwirksamkeit
(C) Modell der soziokulturellen Benachteiligung
(D) Modell des sozialen Vergleichsprozesses
(E) Modell schichtspezifischer Symptomaufmerksamkeit

1.4.6 Persönlichkeit und Verhaltensstile

H93 F90

→ **1.269** Welche Aussage hinsichtlich der skizzierten Körperbautypen trifft nach der Konstitutionslehre von Ernst Kretschmer nicht zu?

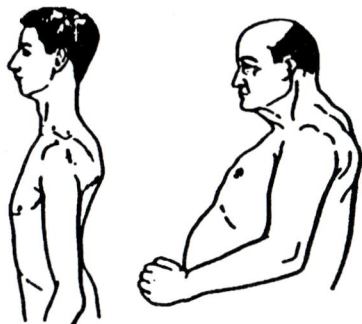

(A) Menschen vom rechten Typus wird ein zyklothymes Temperament zugeschrieben.
(B) Die linke Figur kennzeichnet einen leptosomen Typus.
(C) Die rechte Figur kennzeichnet einen pyknischen Typus.
(D) Menschen vom rechten Typus haben ein erhöhtes Risiko, manisch zu werden.
(E) Menschen vom linken Typus haben ein erhöhtes Risiko, depressiv zu werden.

H01

→ **1.270** Welcher der folgenden Begriffe bezeichnet einen der drei Hauptaspekte des topographischen Modells nach Freud?
(A) das Triebziel
(B) das Unbewusste
(C) der Primärprozess
(D) die Angstabwehr
(E) der Todestrieb

F03

→ **1.271** Das „Ich" im psychoanalytischen Strukturmodell nach S. Freud ist
(A) identisch mit dem Selbst
(B) Repräsentant des Realitätsprinzips
(C) Reservoir der Triebe
(D) Träger des Lustprinzips
(E) Verkörperung der Gewissensinstanz

H03

→ **1.272** Zu den Grundtypen der psychoanalytischen Charaktertypologie zählt nicht der
(A) autistische Charakter
(B) depressive Charakter
(C) hysterische Charakter
(D) schizoide Charakter
(E) zwanghafte Charakter

F01 F94

→ **1.273** Nach psychoanalytischer Auffassung bewirkt eine Fixierung auf die phallische Phase der psychosexuellen Entwicklung die Herausbildung folgender Persönlichkeitseigenschaften:
(A) Geiz und autoritäre Charaktereigenschaften
(B) innerer Zwang zum Konkurrieren
(C) künstlerische Interessen
(D) sado-masochistische Neigungen
(E) verstärkter Drang nach Ordnung und Sauberkeit

F03 ■

→ **1.274** H.J. Eysenck schlug in seinem Persönlichkeitsmodell Extraversion/Introversion und Stabilität/Labilität (Neurotizismus) als Hauptdimensionen der Persönlichkeit vor.
Welchem der folgenden Ansätze zur Beschreibung der Persönlichkeit entspricht Eysencks Modell am besten?
(A) der kognitiven Persönlichkeitskonzeption
(B) dem konstitutionstypologischen Ansatz
(C) dem lerntheoretischen Ansatz
(D) dem psychodynamischen Ansatz
(E) den statistischen Persönlichkeitsmodellen

F95

→ **1.275** Zu den Grunddimensionen der Persönlichkeit, die H. J. Eysenck auf faktorenanalytischem Weg gewinnen konnte, zählt:

(A) Extraversion versus Introversion
(B) Repression versus Sensitivierung
(C) Verdrängung versus Überkompensation
(D) Neurasthenie versus Psychasthenie
(E) Zyklothymie versus Schizothymie

H99 ■■

→ **1.276** Entsprechend dem Persönlichkeitsmodell von H. J. Eysenck trifft auf Menschen mit hohen Neurotizismuswerten nicht zu:

(A) Sie leiden häufiger an Ängsten als Menschen mit niedrigen Testwerten.
(B) Sie neigen unter Stressbedingungen zur Entwicklung von Fehlanpassungen.
(C) Sie sind empfindlicher gegenüber Schmerzen als Menschen mit niedrigen Testwerten.
(D) Sie sind durch belastende Ereignisse leicht zu irritieren.
(E) Unter ihnen findet man mehr Introvertierte als Extravertierte.

H03 F98 H96

→ **1.277** Ein starker Raucher mit chronischer Bronchitis reagiert ängstlich auf ein Gespräch mit seinem Arzt, in dem dieser ihn eindringlich vor den gesundheitlichen Folgeschäden des Rauchens warnt. Eine vom Arzt ausgehändigte Broschüre mit weiteren Informationen zum Thema wird von ihm ungelesen zur Seite gelegt.
Welchem Konzept der Angstverarbeitung entspricht das Verhalten des Patienten?

(A) Frustration/Aggression
(B) Kausalattribution
(C) kognitive Umstrukturierung
(D) Reaktionsbildung
(E) Repression/Sensitization

H01

→ **1.278** Welchen kognitiven Verhaltensstil zeigt ein Patient, der mit ständiger Aufmerksamkeit medizinische Maßnahmen verfolgt und alles über den Ablauf und mögliche Risiken wissen will?

(A) externale Kontrollüberzeugung
(B) Misserfolgsorientierung
(C) Reaktanz
(D) Repression
(E) Sensitization

H04 F04 F03 ■

→ **1.279** Welcher der nachstehenden Persönlichkeitsfaktoren gehört nicht zu den im „Big-Five-Modell" beschriebenen Faktoren?

(A) Extraversion
(B) Gewissenhaftigkeit
(C) Neurotizismus
(D) Psychotizismus
(E) Verträglichkeit (Agreeableness)

F99 H95 F94 H92 H90 ■

→ **1.280** In der Persönlichkeitsforschung heißt die theoretische Auffassung, die davon ausgeht, dass individuelle Differenzen im Verhalten und Erleben sowohl auf persönliche Eigenschaften als auch auf aktuale Umfeldeinflüsse zurückzuführen seien:

(A) Aktionismus
(B) Interaktionismus
(C) Situationismus
(D) Prädispositionismus
(E) Individualismus

F96

→ **1.281** Welche Zuordnung von Persönlichkeitstheoretikern und Persönlichkeitsmodellen trifft nicht zu?

(A) Kretschmer – Konstitutionstypologie
(B) Kelly – Schichtentheorie
(C) Piaget – kognitive Persönlichkeitstheorie
(D) Eysenck – empirische Persönlichkeitstheorie
(E) Lersch – phänomenologische Persönlichkeitstheorie

H01 ■

→ **1.282** Der als Typ-A-Verhalten bekannt gewordene Verhaltensstil ist nicht gekennzeichnet durch

(A) Bedürfnis nach Nähe
(B) Bereitschaft zur Übernahme von Verantwortung
(C) Kontrollbedürfnis
(D) Leistungsorientierung
(E) Neigung zur Feindseligkeit

F03

→ **1.283** Manche medizinsoziologischen Untersuchungen bedienen sich der epidemiologischen Methodik, in welcher anhand einer Maßzahl abgeschätzt werden kann, um wie viel höher die Erkrankungswahrscheinlichkeit in einer exponierten im Vergleich zu einer nicht exponierten Gruppe ist.
Diese Maßzahl heißt:

(A) absolutes Risiko
(B) Inzidenz
(C) Morbiditätsrisiko
(D) Prävalenz
(E) relatives Risiko

1.275 (A)   1.276 (E)   1.277 (E)   1.278 (E)   1.279 (D)   1.280 (B)   1.281 (B)   1.282 (A)   1.283 (E)

H05 H03 ■■
→ **1.284** In der Epidemiologie versteht man unter dem relativen Risiko
(A) den absoluten Effekt einer Exposition auf die Krankheitshäufigkeit
(B) den Quotienten der Krankheitshäufigkeit von exponierten zu nicht exponierten Personen
(C) denjenigen Anteil Erkrankter, der zusätzlich zur normalen Krankheitshäufigkeit aufgrund eines Risikofaktors auftritt
(D) denjenigen Teil der Bevölkerung, der in einer definierten Zeitperiode einem bestimmten Risiko ausgesetzt ist
(E) die Korrelation zwischen dem Risikofaktor und dem Krankheitsereignis

F05 ■■
→ **1.285** Den prozentualen Anteil an einer spezifischen Krankheitshäufigkeit (z.B. Lungenkrebs) in der Bevölkerung, der einem gesicherten Risikofaktor (z.B. Zigarettenrauchen) zugeschrieben werden kann, bezeichnet man als
(A) attributables Risiko
(B) Inzidenzrate
(C) negativen prädiktiven Wert
(D) positiven prädiktiven Wert
(E) relatives Risiko

F01
→ **1.286** Welche Aussage zu gesundheitsschädigendem Verhalten trifft <u>nicht</u> zu?
(A) Gesundheitsschädigendes Verhalten, z.B. Substanzabhängigkeit, kann kurzfristig belohnend sein.
(B) Nach empirischen Untersuchungen sind den unterschiedlichen Formen gesundheitsschädigenden Verhaltens jeweils für sie spezifische psychische und soziale Motive zuzuordnen.
(C) Prozesse der Gewohnheitsbildung und Sucht stabilisieren gesundheitsschädigendes Verhalten im Erwachsenenalter.
(D) Sozialer Gruppendruck und psychosoziale Belastungen, welche das Selbst einer Person gefährden, bilden häufig Beweggründe für die Übernahme gesundheitsschädigenden Verhaltens.
(E) Von allen Lebensphasen ist die Adoleszenz diejenige Phase, in der gesundheitsschädigendes Verhalten am häufigsten eingeübt und übernommen wird.

1.4.7 Entwicklung und primäre Sozialisation (Kindheit)

H91
→ **1.287** Welche Aussage zur Entwicklung der Motorik trifft <u>nicht</u> zu?
(A) Die meisten Säuglinge können innerhalb der ersten vier Wochen in Bauchlage den Kopf für kurze Zeit heben.
(B) Vor Ende des ersten Halbjahres beginnen Säuglinge, auf Knien und Händen zu krabbeln.
(C) Zwischen vier und sechs Monaten können Säuglinge mit Unterstützung sitzen.
(D) Vor Ende des ersten Lebensjahres können die meisten Kinder mit Unterstützung stehen.
(E) Nach dem 16.Lebensmonat können Kinder in der Regel sicher und selbständig gehen.

F95
→ **1.288** Die meisten Kinder beginnen mit der Bildung von Zweiwortsätzen im Alter von
(A) 5 – 6 Monaten
(B) 8 – 9 Monaten
(C) 1 bis $1^1/_2$ Jahren
(D) $1^1/_2$ bis 2 Jahren
(E) 2 bis 3 Jahren

H02
→ **1.289** Bei vielen Kindern beobachtet man als physiologisches Stadium in der emotionalen Entwicklung das so genannte „Fremdeln" (z.B. in Form ängstlichen Abwendens beim Auftauchen einer fremden Person).
Dieses „Fremdeln" wird als charakteristische altersentsprechende Reaktion in erster Linie folgendem der genannten Alters-Zeitpunkte zugeordnet:
(A) erste Lebenswoche
(B) zweite Lebenswoche
(C) dritte Lebenswoche
(D) zweiter Lebensmonat
(E) achter Lebensmonat

H04
→ **1.290** Zu den von der Forschung identifizierten Faktoren, die das gesundheitsschädigende Verhalten in der Adoleszenz beeinflussen, wird/werden <u>nicht</u> gezählt:
(A) Krisen des Selbstwertgefühls und des Selbstkonzepts
(B) medialer Einfluss der Werbung
(C) sozialer Druck durch die Peer Group
(D) Statuskristallisation
(E) unvollständige familiäre Sozialisation

1.284 (B)   1.285 (A)   1.286 (B)   1.287 (B)   1.288 (D)   1.289 (E)   1.290 (D)

H02

→ **1.291** Unter Assimilation versteht man nach Jean Piaget in der Entwicklungspsychologie insbesondere Folgendes:

(A) Das Kind passt sich in seinem Denken und seinem Verhalten an die Anforderungen der Umwelt an.

(B) Das Kind bedient sich bei Kontakt zu fremden Personen der Hilfestellung seiner Eltern.

(C) Das Kind ordnet Objekte aus seiner Umwelt in die eigenen, bereits vorhandenen kognitiven Schemata ein.

(D) Unbekannten gegenüber zeigt das Kind Abwendungsreaktionen.

(E) Zur Mutter entwickelt das Kind typischerweise eine positive primäre Bindung.

H01

→ **1.292** Der Begriff der Akkommodation (im Sinne von Piaget) besagt, dass Kinder

(A) kognitive Schemata im Hinblick auf ihre Erfahrungen abändern

(B) in der Lage sind, vertraute von fremden Personen zu unterscheiden

(C) Objekte aus ihrer Umwelt in bestehende kognitive Schemata einordnen

(D) Unbekannten gegenüber Abwendungsreaktionen zeigen

(E) zur Mutter eine positive primäre Bindung entwickeln

F03 H00

Ordnen Sie den Altersstufen der Liste 1 die zugehörige Konstellation (Bewältigen vs. Misslingen) entsprechend dem Modell der psychosexuellen Entwicklung nach Erikson (Liste 2) zu!

Liste 1

→ **1.293** ca. 1½ – 3 Jahre
→ **1.294** ca. 6 – 10 Jahre

Liste 2

(A) Urvertrauen vs. Urmisstrauen

(B) Autonomie vs. Scham und Zweifel

(C) Initiative vs. Schuldgefühl

(D) Leistung vs. Minderwertigkeitsgefühl

(E) Identität vs. Identitätsdiffusion

F00

→ **1.295** Welche Identitätskrise ist nach Erikson spezifisch in der Adoleszenz?
Der Konflikt zwischen

(A) Autonomie und Scham/Zweifel

(B) Identität und Identitätsdiffusion (Rollendiffusion)

(C) Intimität und Isolierung

(D) Initiative und Schuldgefühlen

(E) Urvertrauen und Urmisstrauen

H92

→ **1.296** Welche Reihenfolge der Entwicklungsphasen trifft im Sinne des psychoanalytischen Modells zu?

(A) Latenzphase, phallische Phase, anale Phase

(B) phallische Phase, Latenzphase, anale Phase

(C) anale Phase, Latenzphase, phallische Phase

(D) anale Phase, phallische Phase, Latenzphase

(E) Latenzphase, anale Phase, phallische Phase

H03

→ **1.297** „Entsprechend der körperlichen Erfahrung von Kontrolle und Verweigerung entdeckt das Kind die körperlich repräsentierten Grenzen des Selbst." Welcher Phase der psychosexuellen Entwicklung nach Freud ist der im Zitat beschriebene Entwicklungsschritt am ehesten zuzuordnen?

(A) orale Phase

(B) anale Phase

(C) phallisch-ödipale Phase

(D) Latenzphase

(E) genitale Phase

F05

→ **1.298** In welcher Phase der psychosexuellen Entwicklung begünstigt nach der Theorie Freuds eine ungestörte Befriedigung der phasenspezifischen Bedürfnisse und eine darauf abgestimmte Erziehung den Erwerb von Autonomie und Selbstsicherheit?

(A) orale Phase

(B) anale Phase

(C) phallische Phase

(D) Latenzphase

(E) genitale Phase

H88

→ **1.299** Welche der folgenden sozialen Strukturen ist nicht ein „Agent" der sekundären Sozialisation?

(A) Grundschule

(B) Peergroup

(C) Elternhaus (Kernfamilie)

(D) Kindergarten

(E) Gymnasium

1.291 (C)   1.292 (A)   1.293 (B)   1.294 (D)   1.295 (B)   1.296 (D)   1.297 (B)   1.298 (B)   1.299 (C)

H98

→ **1.300** Ein Kind hat gelernt, sich lästigen Anordnungen stets zu fügen, auch wenn es dabei von niemandem beaufsichtigt wird.

Mit welchen beiden der nachfolgenden Begriffe lässt sich die Herausbildung eines solchen Verhaltens am besten erfassen?

(A) Gewissensbildung und Stereotypisierung
(B) Gewissensbildung und Verhaltenskonvergenz
(C) Sozialisation und Stereotypisierung
(D) Sozialisation und Verinnerlichung von Normen
(E) Verhaltenskonvergenz und Verinnerlichung von Normen

H05

→ **1.301** Eine türkische Familie, die aus einem traditionalen ländlichen Milieu stammt, lebt seit nunmehr zwei Generationen in Deutschland. Dem jüngsten, zurzeit in der Adoleszenz befindlichen Mädchen werden von den Eltern all jene Dinge erlaubt, die für gleichaltrige deutsche Mädchen ihrer Schulklasse selbstverständlich sind.

Diesen Wandel der Einstellungen und Verhaltensweisen bezeichnet man als:

(A) Akkulturation
(B) Internalisation
(C) Mobilität
(D) Legitimation
(E) Normkonformität

F03

→ **1.302** Der Erziehungsstil, der durch starke elterliche Kontrolle und gleichzeitig durch warme und offene Kommunikation charakterisiert ist, wird am zutreffendsten bezeichnet als

(A) antiautoritär
(B) autoritär
(C) autoritativ
(D) liberal
(E) permissiv

F92

→ **1.303** Nach Piaget entwickelt sich die moralische Urteilsfähigkeit reifungsbedingt in 3 unterscheidbaren Stufen.

Welche Reihenfolge entsprechend der kindlichen Entwicklung ist richtig?

(A) autonome Moral – heteronome Moral – moralischer Realismus
(B) autonome Moral – moralischer Realismus – heteronome Moral
(C) heteronome Moral – autonome Moral – moralischer Realismus
(D) heteronome Moral – moralischer Realismus – autonome Moral
(E) moralischer Realismus – heteronome Moral – autonome Moral

F98

→ **1.304** Zu den Bedingungen einer erfolgreichen Verinnerlichung von Leistungsmotivation im Prozess der Sozialisation gehört (gehören) <u>nicht</u>

(A) die Fähigkeit, eine unmittelbare Bedürfnisbefriedigung aufzuschieben
(B) die Fähigkeit, selbstgesetzte Ziele zu verfolgen
(C) moralische Urteilsfähigkeit auf der Stufe der heteronomen Moral
(D) positive Erfahrungen des Modell-Lernens
(E) positive Erfahrungen der Selbstwirksamkeit

H99

→ **1.305** Nach der Theorie von Kohlberg treffen Kinder ab zehn Jahren (Erreichung von Stufe 3 der Entwicklung des moralischen Urteils) ihre Entscheidungen in moralischen Konfliktsituationen überwiegend

(A) auf der Grundlage physischer Konsequenzen, die auf ein Verhalten folgen
(B) durch Verfolgung eigener Interessen
(C) nach dem impliziten Verständnis von richtigem und falschem Verhalten
(D) unter altruistischen Gesichtspunkten
(E) unter dem Aspekt, den Erwartungen anderer an die eigene Rolle gerecht zu werden

---

1.300 (D)   1.301 (A)   1.302 (C)   1.303 (E)   1.304 (C)   1.305 (E)

F99

→ **1.306** Im Religionsunterricht wird dieses moralische Problem behandelt:

Ein Vater hat eine todkranke Tochter, die nur durch eine von amerikanischen Chirurgen beherrschte Operation gerettet werden kann. Niemand ist bereit, dem Vater das Geld zu leihen oder gar zu schenken. Darf er in diesem Fall einen Betrug in seiner Firma begehen, um sich das Geld zu beschaffen?

Ute argumentiert, der Vater dürfe es nicht tun, weil seine Firma ihn nur für seine Arbeit bezahlen müsse, aber keine Verpflichtung habe, für seine Familie zu sorgen.

Auf welcher Stufe moralischer Urteilsentwicklung (nach Kohlberg) argumentiert Ute?

(A) heteronome Moral
(B) naiv-instrumentelle Orientierung
(C) Gegenseitigkeit persönlicher Beziehungen
(D) universale Geltung des sozialen Systems
(E) jenseits des sozialen Systems

F04

→ **1.307** Wenn Kinder stationär aufgenommen und von den Eltern getrennt werden, können emotionale und kognitive Beeinträchtigungen auftreten.

Zu den Maßnahmen, die sich als günstig erwiesen haben, die Gefahren derartiger Krankenhausängste zu verringern, zählt nicht:

(A) Aufklärung des Kindes über die zu erwartende Behandlung
(B) gleichzeitige Aufnahme von Mutter und Kind ins Krankenhaus
(C) konstante Betreuung des Kindes durch eine Bezugsperson über den gesamten Zeitraum des stationären Aufenthalts
(D) Vermeidung krankheitsbezogener Informationen und Lenkung der Aufmerksamkeit der Kinder auf die Zeit nach der Krankenhausentlassung
(E) Vorbereitung der Kinder durch Filme oder Spiele über den Krankenhausalltag

1.4.8 Entwicklung und Sozialisation im Lebenslauf

H96

→ **1.308** Zu den charakteristischen Ereignissen, anhand derer der Familienzyklus einer Generation von Frauen analysiert werden kann, gehört nicht:

(A) Heirat der Frau
(B) Geburt des letzten Kindes
(C) Arbeitsplatzwechsel des Ehemannes
(D) Auszug bzw. Heirat des letzten Kindes
(E) Tod des Ehemannes

F02

→ **1.309** Welche Aussage zum Berufs- und Erwerbsleben trifft nicht zu?

(A) Der Beruf bildet die Grundlage einer kontinuierlichen Erwerbseinkommenschance.
(B) Die geschlechtsspezifische Erwerbsquote hat bei Frauen in der zweiten Hälfte des 20. Jahrhunderts kontinuierlich abgenommen.
(C) Höhere Ausbildungsinvestitionen zahlen sich später in Form durchschnittlich höherer Erwerbseinkommen aus.
(D) Im Beruf werden wichtige Ziele der Sozialisation realisiert.
(E) Qualifikation in Form nachgewiesener Bildungsabschlüsse bestimmt den beruflichen Status in stärkerem Maße als soziale Herkunft.

H05

→ **1.310** Nachdem Herr Müller sich jahrelang als stellvertretender Abteilungsleiter für seinen Beruf „aufgeopfert" und zahlreiche unbezahlte Überstunden geleistet hatte, wurde ihm die versprochene, lange ersehnte Beförderung zum Abteilungsleiter versagt. Wenige Tage nach diesem Ereignis musste Herr Müller mit starken Herzbeschwerden stationär aufgenommen werden.

Welches der nachstehenden Modelle eignet sich am besten zur Erklärung dieses Zusammenhangs?

(A) Anforderungs-Kontroll-Modell
(B) Modell beruflicher Gratifikationskrisen
(C) Modell der gelernten Hilflosigkeit
(D) Modell der Resilienz
(E) Modell des sozialen Rückhalts

H99

→ **1.311** Eine prospektive epidemiologische Studie hat gezeigt, dass Beschäftigte, deren Arbeitsplätze durch eine Kombination der Merkmale „Hektik, Zeitdruck" und „geringer Entscheidungsspielraum über die Arbeitsaufgabe" gekennzeichnet sind, doppelt so häufig an Herzinfarkt erkranken wie Beschäftigte, die an psychosozial wenig belastenden Arbeitsplätzen beschäftigt sind.

Das Ergebnis lässt sich anhand des folgenden Modells interpretieren:

(A) Anforderungs-Kontroll-Modell (job strain)
(B) Modell beruflicher Gratifikationskrisen
(C) Modell der relativen sozialen Benachteiligung
(D) Modell des sozialen Vergleichprozesses
(E) Modell fehlenden sozialen Rückhalts

1.306 (C)   1.307 (D)   1.308 (C)   1.309 (B)   1.310 (B)   1.311 (A)

F05

1.312 In empirischen Untersuchungen konnten Zusammenhänge zwischen Stress am Arbeitsplatz und dem Risiko des Auftretens koronarer Herzerkrankung belegt werden.
Bei welchen Personen war das Risiko für eine koronare Herzerkrankung am höchsten?
(A) bei Personen, die eine geringe Anerkennung für ihre Arbeitsleistung bekommen
(B) bei Personen, die Führungspositionen innehaben
(C) bei Personen, die hohe Kontrolle über ihren Arbeitsprozess haben
(D) bei Personen, die sich stark im Beruf verausgaben
(E) bei Personen, die sich stark verausgaben und geringe Anerkennung bekommen

H01

1.313 Welcher der nachfolgenden Begriffe ist in modernen Gesellschaften am wenigsten geeignet, den Übergang von der Erwerbstätigkeit in den Ruhestand als einen sozialen Tatbestand zu charakterisieren?
(A) Entlastung des Rollenhaushalts
(B) Statuspassage
(C) Veränderung des zugeschriebenen Status
(D) Wechsel von Bezugsgruppen
(E) Zäsur im sozial strukturierten Lebenslauf

H05 F04

1.314 Nach der Berentung schlägt ein leitender Angestellter der Baubranche, der bei guter Gesundheit ist, die ihn erreichenden Angebote zu fortgesetzter Teilzeitarbeit sowie zu ehrenamtlichen Tätigkeiten allesamt aus. Sein Leben konzentriert sich fortan auf den häuslichen Bereich.
Anhand welcher sozialwissenschaftlichen Theorie des Alterns kann dieser Tatbestand erklärt werden?
(A) Aktivitätstheorie des Alterns
(B) Disengagementtheorie des Alterns
(C) Kompetenztheorie des Alterns
(D) Kontinuitätstheorie des Alterns
(E) Theorie des differenziellen Alterns

H04

1.315 Im höheren Alter lässt sich eine Reihe von Veränderungen feststellen.
Welche der nachstehenden ist am wenigsten wahrscheinlich zu erwarten?
(A) erhöhtes Sturzrisiko
(B) vorrangige Abnahme der kristallinen Intelligenz
(C) Zunahme der Multimorbidität
(D) Zunahme von Schlafstörungen
(E) zunehmende Häufigkeit chronischer Erkrankungen

F90 F88

1.316 Relativ überdauernde, durch Lernprozesse geformte komplexe Systeme und Anschauungen, Meinungen und Überzeugungen, die das Verhalten beeinflussen, nennt man
(A) soziale Wahrnehmung
(B) Prägung
(C) Motivationen
(D) Einstellungen
(E) Fähigkeiten

F03

1.317 Menschen mit psychiatrischen Erkrankungen werden auch nach dem Ende der Therapie von anderen oft nicht akzeptiert. Sie haben ein erhöhtes Arbeitslosigkeitsrisiko, und es fällt ihnen schwer, eine Wohnung zu finden, auch wenn die Erkrankung schon lange zurückliegt.
Mit welchem der nachfolgenden Begriffe kann diese Situation am zutreffendsten gekennzeichnet werden?
(A) Aggravation
(B) Attribution
(C) primäre Devianz
(D) Rollenstress
(E) Stigmatisierung

1.4.9 Soziodemographische Determinanten des Lebenslaufs

H02

1.318 Demographische Ereignisse lassen sich nach verschiedenen Prinzipien erfassen. Eine Methode bedient sich so genannter Kohorten.
Solche Kohortenanalysen beziehen sich in erster Linie auf Folgendes:
(A) die mittlere Sterberate als Gesamtzahl aller Sterbefälle eines Kalenderjahres in der Wohnbevölkerung geteilt durch die mittlere Gesamtbevölkerung
(B) die berufliche Mobilität mehrerer Referenzpopulationen, die nach dem Zufallsprinzip zusammengestellt wurden
(C) die räumliche Veränderung einer einzelnen Referenzpopulation, die nach dem Zufallsprinzip zu Beginn der Messung zusammengestellt wurde
(D) alle Ereignisse eines Kalenderjahres im Querschnitt
(E) die Beobachtung von Personen, die zu einem bestimmten Zeitpunkt einem identischen Ereignis ausgesetzt waren, im Längsschnitt

1.312 (E)   1.313 (C)   1.314 (B)   1.315 (B)   1.316 (D)   1.317 (E)   1.318 (E)

H03

→ **1.319** In der soziologischen Forschung wird häufig aus zwei oder mehr quantitativ erfassten Merkmalen eine zusammenfassende Größe entsprechend einer spezifischen Rechenvorschrift gebildet. Diese Größe bezeichnet man als

(A) Index
(B) Quote
(C) Rate
(D) Skala
(E) Ziffer

F02

→ **1.320** Die Frühphase des „demographischen Übergangs", die in Europa mit der Frühphase der Industrialisierung einherging (sog. Take-off-Phase), ist gekennzeichnet durch

(A) hohe Geburtenziffer – hohe Sterbeziffer
(B) hohe Geburtenziffer – sinkende Sterbeziffer
(C) niedrige Geburtenziffer – niedrige Sterbeziffer (Nullwachstum)
(D) sinkende Geburtenziffer – hohe Sterbeziffer
(E) sinkende Geburtenziffer – sinkende Sterbeziffer

F03

→ **1.321** Die Theorie der demographischen Transformation besagt, dass alle Gesellschaften, die in den evolutionären Prozess der Modernisierung einbezogen sind, bestimmte Phasen durchlaufen. Die zweite Phase ist gekennzeichnet durch hohe Fruchtbarkeit in Kombination mit sinkender Sterblichkeit. Dieser Prozess hat verschiedene Ursachen. Welche der im Folgenden genannten gehört <u>nicht</u> dazu?

(A) Berufstätigkeit von Frauen
(B) sinkende Säuglingssterblichkeit infolge verbesserter Ernährung und Hygiene
(C) soziale Sicherungsaufgaben der Familie
(D) wirtschaftlicher Zwang zur Mitarbeit von Kindern
(E) Zunahme der Heiratshäufigkeit

H02

→ **1.322** Mit dem Begriff demographisches Altern lässt sich soziodemographisch in erster Linie folgendes der aufgeführten Phänomene klassifizieren:

(A) Der prozentuale Anteil alter Menschen an der Gesamtbevölkerung in Industrieländern nimmt fortlaufend zu.
(B) Die Gesundheitsversorgungssysteme in den Ländern des früheren Ostblocks sind insofern veraltet, als sie den Standard der westlichen Industrieländer nicht erreichen konnten.
(C) Immer häufiger leiden jüngere Menschen an Krankheiten, die eigentlich zu den Alterskrankheiten gehören.
(D) In allen Industrieländern klagen die Menschen in zunehmendem Maße über Altersbeschwerden.
(E) Organisation, Strukturen und Funktionen der Gesundheitsversorgungssysteme in westlichen Industrieländern entsprechen nicht mehr den heutigen Anforderungen; sie sind veraltet.

H02 H96

→ **1.323** Die durchschnittliche Lebenserwartung wird am zutreffendsten definiert als

(A) durchschnittliche Anzahl an Jahren, die die Menschen aller in Betracht kommenden Jahrgänge (zusammengenommen) leben
(B) Durchschnittsalter aller in einem Jahr Verstorbenen
(C) Anzahl an Jahren, die Menschen eines bestimmten Alters unter den bestehenden Sterbeverhältnissen durchschnittlich noch zu erwarten haben
(D) Alter, das der Einzelne erreichen wird
(E) durchschnittliche Anzahl an Lebensjahren, die die mittlere Gesamtbevölkerung eines Jahres statistisch noch zu erwarten hat

F01

→ **1.324** Mit dem Begriff „natürliche Bevölkerungsbewegung" wird folgender demographischer Vorgang erfasst:

(A) Chancen und Risiken zur positiven oder negativen Veränderung des Sozialstatus bestimmter Bevölkerungsgruppen
(B) die Abfolge des Übergangs von hohem zu niedrigem Bevölkerungsumsatz
(C) die Migration zwischen wirtschaftlich prosperierenden und armen Ländern innerhalb der EU
(D) die Zuwanderungsbewegung ländlicher Bevölkerungen in Städte
(E) sozialhistorisch die Entwicklung der Geburten- und Sterbehäufigkeiten von Bevölkerungen

---

1.319 (A)   1.320 (B)   1.321 (A)   1.322 (A)   1.323 (C)   1.324 (E)

H95

→ **1.325** Wenn man die Nettoreproduktionsziffer (NRZ) berechnen will,

(A) muss man die Quote der Frauen, die kontrazeptive Maßnahmen anwenden, kennen

(B) muss man wissen, wieviele Kinder die Frauen einer Generation gebären

(C) ist es unabdingbar, die Geschlechtsproportion der innerhalb eines gegebenen Zeitraums geborenen Kinder zu kennen

(D) muss man wissen, wieviele Mädchen die Frauen in „gebärfähigem Alter" in einem Zeitabschnitt geboren haben

(E) müssen Einflüsse von Tradition und Werthaltung auf Kinderwunsch empirisch ermittelt werden

H03

→ **1.326** In empirischen Untersuchungen zum gesellschaftlichen Modernisierungsprozess in Industrieländern in der zweiten Hälfte des 20. Jahrhunderts wurden übereinstimmend bestimmte Tendenzen festgestellt.

Dazu gehört nicht:

(A) Abnahme sozialer Ungleichheiten der Sterblichkeit im mittleren Erwachsenenalter

(B) Bildungsexpansion bei Frauen

(C) demographisches Altern

(D) Geburtenrückgang

(E) Zunahme der horizontalen Mobilität

H03 ■■

→ **1.327** In vielen so genannten Schwellenländern ist gegenwärtig eine rasche Senkung der Säuglingssterblichkeit festzustellen.

Als längerfristige Folge einer solchen Abnahme der Säuglingssterblichkeit ist nach der Theorie des demographischen Übergangs am wenigsten wahrscheinlich zu erwarten:

(A) Reduzierung der durchschnittlichen Kinderzahl

(B) Vergrößerung der Nettoreproduktionsziffer

(C) Verlangsamung des Bevölkerungswachstums

(D) Verschiebung des Altersaufbaus der Bevölkerung (von „Pyramide" zu „Glocke")

(E) Zunahme demographischen Alterns

F01 F98 H90 H87

→ **1.328** Für eine bestimmte epidemiologische Maßzahl gilt:

– Sie bezieht sich auf die Häufigkeit des Neuauftretens einer bestimmten Krankheit.

– Sie bezieht sich auf einen bestimmten Zeitraum (z.B. ein Jahr)

– Sie bezieht sich auf eine bestimmte Population.

Es handelt sich hierbei um:

(A) Prävalenz

(B) Periodenprävalenz

(C) allgemeine Morbiditätsziffer

(D) spezielle Morbiditätsziffer

(E) Inzidenz

H02 ■■

→ **1.329** Wenn man die Prävalenz einer Krankheit für ein bestimmtes Jahr kennt, weiß man (jeweils pro 100000 der Bevölkerung), wie viele Erkrankungen an dieser Krankheit

(A) im betreffenden Jahr neu auftraten

(B) vor Beginn des Jahres schon bestanden

(C) im betreffenden Jahr beendet wurden

(D) über das Ende dieses Jahres hinaus noch andauern

(E) während dieses Jahres bestanden

H05 H03

→ **1.330** Mittels einer Überprüfung sämtlicher Krankenakten eines Universitätsklinikums einschließlich seiner Ambulanzen wird untersucht, bei wie vielen Patientinnen und Patienten in den vergangenen zehn Jahren die Diagnose „Herzinsuffizienz" vorlag. Die dabei ermittelte Häufigkeit der diagnostizierten Erkrankung bezeichnet man als:

(A) Inzidenzdichte

(B) Inzidenzrate

(C) Maßzahl für das attributable Risiko

(D) Maßzahl für ein Überschussrisiko

(E) Prävalenz

H04 ■

→ **1.331** Ein Gesundheitssurvey ergibt, dass in Berlin im Jahr 2002 13 von 1000 Einwohnern einen Diabetes mellitus hatten.

Für welchen der nachstehenden epidemiologischen Begriffe ist diese Angabe ein Beispiel?

(A) attributables Risiko

(B) Inzidenzrate

(C) kumulative Inzidenz

(D) Prävalenz

(E) relatives Risiko

1.325 (D)   1.326 (A)   1.327 (B)   1.328 (E)   1.329 (E)   1.330 (E)   1.331 (D)

F05 ■

→ **1.332** Die Häufigkeit einer Krankheit bei einer bestimmten Population zu einem bestimmten Stichtag wird bezeichnet als
(A) Inzidenz
(B) Lebenszeitprävalenz
(C) Periodenprävalenz
(D) Punktprävalenz
(E) relatives Risiko

F03

→ **1.333** Wie nennt man die Maßzahl, welche den Anteil der an einer bestimmten Erkrankung in einem gegebenen Zeitintervall verstorbenen Personen am Gesamt der an dieser Erkrankung leidenden Personen definiert?
(A) altersstandardisierte Mortalitätsziffer
(B) Letalitätsziffer
(C) proportionale Mortalitätsratio
(D) rohe Sterbeziffer
(E) todesursachenspezifische Sterbeziffer

H93

→ **1.334** Von 100 an einer bestimmten Krankheit Erkrankten sterben an dieser Krankheit in einem Jahr 40.
Man bezeichnet diese Ziffer als
(A) allgemeine Sterbeziffer
(B) Mortalität
(C) Morbiditätsziffer
(D) Letalität
(E) Inzidenz

F04

→ **1.335** In den fortgeschrittenen westlichen Gesellschaften zeigen neue Untersuchungen, dass der Anteil chronisch behinderter älterer Menschen (> 65Jahre) an der Gesamtbevölkerung seit einigen Jahren kontinuierlich sinkt.
Diesen Trend bezeichnet man als
(A) Abnahme der Letalität
(B) Erhöhung der Überlebenszeit bei eingetretener Behinderung
(C) Kompression der Morbidität
(D) Rektangularisierung
(E) Salutogenese

H01 ■

→ **1.336** Welche Aussage zur geschlechtsspezifischen Ausprägung von Gesundheit und Krankheit in Deutschland trifft nicht zu?
(A) Das Ausmaß subjektiver Gesundheit ist bei Frauen im Allgemeinen niedriger als bei Männern.
(B) Die durchschnittliche Lebenserwartung von Frauen ist deutlich höher als diejenige von Männern.
(C) Frauen nehmen in höherem Ausmaß an Krankheitsfrüherkennungsmaßnahmen teil als Männer.
(D) Häufigkeit und Umfang gesundheitsschädigenden Verhaltens während der Adoleszenz sind bei beiden Geschlechtern gleich ausgeprägt.
(E) Männliche Jugendliche erleiden während der Adoleszenz häufiger tödliche Unfälle als weibliche Jugendliche.

H05

→ **1.337** Eine Reihe von Krankheiten bzw. gesundheitlichen Beeinträchtigungen wird bei Männern und Frauen in unterschiedlicher Häufigkeit diagnostiziert.
Welche der Folgenden wird bei Frauen häufiger festgestellt als bei Männern?
(A) Alkoholabhängigkeit
(B) Depression
(C) Herzinfarkt
(D) Lungenkrebs
(E) Suizid

1.4.10 Sozialstrukturelle Determinanten des Lebenslaufs

H04 ■

→ **1.338** Welche Aussage zum Begriff der sozialen Rolle trifft nicht zu?
(A) Jeder Mensch nimmt in seinem Leben verschiedene soziale Positionen ein und übernimmt damit verschiedene soziale Rollen.
(B) Rollenkonflikte können psychische Belastungen und psychosomatische Beschwerden zur Folge haben.
(C) Soziale Rollen sind Bündel von Normen, die sich auf eine bestimmte soziale Position beziehen.
(D) Wenn Patienten und Arztkollegen widersprüchliche Erwartungen an einen Arzt richten, kann ein Interrollenkonflikt auftreten.
(E) Wenn widersprüchliche Erwartungen an eine oder mehrere Positionen, die ein Individuum einnimmt, gerichtet sind, können Rollenkonflikte entstehen.

1.332 (D)   1.333 (B)   1.334 (D)   1.335 (C)   1.336 (D)   1.337 (B)   1.338 (D)

H96 F94

→ **1.339** Ein Mitglied einer Profession gibt einem Klienten gegenüber zu erkennen, bestimmte Aspekte seines Berufs albern zu finden, und mokiert sich darüber.

Dieses Verhalten fällt unter den Begriff

(A) soziale Distanz
(B) Rollendistanz
(C) Reattribuierung
(D) kognitive Dissonanz
(E) Rollenkonflikt

H99

→ **1.340** Die Tatsache, dass sich das Handeln des Arztes auf verschiedene Bezugsgruppen wie Berufsstand, Patienten, nichtärztliche Mitarbeiter etc. erstrecken kann, wird mit folgendem soziologischen Begriff erfasst:

(A) Rollenidentifikation
(B) Rollenschöpfung
(C) Rollensektor
(D) Rollensequenz
(E) Statusinkonsistenz

F02

→ **1.341** Eine Patientin, die nach Komplikationen infolge eines Schwangerschaftsabbruchs auf einer gynäkologischen Station liegt, hat den Eindruck, dass der Stationsarzt von ihr Selbstständigkeit und Kooperation erwartet, während das Pflegepersonal sie ärgerlich mahnt, sich der Klinikroutine zu fügen.

Mit welchem Begriff lässt sich ihre Situation am besten kennzeichnen?

(A) Ambivalenzkonflikt
(B) Interrollenkonflikt
(C) Intrarollenkonflikt
(D) kognitive Dissonanz
(E) Konformitätsdruck

H03 ■

→ **1.342** Bei einem Inter-Rollenkonflikt handelt es sich um

(A) die Verfestigung verschiedener Verhaltenserwartungen an eine Person innerhalb einer Gruppe
(B) die zeitliche Staffelung der Übernahme einzelner Rollen
(C) unvereinbare Rollenerwartungen, die sich auf verschiedene soziale Positionen, die ein Individuum gleichzeitig innehat, beziehen
(D) widersprüchliche Normen, die sich auf eine bestimmte soziale Position beziehen
(E) widersprüchliche Rollenerwartungen, die sich auf eine soziale Position, die ein Individuum innehat, beziehen

H05

→ **1.343** Ein Geschäftsmann ist mit seiner beruflichen Tätigkeit so „zusammengewachsen", dass er außerhalb des Berufs keinen Gestaltungsraum für andere Bereiche seines Lebens mehr kennt.

Welcher der nachfolgenden Begriffe der soziologischen Rollentheorie passt am besten auf dieses Beispiel?

(A) Interrollen-Konflikt
(B) Rollendistanz
(C) Rollenidentifikation
(D) Rollensektor
(E) Rollen-Set

F05

→ **1.344** Ein schwer kranker Patient mit äußerst ungünstiger Prognose in einer intensivmedizinischen Abteilung leidet unter den invasiven diagnostischen Maßnahmen. Die behandelnde Ärztin steht vor der Entscheidung, Leiden zu verhindern, indem sie weitere entsprechende Maßnahmen einstellt (wie es anscheinend die Ehefrau des Patienten wünscht), oder das Leben des Patienten mit Hilfe dieser Maßnahmen zu verlängern.

Mit welchem der genannten Begriffe lässt sich diese konflikthafte Situation, in der sich die Ärztin befindet, am zutreffendsten kennzeichnen?

(A) Appetenz-Appetenz-Konflikt
(B) Interrollenkonflikt
(C) Intrarollenkonflikt
(D) Kollusion
(E) Rollendistanz

F04

→ **1.345** Von Assistenzärzten in Krankenhäusern wird häufig erwartet, dass sie Überstunden machen, obwohl sie bereits in der regulären Arbeitszeit stark beansprucht worden sind.

Anhand welchen Konzeptes lässt sich am besten erklären, warum diese Erwartung nur selten auf Ablehnung stößt?

(A) erlernte Hilflosigkeit
(B) kognitive Dissonanz
(C) sich selbst erfüllende Prophezeiung
(D) soziale Konformität
(E) geplantes Verhalten

1.339 (B)   1.340 (C)   1.341 (C)   1.342 (C)   1.343 (C)   1.344 (C)   1.345 (D)

F03
→ **1.346** Die wichtigsten Indikatoren für die Bestimmung des sozioökonomischen Status (meritokratische Triade sind):
(A) Ausbildung, Beruf, Einkommen
(B) Ausbildung, Familienstand, Nationalität
(C) Besitz, Einkommen, Macht
(D) Familienstand, Kinderzahl, soziale Herkunft
(E) Verfügbarkeit über Produktionsmittel, Besitz, Sozialprestige

H96
→ **1.347** In der soziologischen Schichtungsforschung wird unter dem Begriff „Versorgungsklasse" eine Bevölkerungsgruppe verstanden, deren Lebenschancen wesentlich
(A) durch den Besitz von Produktionsmitteln in Form immobilen Eigentums bestimmt werden
(B) über Zuteilung staatlicher oder anderer öffentlicher Leistungen bestimmt werden
(C) über Eigentum in Form von Tauschmitteln bestimmt werden
(D) durch Versorgungsleistungen eigener Kinder bestimmt werden
(E) durch Verfügen über Kapitalerträge bestimmt werden

F94
→ **1.348** Der Begriff „erworbener Status" bezeichnet folgenden Tatbestand:
(A) soziale Position, die bei der Geburt bereits festgelegt ist
(B) soziale Position, die nach Leistungskriterien vergeben wird
(C) neueingerichtete soziale Position
(D) dass die soziale Position eines Sohnes höher liegt als jene des Vaters
(E) Keine der Aussagen (A)–(D) trifft zu.

H98
→ **1.349** Eine Person nimmt auf den Skalen Bildung, Einkommen und berufliche Stellung stark divergierende Positionen ein.
Mit welchem Begriff wird die Mehrdeutigkeit der „sozialen Verortung" dieser Person erfasst?
(A) Entschichtung
(B) Individualisierung der Lebensweise
(C) Prestigedifferenzierung
(D) soziale Ungleichheit
(E) Statusinkonsistenz

H04
→ **1.350** Im Zuge eines Firmenzusammenschlusses wird Herr A., der jahrelang Abteilungsleiter im Stammunternehmen war, seiner Funktion enthoben und erhält eine neue, unbedeutende Aufgabe im Unternehmen zugewiesen.
Mit welchem nachfolgenden soziologischen Begriff lässt sich dieser für Befinden und Gesundheit von Herrn A. möglicherweise wichtige Vorgang am besten charakterisieren?
(A) horizontale Mobilität
(B) intergenerationale Mobilität
(C) Interrollenkonflikt
(D) Statuspassage
(E) Statusverlust

H02
→ **1.351** Der Begriff horizontale soziale Mobilität bezieht sich soziodemographisch in erster Linie auf folgende der genannten Veränderungen:
(A) Verlust des ursprünglichen Statusranges (z.B. durch Verlust des Arbeitsplatzes)
(B) Wechsel des Wohnortes (bezogen auf einen bestimmten geographischen Raum)
(C) Veränderung des sozialen Statusranges im Vergleich zwischen Eltern und deren Kindern
(D) die zeitlichen Veränderungen des quantitativen Verhältnisses zwischen Geburten- und Sterbehäufigkeiten
(E) die zeitlichen Veränderungen des quantitativen Verhältnisses zwischen den oberen und unteren sozialen Schichten einer Population

F02
→ **1.352** Ein Medizinstudent, dessen Vater Chefarzt in einem Kreiskrankenhaus ist, bricht im 3. Semester das Studium aufgrund der starken theoretischen Ausrichtung des Studiums und der geringen Nähe zum Patienten ab und beginnt eine Ausbildung zur Pflegekraft.
Mit welchem Begriff wird die durch diese Entscheidung bedingte Änderung der sozialen Lage erfasst?
(A) Statuskonsistenz
(B) Inter-Generationen-Mobilität
(C) horizontale Mobilität
(D) Rollenkonflikt
(E) Rollendistanz

1.346 (A)   1.347 (B)   1.348 (B)   1.349 (E)   1.350 (E)   1.351 (B)   1.352 (B)

F00

Ordnen Sie jedem der Beispiele der Liste 1 den entsprechenden Begriff aus Liste 2 zu!

Liste 1

→ 1.353 Ein junger Mann hat eine berufliche Position inne, die hinsichtlich Ansehen und Verdienst sehr deutlich im Vergleich zu derjenigen seines Vaters abfällt.

→ 1.354 Einem jungen Mann gelingt es nicht, eine berufliche Position zu erwerben, die seinem hohen Ausbildungsabschluss entspricht.

Liste 2

(A) Intragenerative Abwärtsmobilität
(B) Intergenerative Abwärtsmobilität
(C) Statusdifferenzierung
(D) Statusinkonsistenz
(E) Statuskristallisation

H00

→ 1.355 Als vertikale Mobilität wird bezeichnet die zeitliche Veränderung des quantitativen Verhältnisses zwischen

(A) Erwerbspersonen und Erwerbstätigen
(B) Geburten- und Sterbeziffern
(C) oberen und unteren sozialen Schichten einer Population
(D) sozialen Lagen, die nicht mit einer Statusänderung einhergeht
(E) Zu- und Abwanderungen über die politischen Grenzen eines Gebiets

H99

→ 1.356 In der Sozialisationsforschung wurden graduelle Unterschiede der Erziehungsziele zwischen verschiedenen Sozialschichten gefunden.
Welche Aussage zu solchen Unterschieden trifft nicht zu?

(A) Gegenüber der sozialen Unterschicht findet man in der sozialen Mittelschicht häufiger eine Förderung altersangemessener autonomer Entscheidungen.
(B) Gegenüber der sozialen Unterschicht findet man in der sozialen Mittelschicht tendenziell eine Bevorzugung personaler Kontrollstrategien.
(C) Im Vergleich zur Mittelschicht finden sich in der sozialen Unterschicht öfter die Erziehungsziele Gehorsam und Regelbefolgung.
(D) Im Vergleich zur sozialen Unterschicht findet sich in der sozialen Mittelschicht öfter Liebesentzug als Sanktionsform.
(E) Im Vergleich zur sozialen Unterschicht findet sich in der sozialen Mittelschicht tendenziell eine Bevorzugung positionaler Kontrollstrategien bei kindlichen Regelverstößen.

F00

→ 1.357 Zu den graduellen Unterschieden, die in der Sozialisationsforschung zwischen verschiedenen Sozialschichten gefunden wurden, zählt nicht:

(A) öfter die Erziehungsziele Gehorsam und Disziplin in der sozialen Unterschicht (im Vergleich zur Mittelschicht)
(B) öfter Liebesentzug als Sanktionsform in der Mittelschicht (im Vergleich zur Unterschicht)
(C) öfter Sanktionierung von Verhaltensabsichten in der sozialen Unterschicht (im Vergleich zur Mittelschicht)
(D) öfter Verwendung körperlicher Sanktionen/Strafen in der sozialen Unterschicht (im Vergleich zur Mittelschicht)
(E) verstärkte Vermittlung von Zukunftsorientierung in der Mittelschicht (im Vergleich zur Unterschicht)

H02 ■

→ 1.358 Ein Arzt gibt seinem Patienten folgende Erläuterungen: „Trotz der potenziellen Reversibilität der vorhandenen Sensibilitätsstörungen bleibt die Befürchtung, dass aufgrund der Läsion irreversible Dauerfolgen verbleiben können. Deshalb müssen wir gemeinsam erörtern, ob letztendlich nicht doch eine operative Intervention, die ich eigentlich für nicht ganz unproblematisch halte, angebracht wäre."
Diese Ausdrucksweise des Arztes lässt sich am zutreffendsten kennzeichnen durch folgenden der genannten Begriffe:

(A) paradoxe Intervention
(B) elaborierter Sprachcode
(C) restringierter Sprachcode
(D) Doppelbindung (double-bind)
(E) Introjektion

F03

→ 1.359 Als „Underachiever" sind Schüler zu bezeichnen,

(A) deren Schulleistungen schlechter sind, als es nach ihren Ergebnissen in Begabungstests zu erwarten wäre
(B) die aus unteren sozialen Schichten stammen
(C) die ein überhöhtes Selbstbild im Hinblick auf die eigene Begabung haben
(D) die ihr Intelligenzdefizit durch Anstrengungsbereitschaft wettmachen
(E) die Intelligenztestbefunde aufweisen, die unter dem Niveau ihrer Schulleistungen liegen

---

1.353 (B)   1.354 (D)   1.355 (C)   1.356 (E)   1.357 (C)   1.358 (B)   1.359 (A)

H05

→ **1.360** Gegenwärtig liegt in Deutschland der Anteil des einkommensschwächsten Viertels der Bevölkerung am Gesamteinkommen bei etwa 9%, während auf das einkommensstärkste Viertel knapp 40% des Gesamteinkommens entfallen.
Der hier beschriebene Tatbestand wird am zutreffendsten bezeichnet als:
(A) Äquivalenzeinkommen
(B) Einkommensdisparität
(C) Statusinkonsistenz
(D) Transfereinkommen
(E) vertikale Auf- und Abstiegsmobilität

H01 ■

→ **1.361** Es gibt schichtspezifische Verhaltensstile im Umgang mit Gesundheitsrisiken.
Welche der folgenden Aussagen bezüglich des Vergleichs zwischen Ober- und Unterschichtangehörigen trifft nicht zu?
(A) Bei Oberschichtangehörigen spielt die Laienätiologie eine größere Rolle.
(B) Non-Compliance ist bei Unterschichtangehörigen häufiger anzutreffen.
(C) Oberschichtangehörige besitzen mehr Wissen über Gesundheit und Krankheit.
(D) Unterschichtangehörige nehmen seltener an Vorsorge- und Früherkennungsmaßnahmen teil.
(E) Unterschichtangehörige zeigen häufiger gesundheitsschädliches Verhalten.

H04 ■

→ **1.362** Ein angelernter Industriearbeiter, der im Akkord arbeitet, verdient weit mehr als ein ehemaliger selbstständiger Ladenbesitzer, der aus wirtschaftlichen Gründen den Laden aufgeben und einen einfachen Arbeitsplatz im Industriebetrieb übernehmen musste. Wenn die beiden sich beim Mittagessen in der Betriebskantine hin und wieder begegnen und sich beispielsweise darüber unterhalten, „was man sich leisten kann (z.B. Urlaubsreisen)", entsteht eine besonders angespannte Situation.
Mit welchem soziologischen Begriff lässt sich diese angespannte Situation am besten erklären?
(A) Intrarollenkonflikt
(B) Interrollenkonflikt
(C) relative soziale Benachteiligung
(D) Rollendistanz
(E) soziale Devianz

F05

→ **1.363** Welche der folgenden Aussagen zum Zusammenhang zwischen sozialer Ungleichheit und Krankheit trifft nicht zu?
(A) Angelernte sind gesundheitlich stärker belastet als höher qualifizierte Angestellte.
(B) Das Konzept der relativen Benachteiligung besagt, dass sich statusbedingte Gesundheitsrisiken auf die untersten sozialen Gruppen beschränken.
(C) Gesundheitliche Risiken variieren mit der beruflichen Position.
(D) Nach der Drifthypothese steigen erkrankte Personen sozial ab und können keine höheren Statuspositionen erreichen.
(E) Nach der These der sozialen Verursachung treten in den unteren Schichten häufiger potenziell erkrankungsfördernde Bedingungen auf.

H00

→ **1.364** Welche Aussage entspricht der Fourastiéschen Hypothese?
(A) Bei steigendem Einkommen eines Haushalts steigen die Ausgaben für Nahrungsmittel schwächer als die Gesamtausgaben.
(B) Je größer der Grad sozialer Differenzierung einer Gesellschaft, desto höher die Wahrscheinlichkeit, dass Prozesse der Individualisierung sozialer Verhältnisse einsetzen.
(C) Mit der Industrialisierung gehen eine Verkleinerung und ein Bedeutungsverlust der Familie als zentraler gesellschaftlicher Institution einher.
(D) Mit zunehmender Technisierung eines Erwerbssektors nimmt der Anteil Erwerbstätiger in diesem Sektor ab und verlagert sich in Sektoren geringerer Technisierung.
(E) Während die Bevölkerung in einem definierten Zeitraum in exponentieller Weise wächst, nimmt die Nahrungsmittelproduktion nur in arithmetischer Reihe zu.

F05

→ **1.365** Das Verhältnis der ökonomisch abhängigen Älteren zu der erwerbsfähigen Bevölkerung, d.h.

$$\frac{\text{Bevölkerung ab 60 Jahre}}{\text{Bevölkerung ab 20 bis unter 60 Jahre}} \times 100$$

wird am zutreffendsten mit folgendem Begriff bezeichnet:
(A) Altenquotient
(B) Alten-Jugendlichen-Verhältnis
(C) Belastungsquotient
(D) Berentungsquote
(E) Quotient der Bevölkerung im dritten Lebensalter

1.360 (B)   1.361 (A)   1.362 (C)   1.363 (B)   1.364 (D)   1.365 (A)

H01 F99 ■
Ordnen Sie den in Liste 1 aufgeführten Begriffen die entsprechenden inhaltlichen Aussagen (Liste 2) zu!

Liste 1

→ **1.366** Kontraktionsgesetz
→ **1.367** Malthussches Gesetz

Liste 2

(A) Zusammenhang zwischen gesellschaftlicher Entwicklung und Familiengröße
(B) Zusammenhang zwischen Nahrungsspielraum und Bevölkerungswachstum
(C) Zusammenhang zwischen sozio-ökonomischer Entwicklungsphase und Bevölkerungswachstum
(D) Zusammenhang zwischen sozio-ökonomischer Entwicklungsphase und Familienzyklus
(E) Zusammenhang zwischen Technisierungsgrad und Wachstum eines Erwerbssektors

F02
→ **1.368** „Während die Bevölkerung im Laufe der Zeit in exponentieller Reihe wächst, nimmt die Nahrung nur in arithmetischer Reihe zu."
Welchem der nachstehenden Gesetze ist diese Aussage zuzuordnen?
(A) Fourastié-Gesetz
(B) Malthus-Gesetz
(C) Gesetz der großen Zahl
(D) Gesetz der Konzentration
(E) soziodynamisches Gesetz

F05
→ **1.369** Zu den Merkmalen des Familienzyklus in modernen Gesellschaften im Vergleich zu traditionellen Gesellschaften gehört <u>nicht</u>:
(A) Abnahme der Geburtenhäufigkeit
(B) Aufgabenzuwachs verheirateter Frauen während der Reproduktionsphase (Doppelbelastung)
(C) Ausweitung der Spätphase
(D) Vorverlagerung des Zeitpunkts der Geburt des ersten Kindes im Lebenslauf der Frau
(E) Zunahme nicht-ehelicher Lebensgemeinschaften während der Reproduktionsphase

F05
→ **1.370** Mit welchem Begriff bezeichnet man den nach Norbert Elias entscheidenden geschichtlichen Prozess einer zunehmenden „Bändigung" willkürlicher, spontaner Verhaltens- und Affektäußerungen im Dienste der Ausbreitung von Selbstkontrolle?
(A) Normierung
(B) Rationalisierung
(C) Repression
(D) Sozialisierung
(E) Zivilisierung

1.5 Fragen aus Examen Frühjahr 2006

F06
→ **1.371** Bei Herrn G., 23 Jahre alt, wird Diabetes mellitus Typ 1 diagnostiziert. In umfangreichen Patientenschulungen lernt er, sein Leben auf diese Krankheit einzustellen. Dazu gehört, die ersten Anzeichen einer Hypoglykämie zu erkennen, um mit einer sofortigen Einnahme von Zucker entgegenwirken zu können. Nach seiner Entlassung aus der Klinik ist es jedoch seine Lebensgefährtin, die ihm bei schon deutlich sichtbaren Symptomen Zucker verabreicht. Er selbst nimmt die entsprechenden Signale seines Körpers nicht wahr.
Was kommt dafür am ehesten als Grund in Betracht?
(A) Adaptation
(B) mangelnde Interozeption
(C) mangelnde Propriozeption
(D) Sensitization
(E) Symptomtoleranz

F06
→ **1.372** Zu den Gestaltmechanismen der Wahrnehmungsstrukturierung gehört <u>nicht</u>:
(A) Ähnlichkeit
(B) Geschlossenheit
(C) Nähe
(D) Prägnanz
(E) Reizdiskrimination

1.366 (A)   1.367 (B)   1.368 (B)   1.369 (D)   1.370 (E)   1.371 (B)   1.372 (E)

F06
→ 1.373 Ein Patient mit lumbalen Rückenschmerzen zeigt bei unterschiedlichen psychischen Belastungen immer stark erhöhte muskuläre Aktivität im Elektromyogramm des M. erector spinae, nicht im Bereich des M. trapezius.
Welches psychophysiologische Konzept findet hier eine Bestätigung?
(A) allgemeines Adaptationssyndrom
(B) individuelle Reaktionsstereotypie
(C) Motivationsspezifität
(D) Reizdiskrimination
(E) unspezifische physiologische Aktivierung

F06 ■■
→ 1.374 Worin spiegelt sich die kortikale Verarbeitung eines spezifischen Sinnesreizes im EEG am besten wider?
(A) Alpha-Blockade
(B) Bereitschaftspotential
(C) ereigniskorreliertes Potential
(D) kontingente negative Variation
(E) Spontan-EEG

F06
→ 1.375 In einem Schmerzexperiment muss die Versuchsperson ihren Arm in Eiswasser eintauchen. Sie messen die Zeit, wie lange sie den Arm im Eiswasser lässt.
Worauf zielt dieses Experiment vorrangig ab? Erfassung der
(A) objektiven Schmerzintensität
(B) Schmerzqualität
(C) Schmerztoleranzschwelle
(D) Schmerzwahrnehmungsschwelle
(E) subjektiven Schmerzintensität

F06 ■
→ 1.376 Ein junger Mann ist sich seiner feindseligen Haltung anderen Menschen gegenüber nicht bewusst. Er hält sich vielmehr für sehr friedliebend und betätigt sich mit großem Engagement in einer pazifistischen Organisation.
Falls in diesem Verhalten ein Abwehrmechanismus zum Ausdruck kommt: um welchen handelt es sich aus psychoanalytischer Sicht am ehesten?
(A) Isolierung
(B) Projektion
(C) Rationalisierung
(D) Reaktionsbildung
(E) Verschiebung

F06 ■
→ 1.377 Einige psychische Funktionen sind schwerpunktmäßig in der rechten Hirnhälfte lateralisiert. Welche gehört nicht dazu?
(A) Gesichter erkennen
(B) musikalische Leistungen
(C) räumliche Wahrnehmung
(D) sprachlich-sequenzielles Denken
(E) Verarbeitung insbesondere von negativen Emotionen

F06 ■■
→ 1.378 Das Vorgehen, Verhaltensweisen, die sich häufiger zeigen, zu benutzen, um Verhaltensweisen zu verstärken, die weniger häufig auftreten, wird am zutreffendsten charakterisiert als
(A) intermittierende Verstärkung
(B) negative Verstärkung
(C) Premack-Prinzip
(D) Reizdiskriminierung
(E) Reizgeneralisierung

F06 ■■
→ 1.379 Zum wiederholten Mal wehrt sich die 8-jährige Jana während der Zahnbehandlung so heftig, dass der Zahnarzt wiederum die Behandlung entnervt abbricht.
Welches Prinzip der instrumentellen Konditionierung erklärt am ehesten die Aufrechterhaltung des unerwünschten Verhaltens des Kindes?
(A) negative Bestrafung
(B) negative Verstärkung
(C) positive Bestrafung
(D) positive Verstärkung
(E) sekundäre Verstärkung

F06 ■
→ 1.380 Herr U., 54 Jahre, klagt bei seinem Hausarzt über Gedächtnisprobleme. „Wenn ich einen Artikel in der Zeitung gelesen habe, habe ich die Inhalte bereits nach einer halben Stunde vergessen. Was ist bloß los?"
Welche Gedächtnisfunktion ist bei Herrn U. am ehesten betroffen?
(A) deklaratives, episodisches Gedächtnis
(B) deklaratives, semantisches Gedächtnis
(C) echoisches Gedächtnis
(D) ikonisches Gedächtnis
(E) implizites (nicht-deklaratives) Gedächtnis

1.373 (B)   1.374 (C)   1.375 (C)   1.376 (D)   1.377 (D)   1.378 (C)   1.379 (B)   1.380 (B)

F06

→ **1.381 Was trifft auf primäre Emotionen nicht zu?**
(A) Auch blind geborene Menschen haben ein typisches mimisches Ausdrucksverhalten.
(B) Ausdrucksmuster von Basisemotionen entstehen durch willentliche Steuerung einzelner Muskeln oder Muskelgruppen.
(C) Der Ausdruck von Emotionen kann schon in den ersten Lebenswochen durch Gesichter von Bezugspersonen ausgelöst werden.
(D) Die emotionsspezifische Mimik zeigt sich in der kindlichen Entwicklung sehr früh, manchmal schon kurz nach der Geburt.
(E) Im interkulturellen Vergleich werden sie unabhängig von der ethnischen Zugehörigkeit gezeigt und erkannt.

F06 ■

→ **1.382 Frau A.** hat im Gespräch mit ihrem Gynäkologen erfahren, dass eine Operation unumgänglich ist. Beim Verlassen der Praxis bemerkt sie, dass ihre Hände zittern und ihr Herz schnell schlägt. Sie fragt sich: „Ob die Operation mir Angst macht?"
Welcher der nachfolgenden Theorien entspricht der hier beschriebene Prozess der Emotionsentstehung am ehesten?
(A) Theorie der erlernten Hilflosigkeit von Seligman
(B) Theorie des allgemeinen Adaptationssyndroms von Selye
(C) Theorie von Cannon und Bard
(D) Theorie von James und Lange
(E) Theorie von Yerkes und Dodson

F06

→ **1.383 Ein leistungsmotivierter Student** will unbedingt sein Examen bestehen. Andererseits hegt er große Vorbehalte dagegen, weil dies bedeuten würde, den ihm von seinem Vater aufgedrängten Berufswunsch zu verwirklichen.
Um welche Konfliktkonstellation handelt es sich hierbei?
(A) Ambivalenzkonflikt
(B) Appetenz-Appetenz-Konflikt
(C) Aversions-Aversions-Konflikt
(D) doppelter Annäherungs-Vermeidungs-Konflikt
(E) Selbstwertkonflikt

F06

→ **1.384 Ein Patient** ist charakterisiert durch ein übertriebenes Gefühl der eigenen Bedeutung, Machtphantasien und einen Wechsel zwischen hohem Selbstwertgefühl und erlebter Wertlosigkeit.
Welche Persönlichkeitsstörung liegt am wahrscheinlichsten vor?
(A) antisoziale Persönlichkeitsstörung
(B) dependente Persönlichkeitsstörung
(C) narzisstische Persönlichkeitsstörung
(D) paranoide Persönlichkeitsstörung
(E) zwanghaft Persönlichkeitsstörung

F06 ■

→ **1.385 Ein fünfjähriges Kind** beobachtet das Füllen zweier gleich großer Gläser mit der gleichen Menge an Wasser und bestätigt die Gleichheit der Mengen. Dann wird vor den Augen des Kindes das Wasser aus einem der Gläser in ein neues schmaleres Glas umgefüllt, wobei der Wasserspiegel im neuen Glas deutlich höher liegt. Auf die Frage, in welchem Glas mehr Wasser sei, deutet das Kind auf das neue Glas.
Welchem Stadium der Entwicklung des Denkens entspricht das Verhalten des Kindes?
(A) dem sensumotorischen Stadium
(B) dem präoperatorischen Stadium
(C) dem Stadium der konkreten Operationen
(D) dem Stadium der formalen Operationen
(E) dem Stadium des abstrakten Denkens

F06

→ **1.386 Infolge Betriebsschließung** scheidet ein 55-jähriger Facharbeiter bei guter Gesundheit unfreiwillig aus dem Erwerbsleben aus und wird vorzeitig berentet.
Welcher soziologische Begriff wird verwendet, um diesen für das Stresserleben wichtigen Tatbestand zu erfassen?
(A) Interrollenkonflikt
(B) Intrarollenkonflikt
(C) Rollendistanz
(D) Statuskristallisation
(E) Statusverlust

1.381 (B)   1.382 (D)   1.383 (A)   1.384 (C)   1.385 (B)   1.386 (E)

F06

→ **1.387** Beim Prozess der Akkulturation handelt es sich um das Einleben von Migranten in einem neuen Land. Dieser Prozess kann sehr unterschiedlich verlaufen.
Welche Art der Akkulturation beschreibt die Marginalisation?
(A) Der Migrant legt keinen Wert auf seine eigene Identität und möchte „dazugehören".
(B) Der Migrant behält seine kulturelle Identität und hat gute Beziehungen zu den Bewohnern des Ziellandes.
(C) Der Migrant lebt seine eigene Kultur weiter und geht keine Kontakte zu Personen außerhalb seiner Ethnie ein.
(D) Der Migrant verliert den Kontakt zur eigenen Kultur und findet keinen Anschluss an eine neue Gruppe.
(E) Der Migrant behält seine Identität, leidet unter fehlenden Kontakten und erkrankt infolgedessen.

F06

→ **1.388** Welche der folgenden Aussagen trifft **am wenigsten** auf den Modernisierungsprozess der Sozialstruktur in Deutschland in der 2. Hälfte des 20. Jahrhunderts (1950–1999) zu?
(A) Die Ausbreitung vertikaler und horizontaler sozialer Ungleichheiten führt zu einer Differenzierung der Sozialstruktur in unterschiedliche „soziale Milieus".
(B) Die Bildungsexpansion eröffnet einem steigenden Anteil der Bevölkerung die Chance beruflicher Höherqualifizierung.
(C) Die Tertiärisierung von Erwerbsverhältnissen nimmt zu.
(D) Stabilität und normative Geltung der Institutionen „Ehe" und „Familie" schwächen sich ab.
(E) Zunehmende Individualisierung des gesellschaftlichen Lebens führt zum Verschwinden schichtspezifischer Ungleichheiten von Lebenschancen.

F06

→ **1.389** Eine Studie zum Verlauf der Schizophrenie hat gezeigt, dass schon viele Jahre vor dem Akutstadium (Halluzinationen, Wahn) und der ersten Behandlung ein Frühstadium nachweisbar ist, das u. a. durch Antriebsarmut, Depression, Gleichgültigkeit und sozialen Rückzug geprägt ist. Während dieses Frühstadiums setzt häufig ein sozialer Abstieg ein, der den Abbruch der Schul- oder Berufsausbildung, Verlust des Arbeitsplatzes, Scheidung und soziale Isolation umfassen kann.
Mit welchem theoretischen Konzept lässt sich dieser soziale Abstieg erklären?
(A) sekundäre Devianz
(B) soziale Benachteiligung
(C) soziale Drift
(D) soziale Verursachung
(E) Statusinkonsistenz

F06

→ **1.390** Welche Aussage zur Fourastié-Hypothese trifft zu?
(A) Die Fourastié-Hypothese beschreibt den Funktionsverlust der Kleinfamilie.
(B) Die Fourastié-Hypothese beschreibt den Zusammenhang zwischen Ausbildungsniveau und Höhe des Erwerbseinkommens.
(C) Nach der Fourastié-Hypothese lösen sich soziale Schichten in mehrdimensionale soziale Lagen auf.
(D) Nach der Fourastié-Hypothese verändert sich der Anteil von Beschäftigten in einem Erwerbssektor in Abhängigkeit vom Grad der Technisierung und Automatisierung.
(E) Nach der Fourastié-Hypothese sind intergenerative Aufstiegsprozesse in modernen Gesellschaften stets zahlreicher als intergenerative Abstiegsprozesse.

F06

→ **1.391** Herr W. hat ein wirtschaftswissenschaftliches Studium mit Erfolg abgeschlossen. Er bekleidete für mehrere Jahre eine Stelle im Management einer großen Firma. Nach der Insolvenz der Firma war er für längere Zeit arbeitslos und nahm schließlich eine erheblich schlechter bezahlte Stelle am Empfang einer Werbeagentur an.
Mit welchem soziologischen Begriff lässt sich diese Veränderung am besten beschreiben?
(A) mit dem Begriff der horizontalen Mobilität
(B) mit dem Begriff der Klassenzugehörigkeit
(C) mit dem Begriff der Schichtzugehörigkeit
(D) mit dem Begriff der Statusinkonsistenz
(E) mit dem Begriff der Statuspassage

1.387 (D)   1.388 (E)   1.389 (C)   1.390 (D)   1.391 (D)

F06

→ **1.392** Eine Mutter leidet unter prämenstruellen Beschwerden und reagiert während dieser Phase besonders gereizt auf nichtige Anlässe. So führt sie beispielsweise ihre Gereiztheit auf das nervige Verhalten ihrer Kinder zurück.

Diese Art der Begründung bezeichnet man als

(A) Kausalattribution
(B) Reaktionsbildung
(C) Reizgeneralisation
(D) Sensitization
(E) Verleugnung

F06

→ **1.393** Eine starke Raucherin kommt aufgrund eines ärztlichen Rates zu der Überzeugung: „Ich weiß genau, dass ich in der Lage bin, das Rauchen aufzugeben."

Welchen Begriff sieht das sozial-kognitive Prozessmodell des Gesundheitsverhaltens dafür vor?

(A) Ergebniserwartung
(B) externale Kontrolle
(C) Intention
(D) Kompetenzerwartung
(E) volitionaler Prozess

F06

→ **1.394** Das Gesicht einer jungen Frau ist durch ein großes, sehr auffälliges „Muttermal" gezeichnet. Wiederholt muss sie erfahren, dass Bekannte sich von ihr ohne ersichtlichen weiteren Grund abwenden. Die Frau zieht sich immer mehr aus dem gesellschaftlichen Leben zurück, bis sie zuletzt auch auf die Ausübung ihres Berufs verzichtet.

Mit welchem medizinsoziologischen Begriff wird dieser Prozess des sich Zurückziehens bezeichnet?

(A) negative Sanktionierung
(B) primäre Abweichung
(C) sekundäre Abweichung
(D) soziale Phobie
(E) soziale Rollendistanz

F06 ■

→ **1.395** Die frequenzanalytische Auswertung eines Elektroenzephalogramms (EEG) zeigt während der Ableitung eine dominierende Alpha-Frequenz.

Für welchen Bewusstseinszustand spricht dieses EEG am ehesten?

(A) desorganisiert, eventuell Kontrollverlust, geringe Leistungsfähigkeit
(B) entspannter Wachzustand, geschlossene Augen, kreative Gedanken, Tagträume
(C) keine Reizverarbeitung, keine Reaktion
(D) reduzierte Reizverarbeitung, Reaktion erst bei starker oder für die Person bedeutungsvoller Reizung
(E) wache Aufmerksamkeit, sehr leistungsfähig, optimale Reizverarbeitung

F06 ■

→ **1.396** Auf welcher Intelligenztheorie baut der Hamburg-Wechsler-Intelligenztest für Erwachsene auf?

(A) Generalfaktorentheorie
(B) Intelligenzmodell von Jäger
(C) Konzept der kristallinen und fluiden Intelligenz
(D) Multiple Faktorentheorie der Intelligenz
(E) Phasenmodell der Intelligenzentwicklung

F06 ■■

→ **1.397** Welche der nachfolgenden Aussagen beschreibt das Gütekriterium der Reliabilität am zutreffendsten?

Die Reliabilität gibt den Grad der

(A) Genauigkeit an, mit dem ein Test dasjenige Merkmal, das er messen oder vorhersagen soll, auch tatsächlich misst oder vorhersagt
(B) Genauigkeit an, mit dem ein Test ein bestimmtes Merkmal misst, gleichgültig, ob er dieses Merkmal auch zu messen beansprucht
(C) Genauigkeit an, mit der sich individuelle Testergebnisse in einem Bezugssystem abbilden lassen
(D) Standardisierung des Testmaterials und der Durchführungsbedingungen an
(E) Unabhängigkeit der Testergebnisse von der Person des Untersuchers an

F06
→ 1.398 In einer umfangreichen Studie wird untersucht, ob Frauen, die aktuell eine Vitamin-A- und Vitamin-E-reiche Ernährung praktizieren, später seltener an Brustkrebs (Mammakarzinom) erkranken als Frauen, die sich vitaminarm ernähren.
Welcher Studientyp liegt vor?
(A) Fall-Kontroll-Studie
(B) katamnestische Studie
(C) prospektive epidemiologische Studie
(D) Querschnittsstudie
(E) randomisierte klinische Studie

F06
→ 1.399 In einer epidemiologischen Studie über Zusammenhänge zwischen Inanspruchnahme von Krankheitsfrüherkennungsuntersuchungen und Einkommen in einer Großstadt wurden einzelne Bezirke anhand des durchschnittlichen Einkommens ihrer Einwohner miteinander verglichen.
Welche Datenart wurde hier herangezogen?
(A) Aggregatdaten
(B) Globaldaten
(C) Individualdaten
(D) Primärdaten
(E) qualitative Daten

F06
→ 1.400 In einer Studie zum Inanspruchnahmeverhalten von Vorsorgemaßnahmen werden die Behandlungsakten einer zufällig ausgewählten Stichprobe von Arztpraxen einer Stadt ausgewertet.
Um welche Art von Untersuchung handelt es sich hier?
(A) Doppelblindstudie
(B) Metaanalyse
(C) Panelstudie
(D) Quota-Verfahren
(E) Sekundärdatenanalyse

F06 ■
→ 1.401 Eine positive lineare Korrelation zwischen zwei Variablen
(A) bedeutet, dass höhere Werte auf der einen Variable mit höheren Werten auf der anderen Variable einhergehen
(B) beweist, dass der Zusammenhang zweier Variablen durch eine dritte Variable bedingt ist
(C) bedeutet, dass höhere Werte auf der einen Variable mit niedrigeren Werten auf der anderen Variable einhergehen
(D) beweist den kausalen Einfluss der einen Variable auf die andere Variable
(E) beweist den wechselseitigen Einfluss zweier Variablen aufeinander

F06 ■■
→ 1.402 Die Validität eines Filtertests wird von mehreren Komponenten bestimmt.
Wie errechnen sich anhand der Vierfelder-Tafel die Falsch-Positiven (Anteil der Personen ohne Krankheit, die fälschlicherweise vom Test als krank bezeichnet werden)?

		Endgültige Diagnose		
		positiv	negativ	total
Filtertest-ergebnis	positiv	a	b	a + b
	negativ	c	d	c + d
	total	a + c	b + d	a + b + c + d

(A) $= \dfrac{a}{a + b}$

(B) $= \dfrac{a}{a + c}$

(C) $= \dfrac{b}{b + d}$

(D) $= \dfrac{b}{c + d}$

(E) $= \dfrac{c}{a + c}$

F06 ■
→ 1.403 Zur Untersuchung von Aufmerksamkeitsprozessen werden in der Hirnforschung verschiedene Untersuchungsmethoden eingesetzt.
Welche der nachstehenden Methoden hat die beste zeitliche Auflösung?
(A) Computertomographie
(B) Elektroenzephalographie
(C) funktionelle Magnetresonanztomographie
(D) Magnetresonanztomographie
(E) Positronen-Emissions-Tomographie

F06 ■
→ 1.404 Welche Persönlichkeitseigenschaft gehört nicht zu den nach dem Fünf-Faktorenmodell („Big Five") identifizierten Persönlichkeitseigenschaften?
(A) Extraversion
(B) Gewissenhaftigkeit (conscientiousness)
(C) Offenheit für Erfahrungen
(D) Realismus
(E) Verträglichkeit (agreeableness)

F06 ■■

→ 1.405 Was hat sich nach dem Modell des demographischen Übergangs in der sog. Umschwungphase im Zuge der Industrialisierung als die entscheidende demographische Größe ausgewirkt?
(A) Abnahme der Kinderzahl
(B) frühes Heiratsalter
(C) hohe Heiratshäufigkeit
(D) Säuglingssterblichkeit
(E) Wanderungsüberschuss (mehr Ein- als Auswanderungen in einem Gebiet)

F06

→ 1.406 In einer im Jahr 2000 bei Betriebsangehörigen durchgeführten Screening-Untersuchung wurde festgestellt, dass 21 % der Männer und 32 % der Frauen unter starkem Übergewicht leiden.
Welche der folgenden Angaben kennzeichnet den methodischen Ansatz dieser Studie am zutreffendsten?
(A) Fall-Kontroll-Studie
(B) Kohortenstudie
(C) Studie zur Prävalenz des Übergewichts
(D) Studie zur Inzidenz des Übergewichts
(E) Studie, die auf Aggregatdaten beruht

F06

→ 1.407 Eine 30 Jahre alte Patientin klagt über wiederholt auftretende und häufig wechselnde körperliche Beschwerden, die nicht durch medizinische Untersuchungsbefunde erklärt werden können. Sie leidet darunter und hat bereits eine lange „Patientenkarriere" hinter sich.
Eine solche Präsentation körperlicher Beschwerden wird am zutreffendsten bezeichnet als:
(A) Aggravation
(B) Dissimulation
(C) sekundärer Krankheitsgewinn
(D) Somatisierung
(E) Verdrängung

F06 ■

→ 1.408 Ein 54-jähriger Mann, der seit einem halben Jahr arbeitslos ist, klagt über beeinträchtigtes Selbstwertgefühl, Energielosigkeit und Mattigkeit. Obwohl er den ganzen Tag über müde sei, könne er abends nicht einschlafen und wache morgens sehr früh auf. Zudem könne er sich schlecht konzentrieren und habe häufig Kopfschmerzen.
Welche psychische Störung kommt differenzialdiagnostisch am ehesten in Betracht?
(A) akute Belastungsstörung
(B) Depression
(C) Hypochondrie
(D) posttraumatische Belastungsstörung
(E) Somatisierungsstörung

F06

→ 1.409 Ein Patient kommt wegen chronischer Rückenschmerzen in die medizinische Rehabilitation. Im Aufnahmegespräch stellen Arzt und Patient gemeinsam das Behandlungsprogramm zusammen.
Welche der folgenden Maßnahmen kommt hierbei nicht als sinnvoller Behandlungsbaustein in Betracht?
(A) Biofeedback
(B) Entspannungsverfahren
(C) geleitete Imagination
(D) schmerzkontingente Bewegungsschonung
(E) Stressbewältigungstraining

F06

→ 1.410 Ein 50-jähriger Herzinfarktpatient erzählt dem behandelnden Arzt im Krankenhaus von seinen starken beruflichen Belastungen in den vergangenen Jahren: Als Industriemeister war er trotz Personalabbaus bei den ihm unterstellten Arbeitern für die pünktliche Lieferung der hergestellten Produkte verantwortlich. Er selbst war ebenfalls von der Gefahr des Arbeitsplatzverlustes bedroht.
Diese krankheitswertige Belastungssituation (hohe Verausgabung – niedrige Belohnung) lässt sich am besten anhand des folgenden medizinsoziologischen Modells erfassen:
(A) Anforderungs-Kontroll-Modell
(B) Modell beruflicher Autonomie
(C) Modell beruflicher Gratifikationskrisen
(D) Modell der kognitiven Dissonanz
(E) Modell des sozialen Vergleichsprozesses

1.405 (A)   1.406 (C)   1.407 (D)   1.408 (B)   1.409 (D)   1.410 (C)

F06
→ 1.411 Ein Herzinfarktpatient erhält von seinem Arzt den Rat, die Ernährung umzustellen und sich künftig mehr zu bewegen, ohne genau informiert zu werden, wie er das erreichen soll. Der Patient ist sich jedoch sicher, die Umstellung erfolgreich alleine zu schaffen.

Welche Theorie macht Aussagen zu diesem Einstellungsmuster?
(A) Anforderungs-Kontroll-Modell
(B) Dissonanztheorie
(C) Gratifikationskrisenmodell
(D) Modell sozialer Unterstützung
(E) Theorie der Selbstwirksamkeit

F06 ■
→ 1.412 Studien zur gesundheitlichen Ungleichheit haben häufig ungünstigere Verhältnisse hinsichtlich Morbidität, Mortalität und andere Indikatoren der Gesundheit in den unteren sozialen Schichten gefunden.

Was ist kein Korrelat der Zugehörigkeit zu unteren sozialen Schichten?
(A) geringere Lebenserwartung
(B) größere Häufigkeit der koronaren Herzkrankheit
(C) größere Häufigkeit von Allergien
(D) größere Häufigkeit von Lungenkrebs
(E) höheres Körpergewicht

F06 ■■
→ 1.413 Im Stufenmodell (transtheoretischen Modell) der Verhaltensänderung nach Prochaska und DiClemente werden Motivationsstufen unterschieden. Welche gehört nicht dazu?
(A) Bewusstwerden (contemplation)
(B) Vorbereitung (preparation)
(C) Handlung (action)
(D) Aufrechterhaltung (maintenance)
(E) Selbstwirksamkeit (self-efficacy)

F06
→ 1.414 Ein Screening-Test zur Diagnostik einer Depression hat eine hohe Sensitivität, wenn
(A) bei einem positiven Testergebnis mit sehr hoher Wahrscheinlichkeit eine Depression vorliegt
(B) die Prävalenz der Depression in der untersuchten Population hoch ist
(C) die Rate falsch positiver Testergebnisse niedrig ist
(D) er einen möglichst großen Anteil derjenigen Patienten ausschließt, die auch tatsächlich keine Depression haben
(E) er einen möglichst großen Anteil derjenigen Patienten erfasst, die auch tatsächlich an einer Depression leiden

2   Ärztliches Handeln

2.1   Arzt-Patient-Beziehung

2.1.1   Professionalisierung des Arztberufes

F04 F01
→ 2.1 Zu den spezifischen Merkmalen des Professionalisierungsprozesses des Arztberufes gehört nicht:
(A) Ausbreitung eines staatlich geschützten Dienstleistungsmarktes (Behandlungsmonopol)
(B) Ausbreitung kollegialer Eigenkontrolle (z.B. Peer-Review, Berufsgericht)
(C) hohes Maß an beruflicher Autonomie
(D) zunehmende fachliche Spezialisierung
(E) zunehmender Frauenanteil an der beruflich aktiven Ärzteschaft

2.1.2   Arztrolle

H03 ■■
→ 2.2 Die Arztrolle ist eine erworbene Berufsrolle, mit der sich Verhaltenserwartungen verbinden. Dazu gehört die uneingeschränkte Bereitschaft zur Hilfeleistung.
Welche Rollenerwartung (nach T. Parsons) ist damit angesprochen?
(A) Empathie
(B) fachliche Kompetenz
(C) funktionale Spezifität
(D) Kongruenz
(E) Universalismus

1.411 (E)   1.412 (C)   1.413 (E)   1.414 (E)   2.1 (E)   2.2 (E)

H05

2.3 In einer Studie zu Einflussfaktoren auf therapeutische Entscheidungen bei behandelnden Ärzten wurde festgestellt, dass älteren Patientinnen viel seltener neue, besonders wirksame Medikamente verschrieben werden als jüngeren Frauen, aber auch als gleichaltrigen Männern mit entsprechenden Beschwerden.
Gegen welche der nachstehenden Rollennormen verstoßen diese Ärzte am ehesten?
(A) affektive Neutralität
(B) funktionale Spezifität
(C) Kollektivitätsorientierung
(D) Universalismus
(E) Wirtschaftlichkeit

H04 ■

2.4 „Ich überweise Sie zur Abklärung an einen Neurologen", sagt Dr. B., ein niedergelassener Internist, zu Frau H. Sie entgegnet: „Aber Sie sind doch so ein guter Arzt! Was soll ich dahin gehen? Können Sie mich nicht untersuchen?" Dr. B. würde gegen ein bestimmtes Merkmal der Arztrolle nach Parsons verstoßen, wenn er Frau H. nicht überweisen würde.
Um welches Merkmal handelt es sich?
(A) Altruismus
(B) Empathie und Wertschätzung
(C) funktionale Spezifität
(D) Gegenübertragung
(E) Universalismus

H03

2.5 Im Kontakt mit seinen Patienten sollten äußeres Verhalten und inneres Erleben des Arztes miteinander übereinstimmen.
Mit welchem der nachfolgenden Begriffe lässt sich diese Verhaltensanforderung am zutreffendsten kennzeichnen?
(A) Echtheit
(B) Empathie
(C) Transparenz
(D) Übertragung
(E) Wertschätzung

H02

2.6 Der französische König Ludwig XIII. ließ seinen Leibarzt Moreau ans Krankenbett kommen und befahl diesem: „Sie werden mich wie einen gewöhnlichen Patienten behandeln!" „Sire", entgegnete Moreau", „da mache ich keinen Unterschied; ich behandele alle meine Patienten wie Könige."
Nach Parsons hebt der Arzt mit dieser Erwiderung in erster Linie auf Folgendes ab:
(A) affektive Neutralität
(B) iatrogene Fixierung
(C) funktionale Spezifität
(D) technische Kompetenz
(E) universalistische Orientierung

F91

2.7 In einer amerikanischen Filmkomödie kommt ein Psychiater vor, der den Patienten, einen Bankfachmann, dazu bringt, auf der Couch Aussagen über den künftigen Verlauf bestimmter Aktienkurse zu machen. Er notiert sich diese Aussagen und tätigt entsprechende Bankgeschäfte.
Gegen welche <u>zwei</u> berufliche Merkmale der von Parsons entwickelten Arztrolle verstößt der Psychiater?
(A) Altruismus und funktionelle Spezifität
(B) Altruismus und technische Kompetenz
(C) funktionelle Spezifität und affektive Neutralität
(D) technische Kompetenz und funktionelle Spezifität
(E) universalistische Einstellung und affektive Neutralität

F01

2.8 Welche beispielhafte Beschreibung ist für das Merkmal ärztlichen Handelns „funktionale Spezifität" zutreffend?
(A) Als Frauenarzt habe ich nichts Krankhaftes bei Ihnen feststellen können. Aber wegen Ihrer Schmerzen im rechten Oberbauch würde ich Ihnen eine Überweisung an einen Internisten schreiben und auch jemanden empfehlen.
(B) Es tut mir leid, aber nach Ihren medizinischen Befunden und wie ich Sie als Arzt bewerten muss, kann ich Sie nicht länger krank schreiben.
(C) Hören Sie mit dem Rauchen auf, wenn Sie Ihre Blutgefäße nicht noch mehr schädigen wollen.
(D) Natürlich bin ich jetzt ganz für Sie da. Aber auch die anderen Patienten, die draußen warten, brauchen mich genauso.
(E) Wir kommen nicht weiter, wenn Sie nur immer sagen, Sie hätten unerträgliche Schmerzen. Ich sollte schon wissen, wann und wo Sie sie haben. Erst dann kann ich mir als Arzt ein Bild machen.

F02

→ **2.9** Bei einer 45-jährigen Patientin, die wegen leichter Zyklusstörungen ihren Frauenarzt konsultiert, entsteht aufgrund einer sehr eingehenden anamnestischen Befragung und Untersuchung die Vorstellung, dass eine Krebserkrankung vorliege. Obwohl der Arzt ein Malignom ausschließt und dies der Patientin mitteilt, hält sie ängstlich an ihrer Vorstellung fest.
Welche Erklärung kommt für das Verhalten der Patientin am ehesten in Betracht?
(A) iatrogene Fixierung
(B) Konversion
(C) Reaktionsbildung
(D) Regression
(E) sekundärer Krankheitsgewinn

H99

→ **2.10** Welche Aussage trifft <u>nicht</u> zu?
iatrogene Fixierung
(A) beruht auf Fehlorientierungen durch das Laiensystem
(B) kann beitragen, dass Krankheitssymptome aufrecht erhalten werden
(C) kann eine hypochondrische Entwicklung einleiten
(D) kann ein Versuch des Patienten darstellen, psychogene Krankheitsprozesse nicht vor sich selbst transparent werden lassen
(E) wird durch das Handeln des Arztes ausgelöst

F04

→ **2.11** Die Verpflichtung des Arztes, den Patienten nach bestem Wissen und Gewissen zu behandeln und ihm nach Möglichkeit keinen Schaden zuzufügen, ist Bestandteil einer Professionsethik.
Welcher ethischen Tradition lässt sich diese Verpflichtung am besten zuordnen?
(A) ethischer Utilitarismus
(B) postmaterialistische Ethik
(C) universalistische Ethik
(D) Verantwortungsethik
(E) Zukunftsethik

H05

→ **2.12** „Therapeutisches Klonen ist immer dann bedenkenlos, wenn Hoffnungen auf eine Anwendung neuer Forschungsergebnisse bestehen, welche zu verbesserten Heilungschancen von Krankheiten führen".
Diese ethische Argumentationsrichtung bezeichnet man als:
(A) deontologische Ethik
(B) ethischer Utilitarismus
(C) universalistische Moral
(D) Verantwortungsethik
(E) wertkonservative Orientierung

F00

→ **2.13** In einem Lehrbuch der Allgemeinmedizin findet sich folgender Merksatz zur Rolle des Vertragsarztes im Gesundheitswesen:
„Der Widerstreit zwischen Regeln der Medizin, den Erwartungen der Patienten, Kostenfragen und Vorschriften des Sozialrechts bestimmt häufig den Praxistag. Nicht zuletzt wird das Bemühen um den eigenen wirtschaftlichen Erfolg die Handlungsweise beeinflussen."
Welche der nachstehenden Aussagen zu diesem Zitat trifft <u>nicht</u> zu?
(A) Das Handeln des Arztes unterliegt einer äußeren sozialen Kontrolle.
(B) Das Zitat belegt eine Kluft zwischen den von T. Parsons postulierten ärztlichen Rollennormen und dem praktischen Handeln des Arztes.
(C) Die Rolle des Arztes setzt sich aus Normen zusammen, die von verschiedenen Sendern stammen.
(D) Die Rolle des Arztes setzt sich aus mehreren Rollensektoren zusammen.
(E) Es wird eine Konstellation beschrieben, die einen Interrollenkonflikt beinhaltet.

2.1.3   Krankenrolle

F03

→ **2.14** Der Prozess des Krankheitsverhaltens beschreibt verschiedene Stadien des Verhaltens einer Person, die sich krank fühlt oder die von ihrer Umwelt als krank angesehen wird.
Dieser Prozess beginnt mit:
(A) Entlastung von Rollenverpflichtungen
(B) Selbstmedikation (aufgrund der Laienätiologie)
(C) Übergang in die Patientenrolle
(D) Wahrnehmung von Beschwerden (Symptomen)
(E) Zuweisung zum professionellen System

2.9 (A)   2.10 (A)   2.11 (D)   2.12 (B)   2.13 (E)   2.14 (D)

H03 ■■

→ **2.15** Der Soziologe T. Parsons hat im Rahmen seiner soziostrukturellen Theorie typische Verhaltenserwartungen beschrieben, die in den modernen Industriegesellschaften an einen Kranken gerichtet werden. Welche der nachstehenden Erwartungen an den Kranken passt am wenigsten in dieses Konzept?

(A) Es wird erwartet, dass er die jeweils zur Verfügung stehenden medizinischen Angebote zur Diagnose und Behandlung von Krankheiten in Anspruch nimmt.

(B) Es wird erwartet, dass er krankheitsbedingte soziale Abweichungen von der Normalität aktiv vermeidet.

(C) Es wird erwartet, dass er mit den Experten mit dem Ziel der Wiederherstellung seiner Gesundheit kooperiert.

(D) Es wird erwartet, dass er wieder gesund werden will und das ihm Mögliche dazu tut.

(E) Es wird ihm das Privileg zugestanden, von allgemein geltenden Rollenverpflichtungen und Verantwortungen des Alltags entsprechend der Art seiner Erkrankungen entbunden zu werden.

F04 F01

→ **2.16** Zu den zentralen Merkmalen der Krankenrolle (nach Parsons) gehört die Abweichung von üblichen sozialen Verpflichtungen des Alltagslebens. Diese Abweichung

(A) belegt, dass mit der Einnahme der Krankenrolle ein primärer Krankheitsgewinn verbunden ist

(B) ist durch ärztliche Diagnosestellung legitimiert

(C) ist Folge einer iatrogenen Fixierung

(D) wird als sekundäre Devianz bezeichnet

(E) wird im Allgemeinen gesellschaftlich negativ sanktioniert

F02

→ **2.17** Welche Aussage zur Krankenrolle (nach Parsons) trifft nicht zu?

(A) Die Krankenrolle konstituiert sich durch normative Erwartungen, die von der Gesellschaft an den Kranken herangetragen werden.

(B) Die Bestimmungen der Krankenrolle sind mit der Verpflichtung vereinbar, im Fall der Erkrankung alles zu tun, was für eine baldige Heilung bzw. Besserung nützlich ist.

(C) Die Bestimmungen der Krankenrolle treffen auf chronisch Kranke, nicht jedoch auf akut Kranke zu.

(D) Die Krankenrolle steht in einem komplementären Verhältnis zur Arztrolle.

(E) Mit der Übernahme der Krankenrolle durch den Erkrankten wird das Problem sozialer Abweichung im Krankheitsfall normativ geregelt.

F99

→ **2.18** Welchen Aspekt der Krankenrolle (nach T. Parsons) unterstellt der Slogan „AIDS kriegt man nicht, AIDS holt man sich!" als auf AIDS-Kranke nicht zutreffend?

(A) dass AIDS-Kranke für ihren Zustand entschuldigt sind

(B) dass AIDS-Kranke mit dem zuständigen Arzt kooperieren müssen

(C) dass AIDS-Kranke sich um die Wiederherstellung ihrer Gesundheit bemühen müssen

(D) dass AIDS-Kranke von ihren sozialen Rollenverpflichtungen befreit sind

(E) dass die Krankheit AIDS abweichendes Verhalten im soziologischen Sinne ist

H03 ■

→ **2.19** Unter dem primären Krankheitsgewinn versteht man in der Psychoanalyse, dass

(A) anderen die Verantwortung für die eigenen Symptome zugesprochen wird

(B) Bezugspersonen einem „Kranken" mehr Zuwendung geben

(C) die Konfliktspannung in einem neurotischen Konflikt durch Symptombildung reduziert wird

(D) ein Kranker geschont wird

(E) Symptome von den Betroffenen als wesensfremd empfunden werden

H94

→ **2.20** Primärer Krankheitsgewinn besteht nach psychoanalytischer Auffassung in dem Gewinn, der z.B. dann entsteht, wenn

(A) ein Patient mit chronischen Schmerzen eine Rente zugesprochen bekommt

(B) ein krankes Kind von den Eltern besonders liebevoll umsorgt wird

(C) eine Patientin aufgrund einer Oberschenkelfraktur von einer ungeliebten Arbeitsstelle fern bleiben darf

(D) als Folge eines intrapsychischen Konfliktes eine körperliche Symptomatik entsteht und die Aufmerksamkeit dadurch von den Konflikten abgelenkt wird

(E) eine Patientin interessierte Zuhörer findet, wenn sie von ihrer Erkrankung erzählt

F95 F89

→ **2.21** Eine vereinsamte Bewohnerin eines Altersheims wird nach einem leichten Schlaganfall von ihren Bekannten und Verwandten wieder häufiger besucht.

Welcher der folgenden Begriffe umschreibt den vergleichsweise positiven Aspekt dieser neuen Situation?

(A) Gruppensolidarität
(B) Gruppenkohäsion
(C) positive Verstärkung
(D) primärer Krankheitsgewinn
(E) sekundärer Krankheitsgewinn

H01 ■

→ **2.22** Ein ehrgeiziger Mann, der nicht gerne Schwächen zeigt, erleidet einen Herzinfarkt. Am Krankenbett bekommt er viel Zuwendung von seinen Angehörigen, die er offensichtlich als wohltuend empfindet.

Dabei handelt es sich um

(A) Konversion
(B) primären Krankheitsgewinn
(C) sekundären Krankheitsgewinn
(D) Reaktionsbildung
(E) Verschiebung

H96

→ **2.23** Zu den vier Hauptformen des Coping im Krankheitsfall gehört (gehören) nach Cohen und Lazarus nicht:

(A) Suche nach Informationen
(B) Wahrnehmung der Ernsthaftigkeit der Erkrankung
(C) sofortiges Handeln, ohne viel zu überlegen
(D) Nichthandeln, Vermeiden von Aktivitäten
(E) intrapsychische Reaktionen

H97

→ **2.24** Im Copingmodell von Lazarus bezieht sich die primäre Bewertung eines Stressors auf

(A) die Auswahl von Bewältigungsmaßnahmen
(B) die Bewertung eines Stressors als irrelevant, als angenehm-positiv oder als belastend
(C) die problemorientierte Stressbewältigung
(D) die emotionsregulierende Stressbewältigung
(E) Keine der Aussagen (A)–(D) trifft zu.

H98

→ **2.25** Die Versuche, die verschiedenen Formen individueller Krankheitsbewältigung zu ordnen, haben zur Beschreibung von drei abgrenzbaren Copingmustern geführt: Bewältigung durch Handeln, durch kognitive Prozesse, durch intrapsychische Prozesse. Den intrapsychisch-emotionalen Prozessen ist zuzuordnen:

(A) Altruismus (für andere etwas tun)
(B) Kompensation (ablenkende Wunscherfüllung)
(C) Resignation
(D) Wut ausleben
(E) Zupacken (z.B. aktive Informationssuche)

H00 ■■

→ **2.26** Ein 37-jähriger Mann beobachtet bei sich Blut im Stuhl und beginnt aus Furcht, Darmkrebs zu haben, sich in medizinischen Fachbüchern zu belesen.

Um welchen Schritt im Sinne des Coping-Modells von Lazarus und Launier handelt es sich?

(A) primäre Bewertung
(B) sekundäre Bewertung
(C) problemorientiertes Coping
(D) emotionsregulierendes Coping
(E) Neubewertung

F00

→ **2.27** Wenn Patienten lange auf eine medizinische Maßnahme warten müssen, neigen sie dazu, stärkere Symptome darzustellen.

Wie nennt man dieses auch in anderen klinischen Zusammenhängen auftretende Phänomen der Symptomverstärkung?

(A) Aggravation
(B) Identifikation
(C) Interferenz
(D) Projektion
(E) Simulation

H03

→ **2.28** Ein schwer kranker Patient äußert: „Es ist nur halb so schlimm, im Grunde genommen geht es mir gut".

Welches kognitionsbezogene Coping kommt in dieser Äußerung am ehesten zum Ausdruck?

(A) Ablenkung
(B) Dissimulation
(C) Fatalismus
(D) Stoizismus
(E) Problemanalyse

2.21 (E)   2.22 (C)   2.23 (B)   2.24 (B)   2.25 (C)   2.26 (C)   2.27 (A)   2.28 (B)

H05

2.29 Frau R., 51 Jahre, ist wegen einer Krebserkrankung operiert worden. Nun durchläuft sie eine Chemotherapie. Ihrem Mann gegenüber sagt sie: „Das ist nun so, da muss man sich dreinschicken!"
Welche der folgenden Formen der Krankheitsverarbeitung wird durch ihre Worte am ehesten erkennbar?
(A) Ablenken
(B) aktives Vermeiden
(C) Dissimulieren
(D) sozialer Rückzug
(E) Stoizismus-Fatalismus

H04

2.30 Frau M. leidet seit 3 Jahren an chronischen Schmerzen im LWS-Bereich. In der Auseinandersetzung mit ihrer Erkrankung denkt sie oft an ihre Mutter, die nach einem Verkehrsunfall querschnittsgelähmt ist und sagt sich, dass es ihr ja vergleichsweise gut gehe.
Diese Bewältigungsform entspricht am ehesten:
(A) Kompensation
(B) Relativieren
(C) Rumifizieren
(D) Stoizismus
(E) Valorisieren

F00 F95

2.31 Welche Aussage zur Theorie der gelernten Hilflosigkeit nach Seligman trifft nicht zu?
(A) Das Erleben von Hilflosigkeit führt auf Dauer zu gesteigerter Aggressivität.
(B) Das Phänomen der gelernten Hilflosigkeit kann man auch bei Tieren finden.
(C) Die Erfahrung der Unkontrollierbarkeit ist eine notwendige Voraussetzung für gelernte Hilflosigkeit.
(D) Die Erfahrung, ein aversives Ereignis nicht kontrollieren zu können, senkt die Motivation, es kontrollieren zu wollen.
(E) Gelernte Hilflosigkeit geht einher mit Auswirkungen auf den Katecholamin-Umsatz im ZNS.

F02

2.32 Entsprechend der Theorie der erlernten Hilflosigkeit ist für persönliche Hilflosigkeit nicht typisch:
(A) Aufbegehren und reaktive Aggressivität
(B) depressive Stimmung
(C) Erwartung, auch zukünftige Situationen nicht kontrollieren zu können
(D) Neigung, Misserfolge durch eigenes Versagen zu erklären
(E) Passivität

H03

2.33 Welches der nachstehenden Muster an Kausalattributionen führt bei negativen Erfahrungen am ehesten zum Erleben von Hilflosigkeit?
(A) external, global, variabel
(B) external, spezifisch, stabil
(C) internal, global, stabil
(D) internal, spezifisch, stabil
(E) internal, spezifisch, variabel

F04

2.34 Seligman postuliert in seiner anhand von Tierexperimenten entwickelten Theorie zur erlernten Hilflosigkeit verschiedene Konsequenzen, die Hilflosigkeitserfahrungen haben können und die sich auch auf den Menschen übertragen lassen.
Welche der im Folgenden genannten Konsequenzen gehört nicht dazu?
(A) depressive Stimmung
(B) Erwartung, auch zukünftige Situationen nicht kontrollieren zu können
(C) Informationssuche
(D) Neigung, Misserfolge durch eigenes Versagen zu erklären
(E) Passivität

H95

Ordnen Sie den Ursachenerklärungen eines Arztes für das von ihm erlebte therapeutische Versagen (Liste 1) die zutreffenden Attributionsdimensionen (Liste 2) zu!

Liste 1

2.35 „Ich hätte nicht Arzt werden sollen." E

2.36 „Bei einem Glioblastom gibt es eben keine Überlebenschance." B

Liste 2

(A) internal-variabel-global
(B) external-stabil-spezifisch
(C) internal-stabil-spezifisch
(D) external-variabel-spezifisch
(E) internal-stabil-global

H90

→ **2.37** Welche Aussage trifft nicht zu?
Auf Selbstaufgabe im Sinne des Konzepts nach Engel und Schmale weisen bei einem Patienten folgende phänomenologische Merkmale hin:

(A) Der Patient erlebt sich als aggressiv-gespannt.
(B) Die Beziehungen zu anderen Personen werden als nicht mehr sicher und befriedigend empfunden.
(C) Es treten unlustbetonte Gefühle auf, die in Worten ausgedrückt werden wie „Es nützt alles nichts".
(D) Der Patient erlebt sich selbst als nicht mehr intakt.
(E) Die wahrgenommene Umwelt weicht wesentlich von den Erwartungen ab, die sich auf die Erfahrungen der Vergangenheit stützen.

2.1.4   Kommunikation und Interaktion

F02

→ **2.38** Was versteht man unter paraverbaler Kommunikation?

(A) alle sprachlich mitgeteilten Elemente, die nicht zum Inhalt des Gesprochenen gehören (z.B. Lautstärke, Tonhöhe)
(B) alle Unterstützungen der verbalen Kommunikation mit Hilfe von Gesten, Mimik, Körperhaltung
(C) die Diskrepanz zwischen Gemeintem und Gesprochenem
(D) die Inhaltsebene der Kommunikation
(E) die Kommunikation über die Kommunikation

H02

→ **2.39** Unter Metakommunikation (z.B. in einer Ehe) versteht man in erster Linie folgendes der genannten Merkmale:

(A) Gesprächsverhalten auf anhaltend hohem Abstraktionsniveau
(B) die (beziehungsorientierte) kommunikative Verständigung über die gemeinsame Kommunikation
(C) die Beschränkung der Kommunikation auf nonverbale Informationsübermittlung
(D) die alltägliche Routine des Verbalverhaltens in der Kommunikation
(E) häufiges Einbeziehen sozialpolitischer Themen in die Gespräche der Partner

H99 ■

→ **2.40** Die Situation des „double bind", die auch für die Arzt-Patient-Beziehung relevant ist, geht von einem Widerspruch zwischen der Inhalts- und der Beziehungsebene in der Kommunikation aus.
Welche der folgenden Bedingungen muss nach dem „double bind"-Konzept darüber hinaus noch für die handelnden Personen erfüllt sein?

(A) affektive Neutralität
(B) Direktivität
(C) emotionale Abhängigkeit einer Person von der anderen
(D) mangelnde Empathie einer Person
(E) soziale Nähe zwischen den Personen

H02 ■

→ **2.41** Ein Kennzeichen gelungener Interaktion im Rahmen einer Kommunikationssituation ist es, wenn die an der Kommunikation Beteiligten die eigenen Bedürfnisse mitteilen und gleichzeitig sich auf die Bedürfnisse des Anderen einstellen können.
Dies wird in der Kommunikationstheorie am zutreffendsten bezeichnet als:

(A) wechselseitige Kontingenz
(B) pseudokontingente Interaktion
(C) asymmetrische Kontingenz
(D) Kollusion
(E) double-bind

H01 F95

Ordnen Sie den Interaktionssequenzen aus Liste 1 die richtigen Beispiele aus Liste 2 zu!

Liste 1

→ **2.42** Pseudokontingenz
→ **2.43** asymmetrische Kontingenz

Liste 2

(A) direktives ärztliches Gespräch mit Patienten
(B) formalisierter Austausch von Stellungnahmen, „Aneinander-vorbeireden"
(C) Plauderei, „Small-Talk"
(D) Diskussion und Verhandlung
(E) Streit, Auseinandersetzung

2.37 (A)   2.38 (A)   2.39 (B)   2.40 (C)   2.41 (A)   2.42 (B)   2.43 (A)

F02

2.44 Umfangreiche Untersuchungen der Kommunikation zwischen Arzt und Patient während der Visite im Krankenhaus haben bestimmte ausweichende Gesprächsstrategien ermittelt, die von Ärzten bei heiklen Patientenfragen besonders häufig angewandt werden.

Hierzu gehört **nicht**:

(A) Adressatenwechsel
(B) affektive Neutralität
(C) Beziehungskommentar
(D) Mitteilung funktionaler Unsicherheit
(E) Themenwechsel

H02

2.45 Ein 30-jähriger Patient mit einer Leukämie sagt zum Arzt: „Es sind jetzt 4 Wochen, dass ich hier bin, und es hat sich noch nichts getan!" Der Arzt antwortet: „Durch Vorwürfe wird Ihre Gesundheit nicht besser."

Welche Form der asymmetrischen Kommunikation findet hier statt?

(A) Übergehen von Fragen
(B) Adressatenwechsel
(C) Beziehungskommentar
(D) Mitteilung funktionaler Unsicherheit
(E) Themenwechsel

F03

2.46 Wenn Patienten dem Arzt gegenüber mit stereotypen Wiederholungen eines lebensgeschichtlich früher (meist frühkindlich) erworbenen unbewussten Erwartungsverhaltens reagieren, so handelt es sich um einen Interaktionsprozess, der sich am zutreffendsten mit folgendem Begriff erfassen lässt:

(A) Identifikation
(B) Konversion
(C) Projektion
(D) Übertragung
(E) Verschiebung

F96

2.47 Die Schilderungen eines Patienten lösen bei einem Arzt ungewöhnlich starke Gefühlsregungen aus, weil dieser Patient jemandem sehr ähnlich ist, den der Arzt früher gut kannte.

Diesen Vorgang bezeichnet man als

(A) Projektion
(B) Identifikation
(C) Gegenübertragung
(D) Empathie
(E) Generalisierung

F04

2.48 Sabine S., eine Kommilitonin von Ihnen, absolviert ihre Famulatur in der Kardiologie. Sie zeigt großes Interesse für dieses Gebiet, da ihr Vater vor drei Jahren einen Herzinfarkt hatte. Um den 59-jährigen Herrn W. kümmert sie sich besonders, sie sagt: „Ich kann ihn doch nicht im Stich lassen, er hat doch sonst niemanden."

Mit welchem Konzept lässt sich ihre Interaktionsweise am ehesten erklären?

(A) Burn-out-Syndrom
(B) iatrogene Fixierung
(C) Suggestion
(D) Übersprungshandlung
(E) Übertragung

2.1.5 Besonderheiten der Kommunikation und Kooperation

H00

2.49 Ein Patient mit Alkoholproblemen erinnert sich im Anamnesegespräch: „Als ich 15 war, bot der Großvater mir ein Glas Wein an. Ich war damals überzeugter Alkoholgegner, aber ehe ich reagieren konnte, sagte Mutter: ‚Nein, bitte nicht. Ich bin so froh, dass der Junge nicht in die Fußstapfen seines Vaters tritt und keinen Alkohol mag.' Ich fühlte irgendwie Wut aufkommen und nahm das Glas an."

Mit welchem psychologischen Konzept lässt sich die damalige Reaktion des Patienten am besten erklären?

(A) Frustrationsintoleranz
(B) Kollusion
(C) Misserfolgsmotivation
(D) paradoxe Intention
(E) Reaktanz

H02 ■

2.50 Bei einem Patienten besteht große Bereitschaft, die therapeutischen Anordnungen des Arztes zu befolgen.

Dies wird am zutreffendsten mit folgendem der genannten Begriffe erfasst:

(A) Konversion
(B) Coming-out
(C) Compliance
(D) Reaktanz
(E) Zeigarnik-Effekt

2.44 (B)   2.45 (C)   2.46 (D)   2.47 (C)   2.48 (E)   2.49 (E)   2.50 (C)

H98 H95 ■

→ **2.51** Die Bereitschaft zur Befolgung ärztlicher An- weisungen (Compliance) wird aus lerntheoretischer Sicht durch Konditionierungsvorgänge beeinflusst. Negative Verstärkung der Compliance kann erfolgen durch:
(A) Reduktion der krankheitsbedingten Beschwerden infolge der angeordneten Maßnahmen
(B) Minderung des sekundären Krankheitsgewinns
(C) Minderung des primären Krankheitsgewinns
(D) Entzug von ärztlicher Zuwendung bei mangeln- der Kooperationsbereitschaft des Patienten
(E) Entzug sekundärer Verstärker

H05 F04

→ **2.52** Welche der folgenden Patientenäußerungen lässt sich am ehesten zutreffend mit dem Begriff „intelligente Non-Compliance" charakterisieren?
(A) „Ach, der Behandlungsplan ist so kompliziert. Jetzt, wo ich allein dastehe, ist mir das alles zu viel."
(B) „Als dann auch noch Ausschlag auftrat, ohne dass es sonst besser wurde, habe ich die Tablet- ten einfach weggelassen."
(C) „Ich bin alt und vergesse manchmal, ob ich das Medikament schon genommen habe oder noch nicht."
(D) „Ich habe nicht mitbekommen, warum und wie oft ich das Medikament nehmen sollte."
(E) „Ich hatte kein Fieber mehr, warum sollte ich, wie der Arzt mir sagte, die ganze Schachtel Antibio- tika aufbrauchen?"

H03

→ **2.53** Ein Hausarzt beklagt sich bei seinem Kollegen, dass die Compliance seiner Patienten schlecht sei. Nur etwa die Hälfte der Patienten würden die von ihm verordneten Tabletten richtig einnehmen. Welcher der folgenden Ratschläge des Kollegen zur Verbesserung der Compliance ist am wenigsten ziel- führend?
(A) „Gib dem Patienten Informationen, wann und mit welchen Wirkungen zu rechnen ist!"
(B) „Stelle dem Patienten die Vor- und Nachteile der Behandlung dar!"
(C) „Verdeutliche dem Patienten, dass er zu ent- scheiden hat!"
(D) „Verordne die Medikamente über einen längeren Zeitraum!"
(E) „Zeige dem Patienten Therapiealternativen auf!"

F03

→ **2.54** Frau O., 57 Jahre, ist wegen chronischer Kopf- schmerzen seit mehreren Jahren in ärztlicher Be- handlung. Beim letzten Besuch ihres Hausarztes hat dieser ihr ein neues Medikament verschrieben, ihr den Grund sowie den genauen Einnahmemodus erklärt und sich vergewissert, dass sie alles richtig verstanden hat. Zu Hause erläutert Frau O. ihrem Mann, wie sie die Tabletten einnehmen muss. Sie beklagt sich darüber, dass der Arzt sie noch nicht einmal untersucht habe.
Wodurch wird die Compliance von Frau O. am ehes- ten gefährdet sein?
(A) Angst vor dem neuen Medikament
(B) mangelndes Behalten des Einnahmemodus
(C) mangelnde Zufriedenheit mit dem Arztbesuch
(D) Unsicherheit über Nebenwirkungen des Medika- mentes
(E) Zweifel an der Wirkung des Medikamentes

H04

→ **2.55** Frau J. nimmt diverse Medikamente und stellt nach einiger Zeit fest, dass sie vermehrt Magen- probleme nach der Einnahme hat. Sie bemüht sich um einen baldigen Arzttermin. Bei der Konsultation sagt sie: „Herr Dr., ich habe fürs Erste die Rheuma- tabletten weggelassen, von denen es doch heißt, dass sie nicht gut für den Magen sind."
Wie lässt sich das Verhalten der Patientin am ehes- ten bezeichnen?
(A) Gegenübertragung
(B) iatrogene Fixierung
(C) intelligente Non-Compliance
(D) Non-Comprehension
(E) Übertragung

F92 H89

→ **2.56** Was oder wer wird mit dem Begriff „under- utilizer" gekennzeichnet?
(A) eine Person, die ohne medizinisch ersichtlichen Grund einen Arzt aufsucht
(B) eine Person mit Krankheitsanzeichen, die einen Arzt nicht oder aber erst zu einem sehr späten Zeitpunkt, wenn die Krankheit bereits fortge- schritten ist, aufsucht
(C) eine bestimmte Kategorie von Medikamenten
(D) ein Patient, der die ihm verordneten Medika- mente nicht gemäß der ärztlichen Anordnung einnimmt
(E) Keine der Aussagen (A)–(D) trifft zu.

2.51 (A)   2.52 (B)   2.53 (D)   2.54 (C)   2.55 (C)   2.56 (B)

H98 F97 ■

→ **2.57** Zur Erklärung von Placeboeffekten werden verschiedene psychologische Mechanismen herangezogen.
Dazu gehört/gehören nicht:
(A) Autosuggestion
(B) Heterosuggestion
(C) Konditionierungsvorgänge
(D) Projektion (nach Freud)
(E) Rosenthal-Effekt

2.2 Untersuchung und Gespräch

2.2.1 Erstkontakt

F04

→ **2.58** Welche Frageform ist insbesondere zur Einleitung eines Anamnesegesprächs angebracht?
(A) Alternativfrage
(B) geschlossene Frage
(C) Katalogfrage
(D) offene Frage
(E) Suggestivfrage

2.2.2 Exploration und Anamnese

H05

→ **2.59** Was fällt am ehesten unter den Begriff „informed consent"?
(A) Akzeptanz einer Behandlungsform in der Allgemeinbevölkerung infolge von Informationskampagnen
(B) Einwilligung des Patienten zur Teilnahme an einer Studie nach Aufklärung über alle Vor- und Nachteile
(C) geteilte Krankheitsvorstellungen in einer sozialen Gruppe
(D) nonverbale, nicht-explizite Zustimmung des Patienten zu den Anordnungen des Arztes
(E) Übereinstimmung der subjektiven Krankheitstheorien von Patient und Arzt

F90

→ **2.60** Welche Aussage trifft nicht zu?
Beim standardisierten Interview sind festgelegt:
(A) der Wortlaut der Fragen
(B) die therapeutische Funktion der Fragen
(C) der Fragetyp
(D) die Reihenfolge der Fragen
(E) das Verhalten des Interviewers

F89

→ **2.61** Folgende Einflussgrößen beeinflussen aus testtheoretischer Sicht die diagnostische Qualität einer Anamnese:
– Merkmalsstabilität
– Wissensstand des Explorators
– Interpretation der Inhalte
– Sturkturierung der Fragen
– Motivlagen der untersuchten Person
Auf welche Gütekriterien sind Auswirkungen zu erwarten?
(A) nur auf die Objektivität
(B) nur auf die Zuverlässigkeit
(C) nur auf die Gültigkeit
(D) nur auf Zuverlässigkeit und Gültigkeit
(E) auf Objektivität, Zuverlässigkeit und Gültigkeit

H90

→ **2.62** Bei welchem der folgenden Verfahren werden praktisch ausschließlich geschlossene Fragen verwendet?
(A) tiefenpsychologisches Interview
(B) Persönlichkeitsfragebogen
(C) halbstandardisiertes Interview
(D) psychiatrische Exploration
(E) bei keinem der unter (A)–(D) genannten Verfahren

F04

→ **2.63** Welchen hauptsächlichen Vorteil bietet das strukturierte Interview im Vergleich zum offenen Interview?
(A) bessere Vergleichbarkeit der Ergebnisse
(B) größere Breite und Tiefe des erfragten Materials
(C) größere Flexibilität der Durchführung
(D) höhere Akzeptanz bei den Befragten
(E) stärkere Beteiligung der Gesprächspartner

F97

→ **2.64** Frau Margot B., 34 Jahre, klagt bei ihrem Erstbesuch über Symptome, die an eine Schilddrüsenerkrankung denken lassen. Im Patientengespräch stellen Sie ihr anamnestische Fragen.
Frage I: „Äußern sich Ihre Beschwerden am Hals als Kloßgefühl, als Schluckbeschwerden, als Luftnot oder als Anschwellen bei Aufregung?"
Frage II: „Können Sie seit einiger Zeit Wärme nicht mehr so gut vertragen, oder hat sich da nichts geändert?"
Welche Frageformen wurden verwendet?

	Frage I	Frage II
(A)	Sondierungsfrage	offene Frage
(B)	offene Frage	geschlossene Frage
(C)	geschlossene Frage	offene Frage
(D)	dichotome Frage	Katalogfrage
(E)	Katalogfrage	dichotome Frage

2.57 (D)   2.58 (D)   2.59 (B)   2.60 (B)   2.61 (E)   2.62 (B)   2.63 (A)   2.64 (E)

H01 H99 ■■
→ **2.65** Im Rahmen eines halbstrukturierten Interviews werden die Symptome eines Krankheitsbildes erfragt. Als Antwortkategorien sind „trifft zu" versus „trifft nicht zu" vorgesehen.
Welcher Fragentyp und welches Skalenniveau liegen vor?
(A) dichotome Frage, Nominalskala
(B) dichotome Frage, Ordinalskala
(C) geschlossene Frage, Intervallskala
(D) Katalogfrage, Nominalskala
(E) Katalogfrage, Intervallskala

F05
→ **2.66** Das Kommunikationsverhalten während der klinischen Visite war Gegenstand verschiedener medizinsoziologischer Untersuchungen.
Welche der nachfolgenden Aussagen ist mit den Ergebnissen der Visitenforschung am wenigsten vereinbar?
(A) Die durchschnittliche Gesprächsdauer pro Patient beträgt 7–10 Minuten.
(B) Die Mehrzahl der Sätze wird vom Arzt bzw. vom Team gesprochen.
(C) Die mit Abstand am häufigsten geäußerte Kritik ist mangelnde Information und Kommunikation während der Visiten.
(D) Durchschnittlich stellt der Patient eine Frage pro Visite.
(E) Störungen der Kommunikation ergeben sich häufig aus dem Umstand, dass mehrere Personen beteiligt sind und der Visite zusätzliche Funktionen aufgebürdet werden.

F92
→ **2.67** Ein Medizinsoziologe macht eine Untersuchung zur Arbeits- und Belastungssituation des Pflegepersonals in Intensivstationen. Pflegepersonal und Ärzte sind eingeweiht, Patienten wird er als Praktikant vorgestellt.
Um welche Methodik handelt es sich hierbei?
(A) Interviewmethode
(B) Gruppendiskussionsverfahren
(C) Soziogramm
(D) Interaktionsprozessanalyse (Bales)
(E) teilnehmende Beobachtung

F05
→ **2.68** Ein junger Assistenzarzt möchte die Patienten seiner psychiatrischen Depressionsstation besser kennen lernen und setzt sich zu diesem Zweck nachmittags für etwa 30 Minuten zu ihnen in den Aufenthaltsraum der Station.
Um welche Form der Beobachtung handelt es sich am ehesten?
(A) Selbstbeobachtung
(B) standardisierte Beobachtung
(C) systematische Beobachtung
(D) teilnehmende Beobachtung
(E) verdeckte Beobachtung

F05
→ **2.69** Ein Patient kommt zum dritten Mal in die Praxis. Es geht ihm immer noch schlecht und er sagt: „Herr Doktor, ich weiß nicht, ob ich bei Ihnen richtig bin." Sie fühlen sich dadurch persönlich angegriffen.
Auf welchen Aspekt der kommunikativen Botschaft des Patienten reagieren Sie, indem Sie sich angegriffen fühlen?
(A) Appell
(B) Beziehung
(C) Metakommunikation
(D) Sachinhalt
(E) Selbstoffenbarung

H00 ■
→ **2.70** Ein Arzt wendet bei einem depressiven Patienten die nondirektive Gesprächstechnik nach Rogers an.
Welche Beschreibung passt nicht zu dieser Technik?
(A) Er bietet dem Patienten unbedingte Akzeptanz und Wertschätzung.
(B) Er verbalisiert die emotionalen Empfindungen des Patienten.
(C) Er leitet den Patienten an, sich mit seinen Konflikten auseinanderzusetzen.
(D) Er versucht, die Selbstexploration des Patienten zu fördern.
(E) Er versucht, seine eigenen Gefühle kongruent zu verdeutlichen.

2.65 (A)   2.66 (A)   2.67 (E)   2.68 (D)   2.69 (B)   2.70 (C)

H91 H87
→ **2.71** Welche der folgenden Äußerungen eines Arztes lässt sich am ehesten als non-direktiv kennzeichnen?
(A) Ich will Ihnen keine Vorschriften machen, aber es wäre wirklich besser, wenn Sie weniger rauchten.
(B) Bitte sagen Sie mir, wieviel Zigaretten Sie derzeit am Tage rauchen.
(C) Vielleicht sollten Sie versuchen, jede Woche eine Zigarette weniger pro Tag zu rauchen.
(D) Es fällt Ihnen schwer, auf das Rauchen ganz zu verzichten?
(E) Mir ist es auch nicht leicht gefallen, mit dem Rauchen aufzuhören, aber glauben Sie mir: Es geht, wenn man es ernsthaft will.

F04
→ **2.72** Eine schwierige Situation in der ärztlichen Gesprächsführung ergibt sich häufig bei der Diagnosemitteilung, z.B. bei Krebskranken.
Durch welche der folgenden Strategien kann die Gefahr einer brüsken und konfrontativen Form der Aufklärung am ehesten verhindert werden?
(A) Abstimmung der Informationen auf das Vorwissen und die Reaktionen des Patienten
(B) knappe Darlegung der Befunde
(C) kurze Diagnosemitteilung mit anschließender ausführlicher Erörterung des Behandlungsplans
(D) umfassende Aufklärung über Behandlungsmöglichkeiten, Überlebenschancen, etc.
(E) vorsichtiges Umschreiben der tatsächlichen Diagnose

F03
→ **2.73** Was versteht man in der Gesprächspsychotherapie unter Empathie?
(A) das Mitleid mit dem Patienten
(B) das Einfühlen in das Erleben des Patienten
(C) den Respekt vor dem Patienten
(D) die Aufrichtigkeit dem Patienten gegenüber
(E) die Zurückhaltung des Arztes gegenüber dem Patienten

H03
→ **2.74** Ein Psychotherapeut vertritt eine Psychotherapierichtung, bei der die Selbstverwirklichung des Patienten im Vordergrund steht. Grundlage für sein therapeutisches Vorgehen ist das unbedingte Akzeptieren des Patienten, das einfühlende Verstehen und die eigene Kongruenz im Umgang mit ihm.
Welche Therapieform wird hier vorrangig angesprochen?
(A) Entspannungstherapie
(B) Gesprächspsychotherapie
(C) Psychoanalyse
(D) systemische Therapieverfahren
(E) Verhaltenstherapie

F04
→ **2.75** Welcher der folgenden Begriffe bezieht sich nicht auf Merkmale (Basisvariablen und Techniken) der nondirektiven Gesprächsführung?
(A) Deutung, Einsicht
(B) Echtheit des Beraters
(C) Empathie
(D) Verbalisierung
(E) Wertschätzung

2.2.3 Körperliche Untersuchung

Zu diesem Kapitel wurden bisher keine Prüfungsfragen gestellt

2.3 Urteilsbildung und Entscheidung

2.3.1 Arten der diagnostischen Entscheidung

H05
→ **2.76** Diagnostische Klassifikationssysteme wie ICD-10 und DSM-IV sind im Vergleich zu freien klinischen Diagnosen durch bestimmte Merkmale gekennzeichnet.
Was gehört nicht dazu?
(A) bessere Reliabilität
(B) großer subjektiver Ermessensspielraum
(C) kontinuierliche Weiterentwicklung
(D) kriterienorientierte Diagnostik
(E) operationale Definition der Diagnosen

2.3.2   Grundlagen der Entscheidung

H05

→ **2.77** Welcher Aspekt der Qualität medizinischer Versorgung wird der Ergebnisqualität zugerechnet?

(A) gesundheitsbezogene Lebensqualität des Patienten

(B) Qualität der Ausbildung der Mitglieder des Behandlungsteams

(C) Qualität der Durchführung der Behandlungsmaßnahmen

(D) Qualität der Kommunikation zwischen Arzt und Patient

(E) Qualität der technischen Ausstattung der Einrichtung

F03 ■

→ **2.78** Bei einem Brustkrebsscreening ist eine Frau vom Arzt als erkrankt diagnostiziert worden. Eine nachfolgende Überprüfung des diagnostischen Befundes zeigt, dass der Verdacht nicht zutreffend war. Mit welchem der nachfolgenden Begriffe lässt sich dieser Sachverhalt am zutreffendsten charakterisieren?

(A) attributables Risiko

(B) falsch-negatives Ergebnis

(C) falsch-positives Ergebnis

(D) negative Korrektheit

(E) positive Korrektheit

2.3.3   Entscheidungsfehler

F96

→ **2.79** Ein Arzt, der aufgrund früherer Erfahrungen erwartet, dass der ihn aufsuchende Patient erregt sei, vermerkt in seinem Befund tatsächlich Erregung. Welcher Beurteilungsfehler könnte diesem Arzt unterlaufen sein?

(A) Rosenthal-Effekt

(B) Kontrastfehler

(C) Haloeffekt

(D) Fehler der zentralen Tendenz

(E) Projektion

H05

→ **2.80** Ein 45-jähriger Patient kommt mit Schmerzen im rechten Unterbauch in eine internistische Praxis. Die Diagnostik ergibt, dass eine akute Blinddarmentzündung vorliegt. Aufgrund der Kleidung und Aussprache nimmt der behandelnde Arzt an, der Patient, den er nicht kennt, habe eine eher geringe Schulbildung. Daraufhin gestaltet er sein Beratungsgespräch entsprechend einfach. Im Nachhinein stellt sich heraus, dass der Patient einen hohen Bildungsgrad hat.
Aufgrund welchen Beobachtungs- bzw. Beurteilungsfehlers kommt der Arzt zu der falschen Beurteilung des Patienten?

(A) Halo-Effekt

(B) Milde-Effekt

(C) Nein-Sage-Tendenz

(D) Projektion

(E) Reihenfolge-Effekt

F97

→ **2.81** Ein 13jähriger Junge in altersgemäßem Entwicklungsstand wird wegen eines Knochenbruches stationär aufgenommen. Aufgrund eines Sprachfehlers fällt es dem Jungen schwer, sich adäquat zu artikulieren. Die neu auf Station gekommene Pflegekraft glaubt deshalb, der Junge sei geistig retardiert. Welchem Beurteilungsfehler unterliegt die Pflegekraft?

(A) Haloeffekt

(B) Kontrastfehler

(C) Projektionsfehler

(D) Reaktivitätsfehler

(E) Rezenzeffekt (recency effect)

F89

→ **2.82** In einer Untersuchung zum Zusammenhang von Arbeitsleistung und Beleuchtung am Arbeitsplatz wurde ein Zusammenhang zwischen Leistung und dem Bewusstsein, Teilnehmer an einer wissenschaftlichen Untersuchung zu sein, unabhängig von anderen Einflussgrößen gefunden. Wie heißt das Phänomen?

(A) Hawthorne-Effekt

(B) Rosenthal-Effekt

(C) Yerkes-Dodson-Regel

(D) Haloeffekt

(E) Zeigarnik-Effekt

2.77 (A)   2.78 (C)   2.79 (A)   2.80 (A)   2.81 (A)   2.82 (A)

F04 ■

→ **2.83** Die ersten drei Patienten verhalten sich bei der Morgenvisite im Krankenhaus dem Oberarzt gegenüber ausgesprochen freundlich und zuvorkommend. Der vierte Patient jedoch beginnt das Gespräch sofort mit einer kritischen Bemerkung zu einem ihm gestern widerfahrenen Unrecht und wirkt aggressiv gestimmt. Nach Verlassen des Zimmers sagt der Oberarzt zu seinem Kollegen: „So ein unverschämter Patient ist mir noch nie begegnet."
Durch welche der nachfolgend genannten systematischen Beurteilungstendenzen ist die Reaktion des Oberarztes am ehesten beeinflusst?
(A) Effekt der zentralen Tendenz
(B) Halo-Effekt
(C) Hawthorne-Effekt
(D) Kontrast-Effekt
(E) Projektion

H86

→ **2.84** Bitte überprüfen Sie die Zuordnung von möglichen Fehlerquellen und Untersuchungsverfahren. Welche Zuordnung ist nicht richtig?
(A) Ja-sage-Tendenz – Persönlichkeitsfragebogen mit dichotomen Antwortmöglichkeiten
(B) Haloeffekt – Verhaltensbeurteilung
(C) Rosenthal-Effekt – schriftliche Panel-Befragung
(D) Kontrasteffekt – Anamnesegespräche
(E) Dissimulationstendenz – Beschwerdefragebogen

F86

Ordnen Sie bitte den drei in Liste 1 genannten Fehlermöglichkeiten in der empirischen Forschung den entsprechenden Sachverhalt (Liste 2) zu.

Liste1

→ **2.85 Hawthorne-Effekt**
→ **2.86 Rosenthal-Effekt**
→ **2.87 Effekt der zentralen Tendenz**

Liste 2

(A) Ein bestimmtes Merkmal beeinflusst die Beurteilung anderer Merkmale.
(B) Ein Beurteiler verwendet bevorzugt neutrale Mittelwerte.
(C) Eine Beurteilung wird durch zu günstige Einschätzungen verfälscht.
(D) Verhaltensweisen von Versuchspersonen werden durch Erwartungen des Untersuchers beeinflusst.
(E) Verhaltensweisen von Personen werden dadurch beeinflusst, dass diese sich als „Versuchspersonen" fühlen.

F99

→ **2.88** Ein niedergelassener Arzt, der bis vor kurzem auf einer Intensivstation tätig war, neigt zu einer Urteilsverzerrung im Sinne des Kontrasteffekts. Welche der nachfolgenden Verhaltenstendenzen ist nicht im Sinne dieses Effekts zu interpretieren?
(A) Er betrachtet mehr Störungsbilder als „psychogen" verursacht als seine Kollegen.
(B) Er hält häufiger als seine Kollegen die Beschwerden seiner Patienten für „normal".
(C) Er schließt vom äußeren Erscheinungsbild der Patienten auf ihre künftige Compliance.
(D) Er spricht häufig gegenüber der Arzthelferin von „den vielen Hypochondern" in seiner Praxis.
(E) Er tendiert dazu, die Beschwerden seiner Patienten zu bagatellisieren.

H04

→ **2.89** Bei einer 54-jährigen Patientin fielen in der Allgemeinarztpraxis stark erhöhte Leberwerte, Konzentrationsstörungen, Anzeichen einer Gelbsucht und ausgeprägter Mundgeruch auf. Auf vorsichtiges Nachfragen nach dem Alkoholkonsum der Patientin gab diese zuerst an, nicht mehr als andere zu trinken. Nach einem längeren einfühlsamen Gespräch zeigte sich jedoch, dass die Patientin Alkoholprobleme hat und sich dieser auch bewusst ist.
Welche Fehlermöglichkeit kommt in der ersten Antwort der Patientin am ehesten zum Ausdruck?
(A) Mildefehler
(B) Projektionsfehler
(C) Reaktivität
(D) Rosenthal-Effekt
(E) soziale Erwünschtheit

F99

→ **2.90** Welche Aussage trifft nicht zu?
Die „soziale Erwünschheit"
(A) gehört zu den Fehlerquellen bei Erhebungen zur Compliance
(B) kann sich auf die Validität von Persönlichkeitsfragebögen auswirken
(C) wirkt sich auf das maximal erreichbare Ergebnis in Leistungstests aus
(D) zählt zu den systematischen Fehlerquellen
(E) zählt zu den Versuchspersoneneffekten

2.83 (D)   2.84 (C)   2.85 (E)   2.86 (D)   2.87 (B)   2.88 (C)   2.89 (E)   2.90 (C)

F03 ■

→ **2.91** Warum führt man Medikamentenprüfungen, wenn immer möglich, doppelblind durch?
Zur Vermeidung des
(A) Halo-Effektes
(B) Effektes der sozialen Erwünschtheit
(C) Kontrast-Effektes
(D) Milde-Effektes
(E) Rosenthal-Effektes

2.4 Interventionsformen

2.4.1 Ärztliche Beratung

F04

→ **2.92** Umfangreiche Untersuchungen der Kommunikation zwischen Arzt und Patient während der Visite im Krankenhaus haben bestimmte ausweichende Gesprächsstrategien ermittelt, die von Ärzten bei heiklen Patientenfragen besonders häufig angewandt werden.
Hierzu gehört nicht:
(A) Adressatenwechsel
(B) affektive Neutralität
(C) Beziehungskommentar
(D) Mitteilung funktionaler Unsicherheit
(E) Themenwechsel

2.4.2 Patientenschulung

F01

→ **2.93** Patientenschulungen für Diabetiker nutzen häufig Techniken zur Verhaltensänderung. In einem dieser Programme werden den Patienten in einer intensiven Trainingswoche Kenntnisse über ihre Erkrankung vermittelt. Sie werden geschult, Symptome frühzeitig zu erkennen, ihren Blutzuckerspiegel selbst zu messen und sich anschließend selbst zu behandeln. Dieses Wissen wird durch praktische Übung in Gruppenschulungen zusammen mit erfahrenen Diabetikern untermauert. Der Trainer ist immer bemüht, richtige Verhaltensweisen zu unterstützen. Anschließend beginnt eine Nachsorgephase, in der die Patienten in regelmäßigen Abständen ihr Wissen auffrischen.
Welche der folgenden Techniken findet in diesem Programm keine Anwendung?
(A) Intervallverstärkung
(B) kontinuierliche Verstärkung
(C) Lernen am Modell
(D) Lernen durch Einsicht
(E) systematische Desensibilisierung

F05

→ **2.94** Auf welche Weise können Kinder im Schulalter mit Diabetes in Patientenschulungen am wirkungsvollsten im Umgang mit ihrer Erkrankung trainiert werden?
(A) In individuellen Schulungssitzungen wird die korrekte Injektion des Insulins eingeübt.
(B) In Kursen wird eine Kombination von Information, Einüben von Behandlungsschritten und Integration der Maßnahmen in den Alltag praktiziert.
(C) In leicht verständlicher und visualisierter Form wird Wissen über die Erkrankung und ihre Folgen vermittelt.
(D) Mit Hilfe von Abbildungen werden die schädlichen Folgen einer schlechten Compliance demonstriert.
(E) Über Biofeedbackverfahren werden die Kinder darauf trainiert, Alarmzeichen einer Unterzuckerung zu erkennen.

F03 ■

→ **2.95** Während einer Psychotherapie übt eine Patientin mit Bulimie alternative Verhaltensweisen, die sie zur Impulskontrolle und Unterdrückung eines Essanfalls einsetzen kann.
Welcher psychotherapeutischen Richtung ist diese Vorgehensweise am ehesten zuzuordnen?
(A) Gesprächspsychotherapie
(B) Psychoanalyse
(C) systemische Psychotherapie
(D) tiefenpsychologisch fundierte Psychotherapie
(E) Verhaltenstherapie

2.4.3 Psychotherapie

F94
Ordnen Sie den Psychotherapieformen aus Liste 1 die entsprechenden Methoden aus Liste 2 zu!

Liste 1

→ **2.96** psychoanalytische Psychotherapie
→ **2.97** klientenzentrierte Psychotherapie

Liste 2

(A) freie Assoziation
(B) Rollenspiel
(C) Verbalisierung emotionaler Erlebnisinhalte des Klienten durch den Therapeuten
(D) Desensitivierung
(E) Förderung der rationalen Einschätzung der eigenen Person

2.91 (E)   2.92 (B)   2.93 (E)   2.94 (B)   2.95 (E)   2.96 (A)   2.97 (C)

H97
→ **2.98 Zu den in der Psychoanalyse verwendeten Techniken gehört nicht:**
(A) Deutung von Übertragung und Gegenübertragung
(B) freie Assoziation
(C) paradoxe Intention
(D) Traumdeutung
(E) Deutung des Widerstandes

H02
→ **2.99 Während einer psychoanalytischen Therapie werden im Patienten bestimmte auf die Person des Therapeuten gerichtete Gefühle, Wünsche, Reaktionsmuster hervorgerufen, die (aktualisierten) frühkindlichen lebensgeschichtlich bedeutsamen Interaktionserfahrungen zwischen dem Patienten und dessen Vater entsprechen.**
Dieses Phänomen wird (nach S. Freud) am zutreffendsten bezeichnet als:
(A) psychosoziale Abwehr
(B) Übertragung
(C) Gegenübertragung
(D) Konversion
(E) narzisstische Libido

H02
→ **2.100 Die psychoanalytische Grundregel (Verfahren der freien Assoziation) besagt, dass der Analysand**
(A) jegliche Selbstbeobachtungen und Selbstdeutungen unterlassen soll
(B) ohne Vorauswahl alles berichten soll, was ihm in den Sinn kommt
(C) Widerstände immer dann entwickelt, wenn vom Analytiker vorgenommene Deutungen unzutreffend sind
(D) Handlungsanweisungen und Ratschläge durch den Analytiker erst nach Abschluss der Analyse erhalten soll
(E) nicht erfahren darf, welche Reaktionen das von ihm Gesagte beim Analytiker auslöst

F00
→ **2.101 Welcher Zugang ist in der Psychoanalyse nach Freud der „Königsweg zum Unbewussten"?**
(A) das Aufdecken von Abwehrmechanismen
(B) das Registrieren von Widerstand
(C) die Analyse von Übertragungsphänomenen
(D) die Deutung von Träumen
(E) die Methode der projektiven Tests

F01
→ **2.102 Als Primärprozesse bezeichnet man in der Psychoanalyse**
(A) belastende Erfahrungen im frühen Lebensalter, die Folgeprobleme im Erwachsenenalter verursachen
(B) bewusste und realitätsbezogene Vorgänge
(C) die Umsetzung von psychischer Konfliktspannung in körperliche Innervation
(D) Formen der Angstabwehr
(E) vom Lustprinzip beherrschte Prozesse, die nicht der Realitätsprüfung unterworfen sind

F01
→ **2.103 Folgende Annahme über die Funktion des Traumes ist in der Psychoanalyse von Bedeutung:**
(A) Träume sind kodierte Botschaften des Unbewussten, denen ein verdrängter Wunsch zu Grunde liegt.
(B) Träume dienen der Deutung unspezifischer zerebraler Erregungen.
(C) Träume ermöglichen die Erholung des Gehirns.
(D) Träume erhalten das Gehirn aufnahmebereit für neue Erfahrungen.
(E) Träume reflektieren alltägliche Sorgen und Nöte.

F98
→ **2.104 Welcher lerntheoretische Begriff beschreibt nach dem S-O-R-K-C-Modell (Verhaltensanalyse) die ablehnende Haltung eines Angehörigen eines Schmerzpatienten nach dessen andauerndem Klageverhalten?**
(A) klassische Konditionierung
(B) Organismusvariable
(C) verbale Dekonditionierung
(D) Konsequenzen des Verhaltens
(E) Löschung

2.98 (C)   2.99 (B)   2.100 (B)   2.101 (D)   2.102 (E)   2.103 (A)   2.104 (D)

H98 ■

→ **2.105** Ein besonders ängstlicher 9jähriger Junge geht innerlich widerwillig, aber äußerlich folgsam in Begleitung seiner Mutter zum Zahnarzt. Als er im Warteraum eine Patientin mit schmerzverzerrtem Gesicht aus dem Arztzimmer kommen sieht, macht er seiner Mutter erst leise, dann immer erregter klar, dass er nicht behandlungsbereit ist. Ihr ist die Szene so peinlich, dass sie den Arztbesuch abbricht.

Welches Element der Verhaltensregeln SORKC (S = Stimulus, O = Organismus, R = Reaktion, K = Kontingenz, C = Konsequenz) nach Kanfer ist im Hinblick auf den Jungen falsch beschrieben?

(A) Die Anwesenheit der Mutter im Warteraum ist die Auslösebedingung für sein Problemverhalten (S).

(B) Seine allgemeine Ängstlichkeit fördert das Abwehrverhalten (O).

(C) Sein Problemverhalten drückt sich in lautem Protest aus (R).

(D) Er hat schon wiederholt die Erfahrung gemacht, dass die Mutter seinen öffentlichen Protest nicht erträgt und dann nachgibt (K).

(E) Das Verlassen der Zahnarztpraxis reduziert seine Angst und verstärkt das problematische Verhalten (C).

H01 ■

→ **2.106** Herr K., kaufmännischer Angestellter, 28 Jahre, wird in der Selbsthilfegruppe gebeten, über seine Probleme zu sprechen. Bei Herrn K. stellen sich Tachykardie, Schwitzen und Schwindelgefühle ein. Nach fluchtartigem Verlassen des Gruppentreffs legt sich die Symptomatik rasch.

Welche Variable im verhaltensanalytischen Modell von Kanfer et al. (SORKC-Schema) steht für das fluchtartige Verlassen der Gruppe?

(A) Stimulus

(B) Organismus

(C) Reaktion

(D) Kontingenz

(E) Konsequenz

F04

→ **2.107** Ein Patient litt unter starken Ängsten, wenn er einen Fahrstuhl benutzte. Weiter beobachtete er, dass mittlerweile allein die Vorstellung, einen Fahrstuhl zu betreten, ausreichte, um eine starke Angstreaktion hervorzurufen. Nach einem Aufenthalt in einer psychosomatisch-psychotherapeutischen Klinik berichtet der Patient seiner Familie von einem wesentlichen Behandlungselement: „... und dann musste ich z.T. einige Stunden am Stück Fahrstuhl fahren – zunächst mit meinem Therapeuten und später auch allein. Na ja, die Anstrengung hat sich gelohnt; meine Angst bin ich auf jeden Fall los."

Welche der folgenden verhaltenstherapeutischen Behandlungsstrategien entspricht am ehesten der von dem Patienten beschriebenen?

(A) Biofeedback

(B) kognitive Verhaltenstherapie

(C) Modelllernen

(D) Reizüberflutung

(E) systematische Desensibilisierung

H01 ■

→ **2.108** Implosionsbehandlung ist ein psychotherapeutisches Vorgehen zum Abbau von Angstreaktionen.

Wodurch ist es gekennzeichnet?

(A) Aufdecken und Bearbeiten des Widerstandes im psychoanalytischen Setting

(B) Aufstellung und schrittweise „Abarbeitung" einer Angsthierarchie im relaxierten Zustand in der Vorstellung

(C) maximale Konfrontation mit den angstauslösenden Reizen in der Vorstellung

(D) reale Darbietung der Angststimuli in verminderter Intensität bei verlängerter Dauer

(E) systematische „Abarbeitung" einer Angsthierarchie in vivo

H00

→ **2.109** Welches der nachstehenden Konzepte wird zur Erklärung des verhaltenstherapeutischen Verfahrens der systematischen Desensibilisierung herangezogen?

(A) proaktive Hemmung

(B) Reaktionsgeneralisation

(C) Reizgeneralisation

(D) retroaktive Hemmung

(E) reziproke Hemmung

2.105 (A)   2.106 (C)   2.107 (D)   2.108 (C)   2.109 (E)

H96
→ 2.110 Welche der folgenden Komponenten ist nicht Teil einer verhaltenstherapeutischen Diagnostik?
(A) die Analyse einer Motivierung zur Verhaltensänderung
(B) die Definition des Zielverhaltens
(C) die Beobachtung des zu verändernden Verhaltens
(D) der Nachweis des intrapsychischen Konflikts, der die Ursache des zu verändernden Verhaltens ist
(E) die Prüfung der Konsequenzen, die die Verhaltensänderung nach sich zieht

H99
→ 2.111 Bei der Aufrechterhaltung neurotischer Beschwerden spielt oft Erwartungsangst eine entscheidende Rolle. Durch Meiden der ängstigenden Situation werden die Patienten daran gehindert, die Erfahrung zu machen, dass die befürchteten Konsequenzen nicht notwendig eintreten und dass die Ängste inadäquat sind.
Ein verhaltenstherapeutisches Vorgehen, das sich hier als besonders wirksam erwiesen hat, ist
(A) Aversionstherapie
(B) Biofeedback
(C) instrumentelles Konditionieren
(D) systematische Desensibilisierung
(E) Verstärkerentzug

H03
→ 2.112 Ein Patient mit einer Phobie soll verhaltenstherapeutisch behandelt werden. Als Behandlungsverfahren werden systematische Desensibilisierung und Reizüberflutung in Betracht gezogen.
Welches ist das wichtigste gemeinsame Behandlungselement dieser beiden verhaltenstherapeutischen Verfahren?
(A) Aufarbeiten der Lebensgeschichte
(B) Aufdecken unbewusster Konflikte
(C) Konfrontation mit dem angstauslösenden Reiz
(D) Premack-Prinzip
(E) Shaping und Prompting

H03 F02
→ 2.113 In einer Kinderrehabilitationsklinik wird einem durch eine Schädelhirnverletzung beeinträchtigten Kind bei ersten feinmotorischen Übungen die Hand zum Mund geführt.
Um welche der folgenden Methoden handelt es sich dabei?
(A) Chaining
(B) Chunking
(C) Modelling
(D) Prompting
(E) Shaping

H02
→ 2.114 Im Verlauf einer Verhaltenstherapie kann es notwendig werden, Defizite schrittweise durch ein neu zu erlernendes Verhalten auszugleichen.
Ein solcher stufenweiser Verhaltensaufbau wird am zutreffendsten mit folgendem der genannten Termini beschrieben:
(A) flooding
(B) time out
(C) shaping
(D) Implosion
(E) trial and error

F02
→ 2.115 Ein impulsives hyperkinetisches Kind reagiert auf die Aufforderung der Mutter ruhig zu sitzen mit dem genauen Gegenteil, es wird noch lebhafter und sogar aggressiv. Auf Veranlassung des Therapeuten wendet die Mutter erstmals die Methode des Timeout (Auszeitmethode) an.
Welches Vorgehen wäre in diesem Fall angemessen?
(A) Das Kind wird für sein Verhalten bestraft und muss für mehr als eine Stunde in seinem Zimmer bleiben.
(B) Das Kind wird bei entsprechendem Verhalten laut gestoppt und dann für eine kurze Zeit (maximal 10 Minuten) in einen reizarmen Raum gebracht.
(C) Dem Kind wird das Fernsehen für den Abend untersagt.
(D) Dem Kind wird mitgeteilt, dass er nicht zum Spielen nach draußen darf.
(E) Dem Kind wird sein Lieblingsspielzeug weggenommen.

F04 ■
→ 2.116 Zu Beginn eines verhaltenstherapeutisch orientierten Konzentrationstrainings werden dem Kind für neu erreichte Leistungen Punkte erteilt, die ihm anzeigen, wie lange es im Anschluss an die Therapiesitzung spielen darf.
Wie kann die darauf folgende Verbesserung der Konzentrationsleistung lerntheoretisch erklärt werden?
(A) durch das Premack-Prinzip
(B) durch Modelllernen
(C) durch negative Verstärkung
(D) durch Reizgeneralisierung
(E) durch Shaping

2.110 (D)   2.111 (D)   2.112 (C)   2.113 (D)   2.114 (C)   2.115 (B)   2.116 (A)

H05 ■■

→ **2.117** Eine Patientin leidet seit Jahren unter Spannungskopfschmerz. Trotz regelmäßiger Massage und Wärmetherapie kann die Spannung der Nackenmuskulatur nicht verringert werden. Auch verschiedene Versuche, die Patientin dazu zu bewegen, ein Entspannungstraining wie z.B. autogenes Training oder progressive Muskelrelaxation zu erlernen, schlugen fehl, da die Patientin der Annahme ist, keinen Einfluss auf ihre Muskulatur zu haben.

Welches zusätzliche Verfahren kann noch eingesetzt werden, um die Patientin bei der Erlernung eines Entspannungsverfahrens zu unterstützen?

(A) Analyse der individuellen Abwehr
(B) Biofeedback
(C) Psychoanalyse
(D) Reizüberflutung
(E) systematische Desensibilisierung

F99

→ **2.118** In welchem der nachstehenden Fälle handelt es sich nicht um ein Beispiel für die Anwendung der Biofeedback-Methode?

(A) Ein anhaltender Summton schaltet sich in dem Augenblick ab, wenn der Blutdruck der Versuchsperson unter einen definierten Grenzwert absinkt.
(B) Ein Pulsmessgerät wird an einen Computer angeschlossen, und die Versuchsperson trainiert, durch willkürliche Veränderung der Pulsfrequenz Einfluss auf die Bewegung eines Objekts auf dem Bildschirm zu nehmen.
(C) Eine Epilepsie-Patientin lernt, durch Kontrolle des Alpha-Rhythmus (mit Hilfe des EEG) ihre Krampfpotentiale zu unterdrücken.
(D) Im Rahmen einer Behandlung des Spannungskopfschmerzes lernt der Patient die willentliche Entspannung von Muskelgruppen unter Einsatz des EMG.
(E) In einem Lernexperiment erhält die Versuchsperson für jede falsche Antwort einen milden, aber unangenehmen Elektroschock.

H04

→ **2.119** Herr T. berichtet seiner Ehefrau von den Inhalten der Therapie, die er aufgrund seiner depressiven Störung nun mittlerweile seit sechs Monaten aufsucht. „Ein Teil der Therapie war für mich besonders aufschlussreich – mir war anhand meiner Tagebuchaufzeichnungen, die ich als Hausaufgabe für die Therapie zu führen hatte, aufgefallen, dass sich meine Stimmung gerade im Umgang mit meinen Kollegen oft verschlechterte. Anhand der protokollierten Gedanken stellten wir fest, dass ich immer das Gefühl hatte, sie könnten mich nicht ausstehen. In einer weiteren Hausaufgabe überprüfte ich meine Gedanken, indem ich mit meinen Kollegen sprach und stellte dabei fest, dass ich mich geirrt hatte."

Welche der folgenden verhaltenstherapeutischen Behandlungsstrategien entspricht am ehesten der von dem Patienten beschriebenen?

(A) Biofeedback
(B) kognitive Verhaltenstherapie
(C) Modelllernen
(D) Reizüberflutung
(E) systematische Desensibilisierung

F02

→ **2.120** Ein Student versagt regelmäßig wegen zu großer Aufregung in Testaten. In der von ihm aufgesuchten Studienberatung erlernt er gemeinsam mit anderen Betroffenen die progressive Muskelrelaxation. In parallel verlaufenden Einzelgesprächen mit dem Psychologen werden zunächst Situationen in der Zeit der Prüfungsvorbereitung und des Prüfungstages gesucht, die ihn in starke Aufregung versetzen. Weiterhin soll er Situationen nennen, die im Zusammenhang mit der Prüfung stehen, ihn aber nicht oder nur wenig beunruhigen. Anschließend werden all diese Situationen in eine Reihenfolge gebracht.

Für welche Technik der Angsttherapie sind somit die Voraussetzungen geschaffen?

(A) Biofeedback
(B) Hypnose mit Relaxationssuggestion
(C) Reattribution
(D) Reizüberflutung
(E) systematische Desensibilisierung

F00 ■

→ **2.121** Ein Patient begibt sich in Behandlung wegen seiner Spannungskopfschmerzen. Die Behandlungsmethode sieht folgendermaßen aus:
Dem Patienten werden Elektroden am M. frontalis angebracht. Über ein Messgerät wird die Muskelspannung gemessen. Die Höhe der Muskelspannung wird dann auf einem Fernsehbild in Form eines Balkens sichtbar gemacht. Der Patient bekommt die Aufgabe, den Balken zu verkleinern, wobei dies eine Verringerung seiner Muskelspannung bedeutet. Welches Verfahren wird hier angewendet?
(A) Biofeedback
(B) Gegenkonditionierung
(C) progressive Muskelentspannung nach Jacobson
(D) Reizüberflutung (flooding)
(E) systematische Desensibilisierung

2.5 Besondere medizinische Situationen

2.5.1 Intensivmedizin

Zu diesem Kapitel wurden seit H95 keine Prüfungsfragen gestellt.

2.5.2 Notfallmedizin

H00

→ **2.122** Welche der folgenden Aussagen zum sogenannten Burnout-Syndrom (Erschöpfungssyndrom) trifft nicht zu?
(A) Burnout bedeutet, dass der Helfer die Hilflosigkeit des Patienten zur Abwehr seiner eigenen Hilflosigkeit benötigt.
(B) Burnout bildet sich in der Regel als Folge fortgesetzter psychomentaler und emotionaler Belastungserfahrungen aus.
(C) Burnout ist besonders häufig bei Erwerbspersonen zu beobachten, die personenbezogene Dienstleistungen erbringen (z.B. Krankenpflege, Erziehung, Betreuung).
(D) Burnout ist ein Zustand von anhaltendem Distress, bei dem ein Missverhältnis zwischen beruflichen Anforderungen und eigenen Bewältigungsmöglichkeiten besteht.
(E) Mit dem Burnout-Syndrom können fortgesetzte Distresserfahrungen mit negativen Auswirkungen und gesundheitsschädigendes Verhalten einhergehen.

2.5.3 Transplantationsmedizin

F03

→ 2.123 Im Rahmen der Vorbereitung der Lebendspende eines soliden Organs äußert die Ehefrau als Spenderin im vorbereitenden Gespräch Unsicherheiten. Beim zweiten Termin verweigert sie dann die psychologische Diagnostik mit dem Hinweis: „Der Psychologe hat ein Problem, wir aber nicht. Es gibt gar keine Probleme und ich lasse sie mir auch nicht einreden!"
Falls hier im Verhalten der Patientin Abwehr im Sinne der Psychoanalyse zum Ausdruck kommt: Um welchen der nachstehenden Mechanismen handelt es sich am ehesten?
(A) Isolierung
(B) Projektion
(C) Sublimierung
(D) Ungeschehenmachen
(E) Verdrängung

H01 ■

→ 2.124 Ein Patient wird auf eine Lebertransplantation vorbereitet. Aufgrund des fortgeschrittenen Organversagens ist der Patient mit hoher Dringlichkeit für das nächste Spenderorgan gemeldet. Dass der Patient mit der Operation nicht einverstanden ist, stellt sich erst heraus, als er kurz vor der Operation die Einverständniserklärung unterschreiben soll. Im eilig angeforderten psychologischen Konsiliargespräch berichtet der Patient, dass er die für ihn bedeutsame Frage nach zu erwartenden Schmerzen in den Vorgesprächen nicht stellen konnte.
Was kommt am ehesten als Ursache für diese missglückte Kommunikation in Betracht?
(A) asymmetrische Verbalhandlungen
(B) Beziehungsfalle
(C) Hawthorne-Effekt
(D) iatrogene Fixierung des Patienten
(E) positive Übertragungsbeziehung

2.5.4 Onkologie

F02

→ **2.125** Ein an Prostatakarzinom erkrankter Patient kann sich nicht erinnern, was der Arzt ihm im Aufklärungsgespräch nach der Diagnosestellung gesagt hat. Er behauptet, über die Diagnose nicht aufgeklärt worden zu sein.
Welchem psychoanalytischen Abwehrmechanismus entspricht dieses Verhalten am ehesten?
(A) Projektion
(B) Rationalisierung
(C) Reaktionsbildung
(D) Verleugnung
(E) Verschiebung

H05 F04

→ **2.126** Ein Krebskranker im Endstadium seiner Krankheit will den Verlauf seiner Erkrankung günstig beeinflussen. Er unternimmt große Anstrengungen, um etwas gegen den Tumor zu tun, und nimmt viele Behandlungsverfahren aus der wissenschaftlichen wie auch der alternativen Medizin in Anspruch.
Wodurch lässt sich sein Verhalten kognitionspsychologisch am ehesten erklären?
(A) Dissonanzreduktion
(B) fatalistische Kontrollüberzeugung
(C) internale Kontrollüberzeugung
(D) stabile Kausalattribution
(E) Sensitization

F04

→ **2.127** Herr M., 55 Jahre, ist wegen einer Prostatakrebserkrankung operiert worden. Nun durchläuft er eine Chemotherapie. Als freischaffender Architekt geht er bereits wenige Tage nach seiner Entlassung wieder in sein Büro und stürzt sich in die Arbeit.
Welche der folgenden Formen der Krankheitsverarbeitung wird im Verhalten des Patienten am ehesten erkennbar?
(A) ablenkendes Anpacken
(B) Dissimulieren
(C) Haltung bewahren
(D) Kompensation
(E) Stoizismus-Fatalismus

F04 ■

→ **2.128** Ein Lungenkrebspatient verspürt mehrere Wochen nach abgeschlossener chemotherapeutischer Primärbehandlung erneut einen quälenden Husten. Obwohl es sich mit hoher Wahrscheinlichkeit um ein Rezidiv der Tumorerkrankung handelt, weist er diesen Gedanken von sich und führt eine Reihe von Gründen an, warum es ein grippaler Infekt sein müsse: Er habe sich vor kurzem in starker Zugluft aufgehalten und dabei erkältet. Der Husten fühle sich auch ganz anders an als zum Zeitpunkt der Diagnosestellung. Außerdem habe er jetzt Fieber, was ebenfalls für einen Infekt spreche.
Mit welchem Abwehrmechanismus kann man aus psychodynamischer Sicht dieses Verhalten des Patienten am besten erklären?
(A) Isolierung
(B) Projektion
(C) Rationalisierung
(D) Ungeschehen-machen
(E) Verdrängung

H03 ■

→ **2.129** Krebskranke erhalten zur Tumorbehandlung Medikamente (Chemotherapie), die als Nebenwirkung Übelkeit auslösen können. Manche Patienten entwickeln im Lauf der Therapie allein schon dann Übelkeit, wenn sie vor Beginn eines erneuten Behandlungszyklus den Geruch des Krankenhauses wahrnehmen (antizipatorische Übelkeit). Dieses Phänomen lässt sich durch klassische Konditionierung erklären.
Worin besteht in diesem Beispiel der unkonditionierte Stimulus?
(A) Angst vor der Behandlung
(B) chemotherapeutisches Medikament
(C) Übelkeit als Folge des Krankenhausgeruchs
(D) Übelkeit als Folge des Medikaments
(E) Wahrnehmung des Krankenhausgeruchs

F00 ■

→ **2.130** Eine 54-jährige Frau wird wegen Brustkrebs mit Fernmetastasen in die Klinik überwiesen. Ihre Prognose ist schlecht. Sie bittet ihren Ehemann, bei ihr im Krankenhaus zu bleiben, da sie Angst hat, allein gelassen zu werden.
Welcher der folgenden Abwehrmechanismen erklärt ihr Verhalten am besten?
(A) Konversion
(B) Regression
(C) Verdrängung
(D) Verleugnung
(E) Verschiebung

2.125 (D)   2.126 (C)   2.127 (A)   2.128 (C)   2.129 (B)   2.130 (B)

H99

→ **2.131** Eine Patientin, bei der erst vor kurzem eine seltene Form einer Krebserkrankung diagnostiziert worden ist, fragt den Arzt, der sie zu diesem Zeitpunkt noch nicht aufgeklärt hat:
„Herr Doktor, haben Sie eine Vermutung, was es ist?" Der Arzt antwortet daraufhin: „Ich vermute nicht, ich sammle Fakten. Deshalb kann ich Ihnen nicht mehr dazu sagen."
Dieses ärztliche Antwortverhalten ist ein Beispiel für
(A) eine asymmetrische Verbalhandlung
(B) eine den emotionalen Aspekt der Information betonende Kommunikation
(C) eine den pragmatischen Aspekt der Information berücksichtigende Kommunikation
(D) eine nur „implizit" an den Patienten gerichtete Information
(E) einen Interrollenkonflikt

H98 ■

→ **2.132** Nach dem Tod eines krebskranken Patienten äußert der behandelnde Arzt: „Der Patient hätte mit Chemotherapie, die er aber verweigerte, bessere Überlebenschancen gehabt."
Welcher Attributionsstil ist hierbei erkennbar?
(A) external, global
(B) external, spezifisch
(C) internal, spezifisch
(D) internal, stabil
(E) internal, variabel

F99

→ **2.133** Eine Krebspatientin ist der Ansicht, dass ihre Erkrankung zwar „Schicksal" sei, dass sie aber nicht nur durch die Chemotherapie, sondern vor allem durch die Veränderung ihres Lebensstils und gesunde Ernährung wieder gesund werden wird.
Die Erwartungen im Hinblick auf die Auswirkungen der Veränderungen des Lebensstils und der Ernährung sind ein Beispiel für:
(A) externale Attribution
(B) internale Kontrollüberzeugung
(C) primäre Prävention
(D) Rationalisierung
(E) sekundären Krankheitsgewinn

F01

→ **2.134** Was gehört nicht zu den verhaltenstherapeutisch orientierten psychoonkologischen Behandlungsmaßnahmen, die begleitend zur medizinischen Therapie durchgeführt werden?
(A) Aufarbeitung der frühkindlichen Entwicklung
(B) Reduzierung körperlicher Beschwerden (Übelkeit, Schmerzen)
(C) Steigerung von Gefühlen der Kontrolle und des Selbstwertes
(D) Unterstützung bei der emotionalen Verarbeitung der Erkrankung und Reduzierung krankheits- und behandlungsbedingter Angst, Niedergeschlagenheit und Wut
(E) Vermittlung von Wegen der Bewältigung krankheits- und behandlungsbedingter Beeinträchtigungen

H04

→ **2.135** Im Gespräch mit einer krebskranken Patientin erfahren Sie, dass diese den Ausbruch ihrer Erkrankung mit dem Stress des gesellschaftlichen Lebens in Verbindung bringt.
Welches Konzept lässt sich am ehesten heranziehen, um die Äußerungen der Patientin in einen theoretischen Zusammenhang einzuordnen?
(A) internale Kontrollüberzeugung
(B) kognitive Dissonanz
(C) Kompetenzerwartung
(D) Selbstwirksamkeit
(E) subjektive Krankheitstheorie

F05

→ **2.136** Zu Beginn und nach einer stationären Behandlung skaliert ein Krebspatient seine Zufriedenheit mit der Betreuung durch die behandelnden Ärzte auf einer Ratingskala von 0 (überhaupt nicht zufrieden) bis 6 (völlig zufrieden). Der Wert zu Beginn der Therapie betrugt 3 und nach der Therapie 6.
Welche der folgenden Aussagen lässt sich unter der Berücksichtigung des Skalenniveaus der oben beschriebenen Skala am ehesten treffen?
(A) Die Betreuung der Ärzte war nach der stationären Behandlung besser als zu Beginn.
(B) Die Betreuung der Ärzte wurde während der stationären Behandlung besser.
(C) Die Zufriedenheit des Patienten mit der Betreuung nahm im Verlauf der stationären Behandlung zu.
(D) Die Zufriedenheit des Patienten mit der Betreuung nahm im Verlauf der stationären Behandlung um 50% zu.
(E) Die Zufriedenheit des Patienten war abhängig von der Betreuung durch die behandelnden Ärzte.

2.131 (A)   2.132 (B)   2.133 (B)   2.134 (A)   2.135 (E)   2.136 (C)

2.5.5   Humangenetische Beratung

Zu diesem Kapitel wurden bisher keine Prüfungsfragen gestellt.

2.5.6   Reproduktionsmedizin

Zu diesem Kapitel wurden bisher keine Prüfungsfragen gestellt.

2.5.7   Sexualmedizin

H04 ■■
→ **2.137** Sexuelle Funktionsstörungen treten während
bestimmter Phasen des sexuellen Reaktionszyklus
auf.
**Welche Störung betrifft vorrangig die Appetenz-
phase?**
(A) Dyspareunie
(B) Erektionsstörung
(C) fehlende vaginale Lubrikation
(D) Minderung des sexuellen Verlangens
(E) vorzeitige Ejakulation

H02 ■■
→ **2.138** Zu den 4 Phasen des sexuellen Reaktions-
zyklus bei der Frau nach Masters und Johnson zählt
nicht die
(A) Erregungsphase
(B) Plateauphase
(C) Rückbildungsphase
(D) Dissoziationsphase
(E) Orgasmusphase

F01 ■■
→ **2.139** Welche der folgenden Reaktionen im sexuel-
len Zyklus der Frau gehört nicht zu den extragenita-
len Reaktionen der Plateauphase?
(A) Blutdruck systolisch und diastolisch erhöht
(B) Herzfrequenz ca. 100 – 175/min
(C) unwillkürliche Kontraktionen des Sphincter ani
(D) Zunahme der Brustgröße, Mamillen prall gefüllt
(E) Zunahme der Muskelspannung

H05 ■■
→ **2.140** Welche Aussage in Bezug auf typische geschlechtsspezifische Unterschiede der Sexualität
trifft nicht zu?
(A) Das Nachlassen der sexuellen Erregung nach dem
Orgasmus verläuft beim Mann langsamer als bei
der Frau.
(B) Der Mann hat nach dem Orgasmus eine absolute
Refraktärphase.
(C) Der sexuelle Erregungsablauf ist bei der Frau va-
riabler als beim Mann.
(D) Die Frau zeigt in ihrer sexuellen Erregung eine
größere situative Abhängigkeit als der Mann.
(E) Die Triebintensität ist beim Mann in der Jugend,
bei der Frau in den mittleren Lebensjahren am
größten.

F98
→ **2.141** Als sexuelle Funktionsstörung wird nicht be-
zeichnet
(A) das Ausbleiben der Befriedigung durch störende
Umgebungsvariablen
(B) Erektionsstörungen infolge gesteigerter Erwar-
tungshaltung
(C) nachorgastische Verstimmungen und Missemp-
findungen im Genitalbereich
(D) reduzierte Appetenz im Sinne von Lustlosigkeit
(Libidoverlust)
(E) verkürzte und abgeschwächte Phasen des sexuel-
len Erregungszyklus

F90
→ **2.142** Welche der folgenden Erscheinungen ist
nicht notwendigerweise sexuell defizitär?
(A) Vaginismus
(B) Anorgasmie
(C) Ejaculatio praecox
(D) Ausbleiben der Erektion
(E) Homosexualität

H96
→ **2.143** Zu den sexuellen Funktionsstörungen zählt
nicht:
(A) sexuelle Aversion
(B) funktionelle Dyspareunie
(C) Ejaculatio praecox
(D) Fetischismus
(E) Vaginismus

2.137 (D)   2.138 (D)   2.139 (C)   2.140 (A)   2.141 (A)   2.142 (E)   2.143 (D)

H02

→ **2.144** Ein Mensch lehnt sein angeborenes Geschlecht vehement ab und lässt eine chirurgische Geschlechtsumwandlung vornehmen, um mit dem Körper und in der sozialen Rolle des anderen Geschlechtes zu leben.
Dieses Störungsbild wird am zutreffendsten bezeichnet als:
(A) Androgynie
(B) Bisexualität
(C) Sexualphobie
(D) Transsexualität
(E) Hermaphroditismus

2.5.8 Tod und Sterben, Trauer

H98

→ **2.145** Zu den häufig unterschiedenen Phasen der Trauerreaktion zählt nicht:
(A) eine durch Schock, Gefühle der Betäubung und Abgestumpftheit gekennzeichnete Phase
(B) Phase der Sehnsucht
(C) Phase der Desorganisation und Verzweiflung
(D) Ablösephase (Reorganisation)
(E) Rationalisierungs- und Bilanzierungsphase

F99 ■■

→ **2.146** Eine Mutter, die ihr geliebtes Kind nach schwerer Krankheit verloren hat, beschreibt die belastenden Maßnahmen zur Lebenserhaltung des Kindes ohne erkennbare emotionale Beteiligung.
Dieses Verhalten lässt sich am besten erklären durch den Abwehrmechanismus der
(A) Isolierung
(B) Rationalisierung
(C) Reaktionsbildung
(D) Verdrängung
(E) Verleugnung

F04 ■

→ **2.147** Welche der folgenden Reaktionen in der Auseinandersetzung eines Patienten mit der Diagnose einer unheilbaren Krankheit ist nach dem Phasenmodell (Kübler-Ross) nach Mitteilung der Diagnose als erste zu erwarten?
(A) Aggression gegen andere
(B) Akzeptieren
(C) Hadern
(D) Nicht-wahrhaben-wollen
(E) Verhandeln

H99

→ **2.148** Kübler-Ross hat fünf Stadien der Auseinandersetzung mit dem Sterben beschrieben, die in einer charakteristischen Abfolge durchlaufen werden (Phasenmodell). Sie beginnen mit Nicht-wahrhaben-wollen (Phase 1) und enden schließlich mit der Annahme des eigenen Todes (Phase 5).
Für die dazwischen liegenden Phasen gilt nach diesem Modell folgende Reihenfolge:
(A) → Depression → Zorn → Verhandeln
(B) → Depression → Verhandeln → Zorn
(C) → Verhandeln → Depression → Zorn
(D) → Zorn → Depression → Verhandeln
(E) → Zorn → Verhandeln → Depression

F03 ■

→ **2.149** Der belastende emotionale Verarbeitungsprozess auf den Verlust eines Beziehungsobjekts wird am zutreffendsten bezeichnet als:
(A) depressive Reaktion
(B) Selbstschutz
(C) Trauerarbeit
(D) traurige Verstimmung
(E) Verleugnung

H02

→ **2.150** Ein schwer kranker Patient mit äußerst ungünstiger Prognose in einer intensivmedizinischen Abteilung leidet unter den invasiven diagnostischen Maßnahmen. Die behandelnde Ärztin steht vor der Entscheidung, Leiden zu verhindern, indem sie weitere entsprechende Maßnahmen einstellt (wie es anscheinend die Ehefrau des Patienten wünscht), oder das Leben des Patienten mit Hilfe dieser Maßnahmen zu verlängern.
Mit welchem der genannten Begriffe lässt sich diese konflikthafte Situation, in der sich die Ärztin befindet, am zutreffendsten kennzeichnen?
(A) Appetenz-Appetenz-Konflikt
(B) Interrollenkonflikt
(C) Intrarollenkonflikt
(D) Kollusion
(E) Rollendistanz

F04

2.151 In einer Studie an Frauen über 70 Jahren werden die Auswirkungen des Partnertods auf Inanspruchnahmeverhalten medizinischer Leistungen und Gesundheit untersucht. Bei diesen Frauen werden über einen Zeitraum von zwei Jahren zu drei Zeitpunkten Messungen des Gesundheitszustands und Interviews durchgeführt.
Um welche Art von Studie handelt es sich am ehesten?
(A) um eine experimentelle Studie
(B) um eine Fall-Kontroll-Studie
(C) um eine Kohortenstudie
(D) um eine Prävalenzstudie
(E) um eine Querschnittsstudie

2.6   Patient und Gesundheitssystem

2.6.1   Stadien des Hilfesuchens

F05 F02

2.152 Ein 50-jähriger Patient stellt beim Wasserlassen fest, dass Blutspuren in seinem Urin enthalten sind. Anstatt sofort den Arzt in Anspruch zu nehmen, sagt er sich, dies sei wohl auf einen Sturz zurückzuführen, den er vor drei Wochen erlitten hat und bleibt zu Hause.
Dieses Verhalten wird bezeichnet als
(A) Aktivierung der Laienätiologie
(B) Aktivierung des Laienzuweisungssystems
(C) Aktivierung internaler Kontrollüberzeugung
(D) Reaktionsbildung
(E) sekundäre Devianz

H98

2.153 Ob beim Auftreten gesundheitlicher Beschwerden ein Arzt aufgesucht wird, oder ob zunächst abgewartet oder eine Selbstbehandlung mit Hausmitteln versucht wird, hängt oftmals von Empfehlungen aus dem persönlichen Umfeld des Betroffenen (z.B. Freunde, Kollegen, Verwandte) ab.
Mit welchem Begriff wird dieser Sachverhalt am treffendsten erfasst?
(A) hilfesuchendes Verhalten
(B) Laienätiologie
(C) Laienzuweisungssystem
(D) Patientenkarriere
(E) Symptomaufmerksamkeit

H05

2.154 Eine 45-jährige Brustkrebspatientin, die sich nach der Operation zur Verminderung des Rezidivrisikos zusätzlich einer belastenden Chemotherapie unterziehen musste, eröffnet der behandelnden Gynäkologin mit zögernder Stimme, dass sie sich mit dem Gedanken trage, die Chemotherapie abzubrechen und stattdessen alternative Heilverfahren einzusetzen.
Welche Handlungsweise der Ärztin ist in dieser Situation primär am ehesten angemessen?
(A) der Patientin Ratgeberliteratur empfehlen
(B) der Patientin von alternativen Verfahren abraten
(C) die bisherige Therapie beenden
(D) die Patientin zum Psychotherapeuten überweisen
(E) die subjektive Krankheitstheorie der Patientin erfragen

F04

2.155 Menschen mit schweren chronischen Krankheiten suchen häufig außerhalb der Schulmedizin Hilfe.
Welches Motiv erklärt diese Form des Krankheitsverhaltens am ehesten?
(A) vergleichbare Wirksamkeit alternativer Heilmethoden bei den meisten chronischen Erkrankungen
(B) Verlust des Vertrauens in Ärzte, welche eine wissenschaftlich ausgerichtete medizinische Behandlung praktizieren
(C) Verlust des Vertrauens in die wissenschaftlich ausgerichtete medizinische Behandlung
(D) Vorherrschen nicht wissenschaftlicher Laienvorstellungen über Ursachen und Verlaufsmerkmale von Krankheiten
(E) Wunsch nach „mehrgleisiger" Nutzung verfügbarer therapeutischer Angebote in einer Situation erlebter Bedrohung

H01 ■

2.156 Welche der nachstehenden Aktivitäten fällt nicht unter die vier in der Medizinsoziologie herausgestellten Entscheidungsstufen des Hilfesuchens im Fall subjektiv empfundener Krankheit?
(A) Symptomwahrnehmung
(B) Selbstmedikation
(C) Mitteilung an Nahestehende
(D) Veränderung der sozialen Identität
(E) Aufsuchen professioneller Hilfe

2.151 (C)   2.152 (A)   2.153 (C)   2.154 (E)   2.155 (E)   2.156 (D)

F05

→ 2.157 Erfahrung sozialen Rückhalts (social support) in kleinen sozialen Netzwerken kann als positive Folge der Vergesellschaftung aufgefasst werden, die sich auch als gesundheitliche Ressource auswirkt.

Zu den typischen, sozialen Rückhalt konstituierenden Aktivitäten gehört nicht:

(A) Anerkennung aussprechen

(B) Compliance sicherstellen

(C) materielle Hilfe leisten

(D) Rat geben, Information austauschen

(E) Wertschätzung zeigen, Vertrauen schenken

2.6.2 Bedarf und Nachfrage

F00

→ 2.158 Für die spezielle Struktur von Interaktionen in sozialen Institutionen gilt:

Interaktionen

(A) ergeben sich immer aus den informellen Beziehungen der Interaktionspartner

(B) sind in hohem Maße abhängig von der Persönlichkeit der beteiligten Personen

(C) sind in hohem Maße an individuellen Einstellungen und Wünschen orientiert

(D) sind standardisiert und nicht an individuellen Bedürfnissen orientiert

(E) werden jeweils in den Situationen neu bestimmt und zwischen den Akteuren ausgehandelt

F97

→ 2.159 Welche Aussage über „totale Institutionen" (nach Goffman) trifft nicht zu?

(A) Es handelt sich dabei um bestimmte Arten von Organisationen.

(B) Allen Mitgliedern der Institution wird die gleiche Behandlung zuteil und alle müssen die gleiche Tätigkeit gemeinsam verrichten.

(C) Die sonst übliche Trennung zwischen Arbeits-, Wohn- und Freizeitbereich ist aufgehoben.

(D) Die verschiedenen erzwungenen Tätigkeiten werden in einem einzigen rationalen Plan vereinigt.

(E) Es handelt sich jeweils um einen Komplex normativer Regelungs- und Beziehungsmuster, die grundlegende Aspekte des menschlichen Zusammenlebens in einer Gesellschaft ordnen.

H01

→ 2.160 Für die letzten Jahrzehnte sind gravierende Veränderungen im Altersaufbau der deutschen Bevölkerung festzustellen, die sich auf das System der medizinischen Versorgung niederschlagen.

Welche der folgenden Aussagen ist in diesem Zusammenhang nicht zutreffend?

(A) Das Krankheitsspektrum hat sich von chronisch-degenerativen Erkrankungen zu akuten Erkrankungen und Infektionserkrankungen verschoben.

(B) Der Anteil der alten Patienten in den Krankenhäusern ist angestiegen.

(C) Durch das demographische Altern ist der Arzt mit einem Anstieg multimorbider Patienten konfrontiert.

(D) Durch den Einfluss demographischen Alterns auf das Krankheitsspektrum erhöht sich der Pflegebedarf.

(E) Für die Patienten reduziert sich die mögliche soziale Unterstützung durch nahe stehende Personen.

H01 ■

→ 2.161 Die Inanspruchnahme von Ärzten ist in Ländern mit entwickelter Sozialversicherung (wie z.B. Deutschland) in erster Linie vom Bedarf abhängig. Medizinsoziologische Forschungen haben noch zusätzliche Einflussfaktoren auf die Inanspruchnahme identifiziert.

Welche Aussage über solche Einflussfaktoren trifft nicht zu?

(A) Je höher das Einkommen der Versicherten, desto häufiger erfolgt eine Inanspruchnahme.

(B) Je höher der Anteil der Versicherten an der Gesamtbevölkerung, desto häufiger erfolgt eine Inanspruchnahme.

(C) Je höher der Anteil von Fachärzten an der gesamten Ärzteschaft, desto häufiger erfolgt eine Inanspruchnahme.

(D) Je höher die Selbstbeteiligung der Versicherten, desto seltener erfolgt eine Inanspruchnahme.

(E) Je mehr Ärzte pro Einwohner verfügbar sind, desto häufiger erfolgt eine Inanspruchnahme.

F05 ■

→ 2.162 Die Regelung, dass Patienten bei der ambulanten Behandlung die meisten medizinischen Leistungen bedarfsgerecht ohne direkte finanzielle Transaktion erhalten, bezeichnet man als

(A) Äquivalenzprinzip

(B) duales Prinzip

(C) Kapitaldeckungsprinzip

(D) Sachleistungsprinzip

(E) Solidarprinzip

2.157 (B)   2.158 (D)   2.159 (E)   2.160 (A)   2.161 (A)   2.162 (D)

H04

→ **2.163 Zentrales Element im historisch gewachsenen System der gesetzlichen Krankenversicherung (GKV) ist das Solidarprinzip.**
Durch welche der nachfolgenden Aussagen wird dieses Prinzip am zutreffendsten charakterisiert?
(A) Der Wettbewerb zwischen den Kassen ist durch gesetzliche Maßnahmen begrenzt.
(B) Die Höhe des Beitrags zur GKV bemisst sich nach dem Einkommen des Versicherten.
(C) Entscheidungen über die Höhe der Versicherungsbeiträge werden von paritätisch besetzten Verwaltungsräten getroffen.
(D) Für gleiche Versicherungsbeiträge entsteht Anspruch auf gleiche Versicherungsleistungen.
(E) Krankenversicherungen mit hohem Beitragsaufkommen unterstützen Versicherungen mit niedrigem Beitragsaufkommen über eine Umlage.

F04

→ **2.164 In der privaten Krankenversicherung ist der Leistungsumfang in der Regel wählbar. Es besteht eine enge Beziehung zwischen Versicherungsschutz und Beitragshöhe. Je umfassender der Versicherungsschutz, desto höher sind auch die Beiträge.**
Wie wird dieses Prinzip genannt?
(A) Äquivalenzprinzip
(B) Fallpauschalenprinzip
(C) Kostenerstattungsprinzip
(D) Sachleistungsprinzip
(E) Solidarprinzip

F03 ■■

→ **2.165 Die absolute Höhe der Beiträge zur gesetzlichen Krankenversicherung bemisst sich nach der Höhe des Einkommens der Versicherten.**
Wie wird dieses Regelungsprinzip bezeichnet?
(A) Äquivalenzprinzip
(B) Ausgleichsprinzip
(C) Solidarprinzip
(D) Subsidiaritätsprinzip
(E) Subsistenzprinzip

F04

→ **2.166 Welches der nachfolgenden Merkmale ist nicht kennzeichnend für die ambulante Versorgung im Rahmen der gesetzlichen Krankenversicherung?**
(A) Arbeitsteilung zwischen ambulanter und stationärer medizinischer Versorgung
(B) Bereitstellung hausärztlicher und fachärztlicher Versorgung
(C) freie Arztwahl durch Patienten
(D) Mitgliedschaft der Mehrheit der Bevölkerung in einer gesetzlichen Krankenversicherung
(E) uneingeschränkte Niederlassungsfreiheit von Ärzten

H04

→ **2.167 Zu den indirekten Gesundheitskosten zählen Kosten durch**
(A) Arzthonorare
(B) diagnostische Maßnahmen
(C) Medikamente
(D) Produktivitätsausfall
(E) stationäre Behandlung

2.6.3 Patientenkarrieren im Versorgungssystem

F99 H96 ■

→ **2.168 Welche der folgenden Variablen gehört nicht zu den Bestimmungsfaktoren für gesundheitsbezogenes Verhalten nach dem Health-belief-Modell?**
(A) die subjektive Einschätzung der eigenen Anfälligkeit gegenüber einer bestimmten Krankheit
(B) die Qualität des sozialen Netzwerkes und die Verfügbarkeit professioneller Hilfe
(C) die Einschätzung der Ernsthaftigkeit oder Gefährlichkeit einer Erkrankung
(D) der Glaube an die Effektivität und den Nutzen einer bestimmten Handlung
(E) die subjektive Einschätzung der physischen, psychischen, finanziellen oder sonstigen Kosten, die mit einer Handlung verbunden sind

H92

→ **2.169 Welcher der nachfolgenden Faktoren hat entsprechend dem Health-belief-Modell den geringsten Einfluss auf die Inanspruchnahme medizinischer Maßnahmen?**
(A) wahrgenommene Bedrohlichkeit von Symptomen
(B) objektiver Schweregrad einer Krankheit
(C) erwartete Wirksamkeit medizinischer Hilfe
(D) Gesundheitsmotivation und Vorerfahrungen
(E) Bilanzierung des subjektiven Nutzens gegenüber möglichen „Kosten" (z. B. unliebsame Verhaltensänderungen)

2.163 (B)   2.164 (A)   2.165 (C)   2.166 (E)   2.167 (D)   2.168 (B)   2.169 (B)

H05

→ 2.170 Ein starker Raucher leidet unter Husten, Kurzatmigkeit und Problemen beim Treppensteigen.
Unter welcher der folgenden Bedingungen wird nach dem Health-Belief-Modell eine Aufgabe des Nikotinkonsums am wahrscheinlichsten sein?

(A) Der Mann äußert mehrfach den Wunsch, mit dem Rauchen aufzuhören und eine Entwöhnung zu beginnen.

(B) Der Mann kommt bei einem Vergleich mit anderen Rauchern zu dem Schluss, dass seine Beschwerden nicht stärker als die anderer Raucher sind.

(C) Der Mann lernt während eines Arztbesuches einen Lungenkrebspatienten kennen und erhält vom Arzt die Information, dass der Patient ebenfalls ein starker Raucher ist.

(D) Die Symptome werden dem Rauchen zugeschrieben, ein Erkrankungsrisiko wird jedoch verleugnet.

(E) Die Symptome werden dem Rauchen zugeschrieben und als bedrohlich wahrgenommen, und der Mann ist überzeugt, dass sie nach der Aufgabe des Rauchens verschwinden werden.

F01

Ordnen Sie jedem der Modelle gesundheitsrelevanten Verhaltens der Liste 1 die dazu passende Aussage aus Liste 2 zu!

Liste 1

→ 2.171 Modell gesundheitlicher Überzeugungen (sog. Health-Belief-Modell)

→ 2.172 Modell des Risikoverhaltens (sog. kognitive Dissonanzreduktion)

Liste 2

(A) Entspannung ist gesundheitsfördernd, also ist Rauchen, da es mich entspannt, nicht gesundheitsschädlich.

(B) Egal was ich tue, Krankheiten sind ohnehin Schicksalsschläge.

(C) Wenn ich körperlich aktiv bin, verringert sich die Wahrscheinlichkeit, dass ich herzkrank werde.

(D) Da in meiner Arbeitsgruppe alle anderen mit dem Rauchen aufgehört haben, bin ich jetzt bestrebt, ebenfalls damit aufzuhören.

(E) Meinen Körper brauche ich für die Arbeit, er muss „funktionieren".

H03

→ 2.173 Eine Frau mit nachgewiesenem erhöhten genetischen Risiko für eine Brustkrebserkrankung geht sehr selten zur Mammographie. Sie hat starke Angst vor einem pathologischen Befund.
Mit welcher Maßnahme kann die Gynäkologin nach dem Health-Belief-Modell am ehesten die Compliance der Patientin erhöhen?

(A) Sie betont den Nutzen der häufigeren Früherkennungsuntersuchungen für den Erfolg einer eventuellen Therapie.

(B) Sie droht, die Patientin nicht weiter zu behandeln, wenn diese so unvernünftig ist.

(C) Sie erinnert die Patientin an ihr deutlich erhöhtes Risiko, Brustkrebs zu bekommen.

(D) Sie verdeutlicht der Patientin, wie gefährlich es ist, nicht zur Früherkennung zu gehen.

(E) Sie weist darauf hin, dass man kaum noch etwas machen kann, wenn eine Brustkrebserkrankung zu spät erkannt wird.

H03

→ 2.174 Eine 30 Jahre alte Patientin klagt über wiederholt auftretende und häufig wechselnde körperliche Beschwerden, die nicht durch medizinische Untersuchungsbefunde erklärt werden können. Sie leidet darunter und hat bereits eine lange „Patientenkarriere" hinter sich.
Eine solche Präsentation körperlicher Beschwerden wird am zutreffendsten bezeichnet als:

(A) Aggravation

(B) sekundärer Krankheitsgewinn

(C) Simulation

(D) Somatisierung

(E) Verdrängung

H03

→ 2.175 Durch welche Determinanten wird unter den Bedingungen des Systems der gesetzlichen Krankenversicherung in Deutschland die Inanspruchnahme ärztlicher Leistungen am stärksten gesteuert?

(A) durch den subjektiven Gesundheitszustand und das Laienzuweisungssystem

(B) durch den Umfang von Früherkennungsleistungen, die von der Krankenversicherung finanziell abgedeckt werden

(C) durch die Einschätzung der Leistungsfähigkeit des Gesundheitssystems

(D) durch die wahrgenommene Versorgungsqualität von Ärzten und stationären Behandlungseinrichtungen in Reichweite

(E) durch lokale Erreichbarkeit stationärer und ambulanter medizinischer Einrichtungen

---

2.170 (E)   2.171 (C)   2.172 (A)   2.173 (A)   2.174 (D)   2.175 (A)

F03

→ **2.176** Welches der folgenden Kriterien ermöglicht Versicherten das Verlassen der gesetzlichen Krankenversicherung (GKV)?

(A) Anhebung der Beitragsbemessungsgrenze der gesetzlichen Rentenversicherung

(B) Eintritt in den Ruhestand

(C) Teilnahme an einer berufsfördernden Maßnahme zur Rehabilitation

(D) Überschreiten der Versicherungspflichtgrenze

(E) Wechsel vom Arbeiterstatus in den Angestelltenstatus

2.6.4 Qualitätsmanagement im Gesundheitswesen

F05

→ **2.177** Die Qualitätssicherung der Leistungen des Gesundheitswesens ist von zunehmender Bedeutung.

Welcher Indikator beschreibt den Nutzen in Relation zum Mitteleinsatz bei der Erreichung von Gesundheitszielen?

(A) Adäquanz

(B) Angemessenheit

(C) Effizienz

(D) Prozessqualität

(E) Relevanz

F05

→ **2.178** In einer Klinik soll ein Qualitätsmanagementprogramm eingeführt werden.

Welches der folgenden Qualitätsziele wird der Prozessqualität zugeordnet?

(A) bessere apparative Ausstattung der Klinik

(B) bessere Behandlungsergebnisse

(C) bessere Kommunikation zwischen den in der Klinik tätigen Berufsgruppen

(D) höhere Patientenzufriedenheit

(E) Höherqualifizierung der Mitarbeiter

H05

→ **2.179** Im Rahmen des Wettbewerbs um eine so genannte Zertifizierung werden in einem Krankenhaus sämtliche wichtigen Abläufe bei der Behandlung von Patienten in schriftlicher Form nach einheitlichen Kriterien dokumentiert.

Welchem der nachfolgenden Aspekte der Qualitätssicherung lässt sich dieses Vorgehen am zutreffendsten zuordnen?

(A) evidenzbasierte Medizin

(B) Peer-Review

(C) Prozessqualität

(D) Strukturqualität

(E) Supervision

F04

→ **2.180** Was versteht man unter Evidenz-basierter Medizin?

(A) die Akzeptanz medizinischer Maßnahmen in der Allgemeinbevölkerung

(B) die Anwendung medizinischer Maßnahmen, deren Wirksamkeit nach derzeitigem Kenntnisstand bestmöglich belegt ist

(C) die Durchführung medizinischer Maßnahmen aus Gründen der Tradition

(D) die Plausibilität biologischer Erklärungsmodelle für medizinische Maßnahmen

(E) die unmittelbar einleuchtende Nützlichkeit medizinischer Maßnahmen

F03

→ **2.181** Im Rahmen der internen Qualitätssicherung werden stationäre Patienten eines Krankenhauses mit einem standardisierten Erhebungsbogen anonym zu ihrer Zufriedenheit mit diesem Krankenhaus befragt. Sie können jede Einzelfrage auf einer fünfstufigen Skala zwischen den Polen „sehr gut" und „mangelhaft" beantworten. Weil die Patienten an der vollständigen Wahrung der Anonymität zweifeln, ergibt sich eine unrealistisch hohe Zufriedenheit.

Welchem Versuchspersoneneffekt unterliegen die befragten Patienten am ehesten?

(A) Halo-Effekt

(B) Ja-Sage-Tendenz

(C) Kontrast-Effekt

(D) Reihenfolgeeffekt

(E) Tendenz zur sozialen Erwünschtheit

2.7 Fragen aus Examen Frühjahr 2006

F06

→ **2.182** Mit welchem Wirkmechanismus lässt sich das Stress-Puffer-Modell der sozialen Unterstützung am besten erklären?

(A) Soziale Integration fördert günstiges Gesundheitsverhalten.

(B) Soziale Unterstützung fängt negative Auswirkungen von Belastungen ab, bevor sie schädigend wirken können.

(C) Soziale Unterstützung verhindert die Entstehung von Stress.

(D) Soziale Unterstützung vermindert unabhängig von einer Stressbelastung das Krankheitsrisiko.

(E) Stress fördert die Krankheitsentstehung.

2.176 (D)   2.177 (C)   2.178 (C)   2.179 (C)   2.180 (B)   2.181 (E)   2.182 (B)

F06

→ 2.183 Welche therapeutische Intervention ist am ehesten geeignet, wenn willentliche Kontrolle über bestimmte autonome Prozesse (z. B. Gefäßtonus, EEG-Rhythmen) erreicht werden soll?
(A) Biofeedback
(B) Aversionstherapie
(C) kognitive Techniken
(D) Konfrontationstechniken
(E) Time-out-Verfahren, Löschung

F06 ■■

→ 2.184 Welche der folgenden Reaktionen im sexuellen Zyklus der Frau gehört nicht zu den extragenitalen Reaktionen der Plateauphase?
(A) Blutdruck systolisch und diastolisch erhöht
(B) Herzfrequenz erhöht
(C) unwillkürliche Kontraktionen des Sphincter ani
(D) Zunahme der Brustgröße, Mamillen prall gefüllt
(E) Zunahme der Muskelspannung

F06

→ 2.185 Eine Studie in einem Industriebetrieb zeigte folgendes Ergebnis:
In allen experimentellen Gruppen erhöhte sich die Arbeitsleistung, und zwar sowohl in den Gruppen, in denen bestimmte Arbeitsbedingungen eher verbessert wurden, als auch in jenen, in denen bestimmte Arbeitsbedingungen eher verschlechtert wurden. Daraus wurde gefolgert, dass bereits das Bewusstsein, an einem Versuch teilzunehmen, die Reaktionsweise der Versuchspersonen beeinflusst.
Wie heißt der entsprechende Effekt?
(A) Hawthorne-Effekt
(B) Kontrast-Effekt
(C) Placebo-Effekt
(D) Rosenthal-Effekt
(E) Zeigarnik-Effekt

F06

→ 2.186 Diagnostische Klassifikationssysteme wie die ICD-10 werden zu mehreren Zwecken eingesetzt. Was gehört nicht dazu?
(A) Ableitung von Therapieempfehlungen (Leitlinien)
(B) bessere Vergleichbarkeit von Patientengruppen
(C) erleichterte Dokumentation der Diagnose
(D) präzisere Kommunikation über Diagnosen
(E) verbesserte intuitive Diagnose (Blickdiagnose)

F06

→ 2.187 Worum handelt es sich bei dem Diagnostic and Statistical Manual of Mental Disorders (DSM)?
(A) um ein Fremdrating psychischer Störungen durch Angehörige
(B) um ein multiaxiales Klassifikationssystem psychischer Störungen
(C) um ein projektives Verfahren
(D) um einen Depressionsfragebogen
(E) um einen Persönlichkeitstest

F06

→ 2.188 Im Rahmen der Evaluation von Leistungen des Gesundheitswesens können mehrere Ebenen der Qualitätssicherung unterschieden werden. Bei einem Konzept geht es darum, inwieweit sich die expliziten Leitlinien und Standards mit den konkreten Durchführungsmodalitäten im gesamten Bereich der diagnostischen und therapeutisch-rehabilitativen Maßnahmen decken.
Welche Ebene der Qualitätssicherung ist damit vorrangig angesprochen?
(A) Beziehungsqualität
(B) Ergebnisqualität
(C) Prozessqualität
(D) Strukturqualität
(E) technische Qualität

F06 ■■

→ 2.189 Nach Parsons ist ein Merkmal der ärztlichen Tätigkeit, uneigennützig zu handeln, d. h. die Abhängigkeit von Patienten nicht auszunutzen.
Welcher Begriff beschreibt dieses Merkmal zutreffend?
(A) emotionale Neutralität
(B) funktionale Spezifität
(C) Kollektivitätsorientierung
(D) Universalismus
(E) Vorgegebenheitsorientierung

F06 ■

→ 2.190 Wenn frühere, lebensgeschichtlich bedeutsame Erfahrungen wie beispielsweise unbewältigte und verdrängte zwischenmenschliche Konflikte ihre psychische Dynamik bewahren und in einer aktuellen Beziehung reaktiviert werden, handelt es sich in der Sprechweise der Psychoanalyse um
(A) Fixierung
(B) Reaktionsbildung
(C) Selbstaktualisierung
(D) Übertragung
(E) Verschiebung

2.183 (A)   2.184 (C)   2.185 (A)   2.186 (E)   2.187 (B)   2.188 (C)   2.189 (C)   2.190 (D)

F06

→ 2.191 Eine der Grundhaltungen der klientenzentrierten Gesprächsführung besagt, dass der Patient als eigenständige Person akzeptiert werden soll, auch wenn er ein Verhalten zeigt, das nicht mit den Erwartungen des Behandlers übereinstimmt. Welche Grundhaltung ist hiermit angesprochen?

(A) Echtheit
(B) Empathie
(C) positive Wertschätzung
(D) Sympathie
(E) Transparenz

F06

→ 2.192 Eine 35-jährige Patientin mit deutlich verlangsamter Sprache kommt mit Schmerzen im rechten Unterbauch in eine Allgemeinarztpraxis. Die Diagnose ergibt, dass eine akute Blinddarmentzündung vorliegt. Die Ärztin nimmt aufgrund der verlangsamten Sprache eine geringe Intelligenz der Patientin an und gestaltet entsprechend das Beratungsgespräch. Im Nachhinein stellt sich heraus, dass die Patientin niedergelassene Juristin mit einer eigenen Kanzlei ist.
Aufgrund welchen Fehlers kommt die Ärztin zu der falschen Beurteilung der Patientin?

(A) Halo-Effekt
(B) logischer Fehler
(C) Nein-Sage-Tendenz
(D) Reihenfolge-Effekt
(E) Rosenthal-Effekt

F06

→ 2.193 In einer kognitiven Verhaltenstherapie berichtet ein depressiver Patient, dass er jedes Mal nach dem Telefongespräch mit seiner klagsamen Mutter das schlechte Gewissen habe, zu wenig für sie zu tun, obwohl er sich sehr anstrengen würde.
Welches der folgenden Therapieziele entspricht dem Ansatz der kognitiven Verhaltenstherapie am ehesten?

(A) Der Patient soll durch Selbstexploration sein Idealbild und Selbstbild kongruent gestalten.
(B) Der Patient soll lernen, sich bei dem nächsten Telefonat mit seiner Mutter zu entspannen.
(C) Der Patient soll durch die Therapie Einsicht in seine ihm bislang unbewussten Beziehungskonflikte erlangen.
(D) Der Patient soll sich gezielt mit seinen frühkindlichen Erlebnissen mit der Mutter auseinandersetzen.
(E) Der Patient soll sich z. B. mit Hilfe des sokratischen Dialogs die negativen Gedanken bewusst machen und in Frage stellen.

F06

→ 2.194 Frau S. leidet unter ständig wiederkehrenden Hustenanfällen. Von einer Freundin darauf angesprochen, antwortet sie: „Ist alles nur halb so schlimm, im Grunde geht es mir gut."
Welcher Bewältigungsform entspricht dies am ehesten?

(A) Ablenken
(B) Auflehnen
(C) Dissimulieren
(D) Kompensieren
(E) Resignieren

F06

→ 2.195 Ein Skifahrer verletzt sich beim Sturz auf der Piste schwer. Sofort hält ein nachfahrender Skifahrer an und ruft mit seinem Mobiltelefon Hilfe herbei.
Welches Merkmal sozialen Rückhalts wird mit dieser Aktion am ehesten erfüllt?

(A) emotionaler Rückhalt
(B) instrumenteller Rückhalt
(C) kognitiver Rückhalt
(D) motivationaler Rückhalt
(E) Rückhalt durch Anerkennung

F06 ■

→ 2.196 Nachdem in der ärztlichen Gebührenordnung die Ultraschalluntersuchung des Herzens für entsprechend qualifizierte Ärzte mit einer eigenen Abrechnungsziffer versehen worden ist, ließ sich innerhalb eines Jahres ein Anstieg dieser diagnostischen Maßnahme von mehr als 200 % feststellen.
Dies ist ein Beispiel für:

(A) eine angebotsinduzierte Nachfrage
(B) eine Evidenzbasierung ärztlicher Maßnahmen
(C) eine Rationierung von Leistungen
(D) einen latenten Bedarf
(E) einen subjektiven Behandlungsbedarf

F06 ■

→ 2.197 In der privaten Krankenversicherung ist der Leistungsumfang in der Regel wählbar. Es besteht eine enge Beziehung zwischen Versicherungsschutz und Beitragshöhe. Je umfassender der Versicherungsschutz, desto höher sind auch die Beiträge.
Wie wird dieses Prinzip genannt?

(A) Äquivalenzprinzip
(B) Fallpauschalenprinzip
(C) Kostenerstattungsprinzip
(D) Sachleistungsprinzip
(E) Solidarprinzip

2.191 (C)   2.192 (***)   2.193 (E)   2.194 (C)   2.195 (B)   2.196 (A)   2.197 (A)

3 Förderung und Erhaltung von Gesundheit

3.1 Prävention

3.1.1 Präventionsbegriff

3.1.2 Primäre Prävention

F04 F02
→ **3.1 Ziel der primären Prävention ist die**
(A) Durchführung von Vorsorgeuntersuchungen
(B) Krankheitsfrüherkennung
(C) Senkung der Häufigkeit des Auftretens von Erkrankungen
(D) Verbesserung der Rehabilitation
(E) Verhinderung der Rezidivbildung

H03
→ **3.2 Welche der folgenden Interventionen zur Verbesserung der Zahngesundheit erbringt auf Bevölkerungsebene den größten Nutzen?**
(A) Ausgabe von Informationsmaterial mit realistischen Abbildungen
(B) Demonstrationen korrekter Zahnputztechniken durch medizinisches Personal in der Arztpraxis
(C) Maßnahmen, die auf der Seite der Zielgruppe keinen eigenen Aufwand erfordern, z.B. die in bestimmten Staaten gebräuchliche Fluoridierung des Trinkwassers
(D) wiederholtes Zeigen korrekter Zahnputztechniken im Rahmen von Gesundheitssendungen im Fernsehen
(E) Zeigen von Zahnputztechniken in der Schule

F05
→ **3.3 Welche der folgenden Maßnahmen gehört nicht zur primären Prävention?**
(A) Gewichtsabnahme bei Bluthochdruck
(B) Kampagnen gegen das Zigarettenrauchen
(C) Schutzimpfungen
(D) Sicherheitsgurte beim Autofahren
(E) Trinkwasserfluoridierung (Kariesprophylaxe)

H04 ■■
→ **3.4 Welche der folgenden Maßnahmen zählt zur primären Prävention?**
(A) Früherkennung von Krebskrankheiten
(B) Raucherentwöhnung bei peripherer arterieller Verschlusskrankheit
(C) Schutzimpfungen gegen Infektionskrankheiten
(D) Stoffwechseleinstellung bei Diabetes mellitus
(E) Stressbewältigungstraining nach Herzinfarkt

F05 ■■
→ **3.5 Primärpräventives Verhalten wird entsprechend dem sozialkognitiven Prozessmodell am wirksamsten gefördert durch**
(A) die Erwartung, vom Hausarzt über präventives Verhalten aufgeklärt zu werden
(B) das Vorhandensein von Angst vor einer Erkrankung, verbunden mit der Vermeidung von Situationen, welche die Aufmerksamkeit auf Erkrankungen lenken könnten
(C) die Überzeugung, dass die genaue Befolgung ärztlicher Anordnungen zur Wiederherstellung der eigenen Gesundheit beiträgt
(D) die Überzeugung einer Person, auf die eigene Gesundheitssituation Einfluss nehmen zu können und über das Wissen und die Fertigkeiten zu verfügen, dies auch umzusetzen
(E) eine eher abwartende, fatalistische Haltung hinsichtlich der Beeinflussbarkeit der eigenen Lebensbedingungen

3.1.3 Sekundäre Prävention

H02 ■
→ **3.6 Was ist das Ziel sekundärer Prävention?**
(A) das Neuauftreten von Krankheiten zu verhindern: z.B. durch Trinkwasserhygiene-Maßnahmen
(B) bei dauerhaften traumatisch bedingten Behinderungen durch entsprechende Maßnahmen die Schwere der Behinderung zu mindern
(C) Krankheiten im symptomarmen Frühstadium zu erkennen
(D) die Rezidive von chronisch-progredienten Krankheiten zu erkennen
(E) Risikofaktoren, die das Entstehen von Krankheiten begünstigen, generell auszuschalten

H05 ■■

→ **3.7** Eine an Brustkrebs erkrankte Patientin kommt mit ihrer Tochter in die humangenetische Beratung. In der Familie sind vermehrt Brustkrebserkrankungen aufgetreten, so dass der Verdacht auf Erblichkeit besteht. Die Tochter ist gesund, erweist sich aber als Mutationsträgerin (BRCA1-Mutation). Sie ist sehr besorgt und möchte wissen, ob bei ihr eine Mastektomie angeraten sei.

Die Mastektomie lässt sich in diesem Fall am zutreffendsten kennzeichnen als Maßnahme der

(A) primordialen Prävention
(B) primären Prävention
(C) sekundären Prävention
(D) tertiären Prävention
(E) rehabilitativen Prävention

3.1.4   Tertiäre Prävention und Rehabilitation

F04

→ **3.8** In welchem der folgenden Beispiele kommt das Prinzip tertiärer Prävention am deutlichsten zum Ausdruck?

(A) In einem Unternehmen mit hoher Herzinfarktinzidenz wird die Kantine auf die Ausgabe fettarmer Mahlzeiten umgestellt.
(B) In einer Gruppe von Männern mit hohem Herz-Kreislauf-Risiko werden Stressbewältigungstechniken eingeübt.
(C) Mit Herzinfarktpatienten wird nach der Entlassung aus der Akutbehandlung geübt, wie eine Ernährungsumstellung in den Alltag integriert werden kann.
(D) Mit Herz-Kreislauf-gesunden Männern und Frauen werden Kochkurse veranstaltet, um den Fleischanteil in der Ernährung zu senken.
(E) Patienten mit Kurzatmigkeit, Herzstechen und Herzrhythmusstörungen werden auf kreislaufstabilisierende Medikamente eingestellt.

H97

→ **3.9** Im folgenden sind den Formen der Prävention jeweils Maßnahmen gegenübergestellt. Welche Zuordnung ist nicht zutreffend?

(A) primäre Prävention – Maßnahmen der Gesundheitsförderung
(B) primäre Prävention – Maßnahmen zur Krankheitsverhütung durch Veränderung gesundheitlich ungünstiger Verhaltensweisen
(C) sekundäre Prävention – Krankheitsverhütung durch Veränderung gesundheitlich ungünstiger Lebensbedingungen
(D) sekundäre Prävention – Maßnahmen der Früherkennung von Krankheiten und anschließende Behandlung
(E) tertiäre Prävention – Maßnahmen zur Verhütung von Rückfällen oder Folgeschäden bei bereits manifester Erkrankung

H99 ■

Ordnen Sie den beiden Präventionsarten der Liste 1 das jeweils zutreffende Beispiel aus Liste 2 zu!

Liste 1

→ **3.10** sekundäre Prävention
→ **3.11** tertiäre Prävention

Liste 2

(A) Ausschaltung von Vektoren
(B) Identifikation von Risikopersonen
(C) Krankheitsfrüherkennung
(D) Senkung von Risikoverhalten
(E) Verminderung von Folgeschäden und einer Rezidivbildung

F98

Ordnen Sie jeder der drei Formen der Prävention der Liste 1 ein entsprechendes Beispiel der Liste 2 zu!

Liste 1

→ **3.12** primäre Prävention
→ **3.13** sekundäre Prävention
→ **3.14** tertiäre Prävention

Liste 2

(A) frühzeitiges Erkennen einer Krankheit
(B) Vermeidung einer Exposition gegenüber kanzerogenen Noxen
(C) regelmäßiger Gebrauch von Schlafmitteln bei Nervosität
(D) Kontrolle des Blutbildes von Leukämiepatienten in Vollremission
(E) ärztliches Gespräch zur Aufklärung über tolerierbare Therapienebenwirkungen

---

3.7 (B)   3.8 (C)   3.9 (C)   3.10 (C)   3.11 (E)   3.12 (B)   3.13 (A)   3.14 (D)

3.1.5 Formen psychosozialer Hilfen

F04
→ **3.15 Eine Patientin mit chronischen Rückenschmerzen berichtet, dass ihre Nachbarin, seitdem sie so starke Schmerzen habe, für sie die Treppe putze. Welcher Form der sozialen Unterstützung entspricht dies am ehesten?**
(A) emotionaler Rückhalt
(B) instrumenteller Rückhalt
(C) Rückhalt durch Information
(D) Rückhalt durch Anerkennung und Wertschätzung
(E) Rückhalt durch sozialen Vergleich

H03
→ **3.16 Der Erfolg einer Verhaltensänderung hängt nach Bandura ganz wesentlich davon ab, dass der Patient persönliche Veränderungsmöglichkeiten wahrnimmt und erwartet, in der Problemsituation effizientes Verhalten zeigen zu können. Welche der nachfolgenden Theorien erfasst diesen Sachverhalt am zutreffendsten?**
(A) Anforderungskontrollmodell
(B) Dissonanztheorie
(C) Modell des sozialen Vergleichsprozesses
(D) Theorie der gelernten Hilflosigkeit
(E) Theorie der Selbstwirksamkeit

3.1.6 Sozialberatung

Zu diesem Kapitel wurden bisher keine Prüfungsfragen gestellt.

3.2 Maßnahmen

3.2.1 Gesundheitserziehung und Gesundheitsförderung

F05
→ **3.17 Auf welches der folgenden Ziele sind Gesundheitsförderungsmaßnahmen vorrangig ausgerichtet?**
(A) auf die Beeinflussung des alltäglichen Gesundheitsverhaltens und die Stärkung der Gesundheitskompetenz
(B) auf die Entwicklung eines gesundheitsbewussten Ernährungsverhaltens zur Verhinderung chronischer Erkrankungen im höheren Lebensalter
(C) auf die Verhinderung des Ausbruchs ansteckender Krankheiten durch eine Stärkung des Immunsystems
(D) auf die Verhinderung maligner Erkrankungen im mittleren Lebensalter
(E) auf eine Verhinderung des erneuten Ausbruchs einer chronischen Erkrankung nach der Entlassung aus der stationären Versorgung

F04
→ **3.18 Eine übergewichtige Frau hat sich entschlossen, von dieser Woche an durch Umstellung der Ernährung ihr Gewicht zu verringern. Sie ist überzeugt, dass sie sowohl die notwendige Willenskraft besitzt als auch genügend alternative Speiserezepte beherrscht, um diesen Entschluss erfolgreich umzusetzen. Welches der nachfolgenden Modelle des Gesundheitsverhaltens beschreibt diesen Prozess am besten?**
(A) Modell der Kosten-Nutzen-Abwägung
(B) Modell der Selbstwirksamkeit
(C) Modell der soziokulturellen Benachteiligung
(D) Modell des Risikoverhaltens
(E) Modell des sozialen Vergleichsprozesses

F03

→ 3.19 Zur Eindämmung der Ansteckungsgefahr durch HIV in einem afrikanischen Entwicklungsland werden Gesundheitserzieher ausgebildet, die in den entlegenen Dörfern Aufklärungskampagnen durchführen und Kondome verteilen sollen. Eine externe Begleitforschung der Maßnahme zeigt auf, dass deren Durchführung nur in bescheidenem Umfang gelingt, weil nicht genügend Mittel für den Transport und die Reisekostenerstattung der Gesundheitserzieher eingeplant worden sind.
Welcher der folgenden Begriffe beschreibt diese Vorgehensweise der Begleitforschung am zutreffendsten?
(A) Ergebnisevaluation
(B) Katamnese
(C) Metaanalyse
(D) Prozessevaluation
(E) Verlaufsdokumentation

F03 ■

→ 3.20 Ein starker Raucher berichtet in einer Vorstellungsrunde eines Raucherentwöhnungsprogramms davon, wann er zum ersten Mal eine Zigarette rauchte: „Als ich etwa 16 Jahre alt war, bot mir mein Onkel auf einer Familienfeier eine Zigarette an. Zu der Zeit war ich ein überzeugter Gegner vom Rauchen, aber noch bevor ich auf das Angebot reagieren konnte, sagte meine Mutter: ‚Nein, bitte nicht. Ich bin so froh, dass der Junge nicht in die Fußstapfen seines Vaters tritt und das Rauchen lässt‘. Irgendwie fühlte ich Ärger aufkommen und nahm die Zigarette an."
Mit welchem psychologischen Konzept lässt sich das Verhalten des Rauchers am ehesten erklären?
(A) mit dem Konzept der externalen Kontrollüberzeugung
(B) mit dem Konzept der gelernten Hilflosigkeit
(C) mit dem Konzept der Reaktanz
(D) mit dem Konzept der Misserfolgsmotivation
(E) mit Frustrationsintoleranz

F02

→ 3.21 Eine starke Raucherin kommt aufgrund eines ärztlichen Rates zu der Überzeugung: „Ich weiß genau, dass ich in der Lage bin, das Rauchen aufzugeben."
Welchen Begriff sieht das sozial-kognitive Prozessmodell des Gesundheitsverhaltens dafür vor?
(A) Ergebniserwartung
(B) externale Kontrolle
(C) Intention
(D) Kompetenzerwartung
(E) volitionaler Prozess

3.2.2   Verhaltensänderung

Zu diesem Kapitel wurden bisher keine Prüfungsfragen gestellt.

3.2.3   Rehabilitation, Soziotherapie, Selbsthilfe und Pflege

H03 ■

→ 3.22 Zu den charakteristischen Merkmalen sozialen Rückhalts (social support) gehört nicht:
(A) emotionaler Rückhalt
(B) Erfahrung von Anerkennung im sozialen Netzwerk (Familie, Bekannte)
(C) Inanspruchnahme von Leistungen nach dem Solidarprinzip
(D) Information durch Nahestehende
(E) instrumenteller Rückhalt

F99

→ 3.23 Erfahrung sozialen Rückhalts (social support) in kleinen sozialen Netzwerken kann als positive Folge der Vergesellschaftung aufgefasst werden, die sich auch als gesundheitliche Ressource auswirkt.
Zu den typischen, sozialen Rückhalt konstituierenden Aktivitäten gehört nicht:
(A) Anerkennung aussprechen
(B) Compliance sicherstellen
(C) materielle Hilfe leisten
(D) Rat geben, Information austauschen
(E) Wertschätzung zeigen, Vertrauen schenken

H00

→ 3.24 Es ist empirisch belegt, dass sozialer Rückhalt (social support) die Krankheitsverarbeitung erleichtert und Krankheitsverläufe positiv beeinflusst.
Welche Art der Unterstützung zählt nicht zum „social support"?
(A) Anteilnahme und Zuwendung
(B) Nachbarschaftshilfe
(C) positiver sozialer Vergleich
(D) Transferleistungen der öffentlichen Hand
(E) Wissensvermittlung

3.19 (D)   3.20 (C)   3.21 (D)   3.22 (C)   3.23 (B)   3.24 (D)

F01 ■

→ 3.25 Erfahrung sozialen Rückhalts (social support) in kleinen sozialen Netzwerken kann als positive Folge der Vergesellschaftung aufgefasst werden, die sich auch als gesundheitliche Ressource auswirkt.

Zu den typischen, sozialen Rückhalt konstituierenden Aktivitäten gehört nicht:

(A) Anerkennung aussprechen
(B) Compliance sicherstellen
(C) materielle Hilfe leisten
(D) Rat geben, Information austauschen
(E) Wertschätzung zeigen, Vertrauen schenken

F03

→ 3.26 Ein 50-jähriger Karzinompatient tritt in eine Selbsthilfegruppe ein, um seine Erkrankung dort besser zu bewältigen, als es allein innerhalb seiner Familie möglich ist.

Welches der folgenden Ziele kann üblicherweise in der Selbsthilfegruppe nicht erreicht werden?

(A) Betreuung durch psychotherapeutisch geschulte Experten
(B) Erlangen von Information zur Erkrankung und zur Therapie
(C) Gespräche mit anderen Krebspatientinnen und -patienten
(D) Überwindung sozialer Isolation
(E) Unternehmungen mit Menschen in der gleichen Situation

Kommentare

1   Entstehung und Verlauf von Krankheiten

1.1   Bezugssysteme von Gesundheit und Krankheit

1.1.1   Begriffserklärungen

I.1   Begriffserklärungen

Zunächst einmal: Hallo und ein herzliches Willkommen. Wirklich schrecklich nett, dass Sie sich dieses Buch angeschafft haben. Dafür werden Sie aber ab heute nie mehr alleine sein, sondern haben nun Ihren eigenen Psychologen bei sich. Wir werden jetzt, wohl oder übel, einige Zeit miteinander verbringen, bis Sie soviel über Psychologie gelernt haben, dass Sie die überwiegende Mehrzahl der Psychofragen im schriftlichen Physikum problemlos beantworten können. Sie dürfen dieses Buch sogar überall mit hinnehmen, in Ihre Schultasche, in langweilige Vorlesungen, ins Freibad oder, wenn Sie möchten, sogar abends ins Bett: Zum einen behält das Gedächtnis Informationen besser, wenn man danach nichts Aufregendes mehr macht, d.h. zum Beispiel einschläft, und zum anderen sind viele der nun folgenden Fragen zugegebenermaßen so todlangweilig, dass man herrlich gut darüber einschlummern kann. Aber jetzt will ich Sie mir erst einmal anschauen. Ohoh... So wie Sie hatte der Autor sich die Leser dieses Buches eigentlich nicht unbedingt vorgestellt. Naja, wir werden schon irgendwie klarkommen. Ich möchte gleich mit der Tür ins Haus fallen und mit einer echt schweren Frage anfangen: *„Wie geht's Ihnen denn heute so?"*
Ihre Antwort:....................................

„Wie geht's Dir?" ist eine allgemeine Plattheit, auf die wir oft gar keine wirkliche Antwort erwarten. Aber diese Frage ist eigentlich sehr schwer zu beantworten, denn wonach richtet sich die Einschätzung, ob man gesund oder krank ist? Bei einer Frage, die der Autor vor einigen Jahren einmal in einem Kurs gestellt hatte, musste er voller Entsetzen feststellen, dass nur knapp ein Drittel der attraktiven, jungen Leute sich an diesem Tag *„so richtig gesund"* fühlte. Waren die anderen alle schwerkrank? Mitnichten, denn Gesundheit und Krankheit sind keine Gegensätze („dichotom"= zweigeteilte Ausprägung wie z.B. männlich/weiblich), sondern nur die Endpole eines Kontinuums. Dazwischen gibt es viele verschiedene Grade der Ausprägung. Da jeder von uns ständig Krankheitserregern ausgeliefert ist, die unser Immunsystem bekämpft, ließe sich auch sagen, dass man strenggenommen eigentlich fast immer *„ein kleines bisschen krank"* ist. Krankheit lässt sich

also definieren als mehr oder minder große Abweichung von einem biologischen, medizinischen, verhaltensmäßigen oder sozialen Normalzustand.
Demzufolge gibt es auch verschiedene **Definitionen der Gesundheit**. Die wichtigsten sollten Sie kennen, um das nächste Mal die Frage danach, wie es Ihnen geht, kompetent und ausführlich beantworten zu können:

- Nach allgemeiner medizinischer Definition (Klinisches Wörterbuch) wird *„Gesundheit"* als das Fehlen körperlicher, geistiger und seelischer Störungen bzw. Veränderungen erklärt. *„Krankheit"* wiederum wird hier dann (logischerweise!) als „das Fehlen von Gesundheit" definiert. Klug oder? Eine einleuchtend simple Erklärung also, die auch Sie sich leicht merken können.

- Nach Ansicht der **WHO** (Welt-Gesundheitsorganisation) ist Gesundheit *„der Zustand völligen körperlichen, geistigen, seelischen und sozialen Wohlbefindens"*, wonach, abgesehen von einigen Frischverliebten, wohl kaum jemand wirklich gesund sein dürfte.

- Im sozialversicherungsrechtlichen Sinn bedingt Gesundheit die Arbeits- und Erwerbsfähigkeit. Krankheit wird hier ganz pragmatisch als das Vorhandensein von Störungen definiert, die Therapie erfordern und Arbeitsunfähigkeit zur Folge haben können. Den unklaren *weder-noch*-Zwischenzustand, in dem die meisten von uns sich zwischen Montagmorgen und Freitagabend befinden, bezeichnet man als **„Krankheitsvorfeld"**.

Bei der Entstehung von Krankheiten spielen einige wichtige Faktoren eine Rolle. Im Gegensatz zu richtigen Lehrbüchern, wo das alles lang und breit erklärt wird, soll hier gar nicht lange herumgeschwafelt werden, sondern es werden kurz und prägnant meist einfach nur die Fachbegriffe genannt, die Sie für die Prüfung im Kopf haben sollten. Also, folgende Begriffe muss man sich einprägen:
Ätiologie: Theorien über die Ursachen der Entstehung einer Erkrankung (Beispiel: Entstehung der Schizophrenie auf der Basis genetischer oder sozialer Einflüsse).

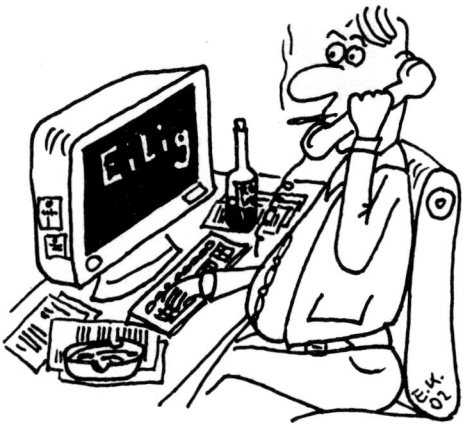

Abb. 1.1 Risikofaktoren: Beruflichen Stress konnte Herbert B. in den letzten Jahren durch die entspannende Wirkung von Alkohol, Nikotin und nahrhaften Mahlzeiten gut kompensieren.

Pathogenese: Entstehung und Entwicklung einer Krankheit (Beispiel: erster schizophrener Schub nach einer Konfliktsituation).

Risikofaktoren: bestimmte Risikofaktoren können die Wahrscheinlichkeit des Auftretens einer Erkrankung erhöhen. Schon das Anforderungsprofil beruflicher Tätigkeiten beinhaltet oft schon Risikofaktoren, z.B. Sturzgefahr bei Dachdeckern, Exposition krebserregender Pestizide bei Landwir-

ten, Heiserkeit bei Hochschuldozenten und Schrei(b)krämpfe bei Medizinstudenten.

Protektive Faktoren: Schutzfaktoren, die Risikofaktoren abschwächen (Beispiel: intaktes Elternhaus, tolerante soziale Umgebung).

Resilienz (= Elastizität, Spannkraft): Aufgrund bestimmter Eigenschaften erkranken manche Personen auch bei Vorlegen vieler Risikofaktoren (z.B. Kriege, Katastrophen) nicht, sondern passen sich an.

Chronifizierung: eine akute Erkrankung heilt nicht aus, sondern bleibt chronisch (langdauernd) bestehen.

Rezidiv: nach kurzzeitiger **Remission** (Rückbildung) einer Erkrankung kommt es zum erneuten Ausbruch (z.B.: Krebs).

Epidemiologie („Seuchenkunde"): Wissenschaft über die Verbreitung von Krankheiten und deren Folgen auf die Bevölkerung.

Rehabilitation: Maßnahmen zur Linderung und Beseitigung von schweren gesundheitlichen Störungen mit dem Ziel der sozialen und beruflichen Integration.

Klinischer Bezug

Die Kenntnis der Definitionen von Gesundheit und Krankheit kann für sozialversicherungsrechtliche Fragen wichtig sein, wenn es darum geht zu entscheiden ob und in welchem Ausmaß eine Person durch eine Störung in ihren Aktivitäten eingeschränkt ist und eine Minderung der Lebensqualität hierdurch erfährt.

F01 ■
→ **Frage 1.1:** Lösung D

Zu (**A**): Dispositioneller Optimismus. Theorie, dass die Erwartung, wie ein Ereignis ausgehen wird, das Handeln beeinflusst. Wünschenswerte Ereigniserwartungen veranlassen ein Individuum zu vermehrter Anstrengung, dieses Ziel auch zu erreichen. Umgekehrt reduzieren Personen ihre Bemühungen, wenn das Ziel unerreichbar erscheint. Optimisten werden zwar seltener krank und eher wieder gesund, zeichnen sich aber nicht zwangsläufig durch mehr Anpassungsfähigkeit aus.

Zu (**B**): Eysenck unterschied vier Dimensionen der Persönlichkeit: 1. Extraversion – Introversion, 2. Stabilität – Labilität (Neurotizismus), 3. Realismus – Psychotizismus und 4. Intelligenz. Emotionale Stabilität hat vor allem Auswirkungen auf das Risiko, psychisch krank zu werden. Auch stabile müssen aber nicht psychisch elastischer sein als labile Personen.

Zu (**C**): Kontrollüberzeugung: Personen mit internaler Kontrollüberzeugung glauben, dass Erfolg bzw. Misserfolg (auch Krankheiten!) von ihren eigenen Leistungen abhängt. Personen, die external

attribuieren, sehen die Ursache für Erfolg/Misserfolg in anderen Personen oder im Schicksal.

Zu (**D**): Resilienz siehe Lerntext I.1.

Zu (**E**): Selbstwirksamkeitserwartung ist ein von Bandura geprägter Begriff und bedeutet die Erwartung eines Effektes/Erfolges eigenen Handelns (Selbstwirksamkeit) unter gegebenen Situationsbedingungen unabhängig vom realen Ergebnis.

1.1.2 Die betroffene Person

I.2 Aspekte der Gesundheitspsychologie

Neben den objektiven Anzeichen für Krankheit, z.B. Fieber und erhöhte Lymphozytenzahl, gibt es natürlich auch ein subjektives Erleben des eigenen Gesundheitszustandes. Hierbei spielen unter anderem eine Rolle:

- **Exterozeption:** Wahrnehmung äußerer Faktoren wie Berührung, Temperatur, Licht.
- **Interozeption:** Fähigkeit, verborgen im Körper ablaufende Funktionen zu spüren;
- **Nozizeption:** Schmerzwahrnehmung;

- **Propriozeption:** Eigenwahrnehmung des Körpers, z.B. ist ‚man sich der Lage oder Haltung des Körpers auch bei geschlossenen Augen bewusst. Die Eigenwahrnehmung vermittelt dem Gehirn, wann und in welchem Umfang sich Muskeln zusammenziehen oder strecken und wann und in welchem Ausmaß sich Gelenke beugen, strecken oder gezogen bzw. gedrückt werden. Die Propriozeption ermöglicht dem Gehirn, in jedem Augenblick zu erkennen, wo jeder Körperteil sich befindet und wie er sich bewegt.
- **Viszerozeption:** Wahrnehmung von Prozessen aus den Bereichen der inneren Organe, besonders der Eingeweide.

Leben Sie gesund? Diese Fachbegriffe haben Sie vielleicht in anderen Fächern auch schon kennengelernt; was aber hat das nun mit Psychologie zu tun? Es gibt einen speziellen Zweig, die **Gesundheitspsychologie**, die versucht psychologische und soziale Faktoren herauszuarbeiten, die einen Einfluss auf Krankheit und Gesundheit haben. Gegenstand der Gesundheitspsychologie ist die Analyse von Verhalten, Kognitionen und Motivationen im Zusammenhang mit Präventionsmaßnahmen, gesundheitlichen Risiken und Erkrankungen.

Konkret heißt das, ob Sie persönlich gesund bleiben oder krank werden, hat auch etwas mit Ihrer Psyche zu tun. Leben sie gesund? Essen Sie viel Obst? Treiben Sie Sport? Oder aber rauchen Sie etwa, haben Übergewicht, schlafen zu wenig, haben oft (Prüfungs-)Stress oder fahren Motorrad? Warum nehmen Sie Risikofaktoren bewusst in Kauf, obwohl gerade Sie als Medizinstudent/-in wissen müssten, dass diese irgendwann in einer Krankheit resultieren werden?

Wie wir uns fühlen, ist zunächst einmal auch eine Frage danach, was wir empfinden, wie wir diese Empfindungen interpretieren und was wir über uns selbst denken. Gedanken nennen wir ab jetzt „**Kognitionen**" und merken uns, dass es „heiße" und „kalte" davon gibt. Damit ist nicht das gemeint, woran Sie jetzt wahrscheinlich denken, sondern diese Unterscheidung geht auf Richard **Lazarus**, einen amerikanischen Psychologie-Professor, zurück: „**knowledge**" (z.B. funk-

tionales, emotionsfreies Wissen über die Symptome einer Krankheit, sog. kalte Kognitionen) und „**appraisal**" (persönliche Betroffenheit, sog. heiße Kognitionen).

Solche Gedankengänge umfassen unter anderem:
1. **Symptomwahrnehmung** (*„Ich habe Bauchschmerzen?"*),
2. **Attributionen** (Ursachensuche: *„Ist das Hunger oder bin ich krank? Ich glaube, das Verfallsdatum der Wurst war zwei oder drei Monate vorbei."*),
3. **Einschätzung der Bedrohlichkeit** (*„An einer Fleischvergiftung kann man elendiglich eingehen!"*),
4. **Kontrollüberzeugung** (*„Ich kann selbst etwas tun. Bestimmt hilft Kamillentee!"*),
5. **Selbstwirksamkeit:** Selbstwirksamkeitserwartung ist ein von Bandura geprägter Begriff und bedeutet die Erwartung eines Effektes/Erfolges eigenen Handelns unter gegebenen Situationsbedingungen unabhängig von dem realen Ergebnis. (*„Reicht es, wenn ich erbreche oder sollte ich besser einen Arzt rufen?"*) und
6. **Krankheitsschemata** (*„Was eigentlich passiert genau bei einer Nahrungsmittelvergiftung? Besser, ich lese das erst mal genau nach. Wo ist denn bloß Omas Buch ‚Die Frau als Hausärztin?'"*).

Unsere Kognitionen bestimmen unter anderem auch, ob und wie stark wir uns überhaupt auf innere Reize konzentrieren und wie wir sie bewerten, d.h. verstärken, abschwächen oder leugnen. Die gedankliche Fokussierung auf einen Schmerz z.B. verstärkt das **Schmerzerleben** sofort. Auch die **Symptomwahrnehmung** bei einer Erkrankung ist abhängig von der persönlichen Lerngeschichte. Jeder Mensch hat zahllose Hypothesen über die Entstehung von Krankheiten, die beim Auftauchen von Krankheitsanzeichen herangezogen werden und dazu führen, wie ernst wir eine Änderung unserer Befindlichkeit bewerten.

Klinischer Bezug

Krankheit ist nicht alleine ein körperlicher Prozess, sondern unteilbar verbunden auch mit den Kognitionen der erkrankten Person darüber. Diese Einstellungen sind vom Arzt zu berücksichtigen, um die Behandlung zu optimieren. ■

H05
→ **Frage 1.2:** Lösung E

Zu (**A**): Introspektion: Untersuchung psychischer Vorgänge durch Selbstbeobachtung.
Zu (**B**): Nozizeption: Schmerzwahrnehmung.

Zu (**C**): Propriozeption: Eigenwahrnehmung des Körpers, z.B. ist man sich auch bei geschlossenen Augen der Lage oder Haltung des Körpers bewusst. Die Eigenwahrnehmung vermittelt dem Gehirn, wann sich Muskeln zusammenziehen oder in welchem Ausmaß sich Gelenke beugen. Die Propriozeption ermöglicht dem Gehirn, in jedem Augenblick zu erkennen, wo sich jedes Körperteil befindet und ob es sich bewegt.

Zu (D): Sensitization: Der sensitive Reaktionstyp („*sensitizer*") nimmt Gefahren übermäßig stark wahr und ist emotional viel damit beschäftigt. Gegenteil ist der Repressor.

Zu (E): Viszerozeption: Wahrnehmung von Prozessen aus den Bereichen der inneren Organe, besonders der Eingeweide.

H04
→ **Frage 1.3:** Lösung B

Zu (A): Exterozeption: Wahrnehmung äußerer Faktoren wie Berührung, Temperatur, Licht.

Zu (B): Interozeption: Wahrnehmung von vegetativen Prozessen aus inneren Organen, hier z.B. Herzschlag.

Zu (C): Nozizeption: Schmerzwahrnehmung.

Zu (D): Propriozeption: Wahrnehmung innerer Funktionen wie z.B. Lage oder Haltung des Körpers.

Zu (E): Somatisierung: Ausbildung eines körperlichen Symptoms bei einer ursprünglich psychischen Störung.

H05
→ **Frage 1.4:** Lösung E

Zu (A): Kontrollüberzeugung: Ein Ergebnis kann abhängig von den eigenen Fähigkeiten oder von Umweltfaktoren sein. Personen mit einer *internalen* Kontrollüberzeugung gehen davon aus, dass Erfolg und Misserfolg von eigenen Leistungen abhängen, dies ist bei dieser Patientin der Fall. Bei *externaler* Kontrollüberzeugung wird die Ursache in anderen Personen oder Schicksalsschlägen gesehen. In der Frage wird also internale und nicht externale Kontrollüberzeugung geschildert.

Zu (B): Der Kohärenzsinn („*sense of coherence*") beinhaltet u.a. Vertrauen in die Möglichkeit der Bewältigung („*manageability*") von kritischen Lebensereignissen, was u.a. auch zu dem günstigeren Platzierung einer Person auf dem Gesundheits-Krankheits-Kontinuum führen kann.

Zu (C): Optimismus ist die Veranlagung, meist heiter und fröhlich gestimmt zu sein und positive Handlungsausgänge zu erhoffen.

Zu (D): Der Begriff „Selbstwertgefühl" alleine sagt noch nichts aus hinsichtlich der Überzeugung, durch eigenes Verhalten einen günstigen Gesundheitszustand herbeizuführen. Das Selbstwertgefühl kann ja positiv oder negativ sein.

Zu (E): Das Konzept der Selbstwirksamkeit besagt, ob und in welchem Ausmaß eine Person glaubt, durch eigene Mittel mit einer Störung der Befindlichkeit zurechtzukommen. Der Glaube, durch eigenes Verhalten den Gesundheitszustand beeinflussen zu können, gehört hierzu.

F05
→ **Frage 1.5:** Lösung D

Zu (A): Kontrollüberzeugung: Ein Ergebnis kann abhängig von den eigenen Fähigkeiten oder von Umweltfaktoren sein. Personen mit einer internalen Kontrollüberzeugung gehen davon aus, dass Erfolg und Misserfolg von eigenen Leistungen abhängt. Bei externaler Kontrollüberzeugung wird die Ursache in anderen Personen oder Schicksalsschlägen gesehen. Bei der übergewichtigen Patientin liegt aber eine internale und keine externale Kontrollüberzeugung vor.

Zu (B): Kognitive Dissonanz tritt auf, wenn zwei (oder mehr) widersprüchliche Erkenntnisse in einem Individuum aufeinander treffen („*Ich esse sooooooo gerne Schokoladenpudding!*" versus „*Oh, ich habe mich ja gerade mit einer Diät einverstanden erklärt.*"). Bei der Patientin wird leider keine solche Dissonanz geschildert.

Zu (C): Resilienz (Widerstandsfähigkeit, Spannkraft): Das Konzept der Resilienz erklärt, warum auch bei Vorliegen vieler Risikofaktoren manche Personen nicht krank werden. Dies trifft auf die Beschreibung in der Frage nicht zu.

Zu (D): Selbstwirksamkeitserwartung ist ein von Bandura geprägter Begriff und bedeutet die Erwartung eines Effektes/Erfolges eigenen Handelns (Selbstwirksamkeit) unter gegebenen Situationsbedingungen unabhängig von dem realen Ergebnis. Die Aussage der Patientin, dass sie es schaffen kann abzunehmen, wenn sie es wirklich will, fällt in diesen Bereich.

Zu (E): Soziale Verstärkung: Soziale Verstärker sind Lob (in Form von Gestik und verbalen Äußerungen) und Zuwendung im Gegensatz zu materiellen Verstärkern. Soziale Verstärker sollen in systematischer Abhängigkeit vom gewünschten Verhalten des Patienten vom Therapeuten gegeben werden. Systematische soziale Verstärkung ist v.a. bei Patienten mit leichten Verhaltensauffälligkeiten geeignet. Hier ist nicht die Rede davon, ob der Arzt die Patientin für das Abnehmen sozial verstärken wird.

I.3   Attributionstheorie

Die sogenannte „**Attributionstheorie**" beschäftigt sich mit der Ursachenzuschreibung. Die Gedanken über die Entstehung der Erkrankung und auch über die Behandlungsmöglichkeiten können nach den folgenden Dimensionen aufgeteilt werden:

(A) **Externale versus internale Kontrollüberzeugung**: Bei der externalen Attribution werden außenstehende Mächte oder das Schicksal verantwortlich gemacht („*Diese Bauchschmerzen! Es könnte auch Magenkrebs sein; das ist Schicksal. Mein Überleben* *hängt jetzt nur noch von den Ärzten ab.").* Der internal Attribuierende sieht die Verantwortlichkeit in sich selbst (*„Bin selbst Schuld; habe die letzten Tage wohl zu oft bei MacDagobert gegessen und sollte mich mal gesünder ernähren.").*

(B) **Globale Kontrollüberzeugung:** dehnt sich über alle Lebensbereiche aus versus **spezifische Kontrollüberzeugung:** bezieht ich nur auf spezielle Bereiche des Lebens (z. B. nur Pech im Beruf, in der Partnerschaft oder bei der Krankheit).

(C) **Variable Kontrollüberzeugung:** die Ursachen für einen Handlungsausgang werden unterschiedlich bewertet versus **stabile Kontrollüberzeugung:** Die Person geht davon aus, dass sie immer Glück/Pech hat.

(D) **Kontrollierbarkeit** vs. **Unkontrollierbarkeit.** Lässt sich die Ursache eines Handlungsausganges künftig von dem Betroffenen kontrollieren (Prüfungsversagen durch Faulheit) oder ist das Resultat nicht mit eigenen Methoden zu steuern (Möglichkeit bzw. Ausgang einer Transplantation bei multiplen Lungen-Emphysemen). Im zweiten Fall kommt es gerade bei schlimmen Krankheiten oft zu Gefühlen der Hilflosigkeit und Depressionen.

Jemand, der sich im städtischen Schwimmbad einen Fußpilz zugezogen hat, würde eine externe Ursache annehmen, die labil ist und die er nicht hätte kontrollieren können. Ein Migränepatient dagegen, der trotz bekannter Rotweinallergie getrunken hat und daraufhin Kopfschmerzen bekommt, würde von einer internen, stabilen und kontrollierbaren Ursache ausgehen. Neben diesen Dimensionen ist bei der Einschätzung der Bedrohlichkeit eines Ereignisses oder einer psychischen bzw. körperlichen Störung u. a. auch die **„Selbstwirksamkeit"** entscheidend, d. h. in welchem Ausmaß eine Person glaubt, eine Krankheit selbst kontrollieren bzw. ihre eigenen Erwartungen auch wirklich erfüllen zu können. Selbstwirksamkeits-Kognitionen scheinen entscheidend für viele gesundheitsbezogene Verhaltensweisen zu sein, z. B. wenn es um die Einhaltung einer Abmagerungskur geht, um das Aufhö-

ren mit dem Rauchen oder andere Versuche gesünder zu leben.

Eine Untersuchung von Rogner, Frey & Havemann zeigte, dass solche Attributionen auch Einfluss auf das Heilungsgeschehen haben. Nach einem Verkehrsunfall hatten diejenigen Patienten den besten Heilungsverlauf, die den Unfall für unvermeidbar hielten und sich selbst gar keine Schuld zuschrieben. Auch das Gefühl den Krankheitsverlauf und die Symptome (mit-)verantwortlich kontrollieren zu können, führte zu einem kürzeren Aufenthalt in der Klinik. Patienten dagegen, die gedanklich an der Frage *„Warum gerade ich?"* (**„Why me?"**) klebten, verweilten länger im Krankenhaus. Derartige Grübeleien führen offenbar zu Depressionen, die den Heilungsverlauf verzögern können.

Actor-Observer:
Sie beobachten wie auf offener Straße ein grimmig aussehender, bärtiger Mann in schwarzer Lederjacke einen harmlos wirkenden Jugendlichen brutal festhält und auf ihn einbrüllt Wer ist der Böse von beiden? Der **Akteur-Beobachter-Ansatz** geht davon aus, dass eine Person Ursachen besser zuschreiben kann und weniger Fehler macht, wenn sie in der Lage ist, gedanklich die Position zu wechseln, sich nicht nur als Beobachter sieht, sondern versucht, die Situation aus der Sicht des Akteurs wahrzunehmen. Häufig kommt es zur Akteur-Beobachter-Verzerrung: Beobachter überschätzen oft die Personenmerkmale des Handelnden, die Akteure dagegen attribuieren auf die situativen Einflüsse. In dem obigen Beispiel handelte es sich bei dem Bärtigen in Lederjacke um einen Drogenfahnder, der gerade dabei ist einen Dealer zu verhaften, der Heroin an minderjährige Schüler verkauft und versucht hat, sich mit einem Springmesser der Verhaftung zu entziehen.

Klinischer Bezug
In welchem Ausmaß ein Patient sich bemüht gesund zu leben oder eine Krankheit aktiv zu bekämpfen, hängt von seinen Attribuierungen ab. Insbesondere bei mangelhafter Zusammenarbeit sollte der Arzt sich über solche Ursachenzuschreibungen Gedanken machen.

H03 F01
→ **Frage 1.6:** Lösung A

Zu (**A**): Attribution: siehe Lerntext I.3. Die Attributionstheorie beschäftigt sich also vorrangig mit den in der IMPP-Frage genannten Sachverhalten.
Zu (**B**): Gestalttheorie: Theorie, die Anfang des 20. Jahrhunderts z.B. von Wertheimer, Köhler, Koffka

und Lewin begründet wurde: Das Ganze ist mehr als die Summe seiner Teile. Auch psychische Prozesse setzen sich nicht einfach aus Teilen zusammen, sondern bilden eine Ganzheit.
Zu (**C**): Der Behaviorismus beschäftigt sich nur mit Ein- und Ausgangsvariablen und macht keine Aussagen darüber, was dabei eigentlich im Individuum

geschieht. Dies wird als „*black-box*"-Phänomen (engl.= schwarzer Kasten) bezeichnet. Nicht betrachtbar sind alle die Variablen, die in der Versuchsperson selbst wirksam und damit nicht messbar sind.

Zu (**D**): Die faktorenanalytischen Persönlichkeitsmodelle beruhen auf korrelationsstatistischer Auswertung der Erfassung von Persönlichkeitseigenschaften durch Fragebögen.

Zu (**E**): Psychoanalytische Modelle betonen die Dynamik unterschiedlicher Anteile der Persönlichkeit. Solche Theorien wurden z.B. entwickelt von Sigmund Freud, Alfred Adler oder Wilhelm Reich. Ganz falsch ist diese Lösungsmöglichkeit nicht, da auch die Psychoanalyse sich mit den in der IMPP-Frage genannten Sachverhalten auseinandersetzt. Allerdings ist es hier eher der Analytiker, der den Sinn des Verhaltens zu ergründen versucht, weniger der Mensch selbst.

H04
→ **Frage 1.7:** Lösung A

Zu (**A**): Kausalattribution: Ursachenzuschreibung für Handlungsresultate. Diese lassen sich z.B. internalen oder externalen Ursachen zuschreiben. Obwohl mit dem PMS hier eine interne, hormonelle Störung vorliegt, neigt die Mutter zur externen Begründung und macht ihre Kinder verantwortlich.

Zu (**B**): Reaktionsbildung: psychoanalytischer Abwehrmechanismus. Ein Bedürfnis kann nicht mehr ausgeführt werden und wird nun durch eine Handlungsweise am entgegengesetzten Ende des Kontinuums ersetzt.

Zu (**C**): Reizgeneralisation: Verallgemeinerung von einem Reiz (Zahnarzt tut einem weh) auf ähnliche Reize (Hausarzt, Hautarzt, HNO-Arzt, Gynäkologe, Urologe à)

Zu (**D**): Sensitization: Der sensitive Reaktionstyp („*sensitizer*") nimmt Gefahren übermäßig stark wahr und ist emotional viel damit beschäftigt. Gegenteil ist der Repressor.

Zu (**E**): Verleugnung/Leugnung der Realität: Ein Abwehrmechanismus, der in der Literatur sehr verschieden definiert wird. Man versteht darunter: 1. Leugnung von Triebimpulsen, deren Ausleben verboten ist, z.B. homosexuelle Neigungen, 2. Leugnen unangenehmer Gefühle wie Minderwertigkeitsgefühle, Versagensängste oder auch Selbstunsicherheit. Verleugnung spielt als Phase des „Nicht-wahr-haben-Wollens" auch in den Sterbephasen nach E. Kübler-Ross eine Rolle, 3. völlige Leugnung der Realität bei einem erheblichen psychischen Konflikt. Ein starker Schock, z.B. Tod einer nahe stehenden Person, kann plötzlich völlig irrationales Verhalten nach sich ziehen wie z.B. Lachen, Tanzen oder lautes Musikhören.

F01
→ **Frage 1.8:** Lösung A

Zu (**A**): *Actor-Observer*-Ansatz: siehe Lerntext I.3.

Zu (**B**): Kausalattribution bedeutet Zuschreibung der Ursachen für eine Handlung.

Zu (**C**): Das kognitive Modell psychischer Störungen geht davon aus, dass dysfunktionale Gedankengänge Ursache vieler psychischer Störungen sind. Therapietechniken wie die kognitive Umstrukturierung oder die rational-emotive Therapie bemühen sich darum, negative, selbstzerstörerische oder hemmende Gedankengänge („*Helga hat mich heute noch gar nicht begrüßt.*") durch positive zu ersetzen („*Bestimmt macht sie sich gerade besonders hübsch für mich und kommt erst dann ...*").

Zu (**D**): Personen mit internaler Kontrollüberzeugung glauben, dass Erfolg oder Misserfolg von ihren eigenen Leistungen abhängen. Personen, die external attribuieren, sehen die Ursache für Erfolg/Misserfolg in anderen Personen oder im Schicksal. Hinsichtlich der Gesundheit geht der Arbeiter also davon aus, dass seine Gesundheit von Schicksalsschlägen abhängt und er selbst gar nichts dafür tun kann.

Zu (**E**): Nach dem Konzept der Wahrnehmungsabwehr („*perceptual defense*") werden unangenehme oder tabuisierte Reize unbewusst abgelehnt. Experimentell wurden hierfür z.B. Worte tachistoskopisch dargeboten. Gewisse „*Tabuworte*", die aus Gründen des sozialen Anstandes auch in dieser Ausgabe bedauernswerterweise leider wieder einmal nicht zitiert werden können, wurden gar nicht, schlechter oder erst zeitlich verzögert erkannt. Auch kritische Gedanken zur eigenen Person könnten auf diese Art abgewehrt werden.

H99
→ **Frage 1.9:** Lösung B

Zu (**A**): Beobachter gehen meist naiv von der oft völlig falschen Annahme aus, dass ein von der Person gezeigtes Verhalten konsistent auftritt und nicht einmalig ist. Erst diese Annahme lässt den Schluss auf zugrundeliegende Persönlichkeitseigenschaften zu.

Zu (**B**): Beobachter überschätzen oft Personenmerkmale des Handelnden, die Akteure selbst dagegen die situativen Einflüsse.

Zu (**C**): Attribuierung: Zuschreibung einer Ursache zu einem Handlungsausgang. Disposition bedeutet hier, dass das Ergebnis den Persönlichkeitseigenschaften des Akteurs angerechnet wird.

Zu (**D**) und (**E**): Selbstattribuierung: Zuschreibung von Ursachen zu eigenen Handlungsausgängen. Da Personen durchaus (... und vielleicht sogar gerade) bei eigenem Verhalten Fehlattribuierungen vornehmen, schützt dies nicht vor Fehlern bei der Ursachenzuschreibung des Verhaltens anderer Personen.

H01 ■

→ **Frage 1.10:** Lösung C

Health-Locus-of-Control: Wallston & Wallston (1981) entwickelten diese Theorie, die von der Attributionstheorie abgeleitet wurde:

1. Personen mit internalen Kontrollüberzeugungen meinen, dass Gesundheit vom eigenen Verhalten abhängig ist;
2. Personen mit externalen Kontrollüberzeugungen erleben Krankheit als fremdbestimmt, von anderen Personen, vom Schicksal oder vom Zufall abhängig.

Zu (A): Falsche Zuordnung: *„Ich bin Schuld an dem Debakel!"* ist eine internale Kontrollüberzeugung.

Zu (B): Falsche Zuordnung: *„Ich werde die Operation schon überleben!"* ist eine internale Kontrollüberzeugung.

Zu (C): Richtig: *„Mein andauerndes Pech ist Schicksal!"* ist eine externale Kontrollüberzeugung, da hier auf mysteriöse, äußere Mächte attribuiert wird.

Zu (D): Falsche Zuordnung: *„Ich kann ja doch nichts machen!"* ist eine externale Kontrollüberzeugung, auch wenn dieser Satz mit *„Ich"* anfängt, was internal klingt, wird ja gerade die eigene Hilflosigkeit in den Vordergrund gestellt.

Zu (E): *„Wegen meiner Krebserkrankung bin ich sehr niedergeschlagen!"* beinhaltet gar keine Kontrollüberzeugung.

F03 ■■

→ **Frage 1.11:** Lösung C

Zu (A)–(E): Die Person in dem Beispiel dieser Frage sieht die Schuld für das Misslingen seiner sozialen Beziehungen in sich selbst (*„Ich sage meist irgendwelche Sachen ..."*), die Attribution ist also internal. Darüber hinaus ist sie global (*„Egal, mit wem ich in Kontakt trete ..."*) und stabil (*„Das ist überhaupt so typisch für mich ..."*). Damit ist (C) richtig.

I.4	Krankheitsschemata

Parallel neben der kognitiven Repräsentation steht stets die **emotionale Bewertung**. Angst z. B. bestimmt, ob und wie ernst wir die Symptome einer Erkrankung interpretieren. Kognitionen und Emotionen beeinflussen sich dabei interaktiv gegenseitig. Denkt eine Person, dass hinter Bauchschmerzen gleich Magenkrebs stehen könnte, wird sie entsprechend mehr Angst haben, intensiver auf die Symptome achten und früher einen Arzt aufsuchen. Bei einzelnen Krankheiten wie z. B. der Herzphobie kommt es dabei zum gegenseitigen Aufschaukeln: Die Angst verstärkt die Symptome (Herzrasen) wodurch sich wieder die Angst verstärkt usw.

Hierbei spielen oft **Krankheitsschemata** eine Rolle. Diese sind als subjektive Theorien orga-

nisiert und (abhängig vom medizinischen Wissen) mehr oder weniger gut fundiert. Auftretende Symptome werden zunächst nach einem solchen Schema klassifiziert, was dann zu einem bestimmten Versuch der **Selbstbehandlung** führt (*„Blutreinigungstee trinken"*). Völlig unbekannte, neue Krankheitsanzeichen führen dabei wesentlich häufiger zum Aufsuchen des Arztes als bekannte, da das Schema fehlt. Diese Krankheitsschemata stehen in enger Relation zur Gesamtpersönlichkeit und zur Lebensgeschichte des Betroffenen. Eine ängstliche Person wird also auch geringfügige Symptome in der Regel eher überschätzen und als gefährliche Bedrohung ansehen. Jemand, dessen Eltern an Herzinfarkt gestorben sind, wird schon auf ein leichtes Stolpern des eigenen Herzens mit Panik reagieren. **Hypochondrie** (Hineinsteigern in eingebildete Krankheitssymptome) würde hier das eine Ende eines Kontinuums markieren und **Indolenz** (Gleichgültigkeit gegen Schmerzen) ein anderes.

Klinischer Bezug

Wenn ein Patient einen Arzt aufsucht, so hat dieser die Schemata der wichtigsten Krankheiten, ihre Diagnose und Therapie im Kopf und versucht nun die Symptome einzuordnen. ■

1.1.3   Die Medizin als Wissens- und Handlungssystem

I.5	Die Medizin als Wissens- und Handlungssystem

Im Gegensatz zu dem reichen Spektrum an subjektiver Befindlichkeit und deren Bewertung orientiert sich die klassische Medizin im Wesentlichen an Versuchen, das Befinden eines Menschen objektiv zu messen. Ein immenses und kostenintensives Sammelsurium an unterschiedlichsten Techniken analysiert sämtliche erfassbaren Parameter (z. B. Blutdruck, Pulsfrequenz, Blutsenkungsgeschwindigkeit, Erythrozyten- & Lymphozytenzahl, Hämoglobingehalt, Glykogennachweis, ...) und vergleicht diese mit **Normalwerten** aus Tabellen. Abweichungen von der Norm werden ab bestimmten Grenzwerten als pathologisch bezeichnet und in Relation zu den Krankheitssymptomen gesetzt.

Das hört sich ganz logisch an, allerdings liegen in der Alltagsroutine des Arztes nicht immer Tabellen mit Normwerten vor (z. B. bei bildgebenden Verfahren wie Angiogramm, Szintigramm, Röntgenbild, CT, fNMR, PET ist der Betrachter vorwiegend auf seine Erfahrung angewiesen) und manche Ereignisse sind gar nicht oder nur schwer wirklich messbar (z. B.

Schmerzen, Ausmaß der Angst vor einer Operation). Bei vielen Änderungen (z.B.: geringfügige Grauwertveränderung im CT) ist es oft schwer zu entscheiden, ob sich dahinter wirklich eine Erkrankung verbirgt oder nur ein Messfehler. Darüber hinaus können auch zufällige Ereignisse, die Tagesverfassung des Patienten oder äußere Einwirkungen (z.B. der berühmte „Wetterumschwung") Testergebnisse so verändern, dass Abweichungen vorgetäuscht werden. Die Versuche, die Befindlichkeit eines Menschen objektiv zu messen, sind also immer fehlerbehaftet.

Gesunde Kranke?

Darüber hinaus kann eine Person, die sich völlig glücklich und auf der Höhe ihres Leistungsvermögens fühlt, im medizinischen Sinne als krank eingestuft werden (z.B. überdrehte Heiterkeit in der manischen Phase einer bipolaren Psychose) oder ein Patient, der sich sterbenskrank fühlt wird aufgrund der körperlichen Befunde als völlig gesund eingestuft (z.B. bei Hypochondrie).

Klassifikationssysteme

Warum wurden früher in den nordamerikanischen Staaten sehr viel mehr Schizophrenien diagnostiziert als in Europa? Ist diese Erkrankung dort wirklich häufiger? Oder neigen die Psychiater in Übersee aufgrund unterschiedlicher Kriterien eher zu dem Urteil einer Psychose? Um Diagnosen unterschiedlicher Ärzte in verschiedenen Ländern zu vereinheitlichen, wurden Klassifikationssysteme geschaffen, die Ein- und Ausschlusskriterien genau definieren. Die in der Medizin am häufigsten benutzten Systeme sind:
ICD = *International Classification of Diseases*
ICIDH: *International Classifcation of Impairments, Disabilities and Handicaps.*
DSM = *Diagnostisches und Statistisches Manual psychischer Störungen.*
Auf alle drei kommen wir später noch ausführlicher zu sprechen.
Medizin als Handlungssystem: Max Weber entwickelte 1976 eine Definition, die das äußere vom inneren Handeln und dessen Bedeutungshaltigkeit unterscheidet. Handeln soll hierbei ein menschliches Verhalten sein, wenn der Handelnde damit einen subjektiven Sinn verbindet. Hierbei wird der Definitionsrahmen für „Handeln" sehr weit gestreckt, neben äußerem und innerem Tun kann auch Dulden oder Unterlassen dazugehören. Weber unterscheidet a) zweckrationales, b) wertrationales (z.B. religiöses), c) affektuelles und d) traditionelles Handeln. Zweckrationales Handeln bedeutet „*verständliches Sichverhalten zu Objekten für Akteur*

und Beobachter". Wertrationelles Handeln ist das, was den Menschen zu einer moralischen Person machen soll. Unter „*sozialem Handeln"* versteht M. Weber außerdem ein Verhalten, welches nach dem vom Handelnden gemeinten Sinn auf das Verhalten anderer bezogen oder in seinem Ablauf daran orientiert ist. Was genau das ganze mit Medizin zu tun hat, bleibt unklar, aber im Frühjahr 2002 hat das IMPP genau diese Theorie von Max Weber abgefragt und sie wurde daher der Vollständigkeit halber hier aufgenommen. Ob Sie sich das merken wollen, bleibt Ihnen überlassen.

Klinischer Bezug
Benutzung von Klassifikationssystemen in der Medizin sind nicht nur notwendig für epidemiologische Untersuchungen, sondern schlichtweg Bestandteil der Abrechnung mit den Krankenkassen.

F02
→ **Frage 1.12:** Lösung E
Zu **(A)**–**(E)**: Max Weber: siehe Lerntext I.5.

1.1.4 Die Gesellschaft

I.6	Normen

Warum werden Sie in Rom auch bei heißem Wetter nicht nackt in einem städtischen Springbrunnen baden? Selbst in Gegenwart völlig fremder Personen, die wir mit einiger Sicherheit nie wiedersehen werden, bemüht man sich, einen „*ordentlichen Eindruck"* zu hinterlassen. Menschliches Verhalten richtet sich auch nach kulturbedingten Geboten. **Normen** sind solche Erwartungen an das Verhalten innerhalb einer **sozialen Gruppe**. Die Einhaltung von Normen wird von der Gruppe durch **Sanktionen** kontrolliert. Normen schränken zwar das Verhalten einzelner Gruppenmitglieder ein, machen es aber auch vorhersagbarer. Auch hinsichtlich der Einschätzung, ob ein Individuum als „*noch gesund"* oder „*schon krank"* eingestuft wird, spielen Normen der Gesellschaft eine Rolle. Aber was eigentlich ist „*normal"*? Man unterscheidet:
Statistische Norm: rechnerischer Durchschnitt, Mittelwert der Bevölkerung plus-minus eine Standardabweichung. Als „*normal"* gilt demnach alles das, was in der Bevölkerung am häufigsten vorkommt. Die meisten älteren Menschen haben Gelenkschmerzen, demnach wäre es also „*normal"* im Alter kaputte Gelenke zu haben.

Funktionsnorm: als funktionelle Norm bezeichnete Hofstätter (1969) die einem Einzelwesen hinsichtlich seiner Leistungen gemäßen Zustand. Hier ist das Normkriterium eine Funktion, z.B. laufen, heben, sprechen, lieben können. Als Funktionsnorm kann man auch das Gesamtbefinden hernehmen. Eine Störung oder Krankheit ist funktionell unbedeutend, wenn keinerlei oder keine nennenswerte Beeinträchtigung auf das Gesamtbefinden spürbar ist. Alltagsbeeinträchtigungen als Anzeichen einer psychischen Störung lassen sich demnach als Funktionsnorm definieren.

Idealnorm: Wertbegriff zur Orientierung, höchstes erreichbares Ziel für ein Individuum; z.B. Idealgewicht.

Rollennorm: Mit jeder sozialen Rolle (Elternteil, Berufstätiger, Student, Prüfling usw.) sind Rollenanforderungen verbunden, die beschreiben wie sich der Träger einer Rolle zu verhalten hat. Hinsichtlich der jeweiligen Rollennorm kann man sich **konform** (angepasst) oder **nonkonform** (unangemessen, widerspenstig) verhalten. Wie wäre es, wenn Sie in der mündlichen Prüfung mal ihrem Professor ein paar Fragen stellen, um abzuchecken, was der außerhalb seines Fachgebietes sonstnoch von Medizin versteht?

Soziale Norm: Der „fleißige Deutsche" war früher einmal eine soziale Rolle mit entsprechenden Normen, nach der wir unser **Selbstbild** und das **Fremdbild** von Ausländern einschätzen. Normen beeinflussen auch das Zeigen von Affekten oder das Ausleben unserer Triebe (... z.B. Ort und Zeitpunkt des Auslebens der körperlichen Sexualität). Viele psychische Krankheiten (z.B. Schizophrenie, Oligophrenie, Manie, Soziopathie) äußern sich unter anderem auch darin, dass die Betreffenden die üblichen soziale Normen nicht einhalten können.

Bezugsnorm: Normen und Werte der Bezugsgruppe (z.B. Ärzteschaft), mit der eine Person sich identifiziert.

Klinischer Bezug

Bei der Vorstellung eines neuen Patienten muss auch der Arzt in der Lage sein zu entscheiden, ob nicht nur dessen Blutwerte, sondern auch das Verhalten des Patienten als „normal" oder als von der Norm abweichend zu beurteilen ist. Hierzu ist es wichtig, den Begriff „Normalität" überhaupt erst einmal zu definieren.

F05
→ **Frage 1.13:** Lösung A

Zu (**A**): Der Drang nach Individualisierung ist ein typisches Anzeichen moderner Gesellschaften. Von

Piercing über Tattoos bis zu grün gefärbten Haaren mit silbergrauen Streifen: Es ist schier unglaublich, was Menschen alles tun, um sich aus der grauen Masse herauszuheben. Hierbei versucht man gerade außerhalb der sozialen Normen zu stehen.

Zu (**B**): Soziale Normen sind z.B. Sitten, Gesetze, Bräuche, Umgangsformen. Normen beeinflussen auch das Ausleben unserer Antriebe und das Zeigen von Affekten. Typisierung: Stereotype sind Bilder, die man von Angehörigen einer fremden Gruppe (Heterostereotype: Alle Italiener sind ...) oder der eigenen Gruppe (Autostereotype: Alle Ärzte sind ...) hat. Diese Bilder sind stark verallgemeinernd (=generalisiert) und vereinfacht.

Zu (**C**): Bei Nichteinhalten von sozialen Normen droht die Gesellschaft mit negativen Sanktionen, d.h. Strafen. Man badet nicht nackt in einem öffentlichen Springbrunnen in Rom. Auch nicht, wenn es sehr, sehr heiß ist.

Zu (**D**): Wie würden Sie ein Alien aus dem Andromeda-Nebel begrüßen, das aus quallenartigem Gelee besteht, keine Hände hat und sich durch schnellen Farbwechsel einer Öffnung in der Körpermitte zu verständigen scheint? Soziale Normen erlauben uns, nicht jedes Mal stundenlang darüber nachdenken zu müssen, wie wir bestimmte einfache Dinge signalisieren können.

Zu (**E**): Wie begrüßen Sie am Morgen Ihre/n Lieblings-Kommilitonen/in und wie dagegen Ihren Professor? Soziale Normen sichern ab, dass wir uns bei solchen wiederkehrenden Handlungen stets korrekt verhalten.

F94
→ **Frage 1.14:** Lösung C

Zu (**A**): Eine soziale Rolle wäre in diesem Beispiel der Arztberuf.

Zu (**B**): Eine soziale Sanktion wäre die Entlassung eines Arztes, der sich weigert, weiße Kittel zu tragen.

Zu (**C**): Die Aussage stellt eine soziale Norm dar.

Zu (**D**): Der weiße Kittel könnte zwar im Prinzip ein Statussymbol darstellen, allerdings tragen auch Maler, Apotheker und viele Verkäufer weiße Kittel.

Zu (**E**): Soziale Differenzierung: Aufteilung von Rollen.

H99 H95 H90
→ **Frage 1.15:** Lösung A

Zu (**A**): Das überwiegend praktizierte sexuelle Verhalten ist die statistische Norm, das diesbezüglich erwünschte Verhalten ist die Idealnorm.

Zu (**C**) und (**E**): Es geht nicht um eine Dissoziation von Idealnorm und Bewertung, sondern von Ideal und Wirklichkeit, also Idealnorm und statistischer Norm.

H05

→ **Frage 1.16:** Lösung A

Zu (**A**): Funktionsnorm: Als funktionelle Norm bezeichnete Hofstätter (1969) den einem Einzelwesen hinsichtlich seiner Leistungen gemäßen Zustand. Hier ist das Normkriterium eine Funktion, z.B. laufen, heben, sprechen, lieben können. Als Funktionsnorm kann man auch das Gesamtbefinden hernehmen. Eine Störung oder Krankheit ist funktionell unbedeutend, wenn keinerlei oder keine nennenswerte Beeinträchtigung auf das Gesamtbefinden spürbar ist. Alltagsbeeinträchtigungen als Anzeichen einer psychischen Störung lassen sich demnach als Defizite der Funktionsnorm definieren.

Zu (**B**): Idealnorm: anzustrebendes, ideelles Verhalten, z.B. Altruismus, uneigennütziges Verhalten usw. Dies kann hier nicht gemeint sein, da es in der Frage um Störungen geht, welche den Alltag beeinträchtigen, nicht um ideale Ziele.

Zu (**C**): Soziale Normen sind z.B. Sitten, Gesetze, Bräuche, Umgangsformen. Der „fleißige Medizinstudent" ist eine soziale Normvorstellung, nach der Sie Ihr Selbstbild und auch das Feindbild von Jura-, Philosophie-, Kunst- und Ökotrophologiestudenten einschätzen. Normen beeinflussen auch das Ausleben unserer Antriebe und das Zeigen von Affekten. Bei Nichteinhalten von Normen droht die Gesellschaft mit Sanktionen.

Zu (**D**): Statistische Norm: rechnerischer Durchschnitt, Mittelwert der Bevölkerung plus-minus eine Standardabweichung. „Normal" gilt demnach alles das, was in der Bevölkerung am häufigsten vorkommt. Ob Sie selbst statistisch normal sind, können Sie an der Zahl prüfen, dass rund 68% aller Deutschen schon einmal einen Seitensprung hatten.

Zu (**E**): Therapeutische Norm: Normvorgabe für Therapieverfahren, beispielsweise die DIN EN 957–1/5 für das Trimmrad im Schlafzimmer Ihres herzinfarktgefährdeten Opas.

F01

→ **Frage 1.17:** Lösung D

Zu (**A**): Statistische Norm: siehe Lerntext I.6.
Funktionsnorm: siehe Lerntext I.6.

Zu (**B**): Individuelle Gesundheitsüberzeugung: Es hängt von den individuellen Einstellungen einer Person ab, als was sie Gesundheit und Krankheit definiert und ab wann sie sich krank fühlt. Der eine geht mit einem dicken Schnupfen problemlos zur Arbeit, der andere meint, das sei ausreichend, um sich 14 Tage krankschreiben zu lassen.

Zu (**C**): Idealnorm: siehe Lerntext I.6.

Zu (**D**): Idealnorm: Eine Idealnorm wäre auch der Besuch von Vorsorgeuntersuchungen, denn wir alle

wissen, wie wichtig das insbesondere bei Tumorerkrankungen im Ernstfall gewesen wäre.
Statistische Norm: Durchschnittsnorm; das Verhalten, welches im statistischen Sinne die meisten Menschen zeigen. Die meisten Personen gehen nicht zu Vorsorgeuntersuchungen. Es liegt also eine Diskrepanz zwischen Ideal- und statistischer Norm vor.

Zu (**E**): Individuelle Gesundheitsüberzeugung: Es hängt von den individuellen Einstellungen einer Person ab, als was sie Gesundheit und Krankheit definiert und ab wann sie sich krank fühlt.
Schichtspezifisches Gesundheitsverhalten: Unterschiede im Gesundheits- und Krankheitsverhalten der Angehörigen verschiedener sozialer Schichten gibt es in folgenden Bereichen: Untere Schichten sollen höhere Symptomtoleranz zeigen und entsprechend seltener den Arzt konsultieren. Krebs- und Schwangerenvorsorgeuntersuchungen werden von sozial schwächeren Schichten weniger genutzt. Auch gebe es in den unteren Schichten mehr Zigarettenraucher. Der sprachliche Umgang mit dem Arzt fällt Angehörigen höherer Schichten leichter als denen unterer Schichten. Der Informationsstand in medizinischen Dingen ist in unteren Schichten geringer.
Eine Diskrepanz zwischen individueller Gesundheitsüberzeugung (*„Ich fühle mich doch gesund, also warum sollte ich zur Vorsorgeuntersuchung gehen?"*) liegt gerade bei unteren Sozialschichten nicht vor.

F99

→ **Frage 1.18:** Lösung E

Zu (**A**): Funktionale Norm: siehe Lerntext I.6.

Zu (**B**): Idealnorm: siehe Lerntext I.6.

Zu (**C**): Rollennorm: siehe Lerntext I.6.

Zu (**D**): Soziale Norm: siehe Lerntext I.6.

Zu (**E**): Statistische Norm: Als „normal" gilt alles das, was in der Bevölkerung am häufigsten vorkommt. Die meisten älteren Menschen haben Gelenkschmerzen, daher ist es normal, im Alter kaputte Gelenke zu haben.

H96

→ **Frage 1.19:** Lösung B

Zu (**A**): Dieses wäre eine Beschreibung des Begriffes „Lebenserwartung".

Zu (**B**): Der funktionelle Status beschreibt den gegenwärtigen Zustand aller Funktionen einer Person hinsichtlich der Leistungsfähigkeit in physischem, psychischem und sozialen Bereich. Durch Krankheiten oder Behinderungen wird eine Person in diesen Funktionen eingeschränkt.

Zu (**C**): Definition von Gesundheiterwartung als statistisch zu erwartende Anzahl von Lebensjahren, die bei guter Gesundheit verbracht werden können.

Zu (D): Gesundheit definiert sich nach der WHO als Zustand körperlichen, geistigen und seelischen Wohlbefindens einer Person.

Zu (E): Definition für den Ausprägungsgrad einer Krankheit.

H96
→ **Frage 1.20:** Lösung C

Siehe Kommentar zu Frage 1.19.

I.7	Abweichendes Verhalten

Letztlich müssen wir alle gut funktionieren, damit diese Gesellschaftsform stabil bleiben und wir uns gegenseitig ernähren und kleiden können. Ohne den regen Austausch von kleinen, mit Zahlen bedruckten Papierscheinchen, für welche die meisten von uns bereit sind, acht Stunden täglich zur Arbeit zu gehen, müsste jeder einzelne seine Kartoffeln wieder selbst im Garten anbauen und sich seinen Sonntagsbraten im Wald erjagen. Unser hoher Lebensstandard ist nur durch ein großes Ausmaß an Spezialisierung möglich.

Auch unser gesamtes soziales Netz lässt sich nur aufrechterhalten, solange der größere Teil der Bevölkerung regelmäßig arbeiten geht. Ein Mangel an produktiven Mitgliedern stört unsere sensible und komplizierte Gesellschaftsform rasch und nachhaltig. Zu den unproduktiven Mitgliedern gehören aber nicht nur Kinder und Rentner, sondern auch Kranke. Häufige Krankschreibungen sind nicht nur durch somatische Störungen bedingt, sondern haben oft auch etwas mit übermäßiger psychischer Belastung (Stress) am Arbeitsplatz zu tun und mit sozialen Faktoren, etwa dem berüchtigten „**Mobbing**" durch gehässige Kollegen. Hierbei kann es sich sowohl um eine kurzfristige Krankschreibung wegen eines grippalen Infektes handeln wie auch um dauerhafte Arbeitsunfähigkeit infolge chronischen Alkoholismus.

Bei bestimmten Personen, die aus der Norm der produktiven Mitglieder herausfallen, spricht man dann von **sozialer Abweichung** oder **Devianz**. Ausgangspunkt für dieses Modell war zunächst Straffälligkeit (Delinquenz), der Ansatz lässt sich aber auch auf andere Abweichungen wie psychiatrische Erkrankungen oder Drogensucht anwenden. Der **Labeling Approach** (Etikettierungs-Ansatz) unterteilt primäre und sekundäre Devianz. **Primäre Devianz** bezieht sich auf die erstmalige Straffälligkeit bzw. Auffälligkeit. Als **sekundäre Devianz** wird die an diese erstmalige Störung anschließende Devianz bezeichnet. Primäre Devianz geschieht nach diesem Ansatz eher zufällig, es folgen informelle oder formale Strafen. Der nächste Schritt ist dann die Stigmatisierung, dem Abweichler wird ein „*Etikett*" aufgedrückt. Es kommt zum negativen Selbstbild, das durch Übernahme des gesellschaftlichen negativen Bildes entsteht. Sekundäre Devianz, d.h. erneute Straffälligkeit oder psychopathologische Störung ist dann die Reaktion.

Was genau „soziale Abweichung" ist, lässt sich allerdings nur schwer wirklich definieren. Viele Verhaltensweisen, die früher als abweichend galten, sind heute normal. Epileptiker wurden im Mittelalter als vom Teufel besessen angesehen und auf dem Scheiterhaufen verbrannt, Homosexualität wurde lange Zeit mit Gefängnisstrafen belegt. Damit wird klar, dass Abweichung vom Normalen oft lediglich einen Begriff darstellt, der von den soziokulturellen Reaktionen abhängt. Abweichler sind diejenigen, die von der Gesellschaft als solche definiert und dann häufig einer entsprechenden sozialen Stigmatisierung ausgesetzt werden, wodurch die Devianz sich dann unter Umständen immer weiter verfestigt. ∎

H03
→ **Frage 1.21:** Lösung C

Zu (A): Die Einhaltung von Normen wird durch die Mitglieder einer Bezugsgruppe kontrolliert. Dies geschieht mit positiven Sanktionen (Belohnung, Beförderung) bei normkonformen oder negativen Sanktionen (Bestrafung, Abstufung, Ausschluss) bei normabweichendem Verhalten.

Zu (B): Primäre Abweichung bzw. primäre Devianz: Die primäre Abweichung würde hier in der Existenz des auffälligen Muttermals liegen. Gefragt wurde aber nach dem Prozess des Zurückziehens.

Zu (C): Sekundäre Abweichung bzw. sekundäre Devianz: Die Labeling-Theorie geht davon aus, dass Abweichler von der Umwelt als solche definiert und dann entsprechend behandelt werden, wodurch das abweichende Verhalten dann verstärkt oder sogar überhaupt erst hervorgerufen wird. In dem Beispiel zieht sich die Frau aus diesem Grunde immer mehr aus dem gesellschaftlichen Leben zurück.

Zu (D): Bei der Phobie richtet sich die Angst auf spezifische Objekte, Personen oder Situationen (z.B. *Belonephobie*=Angst vor spitzen Gegenständen, *Bibliophobie*=Angst vor Büchern, *Klaustrophobie*=Angst vor engen, dunklen Räumen, *Agoraphobie*=Angst vor großen Plätzen und Menschenansammlungen, *Phobophobie*=Angst vor der Angst, *soziale Phobie*=Angst vor Menschen). Typisch ist das Vermeidungsverhalten der Phobiker. In dem Beispiel könnte es sich um eine Phobie durch sekundäre Neurotisierung handeln, wenn davon berichtet würde, dass die Frau sich zurückzieht, da sie nun Angst vor Menschen bekommen hat. Dies ist aber nicht der Fall.

Zu (**E**): Rollendistanz bezeichnet die Distanz einer Person zu seiner Rolle. Dabei zeigt die Person durch ihr Verhalten, dass sie sich nicht mit ihrer Rolle identifiziert.

H97 F96 F94
→ **Frage 1.22:** Lösung C

Zu (**A**): Reaktionsbildung: Ein bestraftes Bedürfnis kann nicht mehr ausgeführt werden und wird durch eine entgegengesetzte Handlungsweise ersetzt.

Zu (**B**): Primäre Devianz: Erstmaliges und oft nur zufällig von der Norm abweichendes Verhalten.

Zu (**C**): Sekundäre Devianz: Gesellschaftliche Reaktionen verstärken das abweichende Verhalten, und es kommt erneut zu strafbaren Handlungen.

Zu (**D**): Nonkonformität: bewusstes Nicht-Anpassen an die Normen einer Gruppe.

Zu (**E**): Rollendistanz: Der Träger einer Rolle distanziert sich von dieser Rolle (z.B. menschenfreundlicher Prüfer).

I.8 Psychische Störungen

Auch psychische Krankheiten fallen unter den Begriff „abweichendes Verhalten". Natürlich können wir hier nicht sämtliche seelischen Entgleisungen behandeln, sondern beschränken uns auf diejenigen, die in den Prüfungsfragen gelegentlich vorkommen:

1. Organisch-bedingte Störungen

Diese Gruppe umfasst sekundär auftretende psychische Störungen, die auf der Basis einer organischen Erkrankung entstanden sind, d.h. einer ZNS-Funktionsstörung wie z.B. einer Hirnverletzung. Für den Fall, dass der zugrunde liegende Defekt reversibel ist, ergibt sich in der Regel oft auch eine Besserung des aufgepfropften psychischen Zustandsbildes. Wesentlichstes Symptom sind eingeschränktes Konzentrationsvermögen und Gedächtnisstörungen. Daneben kommt es je nach Ort der Hirnläsion zu allen anderen neuropsychologischen Funktionseinschränkungen (Aphasie, Agnosie, Apraxie, Lese-Schreib-Rechenstörungen usw.). Die Behandlung erfolgt durch speziell geschulte Neuropsychologen und Ergotherapeuten. Als zweite Symptomgruppe können aber auch hier Wahn, Halluzination, Depression, Angst und massive Persönlichkeitsveränderungen auftreten. Zu den typischen Erkrankungen gehören:

- **Demenz** (z.B. Senile Demenz vom Alzheimer Typ, vaskuläre Multi-Infarkt-Demenz, Pick'sche Erkrankung; Demenz bei HIV-Erkrankung, Demenz bei Creutzfeldt-Jakob'scher Erkrankung, bei Chorea Huntington und bei Parkinsonismus).
- **Delir** (massive Einschränkung des Bewusstseins, meist reversibel).
- **Organisch bedingte Persönlichkeitsstörung** (Veränderung des emotionalen Verhaltens auf der Basis einer ZNS-Schädigung).

- **Organisches Psychosyndrom** (Durchgangssyndrom mit Verwirrung, Orientierungsstörungen, Angst oder Aggression nach Hirnschädigung).

2. Substanzabhängigkeit

Störungen durch Alkohol- und Drogenmissbrauch. Medizinisch wird die einmalige akute Intoxikation nach Aufnahme solcher Substanzen unterschieden vom langfristigen schädlichen Konsumverhalten (Habituation) und vom Abhängigkeitssyndrom.

Eine Sucht im engeren Sinne trifft bei folgenden Kriterien zu: (a) psychischer Zwang, die Droge konsumieren zu wollen; (b) verminderte Kontrollfähigkeit bezüglich der Drogeneinnahme; (c) körperliche Entzugssymptomatik; (d) Substanzgebrauch mit dem Ziel Entzugssymptome zu mildern; (e) Toleranzerhöhung (zunehmend höhere Dosen erforderlich); (f) gesellschaftlich übliche Verhaltensmuster in der Einnahme dieser Droge (z.B. Alkohol) werden außer Acht gelassen, Tendenz der Drogeneinnahme auch an Arbeitstagen; (g) fortschreitende Vernachlässigung anderer Interessen und sozialer Beziehungen zugunsten der Drogeneinnahme; (h) Fortsetzung der Drogeneinnahme trotz beginnender, schwerwiegender körperlicher Folgen (z.B. Leberschädigung); (i) Fortsetzung der Drogeneinnahme trotz schwerwiegender psychosozialer Folgen (z.B. Arbeitsplatzverlust, Scheidung usw.).

Als **Drogen** kommen in Betracht: Alkohol, Cannabis, Halluzinogene (LSD, Mescalin, Psylocybin), Hypnotika und Tranquilizer (Schlaf- und Beruhigungsmittel), Kokain, Nikotin, Opiate (Morphium, Heroin, Codein), Schnüffelstoffe (z.B. Lösungsmittel), Weckamine (Amphetamin).

Alkoholismus ist mit über 2 Millionen Betroffenen in der BRD die häufigste Drogensucht und kein Arzt wird daran vorbeikommen, gelegentlich

Patienten mit massiven Alkoholproblemen zu behandeln. Daher hier einige Informationen: Jellinek teilte 1952) den Alkoholismus in vier Stadien des ein, die wertvolle Hinweise liefern zur Einschätzung wie das Alkoholproblem eines Betroffenen zu beurteilen ist:

- **Präalkoholische Phase:** Ausbildung einer rein psychischen Bindung an Alkohol, einer „Zweckentfremdung des Alkohols" mit der Konsequenz eines Übergangs vom „Genussmittel Alkohol" zum „Suchtmittel Alkohol". Häufig stehen frustrierende oder belastende Lebenssituationen in Beruf und Partnerschaft im Vordergrund, die den Betreffenden immer wieder dazu führen, Trost im Alkohol zu suchen.
- **Prodromale Phase:** Zunehmende, aber noch rein psychische Bindung an Alkohol erfolgt gleichzeitig mit zunehmender Anpassung des Organismus an die Alkoholwirkung. Die psychischen Folgen des Rausches treten nun erst bei immer höherem Konsum auf. Die Betroffenen fangen typischerweise an, heimlich zu trinken und beginnen Alkohol zu horten.
- **Kritische Phase:** nachteilige Folgen auf sozialen, psychischen und beruflichem Gebiet, meist in Form von Entlassung aus dem Beruf und Trennung vom Lebenspartner. Verlust der Selbstkontrolle über die Trinkmenge, zunehmende psychische Bindung an den Alkohol, erste Entzugserscheinung bei Alkoholabstinenz mit zunehmender Schwere und die Entwicklung eines abhängigkeitsbedingten organischen Psychosyndroms mit Konzentrations- und Gedächtnisstörungen.
- **Chronische Phase:** die Verträglichkeit für Alkohol sinkt. Die Pausen zwischen einzelnen Räuschen werden kürzer, mitunter kommt es zu tagelangen Räuschen. Das Trinken wird zum Lebensinhalt, soziale Kontakte spielen keinerlei Rolle mehr. Alkoholfolgeerkrankung, der Zusammenbruch sozialer Beziehungen und der beruflichen Karriere sind die Konsequenz. Es wird zwanghaft und exzessiv getrunken. Die äußeren Lebensumstände spielen für den Betroffenen keine Rolle mehr, Wohnung und Kleidung verwahrlosen zunehmend, Geld wird fast nur noch für Alkohol ausgegeben. Auch Hygiene und Ernährung werden völlig vernachlässigt, oft magern die Erkrankten in dieser Phase immer mehr ab. Außerdem treten bei Alkoholabstinenz schwere Entzugserscheinung auf. Die Sterblichkeit ist stark erhöht.

Jellinek stellte außerdem eine Typologie des Alkoholismus zusammen. Es werden fünf Alkoholikertypen unterschieden.

- **Alpha-Alkoholismus:** starke psychische Abhängigkeit, soziologische und sozioökonomische Elemente treten als Ursachen in der Hintergrund, kein Kontrollverlust, die Trinkmenge nimmt im Verlauf der Erkrankung nicht kontinuierlich zu, Typ des Konflikttrinkers.
- **Beta-Alkoholismus:** geringe psychologische und physiologische Gefährdung, soziokulturelle Elemente sind ausschlaggebend, kein Kontrollverlust, keine sichere Abhängigkeit, Typ des Gelegenheits- bzw. Verführungstrinkers.
- **Gamma-Alkoholismus:** erhebliche psychische und physische Abhängigkeit; soziokulturelle und wirtschaftliche Ursachen spielen keine Rolle; fortschreitende Toleranzentwicklung und zunehmende Trinkmenge; körperliche, psychische und sozioökonomische Folgeschäden; Typ des süchtigen Trinkers.
- **Delta-Alkoholismus:** soziokulturelle und sozioökonomische Ursachen; gleichmäßige Aufnahme großer Alkoholmengen über den ganzen Tag; abhängiges Trinken, allerdings besteht Kontrolle über den Konsum; physiologische Abhängigkeit steht im Vordergrund; massive körperliche, psychische und sozioökonomische Folgeschäden; Typ des Gewohnheitstrinkers (z.B. französischer Weinbauer, der praktisch zu jeder Mahlzeit Wein trinkt).
- **Epsilonalkoholismus** ist eine Restkategorie; in erster Linie psychische Abhängigkeit; gekennzeichnet durch episodisches Trinken; Typ des Quartalstrinkers

3. Psychosen:

Psychosen bilden die Gruppe mit den schwersten psychischen Veränderungen; besonderes Kennzeichen ist der Realitätsverlust der Betroffenen bei mangelhafter Krankheitseinsicht. Bekanntestes Krankheitsbild ist die schubweise verlaufende **Schizophrenie**, meist mit gesunden Phasen zwischen des Schüben. Typisch ist das Nebeneinander von gesunden und krankhaften Empfindungen: Der Schizophrene behauptet, dass er in Wahrheit ein Wesen aus dem Weltraum sei und keine menschliche Nahrung vertrage, holt sich aber ungerührt Nachschlag beim Mittagessen. Prognose: 30 % Heilung (spontan oder nach Therapie), 55 % symptomfrei bei Dauermedikamentierung, 15 % chronisch krank, starker Persönlichkeitsabbau.

Diagnostisch unterscheidet man die **Positivsymptomatik** (Wahn, Halluzinationen) von der **Negativsymptomatik** (Apathie, sozialer Rückzug,

Sprachverarmung). Es treten folgende Veränderungen auf:

(A) Gefühl des **Begriffszerfalls** (Worte verlieren ihre Bedeutung), des Gedankenlautwerdens, der Gedankeneingebung oder des **Gedankenentzugs** durch äußere Mächte.

(B) **Wahn**, d. h. zufällige Ereignisse werden falsch interpretiert. Auf der Straße sieht jemand zufälligerweise den Schizophrenen an, dieser ist nun fest überzeugt davon, verfolgt zu werden (Beispiele: Kontrollwahn, Beeinflussungswahn, Verfolgungswahn, Größenwahn).

(C) **Halluzinationen**: Sinneseindrücke ohne externen Reiz. Der Betroffene ist aber fest überzeugt davon, dass diese Eindrücke von außen kommen. Beispiele: **Stimmen-hören**, visuelle, olfaktorische oder taktile Halluzinationen.

(D) Völlige Fehleinschätzung eigener Fähigkeiten, z. B. das Wetter kontrollieren zu können oder in Kontakt mit Außerirdischen zu sein.

(E) **Sprachstörungen**, z. B. Zerfahrenheit, sinnlose Einschübe in den Sprachfluss, Wortneubildungen (**Neologismen**), Antworten beziehen sich nicht auf den Hauptaspekt einer Frage.

(F) **Katatonie** (Bewegungsstörungen): z. B. **Katalepsie** (wächserne Biegsamkeit, Bewegungsarmut), Erregungsstürme, **Stupor** (völlige Bewegungslosigkeit), **Mutismus** (Sprachverweigerung).

(G) **Negativsymptomatik**, z. B. Apathie, Sprachverarmung, verflachte Affekte, sozialer Rückzug, Nachlassen der Leistungsfähigkeit.

Man unterscheidet mehrere Unterformen der Schizophrenie, die wichtigsten sind:

- **Schizophrenia simplex**: schleichende Entwicklung, wenig dramatisch, zunehmender Rückzug von Freunden und Verwandten, extreme Intoleranz, allgemeiner Leistungsabfall, Abrutschen in untere Sozialschichten, Apathie, Interesselosigkeit, Vernachlässigung des Äußeren.
- **Hebephrene Schizophrenie**: früher Beginn in der Adoleszenz, beständige Albernheit, grimassieren, bedeutungsloses Lachen, absurde Sprache mit vielen Neologismen, Vernachlässigung des Äußeren, reichlich Halluzinationen und Wahnvorstellungen.
- **Katatone Schizophrenie**: katatone Symptomatik, Bewegungsstörungen, Stupor bis Erregungsstürme.
- **Paranoide Schizophrenie**: zahlreiche und systematische Wahnvorstellungen, lebhafte akustische und visuelle Halluzinationen, starkes Misstrauen. Denken und Sprache ist zwar wahnhaft, aber nicht zusammenhanglos.

4. Affektive Störungen

Hier besteht das Hauptsymptom in einer massiven Veränderung der Stimmung. Die Verlaufsformen sind unterschiedlich, ein Teil verläuft phasenförmig, z. T. aber auch chronisch. Man unterscheidet:

- **Trauerreaktion** ist eine natürliche Folge nach einem Verlusterlebnis, z. B. Trennung vom Partner, Tod eines Familienmitgliedes oder Verlust eines Körperteiles. Die Trauerreaktion wird in drei Phasen unterteilt:
  1. Schock, Betäubung: Durch Nicht-wahrhaben-wollen und psychischen oder physischen Zusammenbruch gekennzeichnet.
  2. Verzweiflung, Desorganisation: Der Trauernde beginnt den Verlust zu erfassen, es kommt zur Sehnsucht, zur Depression und zu psychosomatischen Störungen wie Schlafmangel, Appetitlosigkeit, Schwächung des Immunsystems.
  3. Erholung, Reorganisation: Akzeptieren des Verlusts, die Zukunftsplanung wird wieder in das Denken einbezogen. Neue Rollen werden aufgenommen.
- **Hypomanie**: anhaltend gehobene Stimmung mit übersteigertem Antrieb und übermäßiger Aktivität. Hohe Geselligkeit, beständiger Redefluss, übermäßige Vertraulichkeit, gesteigerte Libido, vermindertes Schlafbedürfnis, z. T. aber auch Reizbarkeit, Selbstüberschätzung und flegelhaftes Verhalten.
- **Manie**: massive Steigerung der Symptome der Hypomanie. Hierbei gehen übliche soziale Hemmungen verloren, die Aufmerksamkeit kann nicht mehr aufrecht erhalten werden, unbeeinflussbarer Rededrang, totale Überhöhung der Selbsteinschätzung, wahnhafte Größenideen, maßloser Optimismus, leichtsinnige Geldausgabe oft unglaublich hoher Summen resultieren z. T. in massiven Schulden, unpassende Aggressivität.
- Eine **unipolare Depression** ist eine phasenförmig verlaufende Störung. Die Depression dauert hier meist 3 – 6 Monate an und lässt dann wieder nach. Bei der bipolaren affektiven Störung (s. u.) kommt es nach Ausklingen der Depression zur manischen Phase mit maßlos übertriebenem Aktivitätsdrang und Selbstüberschätzung.
- **Depressive Episode (Major Depression)**: gedrückte Stimmung, Interessenverlust, Freudlosigkeit, Verminderung des Antriebs, erhöhte Ermüdbarkeit, Aktivitätseinschränkung, ständiges Gefühl der Müdigkeit bei gleichzeitigen Schlafstörungen, verminderte Konzentrationsfähigkeit, verringertes Selbstwertgefühl, Schuldgefühle, Gefühle der Wertlosigkeit, pessimistische Zukunftsperspektiven, Selbst-

mordgedanken bis hin zu Suizidversuchen, verminderter Appetit, Verlust des sexuellen Interesses, vielfältige körperliche Störungen (Atemschwierigkeiten, Verdauungsstörungen, Kopfschmerzen etc.).

- **Dysthymia**: dauerhafte, aber eher leichte chronisch-depressive Verstimmtheit mit mittelgradiger Ausprägung der Symptome der Depression.
- **Zyklothymie**: Instabilität der Stimmung mit zahlreichen Perioden leichter Depression und leichter Hypomanie.
- **Bipolare affektive Störung**: wiederholte Phasen sowohl manischer wie auch depresiver Phasen mit Dauer von jeweils mehreren Monaten (beim „**rapid cycling**" auch deutlich kürzer!).

Bei Depressionen gibt es nicht nur psychische, sondern auch vielfältige körperliche Symptome (Appetitveränderungen, Schlafstörungen, Kopfschmerzen, Atemprobleme, Verdauungsschwierigkeiten, Immunsuppression). Infolge der Stigmatisierung psychisch Kranker suchen die depressiven Patienten den Arzt vordringlich wegen der körperlichen Störungen auf. Da Kranke selten fröhlich sind, hält der Arzt die niedergedrückte Stimmung des Patienten dann fälschlicherweise für eine Folge und nicht für die Ursache der Krankheit.

Depressionen werden bei Frauen häufiger diagnostiziert, dies hängt zum einen mit der sozialen Stellung der Frau zusammen, aber auch mit hormonellen Ursachen (z.B. Wochenbettdepression, Involutionsdepression).

Die **Remission** (Rückbildung) einer Depression ist abhängig von der Art der Depression. Die Dysthimie z.B. bildet sich gar nicht zurück, die „*major depression*" verläuft in Zyklen von drei bis sechs Monaten Dauer, depressive Phasen beim „*rapid cycling*" dauern nur wenige Tage. Die reaktive Depression (z.B. Liebeskummer) bildet sich innerhalb weniger Wochen zurück.

5. Neurosen sind psychische Erkrankungen, die sich im Wesentlichen durch ein stark erhöhtes Ausmaß an Angst kennzeichnen lassen. In dem Versuch mit ihren ständigen, übermäßigen Befürchtungen zu leben, zeigen die Betroffen oft seltsame Verhaltensweisen. Sie sind sich aber klar darüber, dass ihr Verhalten nicht normal ist und haben einen hohen Leidensdruck. Diese Krankheitsbilder sind extrem weit verbreitet und Zyniker behaupten gerne, dass im Grunde genommen jeder Mensch etwas neurotisch ist. Neurosen werden seit dem ICD-10 nur noch mit dem nichtssagenden Begriff „*Störungen*" bezeichnet. Man unterscheidet z.B.:

- **Phobische Störung**: Vermeidungsverhalten vor an sich harmlosen Tieren, Objekten oder Situationen, das in keinem Verhältnis zur wirklichen Gefahr steht, z.B. Agoraphobie: die Angst, weite Plätze zu überqueren, vor Menschenansammlungen und sich im vollen Supermarkt Staubsaugerbeutel zu kaufen.
- **Angststörungen**: frei flottierende, generalisierte Angst in sehr vielen Orten und Situationen. Eine Angststörung liegt vor, wenn das Auftreten von Angst unangemessen ist (Angstanfälle ohne Auslöser) und die Angst auf Dauer nicht durch eigene Anstrengungen überwunden werden kann. Typische Symptome sind z.B. Herzklopfen, erhöhte Herzfrequenz, Schweißausbrüche, Atembeschwerden, Beklemmungsgefühl in der Brust, Gefühl von Schwindel, Unsicherheit, Schwäche und Benommenheit, Angst vor Kontrollverlust oder verrückt zu werden, Angst zu sterben, Muskelverspannungen, akute und chronische Schmerzen, Unfähigkeit zur Entspannung, Ruhelosigkeit, Nervosität und innere Anspannung, ständig unter-Strom-stehen, Kloßgefühl im Hals, Schluckbeschwerden. Entstehung meist durch Vermeidungsreaktionen von angstbesetzten Verhaltensweisen (Referat halten, alleine auf eine Party gehen usw.). Dieses Vermeidungsverhalten (s. negative Verstärkung, Lerntext I.39 Operante Konditionierung) verhindert aber oft auch, dass positive Erfahrungen gemacht und Ängste somit gelöscht werden könnte. Derartiges Vermeidungsverhalten fördert hierdurch die Entstehung von Ängsten und neurotischen Störungen.
- **Panikanfälle**: massive Angstzustände ohne direkten Anlass, meist ist auch kein fassbarer Auslöser erkennbar und die Betroffenen können sogar zu Hause in einer ruhigen Situation davon überwältigt werden.
- **Zwangsstörungen**: Zwangsgedanken an schreckliche Gefahren, Unfälle oder Krankheiten bringen den Patienten zu Zwangshandlungen, etwa das ständige Kontrollieren von Elektrogeräten oder der innere Zwang, Säuberungsrituale durchzuführen (Waschzwang).
- **Anpassungsstörungen**: Belastungsreaktionen, posttraumatische Störungen (z.B. nach schweren Unfällen).
- **Akute Belastungsstörungen** treten bei ansonsten nicht gestörten Menschen nach länger dauernden außergewöhnlichen Stress-Situationen auf, sie lassen innerhalb von Stunden oder Tagen nach, wenn die Belastung beendet werden kann. Beim Auftreten spielen die Vulnerabilität (Verletzlichkeit) und vorhandene Bewältigungsmechanismen (Coping-Strategien) eine Rolle. Symptomatisch zeigen sich

Bewusstseinseinengung, Sich-zurückziehen oder auch Überaktivität und Fluchtreaktionen oder panische Angst.

- **Posttraumatische Belastungsstörung**: Ein Trauma ist ein gewalttätiger Eingriff (etwa: Schädel-Hirn-Trauma). Zur psychischen Traumatisierung kommt nach außergewöhnlichen Belastungen, z.B. Vergewaltigung, insbesondere aber dem Miterleben von Katastrophen. Die Reaktion in Form tiefer Verzweiflung tritt oft erst verzögert auf. Eine zwanghafte oder neurotische Persönlichkeitsstruktur erhöht die Anfälligkeit. Merkmale sind das gedankliche Haften an dem Trauma mit wiederholtem Durchleben und aufdringlichen Bildern, Alpträume, Flashbacks, Teilnahmslosigkeit, Freudlosigkeit, Vermeidung von Aktivitäten, Schlafstörungen, Angst und Depressionen. Dauer zwischen Wochen und Monaten.
- **Dissoziative Störungen**: Abweichungen vom normalen Bewusstseinszustand wie psychogene Amnesie (Vergessen der eigenen Lebensgeschichte) und Somnambulismus (Schlafwandeln), Trance- und Besessenheitszustände.
- **Konversionsstörungen**: Ausbildung von Sensibilitätsstörungen oder Lähmungen mit offenkundigem Ausdrucksgehalt. Der Patient verleiht hierbei seinem inneren Konflikt in veränderter Form Ausdruck: Lähmung der Beine als Folge von sexuellen Insuffizienzgefühlen. Durch Zuwendung (sekundärer Krankheitsgewinn) wird die Symptomatik verstärkt.
- **Multiple Persönlichkeit**: Abspaltung ungeliebter Persönlichkeitsanteile, wenn die Verdrängung nicht mehr ausreicht. Es bestehen dann zwei oder mehrere Persönlichkeiten in einem Menschen, die jedoch nichts voneinander wissen. Man wundert sich nur, woher dieser grauenvolle rosa Pullover kommt, der plötzlich im Schrank hängt und wieso eigentlich ist nie Geld auf dem Konto?
- **Somatisierungsstörung**: körperliche Störung als Ausdruck eines psychischen Konfliktes. Unter somatoformen autonomen Funktionsstörungen werden all die Störungen angesehen, die auf Grund der körperlichen Beschwerden eine organische Erkrankung nahe legen, für die jedoch keine organische Ursachen zu finden sind. Somatoforme Störungen zählen zu den häufigsten psychischen Störungen. Etwa fünf bis elf Prozent der Allgemeinbevölkerung leiden unter einer somatoformen Störung. Die Betroffenen erleben ihre Beschwerden so, als beruhten diese auf der körperlichen Erkrankung eines Systems oder Organs. Beispielsweise werden Magen-, Herz-, Kreislauf- oder Atembeschwerden sowie Beschwerden des Urogenitalsystems angegeben. Eine tatsächliche körperliche Erkrankung dieser Organe bzw. Organsysteme, welche die angegeben Beschwerden erklären könnte, liegt jedoch nicht vor.

- **Hypochondrie**: Hypochondrie gehört zur Gruppe der somatoformen Störungen: Gemeinsames Merkmal ist, dass die Betroffenen über körperliche Beschwerden klagen, für die sich bei medizinischen Untersuchungen keine Ursachen finden lassen. Trotzdem hält bei Hypochondern die Befürchtung an, sie könnten ernsthaft krank sein. Bei Personen, die zu Hypochondrie neigen, führen Informationen über Krankheiten und die Wahrnehmung (an sich normaler) körperlicher Erscheinungen zur Annahme, sie seien krank. Als Folge beobachten sie ihr körperliches Befinden sehr aufmerksam, durch die Angst um die eigene Gesundheit steigt das körperliche Erregungsniveau, was zu einem Anstieg der scheinbaren Symptome führt und die Überzeugung verfestigt, an einer Krankheit zu leiden. Ständiges Selbstmitleid. Durch das ängstliche Belauschen von Körperfunktionen und völlig übermäßige Tabletteneinnahme werden diese Funktionen dann allerdings tatsächlich gestört.
- **Depersonalisation/Derealisation**: die Patienten haben das Gefühl, ihr Körper fühlt sich fremd und losgelöst an, das Leben wird als künstlich, wie auf einer Bühne empfunden.

6. Psychosomatische Störungen

Psychische Probleme ziehen in vielen Fällen auch körperliche Symptome nach sich (**Psychosomatik**), umgekehrt haben aber auch körperliche Erkrankungen oft psychische Probleme zur Folge (**Somatopsychologie**). So weiß man heute, dass stressgeplagte Menschen mit ständiger Hektik, Schlafmangel, Fast-Food-Ernährung aus der Imbissstube, die womöglich sogar noch rauchen und zuviel Kaffee trinken, ein erhöhtes Risiko haben an Herzinfarkt, Magengeschwüren oder an Krebs zu erkranken. Psychosomatische Krankheiten haben ein so breites Spektrum, dass man von typischen Symptomen kaum sprechen kann. Prinzipiell kann jedes Organ von einer solchen Störung befallen werden. Welches Organ befallen wird, hängt zum einen von der genetischen Disposition, d.h. dem Erbgut, ab und zum anderen von Vorerkrankungen. Wenn Eltern oder nahe Verwandte unter Allergien leiden, dann liegt es nahe, dass eine psychosomatische Krankheit sich in diesem Bereich niederschlägt. Kommt es außerdem noch zu häufigen Infekten der Atemwege in der Kindheit, etwa durch kalte oder feuchte Wohnräume, dann wird sich die Erkrankung mit hoher Wahrscheinlichkeit im Bereich der Lunge festmachen. Typische psychosomatische Krankheiten sind zum Beispiel: Magersucht (**Anorexia nervosa**), Fress-Kotz-Sucht (**Bulimia**), Übergewicht (**Adipositas**), Asthma, Neurodermitis, Bluthochdruck, Herzinfarkt, Krebs.

7. Persönlichkeitsstörungen

Manche Persönlichkeitszüge oder spezielle Charaktereigenschaften einer Person können so übersteigert sein, dass die Umwelt sie belächelt oder im ungünstigeren Fall sogar darunter leidet. In diesem Fall spricht man von „Persönlichkeitsstörungen", die allerdings als feststehende Eigenschaft über Jahre und Jahrzehnte bestehenbleiben müssen. Interessanterweise bemerken die Träger ihre Auffälligkeiten selbst nicht. Sie leiden auch nicht darunter, sondern sie tyrannisieren mit ihrem überspitzten Verhalten sehr viel eher ihre direkte Umwelt. Zu den typische Symptome, die allen Persönlichkeitsstörungen eigen sind, gehört insbesondere, dass die betreffenden Personen unflexibel und schlecht angepasst sind, meist bestehen Schwierigkeiten im sozialen, mitmenschlichen Bereich, die diese Personen aber auf die anderen und nicht auf sich selbst beziehen. Man unterscheidet:

- **Antisoziale Persönlichkeitsstörung (Soziopath):** Soziopathen kennen kein Pflicht- oder Verantwortungsgefühl. Moralische Werte haben für sie ebensowenig Bedeutung wie Gesetze. Sie kennen keine Reue und quälen oft andere Personen mitleidslos, ohne hierbei mitzufühlen. Sie neigen zu Grobheit und haben Schwierigkeiten, ihr Leben zu planen. Häufig kommen sie wiederholt mit dem Gesetz in Konflikt.
- **Borderline-Persönlichkeitsstörung:** Instabile Personen mit Hang zu plötzlichen Stimmungswechseln oder abrupten völligen Meinungsänderungen ohne ersichtlichen Grund. Sie zeigen unberechenbares, impulsives Verhalten, das zum Teil selbstschädigend ist (z.B. ruinöses Glücksspiel).
- **Dependente Persönlichkeitsstörung:** es handelt sich um abhängige Menschen, die völlig unfähig sind, selbständige Entscheidungen zu treffen und die sich deshalb an einen anderen Menschen klammern. Sie leiden unter Minderwertigkeitskomplexen und ordnen sich völlig unter.

- **Histrionische Persönlichkeitsstörung:** Die Betroffenen neigen dazu, sich übertrieben dramatisch und hysterisch zu verhalten und damit Aufmerksamkeit auf sich zu ziehen. Sie begeben sich in Abhängigkeiten und stellen dann rücksichtslos laufend Forderungen an den anderen, die sie mit emotionalen Ausbrüchen zu unterstreichen pflegen.
- **Hypersensitive Persönlichkeitsstörung:** hypersensitive Personen sind außerordentlich empfindlich, schüchtern und zurückhaltend. Sie haben Angst vor Enttäuschung und Zurückweisung und lassen sich daher nur zögernd auf soziale Beziehungen ein.
- **Narzisstische Persönlichkeitsstörung:** Narzissten haben ein grandioses Selbstbild von sich und ihrer Einzigartigkeit. Sie suchen Bewunderung anderer und erwarten ständige Vergünstigungen ohne etwas geben zu wollen.
- **Paranoide Persönlichkeitsstörung:** Personen mit dieser Störung empfinden ständig ein hohes Misstrauen anderen gegenüber, sie neigen zu starker Eifersucht, sind überempfindlich und streitsüchtig.
- **Passiv-aggressive Persönlichkeitsstörung:** Aggressionen werden von diesen Personen auf passive Weise geäußert, indem sie ständig trödeln, Sachen vergessen, zu Verabredungen zu spät kommen oder Arbeiten aufschieben. Durch diese Verhaltensmuster beherrschen sie jedoch ihre Umgebung.
- **Schizoide Persönlichkeitsstörung:** Hierbei handelt es sich um unnahbare, gleichgültige Personen, um Einzelgänger ohne Interesse an sozialen Kontakten.
- **Schizotypische Persönlichkeitsstörung:** exzentrische Menschen mit Hang zum Aberglauben und Neigung zu Tagträumereien.
- **Zwanghafte Persönlichkeitsstörung:** Diese Leute neigen zu großem Perfektionismus, sie bestehen ständig darauf, dass alles so gemacht wird, wie sie es haben wollen. Sie sind kaum in der Lage Freundschaften zu schließen, denn Arbeit ist ihnen wichtiger als Vergnügen.

Klinischer Bezug

Der Arzt muss in der Lage sein, grundlegende psychische Störungen eines Patienten zu erkennen und in Bezug auf eine mögliche Behandlungsbedürftigkeit richtig einzuschätzen.

F03 ■

→ **Frage 1.23:** Lösung A

Zu (**A**): Agoraphobie: streng genommen nur Angst vor großen Plätzen (*agora* (lat.)=Acker). Die Internationale Klassifikation psychischer Störungen (ICD) hat diesen Begriff inzwischen jedoch weiter gefasst. Hierzu gehören nun auch Ängste vor Menschenansammlungen, Ängste das Haus zu verlassen, auf öffentliche Plätze oder in Geschäfte zu gehen. Die Betroffenen können in der Regel auch keine öffentlichen Verkehrsmittel benutzen. Viele Patienten leiden unter der Vorstellung, in der Öffentlichkeit zu kollabieren.

Zu (**B**): Angstneurose: seit der ICD-10 durch den Begriff „Angststörung" ersetzt, Überbegriff für Panikstörungen und generalisierte Angststörungen.

Zu (**C**): Generalisierte Angststörung: Im Unterschied zu den Phobien ist die Angst hier nicht an spezifische Objekte oder Situationen gebunden, sondern tritt frei flottierend auf, oft in Verbindung mit plötzlichen Vorstellungen, ein Familienangehöriger könnte gerade verunglückt sein, oder ähnlich belastenden Bildern. Meist verbunden mit psychosomatischen Krankheiten.

Zu (**D**): Klaustrophobie: Furcht vor engen, geschlossenen Räumen. Bei der vom Patienten berichteten Angst vor Fahrstühlen könnte es sich um eine Klaustrophobie handeln, die diagnostisch hier aber der Agoraphobie unterzuordnen ist.

Zu (**E**): Panikstörung: wiederkehrende, schwere Panikattacken, die sich nicht auf spezielle Situationen beschränken und deshalb unvorhersehbar auftreten. Meist Beginn mit Herzrasen, Erstickungsgefühlen, Schwindel und Depersonalisationsgefühlen. Sekundär auch Angst davor, zu sterben oder wahnsinnig zu werden.

H05 ■

→ **Frage 1.24:** Lösung B

Zu (**A**): Klaustrophobie: Furcht vor engen, geschlossenen Räumen, z.B. Fahrstühlen, die dann gemieden werden.

Zu (**B**): Panikstörung: wiederkehrende, schwere Panikattacken, die sich nicht auf spezielle Situationen beschränken und deshalb unvorhersehbar auftreten, meist Beginn mit Herzrasen, Erstickungsgefühlen, Schwindel und Depersonalisationsgefühlen, sekundär auch Angst davor zu sterben oder Angst, wahnsinnig zu werden. Die Schilderung der Patientin im IMPP-Text entspricht einer Panikstörung.

Zu (**C**): Posttraumatische Belastungsstörung: Ein Trauma ist ein gewalttätiger Eingriff. Zur psychischen Traumatisierung kommt es nach außergewöhnlichen Belastungen, z.B. Vergewaltigung, insbesondere aber nach Miterleben von Katastrophen oder Kriegen. Die Reaktion in Form tiefer Verzweif-

lung tritt oft erst verzögert auf. Eine zwanghafte oder neurotische Persönlichkeitsstruktur erhöht die Anfälligkeit. Merkmale sind das gedankliche Haften an dem Trauma mit wiederholtem Durchleben und aufdringlichen Bildern, Albträumen, Flashbacks, Teilnahmslosigkeit, Freudlosigkeit, Vermeidung von Aktivitäten, Schlafstörungen, Angst und Depressionen. Die Dauer liegt zwischen Wochen und Monaten.

Zu (**D**): Soziale Phobien sind Ängste vor an sich normalen sozialen Verhaltensweisen, etwa irrationale Befürchtungen bei der Einladung zu einer Geburtstagsfeier, bei der auch viele fremde Personen anwesend sind, die man noch nicht kennt.

Zu (**E**): Zwangsstörungen gehören mit zu den neurotischen Störungen. Die Betroffenen leiden unter Zwangsgedanken an schreckliche Gefahren, Unfälle oder Krankheiten. Diese bringen den Patienten zu Zwangshandlungen, etwa das ständige Kontrollieren von Elektrogeräten oder der innere Zwang, Säuberungsrituale durchzuführen (Waschzwang).

F00 ■

→ **Frage 1.25:** Lösung D

Zu (**A**): „*State anxiety*" ist der Fachterminus für momentane, situationsbezogene Angst und unterscheidet sich von „*trait anxiety*", dem relativ stabilen Persönlichkeitsfaktor der Ängstlichkeit. Personen mit hoher Angstbereitschaft (trait anxiety) neigen in allen Situationen dazu, eher ängstlich-vorsichtig zu reagieren.

Zu (**B**): Hypochondrie: Völlige Dramatisierung selbst kleinster Beschwerden. Ständiges Selbstmitleid. Durch das ängstliche Belauschen von Körperfunktionen und völlig übermäßige Tabletteneinnahme werden diese Funktionen dann allerdings tatsächlich oft gestört.

Zu (**C**): Konversion: Umwandlung eines psychischen Konfliktes in körperliche Symptome. Das Symptom kann hierbei entweder eine verkappte Art der verbotenen Triebbefriedigung darstellen, die dem Konflikt zugrunde lag, oder die Krankheit dient gerade der Unterdrückung des Triebimpulses. Konversionssymptome treten vor allem bei einer früher als „Hysterie" bezeichneten Störung auf, z.B. als Lähmungen, Sensibilitätsstörungen oder Blindheit. Sie haben für den Betroffenen einen direkten funktionalen Zweck, ein Zusammenhang, der allerdings unbewusst bleibt.

Zu (**D**): Bei Panik handelt es sich um übersteigerte Angstreaktionen, bekannt sind Massenpaniken z.B. bei Katastrophen. Der eigentliche Panikanfall entsteht plötzlich, mitunter auch ohne direkt fassbare Ursache in völlig unterschiedlichen Situationen, das kann auch abends oder nachts sein. Die Lösung ist jedoch nicht besonders eindeutig, die Herzneurose, früher auch als „Herzphobie" bezeichnet, hat dieselben Symptome, so dass man m. E. auch Lösung (E) für richtig halten könnte.

Zu (E): Bei der Phobie richtet die Angst sich auf spezifische Objekte, Personen oder Situationen (z. B. Belonephobie = Angst vor spitzen Gegenständen, Bibliophobie = Angst vor Büchern, Klaustrophobie = Angst vor engen, dunklen Räumen, Agoraphobie = Angst vor großen Plätzen und Menschenansammlungen, Phobophobie = Angst vor der Angst). Phobien unterscheiden sich von der Angststörung, bei der Patienten eher unter frei fluktuierenden Panikanfällen leiden, die zu jedem beliebigen Zeitpunkt auftreten können.

H05 ■■
→ **Frage 1.26:** Lösung D

Zu (A): Dies ist sicherlich nicht der Fall. Zwangsneurotikern ist, das steht ja auch so in dem Text der Frage, ihr Verhalten meist total peinlich. Trotzdem können sie es nicht stoppen. Können Sie jetzt damit aufhören, Prüfungsfragen zu büffeln, oder löst das auch schon Ängste aus?

Zu (B): Intermittierende Verstärkung: Nur eine bestimmte Anzahl der gewünschten Verhaltensweisen wird während einer operanten Konditionierung verstärkt: **a.** in unregelmäßigen Abständen, **b.** Quotenverstärkung: Jede x-te gewünschte Verhaltensweise wird belohnt, **c.** Intervallverstärkung: In einem bestimmten Zeitintervall wird nur einmal eine gewünschte Verhaltensweise verstärkt. Wenn der Patient früher gelegentlich die Erfahrung gemacht hat, dass eine Autotür doch nicht verschlossen war, könnte es sich hier um eine intermittierende Verstärkung handeln. Gegen die Richtigkeit dieser Lösung spricht vor allem, dass heute fast alle Autos eine Zentralverriegelung besitzen. Und außerdem ist natürlich unklar, worin die positive Verstärkung hier liegt? Wenn der Patient entdeckt hat, dass doch noch eine Tür offen war, was soll daran die Belohnung sein? Es handelt sich also nicht um positive, sondern um negative Verstärkung.

Zu (C): Zwangsgestörte Patienten haben nie ein Gefühl absoluter Gewissheit. Der Patient könnte auch zehnmal um sein Auto laufen und an den Türen rütteln. Hinterher hätte er trotzdem das Gefühl eine Tür vergessen zu haben. Oder er würde denken, dass er durch das Rütteln am Türgriff nun das Schloss kaputt gemacht hat.

Zu (D): Negative Verstärkung: bezeichnet die Beseitigung eines negativen Verstärkers, d.h. ein unangenehmer Zustand wird durch ein Verhalten aufgehoben. Durch das Kontrollieren der Autotüren beseitigt der Patient zumindest für den Augenblick seine Angstgefühle. Negative Verstärkung ist eine der klassischen Erklärungen für die Entstehung neurotischer Störungen, zu denen Zwangsverhalten gehört.

Zu (E): Dass die Tür doch verschlossen war, muss nicht unbedingt ein Erfolgserlebnis im Sinne eines positiven Verstärkers sein, sondern kann dem Patienten evtl. auch die Albernheit und Sinnlosigkeit seines Kontrollzwanges vor Augen führen.

F01
→ **Frage 1.27:** Lösung B

Zwangsneurose bzw. Zwangsstörung: Zwangsgedanken an schreckliche Gefahren, Unfälle oder Krankheiten bringen den Patienten zu Zwangshandlungen, etwa das ständige Kontrollieren von Elektrogeräten, der innere Zwang, Säuberungsrituale durchzuführen (Waschzwang), oder auch der Sammelzwang, verbunden mit der Unfähigkeit, nicht mehr benötigte Gegenstände oder Unterlagen wegzuwerfen.

Zu (A) und (C): Die meisten Neurotiker haben eher Schwierigkeiten damit, Ärger oder Feindseligkeit auszudrücken. Gerade die Zwangsstörung kann als Abwehrsystem gegen unerlaubte aggressive Impulse verstanden werden.

Zu (B): Neurotische Störungen entstehen immer auf der Grundlage von Angst. Durch seine Symptome versucht der Zwangsneurotiker, seine Angst zu kontrollieren und ihrer Herr zu werden. Das mehrfache Kontrollieren von elektrischen Geräten oder ob die Haustür abgeschlossen ist, führt zu einer kurzfristigen Beruhigung, die als angenehm empfunden wird. Nach kurzer Zeit steigt die Angst dann aber wieder an und der Zwangsneurotiker muss erneut sein Ritual durchführen, damit die Angst sich vermindert.

Zu (D) und (E): Minderwertigkeitsgefühle und auch Trauer sind eine Folge vieler neurotischer Störungen, da dem Betreffenden immer mehr klar wird, dass sein Verhalten auffällig ist und sich die soziale Umwelt immer weiter zurückzieht. Neurotisch Gestörte sind aber nicht in der Lage, ihr Verhalten zu ändern. Mit den Zwangshandlungen wird aber nicht die Minderwertigkeit oder die Trauer, sondern die Angst bekämpft.

F05 ■■
→ **Frage 1.28:** Lösung B

Zu (A): Eine Angststörung liegt vor, wenn das Auftreten von Angst unangemessen ist (Angstanfälle ohne Auslöser), die Angst unangemessen stark ist (ausgeprägte Panik) und die Angst auf Dauer nicht durch eigene Anstrengungen überwunden werden kann. Typische Symptome sind z.B. Herzklopfen, erhöhte Herzfrequenz, Schweißausbrüche, Atembeschwerden, Beklemmungsgefühl in der Brust, Gefühl von Schwindel, Unsicherheit, Schwäche und Benommenheit, Angst vor Kontrollverlust oder verrückt zu werden, Angst zu sterben, Muskelverspannungen, akute und chronische Schmerzen, Unfähigkeit zur Entspannung, Ruhelosigkeit, Nervosität und innere Anspannung, ständig unter Strom stehen, Kloßgefühl im Hals, Schluckbeschwerden.

Zu (**B**): Die wichtigsten Merkmale einer Depression sind: Antriebslosigkeit, innere Unruhe und Schlafstörungen, fehlende Lebensfreude, innere Leere und Traurigkeit, vermindertes Selbstwertgefühl, schwindendes Interesse an allem, was früher Spaß gemacht hat, Konzentrationsschwäche, Unentschlossenheit, Schuldgefühle, Selbstanklagen, Gedanken an Selbstmord, körperliche Beschwerden und Missbefinden. Alle Symptome können sich allmählich (über Wochen und Monate) oder sehr rasch (in Tagen oder Stunden) entwickeln. Viele depressive Patienten konzentrieren sich auf ihre körperlichen Symptome und vermuten in ihren Beschwerden eine organische Ursache.

Zu (**C**): Persönlichkeitsstörung: Manche Persönlichkeitszüge oder spezielle Charaktereigenschaften einer Person können so übersteigert sein, dass die Umwelt sie belächelt oder im ungünstigeren Fall sogar darunter leidet. In diesem Fall spricht man von „Persönlichkeitsstörungen“, die allerdings als feststehende Eigenschaft über Jahre und Jahrzehnte bestehen bleiben müssen. Man unterscheidet: antisoziale Persönlichkeitsstörung (Soziopath), Borderline-Persönlichkeitsstörung, dependente Persönlichkeitsstörung, histrionische Persönlichkeitsstörung, hypersensitive Persönlichkeitsstörung, narzisstische Persönlichkeitsstörung, paranoide Persönlichkeitsstörung, passiv-aggressive Persönlichkeitsstörung, schizoide Persönlichkeitsstörung, schizotypische Persönlichkeitsstörung und zwanghafte Persönlichkeitsstörung.

Zu (**D**): Unter somatoformen autonomen Funktionsstörungen werden all die Störungen subsummiert, die auf Grund der körperlichen Beschwerden eine organische Erkrankung nahe legen, für die jedoch keine organischen Ursachen zu finden sind. Die Betroffenen erleben ihre Beschwerden so, als beruhten diese auf der körperlichen Erkrankung eines Systems oder Organs. Beispielsweise werden Magen-, Herz-, Kreislauf- oder Atembeschwerden sowie Beschwerden des Urogenitalsystems angegeben. Eine tatsächliche körperliche Erkrankung dieser Organe bzw. Organsysteme, welche die angegeben Beschwerden erklären könnte, liegt jedoch nicht vor.

Zu (**E**): Zwangsstörungen gehören mit zu den neurotischen Störungen. Die Betroffenen leiden unter Zwangsgedanken an schreckliche Gefahren, Unfälle oder Krankheiten. Diese bringen den Patienten zu Zwangshandlungen, etwa das ständige Kontrollieren von Elektrogeräten oder der innere Zwang, Säuberungsrituale durchzuführen (Waschzwang).

H97
→ **Frage 1.29:** Lösung B

Aaron Beck war ursprünglich Psychoanalytiker, entwickelte dann aber ein kognitives Modell der Depression, das dysfunktionale Überzeugungen und Denkweisen des Patienten in Frage stellt. Nach Beck führen insbesondere negative unlogische Gedankengänge über sich selbst und die Umwelt, selektive Wahrnehmung von Fehlern, Überbewertung von Misserfolgen und Übergeneralisierung einer negativ verlaufenden Handlung auf zukünftige Handlungen in die Depression: *„Was sind Sie doch für ein armes Würmchen, dass Sie alle diese Fragen bearbeiten müssen. Das schaffen Sie bis zum Physikum sowieso nicht mehr…“*

F05 ■
→ **Frage 1.30:** Lösung B

Zu (**A**): Selektive Abstraktion: Schwarz-weiß-Denken; der depressive Patient sieht nach A.T. Beck nicht das Ganze, sondern richtet sein ganzes Augenmerk nur auf den einen einzigen Punkt, der für ihn schlecht gelaufen ist.

Zu (**B**): Das kognitive Modell der Depression von A.T. Beck geht von der Annahme aus, dass Personen deshalb depressiv werden oder sind, weil sie logische Denkfehler machen. Danach haben Depressive eine starke Tendenz, alle Begebenheiten des Lebens negativ und in Richtung Katastrophe zu bewerten. Überdies geben sie sich bei allem, was misslingt, selbst die Schuld. Die Betroffenen wenden nach Beck ein depressiv machendes Denkschema der Selbstherabsetzung und der Selbstvorwürfe an. Neben fehlerhaften Schlüssen (*„Immer wenn ich einen Tag frei habe, ist das Wetter schlecht.“*), übermäßiger Selbstanklage (*„Der Umsatz in der Firma stagniert, weil ich meine Arbeit schlecht mache.“*) und Übergeneralisierungen (*„Ich bin ein schlechter Arbeiter, weil ich einmal von meinem Chef getadelt worden bin, da ich zu langsam gearbeitet habe.“*) übertreiben Depressive oft in der Bewertung eigener, auch kleiner Fehler und untertreiben in der Beurteilung eigener Leistungen.

Zu (**C**): Übertreibung: Kleinste Fehler werden von Depressiven völlig übertrieben wahrgenommen.

Zu (**D**): Untertreibung: Positive Leistungen werden im Denken des Depressiven völlig unterbewertet.

Zu (**E**): Willkürliche Schlüsse ohne Beweis: *„Draußen ist Mistwetter, weil ich ein schlechter Mensch bin.“*

F05 ■■
→ **Frage 1.31:** Lösung D

Zu (**A**): Die wichtigsten Merkmale einer Depression sind: Antriebslosigkeit, innere Unruhe und Schlafstörungen, fehlende Lebensfreude, innere Leere und Traurigkeit, vermindertes Selbstwertgefühl, schwindendes Interesse an allem, was früher Spaß gemacht hat, Konzentrationsschwäche, Unentschlossenheit, Schuldgefühle, Selbstanklagen, Gedanken an Selbstmord, körperliche Beschwerden und Missbefinden. Alle Symptome können sich allmählich (über Wochen und Monate) oder sehr rasch (in Tagen oder Stunden) entwickeln. Viele depressive Patienten konzentrieren sich auf ihre körperlichen Symptome und vermuten in ihren Beschwerden eine organische Ursache.

Zu (**B**): Generalisierte Angststörung: exzessive Angst und Sorge über Lebensumstände, die nicht unter Kontrolle gebracht werden kann, sodass mindestens drei von sechs typischen körperlichen Begleitsymptomen (Ruhelosigkeit, leichte Ermüdbarkeit, Konzentrationsstörungen, Reizbarkeit, Muskelanspannung und Schlafstörungen) auftreten. Die übermäßigen und unkontrollierbaren Sorgen in mehreren Bereichen sowie einige der charakteristischen Symptome müssen in den letzten sechs Monaten an der Mehrzahl der Tage aufgetreten sein, sodass eine deutliche Beeinträchtigung der beruflichen und sozialen Funktionsfähigkeit sowie der Lebensqualität gegeben ist. Die ständigen Grübeleien sind nicht unrealistisch, sondern betreffen exzessiv-unkontrollierbar ausufernde Alltagssorgen.

Zu (**C**): Panikattacken sind plötzlich auftretende Angstanfälle, die für Betroffene wie „aus heiterem Himmel" kommen. Diese Attacken können Menschen ohne erkennbare Systematik oder auch aus dem Schlaf heraus überfallen. Im Allgemeinen befürchten die Patienten, während der Angstanfälle zu sterben, zu kollabieren oder verrückt zu werden bzw. die Kontrolle zu verlieren. Bei der Panikattacke stehen v.a. körperliche Symptome im Vordergrund: Herzklopfen, Herzrasen, Atemnot, Schwindel, Benommenheit, Schwitzen, Brustschmerzen, Druck und Engegefühl in der Brust.

Zu (**D**): Posttraumatische Belastungsstörung: Ein Trauma ist ein gewalttätiger Eingriff (etwa: Schädel-Hirn-Trauma). Zur psychischen Traumatisierung kommt es nach außergewöhnlichen Belastungen, z.B. Vergewaltigung, insbesondere aber dem Miterleben von Katastrophen. Die Reaktion in Form tiefer Verzweiflung tritt oft erst verzögert auf. Eine zwanghafte oder neurotische Persönlichkeitsstruktur erhöht die Anfälligkeit. Merkmale sind das gedankliche Haften an dem Trauma mit wiederholtem Durchleben und aufdringlichen Bildern, Albträume, Flashbacks, Teilnahmslosigkeit, Freudlosigkeit, Vermeidung von Aktivitäten, Schlafstörungen, Angst und Depressionen. Dauer zwischen Wochen und Monaten.

Zu (**E**): Unter somatoformen autonomen Funktionsstörungen werden all die Störungen angesehen, die auf Grund der körperlichen Beschwerden eine organische Erkrankung nahe legen, für die jedoch keine organischen Ursachen zu finden sind. Die Betroffenen erleben ihre Beschwerden so, als beruhten diese auf der körperlichen Erkrankung eines Systems oder Organs. Beispielsweise werden Magen-, Herz-, Kreislauf- oder Atembeschwerden sowie Beschwerden des Urogenitalsystems angegeben. Eine tatsächliche körperliche Erkrankung dieser Organe bzw. Organsysteme, welche die angegeben Beschwerden erklären könnte, liegt jedoch nicht vor.

H04 ■

→ **Frage 1.32:** Lösung A

Zu (**A**): Die Remission (Rückbildung) einer Depression ist abhängig von der Art der Depression. Die Dysthymie z.B. bildet sich gar nicht zurück, die „*major depression*" verläuft in Zyklen von drei bis sechs Monaten Dauer, depressive Phasen bei „*rapid cycling*" dauern nur wenige Tage. Bestenfalls die reaktive Depression (z.B. Liebeskummer) bildet sich innerhalb weniger Wochen zurück. Diese Frage nach depressiver Symptomatik ist neu und wurde vorher vom IMPP noch nicht gestellt.

Zu (**B**): Depressionen werden in der Tat bei Frauen häufiger diagnostiziert, dies hängt zum einen mit der sozialen Stellung der Frau zusammen, aber auch mit hormonellen Ursachen (z.B. Wochenbettdepression, Involutionsdepression).

Zu (**C**): Logisch, muss man das noch kommentieren?

Zu (**D**): Bei Depressionen gibt es nicht nur psychische, sondern auch vielfältige körperliche Symptome (Appetitveränderungen, Schlafstörungen, Kopfschmerzen, Atemprobleme, Verdauungsschwierigkeiten, Immunsuppression). Infolge der Stigmatisierung psychisch Kranker suchen die depressiven Patienten den Arzt vordringlich wegen der körperlichen Störungen auf. Da Kranke selten fröhlich sind, hält der Arzt die niedergedrückte Stimmung des Patienten dann fälschlicherweise für eine Folge und nicht für die Ursache der Krankheit.

Zu (**E**): Antidepressiva und auch verhaltenstherapeutische Intervention haben in einer Vielzahl wissenschaftlicher Studien ihre Nützlichkeit bewiesen.

H04 ■

→ **Frage 1.33:** Lösung C

Zu (**A**): Akute Belastungsstörungen treten bei ansonsten nicht gestörten Menschen nach länger dauernden, außergewöhnlichen Stress-Situationen auf, sie lassen innerhalb von Stunden oder Tagen nach, wenn die Belastung beendet werden kann. Beim Auftreten spielen die Vulnerabilität (Verletzlichkeit) und vorhandene Bewältigungsmechanismen (Coping-Strategien) eine Rolle. Symptomatisch zeigen sich Bewusstseinseinengung, Sich-zurückziehen oder auch Überaktivität und Fluchtreaktionen oder panische Angst.

Zu (**B**): Bei der Phobie richtet die Angst sich auf spezifische Objekte, Personen oder Situationen (z.B. *Belonephobie* = Angst vor spitzen Gegenständen, *Bibliophobie* = Angst vor Büchern, *Klaustrophobie* = Angst vor engen, dunklen Räumen, *Agoraphobie* = Angst vor großen Plätzen und Menschenansammlungen, *Phobophobie* = Angst vor der Angst, *soziale Phobie* = Angst vor Menschen).

Zu (**C**): Posttraumatische Belastungsstörung: Ein Trauma ist ein gewalttätiger Eingriff (z.B. Schädel-Hirn-Trauma). Zur psychischen Traumatisierung kommt es nach außergewöhnlichen Belastungen, z.B. Vergewaltigung, insbesondere aber dem Miterleben von Katastrophen. Die Reaktion in Form tiefer Verzweiflung tritt oft erst verzögert auf. Eine zwanghafte oder neurotische Persönlichkeitsstruktur erhöht die Anfälligkeit. Merkmale sind das gedankliche Haften an dem Trauma mit wiederholtem Durchleben und aufdringlichen Bildern, Albträume, Flashbacks, Teilnahmslosigkeit, Freudlosigkeit, Vermeidung von Aktivitäten, Schlafstörungen, Angst und Depressionen, die Wochen und Monaten andauern können. Diese Frage nach Belastungsstörungen ist neu und wurde vorher vom IMPP noch nicht gestellt.

Zu (**D**): Eine Trauerreaktion ist eine natürliche Folge nach einem Verlusterlebnis, z.B. Trennung vom Partner, Tod eines Familienmitgliedes oder Verlust eines Körperteiles. Die Trauerreaktion wird in drei Phasen unterteilt:

1. Schock, Betäubung: durch Nicht-wahr-haben-Wollen und psychischen oder physischen Zusammenbruch gekennzeichnet,
2. Verzweiflung, Desorganisation: Der Trauernde beginnt den Verlust zu erfassen, es kommt zur Sehnsucht, zur Depression und zu psychosomatischen Störungen wie Schlafmangel, Appetitlosigkeit, Schwächung des Immunsystems,
3. Erholung, Reorganisation: Akzeptieren des Verlusts, die Zukunftsplanung wird wieder in das Denken einbezogen, neue Rollen werden aufgenommen.

Zu (**E**): Eine unipolare Depression ist eine phasenförmig verlaufende Störung. Die Depression dauert hier meist 3–6 Monate an und lässt dann wieder nach. Bei der bipolaren affektiven Störung kommt es nach Ausklingen der Depression zur manischen Phase mit maßlos übertriebenem Aktivitätsdrang und Selbstüberschätzung.

F00
→ **Frage 1.34:** Lösung B

Das kognitive Modell psychischer Störungen geht davon aus, dass dysfunktionale Gedankengänge Ursache vieler psychischer Störungen sind. Therapietechniken wie die kognitive Umstrukturierung

oder die rational-emotive Therapie bemühen sich darum, negative, selbstzerstörerische oder hemmende Gedankengänge („*Ich hab' erst 34 Prüfungsfragen beantwortet, das dauert ja noch ewig.*") durch positive zu ersetzen („*Toll, ich hab' schon 34 Fragen beantwortet, das ging ja blitzschnell.*").

Zu (**A**): Abwehrmechanismen: Das Ich erzeugt Abwehrmechanismen (z.B. Fixierung, Verdrängung, Regression, Konversion, Projektion, Verschiebung usw.) zur Beseitigung unerwünschter Impulse, Emotionen und Gedanken.

Zu (**B**): Moralisch-ethische Bewertung: Subjektive Bewertung eines Verhaltens z.B. als gesund/krank oder normal/abnorm auf moralisch-ethischer Grundlage. Ständig negative Bewertungen des eigenen Verhaltens können durchaus in psychischen Störungen wie z.B. der Depression münden.

Zu (**C**): Konditionierung: Lernen, z.B. als klassische Konditionierung (Reiz-Reaktions- oder Signallernen) oder als operante Konditionierung (Belohnungslernen).

Zu (**D**): Unbewusste Antriebe. Das Unbewusste beinhaltet neben verdrängten, meist unangenehmen Erinnerungen auch nicht erlaubte Triebwünsche, z.B. sexueller Art.

Zu (**E**): Sowohl die Bezeichnung „*unterbewusst*" (im Gegensatz zu „*unbewusst*"!) wie auch „*fixe Idee*" sind umgangssprachliche Ausdrücke, die in der Psychologie bisher noch gar nicht konkret definiert wurden.

F00
→ **Frage 1.35:** Lösung C

Siehe Kommentar zu Frage 1.34.

I.9	**Stigmatisierung**

Ein Stigma ist ein negativ bewertetes Merkmal, so werden z.B. **soziale Randgruppen** (z.B.: Skinheads), Behinderte (Stotterer), Erkrankte (Alkoholiker) oder Angehörige anderer Kulturen (Zigeuner) häufig sozial stigmatisiert. In einer Untersuchung mit erfundenen Fallgeschichten wurde z.B. deutlich, dass AIDS-Kranke, die sich ihre Infektion durch homosexuellen Kontakt geholt hatten (scheinbar kontrollierbar) nach Ansicht der Befragten weniger Mitgefühl verdienen als Patienten, die sich infolge einer Bluttransfusion infiziert hatten (unkontrollierbar).

Durch die Stigmatisierung kommt es beim Beobachter auch zu unterschiedlichen Attribuierungen: Um einen gut gekleideten Herrn im Anzug, der bewusstlos in einem Straßenbahnwartehäuschen liegt, kümmern sich die meisten Passanten sofort. Liegt dort aber ein schmuddelig gekleideter „*Penner*", gehen die meisten einfach vorbei. Die Ursache liegt in der Ursachenzuschreibung, der letztere sei ja selber Schuld an seinem Zustand.

Beobachter, die glauben, dass eine Person ihre Krankheit eigentlich kontrollieren könnte aber offenbar keinen Beitrag zur Krankheitsbewältigung leistet (z. B.: Alkoholismus), haben weniger Mitleid und reagieren dem Betroffenen gegenüber oft verärgert. Demgegenüber erhalten Patienten, die sich darum bemühen, ihre Krankheit zu kontrollieren und aktiv am Heilungsprozess mitzuarbeiten vom medizinischen Personal in der Regel mehr emotionale Zuwendung und soziale Unterstützung. Hierdurch kommt es schnell zu sich selbst aufrechterhaltenden Kreisprozessen, da der Patient auf diese Reaktion seines sozialen Umfeldes wiederum jeweils entsprechend reagiert.

Somatische Krankheiten werde vom gemeinen Volk anders bewertet als psychische oder gar psychiatrische Erkrankungen. Während man dem Kollegen, der sich beim ungeschickten Tippen am PC eine komplizierte Fraktur des Zeigefingers zugezogen hat, im Krankenhaus besucht, gute Genesung wünscht und ihn hinterher problemlos wieder an seinen Arbeitsplatz lässt, reagiert die Umwelt ganz anders, wenn der Grund der Krankschreibung ein Suizidversuch oder gar ein schizophrener Schub war. Solche Personen werden von Bekannten und Kollegen ängstlich gemieden und später oft sogar vom Arbeitsplatz verdrängt. Dahinter steht jedoch nicht nur die **Stigmatisierung**, sondern meist auch Hilflosigkeit von Personen, die nicht wissen wie sie sich *„so jemandem"* gegenüber verhalten sollen. Psychisch Kranke werden dadurch gemieden, was dann wiederum die Symptome verstärkt. Aus dieser sozialen Isolation heraus ist der nächste Suizidversuch oder schizophrene Schub dann oft fast unausweichlich.

Klinischer Bezug

Stigmatisierung kann dazu führen, dass Angehörige bestimmter Gruppen vom Pflegepersonal „anders" behandelt werden, was unter Umständen Krankheiten erzeugen oder aufrechterhalten kann. Entsprechend seiner ethischen Verpflichtung sollte der Arzt dafür Sorge tragen, dass auch solche Patienten adäquat behandelt werden.

H91
→ **Frage 1.36:** Lösung E

Zu (A): Stereotype kann man zwar auch durch Erfahrung ändern, sie erweisen sich aber in der Regel als äußerst stabil.

Zu (B): Ich kenne einen Professor, der fleißig ist = alle Professoren sind fleißig.

Zu (C): „Soziale Distanz" bedeutet wenig Kontakt zu Menschen, über die stereotypisiert wird.

Zu (D): Autostereotype sind verallgemeinernde Bilder, die einer sich von Mitgliedern der eigenen Bezugsgruppe macht. Sie können durch Identifikation entstehen.

Zu (E): Trotz Vorurteilen schaffen die meisten Menschen es, sich im täglichen Leben tolerant zu verhalten. In einem amerikanischen Experiment gaben die meisten (weißen) Restaurantbesitzer an, sie würden keine Chinesen bedienen. Ein chinesisches Ehepaar bekam dann aber fast von allen vorher Befragten problemlos Essen.

1.2 Gesundheits- und Krankheitsmodelle

1.2.1 Verhaltensmodelle

I.10	Verhaltensmodelle

Wie wird sich ein Kind entwickeln, das in asozialen, armen Verhältnissen aufwächst, dessen Vater arbeitsloser Alkoholiker ist, das von der Mutter, die auf 400,- Euro-Basis morgens um 4:00 Uhr aufsteht und putzen geht, wegen Kleinigkeiten ständig geschlagen wird und das aufgrund seiner erhöhten Aggressivität schließlich in der Schule Außenseiter ist und mehrfach sitzen bleibt? Welchen Lebensweg wird dieses Kind als Jugendlicher und Erwachsener einschlagen?

Krankheit als erlerntes Verhalten:

Abweichendes Verhalten lässt sich durch verschiedene Modelle erklären. Das **Verhaltensmodell** geht davon aus, dass jedes Verhalten letztendlich irgendwann erlernt worden ist. Da die meisten psychopathologischen Erkrankungen nicht von der Geburt an bestehen, sondern sich erst im Lauf des Lebens herausbilden, liegt der Schluss nahe, dass auch psychische Krankheiten erlernt worden sind. Die einzelnen Lerntheorien (klassisches und operantes Konditionieren, Modelllernen, kognitives Lernen), zu denen wir später noch ausführlicher kommen werden, können alle auch zur Erklärung der Entstehung abweichender Verhaltensweisen herangezogen werden. So lassen sich z. B. Allergien mit dem klassischen Konditionieren (Reiz-Reaktions-Lernen) in Verbindung bringen, Alkoholismus mit dem operanten Konditionieren (Belohnungslernen), Kriminalität mit dem Imitationslernen und Depressionen mit dem kognitiven Lernen.

Entsprechend müsste dieser Prozess sich auch umkehren lassen. In der Tat versucht der Behandler in der Verhaltenstherapie zu erreichen, dass unangepasste Handlungen seltener gezeigt werden und baut statt dessen ein sozial akzeptiertes Verhalten auf.

Macht Stress krank?

Sind Sie jetzt schon gestresst, nur wegen dieser Prüfung? Das ist prima, das motiviert Sie nämlich, diesen Teil des Lerntextes zu lesen. Ein sehr schönes Modell, um darzustellen, wie unser Verhalten die Entstehung von Krankheiten begünstigen kann, stellt **Stress** mit seinen unterschiedlichen Facetten dar. Der Ausdruck Stress wird leider sehr uneinheitlich für eine Reihe von psychischen Spannungszuständen benutzt. Eine anschauliche Definition beschreibt Stress als den Versuch einer Anpassungsreaktion auf Belastungszustände. Ein gewisses Ausmaß an Stress kann anregend sein (**Eustress**, z. B.: berufliche Herausforderung), wenn gleichzeitig ausreichend Ruhepausen möglich sind. Erst bei einem Überwiegen von übermäßig aktivierenden Situationen und entsprechendem Dauerstress (**Disstress**) kommt es zu psychosomatischen Störungen, z. B. der Hypertonie. Potentielle Stressoren sind hierbei alles, was in irgendeiner Form als belastend empfunden werden kann, d. h. auch Langeweile (Einzelhaft) kann ebenso erheblichen Stress bedeuten wie die Reizüberflutung für eine Geisel beim wöchentlichen Banküberfall auf die Dorfsparkasse. Insbesondere das Gefühl des **Kontrollverlustes** über eine Situation führt in der Regel sehr schnell zum Empfinden von Stress. Die individuelle Variation ist hierbei aber ganz erheblich: Für eine introvertierte Person ist es Stress, ein Referat zu halten, der Extravertierte fühlt sich in dieser Rolle unter Umständen durchaus wohl; Soziopathen empfinden nicht einmal während eines Raubüberfalls eine besondere Aufregung.

Die kognitive Verarbeitung äußerer Reize spielt damit eine erhebliche Rolle, wenn es um die Empfindung von Stress geht. Konkret gesagt: in der Mehrzahl der Situationen existiert der Stress nur in Ihrem Kopf! Auch ob Stress krank macht und wenn ja, welche Erkrankung daraus resultiert, ist kaum vorhersagbar, sondern hängt vom Individuum und seinen Verarbeitungsmöglichkeiten ab. Den einen tangiert der Stress gar nicht weiter, der zweite frisst den Frust in sich hinein, der dritte agiert Belastungen in Sport aus, der vierte wird zum Alkoholiker und der fünfte bekommt ständig Kopfschmerzen. Wie reagieren Sie persönlich auf Stress?

Ausschlaggebend für eine Krankheit können nach dem Fehlregulationsmodell nach Schwartz sein:

1. Außergewöhnlicher Stress aus der Umwelt
   - Katastrophen (Krieg, Naturkatastrophen)
   - Persönliche Stressoren (Scheidung, Arbeitsverlust, Todesfall in der Familie, Erkrankung)
   - Hintergrundstressoren (Wohngegend mit hoher Kriminalität, chronische Familienauseinandersetzungen, schwache Schulleistungen)
2. Idiosynkratische Körperreaktionen auf Stress
   - Z. B.: erhöhte Magensäureproduktion, erhöhter Blutdruck bei Stress, Verkrampfung des Hals-Nacken-Bereiches und Verengung der Hirnarterien (s. a. Individualspezifität)
3. Rückmeldemechanismen (Homöostase) funktionieren nicht richtig. Die entsprechenden Folgezustände (z. B. erhöhter Blutdruck oder erhöhte Magensäure) werden nicht mehr richtig herunter reguliert.

Kognitive Erklärungsmodelle:

Letztlich machen wir uns durch unsere Gedanken ein Bild von unserer Umwelt und uns selbst. Wer sich selbst immer einredet, klein, schlecht, dumm und hässlich zu sein, wird sich schließlich auch entsprechend verhalten und damit die prophezeite Umweltreaktion provozieren. Zum Beispiel geht das kognitive Modell der Depression von A. T. Beck von der Annahme aus, dass Personen deshalb depressiv werden oder sind, weil sie logische Denkfehler machen. Danach haben De-

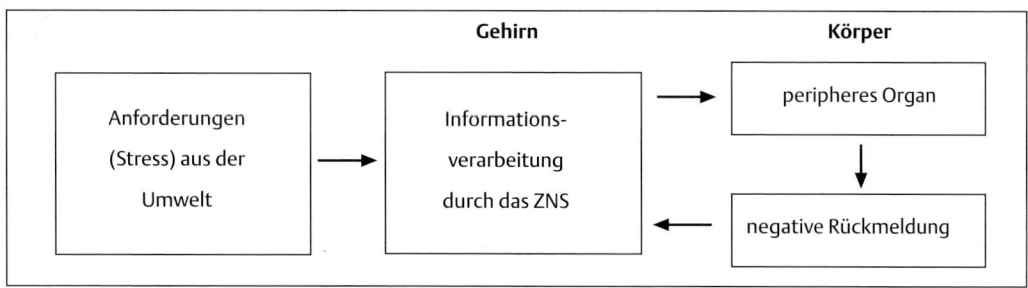

Abb. 1.**2** Schwartz erfand 1982 das Fehlregulationsmodell

pressive eine starke Tendenz, alle Begebenheiten des Lebens negativ und in Richtung Katastrophe zu bewerten. Überdies geben sie sich bei allem, was misslingt selbst die Schuld. Die Betroffen wenden nach Beck ein depressiv machendes Denkschema der Selbstherabsetzung und der Selbstvorwürfe an. Neben fehlerhaften Schlüssen („*Immer wenn ich einen Tag frei habe, ist das Wetter schlecht*"), übermäßiger Selbstanklage („*Der Umsatz in der Firma stagniert, weil ich meine Arbeit schlecht mache*") und Übergeneralisierungen („*Ich bin ein schlechter Arbeiter, weil ich einmal von meinem Chef getadelt worden, da ich zu langsam gearbeitet habe*") übertreiben Depressive oft in der Bewertung eigener, auch kleiner Fehler und untertreiben in der Beurteilung eigener Leistungen

Coping:
Lazarus (1966) begründete das „**Coping**konzept". Demnach sind alle Reize Stressoren, die von einer Person subjektiv als bedrohlich empfunden werden. Ob eine Person eine Situation als positiv, irrelevant, negativ oder sogar als gefährlich einschätzt hängt demnach nur von der persönlichen Bewertung ab. Allgemein gesagt, kommt es nach Ansicht von Lazarus bei Stress zu Versuchen Bewältigungsstrategien zu entwickeln oder zur Veränderung innerpsychischer Prozesse der Bewertung der Situation. Lazarus unterschied mehrere Formen:
- „*Primary appraisal*": erste Bewertung des Reizes als bedrohlich/belastend, günstig/positiv, neutral/irrelevant.
- „*Secondary appraisal*": als zweites folgende Bewertung der eigenen Handlungsfähigkeit (Bewältigung) bezüglich des Reizes.
- Im weiteren Verlauf kann es zum „*reappraisal*" (=Neubewertung) kommen, einer neuen Einschätzung der Situation unter Einbezug der eigenen Fähigkeiten.

Nach dieser Theorie kann insbesondere die Einschätzung der eigenen Möglichkeiten, auf die neue Situation zu reagieren ein Ereignis als potenziell bedrohlich, frustrierend oder angenehm erscheinen lassen. Lazarus beschreibt auch körperliche Krankheiten als derartigen Stress, auf den die Person verschieden reagieren kann:
1. Suche nach Informationen
2. Sofortiges Handeln, ohne viel zu überlegen
3. Nichthandeln, Vermeiden von Aktivitäten
4. Intrapsychische Reaktionen.

Also kann eine Person, die durch Stress krank geworden ist, die Krankheit als weiteren Stress empfinden, mit der Folge, dass sie dann immer nur noch kränker wird. Der Arzt wird nicht umhin können, sich dann auch mit den psychosozialen Auswirkungen der Krankheit beschäftigen zu müssen.
- **Palliatives Coping** (palliativ=lindern, bemänteln, beschönigen) beinhaltet Verhaltensweisen wie Wunschdenken, Vermeidungsverhalten, Selbstanklage/Schulddenken, Selbstmitleid, Selbstabwertung, Fatalismus.
- **Aktives Coping** dagegen umfasst Verhaltensweisen wie kognitive Umstrukturierung, Informationssuche und Suche nach sozialer Unterstützung.

Klinischer Bezug
Eine Vielzahl wissenschaftlicher Studien der letzten Jahrzehnte hat gezeigt, dass Stress als Mitverursacher an körperlichen, psychosomatischen und psychischen Erkrankungen eine wichtige Rolle spielt. Daher sollte jeder Arzt geradezu routinemäßig bei jedem Patienten auch nach Stressfaktoren fragen und ggf. dem Patienten Rat geben können, wie mit solchen Belastungen umgegangen werden kann. ■

H03 F02 F00
→ **Frage 1.37:** Lösung D

Zu (A): Aggravation ist das Übertreiben von Krankheitsanzeichen, z.B. um in den Genuss sekundären Krankheitsgewinns, einer Krankschreibung, einer Frührente oder Schmerzensgeld, zu kommen. Unter Dissimulation (Nicht-Simulation) versteht man dagegen das Verheimlichen von Symptomen, z.B. um im Besitz des Führerscheins zu bleiben, seinen Job nicht zu verlieren oder (bei psychiatrischen Erkrankungen) nicht sozial stigmatisiert zu werden.
Zu (B): „*Disstress*" ist der allseits bekannte, zermürbende Stress, während „*Eustress*" noch herausfor-

dernden, spannenden Charakter hat und durchaus als angenehm empfunden werden kann.
Zu (C): Attribuierung bedeutet die Zuschreibung einer Eigenschaft oder eines Merkmals.
Zu (D) und (E): siehe Lerntext I.10.

H02 ■■
→ **Frage 1.38:** Lösung A

Zu (A): siehe Lerntext I.10.
Zu (B): Verleugnung / Leugnung der Realität: Ein Abwehrmechanismus, der in der Literatur sehr verschieden definiert wird. Man versteht darunter: 1. Leugnung von Triebimpulsen, deren Ausleben verboten ist, z.B. homosexuelle Neigungen; 2. Leugnen

unangenehmer Gefühle wie Minderwertigkeitsgefühle, Versagensängste oder auch Selbstunsicherheit; 3. völlige Leugnung der Realität bei einem erheblichen psychischen Konflikt.

Zu (C): Maladaptiv = schlecht angepasst.

Zu (D): Reaktionsbildung: Ein bestraftes Bedürfnis kann nicht mehr ausgeführt werden und wird nun durch eine Handlungsweise am entgegengesetzten Ende des Kontinuums ersetzt. Wenn der Patient, bis dahin überzeugter Raucher, nun plötzlich zum aggressiven Nichtraucher werden würde, könnte es sich um Reaktionsbildung handeln.

Zu (E): Abwehrmechanismen sind Methoden des „Ichs" (Realitätsbewusstsein), um Bedürfnissen des „Es" (angeborene Triebe) entgegenzutreten, die entweder generell durch das „Über-Ich" (Gewissen) oder aufgrund momentaner realer Gegebenheiten verboten wurden. Abwehrmechanismen verlaufen weitgehend unbewusst. Sie treten geradezu täglich auch bei normalen Menschen auf. Pathologische Prozesse entstehen in der Regel erst, wenn eine Person sich zu sehr auf einen bestimmten Abwehrmechanismus verlässt. Freud unterscheidet eine ganze Anzahl davon, z.B. Fixierung, Identifikation, Introjektion, Isolierung, Konversion, Projektion, Rationalisierung, Reaktionsbildung, Regression, Sublimierung/Sublimation, Ungeschehenmachen, Verdrängung, Verkehrung ins Gegenteil (Reversion), Verleugnung, Verschiebung.

H05
→ **Frage 1.39:** Lösung B

Zu (A): Primäre Bewertung („*primary appraisal*"): erste Bewertung des Reizes als bedrohlich/belastend, günstig/positiv, neutral/irrelevant.

Zu (B): „*Secondary appraisal*": Bewertung der eigenen Handlungsfähigkeit bezüglich des Reizes (Bewältigungsmöglichkeiten).

Zu (C): „*Reappraisal*": neue Einschätzung der Situation unter Einbezug der eigenen Fähigkeiten.

Zu (D): Palliativ = lindern, bemänteln, beschönigen. Unter „*Coping*" versteht man Bewältigungsstrategien zur Auseinandersetzung mit den stresshaften Belastungen. Palliatives Coping beinhaltet Verhaltensweisen wie Wunschdenken, Vermeidungsverhalten, Selbstanklage/Schulddenken, Selbstmitleid, Selbstabwertung, Fatalismus. Aktives Coping dagegen umfasst Verhaltensweisen wie kognitive Umstrukturierung, Informationssuche und Suche nach sozialer Unterstützung.

Zu (E): Unter „*Coping*" versteht man Bewältigungsstrategien zur Auseinandersetzung mit den stresshaften Belastungen. Zum einen können durch aktive Handlungen Bewältigungsstrategien gebildet werden, um Probleme zu beseitigen, die in direktem Zusammenhang mit der Krankheit stehen. Zum anderen können sich kognitive und emotionale Bewältigungsstrategien ausbilden.

1.2.2 Biopsychologische Modelle

I.11 Biopsychologische Modelle

Dass Verhalten erlernt wird und damit auch psychische, psychiatrische und psychosomatische Störungen durch Erfahrungen erzeugt werden können, ist sehr einsichtig. Aber irgendwie müssen diese Prozesse sich auch in unserer Neuroanatomie und -physiologie niederschlagen. Wir wissen heute zum Beispiel, dass Lernprozesse die Anzahl und Stärke der Verbindungen zwischen Nervenzellen des Gehirns verändern. Es gibt also ein fassbares Substrat für Erfahrungen. Diese Kenntnisse führen die Psychologie, die lange Zeit eher eine theoretische Wissenschaft war, zurück in den Schoß der Biologie. Die sog. „**Verhaltensmedizin**" versucht heute, psychologische, verhaltenswissenschaftliche und biomedizinische Konzepte zusammenzufügen.

Psychoneuroimmunologie:
Besonders für Mediziner hochinteressante Ergebnisse fand man im Bereich der **Psychoneuroimmunologie**. Offensichtlich reagiert unser Immunsystem äußerst feinfühlig auf psychische Ereignisse. Als Folge von Belastungen kann es zusammenbrechen und man bekommt eine Krankheit aus dem breiten Kontinuum zwischen Fußpilz und Lungenkrebs. Das Immunsystem kann aber offenbar auch überreagieren, z.B. wird diskutiert ob Allergien durch den so genannten „**cholinergen Gegenschlag**" nach einer Immunsuppression bedingt sein könnten.

Bleiben wir einfach noch einmal beim Stress, der auch hierfür ein sehr gutes Modell darstellt und dem jeder Medizinstudent zumindest während der Anatomieprüfungen ausgesetzt ist. Was passiert da eigentlich mit Ihnen? Stressreaktionen lassen sich in der Regel sowohl psychisch wie auch physiologisch nachweisen. Wenn Sie draußen vor der Tür des Prüfers warten, kommt es nicht nur zum wohlbekannten Panikgefühl (*Ich weiß, dass ich nichts weiß..."*), sondern auch zur körperlichen Aktivierung mit verstärkter **Sympathikus**erregung und **Adrenalin**ausschüttung, Herzfrequenz und Blutdruck sind erhöht, im EEG zeigt sich **Desynchronisation** und dann dieser lästige und absolut überflüssige Harndrang natürlich.

Stressreaktion
Hans Selye hat im klassischen Tierversuch verschiedene Stadien der **Stressreaktion** untersucht:

1. **Alarmreaktion**: in der Schockphase kommt es kurzfristig zu Blutdruckabfall, Tachykardie und Hypoglykämie und verringerter Widerstandskraft. Wenig später setzt die Gegenschockphase mit verstärkter ACTH-Ausschüttung ein, wodurch es zur Sekretionssteigerung der Nebennierenhormone kommt, insbesondere Cortisol wird ausgeschüttet (Glukoneogenese). Diese körperlichen Abwehrmechanismen wirken dem Schock entgegen.
2. **Resistenzstadium** (Widerstandsstadium): das Individuum gewöhnt sich zeitweise an den Stresszustand, indem es alle Energiereserven aktiviert. Es zeigt höhere Sympathikusaktivität und weitere Steigerung der NNR-Hormonproduktion. Es kommt zur Hypertrophie des steroiden Adrenalgewebes der Nebennieren.
3. **Erschöpfungsstadium**: Die Reserven sind aufgebraucht, die Adaptation an die Stresssituation bricht zusammen. Das Individuum gerät in einen Zustand völliger Erschöpfung, die ständige Cortisolausschüttung hat zur Immunsuppression geführt. Dieser Zustand kann in begründeten Einzelfällen sogar zum Tod führen.

Durch psychologische Bewältigungsverfahren kann man lernen, Stress einzudämmen oder zu beherrschen. Zum Beispiel können Personen durch die Methode des kognitiven Umstrukturierens lernen, eine Situation nicht mehr als angstbesetzt zu erleben oder auch Verantwortung an andere abzugeben. Insbesondere Entspannungstechniken wie etwa das Autogene Training, progressive Muskelentspannung oder Transzendentale Meditation reduzieren Stressschäden.
Henry entwickelte das folgende **psychophysiologische Stressmodell**: mit Berücksichtigung der

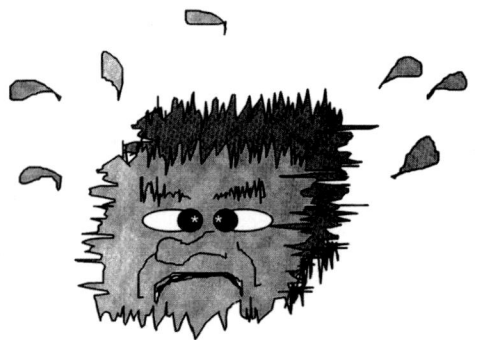

Abb. 1.**3**   Das Leben besteht nun einmal aus einer Aneinanderreihung belastender Situationen. Ob Sie die Prüfungsvorbereitungen als Stress empfinden hängt aber ganz alleine von Ihnen ab.

stressabhängigen Hormone **Adrenalin**, **Noradrenalin**, **Cortisol** und **Testosteron**:

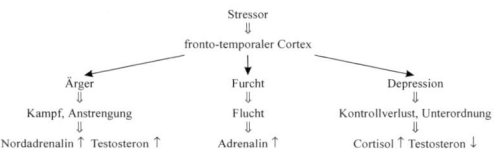

Abb. 1.**4**   Modell von Henry

Viscerales Lernen:
Autonom ablaufende Reaktionen des vegetativen Nervensystems hielt man lange Zeit für nicht durch Lernen beeinflussbar. **I. P. Pawlow** konnte zeigen, dass das vegetative Nervensystem durch klassische Konditionierung veränderbar ist. **Neal E. Miller** führte in den 60er Jahren daraufhin eine ganze Reihe von Versuchen an Tieren durch, die zeigten, dass autonom ablaufende Reaktionen auch durch Belohnungslernen formbar sind und die er als „**viscerales Lernen**" bezeichnete. So lernten Versuchstiere durch Belohnung oder Bestrafung z. B. besonders viel oder besonders wenig Speichel zu produzieren; die Herzfrequenz zu erhöhen oder zu senken; die Anzahl von Darmkontraktionen zu beschleunigen oder zu verlangsamen; auch die Abfolge von Magenkontraktionen konnte erhöht oder gesenkt werden. Eine Gruppe von Ratten lernte durch Belohnung das rechte Ohr wärmer werden zu lassen als das linke.

Konditionierte Immunsuppression:
Die Lernfähigkeit des Immunsystem ist unbestritten, es muss sich ja ständig auf neue Keime einstellen. Aber erst Mitte der 1970er Jahre bewies **Robert Ader**, dass das Immunsystem auch konditioniert werden kann. Die Versuchstiere erhielten eine Injektion von Cyclophosphamid, das immunsuppressive Wirkung hat und gleichzeitig sehr süß schmeckende Saccarinlösung zum Trinken (neutraler Reiz). Nach mehrfacher Wiederholung hatte die Saccarinlösung alleine auch eine Verminderung der Funktion des Immunsystems zur Folge. Die Arbeitsgruppe von C. Kirschbaum konnte mit einem entsprechenden Versuchsplan eine erlernte Konditionierung der Steigerung der Immunfunktionen vermittels Brausebonbons erreichen, die ja ebenfalls intensiv schmecken.
Über solche Versuche konnte man inzwischen recht zweifelsfrei beweisen, dass chronischer Stress die Funktion des Immunsystems herabsetzt; in der Folge kommt es leichter zu Krank-

heiten. In einem Versuch von Maier et al. (1985) konnte eine Gruppe von Ratten E-Schocks durch Drehen eines Rades im Käfig abstellen, bei der zweiten Gruppe beeinflusste das Drehen des Rades den Schock nicht. Die zweite Gruppe hatte signifikant niedrigere Immunfunktionen. Ein wichtiger Versuch, der zeigt, dass es nicht der Stress selbst ist, der krank macht, sondern eher das Ausmaß der **Hilflosigkeit**, mit der man einer belastenden Situation gegenüber steht.

Klinischer Bezug

Die schädigenden Auswirkungen von Stress auf biologische Körpersysteme und insbesondere auf das Immunsystem sollten jedem Arzt geläufig sein, um Patienten mit entsprechenden Erkrankungen beim Aufdecken der Risikofaktoren und der Auslöser z.B. für allergische Krankheiten helfen zu können.

H99
→ **Frage 1.40:** Lösung D

In der Frage fehlt eigentlich der Hinweis, dass das Ereignis von der Person als belastend empfunden werden muss, damit überhaupt Stress auftritt. So wie die Frage formuliert wurde, könnte es sich ja auch um ein positives Ereignis handeln.

Zu (**A**) und (**B**): Gefühle der Hilflosigkeit und damit Stress entstehen kaum, solange eine Person das Gefühl hat, die Situation noch lenken oder wenigstens durch eigenes Handeln irgendwie beeinflussen zu können. Dadurch empfindet man, trotz Schräglage und viel höherer Geschwindigkeit, beim Motorradfahren weniger Stress als in der Achterbahn, jedenfalls solange man selbst am Lenker sitzt.

Zu (**C**): Nach dem Motto „*Das kennen wir ja schon*" erzeugen vertraute Situationen in der Regel kaum Stress, selbst wenn diese Situationen auch belastende Elemente beinhalten. Dadurch macht die letzte mündliche Prüfung meist weniger Stress als die erste.

Zu (**D**): Eine drohende Gefahr, von der man nicht weiß, ob, wann und wie oft sie auftritt, erzeugt massiven Stress. Ein Patient, bei dem der Verdacht auf ein Krebs-Rezidiv vorliegt und der nicht weiß, ob er erneut operiert oder bestrahlt werden muss oder nicht, ist maximal gestresst.

Zu (**E**): Auf vorhersagbare Stressereignisse kann man sich vorbereiten und behält damit eine Stress reduzierende Handlungskompetenz. Wenn Sie sich auf die Prüfung ausreichend vorbereitet haben, sind Sie vorher entsprechend weniger zermürbt.

F94 F89
→ **Frage 1.41:** Lösung D

Die richtige Reihenfolge lautet:
1. Alarmphase (kurze Schockphase mit Blutdruckabfall, Tachykardie, Hypoglykämie, dann Gegenschockphase mit ACTH- und Cortisonausschüttung)
2. Resistenz- oder Widerstandsphase (Gewöhnung an den Stresszustand durch Aktivierung aller Energiereserven, höhere Sympathikus- und Nebennierenrindenaktivität)
3. Erschöpfungsphase (Nach Aufbrauchen der Reserven kommt es zum Zusammenbruch mit hochgradiger Erschöpfung, Immunsuppression, Ulcera).

F02
→ **Frage 1.42:** Lösung D

Zu (**A**), (**B**), (**C**) und (**E**): siehe Lerntext I.11.

Zu (**D**): Thyroxin (Tetrajodthyronin, T_4): Schilddrüsenhormon, es wird meist in das eigentlich biologisch wirksame T_3 umgewandelt, das den Energieumsatz im Körper beeinflusst. Fehlen von T_3 verringert den Energieumsatz, zusätzlich zugeführtes T_3 erhöht den Energieumsatz. Diese Schilddrüsenhormone wirken außerdem auf das Wachstum in Kindheit und Adoleszenz und auch auf die geistige Entwicklung. Bei Unterfunktion kommt es zur Hypothyreose (angeborener Mangel: Kretinismus), bei Überfunktion zur Hyperthyreose (Basedow-Krankheit). Eine Mitbeteiligung auch der Schilddrüsenhormone unter Dauerstress ist zwar anzunehmen, wurde aber von Selye so nicht beschrieben.

H99
→ **Frage 1.43:** Lösung A

Zu (**A**): Adrenalin ist das Stresshormon schlechthin, es bereitet den Körper auf Kampf- oder Fluchtreaktionen vor.

H99
→ **Frage 1.44:** Lösung E

Diese zunächst schwierig aussehende Frage lässt sich leicht klären, wenn man sich Rangkämpfe und Rangverteilungen im Tierreich ansieht. Das kennen Sie vielleicht noch aus dem Biologieunterricht der Oberstufe im Gymnasium oder aus der vergleichenden Verhaltensforschung.

Das Alpha-Tier (Leittier) ist notwendigerweise gesund (sonst würde es im Kampf nicht gewinnen) und maximal paarungsbereit. Die Paarungsbereitschaft wird, nach aktuellen Forschungsergebnissen übrigens bei beiden Geschlechtern, durch einen hohen Testosteronspiegel ausgelöst. Cortisol wird zur Bereitstellung von Energiereserven (Gluconeogenese) insbesondere bei Stress ausgeschüttet, hat aber langfristig eine immunsuppressive Wirkung, öffnet also die Pforten für Erkrankungen verschiedener Art. Das Alpha-Tier sollte also besser einen niedrigen Cortisolspiegel haben.

Tiere dagegen, die Rangkämpfe regelmäßig verlieren und sich unterordnen müssen, haben den gegensätzlichen Hormonspiegel, d.h. hohes Cortisol und niedriges Testosteron. Da diese Tiere oft von allen anderen angegriffen und weggejagt werden, leben sie im Dauerstress, was den hohen Cortisolspiegel erklärt. Dieselben Hormonwerte wurden interessanterweise auch bei depressiven Menschen gefunden.

H00

→ **Frage 1.45:** Lösung A

Siehe Lerntext I.11.

F01 ■

→ **Frage 1.46:** Lösung B

Zu (**A**): Die Aussage ist richtig: Mittelmäßige körperliche Belastung, z.B. durch Sport, führt zunächst zu einer Verbesserung der Funktion des Immunsystems, später aber für einen kurzen Zeitraum zu einem Absinken.

Zu (**B**): Akute psychische Belastungen führen nicht zu einer Verminderung, sondern zu einer Erhöhung dieser sog. Stressachse. Gefragt wurde nach der nicht richtigen Aussage, sodass die falsche Aussage hier wieder einmal die richtige Lösung darstellt.

Zu (**C**), (**D**) und (**E**): Das bei Stress über die Hypothalamus-Hypophysen-Nebennierenrinde ausgeschüttete Cortisol hat eine Unterdrückung (*Suppression*) des eigenen Immunsystems zur Folge. Bei länger andauerndem Stress, ständigen Belastungen auf der Arbeitsstelle, Ärger mit dem Vorgesetzten, Streit mit den Eltern, Pflege eines chronisch kranken Familienmitgliedes kommt es also zu einer herabgesetzten Funktion unseres Immunsystems. Krankheitskeime haben die Möglichkeit, sich zu vermehren: Man wird eher krank.

F04 ■■

→ **Frage 1.47:** Lösung A

Zu (**A**): Klassische Konditionierung: Beim Signallernen wird ein neutraler Reiz (z.B. Glockenton) zum Auslöser für eine natürliche Reaktion/Reflex (z.B. Speichelfluss). In dem Beispiel führt die Adrenalininjektion als natürliche (unkonditionierte) Reaktion zur Erhöhung der Aktivität des Immunsystems. Die Brausebonbons, ursprünglich ein neutraler Reiz, werden zur Konditionierung herangezogen. Nach Abschluss des Konditionierungsprozesses sind die Bonbons als bedingter Reiz in der Lage, die Immunaktivität gleichfalls zu erhöhen.

Zu (**B**): Konditionierung höherer Ordnung: Mit einem bereits konditionierten Stimulus kann eine weitere Konditionierung verknüpft werden. Beispiel: Der Hund von Herrn Pawlow oder meinetwegen auch Ihr Goldhamster hat gelernt, auf einen Glockenton hin Speichel zu produzieren. Nun verknüpft man das Aufleuchten einer blauen Lampe mit dem Glockenton, bis auch das Blaulicht den Speichel tröpfeln lässt und man den Glockenton getrost weglassen kann.

Zu (**C**): Operantes Konditionieren: Positive Konsequenzen erhöhen die Auftretenswahrscheinlichkeit eines Verhaltens, negative erniedrigen sie. Belohnung oder Bestrafung gibt es in dem Versuch aber nicht.

Zu (**D**): Positive Verstärkung: Ein Verhalten wird häufiger, wenn eine als angenehm empfundene Konsequenz folgt. Männliches Beispiel: Ihre Freundin beschert Ihnen eine unvergessliche Nacht, weil Sie ihr einen Strauß roter Baccara-Rosen mitgebracht haben. Weibliches Beispiel: Ein Kommilitone bringt Ihnen einen Strauß wunderschöner Baccara-Rosen, weil Sie ihm einen Kuss gegeben haben.

Zu (**E**): Shaping (*to shape*, engl.=formen, gestalten): Es wird schrittweise ein Verhalten aufgebaut oder verändert, indem das Gesamtverhalten in viele Teile aufgesplittet wird, die man dann einzeln erlernen lässt und verstärkt. Chaining: Verknüpfen des mit Shaping aufgeteilt gelernten neuen Verhaltens zu einem Gesamtverhalten.

1.2.3 Psychodynamische Modelle

I.12   Abwehrmechanismen

Warum sitzen Sie jetzt hier und lernen, statt sich einen schönen Tag zu machen? Sie wollen Arzt/Ärztin werden? Aber warum möchten Sie das eigentlich? Was treibt Sie dazu, gerade diesen Beruf ergreifen zu wollen? Sie haben vielleicht vor anderen Menschen zu helfen. Aber warum wollen Sie das denn? Warum einen nervenaufreibenden Beruf ergreifen, der mit Nachtschicht, Wochenend- und Feiertagsdienst verbunden ist, schlecht bezahlt wird und Sie ständig mit menschlichem Leid konfrontiert? Welches tiefgehende Motiv haben Sie für diese Wahl?

Sigmund Freud, Begründer der Psychoanalyse, wurde deshalb so berühmt, weil er immer wieder eine einzige Frage stellte: „*Warum?*" und sich dabei mit oberflächlichen Lösungen nicht zufrieden gab, sondern stur immer weiter fragte. Seiner Ansicht nach haben auch Krankheiten einen funktionalen Wert für den Betroffenen. Es ist kein Zufall, ob und welche psychosomatische Krankheit eine Person ausbildet, sondern dahinter steht ein bestimmter Zweck.

Nach Ansicht der Psychoanalytiker versuchen die Erkrankten mit ihren Symptomen etwas auszudrücken oder zu erreichen. Ein neurodermitisches Kind zwingt durch seine Symptomatik vielleicht seine egozentrische Mutter, es zu berühren und einzucremen. Eine meiner Patientinnen hatte, wie sie es selbst nannte, die *„umgedrehte Regel"*, d.h. drei Wochen lang Menstruationsblutungen und eine freie Woche. Nach umfangreichen medizinischen Behandlungen (Östrogen-Medikation, mehrere Ausschabungen) wurde bei der knapp 30jährigen schließlich eine Hysterektomie durchgeführt. Im Anschluss wurde sie schwer depressiv, hatte also lediglich ein neues Symptom ausgebildet, da kein Arzt nach den Ursachen ihrer Krankheit gefragt hatte. Ein einziges *„Warum"* hätte ihre Gebärmutter wahrscheinlich erhalten können. In der Therapie kam schließlich heraus, dass sie den Geschlechtsverkehr mit ihrem stark übergewichtigen Mann als Ekel erregend empfand und sich durch ihre Symptome vor seinen Annäherungsversuchen retten konnte.

Abwehrmechanismen

Die Psychoanalyse beschäftigt sich mit diesem *„Warum"*. Freud stellte hierzu mehrere Theorien auf, von denen die **Abwehrmechanismen** für die Erklärung der Entstehung von Krankheiten am interessantesten sind. Abwehrmechanismen sind Methoden des **„Ich"** (Realitätsbewusstsein), um Bedürfnissen des **„Es"** (angeborene Triebe) entgegenzutreten, die entweder generell durch das **„Über-Ich"** (Gewissen) oder aufgrund momentaner realer Gegebenheiten verboten wurden. Abwehrmechanismen verlaufen weitgehend unbewusst. Sie treten geradezu täglich auch bei normalen Menschen auf. Pathologische Prozesse entstehen in der Regel erst, wenn eine Person sich zu sehr auf einen bestimmten Abwehrmechanismus verlässt. Freud unterscheidet eine ganze Anzahl davon:

1. **Fixierung**: Bindung an eine der frühen Phasen der psychosexuellen Entwicklung (orale, anale, phallische Phase), wenn das Kind in dieser Phase zuviel oder zuwenig Befriedigung erhielt. Insbesondere spielt der Verlust von Befriedigungsmöglichkeiten eine Rolle, es kommt zur Regression auf Phasen, in denen keine Frustration vorkam. Fixierung in den ersten drei Phasen führt zu Neurosen, Psychosen, Perversionen oder Kriminalität. Rauchen oder Alkoholismus z.B. wird psychoanalytisch als Fixierung auf die orale Phase gesehen.

2. **Identifikation**: bei Frustration in Form eines Verbots des Auslebens triebhafter Bedürfnisse kann es zur Identifikation mit der verbietenden Person kommen. Ziel der Identifikation soll eine Minderung des Angstzustandes sein, der durch das Verbot entstanden ist. So endet nach Freud die Kastrationsangst des Knaben in der ödipalen Phase durch Identifikation mit dem Vater. Identifikation spielt bei der Über-Ich-Bildung eine wichtige Rolle.

3. **Introjektion** ist die phantasierte *„Einverleibung"* eines primären Liebesobjektes, das jedoch nicht oder nicht mehr verfügbar ist. Beispiel: Daumenlutschen als Ersatz für die verlorene Mutterbrust.

4. **Isolierung**: ein unangenehmes Gefühl oder verbotenes Bedürfnis wird abgespalten und dadurch als isoliert, fremd, nicht zur eigenen Person gehörig, erlebt. Beispiel: Ein HIV-positiver Patient weiß, dass er eine tödliche Krankheit in sich trägt, er erlebt die Angst aber als isoliert, als wenn diese Diagnose ihn gar nicht betreffen würde.

5. **Konversion** bedeutet die Umwandlung eines psychischen Konfliktes in körperliche Symptome. Das Symptom kann hierbei entweder eine verkappte Art der verbotenen Triebbefriedigung darstellen, die dem Konflikt zugrunde lag oder die Krankheit dient gerade der Unterdrückung des Triebimpulses. Konversionssymptome treten vor allem bei hysterischen Störungen auf, z.B. als Lähmungen, Sensibilitätsausfälle der Haut oder Blindheit. Sie haben für den Betroffenen einen direkten funktionalen Zweck, ein Zusammenhang, der allerdings unbewusst bleibt. Klassisches Beispiel: hysterische Lähmung einer Frau genau ab der Gürtellinie infolge unangenehmer sexueller Erfahrungen mit dem Ehemann.

6. **Projektion**: ein verbotenes Bedürfnis wird auf Personen der Umgebung projiziert und dort wahrgenommen. Beispiel: Ein alternder Chefarzt hat sexuelles Interesse an den jungen Schwesternschülerinnen, das sein strenges Über-Ich ihm aber verbietet. Er projiziert diesen verbotenen Trieb nun auf die Schülerinnen, glaubt, dass diese ihn verführen wollen und verbietet zu kurze Kittel in seiner Klinik. Projektion bildet die Grundlage für projektive Testverfahren, da eigene (vor allem unbewusste!) Motive nicht nur auf Personen, sondern auf jedes vieldeutige Material projiziert werden (Rorschach-Test, TAT, usw.).

7. Die **Rationalisierung** ist der Versuch, eine verbotene Triebbefriedigung oder ein Verbot mit scheinlogischen Argumenten zu begründen. Rauchen zum Beispiel ist eine typische irrationale Handlung des Es mit oralem Befriedigungscharakter. Auf der bewussten Ebene weiß jeder Raucher, dass er seiner Gesundheit schadet und versucht nun mit Scheinbegründungen zu erklären, warum er gerade jetzt

raucht bzw. zur Zeit mit dem Rauchen noch nicht aufhören kann.

8. **Reaktionsbildung**: ein bestraftes Bedürfnis kann nicht mehr ausgeführt werden und wird nun durch eine Handlungsweise am entgegengesetzten Ende des Kontinuums ersetzt. So wird z.B. aus enttäuschter Liebe plötzlich hasserfülltes Verfolgen der ehemals geliebten Person. Der abrupte Fall von einer Extremform (leidenschaftliche Liebe) in die andere (Eintritt ins Kloster, Zölibat) wäre ein typisches Beispiel.

9. **Regression**: Rückkehr zu frühen Phasen der Bedürfnisbefriedigung. Insbesondere bei extremer Frustration kommt es zur Regression auf die Phase der oralen Triebbefriedigung. Auch beim Patienten im Krankenhaus kann es infolge Schwäche, Erschöpfung und Schmerzen zur Regression kommen. Der Patient fühlt sich dann als Kleinkind, eine Rolle, die häufig von der Institution Krankenhaus noch unterstützt wird.

10. **Sublimierung/Sublimation**: aus primitiven Formen der Triebbefriedigung werden höhere, sozial akzeptierte Formen gebildet. Aus einem Kind, das in der analen Phase mit seinem Kot spielte, wird ein anerkannter Bildhauer. Ein Junge, der in der Kindheit neugierig sein ganzes Spielzeug auseinander nahm, wird später ein berühmter Ingenieur.

11. **Ungeschehenmachen**: durch diesen Abwehrmechanismus versucht man verbotene, aber bereits durchgeführte Triebhandlungen wieder ungeschehen zu machen. Als Ausgleich für angeblich *"schmutzige"* Handlungen oder Gedanken (z.B. Masturbation) entwickelt der Zwangsneurotiker einen Waschzwang und seift sich ständig die Hände ein.

12. **Verdrängung**: nicht oder nur unter Strafe zu befriedigende Bedürfnisse können verdrängt werden. So wird ein peinliches Verhalten (z.B.: zweideutiger, anzüglicher Spruch der Frau des Chefs gegenüber) nach einiger Zeit verdrängt, d.h. aus der bewussten Erinnerung ins Unbewusste abgespalten. Man weiß, dass da *„irgend etwas Peinliches"* war, kann sich aber an den Inhalt gar nicht mehr so genau erinnern. Verdrängung ist der häufigste Abwehrmechanismus.

13. **Verkehrung ins Gegenteil (Reversion):** durch Furcht vor einer bestimmten Form der Triebbefriedigung wird das Gegenteil gesucht. Der große, kräftige und hart strafende Vater wird in der Kinderzeichnung als klein und zitternd gemalt.

14. **Verleugnung** bzw. **Leugnung der Realität** ist ein Abwehrmechanismus, der in der Literatur sehr verschieden definiert wird. Man versteht darunter:
a) Leugnung von Triebimpulsen, deren Ausleben verboten ist, z.B. homosexuelle Neigungen.
b) Leugnen unangenehmer Gefühle wie Minderwertigkeitsgefühle, Versagensängste oder auch Selbstunsicherheit, etwa wenn ein Student eine nette Studentin kennen lernt und sich nicht traut, sie anzusprechen. Verleugnung spielt als Phase des *„Nicht-wahr-haben-wollens"* auch in den Sterbephasen nach E. Kübler-Ross eine Rolle. Patienten, die mit tödlichen Krankheiten konfrontiert werden, verleugnen dieses Wissen in der ersten Zeit häufig und leben so weiter wie bisher.
c) völlige Leugnung der Realität bei einem erheblichen psychischen Konflikt. Ein starker Schock, z.B. Tod einer nahestehenden Person, kann plötzlich völlig irrationales Verhalten nach sich ziehen wie z.B. Lachen. Verleugnung tritt insbesondere auch bei der Schizophrenie, z.T. auch bei manisch-depressiven Psychosen häufig auf.

15. **Verschiebung**: verbotene Triebwünsche können von einer Person auf eine andere, sogar auf Tiere oder Objekte, verschoben werden. Die Wut auf den Prüfer, der den Studenten hat durchfallen lassen, verschiebt sich auf den Partner zu Hause. Die Liebe zu einem unerreichbaren Tennisidol wird auf einen ähnlich aussehenden jungen Mann aus der Nachbarschaft verschoben.

H03 ■

→ **Frage 1.48:** Lösung A

Zu (**A**): Isolierung: Ein Ereignis, welches die Integrität des Selbst bedroht, wird gefühlsmäßig isoliert und als nicht zu sich selbst gehörend empfunden.

Zu (**B**): Die Rationalisierung ist der Versuch, eine verbotene Triebbefriedigung oder ein Verbot mit scheinlogischen Argumenten zu begründen.

Zu (**C**): Ungeschehenmachen: Durch diesen Abwehrmechanismus versucht man, verbotene, aber bereits durchgeführte Triebhandlungen wieder ungeschehen zu machen.

Zu (**D**): Verdrängung: Nicht oder nur unter Strafe zu befriedigende Bedürfnisse können verdrängt und durch erlaubte Motive ersetzt werden.

Zu (**E**): Verschiebung: Verbotene Triebwünsche können von einer Person auf eine andere, sogar auf Tiere oder Objekte, verschoben werden.

F01

→ **Frage 1.49:** Lösung A

Zu (A)–(E): siehe Lerntext I.12.

H98 ■

→ **Frage 1.50:** Lösung A

Zu (A)–(D): Siehe Lerntext I.12.
Zu (E): Wendung gegen das Selbst: Vorwiegend bei aggressiven Triebimpulsen, die nicht ausagiert werden dürfen, besteht die Gefahr, dass diese sich gegen das Selbst richten, etwa in Form von Auto-aggressionen oder Suizidtendenzen.

F05 ■

→ **Frage 1.51:** Lösung B

Zu (A): Identifikation: Normaler Teil der frühkind-lichen Entwicklung ist die Identifikation mit einem Elternteil. Als psychoanalytischer Abwehrmecha-nismus kann es bei Frustration in Form eines Ver-bots des Auslebens triebhafter Bedürfnisse unter Umständen zur Identifikation mit der verbietenden Person kommen. Ziel der Identifikation soll eine Minderung des Angstzustandes sein, der durch das Verbot entstand.
Zu (B): Projektion: Psychoanalytischer Abwehrme-chanismus. Ein eigenes, aber vom Über-Ich streng verbotenes Bedürfnis wird auf Personen der Umge-bung projiziert, dort übersteigert wahrgenommen und verurteilt. Dies ist hier der Fall, die eigenen Ängste, verlassen zu werden, werden nach außen auf die Freundin projiziert.
Zu (C): Reaktionsbildung: psychoanalytischer Ab-wehrmechanismus. Ein bestraftes Bedürfnis wird durch ein völlig gegensätzliches Verhalten ersetzt. Dies wäre der Fall, wenn die Patientin sarkastisch über ihre Situation reden würde.
Zu (D): Spaltung: unterschiedlich benutzter Be-griff, z.B. aus der Schizophrenielehre Bleulers, Ab-spaltung eines affektbetonten Ideenkomplexes. Der Begriff „Spaltung" kommt auch als dissoziative Stö-rung (Dissoziationsneurose) vor, z.B. in Form der multiplen Persönlichkeit, bei der innerhalb einer Person zwei oder mehr völlig gegensätzliche Cha-raktere vorhanden sind, die im Idealfall nichts von-einander wissen. Nach S. Freud ist die Spaltung des Bewusstseins in Bewusstes-Vorbewusstes-Unbe-wusstes Teil der normalen Entwicklung.
Zu (E): Verleugnung/Leugnung der Realität: ein Ab-wehrmechanismus, der in der Literatur sehr ver-schieden definiert wird. Man versteht darunter:
- Leugnung von Triebimpulsen, deren Ausleben verboten ist, z.B. homosexuelle Neigungen,
- Leugnen unangenehmer Gefühle wie Minder-wertigkeitsgefühle, Versagensängste oder auch Selbstunsicherheit. Verleugnung spielt als Phase des „Nicht-wahr-haben-wollens" auch in den Sterbephasen nach E. Kübler-Ross eine

Rolle. Patienten, die mit tödlichen Krankheiten konfrontiert werden, verleugnen dieses Wissen in der ersten Zeit häufig und leben so weiter wie bisher.
- Völlige Leugnung der Realität bei einem erheb-lichen psychischen Konflikt. Ein starker Schock, z.B. Tod einer nahestehenden Person, kann plötzlich völlig irrationales Verhalten nach sich ziehen, wie z.B. Lachen, Tanzen oder lautes Mu-sikhören.

Bei dem Beispiel in der Frage handelt es sich nicht um Verleugnung, die Patientin leugnet ja ihre Ängste nicht vollständig.

H04

→ **Frage 1.52:** Lösung C

Abwehrmechanismen sind Methoden des „Ichs" (Realitätsbewusstsein), um Bedürfnissen des „Es" (angeborene Triebe) entgegenzutreten, die entwe-der generell durch das „Über-Ich" (Gewissen) oder aufgrund momentaner realer Gegebenheiten ver-boten wurden. Auch peinliche Geschehnisse oder Handlungen, die die Integrität des Ichs verletzen, fallen den Abwehrmechanismen regelmäßig zum Opfer. Abwehrmechanismen verlaufen weitgehend unbewusst. Sie treten geradezu täglich auch bei normalen Menschen auf. Pathologische Prozesse entstehen in der Regel erst, wenn eine Person sich zu sehr auf einen bestimmten Abwehrmecha-nismus verlässt.
Zu (A): Identifikation: normaler Teil der frühkind-lichen Entwicklung ist die Identifikation mit einem Elternteil. Als psychoanalytischer Abwehrmecha-nismus kann es bei Frustration in Form eines Ver-bots des Auslebens triebhafter Bedürfnisse unter Umständen zur Identifikation mit der verbietenden Person kommen. Ziel der Identifikation soll eine Minderung des Angstzustandes sein, der durch das Verbot entstand.
Zu (B): Isolierung: Ein Ereignis, welches die Integri-tät des Selbst bedroht, wird gefühlsmäßig isoliert und als nicht zu sich selbst gehörend empfunden.
Zu (C): Projektion: psychoanalytischer Abwehrme-chanismus. Ein eigenes, aber vom Über-Ich streng verbotenes Bedürfnis wird auf Personen der Umge-bung projiziert, dort übersteigert wahrgenommen und verurteilt. Dies ist hier der Fall, die eigene Ag-gressivität wird nach außen, auf die Kollegen, pro-jiziert.
Zu (D): Ungeschehenmachen: Durch diesen Ab-wehrmechanismus versucht man, verbotene, aber bereits durchgeführte Triebhandlungen wieder un-geschehen zu machen.
Zu (E): Verdrängung: Nicht oder nur unter Strafe zu befriedigende Bedürfnisse oder Geschehnisse können verdrängt und durch erlaubte Motive er-setzt werden. Verdrängung ist meist ein Prozess des scheinbaren Vergessens.

H97

→ **Frage 1.53:** Lösung B

Zu (**A**)–(**E**): Siehe Lerntext I.12.

H05

→ **Frage 1.54:** Lösung C

Zu (**A**): Isolierung: Ein verbotenes Bedürfnis wird in Gedanken oder durch eine symbolische Handlung teilbefriedigt. Diese Befriedigung wird jedoch isoliert, sie wird als fremd, nicht zur eigenen Person gehörig erlebt.

Zu (**B**): Projektion: Ein verbotenes Bedürfnis wird auf Personen der Umgebung projiziert und dort wahrgenommen. Projektion bildet die Grundlage für projektive Testverfahren, da eigene (auch unbewusste!) Motive nicht nur auf Personen, sondern auf jedes vieldeutige Material projiziert werden (Rorschach-Test, TAT usw.).

Zu (**C**): Rationalisierung: Versuch, mit scheinlogischen Argumenten Minderwertigkeitsgefühle in einer peinlichen, misslichen oder beängstigenden Situation zu reduzieren. Der Lungenkrebspatient rationalisiert und schiebt seinen Husten auf eine Erkältung, um nicht mit den Befürchtungen vor einem Rezidiv konfrontiert zu werden.

Zu (**D**): Ungeschehenmachen: Verbotene, aber bereits durchgeführte Triebhandlungen werden symbolisch ungeschehen gemacht, z.B. übertriebene Reinlichkeit bei Schuldgefühlen wegen sexueller Handlungen wie Masturbation.

Zu (**E**): Verdrängung: Nicht oder nur unter Strafe zu befriedigende Bedürfnisse können verdrängt werden. So wird ein peinliches Verhalten nach einiger Zeit verdrängt, d.h. aus der bewussten Erinnerung ins Unbewusste abgespalten. Man weiß, dass da *„irgend etwas Peinliches"* war, kann sich aber an den Inhalt gar nicht mehr so genau erinnern. Verdrängung ist der häufigste Abwehrmechanismus.

F00

→ **Frage 1.55:** Lösung E

Zu (**A**)–(**D**):Siehe Lerntext I.12.

Zu (**E**): Reaktionsbildung: Ein bestraftes Bedürfnis kann nicht mehr ausgeführt werden und wird nun durch eine Handlungsweise am entgegengesetzten Ende des Kontinuums ersetzt. In dem Beispiel wird aus der nicht-eingestandenen Angst plötzlich Optimismus. (Allerdings vermute ich persönlich mehr, dass das ganze lediglich an dem Tranquilizer lag, den der junge Patient vorher bekommen hatte, und absolut gar nichts mit psychoanalytischen Abwehrmechanismen zu tun hat.)

H91 H86

→ **Frage 1.56:** Lösung C

Zu (**A**): Rationalisierung.
Zu (**B**): Verschiebung.
Zu (**C**): Reaktionsbildung.
Zu (**D**): Verdrängung.
Zu (**E**): Verleugnung.

F03

→ **Frage 1.57:** Lösung C

Zu (**A**): Isolierung: Siehe Lerntext I.12.
Zu (**B**): Projektion: Siehe Lerntext I.12.
Zu (**C**): Regression: Zurückentwicklung in kindliche Stadien. Regression kann auch ein psychoanalytischer Abwehrmechanismus sein (Zurückentwicklung auf eine frühere Stufe der psychosexuellen Phasenlehre nach Freud: orale, anale, phallische Phase). In dem Beispiel dieser Frage kommt es durch den langen Krankenhausaufenthalt zur Regression.
Zu (**D**): Verdrängung: Siehe Lerntext I.12.
Zu (**E**): Verschiebung: siehe Lerntext I.12.

H98 ■

→ **Frage 1.58:** Lösung B

Zu (**A**)–(**E**): Siehe Lerntext I.12.

H86

→ **Frage 1.59:** Lösung B

Eine unerlaubte Handlung wird scheinbar vergessen. Es handelt sich um Verdrängung.

F99 ■■

→ **Frage 1.60:** Lösung C

Zu (**A**)–(**E**): Siehe Lerntext I.12.

H96

→ **Frage 1.61:** Lösung A

Es werden folgende psychoanalytischen Abwehrmechanismen beschrieben:
Zu (**A**): Verdrängung
Zu (**B**): Sublimierung
Zu (**C**): Verleugnung
Zu (**D**): Reaktionsbildung
Zu (**E**): Regression

H96

→ **Frage 1.62:** Lösung C

Siehe Kommentar zu Frage 1.61.

H98

→ **Frage 1.63:** Lösung B

Verschiebung: Verbotene oder nicht ausführbare Triebwünsche können von einer Person auf eine andere, sogar auf Tiere oder Objekte, verschoben werden. Die Wut auf den Professor, der Sie in der Mündlichen einfach hat durchfallen lassen, wird verschoben auf den Freund oder die Freundin. Erotische Gefühle, die zwischen Geschwistern empfunden werden, aber aufgrund des Inzesttabus nicht ausgelebt werden dürfen, werden auf Jungen/Mädchen der Peergroup verschoben.

H87
→ **Frage 1.64:** Lösung B

Zu (**B**): Projektion ist der Schluss von sich selbst auf andere („Was ich selber denk' und tu, das trau' ich auch den andern zu." sagt meine Frau immer zu mir, wenn ich frage, warum sie so spät nach Hause kommt.)

F02
→ **Frage 1.65:** Lösung A

Zu (**A**): Richtige Definition.
Zu (**B**)–(**E**): Siehe Lerntext I.12.

H04
→ **Frage 1.66:** Lösung C

Zu (**A**): Das wäre der sozialpsychologische „*labeling approach*": Von der Norm abweichendes Verhalten (Devianz) wird bei einigen Personen von der Umwelt schon geradezu erwartet und damit gefördert („soziale Etikettierung"). Es entsteht ein sich eskalierender Prozess zwischen abweichendem Verhalten und gesellschaftlichen Reaktionen darauf.
Zu (**B**): Aktivierung und Kognition spielen z.B. eine Rolle in der Theorie von Yerkes und Dodson (umgekehrt U-förmige Beziehung zwischen Aktivation und Leistung), die der allgemeinen Psychologie zuzuordnen ist, nicht jedoch der Psychoanalyse.
Zu (**C**): Konflikte zwischen den verschiedenen Instanzen der Persönlichkeit (Es, Ich, Über-Ich) und Abwehrmechanismen bilden wichtige Konzepte der Psychoanalyse.
Zu (**D**): Reiz und Reaktion sind Konzepte, die in der klassischen Konditionierung und im Behaviorismus wesentliche Bedeutung haben.
Zu (**E**): Verhalten und Verstärkung sind Termini, die wir dem operanten Konditionieren (Belohnungslernen) zuordnen.

H00
→ **Frage 1.67:** Lösung C

Zu (**A**): Reizselektion: Aus der Vielzahl der Reize, die ständig auf uns einströmen (z.B. bei einem Spaziergang durch die Einkaufszone), müssen wir eine Auswahl treffen. Diese geschieht in der Regel aufgrund unserer Bedürfnisse und Motive.

Zu (**B**): Vertraute Reize werden schneller erkannt, nicht aber abgewehrt.
Zu (**C**): Nach dem Konzept der Wahrnehmungsabwehr („*perceptual defense*") werden unangenehme oder tabuisierte Reize unbewusst abgelehnt, was zu einer messbaren Wahrnehmungsverzögerung führen kann, bis der Inhalt z.B. eines Bildes mit negativ bewertetem Inhalt (Tierquälerei, Sadismus, Perversion) vom Probanden erkannt und benannt werden kann. Experimentell wurden hierfür Worte tachistoskopisch dargeboten, „Tabuworte" wurden gar nicht, schlechter oder zeitlich verzögert erkannt.
Zu (**D**): Externe Attribution: Ursachenzuschreibung für eine Handlung auf externe Faktoren (Umwelt, andere Personen, Schicksal, Zufall).
Zu (**E**): Verzerrte Attributionen: fehlerhafte Ursachenzuschreibung für Handlungsausgänge.

I.13 Psychoanalyse und Psychosomatik

Psychodynamische Modelle bieten eine Erklärung nicht nur für neurotische Störungen, sondern auch für viele **psychosomatische Erkrankungen**. Die meisten psychosomatisch Kranken beharren darauf, unter einer rein körperlichen Störung zu leiden. Psychoanalytiker aber gehen davon aus, dass diese Patienten ihre psychischen Konflikte nur in körperlichen Symptomen äußern können (Konversion), da sie unfähig sind emotionale Probleme an sich selbst adäquat wahrzunehmen und zuzugeben. So fand **Franz Alexander** (1950) folgende Zusammenhänge:

- Frustriertes Abhängigkeitsbedürfnis: Ulzera
- Angestaute Wut: Bluthochdruck
- Unterdrückte Rachegefühle: Magengeschwür
- Innerlich stets auf der Hut sein: Hypertonie
- Gefühl, ausgeschlossen zu sein: Asthma
- Unzureichende körperliche Zuwendung: Neurodermitis
- Unterdrückter Exhibitionismus, der masochistisch bestraft wird: Neurodermitis

Die Einfachheit mit der diese Modelle hier dargestellt werden, entspricht nicht der Komplexität der psychoanalytischen Gedankengänge, die dazu gehören Die häufig zu findende unsachgemäße Verkürzung der psychoanalytischen Konstrukte hat aber dazu geführt, dass diese Theorien heute extrem umstritten sind. Dennoch spielen sie im psychosomatischen Denken weiterhin eine große Rolle.

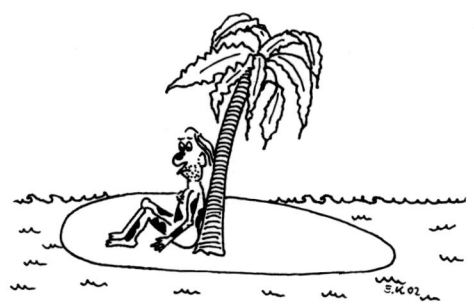

Abb. 1.**5** Die Theorie, dass psychosomatische Hautveränderungen auf unterdrückten Exhibitionismus zurückgeführt werden können, hielt Herr Robinson C. durchaus für diskussionswürdig.

Klinischer Bezug

Die psychodynamischen Modelle können dem Arzt oder Therapeuten heute noch helfen, eigene Reaktionen oder seltsame Verhaltensweisen des Patienten zu durchschauen. So kann man es oft mit Abwehrmechanismen erklären, wenn ein Arzt beginnt einen Patienten zu vermeiden. Auch, wenn Patienten Therapievereinbarungen nicht einhalten, wütend auf den Arzt reagieren oder zu Behandlungsterminen nicht erscheinen, lässt sich mit psychoanalytischem Denken oft eine Erklärung finden.

F04
→ **Frage 1.68:** Lösung B

Zu (**A**): Aktivation: psychophysiologische Aktivierung, um ein Lebewesen möglichst schnell auf Flucht- oder Kampfreaktionen vorzubereiten. Die meisten dieser Veränderungen entstehen durch Verstärkung der sympathischen und Hemmung der parasympathischen Aktivitäten.

Zu (**B**): Individual-spezifische Reaktionsmuster: In unterschiedlichen Belastungssituationen reagieren Personen mit für sie typischen physiologischen und vegetativen Reaktionen. Je nachdem welcher Funktionsbereich (Lunge, Haut, Magen, Darm) hierbei besonders stark aktiviert wird, kann es im weiteren Verlauf zu bestimmten psychosomatischen Krankheiten kommen (Asthma, Neurodermitis, Magengeschwür, Morbus Crohn ...).

Zu (**C**): Motivationsspezifität: Heckhausen unterschied intrinsische Lernmotivation, die von der Interessantheit einer Sache ausgeht, von extrinsischer Motivation, dem Versuch, eine gute Zensur vom Lehrer zu bekommen und eine Ohrfeige von den Eltern zu vermeiden.

Zu (**D**): Reaktionsbildung: psychoanalytischer Abwehrmechanismus. Ein bestraftes Bedürfnis wird durch ein völlig gegensätzliches Verhalten ersetzt.

Zu (**E**): Unspezifische Erregung: allgemeine Erhöhung des Arousals (allgemeines Erregungsniveau) und der Aktivation ohne Bezug auf ein spezifisches Organ.

H03
→ **Frage 1.69:** Lösung C

Zu (**A**): Abweichung und Etikettierung: Die *Labeling*-Theorie erklärt Devianz, d.h. Abweichungen, durch Etikettierungen der Umwelt, welche die betreffenden Personen erst als Abweichler deklarieren und dann Sanktionen aussetzen.

Zu (**B**): Aktivierung und Kognition: spielt z.B. eine Rolle in der Theorie von Yerkes und Dodson. Demnach existiert eine umgekehrt U-förmige Beziehung zwischen Aktivation und Leistung. Die Leistung nimmt zunächst mit dem Grad der Aktivation zu: Müde Versuchspersonen lernen schlecht, wache besser, aber übermäßig erregte zeigten dann wieder schlechtere Leistungen. Diese Theorie stammt aus dem Jahre 1908 und zeigt uns wieder einmal, dass das IMPP hoch aktuelles Wissen abfragt.

Zu (**C**): Konflikt und Abwehr: Konflikte zwischen verschiedenen Anteilen der Persönlichkeit (Es, Ich, Über-Ich) können nach dem psychoanalytischen Modell von S. Freud über Abwehrmechanismen gelöst werden (z.B. Projektion, Konversion, Verdrängung, Verschiebung, Fixierung, Isolierung usw.).

Zu (**D**): Reiz und Reaktion: Sie spielen insbesondere eine Rolle im Modell des Behaviorismus, der sich nur mit Ein- und Ausgangsvariablen beschäftigt und keine Aussagen darüber macht, was dabei eigentlich im Individuum geschieht. Dies wird als „*black-box*"-Phänomen (engl. = schwarzer Kasten) bezeichnet. Nicht betrachtbar sind alle die Variablen, die in der Versuchsperson selbst wirksam und damit nicht messbar sind.

Zu (**E**): Verhalten und Verstärkung gehören zum Konzept des operanten Konditionierens: Positive Konsequenzen erhöhen die Auftretenswahrscheinlichkeit eines Verhaltens, negative Verstärker erniedrigen sie.

H04
→ **Frage 1.70:** Lösung A

Zu (**A**): Leider ist die Medizin auch heute trotz aller technischer Möglichkeiten bei weitem nicht in der Lage, alle Krankheiten zu erkennen. Gerade im Frühstadium ist es bei vielen somatischen Krankheiten oft ausgesprochen schwierig eindeutig zu sagen, ob eine körperliche Krankheit vorliegt oder nicht. Typische Beispiele sind u.a. Multiple Sklerose oder unklare Magen-Darm-Beschwerden. Oft stellt sich erst Jahre später heraus, dass hier doch eine körperliche Krankheit vorgelegen hat, die durch die empfohlene psychoanalytische Gruppentherapie absolut gar nicht geheilt werden konnte.

Zu (**B**): Somatoforme Störungen können sich auf jedes Organsystem beziehen.

Zu (**C**): Psychisch bedingte Bauchschmerzen tun unter Umständen ebenso weh wie bei einer Nahrungsmittelvergiftung. Für den Betroffenen ist das nicht zu unterscheiden, da er die Symptome ja nicht bewusst produziert und auch nicht simuliert.

Zu (**D**): Psychische Erkrankungen sind in unserer Zivilisation hochgradig stigmatisiert, daher verflüchtigen viele Patienten mit seelischen Störungen sich lieber in die Welt organischer Symptomatik.

Zu (**E**): Eine organische Therapie kann den psychisch gestörten Patienten nicht helfen, die Symptome persistieren also. Da der Arzt aber langfristig keine somatische Grundlage diagnostizieren kann, versucht er irgendwann, den Patienten zum Psychotherapeuten zu schicken. Dies kollidiert jedoch mit der Grundannahme des Patienten, er sei organisch krank. Durch diese beiden Gründe kommt es zu häufigem Arztwechsel.

1.2.4   Sozialpsychologische Modelle

I.14   Sozialpsychologische Modelle

Soziale Repräsentationen:

Sozialpsychologische Modelle menschlichen Verhaltens gehen unter anderem davon aus, dass unser Wissen nicht nur durch unmittelbare Erfahrungen selbst erworben, sondern zu einem Großteil sozial und kulturell vermittelt wird. Dass man keinen Mord begehen darf, muss man nicht erst ausprobiert haben. Solche Vorstellungen werden als „**kollektive soziale Repräsentationen**" bezeichnet, sie werden von den Mitgliedern einer Gesellschaft in einem gemeinsamen Prozess **sozialer Interaktionen** geschaffen und können auch wieder verändert werden. Die Verbreitung geschieht heute insbesondere über die Medien. Hauptfunktion ist es, dem Einzelnen die Orientierung in unserer komplizierten Umwelt zu erleichtern und Kommunikationen über Sachverhalte zu erlauben, die man gar nicht selbst erlebt hat. Nach Moscovici (1981) müssen solche Repräsentationen verankert werden („**anchoring**"), d.h. sie müssen in ein bestehendes Konzept von Vorstellungen integriert werden. Außerdem muss es zur Vergegenständlichung („*objectivation*") kommen, bei der abstrakte Konzepte in allgemeinverständliche Bilder übertragen werden. Solche Repräsentationen beziehen sich natürlich auch auf Begriffe wie Gesundheit und Krankheit. Hornung und Gutscher nennen als Beispiel, dass die erworbene Immunschwäche AIDS beim ersten Auftreten Anfang der 80er Jahre als „*Schwulenpest*" bezeichnet wurde; eine typische Vergegenständlichung eines völlig neuen Sachverhaltes in allgemeinverständliche, bekannte Begriffssysteme.

Belastende Lebensereignisse

Eine Vielzahl von wissenschaftlichen Untersuchungen beschäftigte sich mit der Frage, in welchem Ausmaß als negativ empfundene, kritische Lebensabschnitte an der Entstehung von psychosomatischen Krankheiten beteiligt sein können. Mit der so genannten „**Life event**"-Forschung versucht man belastende Lebensereignisse zu messen. Mit Hilfe der Social **Readjustment Rating Scale (SRRS)** wird bestimmten, möglicherweise belastenden sozialen Ereignissen ein zahlenmäßiger Wert zugeordnet, z.B.:

Weihnachtsfest	12 Punkte
Aufnahme einer kleinen Hypothek	17 Punkte
Umzug	20 Punkte
Schwierigkeiten mit Chef	23 Punkte
Ehefrau fängt mit Arbeit an	26 Punkte
Berufliche Veränderung	29 Punkte
Wechsel an neuen Arbeitsplatz	36 Punkte
Tod eines nahen Freundes	36 Punkte
Völliger Wechsel des Berufs	39 Punkte
Schwangerschaft	40 Punkte
Pensionierung	45 Punkte
Entlassung	47 Punkte
Hochzeit	50 Punkte
Schwere Krankheit	53 Punkte
Gefängnisstrafe	63 Punkte
Scheidung	73 Punkte
Tod des Lebenspartners	100 Punkte

Diese Punkte (LCU-Werte) werde dann für einen bestimmten Zeitraum addiert und mit Krankheitshäufigkeiten in Verbindung gesetzt. Die Schweden **Holmes & Rahe** stellten schon 1967 fest, dass kranke Menschen in dem Jahr vor ihrer Erkrankung viel höhere LCUs als gesunde hatten. Der **Cut-off** lag bei 300 LCUs in einem Jahr.

Rahe teilte dann später 2.500 Marinewehrpflichtige ein in: 1. Niedrig-LCU-Gruppe (untere 30%) und 2. Hoch-LCU-Gruppe (obere 30%). Während des ersten Monats auf See erkrankten doppelt so viele Hoch-LCU-Probanden.

Kritisiert wird an diesem Konzept, dass die aufgelisteten Lebensereignisse nicht zwangsläufig belastend sein müssen. Entscheidender scheint zu sein, wie eine Person mit der Belastung umgeht ("Coping").

Anderson (1991) unterschied drei Kategorien von Stressoren:

- Ebene I.: **Chronische Stressoren**
  z.B. Rassismus, hohe Wohndichte, schlechte Lebensbedingungen, wirtschaftliche Not.
- Ebene II.: Wichtige **Lebensereignisse** (wie in der o.g. SRRS)
- Ebene III.: **Mikrostressoren**, alltägliche Ereignisse (ständige kleine Ärgernisse), z.B. unfreundliche Vorgesetzte, ständige Unterbrechungen, Streit mit der Familie, Schulprobleme usw.

Anderson ist der Ansicht, dass gerade ständige, kleine Mikrostressoren Menschen eher chronisch krank machen als einmalige, große Lebensprobleme. Das "**Assessment of Daily Experience Scale**" ist ein Test zur Untersuchung von Mikrostressoren von Stone & Neale (1982), der täglich ausgefüllt werden muss. In einer Studie von Stone, Reed & Neale (1987) an 79 Probanden über 12 Wochen litten immerhin 30 unter einer infektiösen Krankheit:

- Die Zahl positiver Ereignisse war 3 – 4 Tage vor Ausbruch der Krankheit signifikant niedriger,
- die Zahl negativer Ereignisse war 4 – 5 Tage vor Ausbruch der Krankheit signifikant höher als an Kontrolltagen, auf die keine Erkrankung folgte.

F03 ■

→ **Frage 1.71:** Lösung E

Zu (**A**): Kontrollüberzeugung: Personen mit internalen Kontrollüberzeugungen glauben, dass Gesundheit vom eigenen Verhalten abhängig ist. Personen mit externalen Kontrollüberzeugungen halten Krankheit für fremdbestimmt, von anderen Personen, vom Schicksal oder vom Zufall abhängig. Man bezeichnet dieses Modell als Health-Locus-of-Control. Den Krebs der Patientin mit gesellschaftlichem Stress in Verbindung zu bringen, wäre externale Kontrollüberzeugung, (A) fragt aber nach internaler Kontrolle.

Zu (**B**): Kognitiver Konflikt: Festinger entwickelte das Modell der "kognitiven Dissonanz", das Entscheidungskonflikte berücksichtigt. Hierbei stehen im selben Individuum zwei Erkenntnisse im Widerspruch (= kognitive Dissonanz), die mit einer Erklärung in Eintracht gebracht werden müssen (kognitive Konsonanz), z.B. indem eine der beiden Erkenntnisse angezweifelt wird. Eine kognitive Dissonanz wird in der Frage nicht beschrieben.

Zu (**C**): Modell der Kompetenzerwartung ("self efficacy"): Soziale Fertigkeiten ("social skills") sind Reaktionsmuster, die es ermöglichen, sich bei der Interaktion mit anderen erfolgreich zu verhalten. Eines der häufigsten Probleme ist mangelnde Selbstsicherheit hinsichtlich der eigenen Kompetenz, eine Situation angemessen zu meistern. Hier wird ein soziales Kompetenztraining ("behavioral rehearsal") empfohlen. Abweichendes Verhalten beruht oft auf Defiziten im Erlernen von sozialen Fertigkeiten im Kindesalter.

Zu (**D**): Lazarus unterschied "knowledge" (z.B. funktionales, emotionsfreies Wissen über die Symptome einer Krankheit, sog. kalte Kognitionen) und "appraisal" (persönliche Betroffenheit, sog. heiße Kognitionen). Solche Gedankengänge umfassen u.a. (1) Symptomwahrnehmung, (2) Attributionen, (3) Einschätzung der Bedrohlichkeit, (4) Kontrollüberzeugung, (5) Selbstwirksamkeit, (6) Krankheitsschemata. Unter Selbstwirksamkeit versteht man insbesondere, ob man sich im Krankheitsfall noch selbst helfen kann oder besser fachliche Hilfe aufsucht.

Zu (**E**): Subjektive Krankheitstheorie: Alltagsvorstellungen, die sich Personen über Krankheitsursachen bilden, werden mit Laienätiologie bezeichnet. Sie können durchaus richtig sein, zum Teil aber auch erheblich von dem entsprechenden professionellen Krankheitsbegriff abweichen und sind stark kulturell und subkulturell gefärbt (hier z.B. *Krebs durch Stress im gesellschaftlichen Leben*).

I.15 Sozialpsychologische Theorien

Sozialpsychologische Theorien erklären auch gesundheitsbezogenes Verhalten, etwa Teilnahme an präventiven Maßnahmen. Die "**Theorie des geplanten Verhaltens**" (*theory of reasoned action,* bzw.: *theory of planned behavior*) geht davon aus, dass fünf Elemente hier ausschlaggebend sind:

(1) Verhalten,
(2) Verhaltensintention,
(3) Einstellung,
(4) subjektive Norm und
(5) wahrgenommene Verhaltenskontrolle.

Ein Jugendlicher wird wohl kaum planen (Intention) ein Kondom bei seinem nächsten Sexualkontakt zu benutzen, wenn er eine negative Einstellung dazu hat, seine Freunde ebenfalls keine Präservative benutzen (Norm) und er auch gar keine Ahnung hat, wie man damit eigentlich umgehen muss (Kontrolle).

Ressourcenmodell:
Das sozialpsychologische **Ressourcenmodell** behauptet, dass das Ausmaß an potenziellen Hilfsquellen eine wichtige Rolle bei der Krankheitsentstehung hat. Solche Ressourcen helfen bei der Bewältigung von Anforderungen und schützen damit die Gesundheit des Individuums. Man unterscheidet:
I. Interne, **personale Ressourcen** des Individuums, (a) psychisch: z.B.: soziale Kompetenz, Wissen, Intelligenz; (b) physisch: z.B. intakte Körpersysteme, funktionierende Sinnesorgane. Aber auch materieller Reichtum, tragfähige Beziehungen, usw. gehören mit zu den eigenen Ressourcen.
II. **Externe Ressourcen** der Umwelt (z.B. Frieden, soziale Gerechtigkeit, stabiles Ökosystem, soziale Absicherung, Chancengleichheit usw.). Diese können unterteilt werden in (a) physikalische (z.B. Rohstoffe), (b) biologische (z.B. Nahrung), (c) technische (z.B. Kraftwerke), (d) ökonomische (z.B. Bruttosozialprodukt), (e) psychosoziale (z.B.: Unterstützung) und (f) soziokulturelle Ressourcen (z.B.: Normen, Bildungsinstitutionen).
Handlungsressourcen basieren auf solchen psychischen (z.B. Wissen) und physischen Quellen (z.B. intakte Körperfunktionen). Je mehr Handlungsressourcen eine Person besitzt, um so eher kann sie mit problematischen Lebenssituationen noch zurecht kommen. Das **Ressourcen-Transaktions-Modell** stellt fest, dass ein Mangel an externen Ressourcen (z.B. Hungersnot) auch die personalen Ressourcen beeinflusst. Es kommt zu spezifischen Belastungen des Einzelnen, die nur in begrenztem Ausmaß aufgefangen werden können. Die Person bewertet Transaktionen zur Umwelt daher auch als „ressourcen-aufbauend" oder „ressourcen-gefährdend".

Klinischer Bezug

Um krankmachende psychosoziale Faktoren im Leben eines Patienten identifizieren zu können, muss der Arzt wissen, dass Belastungen auf sehr unterschiedlichen Ebenen entstehen können, die sämtlich erfragt werden sollten. Sozialpsychologische Modelle können dabei helfen, den Rahmen nicht nur für Stress, sondern auch für die subjektive Bewertung der Krankheit wie auch für vorhandene Ressourcen, Kompensationsmittel und Hilfen abzustecken. ∎

1.2.5 Soziologische Modelle

I.16 Soziologische Modelle

Wie gesagt ist es schwer, Gesundheit und Krankheit überhaupt trennscharf zu definieren. Das hindert die Gesundheitspsychologen jedoch nicht daran, unterschiedliche Modelle darüber aufzustellen, warum wir gesund bleiben oder krank werden:
(A) **Pathogenetischer Ansatz:** diese klassische Theorie unterscheidet dichotom (zweigeteilt) gesunde von kranken Individuen und bemüht sich dann um eine Erklärung der Ursache der Krankheit, insbesondere um die Identifizierung von Risikofaktoren (auch sozialer und psychischer Art).
(B) **Salutogenetischer Ansatz: Antonovsky** stellte die gegenteilige Frage: Warum bleiben, trotz vergleichbarer Risikofaktoren, viele Menschen gesund? Antonovsky unterscheidet nicht nur Gesunde von Kranken, sondern bildete 1979 Gesundheit und Krankheit auf einem Kontinuum ab, dem „**health-ease-disease-continuum**". Anhaltspunkt für die Lokalisation einer Person auf dieser Achse („**Gesundheitsprofil**") liefern:
(C) das Ausmaß der Schmerzen oder funktionellen Beeinträchtigungen,
(D) die prognostische Einschätzung von Fachleuten und
(E) die Notwendigkeit präventiver oder kurativer Maßnahmen.

Der Salutogenese geht es vor allem um die Identifikation von **Ressourcen** des Menschen (z.B. individuelle Problemlösekompetenz, Ich-Identität, soziale Unterstützung), die protektiv wirken. **Widerstandsquellen** („**resistance resources**") der Person können sich positiv auf den Umgang mit Belastungen auswirken und die Entwicklung eines **Kohärenzsinnes** („**sense of coherence**") fördern. Dieser beinhaltet unter anderem Vertrauen in die Möglichkeit der Bewältigung („**manageability**") von Ereignissen, was zu einer günstigeren Platzierung einer Person auf dem Gesundheits-Krankheits-Kontinuum führt.
Ein vergleichbares Konzept ist das der „**hardiness**" von Kobasa (1979), in dem Persönlichkeitsmuster gesucht wurden, die Stress-Resistenz ermöglichen und die Widerstandskraft unter Stressbedingungen erhöhen. In diesem Sinne soll auch an den wichtigen und daher bereits viel weiter oben erklärten Begriff „**Resilienz**" erinnert werden, dessen Bedeutung Sie mit an Zufall grenzender Wahrscheinlichkeit bestimmt schon längst wieder vergessen

haben, oder? Wie wollen Sie die Prüfung bestehen, wenn Sie alles gleich wieder vergessen, was ich hier im Schweiß meines Angesichts, spätabends nach Feierabend mühsam extra für Sie ganz persönlich aufschreibe?

- **Interaktionistisches Anforderungs-Ressourcen-Modell**: Becker entwickelte 1992 ein integratives Modell, das Gesundheits- bzw. Krankheitszustände aus den Wechselwirkungen zwischen internen und externen Anforderungen und den **Ressourcen** einer Person erklärt. Interne physische Ressourcen nehmen dabei direkt Einfluss auf den Gesundheitszustand, interne psychische Ressourcen dagegen nehmen den Umweg über Verhalten und Erleben. Diese beiden internen Ressourcen beeinflussen darüber hinaus externe Ressourcen. Seelische Gesundheit hat nach Becker eine Schlüsselposition, um interne und externe Anforderungen bewältigen zu können.
- **Sozialepidemiologisch-ökologisches Modell**: Trojan und Hildebrandt (1989) betonten die Wichtigkeit des sozialen Umfeldes. Bei der Entstehung von Gesundheit und Krankheit ist nicht nur das Individuum mit seinen Ressourcen und Kompetenzen zu berücksichtigen, sondern auch **soziokulturelle Faktoren** wie Leistungsdruck, Rollenanforderungen und soziale Unterstützung spielen eine wichtige Rolle.

Das **sozialökologische Modell** geht davon aus, dass unsere Umwelt Einflüsse auf Krankheitsrisiken hat. Auch hier müssen wir zwischen der **Makro-Sichtweise** (gesellschaftliche und kulturelle Einflüsse) und der **Mikrobetrachtung** (direktes soziales Umfeld, Familie, Arbeit, Wohnverhältnisse) unterscheiden. So sterben in den Entwicklungsländern der Dritten Welt weitaus mehr Menschen an Infektionskrankheiten und Unterernährung, während in den technisierten Ländern Herz-Kreislauferkrankungen und Krebs an den ersten beiden Positionen der **Todesursachenstatistik** stehen. Die **Mortalität** hat sich entsprechend im Verlauf des 20. Jahrhunderts gegenüber dem 19. entscheidend verändert. Ursache dafür waren die Verbesserungen der medizinischen Versorgung und der hygienischen Bedingungen. Todesursachen im 19. Jahrhundert (hierarchisch geordnet) waren: 1. Säuglingssterblichkeit (Geburtskomplikationen, Mangel- und Fehlernährung) und 2. Infektionskrankheiten (z. B. Tuberkulose). Todesursachen gegen Ende des 20. Jahrhunderts dagegen: 1. Herz-Kreislauf-Krankheiten (50 %), 2. Krebs (bösartige Neubildungen: 25 %). Dagegen Infektionskrankheiten nur noch 0,9 %! Todesfälle in jungen Jahren (es gibt einen ersten Sterblichkeitsgipfel im Alter zwischen 20 und 25) sind meist bedingt durch: Unfälle, Selbstmorde (häufiger bei Männern) und Gewalttätigkeit.

Während die Infektionskrankheiten als Todesursache in den letzten 20 Jahren abgenommen haben, blieben die Herz-Kreislauf-Erkrankungen und bösartige Tumoren als Todesursache etwa gleich. Herz-Kreislauf-Erkrankungen und bösartige Tumoren konnten im 19. Jahrhundert nicht wesentliche Todesursachen sein, da die Menschen nur selten das Alter erreichten, in dem diese Krankheiten sich häufen (über 60 Jahre Alter). Dies gilt ebenso für viele Entwicklungsländer, die Rate z. B. für Krebserkrankungen ist hier niedriger als in den Industrieländern, da die meisten Menschen dort schon vor dem 60. Lebensjahr sterben.

Es gibt auch Unterschiede im Gesundheits- und Krankheitsverhalten der Angehörigen verschiedener **sozialer Schichten**. Soziologen fanden z. B. folgende Unterschiede:

- Untere Schichten zeigen höhere **Symptomtoleranz** und konsultieren entsprechend seltener den Arzt.
- **Vorsorgeuntersuchungen** (z. B. Krebs, Schwangerschaft) werden von sozial schwächeren Schichten weniger genutzt.
- **Gesundheitsschädigendes Verhalten** ist in unteren Sozialschichten häufiger zu finden (z. B. gibt es in den unteren Schichten beträchtlich mehr Zigarettenraucher).
- Umgekehrt sind gesundheitsfördernde Maßnahmen (**Präventivverhalten**) in unteren Sozialschichten seltener.
- Der sprachliche Umgang mit dem Arzt fällt Angehörigen höherer Schichten leichter als denen unterer Schichten.
- Der Informationsstand in medizinischen Dingen ist in unteren Schichten geringer.
- Schichtspezifische **Risikofaktoren** aufgrund unterschiedlicher Lebens- und Arbeitsbedingungen; insbesondere Berufskrankheiten finden sich häufiger in den unteren Schichten (z. B. Silikose bei Bergarbeitern, Asbestose bei Chemiewerkern, höheres Unfallrisiko z. B. bei Straßenbauarbeitern, aber auch die koronare Herzkrankheit).
- Erkrankte und Schwächere sinken z. T. in untere Sozialschichten ab (B.: frühzeitige Berentung mit minimalem Einkommen).
- Auch psychiatrische Erkrankungen finden sich gehäuft in unteren Sozialschichten. Dieses Ergebnis kann man verschieden interpretieren: 1. **Milieutheorie**: Höhere Belastungen in unteren Schichten können als Risikofaktor für die Entstehung einer psychiatrischen Erkrankung angesehen werden. 2. **Drift- und Selektionstheorie**: psychiatrisch Erkrankte erleiden häufig einen sozialen Abstieg und werden dann gehäuft in unteren Schichten gefunden.

Klinischer Bezug

Ärzte sehen in der Berufsausübung fast nur Kranke und sind daher stetig auf der Suche nach den Ursachen und Risikofaktoren für deren Symptome. Aber die Umkehrung der Frage (Wieso bleiben manche Menschen gesund?) eröffnet eine völlig neue Sichtweise für eine präventive Medizin, in der es nicht mehr nur darum geht Krankheiten zu heilen, sondern ihr Auftreten von vorne herein zu verhindern.

H00
→ **Frage 1.72:** Lösung A

Zu (**A**): Angehörige der Unterschicht zeigen oft eher arztmeidendes Verhalten.
Zu (**B**), (**C**), (**D**) und (**E**): Die hier beschriebenen Verhaltensweisen gehören eher zur Mittel- bzw. auch zur Oberschicht.

H03
→ **Frage 1.73:** Lösung C

Zu (**A**): Intrarollenkonflikte (*intra*, lat.=innerhalb): Ein und dieselbe Rolle (z.B. als *„Industriearbeiter"*) kann aus verschiedenen Segmenten bestehen, an die sich unterschiedliche Erwartungen anderer Personen oder Instanzen knüpfen, die unter Umständen widersprüchlich sein können. Da der Intrarollenkonflikt innerhalb einer Person abläuft, kann er das gespannte Verhältnis der Arbeiter nicht erklären.
Zu (**B**): Interrollenkonflikte (*inter*, lat.=zwischen): Jeder Mensch hat nicht nur eine, sondern mehrere Rollen gleichzeitig zu erfüllen (als Studentin, als Freundin, als Tochter der Eltern, als Mitglied der Grünen, als Vegetarierin usw.). Zwischen diesen Rollen kann es zu Konflikten kommen, die man Interrollenkonflikte nennt. Auch dieses Konzept kann das gespannte Verhältnis der Arbeiter nicht erklären.
Zu (**C**): Soziale Benachteiligung beruht auf Faktoren wie Armut, Behinderung und Randgruppen-Zugehörigkeit. Verursachende Faktoren werden nicht nur im Kontext von disparater Verteilung ökonomischer Ressourcen gesehen, sondern auch auf dem Hintergrund zunehmender „relativer" soziokultureller Benachteiligung bzw. Unterversorgung. Armut in Deutschland ist eine relative Armut, wobei der Begriff „relativ" streng, d.h. im Sinne seiner eigentlichen Bedeutung verstanden werden muss, d.h. gemessen an einem bestimmten Durchschnittseinkommen sowie an einem durchschnittlichen Versorgungsniveau zur Teilhabe an den gesellschaftlichen Aktivitäten.
Zu (**D**): Rollendistanz: bezeichnet die Distanz einer Person zu seiner Rolle. Dabei zeigt die Person durch ihr Verhalten, dass sie sich nicht mit ihrer Rolle identifiziert. Beispiel: Scherze beim Präparieren einer menschlichen Leiche.
Zu (**E**): Unter Devianz versteht man von der Norm abweichendes Verhalten. Die Labeling-Theorie geht davon aus, dass Abweichler von der Umwelt als solche definiert und dann entsprechend behandelt werden, wodurch das abweichende Verhalten dann verstärkt oder sogar überhaupt erst hervorgerufen wird.

F00
→ **Frage 1.74:** Lösung B

Zu (**A**): Fall-Kontroll-Studie: Jeder Fall aus der untersuchten Patientengruppe wird mit einem Fall aus einer gesunden Kontrollgruppe verglichen; dabei versucht man herauszufinden, ob die Erkrankten bestimmte Risikofaktoren häufiger zeigen als die Gesunden. (Der Begriff „Fall-Kontroll-Studie" bezeichnet manchmal aber auch Einzelfallstudien mit Kontrollzeiten. Eine Person wird phasenweise der Behandlung mit einem Verum oder einem Placebo ausgesetzt und es wird geprüft, ob sich nur während der Behandlungsphasen mit dem Verum Besserungen zeigen. Diese ist die einzige Möglichkeit, bei Einzelfallstudien auch den Placeboeffekt zu kontrollieren.)
Zu (**B**): Richtig.
Zu (**C**): Eine kausale Aussage ist aus der hohen negativen Korrelation zwischen Sozialschicht und Cholesterinwert natürlich nicht ableitbar. Korrelationskoeffizienten machen keine Aussagen über die Ursache, sondern weisen nur auf mögliche Zusammenhänge hin. Die Gründe muss man schon durch gezielte Experimente erforschen.
Zu (**D**): Zu „Kohorten" werden Personen zusammengefasst, die zu demselben Zeitpunkt geboren wurden (oder ein anderes wichtiges Ereignis erlebt haben, z.B. Physikum im Jahr 2006). Auch Kohortenstudien sind Längsschnittuntersuchungen, in denen über Jahre oder Jahrzehnte insbesondere entwicklungsbedingte Veränderungen untersucht werden sollen.
Zu (**E**): Die unabhängigen Variablen (Stimulus) sind diejenigen, die der Versuchsleiter in seinem Versuchsplan systematisch variiert. Die abhängigen Variablen (Reaktion) sind diejenigen, die gemessen werden sollen. In der hier genannten Studie wurde gar nichts variiert, sondern es wurden lediglich Daten erhoben.

H98
→ **Frage 1.75:** Lösung C

Zu (**A**), (**B**) und (**D**): Männliche Jugendliche und junge Männer, besonders aus den unteren Sozialschichten, haben im Vergleich zu Frauen und Angehörigen der oberen Sozialschichten ein erhöhtes Mortalitätsrisiko (z.B. Unfall). Damit sind diese drei Aussagen alle falsch.

Zu (C): Die Sterblichkeit von Säuglingen und Kleinkindern ist noch heute in der Unterschicht am höchsten.

Zu (E): Das würde bedeuten, dass koronare Herzkrankheiten in der Unter- und in der Oberschicht am höchsten sind. Sie finden sich aber gehäuft bei Arbeitern und z. B. bei Selbständigen und Freiberuflern aus der Mittelschicht.

F00
→ **Frage 1.76:** Lösung C

Zu (A): Dispositioneller Optimismus. Theorie, dass die Erwartung, wie ein Ereignis ausgehen wird, das Handeln beeinflusst. Wünschenswerte Ereigniserwartungen veranlassen ein Individuum zu vermehrter Anstrengung, dieses Ziel auch zu erreichen. Umgekehrt reduzieren Personen ihre Bemühungen, wenn das Ziel unerreichbar erscheint. Dies spielt auch bei dem Ertragen von Stress eine Rolle. Oder würden Sie sich dem Stress der mündlichen Prüfung noch unterziehen, wenn die schriftliche Note „6" ist?

Zu (B): Eysenck entwickelte eine der bekanntesten Persönlichkeits-Theorien. Er reduzierte Persönlichkeit auf vier Hauptdimensionen:
(1) Extraversion – Introversion
(2) Emotionale Stabilität – Labilität (= Neurotizismus)
(3) Realismus – Psychotizismus
(4) Intelligenz
Emotionale Stabilität spielt bei der Resistenz gegen Stress eine wichtige Rolle.

Zu (C): Mit Reaktanz bezeichnet man die Trotzreaktion, als vernünftig erkannte Ratschläge nicht zu befolgen, da man sich in seiner Entscheidungsfreiheit eingeschränkt fühlt. Man entwickelt dann eine Reihe von Gründen (Scheingründe), deretwegen man den Ratschlag nicht befolgen zu können meint. Dieses Konzept spielt zur Erklärung der Stress-Anfälligkeit keine Rolle.

Zu (D): Modell der Kompetenzerwartung („self efficacy"): Soziale Fertigkeiten („social skills") sind Reaktionsmuster, die es ermöglichen, sich bei der Interaktion mit anderen erfolgreich zu verhalten. Eines der häufigsten Probleme ist mangelnde Selbstsicherheit hinsichtlich der eigenen Kompetenz, eine Situation angemessen zu meistern. Hier wird ein soziales Kompetenztraining („behavioral rehearsal") empfohlen. Abweichendes Verhalten beruht oft auf Defiziten im Erlernen von sozialen Fertigkeiten im Kindesalter. Mangelnde Kompetenzerwartung wird auch Stressauswirkungen erhöhen.

Zu (E): Zum sozialen Umfeld („social support") zählt man: Familie, Verwandtschaft, Freunde, Kollegen und Nachbarn. Alle die also, zu denen der Patient in sozialem Kontakt steht. Diese können z. B. Anerkennung aussprechen, Werte und Hilfeleistungen vermitteln, die wiederum wichtig für die Verarbeitung von Stressfolgen sind.

H05 H04
→ **Frage 1.77:** Lösung E

Zu (A): Habituation bedeutet, dass mit der Wiederholung eines Reizes auf diesen immer schwächer reagiert wird.

Zu (B): „Paradox der Prävention": unterschiedlich definierter Begriff. Zum einen in der Bedeutung verwandt: Je besser die Prävention ist, um so seltener muss sie benutzt werden. Paradoxe Prävention weist auch darauf hin, dass insbesondere Kampagnen zur Prävention bei Drogen und Alkohol die Jugendlichen gerade erst darauf hinweisen, welche Drogen es gibt, die sie ausprobieren könnten. Paradoxe Prävention wird außerdem in dem Sinn benutzt, dass insbesondere durch sekundäre und tertiäre Prävention oft chronisch Kranke geschaffen werden, die früher an den Folgen ihrer Krankheit verstorben wären, heute aber überleben. Hierdurch erhöht Prävention sogar noch die Kosten im Gesundheitswesen, statt sie zu senken.

Zu (C): Die Reaktanz-Theorie macht interessante Aussagen darüber, warum Menschen sich meist nicht so verhalten, wie sie sich verhalten sollten. Nach Ansicht dieser Theorie liegt die Ursache darin, dass jedes verbotene Verhalten an Attraktivität gewinnt.

Zu (D): Rehabilitation gehört zur tertiären Prävention. Ziel der Reha ist es, den Auswirkungen einer Krankheit oder einer körperlichen, geistigen oder seelischen Behinderung auf die Erwerbstätigkeit der Versicherten entgegenzuwirken oder sie zu überwinden und dadurch Beeinträchtigungen der Erwerbsfähigkeit der Versicherten oder ihr vorzeitiges Ausscheiden aus dem Erwerbsleben zu verhindern oder sie möglichst dauerhaft in das Erwerbsleben einzugliedern.

Zu (E): Resilienz (Widerstandsfähigkeit, Spannkraft): Das Konzept der Resilienz erklärt, warum auch bei Vorliegen vieler Risikofaktoren manche Personen nicht krank werden. Dies trifft auf die Beschreibung in der Frage zu.

F01
→ **Frage 1.78:** Lösung C

Zu (A): Anforderungs-Kontroll-Modell: Ein Modell, das Zufriedenheit/Unzufriedenheit aus den Anforderungen in Relation zu den Kontrollmöglichkeiten, diesen gerecht zu werden, sieht.

Zu (B): Berufliche Autonomie (Unabhängigkeit) lag nicht vor, da der Patient ja in einem Betrieb angestellt war.

Zu (C): Wenn hohe berufliche Anforderungen gestellt werden, andererseits aber nur eine niedrige Belohnung vorhanden ist, kann es zur Gratifikationskrise kommen. Solche jahrelangen Stresszustände führen zu ständigem Bluthochdruck, der wiederum als wesentliche Ursache für koronare Herzerkrankungen angesehen wird.

Zu (D): Kognitive Dissonanz: Zwei oder mehr Erkenntnisse desselben Individuums stehen im Widerspruch zueinander: *„Ich reibe mich für den Betrieb auf, bin aber schlecht bezahlt und selbst von Entlassung bedroht.“* Nur selten wird die Handlungskomponente geändert, meist passt man seine Gedankengänge daran an, erhöht z.B. den Anteil konsonanter Kognitionen oder verringert den Anteil dissonanter Kognitionen (*„Aber ich habe Spaß an der Verantwortung.“*, *„Ohne mich käme die Firma nie zurecht.“*, *„Kündigen kann ich nicht – was soll ich sonst machen?“*). Ob hier kognitive Dissonanz vorliegt, lässt sich nicht entscheiden, da ja weder über die Gedankengänge noch über die Emotionen des Patienten etwas ausgesagt wird.

Zu (E): Soziale Vergleichsprozesse: Personen versuchen ständig, die Richtigkeit ihrer Einstellungen durch Vergleiche der Meinungen von anderen zu überprüfen. Ein Großteil unseres *„small talk“* dient eigentlich nur diesem Zweck.

H03
→ **Frage 1.79:** Lösung A

Zu (A): Berufliche Autonomie (selbständiges Arbeiten) ist deutlich schichtabhängig und hat auch erhebliche Auswirkungen auf das außerberufliche Leben.

Zu (B): Das Ausmaß der Arbeitsbelastung ist nicht schichtabhängig.

Zu (C): Erfahrene Unterstützung am Arbeitsplatz ist keine zwangsläufig schichtspezifische Erfahrung.

Zu (D): Untergebenenkonflikte am Arbeitsplatz sind keine schichtspezifische Erfahrung, sondern ziehen sich durch alle Schichten.

Zu (E): Vorgesetztenkonflikte am Arbeitsplatz sind keine zwangsläufig schichtspezifische Erfahrung, sondern sind in allen Sozialschichten zu finden.

H05
→ **Frage 1.80:** Lösung C

Zu (A): Berufliche Gratifikationskrisen: Wenn hohe berufliche Anforderungen (hohe Verausgabung) gestellt werden, andererseits aber nur eine niedrige Belohnung vorhanden ist, kann es zur Gratifikationskrise kommen, die psychische und/oder psychosomatische Störungen nach sich ziehen kann.

Zu (B): Der Schichtgradient der Mortalität bezeichnet das Phänomen eines höheren Mortalitätsrisikos unterer sozialer Schichten.

Zu (C): Drifthypothese: Psychiatrische Erkrankungen finden sich gehäuft in unteren Sozialschichten. Dieses Ergebnis aus der Sozialforschung kann man allerdings verschieden interpretieren: Höhere Belastungen in unteren Schichten können als Risikofaktor für die Entstehung einer psychiatrischen Erkrankung angesehen werden (Milieutheorie). Einen anderen Erklärungsansatz bietet die Überlegung, dass psychiatrisch Erkrankte häufig einen sozialen Abstieg erleiden und dann natürlich geballt in unteren Schichten gefunden werden (Drift- und Selektionstheorie).

Zu (D): Soziale Ungleichheit: Unterschiede von Ausbildung und Einkommen führen zur Ungleichheit der Angehörigen verschiedener sozialer Schichten. Damit verbunden ist die soziale Ungerechtigkeit aufgrund verschiedener Chancen in Abhängigkeit von der sozialen Schicht, aus der eine Person stammt. Die Unterschicht ist von allen chronischen Krankheiten überdurchschnittlich stark betroffen, das Krankheitsrisiko ist etwa doppelt so hoch. Sind Angehörige der Unterschicht einmal erkrankt, verläuft ihr Heilungsprozess schlechter. Früher waren mangelnde ärztliche Versorgung und krankmachende Arbeitsbedingungen die Gründe dafür, heute nicht mehr, es gibt einen anderen Grund: gesundheitsschädigendes Verhalten.

Zu (E): Soziogenese: Begriff für einen geschichtlichen Ablauf, durch den sich aus gesellschaftlichen Vorformen schließlich die allgemeine Lebensform einer Gesellschaft ergibt. Zum Beispiel entwickelten sich aus Handwerk, Handel und Geldwirtschaft der Kapitalismus und die daran angepassten Verhaltensweisen der Menschen. Soziogene Faktoren sind entsprechend solche, bei denen die soziale Umwelt das Verhalten von Menschen oder Systemen prägt.

H98
→ **Frage 1.81:** Lösung E

Psychiatrische Erkrankungen finden sich gehäuft in unteren Sozialschichten. Dieses Ergebnis aus der Sozialforschung kann man allerdings verschieden interpretieren: Höhere Belastungen in unteren Schichten können als Risikofaktor für die Entstehung einer psychiatrischen Erkrankung angesehen werden (Milieutheorie, siehe Lösungsmöglichkeit (C)). Einen anderen Erklärungsansatz bietet die Überlegung, dass psychiatrisch Erkrankte häufig einen sozialen Abstieg erleiden und dann natürlich gehäuft in unteren Schichten gefunden werden. (Drift- und Selektionstheorie). Gefragt wurde nach dieser Drifthypothese, was der letzten Lösungsmöglichkeit entspricht.

1.3   Methodische Grundlagen

1.3.1   Hypothesenbildung

I.17   Hypothesenbildung

Um ihr Geschirr abzuwaschen, ihr Bett zu machen und um bei einem Patienten eine Herztransplantation durchzuführen, benutzen Sie bestimmte Methoden des Vorgehens. Wie aber kann man abweichendes Verhalten sicher diagnostizieren? Wie lässt sich beurteilen, ob eine therapeutische Maßnahme erfolgreich war? Was muss man beachten, um epidemiologische Zahlen im Gesundheitswesen zu berechnen? Auch hierzu benötigen wir Methoden, um verlässliche Daten zu gewinnen und diese richtig interpretieren zu können. Das folgende Kapitel beschäftigt sich mit solchen methodischen Grundlagen, die hier exemplarisch für die Bereiche Psychologie und Soziologie vorgestellt werden, aber ebenso auch auf die Medizin übertragen werden können. Ein Patient sagt zu Ihnen: *„Gestern war ich noch im heute, aber morgen bin ich schon von vorgestern."* Worunter leidet der Patient Ihrer Ansicht nach? Schizophrenie? Alzheimer Demenz? Wernicke Aphasie? Oligophrenie? Oder ist es vielleicht doch ein hyperintelligenter Philosophie-Professor? Um das herauszubekommen, werden Sie Vermutungen (Hypothesen) bilden und versuchen, diese mit weiteren Untersuchungsmethoden zu prüfen.

Hypothesen:
An der ersten Stelle des Prozesses einer Datengewinnung steht immer die Bildung von **Hypothesen**. Eine solche Hypothese ist eine Vermutung, die in der Regel aus einer Theorie abgeleitet wird. Nach dem Kriterium von K. Popper muss sie falsifizierbar sein, d. h. es muss möglich sein zu zeigen, dass diese Hypothese nicht stimmt. Um diese **Falsifizierbarkeit** aufzuzeigen, wird jeder Hypothese eine **Alternativhypothese** beigeordnet, die das Gegenteil behauptet, z. B.:
H_1: Der Patient leidet unter einer schizophrenen Störung.
H_0: Der Patient leidet nicht unter einer schizophrenen Störung.
Weitere Hypothesen lassen sich natürlich auch zu den anderen o.g. Krankheitsbildern aufstellen. Prinzipiell muss zwar immer die Möglichkeit bestehen zu zeigen, dass eine Hypothese falsch ist (**Falsifikation**), die endgültige Wahrheit einer Behauptung nachzuweisen (**Verifikation**) ist jedoch nicht möglich, da immer noch die Möglichkeit besteht, dass die Hypothese sich irgendwann später doch noch als unrichtig herausstellt. Letztlich sind alle Messungen fehlerbehaftet und können durch Zufälle beeinflusst worden sein. Alle Schlussfolgerungen sind also lediglich Wahrscheinlichkeitsaussagen. Statistische Verfahren der **Biometrie** berücksichtigen dies, indem man dort angibt, mit welcher prozentualen Wahrscheinlichkeit ein Untersuchungsergebnis richtig ist. Die in wissenschaftlichen Artikel oft vorkommende Angabe $p < 0.05$ sagt z. B. aus, dass ein gefundener Unterschied mit 95 % Wahrscheinlichkeit *„wahr"* ist und nicht nur durch Zufälle oder Messfehler entstanden ist.

Nach der Formulierung einer Vermutung besteht der nächste Schritt nun darin, eine Hypothese prüfbar zu machen. Dazu muss man **Variablen** (= veränderliche Werte) definieren, die man messen kann. Nehmen wir an, Sie möchten eine Untersuchung zu der Frage durchführen, ob Adumbran (ein Tranquilizer = angstlösendes Medikament) die Reaktionszeiten verlängert. Sie planen also ein Experiment mit mehreren **Prae**- (vor Medikamentengabe) und noch mehr **Post-Messungen** (1, 2, 3, ... Stunden nach Adumbran-Einnahme). Wenn Sie neben den Versuchsgruppen *„mit Adumbran"* jetzt noch zwei Kontrollgruppen, eine *„mit Placebo"* (Effekte der Selbstsuggestion) und eine weitere *„völlig ohne Medikament"* (Effekte der Übung oder evtl. auch der Ermüdung durch wiederholte Reaktionsmessungen) einplanen, die örtliche Ethikkommission nichts gegen ihre Untersuchung hat und Sie außerdem noch genügend Versuchspersonen finden (aber bitte nicht nur Medizinstudenten, das vermindert die Generalisierbarkeit Ihrer Daten), dann haben Sie schon gut geplant. Noch schöner wird das ganze, wenn Sie Ihr Experiment als Doppelblindversuch planen: hierbei wissen weder der Versuchsleiter noch die Probanden, ob ein Placebo oder der Tranquilizer verabreicht wurde, das vermindert den Rosenthal-Effekt (= Artefakte durch Annahmen des Versuchsleiters, hierzu siehe Lerntext II.21 Entscheidungsfehler). Die Zuteilung der Patienten auf die Experimental- oder Kontrollgruppen übernimmt eine dritte Person und hält diese Aufteilung schriftlich fest. Die entsprechende Zuordnung welche Person in welcher Gruppe ist, bleibt aber streng geheim und wird erst nach Durchführung des Versuches bekannt gegeben.

Hypothetische Konstrukte sind theoretische Annahmen darüber, welche Faktoren unsere Persönlichkeit eigentlich ausmachen, z.B. „*Intelligenz*", „*Gedächtnis*", „*Motivation*", „*Neurotizismus*", „*Kausalattribution*" usw. sind nicht direkt fassbar, sondern nur Erklärungsmodelle. Solche Konstrukte müssen in der Regel operationalisiert werden, d.h. man versucht sie in irgendeiner Form als Variable messbar zu machen. ∎

H01

→ Frage 1.82: Lösung E

Zu (**A**): Korrelation: Zwischen Merkmalsausprägungen von zwei oder mehr Variablen gibt es häufig Beziehungen, z.B. zwischen dem zeitlichen Aufwand der Vorbereitungen für das Physikum und den Zensuren in Punkten von 0 bis 15. Studenten, die wenig gelernt haben, sollten auch schwächere Leistungen bringen, Studenten, die viel gelernt haben, höhere.

Zu (**B**): Könnte im Winter der Fall sein: friert's oder friert's nicht?

Zu (**C**): Wenn man vorher ein Signifikanzniveau festgelegt hat, kann man immer eindeutig sagen, ob die Hypothese angenommen werden kann oder abgelehnt werden muss.

Zu (**D**): Gaußsche Glockenkurve: Die meisten biologischen Variablen sind normalverteilt, d.h. die Auftretenswahrscheinlichkeit von Extremwerten ist bei normalverteilten Daten gering, Mittelwerte sind am häufigsten. Nach Berechnung von Mittelwert und Standardabweichung lässt sich für jeden einzelnen Messwert die Wahrscheinlichkeit angeben, mit der dieser Wert zu erwarten ist.

Zu (**E**): Zur Beantwortung wissenschaftlicher Fragestellungen vergleicht man meist die Mittelwerte von zwei (oder mehr) Gruppen miteinander. Man stellt vor Durchführung der Untersuchungsreihe die folgenden Hypothesen auf:

- Nullhypothese H_0: Die beiden Gruppen unterscheiden sich nicht signifikant voneinander.
- Alternativhypothese H_1: Die beiden Gruppen unterscheiden sich signifikant voneinander.
- Ob ein Unterschied zufällig oder signifikant (bedeutsam) ist, wird vor der Versuchsdurchführung durch Festlegung eines Signifikanzniveaus bestimmt, d.h. der Irrtumswahrscheinlichkeit (0,1%, 1,0%, 5% o.ä.), die man bereit ist, durch Akzeptierung einer eigentlich falschen Hypothese notfalls in Kauf zu nehmen.

F99 ∎

→ Frage 1.83: Lösung E

Ein Experiment wird stets durchgeführt um eine Hypothese zu beweisen. Die Hypothese, meist als H1 bezeichnet, behauptet einen Unterschied zwischen zwei Gruppen bzw. Stichproben. Dieser Hypothese wird immer eine Nullhypothese H_0 zugeordnet, die davon ausgeht, dass kein Unterschied besteht, d.h. beide Gruppen sind gleich.

In dem Beispiel hießen die Hypothesen z.B.:

H_0: Urschreitherapie ist ebenso effektiv wie Psychoanalyse,

H_1: Urschreitherapie ist effektiver,

H_2: Psychoanalyse ist effektiver.

Nach der Therapie wird statistisch geprüft, ob die Ergebnisse beider Therapiegruppen sich signifikant unterscheiden. Abhängige Variable könnte z.B. das Ausmaß der Angstreduktion von Phobikern in einem Angstfragebogen vor vs. nach der Therapie sein.

Zu (**A**): Dann wäre die Nullhypothese zutreffend. In der Frage wurde H_0 jedoch verworfen.

Zu (**B**): Dann wäre zwar ein Unterschied zwischen den Gruppen vorhanden, der jedoch statistisch nicht signifikant wird. Auch hier wäre die Nullhypothese zutreffend.

Zu (**C**) und (**D**): Das Verwerfen der Nullhypothese bedeutet im Allgemeinen, dass eine andere Hypothese zutrifft. Aus dem Text der Frage geht jedoch nicht hervor, welches Verfahren besser abschneidet.

Zu (**E**): Richtig.

F04

→ Frage 1.84: Lösung E

Zu (**A**): Eine Hypothese ist eine Vermutung, die in der Regel aus einer Theorie abgeleitet wird und deren Zutreffen wissenschaftlich geprüft werden soll.

Determination bedeutet Bedingtsein oder Vorherbestimmung (etwa: Körpergröße wird determiniert durch genetische Prädisposition). Eine Hypothese kann keinesfalls einen Sachverhalt determinieren.

Zu (**B**): Eine Hypothese muss falsifizierbar sein, d.h. es muss möglich sein zu zeigen, dass die Hypothese nicht stimmt. Um diese Falsifizierbarkeit aufzuzeigen, wird jeder Hypothese eine Alternativhypothese beigeordnet, die das Gegenteil behauptet.

Zu (**C**): Normativ: auf Bewertungen bezogen oder selber Bewertungen setzend. Normative Fragen beziehen sich z.B. auf vorher bewertete oder jetzt zu bewertende Sachverhalte, z.B. nach dem „*besten Verhalten*". Eine normative Hypothese ist demnach nicht möglich.

Zu (**D**): Jeder Hypothese, die einen Unterschied zwischen Gruppen behauptet (*Frühehen versus Spätehen*), wird immer eine Nullhypothese H_0 zugeordnet, die davon ausgeht, dass kein Unterschied besteht, d.h. beide Gruppen gleich sind. Bei der Aussage dieser Frage handelt es sich also um die Hypothese H_1 und nicht um die Nullhypothese.

Zu (E): Probabilistik: Wahrscheinlichkeitsrechnung. Hypothesen sind immer probabilistisch, da man die Richtigkeit ihres Zutreffens anhand einer bestimmten Wahrscheinlichkeit (Signifikanzniveau) prüfen will.

I.18   Variablen

Variablen sind alle messbaren Werte, durch die sich in Ihrem Versuchsplan irgendwelche Veränderungen ergeben können. Zum Beispiel: Alter und Geschlecht der Versuchspersonen, Höhe der Tranquilizer-Dosis, Größe und Gewicht der Versuchspersonen, Tageszeit der Einnahme, Angstniveau der Versuchsperson, Persönlichkeit des Testleiters, Art der Räume, in denen das Experiment durchgeführt wird, Wetter, vorangegangene oder nachfolgende Bedingungen (schlaflose Nacht oder folgender Zahnarzttermin der Versuchsperson) usw.. Anhand Ihrer Theorie entscheiden Sie, welche Variablen möglicherweise einen, kaum oder gar keinen Einfluss haben dürften. Sie vernachlässigen etwa die Körpergröße der Versuchspersonen und das Wetter am Versuchstag, entscheiden aber z.B. für die Adumbran-Dosis eine gewichtsabhängige Dosierung. Man unterscheidet:

Unabhängige Variablen: Die unabhängigen Variablen (Stimulus) sind diejenigen, die Sie als Versuchsleiter in Ihrem Versuchsplan systematisch variieren. Hierzu gehört die Variable „Medikamenteneinnahme" (Adumbran/Placebo/gar nichts).

Konstant-gehaltene Variablen: Andere unabhängige Variablen, von denen Sie glauben, dass sie möglicherweise einen Einfluss haben könnten, müssen Sie konstant halten. Wenn Sie glauben, dass die Tageszeit einen Einfluss haben könnte, dann muss das Experiment stets zur selben Tageszeit durchgeführt werden (…oder die Tageszeit muss als unabhängige Variable systematisch variiert werden). Wenn Sie glauben, dass das Alter einen Einfluss hat, dann muss auch das Alter konstant gehalten werden, z.B. indem man nur Versuchspersonen im Alter von 20–25 Jahren zulässt. Durch eine solche Konstanthaltung wird allerdings die Generalisierbarkeit Ihrer Daten später erheblich eingeschränkt. Wenn Sie aber keine derartige Einschränkung wollen, dann müssen Sie auch Alter als zusätzliche unabhängige Variable aufnehmen und in Ihrem Versuchsplan systematisch variieren, d.h. Sie müssen Ihren gesamten Versuch mit Stichproben ausreichender Größe in mehreren Altersklassen (10–19, 20–29, 30–39, 40–49,…) durchführen. Wenn Sie dasselbe auch noch für das Geschlecht machen wollen, dann stehen Sie schnell vor dem Problem, dass Sie für die Durchführung Ihres Experimentes 5.000 Personen und zehn Jahre Zeit brauchen. Einen möglichen Ausweg bietet die Randomisierung von Versuchspersonen, hierzu siehe Lerntext I.26 Studiendesign.

Abhängige Variablen: Die abhängigen Variablen (Reaktion) sind diejenigen, die Sie messen wollen. In Ihrem Experiment können Sie einen schwierigen Reaktionstest vorgeben, der z.B. zur Erfassung der Straßenverkehrstauglichkeit geeignet ist. Solche vergleichsweise realistischen Tests erhöhen die Motivation der Probanden. Als abhängige Variablen können Sie dann z.B. messen: die Leistung in diesem Reaktionstest und auch physiologische Parameter (Herzschlag, galvanischer Hautwiderstand, Atemfrequenz, EEG).

Intervenierende Variablen (*intervenire* = dazwischen kommen): sind weitere Variablen, die einen Einfluss auf das Versuchsergebnis haben, z.B. Organismusvariablen. Nach Durchführung Ihres Experimentes könnten Sie möglicherweise feststellen, dass Adumbran bei 50 % Ihrer Probanden eine Verlangsamung der Reaktionszeiten hervorgerufen hat, bei den anderen 50 % dagegen ist es zu einer Beschleunigung durch den Tranquilizer gekommen. Klugerweise haben Sie Ihre Probanden vorher einen Persönlichkeitsfragebogen ausfüllen lassen. Durch **„snooping in the data"** können Sie nun versuchen nachträglich herauszufinden, ob eine direkte Korrelation zu irgendeinem Merkmal besteht. Vielleicht stellen Sie fest, dass die introvertierten Versuchspersonen schneller geworden sind, extravertierte dagegen langsamer. Extraversion/Introversion wäre dann eine solche intervenierende Variable. Sollte sich bei diesem Experimenten eine eindeutige Beziehung zwischen den Persönlichkeitseigenschaften Intro-/Extraversion und der Wirkung des Tranquilizers zeigen, dann können Sie im Abschlusssatz Ihrer Dissertation darauf hinweisen, dass man Persönlichkeitseigenschaften bei Untersuchungen zur Wirksamkeit von Psychopharmaka keinesfalls außer Acht lassen darf. Sie dürfen diesen Zufallsbefund aber nicht als Ergebnis Ihrer Arbeit darstellen, da Sie vorher nicht die Hypothese aufgestellt hatten, dass das so sein könnte. Ein Ergebnis hinaus zu posaunen, zu dem es gar keine vorherige Hypothese gab, ist aber wissenschaftlich ungehörig!

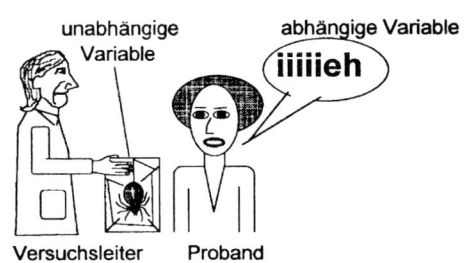

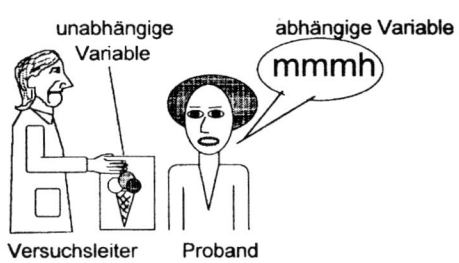

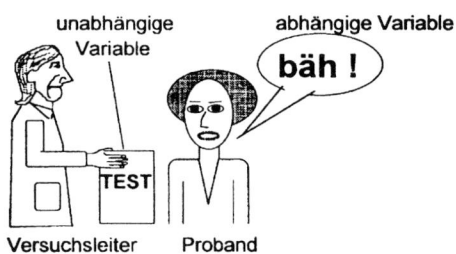

Abb. 1.6 Die unabhängige Variable wird vom Versuchsleiter variiert, die abhängige Variable ist die Reaktion des Probanden, die gemessen werden soll. Intervenierende Variablen, z. B. Persönlichkeitseigenschaften des Probanden können dabei Auswirkungen auf diese abhängige Variable haben.

Konfundierung („*confounding*"): Vermengung, Vermischung von zwei oder mehr Variablen, die hoch miteinander korreliert sind und deren Einflüsse später nicht zu trennen sind. Alter ist z. B. eine solche konfundierende Variable, die das Ergebnis einer Studie erheblich beeinflussen kann, wenn sie nicht kontrolliert wird. Experimental- und Kontrollgruppe dürfen sich in ihrem Mittelwert diesbezüglich nicht signifikant unterscheiden. Ansonsten kann es passieren, dass man einen Unterschied, der eigentlich auf die Wirkung der unabhängigen Variable (Intervention) zurückgeführt werden sollte, nun durch das unterschiedliche Durchschnittsalter der beiden Gruppen bedingt ist.

Klinischer Bezug

Kenntnis von Hypothesenbildung und Entwicklung eines experimentellen Designs ist nicht nur für die Doktorarbeit wichtig. Auch bei der Diagnose von Krankheiten und beim Aufspüren der Ursache von Störungen muss der Arzt wissenschaftliche Detektivarbeit leisten und immer wieder Hypothesen bilden und prüfen.

F86
→ **Frage 1.85:** Lösung D

Zu (**A**): Die unabhängige Variable ist Art und Anzahl des Weckens während des Schlafs.
Zu (**B**): Die Bedingung „Schlaf" ist natürlich nicht überflüssig, wenn man prüfen will, ob Schlafentzug die Konzentration beeinflusst, da man Kontrollgruppen braucht. Möglicherweise wird die Konzentrationsleistung schon alleine durch fünf Nächte im Schlaflabor schlechter.
Zu (**C**): Die abhängige Variable ist das Ergebnis der Konzentrationstests.
Zu (**D**): Es ist ein Experiment.

H01 ■■
→ **Frage 1.86:** Lösung D

Zu (**A**): Training versus Placebogabe sind nicht die abhängigen, sondern eine der unabhängigen Variablen, d.h. diejenigen, die hier variiert werden.
Zu (**B**): Die Dauer des Trainingsprogramms ist mit vier Monaten eine konstant gehaltene Variable.
Zu (**C**): Intensität des Trainings ist keine intervenierende, sondern eine der unabhängigen Variablen, d.h. diejenigen, die hier variiert werden.
Zu (**D**): Richtig. Die Behandlungsbedingungen (Placebo versus Training und innerhalb des Trainings noch einmal die Intensität des Trainings) sind die unabhängigen Variablen, die hier variiert werden.
Zu (**E**): Vigilanz und Konzentrationsfähigkeit der Probanden sind nicht unabhängige, sondern intervenierende Variablen, auf die man schlecht einen Einfluss hat und die Messfehler verursachen.

F04 F02
→ **Frage 1.87:** Lösung B

Die unabhängige Variable ist diejenige, die vom Versuchsleiter variiert wird, d.h. im Beispiel die Dosis des Medikamentes (300 mg, 150 mg, gar nichts = Placebo). Die abhängige Variable ist diejenige, die erfasst wird und von der man annimmt, dass sie sich in Relation zur unabhängigen Variable verändert (hier: Vigilanz = Daueraufmerksamkeit und Konzentrationsfähigkeit). Intervenierende Variablen sind solche, die außerdem noch Einfluss auf das Versuchsergebnis haben könnten (z.B. Alter, Geschlecht, Gewicht usw.); viele dieser Variablen kontrolliert man, indem man versucht, sie konstant zu halten, oder als weitere unabhängige Variablen aufnimmt.

Zu (**A**): Falsch, denn die Medikamentendosierung ist die unabhängige Variable.

Zu (**B**): Richtig, die Vigilanz und Konzentrationsfähigkeit wird als abhängige Variable gemessen.

Zu (**C**): Falsch, denn das Einnahmeschema wird in der Frage ja gar nicht geschildert. Bei dreimal täglich ist von Morgens-Mittags-Abends auszugehen und zu hoffen, dass der Versuchsleiter dies standardisiert hat (= für alle Probanden gleiche Zeiten).

Zu (**D**): Falsche Aussage, denn die Medikation ist die unabhängige Variable.

Zu (**E**): Falsch, da die Testleistungen die abhängige Variable sind.

H99 H89 H88 H86 ■
→ **Frage 1.88:** Lösung C

Zu (**A**): Die unabhängige Variable ist stets das, was vom Versuchsleiter variiert wird, hier also die Behandlungstechnik. Die abhängige Variable ist das, was als Output gemessen wird, hier die Annäherung an das angstauslösende Objekt.

Zu (**B**): Wilhelm Wundt nannte als wichtigste Kriterien des Experimentes: Variierbarkeit, Willkürlichkeit und Wiederholbarkeit.

Zu (**C**): Unabhängige Variable ist die Therapieart; das Ausmaß der Phobie dagegen ist die abhängige Variable. Die Aussage ist also falsch.

Zu (**D**): Operationalisierung bedeutet Umsetzung eines hypothetischen Konstruktes aus dem Elfenbeinturm der Theoretiker („Phobie") in etwas, das in der harten Realität des Pragmatikers gemessen werden kann (hier: Annäherung an das angstauslösende Objekt).

Zu (**E**): Randomisierung: Zuteilung der Patienten nach einem Zufallsprinzip (Münzwurf, Auslosung aus einer Urne) auf die verschiedenen Therapiegruppen. Trifft hier zu.

H05
→ **Frage 1.89:** Lösung B

Zu (**A**): Bias (engl. = Vorurteil, Voreingenommenheit): am häufigsten z.B. als „*selection bias*" = ein Fehler bei der Auswahl der Versuchsteilnehmer durch Voreingenommenheit etwa hinsichtlich der Diagnose, „*sample bias*" = eine schräge Zusammenstellung der Gruppen, „*publication bias*" = die vorurteilsbehaftete Darstellung von Versuchsergebnissen oder „*confirmation bias*" = der Versuch, die Datenlage so hinzubiegen, bis sie die eigenen Hypothesen unterstützt.

Zu (**B**): Confounding: Vermengung bzw. Vermischung der Einflüsse unterschiedlicher Variablen. In der Regel möchte man nur die Wirkung der unabhängigen Variable (meist der Intervention, hier: Risikofaktoren) auf die abhängige Variable (meist

Verhalten des Probanden, hier: Krankheitsmanifestation) messen. Es gibt aber konfundierende Variablen (Alter, Geschlecht, Körpergewicht, Persönlichkeitseigenschaften ...), die gleichfalls Einfluss auf das Versuchsergebnis haben können und die man daher in irgendeiner Form kontrollieren muss.

Zu (**C**): Im Rahmen einer Mehrebenen-Analyse werden sowohl interne, lokale, sozial-räumliche Einflüsse wie auch externe (regionale, nationale und globale) Ursachen und Prozesse erfasst. Ebenso gut können hier z.B. aber auch unterschiedliche Steuerungsformen der administrativen Systeme in die Untersuchung einbezogen werden.

Zu (**D**): Randomisieren: Bei sehr großen Stichproben in einem Experiment geht man davon aus, dass sich zufällige Unterschiede bei der Zusammenstellung von Probandengruppen ohnehin gegenseitig ausgleichen, wenn man die Versuchspersonen nach einem Zufallsprinzip auf die Versuchsgruppen verteilt. Abweichungen tendieren in der Regel in beide Richtungen (jung/alt, klug/dumm, introvertiert/extravertiert ...). Bei einer randomisierten Zuteilung hofft man, dass sich diese Fehler gegenseitig kompensieren und die Stichproben damit vergleichbar sind. Dies ist allerdings hinsichtlich wichtiger Variablen möglichst vor dem Versuch zu prüfen. Bei kleinen Stichproben sollte besser parallelisiert werden. (Siehe Lerntext I.26 Studiendesign.)

Zu (**E**): Regression: 1. Zurückentwicklung in kindliche Stadien. Regression kann diesbezüglich auch ein psychoanalytischer Abwehrmechanismus sein. Auch die Institution Krankenhaus erzeugt oft eine Regression, wenn Patienten wie unmündige Kinder behandelt werden, **2.** statistisches Verfahren: Durch die Regressionsanalyse wird die Abhängigkeit zwischen zwei Merkmalen eines Objektes einer Regressionsgleichung angepasst. Man versucht eine Punktewolke von Daten auf eine Funktion abzubilden, die diese am besten beschreibt, z.B. eine gerade Linie zur Darstellung einer Korrelation zwischen zwei Variablen. Dazu verwendet man oft lineare Funktionen, aber auch quadratische Funktionen und Exponentialfunktionen.

1.3.2   Operationalisierung

I.19   Operationalisierung

Zwei Patienten, beide leiden unter einer Lungenentzündung, liegen nebeneinander im Krankenhaus. Ist der eine kränker als der andere? Wie eigentlich misst man den Ausprägungsgrad von „*Krankheit*"? Bei diesem Begriff handelt es sich auch lediglich um ein **hypothetisches Konstrukt.** Seit Jahrhunderten arbeiten Ärzte daran, dieses Konstrukt „Krankheit" messbar und objektiv erfassbar zu machen. Es muss in einzelne Werte zerlegt werden, die wir dann messen können. Dieser Prozess wird als „Operationalisierung" bezeichnet. Messinstrumente für den Ausprägungsgrad von Krankheit sind z. B. Fieberthermometer oder die Blutsenkungsgeschwindigkeit (BKS, BSG). Lassen sich auch psychologische („Emotion") oder soziologische Konstrukte („soziale Schicht") messbar machen?.

Um etwas zu messen, benötigt man zunächst einmal eine Skala. Wenn Sie wissen wollen, ob das neue französische Doppelbett in Ihre Studentenbude passt, bilden Sie Ihre Werte auf einer Skala mit den Bezeichnungen Meter und Zentimeter ab. Für das o. g. Fieber ist es die Celsius-Skala. Auf welcher Skala aber misst man Geschlecht, Beliebtheit und Fleiß? Wir unterscheiden mehrere Arten von Skalen, auf denen man auch solche Daten abbilden kann:

Die **Nominalskala** ist die einfachste Möglichkeit der Skalierung, d. h. Zuordnung von Werten zu einer Skala ohne Aussagemöglichkeiten wie „mehr" oder „weniger". Die einzige Bedingung ist, dass jede Variablenausprägung einem Wert eindeutig zugeordnet werden kann. Eine Beziehung zwischen den Werten gibt es nicht. Statistisch lassen sich hier nur Häufigkeiten auszählen, sowie Modalwerte, Chi-Quadrat-Verfahren und Kontingenztafeln berechnen. Beispiel: Familienstand 1 = ledig, 2 = verheiratet, 3 = getrennt lebend, 4 = geschieden, 5 = verwitwet.

Die **Ordinalskala** (Rangordnung) beinhaltet Größenrelationen A > B > C > D (z. B.: Claudia ist attraktiver als Beate, die ist aber hübscher als Christine, die wiederum schöner als Yvonne ist...). Diese Rangordnung sagt nichts über die relative oder absolute Größe der Unterschiede aus, da die Maßeinheiten unbekannt sind. In der statistischen Verrechnung lassen sich hier Mediane und Quartile berechnen und einige nonparametrische Verfahren wie Rangvarianzanalyse und

Rangkorrelationskoeffizienten anwenden. Vorsicht: Trotz Vorhandensein von Zahlenwerten kann **keine** Aussage darüber gemacht werden, ob etwa ein Wert doppelt so groß ist wie ein anderer. Beispiel: Die letzte Psychologievorlesung war: 1 = total öde, 2 = ziemlich langweilig, 3 = so lala, 4 = recht interessant, 5 = wirklich Klasse!

Intervallskalen stellen die nächst höhere Stufe der Skalierung dar. Sie haben gleich große Abstände zwischen den einzelnen Skaleneinheiten, jedoch noch keinen absoluten Nullpunkt; relative (willkürlich festgesetzte) Nullpunkte kann es dagegen geben. Uhrzeit ist ein Beispiel. In der Psychologie sind es vor allem Standardwert-Skalen wie T-Werte oder IQ-Werte (s. u.), die auf diesem Skalierungsniveau sind. Erst auf diesem Niveau lässt sich der arithmetische Mittelwert berechnen und die meisten parametrischen statistischen Verfahren (Varianzanalyse, t-Test, F-Test, Korrelationskoeffizient) durchführen. Allerdings ist z. T. zu prüfen, ob die Daten normalverteilt sind. Aussagen wie „doppelt" oder „halb so viel" lassen sich auf diesem Niveau ebenfalls noch nicht machen! Eine Person mit einem IQ von 140 ist also auch nicht doppelt so intelligent wie jemand mit einem IQ von 70.

Die **Verhältnisskala** (Rationalskala, Proportionalskala) hat das höchste Niveau. Neben den o. g. Kriterien hat die Rationalskala einen absoluten Nullpunkt. Erst auf diesem Niveau lassen sich nun endlich Aussagen wie „doppelt" oder „halb so viel" machen, da der Quotient zweier Skalenwerte eine reale Bedeutung hat. Beispiele aus der Physik sind: Länge, Stromstärke, Gewicht, Mengenangaben. In der Psychologie sind z. B. Reaktionszeiten auf Rationalskalenniveau. Proportionalskalenniveau erlaubt jede beliebige statistische Verrechnung.

Es ist möglich, ein höheres Skalenniveau auf ein niedrigeres herunter zu transformieren, nicht aber umgekehrt, z. B. kann man bei Intervalldaten

Tab. 1.1   Damit Sie den Durchblick behalten: Übersichtlicher Überblick über Skalenarten.

	NOMINAL	ORDINAL	INTERVALL	VERHÄLTNIS
Datenmerkmale	einfacheZuordnung	Rangfolge	gleicher Abstand der Einheiten	absoluter Nullpunkt
zuverlässiger Mittelwert	Modalwert	Median	arithmet. Mittel	geometr. Mittel
zuverlässiges Streuungsmaß	Häufigkeitsverteilung	„range"	Standardabweichung	Standardabweichung
zuverlässige statistische Verfahren	Chi-Quadrat, Kontingenztafeln	non-parametrische Verfahren	parametrische Verfahren	parametrische Verfahren

den Median berechnen, bei Ordinaldaten jedoch nicht das arithmetische Mittel. Wenn Sie Daten auf Nominalskalenniveau gesammelt haben, dann können Sie keine statistischen Verfahren anwenden, die Verhältnisskalenniveau verlangen.

Beispiel Temperatur:
1. Nominalskala
   frostig, eisig, kalt, herbstlich kühl, warm, tropisch.
2. Ordinalskala
   sehr kalt→kalt→mittel→warm→heiß
3. Intervallskala
   -10° C, 0° C, 10° C, 20° C, 30° C, ..., 100° C
4. Verhältnisskala
   0° K, 100° K, 200° K, ... 1000° K

(Hinweis: Die Celsiusskala hat nur einen willkürlich festgelegten und keinen absoluten Nullpunkt wie die Kelvin-Skala).

Außerdem lassen sich unterscheiden:
- **Kategoriale Skala**: Eine Variable, die sich in feststehende, übergeordnete Kategorien einteilen lässt. (meist Nominal-Niveau, z.B. Familienstand).
- **Kontinuierliche Skala**: Eine Variable, die in kontinuierlich verlaufender Merkmalsausprägung messbar ist, d.h. mindestens Intervallskalenniveau hat.

H04
→ **Frage 1.90:** Lösung A

Zu (**A**): Operationalisierung bedeutet Umsetzung eines hypothetischen Konstruktes aus dem Elfenbeinturm der Theoretiker (z.B. „Attraktivität") in etwas, das in der harten Realität des Pragmatikers gemessen werden kann, und wird in dieser IMPP-Frage korrekt beschrieben.
Zu (**B**): Die Rationalisierung gehört zum Bereich der psychoanalytischen Abwehrmechanismen nach Sigmund Freud und ist der Versuch, eine verbotene Triebbefriedigung oder ein Verbot mit scheinlogischen Argumenten zu begründen. Wofür z.B. brauchen Sie Ihr Handy wirklich?
Zu (**C**): Spezifizierung: Genaue Definition eines Begriffes oder einer Variable aus einem Pool ähnlicher. Bitten nach Spezifizierung kommen (auf beiden Seiten des Tisches) gehäuft in mündlichen Prüfungen vor und stehen meist in negativer Korrelation zum Wissen des Prüflings.
Zu (**D**): Standardisierung eines Tests bedeutet, dass die Durchführungs- und Auswertungsbedingungen genau festgelegt werden, um für alle Prüflinge exakt gleiche Bedingungen zu schaffen. Das Tester-

gebnis darf nicht abhängig davon sein, dass der Versuchsleiter den Test das eine Mal so und das nächste Mal etwas anders durchführt. Ebenso muss man Versuchsbedingungen für ein Experiment oder einen Feldversuch standardisieren.
Zu (**E**): Verifizierung: Prüfung, ob eine Hypothese oder eine Theorie wahr ist. Das Gegenteil ist die Falsifizierung, der Nachweis, dass eine Hypothese nicht stimmt.

F04
→ **Frage 1.91:** Lösung A

Zu (**A**): Die elektrische Aktivität des ZNS kann entweder spontan oder evoziert sein, d.h. abhängig von äußeren Reizen. Zur Messung evozierter Potentiale werden z.B. gezielt akustische oder visuelle Reize (Stimuli) gegeben. Der Begriff „evoziertes Potential" bezeichnet daher eine bestimmte Messart innerhalb des EEG und kein hypothetisches Konstrukt.
Zu (**B**)–(**E**): Latentes Konstrukt: Gesundheitsbezogene Lebensqualität, Intelligenz, Introversion und Neurotizismus sind solche latenten Konstrukte, die man nicht direkt beobachten, sondern nur durch ausgewählte empirische Indikatoren, wie z.B. Verhaltensbeobachtung oder Persönlichkeitsfragebögen, indirekt erfassen kann.

F87
→ **Frage 1.92:** Lösung B

Die zugrundeliegenden Daten (Familienstand) haben natürlich nur Nominalskalenniveau. Die Aufgabe wurde von nur 43% richtig gelöst.

H02 ■
→ **Frage 1.93:** Lösung D

Zu (**A**), (**B**) und (**E**): Verhältnisskala (Proportionalskala, Rationalskala): Diese Skala hat das höchste Niveau. Neben den Kriterien der anderen Skalenniveaus hat die Rationalskala einen absoluten Nullpunkt. Erst auf diesem Niveau lassen sich Aussagen wie „doppelt" oder „halb so viel" machen, da der Quotient zweier Skalenwerte eine reale Bedeutung hat. Beispiel: Reaktionszeiten.
Zu (**C**): Die Nominalskala ist die einfachste Möglichkeit der Skalierung, d.h. Zuordnung von Werten zu einer Skala, z.B. Geschlecht, Familienstand oder Beruf. Die einzige Bedingung ist, dass jede Variablenausprägung einem Wert eindeutig zugeordnet werden kann.
Zu (**D**): Die Ordinalskala beinhaltet Größenrelationen wie in dem Beispiel der Frage (kein Schmerz, mäßig, stark, sehr starker Schmerz). Diese Rangordnung sagt jedoch nichts über die relative Größe der Unterschiede aus, da die Maßeinheiten unbekannt sind.

F94 H88
→ **Frage 1.94:** Lösung C

Zu (**C**): Daten auf dem Intervallskalenniveau erlauben keine Angaben wie „A ist doppelt so groß wie B", hierfür wäre Verhältnisskalenniveau erforderlich.
Zu (**A**), (**B**), (**D**) und (**E**): Siehe Lerntext I.19 Operationalisierung und I.20 Skalierung.

H93
→ **Frage 1.95:** Lösung B

Die Beantwortung dieser Frage ist einfach, wenn man beachtet hat, dass mit dem **höchsten** Niveau begonnen werden sollte.

H86
→ **Frage 1.96:** Lösung C

Zu (**A**): Verhältnisskalenniveau setzt einen absoluten Nullpunkt voraus, nicht die Intervallskala.
Zu (**B**): Bei Intervallskalen sind die Abstände immer gleich.
Zu (**C**): Bei Rangfolgen können mehrere Objekte den gleichen Rangplatz einnehmen.
Zu (**D**): Man kann nicht von unteren auf höhere Skalentypen transformieren.
Zu (**E**): Qualitative Daten sind Daten, die auf Nominalskalenniveau abgebildet werden können. Also ist auch keine Berechnung des arithmetischen Mittels möglich.

I.20   Skalierung

Wie beurteilen Patienten ihren Hausarzt, Studenten ihren Professor, Ehefrauen ihren Ehemann? Der Ausprägungsgrad einer Eigenschaft kann auf einer Skala abbildbar und damit vergleichbar gemacht werden. Man unterscheidet relative von absoluten Beurteilungsskalen. Bei den **relativen Skalen** wird eine Relation zu anderen Vergleichsobjekten hergestellt, z.B.:
„Italiener sind fleißiger als Deutsche" stimmt / stimmt nicht

Bei den **absoluten Skalen** wird das Objekt alleine beurteilt:
!taliener sind ...
faul −3 −2 −1 0 +1 +2 +3 fleißig

Solche Skalen mit gegenläufigen Adjektivpaaren (groß-klein, gut-böse, warm-kalt, hässlich-attraktiv usw.) werden auch als „**Semantisches Differential**" oder „**Polaritätsprofil**" bezeichnet.
Relative wie auch absolute Skalen lassen sich noch einmal in Untertypen differenzieren:

I. Bei den **relativen Beurteilungsskalen** gibt es wiederum verschiedene Arten:
1. **Rangreihenvergleich**: Die Mitglieder einer Gruppe erhalten zum Beispiel die Aufgabe, alle anderen Mitglieder nach dem Kriterium der Beliebtheit in eine Rangreihe zu bringen. Ebenso könnte man einer Person auch zehn Zeitschriften vorlegen und darum bitten, diese nach dem Kriterium der Interessantheit zu ordnen. Zur Auswertung wird jedem Rangplatz ein Zahlenwert zugeordnet. Nach statistischer Auswertung lassen sich dann die (un-)beliebtesten Gruppenmitglieder oder die (un-)interessantesten Zeitungen feststellen.
2. **Paarvergleich**: Bei kleineren Mengen von Items, die eingeschätzt werden sollen, kann man auch zur Methode des Paarvergleichs

greifen. Bei einer Heiratsvermittlung könnten einer unentschlossenen Interessentin, die sich einfach nicht entscheiden kann, dann jeweils Paare von zwei Bewerbern vorgelegt werden (A-B, A-C, A-D, A-E,... B-C, B-D, B-E,...usw.) und die Person muss angeben, welchen von den beiden sie lieber kennenlernen würde (A>B, A<C, A>D, A<E,...B<C, B<D, B<E,...). Auch aus diesen Einzelwerten kann man eine Rangfolge bilden, aus der sie dann den beliebtesten Partner entnehmen und heiraten kann.
3. **Soziographie**: Beim soziometrischen Wahlverfahren gibt man Personen eine Reihe von Fragen vor, für die sie eine andere Person aus ihrer Bezugsgruppe wählen sollen. Das Verfahren eignet sich besonders zur Einschätzung des Betriebsklimas innerhalb von Arbeitsgruppen. Typische Fragen sind etwa: „*Mit wem aus*

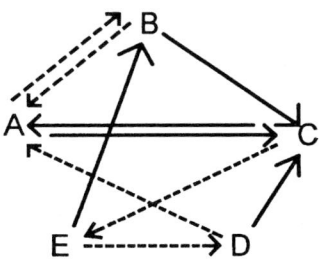

→ positive Wahl
----→ negative Wahl

Abb. 1.7 Soziogramm der Personen A, B, C, D und E. Durchgezogene Linien symbolisieren eine positive Wahl, unterbrochene Linien eine ablehnende Wahl. Person C dürfte der Liebling der Gruppe sein, A wird eher negativ beurteilt und E scheint ein Außenseiter zu sein.

dieser Gruppe würden Sie am liebsten auf einer einsamen Insel stranden?" Seltener werden auch negative Fragen vorgelegt: „Wen aus dieser Gruppe würden Sie auf gar keinen Fall zu Ihrer nächsten Geburtstagsfeier einladen?" Die Ergebnisse werden im Allgemeinen in einem Soziogramm z.B. mit grünen (positive Wahl) und roten (negative Wahl) Pfeilen dargestellt. Gruppenführer, beliebte Personen der Gruppe, unbeliebte Personen und Außenseiter können dann erkannt werden.

II. **Absolute Beurteilungsskalen** sind:

1. **Schätzskalen** (= „*rating scales*"): Der Beurteiler hat die Aufgabe, seine Einstellung oder das Verhalten eines beobachteten Individuums auf einer Skala einzuschätzen. Bei der **Likert-Skala** soll die Person aus (meist fünf) Antwortmöglichkeiten pro Frage, die ihrer Einstellung am ehesten entsprechende auswählen. Angewendet werden die Likert-Skalen insbesondere in der Einstellungsmessung. Neben verbalen Skalen:

   nicht – kaum – weder/noch – etwas – sehr

   gibt es häufig numerische Skalen:

   Schmerzausprägung: 0 – 10 – 20 – 30 – 40 – 50 – 60 – 70 – 80 – 90 – 100

   seltener auch als **visuelle Analogskala** ganz ohne Zahlenwerte:

   Psychologie interessiert mich… gar nicht
   |–––––––––| sehr stark

   Sollen die Werte später in irgendeiner Form statistisch verrechnet werden, erfolgt meist eine Transformation in eine numerische Skala. Es lassen sich dann übliche Testgütekriterien berechnen oder auch Normwerte erstellen. Derartige Skalen werden auch in Tests zur Selbst- oder Fremdeinschätzung benutzt:

   Ich glaube, dass mein Partner …
   nicht gut -3 -2 -1 0 +1 +2 +3 sehr gut
   … mit Geld umgehen kann.

2. **Kumulative Punktskala**: Der Beurteiler ordnet seinen eigenen Fähigkeiten, denen einer anderen Person oder der Güte eines beurteilten Objektes einen bestimmten Punktwert zu. Meist werden Werte zwischen Null und hundert Punkten vergeben. In der „*Life-event*"-Forschung z.B. werden belastenden Lebensereignissen solche Punktwerte zugeordnet:

Tod des Lebenspartners	100 Punkte
Scheidung	73
schwere Krankheit/Verletzung	53
Schwangerschaft	40
Tod eines Freundes	37

3. **Check-lists** (Prüflisten): Hier sucht der Beurteiler aus einer Liste von Adjektiven diejenigen heraus, die seiner Meinung nach zutreffen. Bekanntester Schrecken aller Autofahrer sind die Mängellisten beim TÜV. Das folgende Beispiel können Sie einmal ausfüllen, ausschneiden und an die betreffende Person weiterreichen:

   Ich halte meinen Psychologie-Professor für:

attraktiv	*( )*
intelligent	*( )*
etwas trottelig	*( )*
schüchtern	*( )*
nervös	*( )*
autoritär	*( )*
vergesslich	*( )*
warmherzig	*( )*
psychisch labil	*( )*

   Klinischer Bezug
   Skalen werden in der gesamten Medizin beständig eingesetzt, um Sachverhalte wie Fieber, Blutzusammensetzung, Ausmaß von Schmerzen oder Verhaltensabweichungen objektiv erfassbar und mit Normwerten vergleichbar zu machen. ∎

F02
→ **Frage 1.97:** Lösung B

Zu (A)–(E): Der Gesundheitszustand auf der Skala „*geheilt*" bis „*verschlechtert*" wird auf einer Ordinalskala gemessen. Da kein Vergleich gezogen wird, handelt es sich eindeutig um eine absolute Beurteilungsskala. Damit ist Lösung (B) richtig.

F96 H93
→ **Frage 1.98:** Lösung B

Bei der Soziometrie werden Personen befragt, welches Verhältnis sie zueinander haben, z.B.: „*Mit welchem Ihrer Kommilitonen würden Sie gerne Ihren nächsten Urlaub verbringen?*", „*Welchem*

Ihrer Mitstudenten würden Sie gerne einmal einen gemeinen Streich spielen?". Das Ergebnis ist ein Soziogramm, aus dem sich Gruppenführer, Außenseiter und Strukturen zwischen den Mitgliedern ableiten lassen. Siehe „Soziographie" in Lerntext I.20 Skalierung.

H00 ∎
→ **Frage 1.99:** Lösung D

Zu (A): Eine Analogskala beinhaltet zwei gegensätzliche Bezeichnungen mit einer in der Regel völlig unbeschrifteten Skala dazwischen, z.B.:
kein Puls |–––––––––| schneller Puls

Zu (**B**): Beim Rangreihenvergleich ordnet man Objekte oder Personen nach einem Kriterium, z. B. in eine Reihenfolge danach, wie laut die Babies schreien.

Zu (**C**): Bei den relativen Skalen wird eine Relation zu anderen Vergleichsobjekten hergestellt, z. B.: *„männliche Säuglinge schreien lauter als weibliche"* *stimmt / stimmt nicht* Hierzu gehören z. B. Rangreihen- und Paarvergleich.

Zu (**D**): Aus Prüflisten (z. B. Mängelliste beim TÜV oder hier das Apgar-Schema) kann man einen Summenwert erstellen, indem man die Anzahl der angekreuzten Items addiert, bzw. einzelnen Items einen Punktwert zuordnet, der dann aufsummiert wird.

Zu (**E**): Messdaten muss man auf einer Skala abbilden, um den Ausprägungsgrad festzulegen. In Betracht kommen: 1. Nominalskala 2. Ordinalskala 3. Intervallskalen 4. Verhältnisskala.

F03 ■
➔ **Frage 1.100:** Lösung B

Zu (**A**): Das semantische Differenzial, auch Polaritätsprofil genannt, besteht aus zwei gegensätzlichen Adjektivpaaren (*heiß – kalt, schwarz – weiß, gut – böse, angenehm – unangenehm* usw.*)*, mit einer Skala dazwischen. Hiermit lässt sich z. B. die momentane Stimmung, das Verhältnis zum Partner oder seine Einstellung zur CDU einschätzen.

Zu (**B**): Bei der Likert-Skala soll die Person aus (meist fünf) Antwortmöglichkeiten pro Frage die ihrer Einstellung am ehesten entsprechende auswählen. Angewendet werden die Likert-Skalen insbesondere in der Einstellungsmessung. Das Beispiel zeigt eine solche Likert-Skala.

Zu (**C**) und (**E**): Skalierung: (1) Nominalskala, (2) Ordinalskala, (3) Intervallskala, (4) Verhältnisskala (Proportionalskala, Rationalskala, Verhältnisskala).

Zu (**D**): Beim soziometrischen Wahlverfahren gibt man Personen eine Reihe von Fragen vor, für die sie eine andere Person aus ihrer Bezugsgruppe wählen sollen.

H03 ■
➔ **Frage 1.101:** Lösung C

Zu (**A**): Dichotome Variable: eine Variable, die nur in zwei Ausprägungen vorkommt (z. B. männlich/weiblich). Die IMPP-Frage beinhaltet aber vier Ausprägungsgrade.

Zu (**B**): Das Intervallskalenniveau setzt gleiche Abstände zwischen den einzelnen Skaleneinheiten voraus, es muss jedoch keinen absoluten Nullpunkt geben. Familienstand hat nur Nominalskalenniveau.

Zu (**C**): Kategoriale Variable: eine Variable, die sich in übergeordnete Kategorien einteilen lässt. Der vom IMPP erfragte Familienstand umfasst derartige Kategorien.

Zu (**D**): Kontinuierliche Variable: eine Variable, die in kontinuierlich verlaufender Merkmalsausprägung messbar ist, d. h. mindestens Intervallskalenniveau hat.

Zu (**E**): Die Ordinalskala verlangt eine Rangordnung zwischen den Daten in auf- oder absteigender Größenordnung. Familienstand hat lediglich Nominalskalenniveau.

F02
➔ **Frage 1.102:** Lösung D

Zu (**A**): Eine Variable, welche mehrere Teildimensionen nach einer spezifischen Rechenvorschrift (z. B. Summierung) zusammenfasst, wird als Index bezeichnet.

Zu (**B**): Validität ist die Gültigkeit eines Testverfahrens. Misst der Test wirklich das, was er zu messen vorgibt? Bei der Kriteriumsvalidität zieht man hierzu ein externes Kriterium heran (z. B. Urteile von Fachleuten), mit dem das Testergebnis verglichen wird. Die Aussage ist also richtig.

Zu (**C**): Messdaten muss man auf einer Skala abbilden, um den Ausprägungsgrad festzulegen. Die Definition des IMPP ist richtig.

Zu (**D**): Diese Aussage beschreibt die Reliabilität und nicht die Objektivität: Objektivität bedeutet, dass ein Testergebnis abhängig von den Testleistungen ist und nicht abhängig vom jeweiligen Versuchsleiter, der den Test mit einem Probanden durchführt. Man unterscheidet: Durchführungsobjektivität, Auswertungsobjektivität und Interpretationsobjektivität. Reliabilität dagegen ist die Zuverlässigkeit eines Testverfahrens. Die Wiederholung des Messverfahrens soll (zumindest bei stabilen Merkmalen) gleiche Ergebnisse bringen. Je höher die Reliabilität, desto unabhängiger ist der Test von Zufallsschwankungen und Umweltbedingungen und um so geringer ist der Messfehler.

Zu (**E**): Operationalisierung bedeutet Umsetzung eines hypothetischen Konstruktes aus dem Elfenbeinturm der Theoretiker (z. B. „*Intelligenz*") in etwas, das in der harten Realität des Pragmatikers gemessen werden kann (z. B. erreichter Schulabschluss).

1.3.3   Untersuchungskriterien

I.21   Testkonstruktion

Im Gegensatz zu der Größe >des französischen Bettes für Ihre studentische Wohngemeinschaft sind psychische Eigenschaften auch dann nicht ganz so einfach zu messen, wenn man eine passende Skala ausgewählt hat. Psychologen entwickeln hierfür in der Regel Testverfahren. Was ist dabei zu berücksichtigen?

Ein Wissenschaftler hat einen Konzentrationstest für Kinder entwickelt: In zwei Minuten sollen auf einem DINA-4-Bogen möglichst viele lächelnde Smileys durchgestrichen werden:

usw.

Sein eigener Sohn, der die 2. Klasse der Grundschule besucht, hat in diesem Test von 100 Aufgaben 82 richtig gelöst. Es stellt sich nun die Frage, ob dies ein gutes oder ein schlechtes Ergebnis ist? 82 hört sich zwar viel an, aber vielleicht schaffen ja alle anderen Zweitklässler sämtliche hundert Smileys in den 2 Minuten? Zur Beantwortung dieser Frage muss er eine **Eichung** durchführen. Hierfür benötigt man eine Eichstichprobe, die repräsentativ für diejenige Bevölkerungsgruppe ist, an welcher der Test angewandt werden soll. Bei einem Konzentrationstest für die 2. Klasse müsste man also eine entsprechende **Stichprobe** aus Schülern der 2. Klasse ziehen. Will er dasselbe für andere Klassen machen, dann muss der Test ebenso für Erst-, Dritt-,

Viertklässler usw. normiert werden. Derartige Stichproben umfassen daher oft bis zu 1.000 Individuen und wir lernen daraus, dass jedes Testergebnis nur in Hinblick auf die vergleichbare Altersgruppe interpretiert werden darf!!! Nach der Testdurchführung lassen sich aus der Rohwerteverteilung nun **Normen** erstellen. Als einfachste Möglichkeit könnte man Prozentangaben erstellen (fiktives Beispiel): 5 % der Kinder hatten weniger als 30 Aufgaben richtig, 50 % hatten über 70 Aufgaben richtig, nur 10 % haben über 90 Aufgaben gelöst. Durch Kumulation der Prozentangaben kann der Wissenschaftler eine Reihe von Prozenträngen (PR) erstellen, denen jeweils Rohwerte zugeordnet werden (siehe fiktive Tabelle 1.2). Anhand des Wertes seines Sohnes kann der Forscher nun die relative Angabe machen, dass sein Kind besser war als 90 Prozent der übrigen untersuchten Zweitklässler. Das Ergebnis ist also recht ordentlich.

Als nächstes betrachtet man nun die Verteilung selbst und berechnet den **Mittelwert**. Unser Forscher stellt fest, dass der Gesamtmittelwert der Kinder, die er mühsam geprüft hat, bei 65 richtig durchgestrichenen Smileys liegt. Im weiteren Verlauf wird man die **Varianz** berechnen (Schwankung der Messergebnisse, Summe der quadrierten Abweichungen vom Mittelwert geteilt durch Anzahl der Messwerte) und die **Standardabweichung** (Abstand vom Mittelwert, Wurzel aus der Varianz).

Tab. 1.**2**   Transformation von Rohwerten in Prozentränge an einem fiktiven Beispiel

Rohwert-Intervalle	< 10	10 – 19	20 – 29	30 – 39	40 – 49	50 – 59	60 – 69	70 – 79	80 – 89	90 – 100
PR	0 %	1 %	5 %	7 %	12 %	27 %	50 %	73 %	90 %	100 %

I.22   Standardnormen

Rohwerte aus verschiedenen Tests lassen sich nicht vergleichen (16 Richtige im HAWIE-Bilderergänzen ist ganz prima, aber satte 149 Richtige im d2-Test ist total schwach), durch Berechnung der testeigenen Standardabweichung und Transformation in eine bestimmte **Standard-Norm** (T-Wert, Intelligenzquotient usw.) werden die einzelnen Werte unabhängig und die Ergebnisse können nun mit den Werten anderer Tests verglichen werden. Am einfachsten ist die Übersetzung

des Rohwertes in einen Prozentrang, der einfach aussagt, wie viele Prozent der Eichstichprobe besser oder schlechter waren. Besser sind aber die Standardnormen, die berücksichtigen, dass besonders niedrige und besonders hohe Werte eher selten vorkommen, was dadurch erreicht wird, indem diese Skalen sich an der Normalverteilung ausrichten.

Normalverteilung (Gauß'sche Glockenkurve): Die meisten biologischen Variablen sind normalverteilt: würde man die Studentinnen Ihres Semesters nach Größe ordnen, dann gäbe es kaum Studentinnen, die kleiner als 1,50 m sind und auch kaum Studentinnen mit Körpergrößen von über 2,oo m. Die meisten Studentinnen dürften eine Größe zwischen 1,60 und 1,80 m haben. Die Auftretenswahrscheinlichkeit von Extremwerten ist bei normalverteilten Daten gering, Mittelwerte sind am häufigsten. Auch psychische Eigenschaften (z. B. Intelligenz, Konzentrationsfähigkeit) sind in der Regel normalverteilt. Nach Berechnung von Mittelwert und Standardabweichung lässt sich für jeden einzelnen Messwert die Wahrscheinlichkeit angeben, mit der dieser Wert zu erwarten ist. Normalverteilung des Datenmaterials ist eine Voraussetzung bei der Anwendung der meisten statistischen Verfahren. Ist die Normalverteilung nicht gegeben, so müssen „verteilungsunabhängige", **non-parametrische Verfahren** benutzt werden.

Die symmetrische Normalverteilung lässt sich nach Berechnung der **Standardabweichung** „s" in zweimal vier Abschnitte einteilen. Im ersten Teil von 1 s liegen je 34,13 Prozent der Probanden. Bis 2 s liegen je weitere 13,59 %, bis 3 s nur noch 2,14 % und bis 4 s knappe 0,13 %. Durch Aufsummierung lassen sich die kumulativen Häufigkeiten angeben, die dann wieder dem Prozentrang (PR) entsprechen. Alle anderen Standardnormen setzen eine rechnerische Transformation voraus, z. B. für Berechnung des Intelligenzquotienten:

$$IQ = 100 + 15 \cdot \frac{\overline{X_i} - X_i}{s_x}$$

Die 100 wurde hierbei als Mittelwert einfach brutal festgelegt, damit es größer aussieht (man hätte eben so gut einen anderen Wert nehmen können). Die Standardabweichung beim üblichen Intelligenzquotienten beträgt 15. Die folgende Tabelle zeigt einige weitere typische **Standardnormen**:

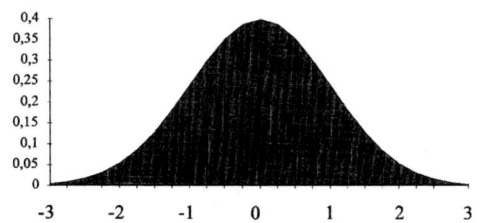

Abb. 1.**8** Hier geht's normal zu: Die Normalverteilung.

In die Berechnung des Standardwertes gehen der Mittelwert und die Standardabweichung ein. Nach Transformation der Rohwerte in einen Standardwert lässt sich nicht nur die relative Position des Probanden in Bezug auf die Vergleichsgruppe (hier der Zweitklässler) angeben, sondern man kann auch noch verbale Klassifizierungen hinzufügen. Der Bereich von:
-3 s bis -2 s wird als „weit unterdurchschnittlich" bezeichnet,
von -2 s bis -1 s als „unterdurchschnittlich",
von -1 s bis +1 s als „durchschnittlich",
von +1 s bis +2 s als „überdurchschnittlich"
und bis +3 s als „weit überdurchschnittlich".
Eine **Transformation** der Standardwerte erlaubt auch den Vergleich von völlig unterschiedlichen Testergebnissen. Beispiel: Eine Definition der Legasthenie verlangt z. B. eine T-Werte-Diskrepanz zwischen Intelligenz- und Rechtschreibtestergebnis von mindestens zehn bis fünfzehn T-Werten. Einen IQ von 115 und einen Rechtschreibtest-Prozentrang von 16 kann man nun beide in T-Werte transformieren und die Differenz berechnen. Für dieses Beispiel käme sogar ein Unterschied von 20 T-Werten heraus. Die Rechtschreibleistung läge damit beträchtlich unter dem allgemeinen Intelligenzniveau, man

Tab. 1.**3** Standardnormen

Standardabweichung	-3 s	-2 s	-1 s	Mittel	+1 s	+2 s	+3 s
z-Werte	- 3,0	- 2,0	- 1,0	0	+ 1,0	+ 2,0	+ 3,0
Prozent je Abschnitt	0,13 %	2,14 %	13,59 %	68,26 %	13,59 %	2,14 %	0,13 %
Prozentrang	0,1 %	2 %	16 %	50 %	84 %	98 %	99,9 %
Stanine		1	3	5	7	9	
C-Wert	0	1	3	5	7	9	11
T-Wert	20	30	40	50	60	70	80
IQ	55	70	85	100	115	130	145
Z-Werte	70	80	90	100	110	120	130

könnte eine Rechtschreibschwäche diagnostizieren und die förmliche Anerkennung bei der Unteren Schulaufsichtsbehörde beantragen, wenn das Kultusministerium des betreffende Bundeslandes dies noch zulässt. ∎

F04 F02
→ **Frage 1.103:** Lösung D

Zu (**A**): Objektivität: Um aus einem Testverfahren überhaupt eindeutige Schlussfolgerungen ziehen zu können, ist es notwendig, dass der Test möglichst weitgehend unabhängig von der momentanen Situation durchgeführt wird (Umgebung, Testleiter usw.). Der Test sollte objektiv durchführbar, auswertbar und interpretierbar sein. Eine subjektive Komponente durch den jeweiligen Testleiter, Situations- oder Umgebungseffekte darf es nicht geben.

Zu (**B**): Eine Ratingskala ist eine Skala, auf der eine Person („*rater*") etwas einschätzt. Zum Beispiel lassen sich eigene Gefühle oder das Ausmaß von Aggressionen von Kindern durch Beobachtung bzw. Selbstbeobachtung einschätzen.

Zu (**C**): Validität ist die Gültigkeit eines Testverfahrens. Misst der Test wirklich das, was er zu messen vorgibt? Man unterscheidet verschiedene Arten der Validität: Vorhersagevalidität, Übereinstimmungsvalidität, inhaltliche Validität (logische Gültigkeit), Konstruktvalidität. Letztere fragt danach, ob es ein zugrunde liegendes Konstrukt (theoretische Annahme) zu dem Test gibt?

Zu (**D**): Normierung: Um entscheiden zu können, wie das Testergebnis eines Untersuchten (z.B. 63 von 122 maximal erreichbaren Punkten) einzustufen ist, führt man den Test zunächst an einer großen Eichstichprobe von Probanden durch. Mittelwert und Standardabweichungen werden anhand der Ergebnisse dieser Eichstichprobe berechnet. Das Testergebnis eines Menschen wird dann später mit der entsprechenden Altersgruppe dieser Stichprobe verglichen und man kann Aussagen treffen, ob und wie weit das individuelle Ergebnis über oder unter dem Durchschnitt der vergleichbaren Altersgruppe der Eichgruppe liegt.

Zu (**E**): Standardisierung eines Tests bedeutet, dass die Durchführungs- und Auswertungsbedingungen genau festgelegt werden, um für alle Prüflinge exakt gleiche Bedingungen zu schaffen. Das Testergebnis darf nicht abhängig davon sein, dass der Versuchsleiter den Test das eine Mal so und das nächste Mal etwas anders durchführt. Standardisierung ist damit Voraussetzung für Objektivität.

F98
→ **Frage 1.104:** Lösung A

Zu (**A**): Prozentrangnormen repräsentieren natürlich in der Regel keinen gradlinigen, linearen Maßstab, da die Rohdaten meist normalverteilt sind (Gaußsche Glockenkurve, siehe Abbildung 1.8).

Zu (**B**)–(**D**): Die übrigen Angaben treffen zu, dies lässt sich an dem Schaubild und der Tabelle im Einzelnen ablesen. Die z-Werte können natürlich in Prozentränge umgerechnet werden. Jede Standardnorm gilt nur in Hinblick auf die Vergleichsgruppe, z.B. für einen 45jährigen Mann wäre das die Gruppe aller 40–50jährigen Männer.

H96
→ **Frage 1.105:** Lösung C

Der Patient hat genau den Mittelwert erreicht. Der Mittelwert der IQ-Verteilung liegt definitionsgemäß bei 100.

F88
→ **Frage 1.106:** Lösung B

Die z-Skala (kleines z!) hat den Mittelwert Null. Das wussten nur 44 % der Examenskandidaten. Tut mir leid, aber man muss fürs Physikum versuchen, die Hauptstandardwerte auswendig zu lernen, so gut es eben geht. Später können Sie diese Werte nachschlagen, z.B. in diesem Buch.

H01 ∎
→ **Frage 1.107:** Lösung C

Zu (**A**): Konfidenzintervall: Testwerte sind im Allgemeinen fehlerbehaftet. Genau genommen müsste man zum Messwert des Probanden einen Bereich („Konfidenzintervall") hinzufügen, der durch das Ausmaß des Messfehlers bedingt ist. Hierzu lässt sich ein Standardmessfehler berechnen, der eine bedeutende Rolle spielt, wenn man entscheiden muss, ob sich zwei Gruppen von Versuchspersonen in ihren Testwerten tatsächlich unterscheiden oder ob der Unterschied noch im zufälligen Bereich liegt, d.h. nur durch den Messfehler entstanden ist.

Zu (**B**): Median: mittelster Wert; Mittelwert für Daten auf Ordinalskalenniveau. Definition von Standardmessfehler siehe Lösungsmöglichkeit (A).

Zu (**C**): Gaußsche Glockenkurve: Die meisten biologischen Variablen sind normalverteilt, d.h. die Auftretenswahrscheinlichkeit von Extremwerten ist bei normalverteilten Daten gering, Mittelwerte sind am häufigsten (glockenförmiger Kurvenverlauf).

Zu (**D**): Benötigt wird die Standardabweichung (siehe Lösungsmöglichkeit (C)) und nicht der Standardmessfehler.

Zu (**E**): Reliabilität ist die Zuverlässigkeit eines Testverfahrens. Die Wiederholung des Messverfahrens soll (zumindest bei stabilen Merkmalen) gleiche Ergebnisse bringen.

F99 ■
→ **Frage 1.108:** Lösung A

Zur Beantwortung dieser Frage muss man wissen, wieviel Prozent der Bevölkerung welchen Intelligenzquotienten haben. Wenn Sie sich merken, dass 68% im mittleren IQ-Bereich liegen (IQ 85–115, plus/minus eine Standardabweichung), dann können Sie sich den Rest nach der bekannten Formel Pi-mal-Daumenlänge oft einigermaßen richtig abschätzen. Nach Abzug der 68% bleiben von den 100% noch 32% übrig. Davon liegt die Hälfte (16%) über und die andere Hälfte (16%) unter dem mittleren Bereich von 68%. Damit haben also 16% einen IQ von 115 und höher. 16% von 625 macht dann genau 100. Die oben genannte Formel hilft übrigens auch, wenn es darum geht zu berechnen, wieviel Liter Wasser man beim Tapezieren in eine Tüte Kleister schütten muss.

F89
→ **Frage 1.109:** Lösung B

Zu (**A**): Die Anzahl von Beamten hat Verhältnisskalenniveau, eine Aussage wie *„Ein Viertel ...“* kann daher getroffen werden.
Zu (**B**): IQ-Werte haben Intervallskalenniveau und lassen Angaben wie „halb so viel“ nicht zu, da der absolute Nullpunkt bei IQ-Tests **nicht** vorhanden ist.
Zu (**C**): Schulzensuren haben Ordinalniveau, Angaben zur Rangfolge können gemacht werden.
Zu (**D**): Puls (absoluter Nullpunkt) hat Verhältnisskalenniveau, Prozentangaben sind möglich.
Zu (**E**): Der IQ hat Intervallskalenniveau, die Berechnung der Streuung ist auf diesem Niveau zulässig.

H05 ■■
→ **Frage 1.110:** Lösung A

Zu (**A**): Ein Prozentrang von 50 bedeutet, dass 50% der vergleichbaren Alters-Normstichprobe besser und die anderen 50% schlechter als diese Person abgeschlossen haben. Das wäre dann also genau die Mitte und muss logischerweise der durchschnittlichen Leistung der Referenzgruppe Gleichaltriger entsprechen, da der Prozentrang ja danach definiert wurde.
Zu (**B**): Aus dem Prozentrang lässt sich nie die Anzahl gelöster Items ablesen. Es hängt ja von der Eichstichprobe ab, wie viele Aufgaben diese richtig gelöst hat. Um einen bestimmten Prozentrang zu berechnen, wird das individuelle Testergebnis in Relation zu der entsprechenden Altersgruppe der Eichstichprobe gesetzt.
Zu (**C**): Das ist eine für den Laien sehr schwierig zu beantwortende Frage. Ein Anstieg von Prozentrang 25 auf Prozentrang 50 erscheint vordergründig recht beträchtlich. Die Frage ist, ob dieser Anstieg

statistisch signifikant ist? Zum einen ist es methodisch problematisch, in einem Einzelfall die statistische Signifikanz von Unterschieden zu berechnen, man geht lieber von Gruppen-Mittelwerten aus. Dies ist jedoch nicht der einzige Grund, warum diese Antwortmöglichkeit nicht stimmt. Man muss sich hierfür die Tabelle für Standardnormen ansehen:

Standard-abwei-chung	–3s	–2s	–1s	Mittel	+1s	+2s	+3s
Prozent je Abschnitt	0,13	2,14	13,59	68,26	13,59	2,14	0,13
Prozent-rang	0,1	2	16	50	84	98	99,9

Daraus geht hervor, dass ein Prozentrang von 25 ja noch in dem Bereich von ± einer Standardabweichung liegt, ein Prozentrang von 50 aber auch. Diese prae-post-Differenz wird demnach nicht signifikant sein.
Zu (**D**) und (**E**): Die Gedächtnisleistung hat sich weder verdoppelt noch hat sie um 25% zugenommen. Man kann nur sagen, dass der Patient sich von Prozentrang 25 auf PR 50 gesteigert hat. Da dieses Ergebnis von dem Vergleich mit den Werten der Eichstichprobe abhängt, ist völlig unklar, wie viele Items des Tests der Patient mehr gelöst hat. Für eine solche Steigerung von PR 25 auf PR 50 muss man im Lern-und-Gedächtnistest LGT-3 z.B. im Untertest „Stadtplan" eine Steigerung von 14 auf 19 richtig gelösten Items nachweisen, im Untertest „Telefonnummern" aber nur von 4 auf 6 Richtige. In beiden Fällen wäre das keine Verdoppelung richtig gelöster Aufgaben. Selbst wenn eine Verdopplung der Anzahl richtig gelöster Aufgaben vorhanden wäre, könnte man daraus nicht direkt ableiten, dass sich die Gedächtnisleistung verdoppelt hat. Das geht insbesondere nicht, wenn die Aufgaben ansteigenden Schwierigkeitsgrad hatten.

I.23   Testgütekriterien

Einer der wesentlichsten Anwendungsbereiche der Messtheorie innerhalb der Psychologie sind Psychologische Tests. Diese messen Persönlichkeitseigenschaften (z.B. Nervosität, Dominanzstreben, Intelligenz, Gedächtnis oder Konzentrationsvermögen). Derzeit werden alleine von der Testzentrale des Berufsverbandes deutscher Psychologen über 600 derartige Verfahren vertrieben. Wodurch unterscheiden diese Tests sich von dem, was Sie früher als Spätpubertierender Woche für Woche mit Begeisterung in Ihrer Jugendzeitschrift ausgefüllt haben, z.B.: *„Bin ich ein romantischer Lover-Typ?"*. Um zu entscheiden, ob ein Test gut oder schlecht ist, werden folgende **Gütekriterien** herangezogen:

1. **Objektivität** bedeutet, dass ein Testergebnis abhängig von den Testleistungen ist und nicht abhängig vom jeweiligen Versuchsleiter, der den Test mit einem Probanden durchführt. Man unterscheidet:

   - **Durchführungsobjektivität:** Die Durchführung des Tests sollte standardisiert ablaufen, ohne irgendwelche Hilfen oder überflüssige Bemerkungen des Testleiters.
   - **Auswertungsobjektivität:** Die Auswertung sollte möglichst standardisiert erfolgen, z. B. Auszählung von Antworthäufigkeiten mit einer Schablone und möglichst wenig dem subjektiven Gutdünken des Testleiters überlassen bleiben.
   - **Interpretationsobjektivität:** Der Test sollte zu vorher festgelegten Klassifizierungen kommen, möglichst mit abgestufter Merkmalsausprägung, z. B. *„Der Proband erreichte einen Prozentrang von 80 auf der Skala Depressivität"*, statt: *„Die Antworten des Patienten tendieren in Richtung eines eher depressiv gestimmtes Selbstbildes"*. Bei der Diagnosestellung psychiatrischer Krankheiten kommt man allerdings häufig ohne subjektive Gewichtungen nicht aus.

2. **Reliabilität** ist die Zuverlässigkeit eines Testverfahrens. Die Wiederholung des Messverfahrens an derselben Person soll (zumindest bei stabilen Merkmalen!) gleiche Ergebnisse bringen. Je höher die Reliabilität, desto unabhängiger ist der Test von Zufallsschwankungen und Umweltbedingungen. Hohe Reliabilität ist damit auch abhängig von guter Objektivität. Die Reliabilität wird mit unterschiedlichen korrelationsstatistischen Messtechniken erfasst:

   - **Retest-Reliabilitätskoeffizient:** Eine wiederholte Messung an der gleichen Personengruppe sollte im günstigsten Fall identische Ergebnisse für jeden einzelnen der getesteten Probanden bringen.
   - **Testhalbierungs-Reliabilität** (**„split-half"**): Der Test wird (wenn genügend Items vorhanden sind meist randomisiert, d. h. zufallsverteilt) in zwei Halbformen aufgeteilt und an derselben Stichprobe durchgeführt. Die Ergebnisse der Hälften sollten hoch korrelieren.
   - **Paralleltest-Reliabilität:** Es werden eine oder mehrere gleich schwierige Paralleltestformen (Form A, Form B, ...) entwickelt.
   - **Konsistenzkoeffizient:** Jedes einzelne Item wird als kleiner „Einzeltest" gesehen und die Korrelation zwischen den Items wird berechnet.

3. **Validität** ist die Gültigkeit eines Testverfahrens. Misst der Test wirklich das, was er zu messen vorgibt? Möglicherweise misst ein Intelligenztest mit *Speed*-Aufgaben (unter zeitl. Beschränkung) nur die Belastbarkeit des Probanden, nicht aber sein Denkvermögen. Man unterscheidet verschiedene Arten der Validität:

   - **Vorhersagevalidität (Prädiktive Validität):** Lassen sich mit dem Testergebnis (IQ 130) Vorhersagen machen (Proband schafft das Abitur), die dann auch eintreffen?
   - **Übereinstimmungsvalidität (externe Validität):** Stimmt das Ergebnis des Intelligenztests mit einem Außenkriterien überein (Lehrerurteil: *„Ein selten dämlicher Schüler"*)?
   - **Inhaltliche Validität (Logische Gültigkeit):** Ist aus der Art der Aufgaben direkt ersichtlich, was gemessen werden soll? Zum Beispiel bei einem Test, der Englischkenntnisse prüfen soll, ist die Vorgabe von englischen Vokabeln/Texten inhaltlich valide, dasselbe wäre bei Rechenaufgaben für einen Mathematiktest der Fall.
   - **Konstruktvalidität:** Gibt es ein zugrunde liegendes Konstrukt (Theorie) darüber, aus welchen Faktoren „*Intelligenz*" besteht? Der Test muss sich dann an diesen Faktoren orientieren und spezifische Aufgaben zu den einzelnen Intelligenzbereichen enthalten. Die Konstruktvalidität teilt sich in konvergente und diskriminante Validität: Bei **der konvergenten Validität** wird geprüft, ob Daten dieses neuen Tests mit Ergebnissen bewährter Verfahren, die dasselbe messen, übereinstimmen. Die **diskriminante Validität** wird seltener geprüft, denn hier analysiert man, ob das Ergebnis eines neuen Tests evtl. dasselbe misst wie ein bewährter Test, der für etwas völlig anderes da ist. Der neue Test zum Bindungsverhalten muss sich also von dem Ergebnis eines Tests zur Messung der Aggressivität oder Frustrationstoleranz unterscheiden.
   - **Konkurrente Validität** liegt vor, wenn sich Subtypen in theoretisch vorhergesagten Merkmalen voneinander unterscheiden.

Diese Testgütekriterien bedingen einander in aufsteigender Folge. Ein Test, der nicht objektiv durchgeführt oder ausgewertet werden kann, wird auch eine miserable Retest-Reliabilität haben. Ein Test mit geringer Zuverlässigkeit kann entsprechend keine eindeutigen Vorhersagen machen, da die Testergebnisse bei Wiederholungsmessungen ständig anders ausfallen, er ist also nicht valide. Der Umkehrschluss ist natürlich nicht möglich: Objekti-

vität und Reliabilität sind Voraussetzungen für die Validität. Ein objektiver Test muss aber nicht valide sein; ein wenig valider Test kann dennoch objektiv sein. Also:
Objektivität → Reliabilität → Validität

4. **Trennschärfe:** Trennschärfe sagt aus, ob ein Test bzw. eine Testfrage sicher zwischen Merkmalsträgern und Nicht-Merkmalsträgern unterscheiden kann. Items, die nicht trennscharf sind, werden während der Phase der Testkonstruktion weggelassen. Da der gesamte Testscore eines Tests ja unterschiedliche Merkmalsausprägungen bei Menschen erfassen soll, ist ein einzelnes Item trennscharf, wenn es mit diesem Gesamtscore hoch korreliert ist.

5. **Sensitivität:** Genauigkeit eines psychologischen oder medizinischen Tests, kritische Personen möglichst gut herauszufiltern. Die Sensitivität (**true positive rate**) $a/(a+c)$ ist die Wahrscheinlichkeit, dass eine Krankheit erkannt wird (Empfindlichkeit).

	Person ist krank	Person ist gesund
Testergebnis positiv	richtig positiv (a)	falsch positiv (b)
Testergebnis negativ	falsch negativ (c)	richtig negativ (d)

Wir hoffen, Sie sind nun nicht völlig verwirrt, denn aus dieser **Confusion Matrix** geht hervor, dass ein falsch Positiver eine Person ist, die kerngesund ist, aber von dem Screeningverfahren als krank eingestuft wurde.

- **Negativ prädiktiver Wert** (negativer Vorhersagewert): Anteil Nichtbetroffener unter den Testnegativen, Wahrscheinlichkeit, dass eine Person mit negativem Wert tatsächlich gesund ist. Ein niedriger negativprädiktiver Wert würde also bedeuten, dass viel zu viele Gesunde als erkrankt (hier depressiv) eingestuft wurden.
- **Positiv prädiktiver Wert** (positiver Vorhersagewert): Anteil Betroffener unter den Testpositiven, Wahrscheinlichkeit, dass eine Person mit positivem Wert tatsächlich krank ist. Ein hoher positiv-prädiktiver Wert zeigt, dass viele Depressive richtig eingestuft wurden.

Änderungssensitivität: Genauigkeit, mit der ein Testverfahren aktuelle Veränderungen erfassen kann.

6. **Spezifität:** Die Spezifität (**true negative rate**) $d/(b+d)$ ist die Wahrscheinlichkeit, dass bei einem Nicht-Merkmalsträger (z.B. gesunder Patient) das diagnostische Verfahren ein negatives Ergebnis hat (=gesund). Ein Test mit hoher Spezifität vermeidet also unnötigen Fehlalarm.

F03 ■■
→ **Frage 1.111:** Lösung A

Zu (**A**): Hiermit hat der Student Recht. Persönlichkeitsfragebögen wie das Freiburger Persönlichkeitsinventar (FPI) sind vom Probanden durchschaubar. Aggressive Straftäter beantworten die Fragen oft im Sinne der sozialen Erwünschtheit und stellen sich als liebevoll-altruistisch dar.
Zu (**B**): Objektivität: siehe Lerntext I.23.
Zu (**D**): Reliabilität: siehe Lerntext I.23.
Zu (**E**): Standardisierung eines Tests bedeutet, dass die Durchführungs- und Auswertungsbedingungen genau festgelegt werden, um für alle Prüflinge exakt gleiche Bedingungen zu schaffen. Das Ergebnis darf nicht abhängig davon sein, dass der Versuchsleiter die Durchführung das eine Mal so und das nächste Mal etwas anders durchführt. Durch die schriftliche Vorgabe von Fragen und Antwortmöglichkeiten sind Fragebogentests sehr hoch standardisiert.

F02
→ **Frage 1.112:** Lösung C

Zu (**A**), (**B**), (**D**) und (**E**): Reliabilität ist die Zuverlässigkeit eines Testverfahrens. Die Wiederholung des Messverfahrens soll (zumindest bei stabilen Merkmalen) gleiche Ergebnisse bringen.
Zu (**C**): Zur Berechnung der inneren Konsistenz wird die Beantwortung der Items untereinander korreliert, nicht jedoch die Korrelation zwischen Einzelitem und Gesamttest berechnet.

F04 ■■
→ **Frage 1.113:** Lösung C

Zu (**A**): Siehe Lerntext I.23. Die innere Konsistenz gehört mit zum Bereich der Reliabilität. Bei diesem Konsistenzkoeffizienten wird jedes einzelne Item als „Einzeltest" gesehen und die Korrelation zwischen den Items wird berechnet. Diese Aussage trifft also zu.
Zu (**B**): Siehe Lerntext I.23.
Zu (**C**): Bei einem Ratingverfahren schätzt ein Beurteiler *(„rater")* das Verhalten z.B. einer anderen Person auf einer Ratingskala ein. Zum Beispiel lassen sich eigene Einstellungen zu politischen Ereig-

nissen oder das Ausmaß der Faulheit von Kindern durch Beobachtung bzw. Selbstbeobachtung einschätzen. Unabhängige Rater schätzen aber nicht die Zuverlässigkeit eines Tests ein.

Zu (D): Siehe Lerntext I.23.

Zu (E): Bei der inneren Konsistenz wird jedes einzelne Item als „Einzeltest" gesehen und die Korrelation zwischen den Items wird berechnet. Diese Aussage trifft also zu.

F03 ■
→ **Frage 1.114:** Lösung D

Zu (A): Die Auswertungsobjektivität wird sich nicht verschlechtern. Auch die neue Halbform dieses Tests kann ja mit Schablonen oder computergestützt ausgewertet werden, sodass sich keine subjektiven Verfälschungen ergeben können.

Zu (B): Die Durchführungsobjektivität wird sich nicht verschlechtern, da man ja etwa dieselbe standardisierte Anweisung benutzt wie bei der ursprünglichen Gesamtform. Dasselbe gilt für weitere Möglichkeiten der Durchführung. Die Standardisierung der 50%-Form unterscheidet sich diesbezüglich nicht oder nur unwesentlich vom Gesamttest.

Zu (C): Die Interpretationsobjektivität wird sich in der Regel auch nicht verschlechtern, da sich die Richtlinien, wie das Testergebnis im einzelnen zu interpretieren ist, nicht zwischen ursprünglicher Gesamt- und neuer Halbform unterscheiden.

Zu (D): Reliabilität: Die Zuverlässigkeit (Reliabilität) des Tests wird sich vermutlich verschlechtern. Eine Persönlichkeitseigenschaft kann umso zuverlässiger gemessen werden, je mehr Items man benutzt, um sie festzustellen. Ein Intelligenztest mit nur 10 Fragen wird deutlich schwächere Aussagen treffen können als einer mit 100 Aufgaben. Allerdings hängt dies von der Zahl der Items ab, die nach der Halbierung noch vorhanden sind.

Zu (E): Die Validität des Tests wird sich sicherlich nicht verbessern. Da die Gültigkeit u.a. von der Reliabilität abhängt, die nach der Testhalbierung ja schlechter wird, ist absolut keine Verbesserung der Validität zu erwarten.

H00 ■■
→ **Frage 1.115:** Lösung E

Zu (A): Ähnliche Fragen zu einem Bereich (hier z.B. die Therapiemotivation) sollten vom Probanden in derselben Richtung beantwortet werden. Die innere Konsistenz korreliert diese Antworten und gilt damit als Maß für die Reliabilität (s.u.) des Tests.

Zu (B): Objektivität bedeutet, dass ein Testergebnis abhängig von den Testleistungen und nicht von den Instruktionen und der Laune des jeweiligen Versuchsleiters ist, der den Test mit einem Probanden durchführt.

Zu (C): Unter Reliabilität wird die Zuverlässigkeit eines Tests verstanden, der bei stabilen Merkmalen auch bei weiteren Untersuchungen derselben Person gleiche Ergebnisse bringen muss. Neben Retest-, Testhalbierungs- und Paralleltestreliabilität kann man hierzu die innere Konsistenz (s.o.) prüfen.

Zu (D): Standardisierung eines Tests bedeutet, dass die Durchführungs- und Auswertungsbedingungen genau festgelegt werden, um für alle Prüflinge exakt gleiche Bedingungen zu schaffen. Das Testergebnis darf nicht abhängig davon sein, dass der Versuchsleiter den Test das eine Mal so und das nächste Mal etwas anders durchführt. Standardisierung ist damit Voraussetzung für Objektivität.

Zu (E): Validität ist die Gültigkeit eines Tests. Misst der Test wirklich das Persönlichkeitsmerkmal, welches er messen soll? Dies wird z.B. durch den Vergleich mit anderen Tests bestätigt oder durch externe Beurteilung. Im Beispiel haben die meisten Personen, die in dem Test zur „Therapiemotivation" ein sehr niedriges Ergebnis erreicht haben (unter 3 auf der C-Skala) die Behandlung dann auch tatsächlich abgebrochen. Der Test dürfte also eine hohe Validität haben.

F98
→ **Frage 1.116:** Lösung B

Zu (A)–(E): Die vier genannten Aussagen im Text der Frage lassen sich folgenden Testgütekriterien zuordnen: erste Aussage = Auswertungsobjektivität, zweite Aussage = bezieht sich auf kein Testgütekriterium, dritte Aussage = Retestreliabilität, vierte Aussage = mangelnde Validität.

H05 ■
→ **Frage 1.117:** Lösung B

Reliabilität ist die Zuverlässigkeit eines Testverfahrens. Die Wiederholung des Messverfahrens soll (zumindest bei stabilen Merkmalen) gleiche Ergebnisse bringen. Je höher die Reliabilität, desto unabhängiger ist der Test von Zufallsschwankungen und Umweltbedingungen und umso geringer ist der Messfehler. Hohe Reliabilität ist damit ein Faktor für gute Objektivität. Die Reliabilität wird mit unterschiedlichen korrelationsstatistischen Messtechniken erfasst.

Zu (A): Die Items (Aufgaben) selbst lassen sich nicht korrelieren, sondern nur die aus der Item-Beantwortung erfassten Testergebnisse. Eine Korrelation von Ergebnissen des neuen mit denen eines anderen Tests könnte nur zur Validitätsprüfung dienen, aber nicht zum Check-up der Reliabilität.

Zu (B): Split-half ist die Testhalbierungs-Reliabilität. Hier wird der Test in zwei Teile geteilt, die bei der Prüfung der Zuverlässigkeit dieses Tests hoch miteinander korrelieren sollten.

Zu (C): Paralleltest-Reliabilität: Es werden eine oder mehrere gleich schwierige Paralleltestformen (Form A, Form B ...) entwickelt, deren Ergebnisse bei der Reliabilitätsprüfung hoch korrelieren sollten.

Zu (D): Retest-Reliabilität: Bei einer Testwiederholung sollten die beiden Ergebnisse desselben Probanden hoch miteinander korrelieren. Da man sich meist an einzelne Aufgaben und Lösungen des ersten Durchgangs erinnert, was das Ergebnis der Zweittestung erhöht, führt man diese Art der Reliabilitätsprüfung aber ungern durch.

Zu (E): Innere Konsistenz oder Konsistenzkoeffizient: Jedes einzelne Item wird als „Einzeltest" gesehen und die Korrelation zwischen den Beantwortungen der Items wird berechnet.

F04
→ **Frage 1.118:** Lösung B

Zu (A): Auswertungsobjektivität: Siehe Lerntext I.23.

Zu (B): Änderungssensitivität: Genauigkeit, mit der ein Testverfahren aktuelle Veränderungen erfassen kann. So prüfen viele Persönlichkeitstests nur überdauernde Charaktereigenschaften, nicht aber die aktuelle Befindlichkeit. Das Messverfahren zur Prüfung der akut vorhandenen Schmerzintensität hat gezeigt, dass es die Veränderung durch die Therapie erfassen konnte.

Zu (C): Negative Korrektheit: Anteil der Nichtkranken an den Personen mit negativem Test, d.h. wie viele der von der Prüfmethode für normal erachteten Fälle wirklich normal sind.

Zu (D): Positive Korrektheit: Anteil der Kranken an den Symptomträgern, d.h. wie viele der von der Methode positiv bewerteten Fälle wirklich die Krankheit haben.

Zu (E): Spezifität: Siehe Lerntext I.23.

H01 ■
→ **Frage 1.119:** Lösung D

Zu (A), (B), (C) und (E): Falsche Formeln. Begründung siehe unter Lösungsmöglichkeit (D).

Zu (D): Die Validität prüft die Gültigkeit eines Tests: Misst der Test wirklich das, was er zu messen vorgibt? Hierbei spielt auch eine Rolle, ob der Test zwischen Merkmalsträgern und Nicht-Merkmalsträgern unterscheiden kann.

Vierfeldertafeln prüfen, ob erwartete Häufigkeiten mit den real gemessenen Häufigkeiten übereinstimmen. Vierfeldertafeln stellen z.B. die Grundlage für den häufig benutzten Chi-Quadrat-Test dar. Aber das ist gar nicht so wichtig. Zur Beantwortung dieser Frage benötigen Sie eigentlich gar keine Kenntnisse aus der Biometrie. Wichtiger ist, dass Sie Sensitivität und Spezifität unterscheiden können.

Spezifität: Die Wahrscheinlichkeit, dass bei einem Nicht-Merkmalsträger (z.B. gesunder Patient) das diagnostische Verfahren ein negatives Ergebnis hat, heißt Spezifität des Tests. In der Vierfeldertafel wird dies durch die Buchstaben „c" und „d" ausgedrückt, wobei „d" die Personen kennzeichnet, die Nicht-Merkmalsträger sind und vom Test auch richtig zugeordnet wurden, und „c" die fälschlicherweise als gesund bezeichneten Personen meint.

Sensitivität (Empfindlichkeit): Die Wahrscheinlichkeit, dass bei einem Merkmalsträger (z.B. eine Erkrankung) der entsprechende Test ein positives Ergebnis bringt, bezeichnet man als Sensitivität oder Empfindlichkeit des Tests (in der Frage unter Lösungsmöglichkeit (A) angegeben).

Klarer wird das an einem einfachen Beispiel: Sie haben einen Fragebogen entwickelt, der mit 10 Fragen zwischen Alkoholikern (Merkmalsträger) und Nicht-Alkoholikern (Nicht-Merkmalsträger) unterscheiden kann. Wenn dieser Test spezifisch ist, müsste der Wert „d" im Text der Prüfungsfrage (Testergebnis negativ und endgültige Diagnose auch negativ) sehr hoch sein im Vergleich zu der Gesamtzahl der als negativ eingestuften Probanden (b+d), wobei „b" für Personen steht, die dem Testergebnis nach fälschlicherweise als Alkoholiker beurteilt wurden, jedoch gar keine sind.

H05 ■■
→ **Frage 1.120:** Lösung A

Zu (A): Trennschärfe sagt aus, ob ein Test bzw. eine Testfrage sicher zwischen Merkmalsträgern und Nicht-Merkmalsträgern unterscheiden kann. Items, die nicht trennscharf sind, werden während der Phase der Testkonstruktion weggelassen. Da der gesamte Testscore eines Tests ja unterschiedliche Merkmalsausprägungen bei Menschen erfassen soll, ist ein einzelnes Item trennscharf, wenn es mit diesem Gesamtscore hoch korreliert ist. Damit ist diese Lösungsalternative richtig.

Zu (B): Das wäre das Konfidenzintervall. Testwerte sind im Allgemeinen fehlerbehaftet. Genau genommen müsste man zum Messwert des Probanden einen Bereich („Konfidenzintervall") hinzufügen, der durch das Ausmaß des Messfehlers bedingt ist. Hierzu lässt sich ein Standardmessfehler berechnen.

Zu (C): Ein Testwert selbst (82 von 100 Aufgaben richtig gelöst) hat für sich alleine noch keinen Aussagewert, da ja möglicherweise sämtliche anderen Menschen, die diesen Test bearbeiten, alle hundert Aufgaben richtig lösen konnten. Umgekehrt sind 12 richtige von 100 Aufgaben evtl. ganz prima, wenn die anderen gar kein Item korrekt beantwortet haben. Das Testergebnis eines Individuums muss also in Bezug zu dem durchschnittlichen Ergebnis seiner Altersgruppe (Eichstichprobe) gesetzt werden.

Zu (D): Der Ausprägungsgrad von Daten muss auf einer Mess-Skala abgebildet werden, um Unterschiede erfassen zu können. Items (Aufgaben) einer Skala, die hoch miteinander korrelieren, bilden oft einen gemeinsamen Persönlichkeitsfaktor. Dieser Zusammenhang sagt aber nichts über die Trennschärfe aus.

Zu (E): Änderungs-Sensitivität: Genauigkeit, mit der ein Testverfahren aktuelle Veränderungen erfassen kann. Die meisten Persönlichkeitstests prüfen nur überdauernde Charaktereigenschaften, nicht aber die aktuelle Befindlichkeit. Hier sind z.B. Eigenschaftswörterlisten oder Befindlichkeitstests besser geeignet, die hoch änderungssensitiv sind.

F05 ■
→ **Frage 1.121:** Lösung B

Zu (A): Diese Aussage ist zwar im Prinzip richtig, sie kennzeichnet aber den Begriff „Sensitivität" nicht so gut wie Lösungsmöglichkeit (B), da Sensitivität sich immer auf die tatsächliche Anzahl von Merkmalsträgern beziehen muss und versucht, die Erkrankten herauszufiltern.

Zu (B): Sensitivität: Genauigkeit eines psychologischen oder medizinischen Tests, kritische Personen möglichst gut herauszufiltern. Die Sensitivität lässt sich definieren als Anzahl der Personen mit positivem Ergebnis im Test in Relation zu der tatsächlichen Anzahl von Merkmalsträgern. Hoch sensitive Tests machen wenig Fehler in Bezug auf Falschpositive (Nicht-Merkmalsträger werden falsch als positiv eingestuft) und Falschnegative (Merkmalsträger werden nicht vom Test erkannt).

Zu (C): Spezifität: Die Wahrscheinlichkeit, dass bei einem Nicht-Merkmalsträger (z.B. gesunder Patient) das diagnostische Verfahren ein negatives Ergebnis hat, heißt Spezifität des Tests.

Zu (D): Negativ prädiktiver Wert (negativer Vorhersagewert): Anteil Nichtbetroffener unter den Testnegativen; Wahrscheinlichkeit, dass eine Person mit negativem Wert tatsächlich gesund ist. Ein niedriger negativ-prädiktiver Wert würde also bedeuten, dass viel zu viele Gesunde als erkrankt (hier depressiv) eingestuft wurden.

Zu (E): Positiv prädiktiver Wert (positiver Vorhersagewert): Anteil Betroffener unter den Testpositiven; Wahrscheinlichkeit, dass eine Person mit positivem Wert tatsächlich krank ist. Ein hoher positiv-prädiktiver Wert zeigt, dass viele Depressive richtig eingestuft wurden.

H05 ■
→ **Frage 1.122:** Lösung D

Zu (A):

	Person ist krank	Person ist gesund
Testergebnis positiv	richtig positiv (a)	falsch positiv (b)
Testergebnis negativ	falsch negativ (c)	richtig negativ (d)

Aus dieser *Confusion Matrix* geht hervor, dass ein falsch Positiver eine Person ist, die kerngesund ist, aber von dem Screeningverfahren als krank eingestuft wurde.

Zu (B): Der negative Prädiktionswert (NPV, *negative predicitive value*) gibt an, wie viel Prozent der untersuchten Personen mit negativem Testresultat nicht an der gesuchten Erkrankung (Alzheimer-Demenz) leiden.

Zu (C): Der positive Prädiktionswert (PPV, *positive predictive value*) gibt an, bei wie viel Prozent der Personen mit positivem Resultat die gesuchte Erkrankung vorliegt.

Zu (D): Die Sensitivität (*true positive rate*) in der o.g. Confusion Matrix: $a/(a+c)$ ist die Wahrscheinlichkeit, dass eine Krankheit erkannt wird (Empfindlichkeit). Wenn 70% aller Demenzkranken mittels dieses Screeningsverfahrens tatsächlich frühzeitig erkannt werden konnten, so ist die Sensitivität dieses Tests hoch.

Zu (E): Die Spezifität (*true negative rate*) in der o.g. Confusion Matrix: $d/(b+d)$ ist die Wahrscheinlichkeit, dass bei einem Nicht-Merkmalsträger (z.B. gesunder Patient) das diagnostische Verfahren ein negatives Ergebnis hat (Fehlalarm).

I.24	Psychologische Testverfahren

Sie lernen ja immer noch. Verdammt, nun legen Sie dieses Buch doch endlich einmal zur Seite, gehen Sie in die nächste trendy Studentenkneipe, ins Café oder zur Not auch in die Mensa und sehen Sie sich Ihre Kommilitonen einmal ganz genau an. Mit etwas Glück werden Sie bei dieser Forschung im freien Feld feststellen, dass Menschen ganz verschieden aussehen können, z.B. hinsichtlich Größe, Gewicht, Haar- und Augenfarbe. Wenn Sie die Augenfarbe auf die Entfernung nicht so genau erkennen können, dann hilft jetzt nur: ganz nah ,rangehen und tief in die Augen blicken! Trauen Sie sich ruhig und verweisen Sie notfalls auf die Zeilen in diesem Buch, Sie handeln ja schließlich sozusagen in unserem Auftrag.

Leute sehen aber nicht nur unterschiedlich aus, sie verhalten sich auch verschieden. Auch im psychischen Bereich gibt es erhebliche Unterschiede, die man unter anderem mit **psychologischen Testverfahren** zu ergründen versucht. Vor Beginn einer Therapie kann ein solcher Test oft Auskünfte darüber geben, welche sozialen Schwierigkeiten der Ratsuchende hat. Insbesondere im forensischen Bereich (Straftäter-Begutachtung, Sorgerechtsfragen), bei der Berufsberatung oder bei der Diagnostik von psychosomatischen und psychiatrischen Krankheiten können Persönlichkeitstests äußerst hilfreich sein. Manche Fragen, die u. a. mit Hilfe eines solchen Tests beantwortet werden, können für den Untersuchten vielleicht sogar lebensentscheidend sein: Muss ein psychisch kranker Straftäter dauerhaft in einer geschlossenen psychiatrischen Klinik untergebracht werden? Sollte ein introvertierter, schüchterner Mensch Verkäufer oder Sozialarbeiter werden? Zu welchem Elternteil soll der fünfjährige Sohn nach der Scheidung der Eltern? Lügt ein pubertierendes Mädchen, das behauptet, auf der Klassenfahrt vom Mathelehrer vergewaltigt worden zu sein?

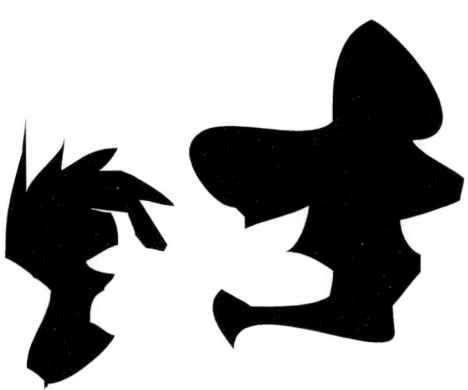

Abb. 1.9 Projektive Testverfahren arbeiten mit vieldeutigem Material. Was würden Sie in diesen schwarzen Flecken erkennen?

1. Projektive Testverfahren:
Der Begriff geht ursprünglich auf den Freudschen Abwehrmechanismus „*Projektion*" zurück. Eigene Bedürfnisse und Motive werden auch auf andere Personen projiziert („*Was ich selber denk' und tu', das trau ich auch dem andern zu.*"). Die hinter den projektiven Testverfahren stehende Theorie geht davon aus, dass Personen ihre Motive auch auf vieldeutiges Material projizieren. Festgelegt sind hier in der Regel nur die Stimuli (z. B. Klecksbilder von Rorschach) oder die Aufgabe (z. B. „*Baum-zeichnen*" von K. Koch). Es gibt hier kein vorgefasstes Antwortsystem. Aus der Art und Weise, wie der Proband die Aufgabe löst, hofft

der Untersucher Aufschlüsse über bewusste und unbewusste Persönlichkeitsanteile, Bedürfnisse und Motive des Probanden zu bekommen. Probanden, die im Rorschach-Test häufig gefährliche Tiere zu erkennen glauben, würden dementsprechend als ängstlich oder aggressiv eingestuft werden. Die Objektivität ist aufgrund der mitunter nur grob gefassten Richtlinien zur Durchführung, Auswertung und Interpretation eher gering. „*Rorschachianer*" benötigen eine mehrjährige Ausbildung um zu annähernd ähnlichen Ergebnissen zu kommen. Der untersuchende Psychologe hat also unter Umständen großen Einfluss auf das Testergebnis. Entsprechend gering sind Reliabilität und Validität der projektiven Testverfahren. Halbprojektive Verfahren wie z. B. der „Rosenzweig Picture-Frustration-Test" versuchen einige dieser Mängel durch standardisierte Bildabfolge und vorgegebene Antwortkriterien zu umgehen. Trotz dieser Mängel werden projektive Tests häufig benutzt, da sie für den Probanden nicht sofort durchschaubar sind. Zum Beispiel kann bei gewalttätigen Sexualstraftätern, die sich im Fragebogenverfahren als friedfertig, treu und hilfsbereit schildern, das Ausmaß der Aggressivität oft erst im projektiven Test erkannt werden.

Allgemein bekannte projektive Testverfahren sind zum Beispiel:

Rorschach-Psychodiagnosticum: zu einer Abfolge von zehn standardisierten, farbigen Tintenklecksbildern soll der Patient seine Assoziationen äußern. Es erfolgt eine Auswertung nach Originalität und Art der Deutung (Gesamt/Detail). Rorschach selbst glaubte sogar, mit diesem Test auch Intelligenz erfassen zu können.

Thematischer Apperzeptions-Test (TAT): von Morgan und Murray entwickelter Test mit 30 schwarzweißen Bildern für unterschiedliche Altersgruppen und Geschlechter. Die Bildtafeln sollen insbesondere emotional ansprechende Situationen darstellen. Je nach Fragestellung werden zehn Tafeln ausgewählt und dem Probanden vorgelegt mit der Aufforderung, dazu eine Geschichte zu erzählen. In der Auswertung werden insbesondere Bedürfnisse ausgezählt und gewichtet.

Rosenzweig Picture-Frustration-Test: In einem Testheft werden 24 Comicbilder mit frustrierenden Situationen vorgegeben. Der Proband soll in einer Sprechblase eine Antwort eintragen.

Baum-Test nach K. Koch: Der Proband erhält die Aufgabe einen Baum zu zeichnen. Auswertung nach vorgegebenen Kriterien, z. B. große *Wurzeln* = Suche nach Halt, *aufstrebende Äste* = extravertiert, fröhlich, *Narbe im Stamm* = traumatisches Erleben in der Kindheit.

Familie in Tieren (**Brem-Gräser**): Kinder sollen sich vorstellen, jedes Familienmitglied wäre ein Tier und sie sollen dieses Tier dann malen. Neben Analyse der räumlichen Anordnung der Tiere zueinander werden in der Auswertung jedem Tier Eigenschaften zugeordnet (z. B. *Hirsch* = stolz, edel, draufgängerisch; *Mops* = spaßig, drollig, verwöhnt; *Wal* = friedlich, mächtig, plump).

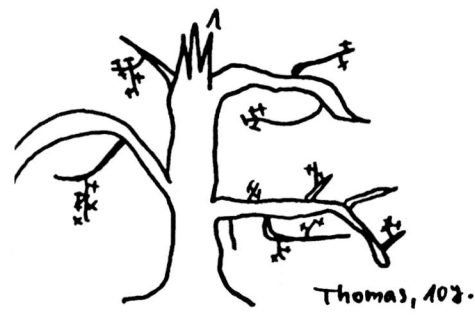

Abb. 1.**10**   Baumtest nach Koch. Zeichnung eines zehnjährigen Kindes kurz vor dem Tod des krebskranken Vaters.

2. **Persönlichkeitsfragebögen:**
Dem Probanden wird ein Fragebogen mit bezüglich Anzahl und Abfolge standardisierten Fragen vorgelegt. Die Beantwortung erfolgt meist nach vorgegebenen Kriterien, z. B. „stimmt / stimmt nicht" (z. B. FPI) oder abgestuft (z. B. Gießen Test): „....eher ungeduldig 3 2 1 0 1 2 3 ...eher geduldig" Die Auswertung erfolgt mit Schablonen, Auszählung der Antworten und Übertragung in Normtabellen. Über Faktorenanalysen (Zusammenfassung zusammengehöriger Korrelationen zwischen der Beantwortung der Fragen) wurden bei den meisten Persönlichkeitsfragebögen unterschiedliche Persönlichkeitsfaktoren entdeckt (z. B. Extraversion-Introversion), auf denen die untersuchten Probanden dann eine bestimmte Merkmalsausprägung erhalten. Durch Aneinanderreihung mehrerer Skalen (Extraversion, Depression, Aggressivität usw.) erhält man ein **Persönlichkeitsprofil**. Vorteil dieser Fragebögen ist die große Objektivität und gute Reliabilität. Die Validität hängt allerdings vom jeweiligen Kriterium ab. Hilfesuchende in einer Beratungsstelle werden Fragebögen in der Regel ehrlich beantworten. Insbesondere bei Gerichtsgutachten werden die begutachteten Personen aber häufig in Richtung auf soziale Erwünschtheit antworten, wodurch das Ergebnis dann erheblich verfälscht wird. Einige Fragebögen beinhalten deshalb sog. **Lügenskalen**, mit denen geprüft wird, ob der Be-

treffende versucht, sich in bewusst positivem Licht darzustellen. Derartige Fragebögen prüfen prinzipiell nur ab, wie eine Person sich selbst erlebt, ein objektives Bild entsteht hierdurch nicht. Lediglich einige Verfahren wie .B. der Gießen-Test sehen auch eine Fremdbeurteilung durch andere Personen vor, an der die Selbstbeurteilung validiert werden kann. Weiterer Nachteil ist, dass die **Änderungs-Sensitivität** gering ist, d. h. die Genauigkeit, mit der ein Testverfahren aktuelle Veränderungen erfassen kann. So prüfen viele Persönlichkeitsfragebögen nur überdauernde Charaktereigenschaften, nicht aber die aktuelle Befindlichkeit (dazu sind z. B. Eigenschaftswörterlisten besser geeignet).
Bekannte Fragebogentests sind unter anderen:
Freiburger-Persönlichkeitsinventar (FPI-R): Der Test umfasst 138 Fragen zu den Persönlichkeitsbereichen: Lebenszufriedenheit, Soziale Orientierung, Leistungsorientierung, Gehemmtheit, Erregbarkeit, Aggressivität, Beanspruchung, körperliche Beschwerden, Gesundheitssorgen, Offenheit (Lügenskala), Extraversion und Emotionalität.
Minnesota Multiphasic Personality Inventory (MMPI): ein 556 Fragen umfassender Test mit den klinischen Skalen: Hypochondrie, Depression, Hysterie, Psychopathie, Maskulinität-Femininität, Paranoia, Psychasthenie, Schizophrenie, Hypomanie, Introversion-Extraversion und vier Validitätsskalen. Der MMPI eignet sich vor allem für den psychiatrischen Bereich. Es liegt auch eine Kurzform vor.
Gießen-Test (GT): Der Testbogen umfasst 40 Fragen zu den Bereichen: soziale Resonanz, Dominanz, Kontrolle, Grundstimmung, Durchlässigkeit und soziale Potenz. Neben der Selbstbeurteilung liegen auch zwei Parallelformen zur Fremdbeurteilung (männlich/weiblich) vor.
16-PF von **Cattell**. Dieser Persönlichkeitsfragebogen wurde faktorenanalytisch erstellt und misst 16 Persönlichkeitsfaktoren, deren detaillierte Auflistung hier aus Platzgründen eingespart wurde.

3. **Leistungstests:**
Eine dritte Form psychologischer Tests sind Testverfahren, in denen die kognitive Leistung gemessen wird. Hierzu gehören z. B.: **Intelligenztests** (s. u.), **Aufmerksamkeitstests** (z. B. d2-Aufmerksamkeits-Belastungs-Test, Zahlen-Verbindungs-Test), **Gedächtnistests** (z. B. Benton-Test, Auditiv-Verbaler-Lerntest, Diagnosticum-für-Cerebralschäden), spezielle Tests für die Bewerberauswahl bei der **Berufseignungsdiagnostik** (z. B. die Schlauchfiguren für das räumliche Denken beim ehemaligen Eingangstest für Medizinstudenten) oder Testverfahren aus der **Neuropsychologie** (z. B. Aachener Aphasie Test, Demenz-Test,

Mini-Mental, TÜLUC, Wisconsin-Card-Sorting-Test, usw.).

Klinischer Bezug

Insbesondere bei psychosomatischen Krankheiten oder wenn trotz erheblicher Klagen des Patienten keine körperliche Erkrankung gefunden wurde, werden Patienten heute häufig zu konsiliarischen Untersuchungen zum Psychologen überwiesen, um psychische Anteile abzuprüfen. Auch bei neurologischen Erkrankungen ist es sinnvoll, Patienten mit Hirnschäden zur Prüfung des kognitiven Leistungsvermögens zum Neuropsychologen zu überweisen. Für den Arzt ist es eine Notwendigkeit, Grundkenntnisse in psychologischer Diagnostik zu haben, die Ergebnisse der wichtigsten Testverfahren richtig einschätzen zu können und insbesondere die Standardnormwerte zu kennen. Nur auf dieser Basis lässt sich der psychologische Bericht dann in ein ganzheitliches Konzept des Behandlungsplans einbauen. ■

F02
→ **Frage 1.123:** Lösung D

Zu (A)–(E): Hier werden die beiden Begriffe „*Projektion*" (ein psychoanalytischer Abwehrmechanismus) und „*Projektiver Test*" durcheinandergebracht.
Projektion: Ein verbotenes Bedürfnis wird auf Personen der Umgebung projiziert und dort wahrgenommen. Beispiel: Ein unordentlicher Student beschimpft die Mitglieder seiner Wohngemeinschaft, weil sie die Küche nicht aufgeräumt und den Mülleimer nicht hinaus gebracht haben.
Projektive Testverfahren: Die hinter den projektiven Testverfahren stehende Theorie geht davon aus, dass Personen ihre Motive auch auf vieldeutiges Material projizieren.
Der Ausdruck „Projektion" stammt zwar von dem gleichnamigen psychoanalytischen Abwehrmechanismus ab, bei projektiven Testverfahren wird jedoch **nicht** dieser Abwehrmechanismus untersucht, sondern mittels der Projektion versucht man, bewusste oder unbewusste Motive zu erkennen.
Damit beschreiben die Lösungsmöglichkeiten (A), (B), (C) und (E) den Abwehrmechanismus Projektion und nur (D) die projektiven Testverfahren.

F00
→ **Frage 1.124:** Lösung B

Freiburger-Persönlichkeits-Inventar (FPI-R): Der Test umfasst 138 Fragen zu den Persönlichkeitsbereichen: Lebenszufriedenheit, soziale Orientierung, Leistungsorientierung, Gehemmtheit, Erregbarkeit, Aggressivität, Beanspruchung, körperliche Beschwerden, Gesundheitssorgen, Offenheit (Lügenskala), Extraversion und Emotionalität.
Zu (A): Für eine psychotherapeutische Behandlung geeignet ist prinzipiell jeder, der eine psychische Störung hat, die Einsicht hat, gestört zu sein, und genug Motivation aufbringt, an seinen Problemen zu arbeiten. Das FPI kann behilflich sein, dies auszuloten, ist aber kein spezieller Test für die Therapie-Eignung.
Zu (B): Mit dem FPI sollen überdauernde Eigenschaften erfasst werden (und nicht z.B. die momentane Befindlichkeit).
Zu (C): Zur Erfassung der „geistigen Reife" wäre wohl ein Intelligenztest erheblich besser geeignet.
Zu (D): Der FPI misst das Selbstbild, das eine Person von sich hat. Die Güte „soziale Beziehungen" kann nur indirekt daraus abgeleitet werden. Hierzu wäre z.B. ein Soziogramm besser geeignet.
Zu (E): Auch das Ausmaß der Suizidgefährdung kann nur indirekt aus den FPI-Ergebnissen geschlossen werden. Hierfür gibt es aber spezielle Fragebögen.

F97
→ **Frage 1.125:** Lösung B

Zu (A), (C), (D) und (E): Beim 16-PF (16 Persönlichkeitsfaktoren-Test), MMPI (Minnesota Multiphasic Personality Inventory), FPI (Freiburger Persönlichkeits Inventar) und EPI (Eysenck Personality Inventory) handelt es sich um Persönlichkeitsfragebögen, die auf faktorenanalytischer, d.h. statistischer Basis entwickelt wurden.
Zu (B): Der Rorschach-Test („Tintenklecksdeuteverfahren") ist dagegen ein projektives Testverfahren.

H96 F87
→ **Frage 1.126:** Lösung B

Zu (B): Standardisierte Persönlichkeitsfragebögen mit den in der Frage angegebenen Konstrukten, versuchen in der Regel **überdauernde** Eigenschaften zu messen und nicht aktuelle emotionale Zustände.
Zu (A), (C), (D) und (E): Siehe Lerntext I.24 Psychologische Testverfahren.

1.3.4 Untersuchungsplanung

I.25 Untersuchungsplanung

Stichprobe:
Wie bereits erwähnt, benötigt man zur Durchführung einer psychologischen oder einer soziologischen Untersuchung eine Stichprobe, d.h. eine Anzahl von Probanden, die bereit sind, an der Untersuchung teilzunehmen. Will man die Aussagen später wissenschaftlich aus-

werten und vor allem auf eine ganze Bevölkerungsgruppe generalisieren, dann muss die Stichprobe möglichst repräsentativ sein. Es gibt unterschiedliche Möglichkeiten dies zu erreichen:

1. Die **Quota-Stichprobe** soll ein verkleinertes Abbild der Grundgesamtheit sein. Hierzu braucht man zunächst Daten des statistischen Jahrbuchs über die Zusammensetzung der Bevölkerung: Prozentualer Anteil von: Männern u. Frauen, Altersklassen (bis 10, 11 – 20, 21 – 30,...), Bildung (Sonderschule, Hauptschule, Realschule, ...), Berufstätigkeit (Selbständige, Beamte, Angestellte,...) und allen anderen Variablen, die der Wissenschaftler bezüglich seiner Hypothesen für relevant hält (Gewicht, Raucher/Nichtraucher, Krankheiten, Körpergröße, Kinderzahl, Herkunft ...). Abhängig vom jeweiligen Prozentsatz werden dann auch in der Stichprobe des Wissenschaftlers gleich große Prozentsätze benötigt. Dieses Verfahren ist äußerst aufwendig und verlangt in der Regel Stichprobengrößen von weit über 1.000 Probanden. Suchen Sie einmal einen evangelischen 52jährigen, männlichen, geschiedenen Nichtraucher mit Hauptschulabschluss, der verbeamtet ist, drei Kinder und Übergewicht hat, mehr als 2.500 EURO im Monat verdient und an Fußpilz leidet.

2. **Wahrscheinlichkeitsauswahl (Zufallsstichprobe):** Hierbei geht man davon aus, dass bei einer zufälligen Stichprobe gleichfalls eine Repräsentativität gegeben ist, wenn diese Stichprobe sehr groß ist. Außerdem muss sichergestellt werden, dass jede Bevölkerungsgruppe die gleiche Wahrscheinlichkeit hat, in die Untersuchung aufgenommen zu werden, so wie es auch der wahren Verteilung der Gruppe in der Bevölkerung entspricht. Telefonbesitzer dürfen nicht überrepräsentiert sein, nur weil man die Zufallsauswahl anhand des Telefonbuches durchgeführt hat. Eine Befragung am Vormittag auf der Straße schließt die meisten Berufstätigen aus, usw.

3. **Mehrstufige Auswahlverfahren** beinhalten oft Quota- und Wahrscheinlichkeitsstichproben. Insbesondere bei Wahlvorhersagen macht man zunächst eine Quotenaufteilung nach Bundesländern, Städten und Gemeinden; innerhalb dieser führt man dann jedoch Zufallsstichproben (z.B. auf der Straße) durch. Ein ähnlicher Sonderfall ist die **„geschichtete Wahrscheinlichkeitsauswahl"** bei der die Grundgesamtheit zunächst in Schichten aufgeteilt wird, in der dann Zufallsstichproben erhoben werden. Eine weitere Form ist die **Klumpenauswahl** (**„cluster sample"**), bei der Bevölkerungsgruppen zu „Klumpen" zusammengefasst werden, z.B. nach Stadtteil.

4. **Bewusste Auswahlverfahren:** Wenn die Merkmale exakt bekannt sind, die Auswirkungen auf eine abhängige Variable haben, dann kann man eine bewusste Auswahl treffen. Wenn man in einer soziologischen Untersuchung feststellen möchte, ob der Alkoholkonsum der bisherigen Bundeskanzler höher als der unserer Bundespräsidenten war, dann würde man die entsprechenden Probanden bewusst auswählen.

5. **Einzelfallverfahren:** Aufgrund besonderer Merkmale, z.B. Zugehörigkeit zu einer Extremgruppe oder Vorliegen einer sehr seltenen Krankheit, können ohnehin nur wenige bzw. einzelne Personen untersucht werden. Besonders beliebt in der Historiographie, d.h. der Analyse des Verhaltens historischer Persönlichkeiten. Hier wird nur ein einzelner, jedoch ganz besonders aussagekräftiger Fall geschildert. „NeuroCase" ist z.B. eine Zeitschrift, die sich auf besonders interessante neurologische Patienten spezialisiert hat.

6. **Totalerhebung:** Die Gruppe, für die das Untersuchungsergebnis repräsentativ sein soll, ist so klein, dass alle Probanden untersucht werden können. Dies wäre z.B. der Fall, wenn die Arbeitszufriedenheit in einem mittelgroßen Betrieb untersucht wird.

Experiment:

Das Erstellen einer Doktorarbeit stellt für viele Medizinstudenten ein erstrebenswertes Ziel dar. Sie gilt als Nachweis dafür, dass man zumindest einmal im Leben wissenschaftlich gearbeitet hat. Die Durchführung von Experimenten erfreut sich hierbei stetiger Beliebtheit. Der Leipziger **Wilhelm Wundt** definierte deshalb drei wesentliche Kriterien, die ein Experiment ausmachen: 1. Willkürlichkeit, 2. Variierbarkeit und 3. Wiederholbarkeit. Das Experiment muss also willkürlich auslösbar sein, es muss eine unabhängige Variable geben, die vom Versuchsleiter variiert wird und das Experiment soll (möglichst überall auf der Welt) unter gleichen Bedingungen wiederholbar sein und vergleichbare Resultate liefern. In der Psychologie hat das Experiment die Aufgabe, **Kausalbeziehungen** zu überprüfen. Grundlage eines Experimentes sind zunächst einmal Hypothesen über das menschliche Verhalten, diese werden wiederum aus Theorien abgeleitet.

Felduntersuchung:

Experimente werden zwangsläufig unter sehr künstlichen, genau festgelegten Bedingungen durchgeführt, die mit dem „normalen Leben" wenig zu tun haben und daher oft nur schwer generalisierbar sind. Neben Experimenten stellen **Felduntersuchungen** deshalb ein wesentliches Instrument der Datengewinnung über menschliches Verhalten dar. Eines der schönsten Beispiele: In einem amerikanischen Feldexperiment trennte der Psychologe **Sherif** in einer Jugendgruppe zunächst befreundete Jungen, brachte sie über Wettkämpfe und Konkurrenz dann dazu, sich förmlich gegenseitig zu bekriegen und führte sie durch geplant auftauchende äußere Feinde und Bedrängnisse soweit, sich schließlich wieder zu verbünden. Der Versuch zeigt, wie beeinflussbar Menschen sind. Viel mehr als trockene Laborexperimente lassen sich intelligent geplante Feldversuche eine Erklärung des menschlichen Verhaltens zu.

Während man in Laboruntersuchungen die meisten unabhängigen Variablen kontrollieren kann, ist dies in derartigen Feldexperimenten allerdings kaum möglich. Hier werden Personen direkt im Lebensumfeld beobachtet. Vorteil derartiger Felduntersuchungen ist zwar meist eine größere Generalisierbarkeit der Aussagen, aber es gibt auch Nachteile. Was macht ein Soziologe, der im Supermarkt das Kaufverhalten von Kunden beobachten will, wenn Sie sich dort erst einmal eine Stunde mit einem Bekannten unterhalten?

Felduntersuchungen können entweder nur einzelne Individuen untersuchen, oder es können sog. soziale **Aggregate** beobachtet werden. Unter Aggregaten versteht man Ansammlungen von Individuen, die aufgrund eines Merkmals zusammengehören, zwischen denen jedoch nur eine eingeschränkte Kommunikationsfähigkeit besteht, z.B. die Menge der Zuschauer eines Fußballspiels oder alle Studenten, die ihr Physikum im Jahr 2006 gemacht haben.

Längs- und Querschnittsuntersuchungen:
Felduntersuchungen können als Längs- oder als Querschnittsuntersuchung geplant werden. Bei der **Längsschnittuntersuchung** werden dieselben Personen mehrmals in bestimmten Abständen geprüft, z.B. ein, zwei und fünf Jahre nach einem Mammakarzinom. Werden die Daten durch eine wiederholte Befragung mit denselben Verfahren erhoben (Interview, Fragebogen) spricht man auch von einer **Panelstudie**.

Kohortenstudie: Sonderform der Längsschnittuntersuchung. Unter **Kohorte** versteht man eine Gruppe von Personen, die zum gleichen Zeitpunkt ein bestimmtes Lebensereignis erfahren hat, etwa Geburt (**Alterskohorten**), Heirat (**Heiratskohorten**), Scheidung usw. Von diesen Kohorten werden (retrospektiv oder prospektiv) Längsschnittdaten erhoben. Werden mehrere Kohorten miteinander verglichen, so kann man u. U. Kohorteneffekte (Wirkungen auf die Personen, die sich aus ihrer Kohortenzugehörigkeit ergeben) von Alterseffekten (Wirkungen, die sich aus der Tatsache des Älterwerdens ergeben) trennen.

Bei **Querschnittsuntersuchungen** werden zu einem Zeitpunkt Personen unterschiedlichen Alters (z.B. 20jährige, 30jährige, ...) befragt. Längsschnittstudien erlauben die Verfolgung von individuellen Verläufen (Intelligenz, Einstellungen) mit dem Alter. Allerdings sind sie sehr zeitaufwendig und die Stichproben schrumpfen im Lauf der Jahre zusehends. Querschnittuntersuchungen sind schneller, zeigen jedoch keine individuellen Verläufe und lassen sich dadurch meist nicht von Generationsunterschieden abgrenzen.

Tab. **1.4**   Haben Sie sich nun längs oder quer geschnitten?

	Probanden	Untersuchungszeitpunkt
Querschnittsuntersuchung	verschiedene	zu einem Zeitpunkt
Längsschnittuntersuchung	dieselben	zu mehreren Zeitpunkten

F94 F90
→ **Frage 1.127:** Lösung A

Die Quotastichprobe soll für die Grundgesamtheit möglichst repräsentativ sein. Eine Randomisierung oder Parallelisierung erfolgt **nicht**.
Achtung: Das hatten nur 35 % richtig, 38 % der Examenskandidaten tippten auf Lösung (C)!

H02 H00 ■■
→ **Frage 1.128:** Lösung E

Zu (**A**): Extremgruppe: Probanden mit Eigenschaften in einem Ausprägungsgrad an den äußeren Enden der Normalverteilung (z.B. kleiner oder größer als 2 SD = „standard deviation" = Standardabweichung). Extremgruppenangehörige können in der Medizin durchaus eine interessante Untersuchungsgruppe darstellen, z.B. „paradoxe Fälle" (Patienten völlig ohne Risiko, die trotzdem krank werden) oder „Escaper" (Patienten mit hoher Risikokonstellation, die dennoch gesund bleiben).
Zu (**B**): Bei der Klumpenauswahl („cluster sample") werden Gruppen zu „Klumpen" zusammengefasst, z.B. nach dem Stadtteil. Innerhalb der Cluster werden dann Zufallsstichproben erhoben. Die Klumpenauswahl ist also eine Form der Wahrscheinlichkeitsauswahl.

Zu (C): Eine Panelstudie ist eine Längsschnitt-Befragung, die in bestimmten Abständen an den gleichen Personen durchgeführt wird.

Zu (D): Quota-Stichprobe: verkleinertes Abbild der Grundgesamtheit. Hierzu braucht man Daten z.B. des statistischen Jahrbuchs über die Zusammensetzung der Bevölkerung (untersuchungsrelevante Merkmale) und bildet dann eine Stichprobe, in der die wesentlichsten Merkmale prozentual ebenso verteilt sind wie in der Gesamtpopulation.

Zu (E): Zufallsstichprobe (Wahrscheinlichkeitsauswahl): Bei der Zufallsauswahl geht man davon aus, dass bei einer zufälligen Stichprobe eine Repräsentativität gegeben ist. Diese Stichprobe sollte ebenfalls möglichst groß sein, außerdem muss sichergestellt werden, dass jede Bevölkerungsgruppe die gleiche Wahrscheinlichkeit hat, in die Untersuchung aufgenommen zu werden. Wie untersuchungsrelevante Merkmale (z.B. Alter, Geschlecht, Beruf, Bildung usw.) verteilt sind, wird hierbei nicht speziell geprüft. Wenn die Stichprobe groß genug ist, geht man davon aus, dass alle Teilgruppen in ausreichendem Maße enthalten sind.

H02 H00 ■■
➔ **Frage 1.129:** Lösung D

Siehe Kommentar zu Frage 1.128.

F98
➔ **Frage 1.130:** Lösung C

Zu (A): Quotenaufteilung: Die Stichprobe wird beispielsweise nach Bundesländern, Städten und Gemeinden aufgeteilt, innerhalb dieser führt man dann Zufallsstichproben (z.B. auf der Straße) durch.

Zu (B): Geschichtete Wahrscheinlichkeitsauswahl: Die Grundgesamtheit wird zunächst in Schichten aufgeteilt, in der dann Zufallsstichproben erhoben werden.

Zu (C): Bei der Klumpenauswahl (cluster sample) werden Gruppen zunächst zu „Klumpen" zusammengefasst, z.B. nach dem Stadtteil oder der Bevölkerungsgruppe. Die Klumpenauswahl ist eine Form der Wahrscheinlichkeitsauswahl.

Zu (D): Zufallsauswahl.

Zu (E): Die Quotastichprobe soll ein verkleinertes Abbild der Grundgesamtheit sein. Hierzu benötigt man zunächst Daten des Statistischen Jahrbuchs über die Zusammensetzung der Bevölkerung. Die Stichprobe stellt dann ein prozentual verkleinertes Abbild dieser Grundgesamtheit dar.

F94
➔ **Frage 1.131:** Lösung C

Zu (A): Retrospektive Befragung ist ein sehr fehlerbehaftetes Messinstrument, da Personen in ihrer Erinnerung dazu neigen, unangenehme Sachverhalte zu verdrängen und negativ bewertete Persönlichkeitseigenschaften positiv darzustellen.

Zu (B): Projektive Testverfahren (z.B. Rorschach-Test, Thematischer-Apperzeptionstest, Familie-in-Tieren) sind ein psychodiagnostisches Messinstrument, um bewusste und unbewusste Motive zu erkennen. Projektive Tests sind umstritten, da die Interpretation des Testergebnisses sehr stark abhängig vom Experimentator ist.

Zu (C): In einer prospektiven Längsschnittstudie könnte man zum Zeitpunkt „X" eine große Anzahl von Probanden mit Persönlichkeitsfragebögen untersuchen und dann zu einem späteren Zeitpunkt (z.B. 5, 10, 15 und 20 Jahre später) prüfen, ob bestimmte Charaktereigenschaften eine hohe Korrelation mit dem Auftreten spezifischer Krankheiten zeigen.

Zu (D): In einem psychophysiologischen Experiment könnte man überprüfen, ob Leute mit bestimmten Charaktereigenschaften (z.B. hohe Introversion) in einer Stresssituation (Leistungstestbatterie) in Bezug auf bestimmte physiologische Parameter (z.B. Cortisolausschüttung) individualspezifisch reagieren. Dies würde aber nicht zwangsläufig beweisen, dass diese Leute später ein höheres Risiko haben, krank zu werden.

Zu (E): Ein klinisches Interview ist in der Regel nicht standardisiert, sondern lässt freie Antworten zu. Die Daten sind dann wissenschaftlich kaum auszuwerten.

F04
➔ **Frage 1.132:** Lösung E

Zu (A): Validität ist die Gültigkeit eines Testverfahrens (und nicht eines Experimentes). Validität prüft, ob der Test wirklich das misst, was er zu messen vorgibt. Man unterscheidet verschiedene Arten: Vorhersagevalidität, Übereinstimmungsvalidität, inhaltliche Validität (logische Gültigkeit), Konstruktvalidität.

Zu (B): Eine Doktorarbeit sollte zwar etwas Neues erforschen, aber ein Experiment muss kontrollierte Abläufe umfassen und das mögliche Ergebnis muss in Form von Hypothesen vorhergesagt werden.

Zu (C): Objektivität, Reliabilität und Validität sind Gütekriterien für Testverfahren und nicht die Kriterien eines Experimentes.

Zu (D): Die Stichprobe, an der das Experiment durchgeführt wird, sollte repräsentativ für die Gruppe sein, auf die das Ergebnis dann später generalisiert wird. Dass die Daten interpretierbar sein müssen, versteht sich vermutlich von selbst. Diese drei Begriffe sollten zwar auch auf ein Experiment zutreffen, sind aber nicht die wesentlichsten Kriterien eines wissenschaftlichen Experimentes.

Zu (E): Wilhelm Wundt definierte drei wesentliche Kriterien, die ein Experiment ausmachen:

1. Willkürlichkeit, 2. Variierbarkeit und 3. Wiederholbarkeit. Das Experiment muss also willkürlich auslösbar sein, es muss mindestens eine unabhängige Variable geben, die vom Versuchsleiter variiert wird, und das Experiment soll (möglichst überall auf der Welt) unter gleichen Bedingungen wiederholbar sein und vergleichbare Resultate liefern.

H99 ■
→ **Frage 1.133:** Lösung B

Zu (**A**): Ein Experiment müsste nach den Kriterien von Wilhelm Wundt mindestens drei Kriterien genügen: Willkürlichkeit, Variierbarkeit und Wiederholbarkeit. Der Doktorand müsste hierzu unterschiedliche Hirnschäden (Variierbarkeit) willkürlich setzen und dann prüfen, ob sich im Test irgend etwas verändert.

Zu (**B**): Ex-post-facto: für bereits vorliegende Daten versucht man nachträglich die Erklärungen zu finden. Da die Hirnläsionen bereits bestehen und die Auswirkungen von dem Doktoranden lediglich nachträglich festgestellt werden, könnte es sich hier um eine Ex-post-facto-Studie handeln.

Zu (**C**): Eine Feldstudie ist ein Experiment, dass nicht im Labor, sondern in der normalen Umwelt von Personen durchgeführt wird. Auch hier müssen unabhängige und abhängige Variablen definiert werden und die Kriterien von Wundt zutreffen.

Zu (**D**): Kohorte: eine Bevölkerungsgruppe, die über mindestens ein gemeinsames Merkmal verfügt, z.B. alle Studenten, die im Frühjahr 2000 ihr Examen machen. Sinn einer Kohortenstudie ist der Vergleich unterschiedlicher Kohorten, d.h. die F-2000 Kandidaten werden mit den H-2000 und den F-2001 Prüflingen verglichen. Personen, die in der Kindheit einen Hirnschaden erlitten, könnten zwar theoretisch eine Kohorte bilden, für eine Kohorten**studie** fehlen aber die Vergleichsgruppen.

Zu (**E**): Prospektive Studie: Ab einem bestimmten Zeitpunkt werden Daten für eine Längsschnittuntersuchung erhoben. Eine retrospektive Studie bemüht sich dagegen, früher bereits erhobene Daten mit aktuellen zu vergleichen.

F02
→ **Frage 1.134:** Lösung B

Zu (**A**): Bei Querschnittsuntersuchungen werden zu einem festgesetzten Zeitpunkt Personen unterschiedlichen Alters (z.B. 20-jährige, 30-jährige ...) befragt. Ein Experiment („experimentelle Querschnittsuntersuchung") würde voraussetzen, dass irgendeine unabhängige Variable systematisch variiert wurde. Das ist bei der hier vorliegenden retrospektiven Untersuchung natürlich nicht der Fall.

Zu (**B**): Fall-Kontroll-Studie: Jeder Fall aus der untersuchten Patientengruppe wird mit einem Fall aus einer gesunden Kontrollgruppe verglichen; hier der Vergleich von 300 Diabetikern mit 300 gesunden Personen. Dabei versucht man herauszufinden, ob die Erkrankten bestimmte Risikofaktoren häufiger zeigen als die Gesunden.

Zu (**C**): Zu „Kohorten" werden Personen zusammengefasst, die zu demselben Zeitpunkt geboren wurden (oder ein anderes wichtiges Ereignis erlebt haben, z.B. Physikum im Jahr 2002). Auch Kohortenstudien sind Längsschnittuntersuchungen, in denen über Jahre oder Jahrzehnte insbesondere entwicklungsbedingte Veränderungen untersucht werden.

Zu (**D**): Eine Panelstudie ist eine Längsschnitt-Befragung, die in bestimmten Abständen an den gleichen Personen durchgeführt wird.

Zu (**E**): Prävalenz: Häufigkeit einer bestimmten Krankheit in einer Population zu einem Zeitpunkt (z.B. Anzahl der Krebskranken in der BRD an einem festgesetzten Stichtag).

H03 H98
→ **Frage 1.135:** Lösung B

Zu (**A**): Epidemiologie („Seuchenkunde"): Wissenschaft über die Verbreitung von Krankheiten und deren Folgen auf die Bevölkerung. Die deskriptive Epidemiologie beschreibt die Krankheitsentstehung und den Krankheitsverlauf.

Zu (**B**): Fall-Kontroll-Studie: Der Begriff wird verwendet bei nachträglicher Untersuchung einzelner Personen, die einem Risiko ausgesetzt waren, um zu prüfen, ob dieses die Wahrscheinlichkeit des Auftretens einer seltenen Erkrankung bedingt. Jedem Einzelfall wird hierzu ein ähnlicher Kontrollfall zugeordnet. Die Struktur ist ähnlich der Kohortenstudie.

Zu (**C**): Screening: Vortest zur Auswahl geeigneter Personen, die aufgrund bestimmter Eigenschaften dann an der eigentlichen Untersuchung teilnehmen. Auch als Vorsorgeuntersuchung, z.B. Röntgenreihenuntersuchungen. In der Epidemiologie auch Erfassung von prämorbiden Krankheitsstadien.

Zu (**D**): Kohortenstudie: Personen, die zu einem bestimmten Zeitpunkt einem gleichen Ereignis ausgesetzt wurden, bilden eine Kohorte, z.B. alle Frauen, die 1995 Mutter wurden, alle Medizinstudenten, die im Frühjahr 1999 ihr Physikum bestanden haben. Häufig werden Geburtsjahrgänge zur Bildung verschiedener Kohorten benutzt und bezüglich eines oder mehrerer Merkmale verglichen.

Zu (**E**): Prospektive Studie: Die Studie dehnt sich in die Zukunft aus, z.B. Längsschnitterfassung des Krankheitsverlaufs. Gegensatz wäre die retrospektive Analyse vorliegender Daten.

F05

→ **Frage 1.136:** Lösung D

Zu (**A**): Das wäre eine einfache Prävalenz-Untersuchung. Hier sind keine Kohorten definiert, außerdem ist nur ein Untersuchungszeitpunkt vorhanden; eine Kohortenstudie benötigt mehrere Messpunkte.

Zu (**B**): Das wäre ein experimentelles Prä-Post-Design mit Intervention.

Zu (**C**): Das wäre eine retrospektive Befragung. Eine Kohortenstudie verlangt die Beobachtung einer Kohorte über mehrere Untersuchungspunkte.

Zu (**D**): Kohortenstudie: Personen, die zu einem bestimmten Zeitpunkt einem gleichen Ereignis ausgesetzt wurden, bilden eine Kohorte. Hier bilden die Raucher eine Kohorte und die Nichtraucher die zweite Kohorte. Kohortenstudien sind Längsschnittuntersuchungen, in denen über Jahre oder Jahrzehnte Veränderungen untersucht werden sollen.

Zu (**E**): Eine Kohortenstudie ist eine Längsschnittuntersuchung, ein einziger Messpunkt reicht nicht.

I.26   Studiendesign

Ein Magenkrebs-Patient im Endstadium erhält eine Zweidrittel-Resektion nach Billroth und stirbt sechs Monate später; ein anderer kauft sich für 1.500,- EURO ein magisches Amulett und überlebt ein ganzes Jahr. Hat man damit nun bewiesen, dass Scharlatanerie besser wirkt als aufwändige medizinische Techniken? Bei allen Arten von medizinischen, psychologischen und soziologischen Untersuchungen kann es zu einer ganzen Reihe von Fehlern kommen, die insbesondere bei Einzelfallstudien oder sehr kleinen Gruppen Ergebnisse stark verzerren können. Derartige verfälschende Einflüsse versucht man in Experimenten mit verschiedenen Vorgehensweisen zu kontrollieren.

1. **Kontrollgruppen:** Neben der Experimentalgruppe, die behandelt wird, sollte es eine oder mehrere Kontrollgruppen geben. Dadurch, dass eine Gruppe nur eine Scheinbehandlung erhält versucht man den Placebo-Effekt (=Glaube an die Wirksamkeit) zu kontrollieren. Insbesondere bei pharmakologischen Studien kann es notwendig sein, eine zweite Kontrollgruppe zu bilden, die weder das Medikament noch das Placebo erhält, um die Auswirkungen der labormäßigen Versuchsbedingungen auf die abhängige Variable zu kontrollieren. Bei Testwiederholungen kann es z.B. passieren, dass Probanden besser (Lerneffekt) oder schlechter (Ermüdungseffekt) werden. Die Gruppen (Experimental-, Placebo-, Wartegruppe) dürfen sich hinsichtlich wesentlicher Variablen wie Alter, Geschlecht, Schwere der Erkrankung usw. natürlich nicht von vorne herein wesentlich voneinander unterscheiden!

2. **Blind- und Doppelblindstudien:** Bei der einfachen Blindstudie weiß nur der Patient nicht, ob er eine Behandlung (Medikament, Therapie) oder ein Placebo erhält. Der Arzt/Therapeut, der die Behandlung verabreicht, weiß ob es ein Placebo oder ein Verum ist. Hierdurch kontrolliert man Effekte der Selbstsuggestion.

Stellt man dann auch noch einen Versuchsleiter ein, der lediglich die Daten erhebt, ohne zu wissen, welcher Patient eine wirksame Substanz erhält, dann spricht man von einem Doppelblindversuch. Hierdurch lässt sich auch noch der Rosenthal-Effekt (Annahmen des Testleiters) kontrollieren.

3. **Randomisieren und Parallelisieren:** Für die Durchführung eines Experimentes braucht man immer eine Stichprobe von Probanden, die an dem Versuch teilnehmen. Menschen unterscheiden sich aber voneinander, so dass Veränderungen in der abhängigen Variable dann letztlich nicht auf die systematisch variierte unabhängige Variable zurückgeführt werden können. Es kommt zum sogenannten Stichprobenfehler. Wenn man z.B. die Reaktionszeit von „normalen" Probanden an Medizinstudenten erhebt und mit der Reaktionszeit von manisch-depressiven Patienten vergleicht, dann kann es sein, dass die Unterschiede letztlich vom Alter abhängen und nicht vom Grad der psychischen Störung. Derartige Stichproben müssen deshalb repräsentativ sein:

- **Randomisieren:** bei sehr großen Stichproben geht man davon aus, dass sich Unterschiede zwischen den Probanden gegenseitig ausgleichen, wenn man die Versuchspersonen nach einem Zufallsprinzip auf die Versuchsgruppen verteilt. Abweichungen tendieren in der Regel in beide Richtungen (jung/alt, dick/dünn, klug/dumm, introvertiert/extravertiert,...). Bei einer randomisierten Zuteilung hofft man, dass sich diese Fehler gegenseitig ausgleichen und die Stichproben damit vergleichbar sind, d.h. vor Anwendung der unabhängigen Variable darf es keine systematischen Unterschiede geben.

- **Parallelisieren:** Bei kleinen Stichproben gleichen sich die Unterschiede wahrscheinlich nicht mehr zufällig aus. Hier muss parallelisiert werden, d.h. jedem Probanden aus der

Versuchsgruppe muss ein gleichaltriger / gleichgroßer / gleichintelligenter / gleich-extravertierter (usw.) Proband aus der Kontrollgruppe zugeordnet werden. Abhängig davon, welche Hypothesen man hat, kann dies sehr aufwändig werden. Allerdings können nur diejenigen Unterschiede parallelisiert werden, an die der Wissenschaftler gedacht und die er parallelisiert hat.

- **Ausbalancieren**: Wenn ein Experiment mit unterschiedlichen Bedingungen die mehrfache Testung des Probanden verlangt, kann es durch Übung (Testwiederholungseffekte) zu Verbesserungen kommen, die nichts mit der eigentlichen unabhängigen Variable zu tun haben. Indem man die Versuchspersonen auf mehrere Gruppen aufteilt und die Reihenfolge der Bedingungen variiert ($1 \to 2 \to 3$; $2 \to 3 \to 1$; $3 \to 2 \to 1$; $1 \to 3 \to 2$ usw.), lassen sich diese Effekte ausbalancieren. Unter Umständen muss z.B. auch die Reihenfolge von Testaufgaben ausbalanciert werden.

Weitere Fachbegriffe

Zum Bereich Versuchsplanung und Datenerhebung sollten Sie sich außerdem folgende Fachbegriffe einprägen, die das IMPP zur allgemeinen Verwirrung der Prüflinge gelegentlich einsetzt:

Ein-Gruppen-Prä-Post-Design: Die behandelte Patientengruppe wird vor (prae) und nach (post) der Therapie untersucht und man prüft, ob und in welchem Ausmaß sich hier eine Veränderung ergeben hat.

Fall-Kontroll-Studie: Jeder Fall aus der untersuchten Patientengruppe wird mit einem Fall aus einer gesunden Kontrollgruppe verglichen. Dabei versucht man herauszufinden, ob die Erkrankte bestimmte Risikofaktoren häufiger zeigen als die Gesunden. Bei Personen mit einer bestimmten Krankheit wird versucht, bestimmte Faktoren, die für die Entstehung der Krankheit von Bedeutung sein könnten, in der Häufigkeit und ggf. auch Schwere vor Auftreten der Krankheit, also in der Vergangenheit, zu ermitteln. Es ist also ist eine retrospektive Studie. Um das Ergebnis beurteilen zu können, ist eine Gruppe von „gesunden" Personen als Vergleichsgruppe erforderlich. Der Vergleich findet idealerweise unter sonst gleichen Bedingungen statt, die Gruppen sollten sich daher nicht im Alter, Geschlecht und anderen wesentlichen Faktoren unterscheiden. Die Untersuchungsrichtung geht bei der Fallkontrollstudie also von der Krankheit oder einem anderen Effekt zum vermuteten Risikofaktor.

Mit Hilfe von **Interventionsstudien** wird die Nützlichkeit von Therapien oder Präventivmaßnahmen, z.B. durch Änderung von Ernährungsgewohnheiten, Zu- oder Abnahme von körperlicher Aktivität oder Medikamente, auf ihre Wirksamkeit geprüft. Interventionsstudien erfordern in der Regel eine Randomisierung, d.h. eine Zuordnung der Teilnehmer zur Placebo- oder Verumgruppe nach dem Zufallsprinzip.

Eine **Feldstudie** ist ein Experiment, dass nicht im Labor, sondern in der normalen Umwelt von Personen durchgeführt wird. Auch hier müssen unabhängige und abhängige Variablen definiert werden und die Kriterien von Wundt zutreffen. Die erforderlichen Untersuchungen erfolgen in der natürlichen Umgebung des Menschen, dem sog. Feld. Beispiel: Studien in der Familie, der Schule, im Berufsleben usw.

Quasiexperimentelle Studien werden häufig zum Vergleich von Therapieverfahren in Kliniken durchgeführt, wo ein Behandlungszwang besteht und man keine Placebogruppen prüfen darf. Hier werden unterschiedliche Behandlungsverfahren verglichen, es wird jedoch in der Regel keine randomisiert zugeordnete Kontroll- oder Wartegruppe mit einbezogen.

Evaluation ist die Überprüfung, ob eine neue Maßnahme (Therapie) zum erwünschten Erfolg geführt hat. Die **Ergebnisevaluation** prüft dies erst am Ende, wenn alle Daten vorliegen. Die **Prozessevaluation** prüft dies begleitend zu der Intervention.

Katamnese (=**Follow-up**) ist eine nachträgliche Prüfung, ob Therapieeffekte nach einem definierten Zeitraum stabil geblieben sind. Beispiel: Hat ein Alkoholiker auch ein Jahr (zwei Jahre, drei Jahre...) nach Beendigung der Therapie nicht erneut zur Flasche gegriffen?

Metaanalyse: übergeordnete Untersuchung mehrerer Datensätze aus unterschiedlichen Quellen. Beispiel: Vergleich der Nützlichkeit von psychoanalytischer versus verhaltenstherapeutischer Behandlung von Ängsten anhand von publizierten wissenschaftlichen Studien.

Screening: Vortest zur Auswahl geeigneter Personen, die aufgrund bestimmter Eigenschaften dann an der eigentlichen Untersuchung teilnehmen. Auch als Vorsorge-Untersuchung z.B. Röntgen-Reihenuntersuchungen. In der Epidemiologie auch Erfassung von prämorbiden Krankheitsstadien.

Selektionseffekt: Fehler bei der Auswahl einer Stichprobe für eine Untersuchung durch die merkmalsabhängige Eingliederung einer Person in diese Stichprobe. Beispiel: Es werden ausschließlich Gymnasiasten als Testpersonen zugelassen. Wenn dann ein (an der Normalbevölkerung geeichter) IQ-Test eingesetzt wird, bewirkt der Selektionseffekt, dass die durchschnittlichen Testwerte der Teilnehmer höher sind als die in der Normalbevölkerung, d.h. die meisten Teilnehmer erzielen überdurchschnittlich gute Testergebnisse. Durch Randomisierung, d.h. Zufallszuteilung der Probanden auf Versuchsgruppen versucht man zu erreichen, dass nicht in einer Gruppe plötzlich nur Gymnasiasten und in der anderen nur Sonderschüler sind.

Klinischer Bezug

Im Zeitalter der sogenannten „evidenzbasierten Medizin" muss jedes Diagnose- und Behandlungsverfahren nachweisen, dass es etwas taugt. Grundkenntnisse der Stichprobenerhebung wie auch der Planung und Durchführung von experimentellen klinischen Studien sind daher auch für Mediziner sinnvoll. ■

H99 ■
➔ **Frage 1.137:** Lösung E

Zu (**A**): Klinische Studien umfassen in der Regel mindestens eine Experimentalgruppe, welche die (vermutlich) wirksame Therapie erhält, und eine Kontrollgruppe, die das Placebo erhält. Diese Gruppen sollten hinsichtlich wesentlicher Variablen (z.B. Alter, Geschlecht) gleich sein. Bei randomisierter Zuteilung kann es aber vorkommen, dass dennoch Unterschiede zwischen den Gruppen auftreten, die notfalls durch willkürliche Zuteilung von Patienten zu einer Gruppe ausbalanciert werden müssen, um die Gleichheit zwischen Experimental- und Kontrollgruppe herzustellen.
Zu (**B**): Doppelblindversuch: siehe Lerntext I.26.
Zu (**C**): Parallelisierung: siehe Lerntext I.26.
Zu (**D**): Durch eine Zufallszuteilung (z.B.: Münzwurf, Lose) eines neuen Patienten auf die Experimental- oder Kontrollgruppe verkleinert man Stichprobenfehler. Randomisierung setzt relativ große Stichproben voraus, damit zufällige Abweichungen sich ausgleichen können.
Zu (**E**): Varianzanalyse ist eine statistische Methode zur Auswertung von Daten, um festzustellen, ob zwischen mehreren Gruppen (z.B. Experimental- und Placebogruppe) hinsichtlich der abhängigen Variablen Unterschiede zu finden sind und um zu klären, ob diese Unterschiede noch zufällig sein können oder durch die Variation der unabhängigen Variable erklärt werden können. Die Varianzanalyse dient nicht zur Kontrolle von Störeinflüssen.

H03
➔ **Frage 1.138:** Lösung B

Zu (**A**): Externe Validität: Die Beurteilung des Therapie-Erfolges durch unabhängige Beobachter dürfte gegen Placebo-Effekt und Spontanremission nicht helfen.
Zu (**B**): Kontrollgruppe: Klinische Studien umfassen in der Regel mindestens eine Experimentalgruppe, welche die (vermutlich) wirksame Therapie erhält, und eine Kontrollgruppe, die das Placebo erhält. Placebo-Effekte und Spontanremission müssten sich bei beiden Gruppen gleichermaßen zeigen. Erst dann würde die Überlegenheit der Experimentalgruppe zeigen, dass ein tatsächlicher Effekt vorliegt.
Zu (**C**): Auch weitere Messzeitpunkte könnten weder Placebo-Effekt noch Spontanheilung herausdifferenzieren.
Zu (**D**): Auch eine Präzisierung des Kriteriums für „Besserung" könnte weder die Effekte des Placebo-Denkens noch Spontanheilung herausfiltern.
Zu (**E**): Eine Vergrößerung der Stichprobe hätte keinen Einfluss auf natürlichen Krankheitsverlauf, Erwartungseffekte oder zwischenzeitliche Ereignisse.

F92
➔ **Frage 1.139:** Lösung B

Zu (**A**): Dies wäre die unabhängige Variable.
Zu (**B**): Richtige Charakterisierung des einfachen Blindversuches.
Zu (**C**): Placeboeffekt
Zu (**D**): randomisierte Stichprobe
Zu (**E**): teilnehmende Beobachtung

F02
➔ **Frage 1.140:** Lösung A

Zu (**A**): Ausbalancieren: siehe Lerntext I.26.
Zu (**B**): Operationalisierung bedeutet festzulegen, wie eine theoretische Annahme (hypothetische Konstrukte wie z.B. „Intelligenz" oder „Angstbereitschaft") gemessen werden kann.
Zu (**C**): Parallelisierung: siehe Lerntext I.26.
Zu (**D**): Quasiexperimentelle Studien: siehe Lerntext I.26.
Zu (**E**): Randomisierung: siehe Lerntext I.26.

F05
➔ **Frage 1.141:** Lösung D

Zu (**A**): Einzelfallstudie: Untersuchung einer einzelnen Person mit besonders interessanter Symptomatik oder speziellem Krankheitsverlauf. Experimentell wird bei Einzelfallstudien z.B. eine Person phasenweise der Behandlung mit einem Verum oder einem Placebo ausgesetzt und es wird geprüft, ob sich nur während der Behandlungsphasen mit dem Verum Besserungen zeigen.

Diese ist die einzige Möglichkeit, bei Einzelfallstudien auch den Placebo-Effekt zu kontrollieren.

Zu (**B**): In einem Experiment werden Variablen (veränderliche Werte) untersucht. Die unabhängige Variable wird vom Versuchsleiter bewusst in unterschiedlichen Ausprägungen variiert; die abhängige Variable ist dann das, was gemessen wird (z.B. Verhalten des Probanden). Es handelt sich hier natürlich nicht um ein kontrolliertes Experiment, da die Gruppeneinteilung (neue/alte Produktivitätsmaßnahme) eher irrtümlich aufgetreten ist.

Zu (**C**): Eine Panel-Studie ist eine Längsschnitt-Befragung, die in bestimmten Abständen an den gleichen Personen durchgeführt wird. In dem Beispiel der Frage fehlen mindestens diese gleichen Abstände. Der einmalige Vergleich nach einem Jahr reicht nicht.

Zu (**D**): Quasiexperimentelle Studien sind Experimente, die unter eingeschränkter Kontrolle erfolgen. Sie werden häufig zum Vergleich von Therapieverfahren in Kliniken durchgeführt, wo ein Behandlungszwang besteht und man keine Placebogruppen prüfen darf. Hier werden unterschiedliche Behandlungsverfahren verglichen, es wird jedoch in der Regel keine randomisiert zugeordnete Kontroll- oder Wartegruppe mit einbezogen. Auch bei dem Beispiel dieser Frage handelt es sich um eine solche quasiexperimentelle Studie.

Zu (**E**): Randomisieren: Bei sehr großen Stichproben geht man davon aus, dass sich Unterschiede zwischen den Probanden ohnehin gegenseitig ausgleichen, wenn man die Versuchspersonen nach einem Zufallsprinzip auf die Versuchsgruppen verteilt. Abweichungen tendieren in der Regel in beide Richtungen (jung/alt, klug/dumm, introvertiert/extravertiert …). Bei einer randomisierten Zuteilung hofft man, dass sich diese Fehler gegenseitig kompensieren und die Stichproben damit vergleichbar sind. Eine solche randomisierte Studie liegt in dem Beispiel auf gar keinen Fall vor.

H04
→ **Frage 1.142:** Lösung A

Epidemiologie („Seuchenkunde"): Wissenschaft über die Verbreitung von Krankheiten und deren Folgen auf die Bevölkerung. Die deskriptive Epidemiologie beschreibt die Krankheitsentstehung und den Krankheitsverlauf.

Zu (**A**): Placebo-kontrolliert: Neben der Experimentalgruppe, die das Verum (wirksame Therapie) erhält, gibt es eine Kontrollgruppe, die lediglich ein Placebo (Scheintherapie) bekommt.
Doppelblind: Weder der Patient noch die MTA, die die Untersuchungsdaten erhebt, weiß, ob bei diesem Patienten das Verum oder das Placebo eingesetzt wurde. Epidemiologische Beobachtungsstudien können kein solch experimentelles Design haben.

Zu (**B**): Prospektive Testung: Bei bekannten (oder vermuteten) Risikofaktoren versucht man, die Wahrscheinlichkeit vorauszusagen, ob ein Patient an einer bestimmten Störung erkrankt, und prüft dies bevorzugt im Rahmen von Längsschnittstudien.

Zu (**C**): Ausschaltung von Einflussgrößen: Bei bekannten Risikofaktoren versucht man diese zu reduzieren und prüft dann, ob sich die Anzahl der Neuerkrankungen („Inzidenz") langfristig senkt.

Zu (**D**): Reproduzierbarkeit der Ergebnisse ist eine Forderung an alle wissenschaftlichen Studien und gilt dementsprechend auch für epidemiologische Beobachtungsstudien.

Zu (**E**): Stärke des Zusammenhanges zwischen Einfluss- und Zielgröße: Personen, die dem Risikofaktor sehr stark ausgesetzt waren, müssten statistisch eine höhere Krankheitshäufigkeit haben als gering belastete (Kettenraucher versus Gelegenheitsraucher beim Lungen-CA).

F05
→ **Frage 1.143:** Lösung C

Zu (**A**): Unter Dokumentenanalyse versteht man das Untersuchen von Dokumenten wie Akten, Operationsbefunden, Katalogen, Preislisten, Prospekten oder auch Internet-Seiten. Ein Vorteil ist, dass man rasch eine Fülle an Informationen hat und sich selbst die interessanten heraussuchen kann, ohne eine persönliche Befragung oder Untersuchung durchführen zu müssen. In der Informatik versteht man unter Dokumentenanalyse die automatische Umsetzung der Bildmatrixrepräsentation eines mittels Kamera oder Scanner aufgezeichneten Papierdokuments in eine strukturierte rechnerinterne Darstellung seiner textuellen und grafischen Bestandteile.

Zu (**B**): Fall-Kontroll-Studie: Jeder Fall aus der untersuchten Patientengruppe wird mit einem Fall aus einer gesunden Kontrollgruppe verglichen. Dabei versucht man herauszufinden, ob die Erkrankten bestimmte Risikofaktoren häufiger zeigen als die Gesunden.

Zu (**C**): Kohortenstudie: Personen, die zu einem bestimmten Zeitpunkt einem gleichen Ereignis ausgesetzt wurden, bilden eine Kohorte, z.B. Personen, die zu einem bestimmten Zeitpunkt einem umrissenen Risiko ausgesetzt waren. Wissenschaftlich interessant ist hier, Jahre oder Jahrzehnte später zu untersuchen, was aus den Personen dieser Gruppe geworden ist und ob evtl. das Expositionsrisiko oder eine spezielle Behandlung dazu geführt hat, dass sie später erkrankt bzw. gesund geblieben sind. Hierzu werden Nachuntersuchungen (*Follow-up*) durchgeführt.

Zu (**D**): Mehrebenenforschung: Daten aus unterschiedlichen Ebenen zu derselben Fragestellung, z.B. Folgen des Rauchens auf anatomischer, biochemischer, psychologischer, soziologischer und physiologischer Ebene.

Zu (E): Bei Querschnittsuntersuchungen werden zu einem festgesetzten Zeitpunkt Personen unterschiedlichen Alters (z.B. 20-jährige, 30-jährige, 40-jährige ...) nach vorher festgelegten Variablen befragt bzw. auf das Vorhandensein von Krankheiten oder Krankheitssymptomen untersucht. Die Querschnittsuntersuchung beinhaltet bereits mehrere Messpunkte in dem Versuchsdesign. Von Follow-up (Nachuntersuchung) kann man daher streng genommen nicht sprechen.

1.3.5 Methoden der Datengewinnung

I.27 Methoden der Datengewinnung

Fällt Ihnen eigentlich auf, dass Sie sich häufig irgendwo kratzen, während Sie dieses Buch hier durcharbeiten? Die Frage ist, was verbirgt sich hinter dem Kratzen? Ein beginnendes Ekzem, eine Hautpilzerkrankung, Neurodermitis oder einfach nur etwas Nervosität? Wenn wir nun die richtige Diagnose für Ihr Verhalten finden wollen, benutzen wir unterschiedliche Verfahren hierfür. Es gibt etliche Möglichkeiten, Daten für eine Untersuchung zu gewinnen, die nicht nur für wissenschaftliche Fragestellungen interessant sind, sondern die durchaus auch jeder Arzt im Krankenhaus benutzt, wenn er versucht, die richtige Diagnose zu stellen, z.B.:

1. **Verhaltensbeobachtung** (bei Experimenten auch mit Video-Aufzeichnung): kratzen Sie sich häufiger als andere Personen?
2. Erhebung der **Krankheitsgeschichte**: welche Hautkrankheiten hatten Sie bisher?
3. **Sozialanamnese**: Leben Sie in Wohnverhältnissen, in denen Läuse, Flöhe und Krätze nichts sind, worüber man sich wirklich aufregt?
4. Freie **Exploration**, (un-)strukturiertes **Interview**: gleicht das Kratzen vielleicht einen Mangel an Zuwendung aus? Hat Ihre Mutter Sie als Kleinkind zu selten auf den Arm genommen? Dient das Kratzen als Selbststimulation, bedingt durch den Mangel an sensorischer Reizung beim Lernen?
5. Durchführung psychologischer **Testverfahren**: Vielleicht sind Sie emotional besonders labil und daher anfällig für psychosomatische Erkrankungen bei Stress?
6. Medizinische und physiologische **Untersuchungsergebnisse**: haben Sie zu hohe IgE, neigen Sie zu völlig übertriebener Ausschüttung von Histamin?

Hinsichtlich der Datengewinnung unterscheidet man außerdem ganz gerne noch:

Individualdaten: an einzelnen Individuen erhobene Daten;

Aggregatdaten: an Gruppen von Individuen erhobene Mittelwerte.

Primärdaten: vom Forscher selbst erhobene Ergebnisse;

Sekundärdaten: nachträgliche Analyse von Daten, die bereits zu anderen statistischen Zwecken erhoben wurden (z.B. aus dem Statistischen Jahrbuch).

Fremdbeurteilung: ein (im besten Fall speziell geschulter Beobachter) beurteilt das Verhalten einer Person. In psycholog. Testverfahren, zum Beispiel im Gießen-Test, möglich;

Selbstbeurteilung: der Proband beurteilt sein Verhalten selbst, dies ist gängige Praxis in allen Persönlichkeitsfragebögen (z.B. FPI, MMPI, GT usw.).

Klinischer Bezug

Methoden der Datengewinnung sind nicht nur für wissenschaftliche Studien interessant, bei der Diagnosefindung wie auch bei der Suche nach Krankheitsursachen muss sich der Arzt Gedanken darüber machen, welche Daten benötigt werden und wie man diese gewinnen kann. ∎

H98 ∎
→ **Frage 1.144:** Lösung B

Primärdaten sind Daten, die ein Forscher direkt selbst erhebt. Sekundärdaten dagegen entstehen aus einer Analyse von bereits bestehendem Datenmaterial, das z.B. zu anderen Zwecken erhoben und dazu bereits ausgewertet wurde.

Die Nominalskala beinhaltet lediglich einfache Zuordnungen ohne Beziehungen zwischen den Kategorien wie etwa: 1 = katholisch, 2 = evangelisch, 3 = islamisch, 4 = buddhistisch, 5 = Zeugen Jehovas, 6 = religionslos.

Die Ordinalskala verlangt eine Rangordnung zwischen den Daten, z.B.: Die Studentin Yasmina Z. finde ich: 1 = extrem attraktiv, 2 = hübsch, 3 = durchschnittlich, 4 = turnt mich nicht so besonders an, 5 = gar nicht mein Typ.

Das Intervallskalenniveau setzt gleiche Abstände zwischen den einzelnen Skaleneinheiten voraus, es muss jedoch keinen absoluten Nullpunkt geben, einen willkürlich festgesetzten gibt es meist schon (z.B. Uhrzeit).

Die Verhältnisskala, auch als Rational- oder Proportionalskala bezeichnet, soll hier noch der Vollständigkeit halber erwähnt werden, verlangt gleich große Abstände zwischen den Skalenwerten und einen absoluten Nullpunkt. In der Psychologie haben z. B. Reaktionszeiten Verhältnisskalenniveau, in der Medizin z. B. die Frequenz des Herzschlages. Die Daten werden also direkt erhoben (primär) und haben ein aufsteigendes Skalenniveau ohne genaue Abstände (Ordinalskala).

H01 F98 H96
→ **Frage 1.145:** Lösung B

Zu (**A**): Individualdaten: an einzelnen Individuen erhobene Daten.
Zu (**B**): Aggregatdaten: an Gruppen von Individuen erhobene Mittelwerte. Hier werden einzelne Bezirke zu Aggregaten zusammengefasst und miteinander verglichen.
Zu (**C**): Globaldaten: globale, d.h. umfassende Daten ohne eigentliche Zielrichtung.
Zu (**D**): Primärdaten: vom Forscher selbst erhobene Ergebnisse. Im Gegensatz dazu sind Sekundärda-

ten: nachträgliche Analyse von Daten, die bereits zu anderen statistischen Zwecken erhoben wurden. In der Frage ist keine klare Aussage enthalten, ob hier Primär- oder Sekundärdaten erhoben wurden.
Zu (**E**): Nicht alle Daten lassen sich ohne weiteres quantitativ (d.h. in Ziffern oder Werten) auswerten. Oft ist zunächst nur eine qualitative Schau möglich, dies gilt z.B. für das Durchforsten von Krankenakten, Archivmaterialien oder mündlichen Berichten des Patienten und seiner Angehörigen. Für die Alltagsroutine reicht eine qualitative Analyse dieser Informationsquellen in der Regel aus, für wissenschaftliche Fragestellungen wird der Forscher sich aber doch wieder bemühen, das qualitative in quantitatives Datenmaterial zu überführen, z.B. in Form reiner Häufigkeitsauszählungen.

1.3.6 Datenauswertung und Interpretation

I.28 Auswertungsverfahren

Quantitative Auswertungsverfahren:
Im Gegensatz zur Briefmarkensammlung sind Datensammlungen kein Schatz, den man sich in seiner Freizeit gerne mal anguckt. Die gesammelten Daten müssen ausgewertet werden. Der Arzt, der eine medizinische Diagnose über einen Patienten stellen möchte, wird die individuellen Werte des Patienten mit den Normalwerten vergleichen, die er in entsprechenden Nachschlagewerken findet (z. B.: *„Liegen die Zahlen für Leukozyten und Lymphozyten noch im Durchschnittsbereich?"*). Diese Art der Analyse bezeichnet man als quantitative Auswertung.
Zur Beantwortung wissenschaftlicher Fragestellungen vergleicht man dagegen meist die Mittelwerte von zwei (oder mehr) Gruppen miteinander. So behauptet der Volksmund z.B. dass Brillenträger intelligenter sind als Nicht-Brillenträger. Wir stellen also vor Durchführung der Untersuchungsrehe die folgende Hypothesen auf:
Nullhypothese H₀: Brillenträger und Nichtbrillenträger unterscheiden sich hinsichtlich ihrer Intelligenz nicht.
Alternativhypothese H₁: Brillenträger sind klüger als Nichtbrillenträger. Begründung: Der Volksmund behauptet dies seit Jahrhunderten und daher erscheint auch uns das glaubwürdig. Die zweite mögliche Alternativhypothese H₂ (*„Nicht-Brillenträger sind intelligenter als Brillenträger"*) lassen wir weg, da uns für deren Richtigkeit keine sinnvolle Begründung einfällt. Die Aufstellung von Alternativhypothesen deren mögli-

ches Zutreffen man gar nicht begründen kann, ist nicht legitim; die nachträgliche Einführung und Begründung von Hypothesen, wenn Daten vorliegen, die den Vermutungen nicht entsprechen, gilt sogar als grober Fehler wissenschaftlicher Vorgehensweise.
Man könnte diese Frage nun untersuchen, indem man zwei gleich große Stichproben von Studenten aus Ihrem Semester einem Intelligenztest unterzieht und für beide Gruppen dann den Mittelwert und die Standardabweichung ausrechnet. Naturgemäß werden sich die Mittelwerte der Brillenträger versus der Nicht-Brillenträger etwas voneinander unterscheiden. Selbst wenn beide Gruppen sich hinsichtlich ihrer Intelligenz nicht wirklich unterscheiden, werden sich durch Messfehler immer geringfügige Differenzen ergeben. Die Frage ist, wie groß muss diese Differenz zwischen den beiden Mittelwerten sein, um im wissenschaftlichen Sinne bedeutsam (= signifikant) zu sein?
Hierzu wird ein **Verlässlichkeitsniveau** festgelegt, d. h. die untere Grenze der tolerierten Wahrscheinlichkeit, dass die Unterschiede zwischen den beiden Gruppen zufällig bzw. durch Messfehler bedingt sind. Dieser Grenzwert, auch als **Signifikanzniveau** mit dem griechischen Buchstaben Alpha bezeichnet, gibt die untere Grenze der Wahrscheinlichkeit an, dass trotz zutreffender Nullhypothese Daten auftreten, welche die Alternativhypothese zu bestätigen scheinen. Üblich

sind Signifikanzniveaus von $\alpha = 0{,}05$ (5 % Fehlertoleranz), 0,01 (1 %) und 0,001 (0,1 %).

Hierbei kann es zu zwei Arten von Fehlern kommen:

Alpha-Fehler: Fehlentscheidung durch fälschliches Verwerfen einer an sich richtigen Nullhypothese.

Beta-Fehler: Annahme der Nullhypothese, obwohl die Alternativhypothese richtig gewesen wäre.

Die beiden Fehlerarten sind voneinander abhängig. Wählt der Forscher einen sehr kleinen Wert für das Alpha-Niveau, dann wird das Risiko für den Beta-Fehler größer und umgekehrt.

Um zu prüfen, ob der Unterschied zwischen den beiden Verteilungen der Gruppe der Fehlsichtigen versus der Normalsichtigen signifikant (Alternativhypothese trifft zu) oder zufällig (Nullhypothese trifft zu) ist, wird man sich eines biometrischen Tests bedienen. Am häufigsten benutzt werden z. B.:

1. Chi-Qudrat-Test
2. Students t-Test
3. Kolmogoroff-Smirnov-Test
4. Vaianzanalyse
5. Kruskal-Wallis-Test.

… die Sie später ausführlich in dem Fach medizinische **Biometrie** durchnehmen werden und deren Darstellung ich mir hier ersparen möchte, um mir Ihre anhand der Trockenheit dieses Kapitels ohnehin strapazierte Sympathie nicht vollends zu verscherzen.

Qualitative Auswertungsverfahren

Nicht alle Daten lassen sich ohne weiteres quantitativ auswerten. Oft ist (zunächst) nur eine qualitative Schau möglich, dies gilt z. B. für das Durchforsten von Krankenakten, Archivmaterialien oder mündlichen Berichten des Patienten und seiner Angehörigen. Für die Alltagsroutine reicht eine qualitative Analyse dieser Informati-

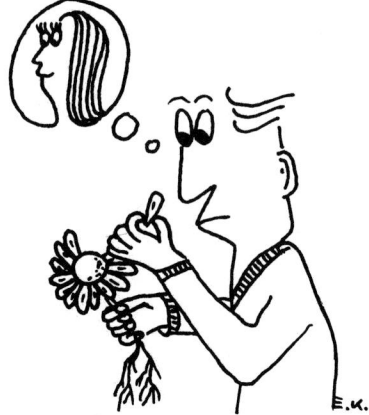

Abb. 1.11 *„Sie liebt mich… Sie liebt mich nicht."* Früher zählte man das an den Blättern einer Blume ab; hierbei handelte es sich wissenschaftlich gesehen um Hypothese und Alternativhypothese, die dann durch Verhaltensbeobachtung geprüft werden. Ab einer gewissen Verlässlichkeit der Daten traut sich auch BWL-Student Heinrich G., die Angebetete mal ins Kino einzuladen.

onsquellen in der Regel aus, für wissenschaftliche Fragestellungen wird der Forscher sich aber doch wieder bemühen, das qualitative in quantitatives Datenmaterial zu überführen, mindestens in Form reiner Häufigkeitsauszählungen (*„Wie viele Arztbesuche hat ein Colitis-ulcerosa-Patient pro Jahr im Gegensatz zu einem Morbus-Crohn-Patient?", „Wie häufig sagt ein Partner in einer zermürbten Beziehung das Wort ‚aber'?", „Wie häufig beteiligt sich der Leitende Oberarzt in einer Gruppendiskussion und wie oft wird auf die Beiträge dieser Person gar nicht geantwortet?"*).

Tab. 1.5   Diese Tabelle löst endlich die Frage, was ist in Wahrheit richtig ist.

Forscher entscheidet sich für Annahme der …	In Wahrheit richtig ist …	
	Nullhypothese H₀	**Alternativhypothese H₁**
Nullhypothese H₀	Richtige Entscheidung Wahrscheinlichkeit $1-\alpha$	Fehlentscheidung Typ II Wahrscheinlichkeit β
Alternativhypothese H₁	Fehlentscheidung Typ I Wahrscheinlichkeit α	Richtige Entscheidung Wahrscheinlichkeit $1-\beta$

H03 ■■

→ **Frage 1.146:** Lösung C

Bei dem Begriff „Signifikanz" handelt es sich um einen statistischen Test, bei dem die Wahrscheinlichkeit geprüft wird, ob ein Fehler 1. Art vorliegt (Ablehnung einer eigentlich doch richtigen Null-Hypothese, die aussagt, dass kein wesentlicher Unterschied zwischen zwei Gruppen besteht). Die Irrtumswahrscheinlichkeit Alpha wird dabei meist auf dem 5%-Niveau ($p < 0,05$) festgelegt, bei sehr wichtigen Fragestellungen aber auch kleiner. In die Berechnung geht die Stichprobengröße mit ein (je größer die Stichprobe, umso eher wird ein signifikantes Ergebnis erreicht) wie auch die Differenz zwischen den Mittelwerten von zwei (oder mehr) Gruppen und deren Varianz, insbesondere der Standardmessfehler.

Ein Fehler 2. Art liegt vor, wenn die Nullhypothese akzeptiert wird, obwohl eigentlich die Alternativhypothese (d.h. es existiert ein Unterschied) richtig war. Dies wird auch als Beta-Fehler bezeichnet. Alpha- und Beta-Risiko verhalten sich gegenläufig, sodass man immer einen von beiden Fehlerarten in Kauf nehmen muss. Daher entscheidet der Versuchsleiter vor der Untersuchung, welches Risiko für einen Irrtum er zu akzeptieren bereit ist.

Zu (**A**): Der Unterschied der Mittelwerte geht zwar in die Berechnung der Irrtumswahrscheinlichkeit ein, ein Signifikanzniveau von 5% bedeutet aber nicht, dass der Unterschied der Mittelwerte maximal 5% betrug.

Zu (**B**): Das Signifikanzniveau hinsichtlich des Alpha-Fehlers sagt aus, wie hoch die Wahrscheinlichkeit des Fehlers ist, dass zwei Gruppen sich nicht unterscheiden (Nullhypothese), und man den Irrtum begeht zu meinen, sie würden sich doch unterscheiden (Alternativhypothese). Die Wahrscheinlichkeit von 5% (dasselbe wie $p < 0,05$) bezieht sich also darauf, die Nullhypothese irrtümlich abzulehnen.

Zu (**C**): Zur Beantwortung wissenschaftlicher Fragestellungen vergleicht man meist die Mittelwerte von zwei (oder mehr) Gruppen miteinander. Man stellt vor Durchführung der Untersuchungsreihe die folgenden Hypothesen auf:
- Nullhypothese H_0: Die beiden Gruppen unterscheiden sich **nicht** signifikant voneinander,
- Alternativhypothese H_1: Die beiden Gruppen unterscheiden sich signifikant voneinander.

Ob ein Unterschied zufällig oder signifikant (bedeutsam) ist, wird vor der Versuchsdurchführung durch Festlegung eines Signifikanzniveaus bestimmt, d.h. der Irrtumswahrscheinlichkeit (hier 5% bzw. $p < 0,05$), die man bereit ist, durch Akzeptieren einer eigentlich falschen Hypothese notfalls in Kauf zu nehmen.

Zu (**D**): Wie groß die Differenz der Mittelwerte zwischen den beiden Gruppen war, lässt sich aus dem Signifikanzniveau nicht entnehmen. Die Irrtumswahrscheinlichkeit, die man bereit ist in Kauf zu nehmen, wurde vom Versuchsleiter ja vor dem Versuch aufgrund subjektiver Überlegungen festgelegt.

Zu (**E**): Wenn nur 5% der Patienten mit der Behandlung zufrieden waren, dürfte diese neue Therapie Probleme bekommen, durch den NUB-Ausschuss („Neue Untersuchungs- und Behandlungsmethoden") anerkannt zu werden. Mit dem Signifikanzniveau hätte das nichts zu tun.

I.29 Korrelationskoeffizient

Zwischen Merkmalsausprägungen von zwei oder mehr Variablen gibt es häufig Beziehungen. So behauptet ein volkstümlicher Spruch: *„Er lebt auf großem Fuße".* Bedeutet dies, dass Menschen mit hohen Schuhgrößen mehr Geld ausgeben als Personen mit kleinen Füßen? Man müsste nun mit einer ausgewählten Stichprobe von Probanden eine Messung der Fußlänge durchführen und nachfragen, wie viel sie pro Woche ausgeben. Wenn man nun auf der X-Achse eines Diagramms die Schuhgröße einträgt und auf der Y-Achse die Ausgaben, dann lässt sich jede untersuchte Person mit einem Punkt im Diagramm repräsentieren. Bereits anhand der **Punkteverteilung** ließe sich erahnen, ob ein Zusammenhang besteht. Mathematisch korrekter lässt sich der Zusammenhang durch Einzeichnen einer **„Regressionslinie"** aufzeigen, bei der die Summe der Quadrate der Abweichungen der Punkte von der Y-Achse ein Minimum bildet (Methode der kleinsten Quadrate für eine lineare Regression). Dieselbe Berechnung für die X-Achse ergibt eine zweite Regressionslinie. Der Korrelationskoeffizient orientiert sich letztlich an dem Winkel zwischen diesen beiden Regressionsgeraden: bei vollkommener Übereinstimmung der Geraden ist die Korrelation hoch ($r=+1$ oder $r=-1$). Wenn die Geraden senkrecht aufeinander stehen, dann ist die Korrelation gering ($r=0$). Es besteht dann kein Zusammenhang zwischen den Variablen. Negative **Korrelationskoeffizienten** kommen vor, wenn ein gegenläufiger Zusammenhang besteht. So könnte man eventuell vermuten, dass Personen mit geringem Intelligenzquotienten mehr Kinder haben als Personen mit hohem IQ. Das hat bisher leider nie jemand besonders ernsthaft untersucht, aber wenn es stimmen würde, könnte man sich die ganze Mühe mit den Intelligenztests ja vielleicht ersparen und müsste nur noch nach der Kinderzahl fragen...

Ein wichtiger Hinweis noch: Korrelationskoeffizienten, das wird oft falsch verstanden, machen keine Aussagen über den kausalen Zusammenhang. Neben möglichen Wechselwirkungen ist insbesondere immer zu bedenken, ob beide Variablen möglicherweise von einer dritten abhängen, die nicht untersucht wurde. So beobachtete der deutsche Psychiater Kretschmer den statistischen Zusammenhang, dass Menschen mit einem schizothymen Temperament häufig einen leptosomen (= schlanken) Körperbau haben und zur Erkrankung der Schizophrenie neigen, die Dicken („*Pykniker*") wurden dagegen eher manisch-depressiv („*Körperbau und Charakter*", 1921). Ein kausaler Zusammenhang lässt sich daraus jedoch nicht ableiten; die statistische Korrelation könnte z. B. auch dadurch verursacht worden sein, dass die Erstmanifestation der Schizophrenie häufig in der späten Adoleszenz liegt und dass junge Leute eher einen schlanken Körperbau haben. Das erste Auftreten der manisch-depressiven Psychose liegt dagegen eher nach dem 40. Lebensjahr, wenn viele Leute schon mit Würde einen zu Fleisch mutierten Rettungsring um die Leibesmitte tragen.

Zu beachten ist außerdem, dass Zusammenhänge nicht gradlinig sein müssen, häufig finden sich z. B. auch Exponentialkurven, die durch Berechnung einer linearen Regressionslinie nur unzureichend beschrieben werden.

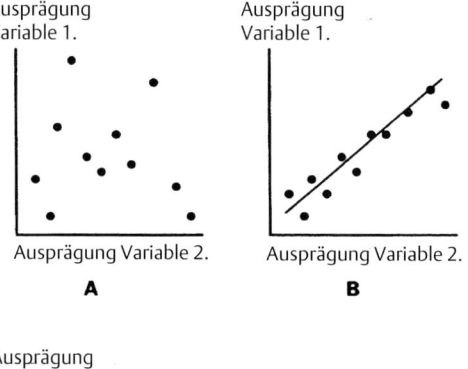

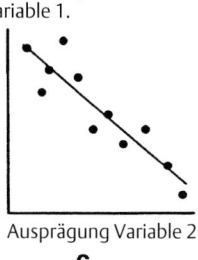

Abb. 1.12 Unterschiedliche Regressionsgeraden bedeuten unterschiedliche Korrelationskoeffizienten. A = keine Korrelation, B = hohe positive Korrelation, C = hohe negative Korrelation.

Der **Standardmessfehler**

Reliabilitätskoeffizienten, z. B. die Korrelation der Ergebnisse von Mehrfachmessung derselben Probanden mit demselben Test, betragen in der Regel nicht 1.0, sondern liegen darunter. Ursache hierfür sind u. a. **Messfehler**. Testwerte sind im Allgemeinen fehlerbehaftet. Genau genommen müsste man zum Messwert des Probanden einen Bereich (**Konfidenzintervall**) hinzufügen, der durch das Ausmaß des Messfehlers bedingt ist. Hierzu lässt sich ein **Standardmessfehler** berechnen. Der Standardmessfehler spielt eine bedeutende Rolle, wenn man entscheiden muss, ob sich zwei Gruppen von Versuchspersonen (z. B. männliche versus weibliche MedizinstudentInnen) in ihren Testwerten (z. B. Psychologie-Klausur) tatsächlich unterscheiden oder ob der Unterschied noch im zufälligen Bereich liegt, d. h. nur durch den Messfehler entstanden ist. Der Standardmessfehler SM berechnet sich aus der Standardabweichung s und dem Reliabilitätskoeffizienten r nach der Formel:

$$\text{SM} = s\sqrt{1 - r}$$

Klinischer Bezug

Datenauswertung mit statistischen Rechenverfahren scheinen zunächst keinen direkten Bezug zur klinisch tätigen Praxis zu haben, sondern nur für wissenschaftliche Studien wichtig zu sein. Sie machen aber auch deutlich, dass es bei jeder Diagnosestellung zu Irrtümern kommen kann. Ein einzelnes Symptom deutet oft nur mit einer gewissen Wahrscheinlichkeit auf eine spezielle Krankheit hin. Dass in jedem Untersuchungsverfahren auch Messfehler enthalten sind, hilft zu verstehen, warum die Verlässlichkeit von Diagnosen oft mangelhaft ist.

F02

→ **Frage 1.147:** Lösung B

Zu (**A**), (**C**) und (**D**): Zwei Variablen, d.h. Messwerte, können in gemeinsame oder in gegensinnige Richtung schwingen. Große Menschen haben z.B. meist hohe Schuhgrößen. Kleine Männer dagegen fahren oft besonders große Autos. Dies misst man als Korrelationskoeffizient „r" zwischen $r = -1$ (hoher gegensinniger Zusammenhang), $r = 0$ (kein Zusammenhang) und $r = +1$ (hoher gleichsinniger Zusammenhang).

Zu (**B**): Der Korrelationskoeffizient sagt nichts über Ursache-Wirkungs-Zusammenhänge aus, da beide gemessenen Variablen unter Umständen von einer dritten abhängen, die gar nicht gemessen wurde. So könnten die Leistungen eines Schülers in den Fächern Geschichte und Erdkunde hoch miteinander korreliert sein. Dies bedeutet jedoch nicht, dass die Erdkundezensur auf die Ursache „Geschichtezensur" zurückgeführt werden kann oder umgekehrt. Beide sind als ursächliche Variable vermutlich eher vom Fleiß des Schülers abhängig oder von seiner Fähigkeit, stur auswendig zu lernen.

Zu (**E**): Zur Varianzberechnung quadriert man die Korrelation $0{,}8^2 = 0{,}64$. Dies bedeutet, dass die Schwankung der einen Variable in eine bestimmte Richtung die Veränderung der anderen Variable zu 64 % vorherbestimmt.

H05 ■■

→ **Frage 1.148:** Lösung D

Geprüft wurde hier die Reliabilität, d.h. die Zuverlässigkeit eines Testverfahrens. Die Wiederholung der Messung soll (zumindest bei stabilen Merkmalen) gleiche Ergebnisse bringen. Je höher die Reliabilität, desto unabhängiger ist der Test von Zufallsschwankungen und Umweltbedingungen. Die Reliabilität wird mit unterschiedlichen korrelationsstatistischen Messtechniken erhoben, dazu gehören z.B. Paralleltest-Reliabilität oder split-half (Teilung in zwei Testhälften). Die beiden Werte jeweils desselben Probanden sollten hoch miteinander korrelieren.

Zu (**A**): Auch bei sehr ähnlichen Parallelformen eines Testverfahrens zeigen Menschen so gut wie nie völlig identische Werte. Jedes Testergebnis wird u.a. auch durch Zufallsschwankungen beeinflusst, die dazu führen, dass das Ergebnis nie absolut gleich ist. Übungseffekte führen z.B. dazu, dass der zweite Test meist etwas besser ausfällt. Schon alleine daher kann diese Antwort nicht richtig sein.

Zu (**B**): Standardabweichung: Wurzel aus der Varianz, d.h. der Schwankung um einen Mittelwert. Wenn 88 % der zweiten Messung mehr als eine Standardabweichung vom Mittelwert der ersten Messung entfernt liegen würden, wäre die Korrela-

tion nicht so hoch wie hier angegeben. Eine derart hohe Korrelation lässt vermuten, dass die beiden Mittelwerte sehr eng beieinander liegen.

Zu (**C**): Die Angabe $r = 0{,}88$ ist bereits die Korrelation, die immer mit „r" angegeben wird. Sie kann daher nicht gleichzeitig $r = 0{,}44$ sein. Mit der anglizistischen Schreibweise $r = .88$ statt $r = 0{,}88$ sind Sie offenbar in eine amerikanische Prüfung geraten.

Zu (**D**): Ausprägungen (Messwerte) von zwei Variablen können in gemeinsame oder in gegensinnige Richtung schwingen. Große Menschen haben z.B. meist hohe Schuhgrößen. Diesen gemeinsamen Zusammenhang misst man als Korrelationskoeffizient „r" zwischen $r = -1{,}0$ (hoher gegensinniger Zusammenhang), $r = 0{,}0$ (kein Zusammenhang) und $r = +1{,}0$ (hoher gleichsinniger Zusammenhang). Die hier genannte Korrelation von $r = 0{,}88$ ist positiv und vergleichsweise hoch. Hohen Werten in dem ersten Test entsprechen also bei den meisten Probanden hohe Messwerte in dem zweiten Test. Probanden mit niedrigen Resultaten im 1. Test haben auch niedrige Resultate im 2. Test.

Zu (**E**): Dazu müsste die Korrelation $r = 1{,}0$ betragen. Bei $r = 0{,}88$ ist eher eine Punktewolke um den Verlauf dieser Geraden herum zu erwarten, nicht aber, dass alle Messwerte genau auf der Geraden liegen.

F03 H98

→ **Frage 1.149:** Lösung E

Zu (**A**): Varianz: Schwankung der Messergebnisse um einen Mittelwert. Die Varianz wird berechnet aus der Summe der quadrierten Abweichungen vom Mittelwert geteilt durch die Anzahl der Messwerte. Mit der Korrelation zwischen den beiden Tests hat das nichts zu tun.

Zu (**B**): Die Korrelation ist hoch (maximal mögliche Korrelation ist $1{,}0$ bzw. $-1{,}0$), dies bedeutet, dass es einen Zusammenhang zwischen den beiden Variablen „Toleranz" und „Aggressivität" geben muss.

Zu (**C**): Reliabilität: Die Wiederholung des Messverfahrens soll gleiche Ergebnisse bringen. Je höher die Reliabilität, desto unabhängiger ist der Test von Zufallsschwankungen und Umweltbedingungen. Die Zuverlässigkeit des Tests kann zwar indirekt in die Höhe des Korrelationskoeffizienten mit einfließen, aber aus dem hohen, negativen Korrelationskoeffizienten kann man nicht aussagen, dass die Reliabilität eines der Tests schlecht gewesen sein könnte.

Zu (**D**): Einen Korrelationskoeffizienten von $r = -0{,}80$ kann man nicht so naiv in eine Prozentangabe von 80 % umrechnen.

Zu (**E**): Diese Aussage ist richtig. Hohe Toleranz geht mit niedriger Aggressivität einher, hohe Aggressivität dagegen mit niedriger Toleranz. Der hohe, negative Korrelationskoeffizient drückt also eine gegenläufige Verbindung zwischen den beiden Persönlichkeitseigenschaften aus.

H99 ■

→ **Frage 1.150:** Lösung C

Zu (A), (D) und (E): Aus einer Korrelation lässt sich nur ablesen, in welchem Ausmaß zwei Variablen bei unterschiedlichen Ausprägungen in gleicher Richtung schwingen: Personen mit hoher „Spannkraft" in dem Test haben meist auch hohe Intelligenz. Eine Kausalität, was wodurch begünstigt ist, lässt sich im streng wissenschaftlichen Sinn aus Korrelationskoeffizienten nicht ableiten, auch wenn dies oft nahezuliegen scheint.

Zu (B): Da die Validität eines Tests von der Reliabilität abhängig ist, kann sie nicht höher ausfallen. Merke die abhängige Reihenfolge: Objektivität → Reliabilität → Validität.

Zu (C): Varianz ist eine Größe zur Charakterisierung der Streuung von Einzelmesswerten um einen Mittelwert herum und lässt sich aus der Standardabweichung (mittlere Abweichung) berechnen. Das Verhältnis der beiden Varianzen von „psychischer Spannkraft" und Intelligenz berechnet sich aus der zweiten Potenz des Korrelationskoeffizienten: r^2 beträgt $0,71 \times 0,71 = 0,50$. Dies bedeutet, dass 50 % der Varianz der Persönlichkeitseigenschaft *psychische Spannkraft* durch die Intelligenz erklärt werden kann.

F97

→ **Frage 1.151:** Lösung D

Standardmessfehler: Der Standardmessfehler SM berechnet sich aus der Standardabweichung s und dem Reliabilitätskoeffizienten r nach der Formel: $SM = s\sqrt{1 - r}$. Bekannt sein muss also die Standardabweichung.

1.3.7   Ergebnisbewertung

Zu diesem Kapitel wurden bisher keine Prüfungsfragen gestellt.

I.30   Ergebnisbewertung

Hat ein Forscher in einer wissenschaftlichen Untersuchung ein signifikantes Ergebnis gefunden, so muss dieses bewertet werden. Sollten wir hinsichtlich unserer Fragestellung tatsächlich festgestellt haben, dass Brillenträger intelligenter sind als Nicht-Brillenträger, so bedarf dies der kritischen Diskussion, Begründung und des Vergleiches mit den Ergebnissen anderer Forscher. Wissenschaftliche Ergebnisse (und z.T. auch ärztliche Diagnosen) müssen hierbei verschiedenen Kriterien entsprechen:

Replizierbarkeit: das Ergebnis einer wissenschaftlich fundierten Versuchsreihe muss unter gleichen Bedingungen überall auf der Welt wiederholbar sein. Insbesondere bei sehr wichtigen Fragestellungen (z.B. Effektivität lymphokin-aktivierter Killer-Lymphocyten als Waffe gegen Hautkrebs) werden andere Wissenschaftler sehr schnell bemüht sein nachzuprüfen, ob das behauptete Ergebnis wirklich stimmt.

Generalisierbarkeit: ein wissenschaftliches Ergebnis muss notgedrungen an einer überschaubaren Stichprobe erfasst werden (z.B. Prüfung der Wirksamkeit nur bei bösartigen Melanomen). Es ist eine Frage der Generalisierbarkeit, ob diese Therapie auch bei anderen Krebserkrankungen effektiv ist?

Kreuzvalidierung: Überprüfung des Ergebnisses an mehreren unterschiedlichen Maßstäben der Gültigkeit.

Desweiteren müssen auch **Anwendungsprobleme** und oft **ethische Probleme** bedacht werden, wenn es um die Veröffentlichung von Forschungsdaten geht. So ist zu fragen, ob die neue Krebstherapie besser und nebenwirkungsärmer als herkömmliche Therapiemethoden (Operation, Chemotherapie, Strahlentherapie) ist und ob es ethisch gerechtfertigt ist, hier bei betroffenen Patienten große Hoffnungen zu wecken.

Bias (engl.: Vorurteil, Voreingenommenheit). Am häufigsten z.B. als „selection bias", einem Fehler bei der Auswahl der Versuchsteilnehmer durch Voreingenommenheit etwa hinsichtlich der Diagnose, „sample bias" einer schrägen Zusammenstellung der Gruppen, „publication bias" der vorurteilsbehafteten Darstellung von Versuchsergebnissen oder „confirmation bias", dem Versuch die Datenlage so hinzubiegen, bis sie die eigenen Hypothesen unterstützt.

1.4 Theoretische Grundlagen

1.4.1 Biologische Grundlagen

I.31 Vergleichende Verhaltensforschung

Spätestens wenn zwei Autofahrer am Samstagvormittag in der City versuchen in dieselbe Parklücke einzuparken, merkt man, dass der Mensch nun einmal vom Tier abstammt. Auch wenn wir ein ziemlich großes Großhirn haben, findet man auch beim *Homo sapiens* noch viele Verhaltensweisen, die aus der Urzeit stammen als wir noch auf Bäumen saßen (oder, nach Douglas Adams, noch nicht einmal das). Die Ethologie (vergleichende Verhaltensforschung) beschäftigt sich mit den biologischen Grundlagen des menschlichen und tierischen Verhaltens, insbesondere mit angeborenem **Instinktverhalten**, das allerdings durch Umwelteinflüsse modifiziert werden kann. Dabei sind die folgenden Termini prüfungsrelevant:

Erbkoordinationen sind formkonstante Verhaltensweisen, die vom Tier nicht erst gelernt werden müssen (angeborenes Können). Sie sind kennzeichnend für eine Tierart (z.B. können nur Spinnen Netze stricken). Erbkoordinationen werden bei genügend hoher Motivation oder einem entsprechenden Umweltreiz ausgelöst. Auch eine Handlungskette ist möglich. Beispiel: Balzritual des Stichlingmännchen. Das Männchen führt das Weibchen mit einem Zickzacktanz über das Nest. Dort soll das Weibchen dann seine Eier ablegen

Appetenzverhalten: erblich angelegte triebhafte Verhaltensweisen wie Sexualverhalten und Aggression müssen gelegentlich ablaufen. Wenn sie am Ablauf gehindert werden, kommt es zur Aufstauung von Energie und zur Suche nach einer Möglichkeit der Abreaktion.

Schlüsselreize: bestimmte Reize lösen ein angeborenes Verhaltensschema aus. Verhaltensforscher arbeiten meist mit Attrappen, die lediglich den Schlüsselreiz enthalten. So greifen Stichlinge alle fischähnlichen Objekte an, wenn diese eine rote Unterseite haben. Auch Säuglinge zeigen bis zu einem bestimmten Alter soziales Lächeln, wenn man ihnen eine runde Pappscheibe mit zwei augenähnlichen Punkten entgegenhält.

Angeborene Auslösende Mechanismen (AAM): Auf einen bestimmten *Schlüsselreiz* reagiert das Tier mit einer spezifischen erblich vorprogrammierten *Reaktion*. Die aufgerissenen Schnäbel von Jungvögeln wirken für die Vogeleltern als Schlüsselreiz und bewirken das Fütterverhalten. Beim Menschen wurde von **Konrad Lorenz** mit dem „**Kindchenschema**" (s. Abbildung) ein vergleichbarer Mechanismus gefunden: Puppenköpfe mit großem Kopf, Pausbacken, übergroßen Augen und Stupsnase bewirken eine positive Hinwendung. Durch übernormale (überoptimale) Schlüsselreize kann der AAM sogar noch stärker ausgelöst werden.

Endhandlung: Die durch einen AAM ausgelöste Instinkthandlung endet in der Regel mit einer Endhandlung, durch welche die Triebenergie abreagiert oder das Bedürfnis befriedigt werden kann.

Leerlaufreaktion: Kann eine Triebhandlung über längere Zeit nicht durchgeführt werden, dann zeigt das Tier diese Aktivität auch ohne den Schlüsselreiz. Typisch ist z.B. das Balz- oder partnerlose Fortpflanzungsverhalten von isoliert gehaltenen Vögeln, Fischen und männlichen Studenten. Auch gut gefütterte Haushunde versuchen mitunter den Pantoffel ihres Herrchens zu erwürgen.

Übersprungshandlungen: Wird der normale Ablauf einer triebhaften Instinkthandlung gestört, kann es zu Übersprungshandlungen kommen. Ein Hahn, dem es trotz wiederholter Versuche nicht gelingt, eine junge Henne zu begatten, wird plötzlich beginnen Körner zu picken. Zu Übersprungsbewegungen kommt es bei Konflikten zwischen widersprechenden Trieben. Wenn der Star merkt, dass sein Rivale stärker ist als er selbst, befindet er sich im Konflikt zwischen Weiterkämpfen und Flucht. In dieser Situation kann er Übersprungsputzen zeigen. Auch Menschen zeigen derartige Handlungen, z.B. „*Sich-kratzen*" oder „*Durch-die-Haare-fahren*", wenn sie verlegen

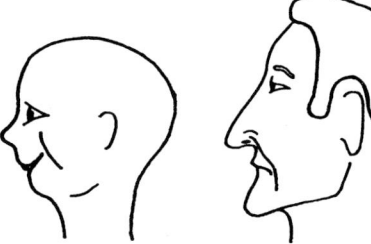

Abb. 1.**13** Typisches Kindchenschema (links) nach K. Lorenz im Gegensatz zum kantigen Profil des Erwachsenen (rechts).

sind oder z. B. in einer Diskussion angegriffen werden.

Prägung: Nicht alle Schlüsselreize sind angeboren. Konrad **Lorenz** zeigte, dass es **sensible Phasen** gibt, in denen Schlüsselreize erlernt werden. Man unterscheidet:

- Motorische Prägung = z. B. Gesangsprägung, was der Jungvogel im Nest hört, wird er einmal nachsingen.
- Sexuelle Prägung = Zebrafinkenweibchen, die von Möwen aufgezogen wurden, balzen später Möwenmännchen an. .
- Nachfolgeprägung = Entenküken folgt nach dem Schlüpfen demjenigen, der gerade dort steht (sensible Phase direkt nach dem Schlüpfen). Der berühmte Tierforscher Konrad Lorenz hielt ihnen in dieser Phase irgend etwas vor, z. B. einen Ball oder sich selbst. Dies hielten die Jungtiere dann fortan für ihre Mama. Das hatte den gravierenden Nachteil, dass Konrad Lorenz den Tieren das Schwimmen und Fliegen beibringen musste. Besonders Letzteres soll ihm angeblich dann doch eher schwer gefallen sein.

Das Ergebnis der Prägung ist meist irreversibel, und lässt sich nur in bestimmten Grenzen modifizieren. Einige Verhaltensforscher sind der Ansicht, dass auch die menschliche Sprache einer gewissen Prägung unterliegt. ∎

H03
→ **Frage 1.152:** Lösung C

Zu (**A**): Appetenzverhalten: Erblich angelegte triebhafte Verhaltensweisen müssen gelegentlich ablaufen. Wenn sie am Ablauf gehindert werden, kommt es zur Aufstauung von Energie und zur Suche nach einer Möglichkeit der Abreaktion.
Zu (**B**): Angeborene Auslösende Mechanismen (AAM): Auf einen bestimmten *Schlüsselreiz* reagiert das Tier mit einer spezifischen erblich vorprogrammierten *Reaktion*. Die aufgerissenen Schnäbel von Jungvögeln wirken für die Vogeleltern als Schlüsselreiz und bewirken das Fütterverhalten.
Zu (**C**): Endhandlung: Die durch einen AAM (Angeborene Auslösende Mechanismen) ausgelöste Instinkthandlung endet in der Regel mit einer Endhandlung, durch welche die Triebenergie abreagiert oder das Bedürfnis befriedigt werden kann. Das Trinken beendet in der Tat den Motivationszyklus „Durst".
Zu (**D**): Mangelzustand wäre der „Durst". Bei homöostatischen Bedürfnissen muss immer ein physiologischer Mangelzustand vorhanden sein, dessen Befriedigung lebenswichtig ist.
Zu (**E**): Zielgerichtetes Verhalten: Das Aufsuchen der nächsten (Milch-)Bar.

F03
→ **Frage 1.153:** Lösung D

Zu (**A**): Angeborene auslösende Mechanismen (AAM): Auf einen bestimmten Schlüsselreiz reagiert das Tier mit einer spezifischen erblich vorprogrammierten Reaktion.
Zu (**B**): Appetenzverhalten: Erblich angelegte triebhafte Verhaltensweisen wie Sexualverhalten und Aggression müssen gelegentlich ablaufen. Wenn sie am Ablauf gehindert werden, kommt es zur Aufstauung von Energie und zur Suche nach einer Möglichkeit der Abreaktion.
Zu (**C**): Konrad Lorenz zeigte, dass es sensible Phasen gibt, in denen Schlüsselreize erlernt werden.
Zu (**D**): Schlüsselreize sind Stimuli, die ein meist angeborenes Verhalten automatisch auszulösen vermögen. Eine Gesichtsattrappe vermag das soziale Lächeln bei einem wenige Monate alten Säugling ebenso auszulösen wie das Gesicht der Mutter.
Zu (**E**): Nach der Lerntheorie der operanten Konditionierung („Belohnungslernen") lässt sich durch Verstärker die Häufigkeit des Auftretens spezifischer Verhaltensweisen beeinflussen. Man unterscheidet: (1) Primäre Verstärker befriedigen primäre Bedürfnisse, z.B. Nahrung, Flüssigkeit, Zuwendung, Sexualität; (2) Sekundäre Verstärker befriedigen entsprechend sekundäre Bedürfnisse, wie Bedürfnisse nach Ehre, Macht, Reichtum oder akademische Titel.

H96
→ **Frage 1.154:** Lösung E

Zu (**A**), (**B**), (**C**) und (**D**): Der berühmte Verhaltensforscher Konrad Lorenz zeigte, dass es sensible Phasen gibt, in denen Schlüsselreize erlernt werden.
Zu (**E**): Habituation: Gewöhnung an einen wiederkehrenden Reiz. Das hat nun wirklich nichts mit Prägung zu tun.

H02
→ **Frage 1.155:** Lösung B

Zu (**A**): Gegenkonditionierung: Ein Reiz, der bei einem Individuum nach einem unangenehmen Ereignis Angst auslöst, wird nun mit einem angenehmen Reiz verknüpft. Ein Student, der nach dem Durchfallen durch eine Prüfung totale Angst vor Professoren hat, darf mit einem Professor Mensch-Ärgere-Dich-nicht spielen und bekommt in dieser Zeit Zuwendung, Süßigkeiten und seine Lieblings-Eiscreme. Natürlich lässt der Prof. ihn auch gewinnen. Hierdurch wird die Angst verlernt und die Anwesenheit des Professors schließlich sogar positiv beurteilt.
Zu (**B**): Übersprungshandlungen: Wird der normale Ablauf einer triebhaften Instinkthandlung ge-

stört, kann es zu Übersprungshandlungen kommen.

Zu (C): Ein Begriff aus der triebpsychologischen Reaktionskette zur Befriedigung von Bedürfnissen: 1. Appetenzverhalten unter Triebspannung (Pizzadienst anrufen); 2. konsumatorisches Verhalten (Pizza essen); 3. Nachlassen der Triebspannung (Hunger geht in Appetit über); 4. Spannungsreduktion als Verstärker („*Hat gut geschmeckt.*"); 5. Beendigung der konsumatorischen Aktivität (satt sein, seine Mutter anrufen, damit die den Abwasch macht).

Zu (D): Die Orientierungsreaktion ist nicht das Verhalten, das StudentInnen beim Betreten einer Diskothek zeigen, um ihr Jagdrevier abzustecken, sondern eine Schreckreaktion nach einem Alarmreiz, die darauf vorbereiten soll, notfalls zu fliehen oder zu kämpfen. Es kommt dabei zur allgemeinen Aktivation.

Zu (E): Appetenz: Erblich angelegte triebhafte Verhaltensweisen wie z.B. Aggression, Nahrungsaufnahme oder Sexualverhalten müssen gelegentlich ablaufen. Wenn sie am Ablauf gehindert werden, kommt es zur Aufstauung von Energie und zur Suche nach einer Möglichkeit der Abreaktion. Falls Sie diesen Kommentar gerade lesen, haben Sie von mir die formelle Erlaubnis jetzt mal einige Ihrer Triebe abzureagieren, um sich den Begriff besser einzuprägen („*Learning by doing*"). Welchen von den oben genannten, überlasse ich Ihnen. Aber bitte nur einen davon, wir wollen ja schließlich heute noch weitermachen.

F02
→ **Frage 1.156:** Lösung B

Zu (A): Angeborene Auslösende Mechanismen (AAM): Die Frage beschreibt keine solche Relation zwischen Schlüsselreiz und dadurch ausgelöstem Verhalten. Es ist also in diesem Fall nicht der Anblick der Brust der Mutter, der das Kopfpendeln des Säuglings auslöst!

Zu (B): Appetenzverhalten: Erblich angelegte triebhafte Verhaltensweisen wie Sexualverhalten und Aggression müssen gelegentlich ablaufen. Wenn sie am Ablauf gehindert werden, kommt es zur Aufstauung von Energie und zur Suche nach einer Möglichkeit der Abreaktion. Dieses Verhalten wird auch – wie in der Frage beschrieben – spontan gezeigt, wenn gar kein entsprechender Schlüsselreiz anwesend ist.

Zu (C): Beim Menschen wurde von Konrad Lorenz mit dem „*Kindchenschema*" ein angeborener Auslösungsmechanismus gefunden: Puppen mit großem Kopf, Pausbacken, übergroßen Augen und Stupsnase bewirken eine positive Hinwendung.

Zu (D): Leerlaufreaktion: Kann eine Triebhandlung über längere Zeit nicht durchgeführt werden, dann zeigt das Tier diese Aktivität auch ohne den Schlüsselreiz. Typisch ist z.B. das Balz- oder Fortpflanzungsverhalten von isoliert gehaltenen Vögeln, Fischen und (männlichen!) Studenten.

Zu (E): Übersprungshandlungen: Wird der normale Ablauf einer triebhaften Instinkthandlung gestört, kann es zu Übersprungshandlungen kommen.

H02
→ **Frage 1.157:** Lösung B

Zu (A): Appetenzverhalten: Erblich angelegte triebhafte Verhaltensweisen wie Sexualverhalten und Aggression müssen gelegentlich ablaufen. Wenn sie am Ablauf gehindert werden, kommt es zur Aufstauung von Energie und zur Suche nach einer Möglichkeit der Abreaktion.

Zu (B): Angeborene auslösende Mechanismen (AAM): Auf einen bestimmten Schlüsselreiz reagiert das Tier mit einer spezifischen erblich vorprogrammierten Reaktion.

Zu (C): Das wäre eine Leerlaufreaktion: Kann eine Triebhandlung über längere Zeit nicht durchgeführt werden, dann zeigt das Tier diese Aktivität auch ohne Schlüsselreiz. Typisch ist z.B. das Balz- oder Fortpflanzungsverhalten von isoliert gehaltenen Vögeln, Fischen und Studenten.

Zu (D): Das wäre ein Schlüsselreiz, der den AAM (Lösungsmöglichkeit (B)) auslöst.

Zu (E): Das gehört mit zum Appetenzverhalten. Zum Beispiel dient das angeborene Kopfpendeln frischgeborener, niedlicher, kleiner Schreihälse der Suche nach der Mutterbrust zur Triebbefriedigung.

I.32	Wahrnehmung

Der Ablauf von Wahrnehmungsprozessen wie Hören, Sehen, Riechen, Schmecken und Fühlen sollte jedem Medizinstudenten aus der Physiologie bekannt sein. Dieser Lerntext beschränkt sich daher auf einige psychologische Besonderheiten der Wahrnehmung.

Gestaltpsychologen postulierten, dass Wahrnehmung nicht das einfache Abbilden äußerer Stimuli im Gehirn ist, sondern dass es Gestaltgesetze gibt, nach denen dieser Input bewertet wird. Hierzu gehören z.B.:

Prinzip der Ähnlichkeit:

+ O + O + O + O
+ O + O + O + O
+ O + O + O + O
+ O + O + O + O
+ O + O + O + O

Prinzip der Geschlossenheit:

— — — — — —

Prinzip der Nähe:

Prinzip der guten Gestalt (Prägnanz):

...............•••••..................
...............•••••...............
...............•••••...............
...............•••...............
...............•...............
...............•••...............
...............•••••...............

Subliminale Wahrnehmung: die extrem kurzzeitige bzw. subliminal-unterschwellige Darbietung eines Reizes hat einen Effekt auf das nachfolgende Verhalten, selbst wenn man den Reiz gar nicht bewusst wahrgenommen hat. So wurden in einem Experiment z.B. lächelnde oder böse-guckende Smileys für wenige Millisekunden dargeboten. Danach folgte eine sinnfreie Hieroglyphe. Die Probanden sollten sagen, ob dieses Zeichen eher eine positive oder eine negative Bedeutung habe. Bei lächelndem Smiley, obwohl dieser bewusst gar nicht wahrgenommen worden war, wurde dem Zeichen eher eine positive Bedeutung beigemessen, bei bösen Smiley umgekehrt. Eine Zeitlang wurde subliminale Wahrnehmung in der Werbung eingesetzt, indem an spannenden Stellen eines Kinofilms für Sekundenbruchteile eine Produktwerbung eingeblendet wurde. Obwohl auch hier gar nicht bewusst wahrgenommen, stieg der Absatz dieses Produktes in der Filmpause.
Feldabhängigkeit: Diese Typologie unterscheidet feldabhängige von feldunabhängigen Personen. Als feldabhängig bezeichnet man eine Person, die in ihrer Wahrnehmung durch Umgebungsreize derart geleitet wird, dass ihr eine vom umgebenden Feld unabhängige Wahrnehmungsleistung nicht gelingt. Neben der Wahrnehmung ist der gesamte „psychische Apparat" von dieser Abhängigkeit vom Feld betroffen (und damit auch Kognitionen und Emotionen).

H04
→ **Frage 1.158**: Lösung B

Zu **(A)–(E)**: Subliminale Wahrnehmung: Die extrem kurzzeitige bzw. subliminal-unterschwellige Darbietung eines Reizes hat einen Effekt auf das nachfolgende Verhalten, selbst wenn man den Reiz gar nicht bewusst wahrgenommen hat. So

wurden in einem Experiment z.B. lächelnde oder böse-guckende Smileys für wenige Millisekunden dargeboten. Danach folgte eine sinnfreie Hieroglyphe. Die Probanden sollten sagen, ob dieses Zeichen eher eine positive oder eine negative Bedeutung habe. Bei lächelndem Smiley, obwohl dieser bewusst gar nicht wahrgenommen worden war, wurde dem nachfolgenden Zeichen eher eine positive Bedeutung beigemessen, bei bösem Smiley umgekehrt. Eine Zeit lang wurde subliminale Wahrnehmung in der Werbung eingesetzt, indem an spannenden Stellen eines Kinofilms für Sekundenbruchteile eine Produktwerbung eingeblendet wurde. Obwohl auch hier gar nicht bewusst wahrgenommen, stieg der Absatz dieses Produktes in der Filmpause. Dem entspricht Lösungsalternative (B) am besten.

F05
→ **Frage 1.159**: Lösung E

Zu **(A)-(D)**: Siehe Lerntext I.32 Wahrnehmung
Zu **(E)**: Reizgeneralisation: Verallgemeinerung von einem Reiz (Wespenstich) auf unterschiedliche Reize (alle Fluginsekten werden für gefährlich gehalten: Bienen, Mücken, Hummeln, Fliegen, Schmetterlinge). Reizdiskrimination zeigt den umgekehrten Weg: Kleine Kinder erkennen nach einiger Zeit, dass Schmetterlinge doch harmlos sind.

H05
→ **Frage 1.160**: Lösung E

Zu **(A)**: Feldabhängigkeit: Diese Typologie unterscheidet feldabhängige von feldunabhängigen Personen. Als feldabhängig bezeichnet man einen Menschen, der in seiner Wahrnehmung durch Umgebungsreize derart geleitet wird, dass ihm eine vom umgebenden Feld unabhängige Wahrnehmungsleistung nicht gelingt. Neben der Wahrnehmung ist der gesamte „psychische Apparat" von dieser Abhängigkeit vom Feld betroffen (und damit auch Kognitionen und Emotionen).
Zu **(B)**: Interferenz: Lerninhalte behindern die Speicherung weiterer Informationen. Man unterscheidet: proaktive Hemmung (ein Lernvorgang behindert den darauffolgenden) und retroaktive Hemmung (ein Lernvorgang behindert den zurückliegenden, insbesondere wenn der neue Lernvorgang in die Phase zwischen Speicherung und Reproduktion des zurückliegenden fällt).
Zu **(C)**: Mit dem Begriff Reaktanz bezeichnet man die Trotzreaktion, als vernünftig erkannte Ratschläge nicht zu befolgen, da man sich in seiner Entscheidungsfreiheit eingeschränkt fühlt. Man entwickelt dann eine Reihe von Gründen (Scheingründe), deretwegen man den Ratschlag nicht befolgen zu können meint.

Zu (**D**): *„Sensation Seeking"* wird als individuelles Bedürfnis nach neuartigen, intensiven und komplexen Reizen und Situationen verstanden. Sensation Seeker sind auf der ständigen Jagd nach möglichst extremen Arten neuer Stimulation.

Zu (**E**): Herr B. ist offensichtlich ein „Sensitizer" (sensitiver Reaktionstyp), dessen Verhalten sich in überempfindlicher Eindrucksfähigkeit für Erlebnisreize zeigt. Der Repressor verleugnet Gefahren, der

Sensitizer dagegen nimmt mögliche Gefahren geradezu übermäßig wachsam wahr. Repression sollte man natürlich auch nicht mit Regression verwechseln, der Zurückentwicklung, und Sensitizer nicht mit „Sensitiver", einem Begriff aus der Parapsychologie.

I.33   Neuropsychologie

Alles, was Menschen können, wie sie sich verhalten und was ihre Persönlichkeit ausmacht, ist letztlich im Gehirn verankert. Infolge einer Verletzung des Gehirns kann dadurch nicht nur Ihr gesamtes Fachwissen völlig ausgerottet werden, sondern es kann zu einer vollständigen Veränderung der gesamten Persönlichkeit kommen. **Phineas Gage**, ein kräftiger, bulliger Eisenbahnarbeiter, der es schaffte, sich selbst eine 1 Meter lange Eisenstange durch sein frontales Gehirn zu schießen, verhielt sich hinterher wie ein albernes, kleines Kind.

Man unterscheidet vier Gehirnlappen (Frontal-, Temporal-, Parietal- und Okzipitallappen), deren Aussehen und Aufbau Sie aus der Anatomie eigentlich erheblich besser kennen sollten als ich und die unterschiedliche Funktionen besitzen:

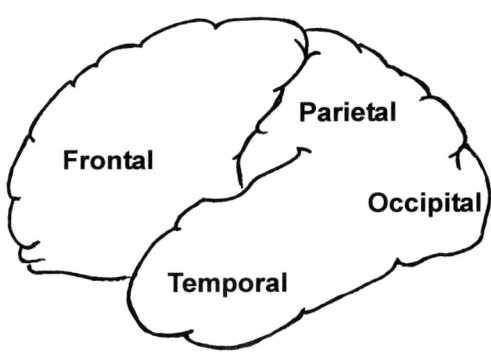

Abb. 1.**14** Gehirn mit Frontal-, Parietal-, Temporal- und Okzipitallappen.

1. **Frontallappen:**
- Motorische Areale, vor der Roland-Fissur dienen der direkten Steuerung bewusster Bewegungen. Infolge einer Schädigung kommt es z.B. zur Halbseitenlähmung.
- **Prämotorische Areale** dienen der Bewegungskombination, z.B. Schwimmen, Fahrrad fahren, Klavier spielen usw.

- **Präfrontale Areale**: flexible Anpassung an die Umwelt. Bei Schädigung kommt es zu verminderten Spontanbewegungen, geringer Mimik, stereotypem Bewegungsverhalten, geringem Anpassungsvermögen an veränderte Handlungsabläufe.
- **Frontales Sehfeld**: Koordination zwischen Sehen und Bewegen.
- **Orbitaler Cortex**: Persönlichkeit und Sozialverhalten. Bei Läsionen kommt es zu Persönlichkeitsveränderungen z.B.: Witzelsucht, Albernheit, Euphorie, verminderte Ängstlichkeit, Fehlen von sozialem Anstand, Gleichgültigkeit, Antriebsverlust.
- **Broca-Sprachzentrum**: bei einem Defekt kommt es zu gravierenden Wortfindungsstörungen (*„Broca-Aphasie"*): mühsame Suche nach Worten, verlangsamte Sprechflüssigkeit, große Sprachanstrengung, ungrammatische Satzstrukturen, stark eingeschränkter Wortschatz, komplexe Formen werden durch einfachen Satzbau (Infinitiv) ersetzt. Das Schreiben ist ebenso.
- Der Frontallappen hat außerdem großflächige **Assoziationsfelder**, bei denen man davon ausgeht, dass hier wichtige Funktionen für das „logisches Denken" sitzen. Störungen führen oft zu inkompletten Handlungsabläufen, die nicht mehr zu Ende geführt werden. Mitunter entsteht der Eindruck sturer Persönlichkeiten, die stundenlang über einem Problem brüten, aber die Lösung nicht finden, da sie unfähig sind, die einmal eingeschlagene Denkbahn wieder zu verlassen. Auch das Vorausplanen einer Handlung gelingt nicht mehr angemessen.

2. **Temporallappen:**
   1. **Hören**: Im Temporallappen werden u.a. akustische Informationen verarbeitet (Geräusche, Sprache, Musik), z.B. in der Heschl-Windung, sowie in der oberen und mittleren Temporalwindung. Nicht-Musiker verarbeiten musikalische Reize vorwiegend in der rechten Hemisphäre. Profi-

Musiker dagegen benutzen auch die linke, analytisch-denkende.

2. **Gedächtnis:** Im Temporallappen liegende Strukturen (z.B.: Amygdala, Hippocampus) sind in Verbindung mit dem Limbischen System für die Gedächtnisbildung verantwortlich. Bei einem Defekt können sich Patienten nichts Aktuelles, Neues mehr merken. Die Merkspanne (kurzfristiges Behalten für eine Minute), aber auch das Altgedächtnis (Lebenslauf bis zum Eintritt der Schädigung, Schul- und Berufswissen) bleiben dagegen meist unbeeinträchtigt.

3. **Parietallappen**
   1. **(Somatosensorische Wahrnehmung.** Prüfung z.B. mit der **Zwei-Punkte-Schwelle.** Schäden führen zu Anästhesien, geringe Berührungs- und Schmerzempfindlichkeit.
   2. **Wernicke Sprachzentrum** im Übergang vom Temporal- zum Parietallappen. Bei einer Läsion kommt es zur Wernicke Aphasie: Schwierigkeiten, sinnvolle Sätze zu bilden. Der Sprachinhalt ist defekt, nicht aber die Sprachproduktion. Die Patienten sind sich oft nicht bewusst, dass ihre Sprache fehlerhaft ist und reden als sei alles in Ordnung. Viele sind in ihrem Redefluss kaum zu stoppen und sind beleidigt, tut man es doch.

Hat man sich den Scheitellappen kaputt gemacht, kann es auch zu vielen anderen Funktionseinschränkungen kommen, z.B.:

- **Orientierungsstörungen**, räumliche **Agnosien, Neglekt** (halbseitige Vernachlässigung), auch rechts-links-Verwechslung.
- **Alexie:** Es werden keine Buchstaben mehr erkannt.
- **Dyslexie:** Patient kann nicht mehr lesen.
- **Akalkulie:** Patient kann nicht mehr rechnen.
- **Apraxie:** Unfähigkeit, Handlungsabläufe richtig durchzuführen (z.B. Zähneputzen, Butterbrot schmieren, Zigarette anzünden).
- **Astereognosie:** Objekte können durch Tasten nicht mehr erkannt werden.
- **Asomatognosie:** Benennung der eigenen Körperteile gelingt nicht mehr. Gliedmaßen werden als fremd empfunden.

4. **Okzipitallappen**

Im Okzipitallappen werden visuelle Eindrücke verarbeitet. Dieser Gehirnteil dient ausschließlich dem **Sehen.** Hierbei nimmt die Fovea (Ort des schärfsten Sehens, innere 2°) anatomisch den größten Raum ein, das periphere Gesichtsfeld dagegen nur einen kleinen Raum („**kortikaler Magnifizierungsfaktor**"). Das visuelle System

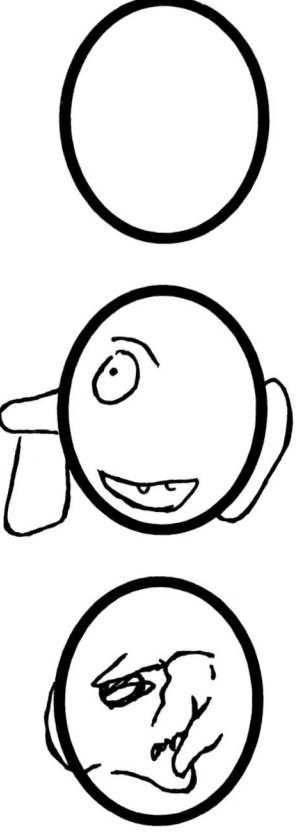

Abb. 1.**15** Vorlage (oben) und Versuche von zwei erwachsenen hirngeschädigten Patienten (53 bzw. 67 J. alt) mit Schädigung des Parietallappens, ein Gesicht zu zeichnen.

verzweigt sich aber weiter zu den extrastriären Anteilen (visuelle Areale V3, V4, V5 etc.), in denen Farbe, Form und Bewegung verarbeitet werden und die in anderen Gehirnlappen liegen.

Plastizität des Gehirns:

Sowohl das Gehirn des erwachsenen Menschen wie auch das eines Tieres ist keine fest verschaltete Einheit, sondern passt sich flexibel an Veränderungen an. Wenn ein Mensch oder Tier eine bestimmte Bewegung über einen längeren Zeitraum übt, so lässt sich eine Vergrößerung des geübten Hirnbezirkes zu Lasten benachbarter Bereiche nachweisen. Es lassen sich dann Zellantworten von vorher nicht aktivierten Arealen ableiten. Topographische Karten des Gehirns sind daher von Individuum zu Individuum verschieden, je nachdem welche bevorzugten Aktivitäten

(Klavierspieler oder Gewichtheber) das Individuum hat.

Auch nach einer **Hirnschädigung** können viele Funktionen durch langdauerndes Training zumindest wieder teilweise aufgebaut werden. Insbesondere bei Kindern ist das Gehirn so plastisch, dass Defizite sogar (fast) völlig ausgeglichen werden können: Alajouanine & Lhermitte (1965) untersuchten 35 aphasische Kinder nach einer Hirnläsion. Bei einem Drittel kam es zur vollständigen Erholung der Spontansprache, die meisten anderen zeigten Verbesserungen. Nach einem Jahr hatten 24 Kinder fast normale Sprachfähigkeiten. Woods & Teuber (1973) beobachteten 50 Kinder mit Hirnverletzung; die Entwicklung von Geschwistern diente als Kontrolle. Eine Schädigung der rechten Hemisphäre hatte in der Regel kein Defizit der Sprache zur Folge. Frühe linksseitige Verletzungen beeinträchtigten die Sprachfähigkeit kaum, da rechtshemisphärische Sprachzentren die Funktion übernahmen. Der Wechsel der Lokalisation hat aber seinen Preis: oft war die visuell-räumliche Orientierung beeinträchtigt. Auch bei angeborenem Funktionsverlust eines Sinnesorgans (z. B. Hören oder Sehen) passen die Gehirnteile, die ursprünglich für die Verarbeitung dieser Informationen vorgesehen waren, sich an das Defizit an und „suchen" sich andere Aufgaben: Rebillard et al. (1977) stellten bei Katzen fest, dass eine frühzeitige auditorische Deprivation zu einer Reaktionsfähigkeit des auditorischen Cortex auf visuelle Reize führte. Neville et al. (1983) untersuchten taube Menschen; hier ließen sich größere visuell-evozierte Potentiale (VEPs) über dem temporalen und frontalen Cortex ableiten als bei normalen, hörenden Probanden. Phelps et al. (1981) stellten mit MRI- und PET-Untersuchungen fest, dass es bei Früherblindung zu keinerlei anatomischer oder funktionaler Degeneration des Okzipitalcortex kommt. Hyvärinen et al. (1981) wie auch Carlson et al. (1987) fanden, dass eine frühzeitige visuelle, binokulare Deprivation die Anzahl der Neurone im Parietal- & Okzipitallappen (Area 19 und Area 7) erhöht, die auf taktile Reizung reagieren. Wanet-Defalque et al. (1988) führten eine Untersuchung mit auditorischen und taktilen Aufgaben durch. Vermittels PET wurde ein höherer Anstieg des Glukoseverbrauchs im Okzipitallappen bei früherblindeten Personen gefunden im Vergleich zu normalen Patienten, denen bei dem Versuch aber die Augen zugebunden worden waren. Die Arbeitsgruppe um Näätänen (1992, 1993) untersuchte ereigniskorrelierte Potentiale bei Blinden und Sehenden. Bei den Früherblindeten war auch bei akustischer Reizung eine EEG-Veränderung in Teilen des okzipitalen und parietalen Cortex vorhanden, die normalerweise der Verarbeitung

visueller Information dienen. Kasten & Sabel (1998) stellten eine ca. 5 Sehwinkelgrad umfassende Vergrößerung des Gesichtsfeldes durch mehrmonatiges Training fest. J. Gothe et al. (2001): Früherblindete hatten meist gar keine oder unspezifische Wärme-Empfindungen bei Reizung mit repetitiver transkranieller Magnetstimulation (TMS). Späterblindete sahen in der Regel weiße Skotome aufleuchten.

Regeneration:

Auf Läsion reagiert das Gehirn mit Versuchen der Kompensation:

- **Verhaltenskompensation**: Anwendung neuer Verhaltensstrategien, um das Defizit auszugleichen (Beispiel: Notizen bei Gedächtnisdefizit).
- **„Sprouting"**: Aussprossen von Axonkollateralen, die neue Verknüpfungen schaffen. Im ZNS (im Gegensatz zur Peripherie!) in der Regel aber nur bis zur nächsten Gliagrenze.
- **Denervierungsüberempfindlichkeit**: Zunahme an Rezeptoren, dies führt zu einer verstärkten Reaktion auf die (wenigen) Transmitter.
- **Disinhibition** (Enthemmung): Aufhebung hemmender Einflüsse eines Systems durch die Läsion erhöht die Aktivierung eines anderen.
- **Nervenwachstumsfaktor** (NGF): Protein, das in der kindlichen Entwicklung das Wachstum von Axonen leitet. Es wird auch nach Läsion sezerniert und unterstützt möglicherweise das neuronale Wachstum.
- **Regeneration und „rerouting"**: Tierversuche zeigten, dass in einigen Gehirnteilen auch Zellen nachwachsen können (z. B. Zellproliferation im Gyrus dentatus des Hippocampus). Axone oder ihre Kollateralen wachsen darüber hinaus in neue Zielgebiete ein, nachdem die alten zerstört wurden.
- **Stille Synapsen**: Schaltstellen, die vorher schon vorhanden waren, aber keine besonders wichtige Funktion erfüllten. Durch die Schädigung werden sie plötzlich wichtig (...etwa wie eine Nebenstraße, wenn die Autobahn gesperrt ist).
- **„Sparing"**: Aussparung bestimmter Areale im eigentlich geschädigten Gebiet. Z. B. werden größere Zellen schwerer geschädigt als kleine. Es entstehen intakte *„Inseln"* im geschädigten Areal.
- **Substitution**: eine andere Region im Gehirn ist in der Lage, die Aufgabe des geschädigten Bereiches zu übernehmen. Meist handelt es sich um benachbarte Gehirnbereiche, aber auch um Bereiche in der anderen Hirnhälfte (z. B. Sprache wird meist auf die nicht-dominante Hirnhälfte umtrainiert).

H02 ■
→ **Frage 1.161:** Lösung A

Zu (A): Agnosie: Die Betreffenden sind trotz intakter Sinnesorgane unfähig, Wahrnehmungen zu erkennen (ein Patient vermag eine Schere als spitzes metallenes Ding zu beschreiben, nicht aber als Schere zu benennen).

Zu (B): Anterograde Amnesie: Gedächtnislücke für einen Zeitraum nach dem schädigenden Ereignis, z.B. Notarzt, Krankentransport und Intensivstation nach dem Fahrradunfall auf der Autobahn. Davon zu unterscheiden ist die retrograde Amnesie: Gedächtnislücke für den Zeitraum vor dem schädigenden Ereignis (z.B.: Ein Unfallopfer erinnert sich nicht mehr an die Minuten vor dem Unfall: *„Wie genau bin ich mit meinem Klapprad eigentlich auf die A1 gekommen?"*).

Zu (C): Perseveration: ständige Wiederholung desselben Inhaltes. Die Gedanken „kleben" an derselben Information, die immer und immer und immer und immer und immer und immer und immer und immer und immer und immer wieder erzählt wird. Häufig bei hirngeschädigten Patienten, Schwiegermüttern und offenkundig auch beim Patienten in dem Beispiel der Prüfungsfrage zu finden.

Zu (D): Apraxie: Unfähigkeit, bestimmte Handlungen oder Bewegungen durchzuführen. Bei erhaltener Beweglichkeit können die Patienten nicht vormachen, wie man sich die Zähne putzt oder ein Butterbrot beschmiert; meist neurologische Ursache (Schädel-Hirn-Trauma, Demenz o.ä.).

Zu (E): Interferenz: Lerninhalte behindern die Speicherung weiterer Informationen. Man unterscheidet a.) proaktive Hemmung (ein Lernvorgang behindert den darauf folgenden) und b.) retroaktive Hemmung (ein Lernvorgang behindert den zurückliegenden, insbesondere wenn der neue Lernvorgang in die Phase zwischen Speicherung und Reproduktion des zurückliegenden fällt).

H04
→ **Frage 1.162:** Lösung E

Zu (A): Motorische oder Broca-Aphasie: Sprachstörung nach einer (meist linksseitigen) Hirnschädigung. Die Patienten möchten etwas sagen, ihnen fallen die richtigen Worte aber nicht mehr ein. Die Sätze wirken außerdem grammatikalisch unbeholfen.

Zu (B): Agnosie: Unfähigkeit, Objekte zu erkennen oder deren Funktion zu benennen. Oft geschieht die Objektidentifizierung erst durch Anfassen und Ausprobieren.

Zu (C): Konfabulation: Auffüllung von Gedächtnislücken bei Amnesie mit spontanen Erinnerungen, die im Allgemeinen aus viel früheren Lebensphasen stammen. Der Patient versucht damit, zum Teil seine Gedächtnislücken zu überspielen; oft ist ihm

aber gar nicht bewusst, dass die Erinnerungen, die er gerade schildert, nicht aus dem Zeitraum von gestern, sondern von vor zwanzig Jahren stammen.

Zu (D): Korsakow-Syndrom: massive Gedächtnisschwierigkeiten nach einer Hirnschädigung mit Konfabulation.

Zu (E): Perseveration: ständige Wiederholung derselben Inhalte bei Menschen mit Gedächtnisdefiziten, die sich nicht daran entsinnen können, das Ganze gerade eben schon mal erzählt zu haben. Wenn Sie hier in diesem Kommentarteil identische Texte mehrfach an verschiedenen Stellen finden, dann können Sie nun Ihre erste fundierte ärztliche Diagnose stellen.

H98
→ **Frage 1.163:** Lösung D

Ein bestimmter, netzartig verstreuter Bereich im mittleren Tegmentum wird als Formatio reticularis bezeichnet. Sie erstreckt sich von der Medulla bis ins Mittelhirn. Die Formatio reticularis erreichen Erregungen aller Sinnesqualitäten; insbesondere Schmerz, akustische, sensible, vestibuläre und optische Reize erregen sie. Gruppen von Nervenzellen der Formatio reticularis regulieren z.B. Atmung, Herzschlag, Blutdruck, es gibt außerdem ein Hemm- und ein Erregungszentrum für die Motorik. Das ARAS, aufsteigendes retikuläres Aktivierungssystem, übt zusätzlich über den Thalamus einen Einfluss auf den Wach-Schlaf-Zustand aus. Durch elektrische Reizung des Areals setzt schlagartig ein hellwacher Aktivierungszustand ein. Abhängig von der bevorzugten Transmittersubstanz existieren in der Formatio reticularis verschiedene Regulationssysteme, die stichwortartig in den Fragen beschrieben werden. Lediglich die Aussage (D) ist hierbei nicht richtig. Das adrenerge System ist eher für Aktivierung zuständig und nicht für den Tiefschlaf.

F01 ■
→ **Frage 1.164:** Lösung C

Die elektrische Aktivität des ZNS kann entweder spontan oder evoziert sein, d.h. abhängig von äußeren Reizen. Zur Messung evozierter Potenziale werden z.B. gezielt akustische oder visuelle Reize (Stimuli) gegeben. Das EEG muss hierfür mehrfach gemessen und das Ergebnis gemittelt werden, um die spontane (zufällige) Aktivität auszumitteln.

Die *contingente negative Variation* (CNV) ist ein langsamer, negativer Wechsel im EEG, der in der Periode zwischen der evozierten Reaktion auf gepaarte Stimuli auftaucht, wenn der erste Reiz ein Warnreiz ist und der zweite Reiz eine Reaktion verlangt. Die CNV fällt größer in Situationen aus, die nicht nur die Wahrnehmung, sondern auch die Diskrimination von Stimuli verlangen. Die CNV ist

hauptsächlich von Aufmerksamkeitsprozessen und allgemeinem Erregungsniveau (Arousal) abhängig.
Zu (A) und (B): Der Versuch beschreibt nicht einfache akustisch evozierte Potenziale, sondern die Anordnung zur Messung der kontingenten negativen Variation.
Zu (C): Es handelt sich um kontingente negative Variation zur Prüfung von Aufmerksamkeitsprozessen.

Zu (D): Eine Reizerkennung würde verlangen, dass die Studenten unterschiedliche Reize differenzieren müssen, beispielsweise nur bei einem Ton hoher Frequenz, nicht aber bei niedriger Frequenz reagieren.
Zu (E): Langsame Hirnpotenziale werden hier gar nicht erfasst.

I.34 Zirkadianer Rhythmus und Schlaf

Nahezu alle Lebewesen zeigen rhythmische Zustandsänderungen von biologischen Funktionen, die auch nach Ausschaltung äußerer Reize (hell-dunkel) weiterlaufen. Man spricht von der biologischen Uhr oder dem zirkadianen Rhythmus. Der natürliche Rhythmus ist jedoch meist etwas kürzer oder länger als 24 Stunden. Aufgrund sozialer Faktoren ist der Mensch aber gezwungen, seine interne Periodik den äußeren Gegebenheiten anzupassen. Unter anderem schwankt z.B. auch die Körpertemperatur und die Ausschüttung von Hormonen in zirkadianen Schwankungen.

Schlafphasen:

Während im EEG der wachen Person vorwiegend Alpha- und Beta-Wellen vorkommen, sind es im Schlaf die langsameren Delta- und Theta-Wellen. Theta-Wellen kommen hierbei nicht nur in der Einschlafphase vor, sondern auch in den **REM-Phasen**. REM-Phasen (=**r**apid **e**ye **m**ovement) zeichnen sich durch schnelle Augenbewegungen aus, es sind die Phasen, in denen vorwiegend geträumt wird, sie werden deshalb z.T. auch als „Paradoxer Schlaf" bezeichnet. Der REM-Anteil beträgt beim Erwachsenen durchschnittlich 100 Minuten pro Nacht. Dieses bedeutet, dass der REM-Schlaf 20% der gesamten Schlafdauer einnimmt. Im Schlaf von acht Stunden wurden 3–6 REM-Phasen gefunden. Diese Phasen treten etwa alle 90 Minuten auf und dauern zwischen 10 Minuten und einer halben Stunde. Gegen Morgen, vor allem wenn man ausschlafen kann, nehmen die REM-Phasen an Länge und Häufigkeit zu. Interessanterweise zeigen auch neugeborene Kinder und von Geburt an blinde Personen diese schnellen Augenbewegungen. Wie auch in den Tiefschlafphasen bleibt der Muskeltonus der peripheren Muskulatur in den REM-Phasen außerordentlich niedrig, Atemfrequenz und Herzschlag dagegen kann in den REM-Phasen deutlich erhöht sein, wenn etwas Aufregendes geträumt wird. Auch die sensorischen Schwellen, z.B. für Lärm, sind in den REM-Phasen deutlich erhöht. In den **Non-REM-Phasen** (Tiefschlaf) tritt zwar auch Traumtätigkeit auf, jedoch erheblich weniger: in Non-REM-Phasen geweckte Probanden berichten nur zu 20% von Träumen, in REM-Phasen aber 80%. In beiden Schlafphasen sind die Schläfer sehr schwer zu wecken, Weckversuche in den REM-Phasen (z.B. Radiowecker) werden meist einfach in die Träume integriert. Zwischen den REM- und Non-REM-Phasen gibt es Bewegungsphasen, in denen der Schläfer seine Lage wechselt. In diesen Phasen ist man leichter weckbar.

Schlafstadien:
Dement und Kleitmann unterschieden:

- Stadium 1 (Einschlafstadium, aber noch wach): Fehlen von Alpha-Wellen, niedrige schnelle Beta-Aktivität, niedrige Theta-Aktivität.
- Stadium 2 (leichter Schlaf): niedrige, schnelle Aktivität mit Spindeln und K-Komplexen.
- Stadium 3 (mittlerer Schlaf): 10% bis 50% Delta-Wellen.
- Stadium 4 (Tiefschlaf): über 50% der Zeit Delta-Wellen.
- REM-Stadium (Traumschlaf): niederamplitudes EEG, niedere Theta-Wellen (Sägezahnwellen), ähnlich dem Wachstadium ohne Alpha-Wellen.

Schlafentzug
Trotz der relativen Aktivität des Gehirns in den REM-Phasen scheinen gerade diese für die psychische Erholung eine außerordentlich große

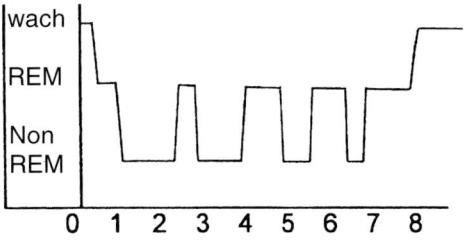

Abb. 1.**16**   REM- und Tiefschlafphasen im Verlauf einer Nacht; Angabe in Stunden.

Rolle zu spielen. Unterdrückt man die REM-Phasen z. B. mit Barbituraten oder durch Alkohol oder weckt man die Personen ständig während des REM-Schlafes, dann kommt es in den darauffolgenden ungestörten Nächten zu einer starken Erhöhung der REM-Phasen (Rebound). Bei längerem Traumentzug kommt es zu Irritierbarkeit, Angstzuständen, Halluzinationen und Auftreten von REM-Phasen im Wachzustand. Diese Symptome lassen sich nicht nur auf den Schlafentzug, sondern auch auf das Fehlen der Traumtätigkeit zurückführen. Verhindert man dagegen vollständig, dass eine Person eine oder mehrere Nächte schläft, dann kommt es in der darauffolgenden Nacht vermehrt zum Tiefschlaf. In einigen Kulturen, z. B. im antiken China, wurde Schlafentzug sogar als Foltermethode eingesetzt, die im schlimmsten Fall den Tod des Gefangenen zur Folge haben konnte.

Schlafstörungen

Parasomnie: Hierzu zählen Auffälligkeiten im Schlaf wie Schlafwandeln, Pavor Nocturnus, Schlafstörungen durch rhythmische Bewegung, Einschlafzuckungen, Sprechen im Schlaf, Nächtliche Wadenkrämpfe, Alpträume, Schlaflähmung, schmerzhafte Erektionen im Schlaf, Bruxismus (Zähneknirschen im Schlaf), nächtliches Bettnässen, schlafbezogenes abnormes Schlucksyndrom, u. a.

Narkolepsie: Schlafattacken. Die vier häufigsten Symptome der Narkolepsie sind übermäßige Tagesschläfrigkeit, Kataplexie (plötzlicher Tonusverlust, d. h. Lähmung der Muskeln), Schlafparalyse (Schlaflähmung) und hypnagoge Halluzinationen (kurz vor dem Einschlafen oder im Halbschlaf auftretende visuelle oder akustische Halluzinationen). Die Symptome der Narkolepsie können sich über mehrere Jahre langsam entwickeln oder ganz plötzlich und ohne Vorankündigung in Erscheinung treten.

Schlafapnoe: Es handelt sich um vorübergehende Atemstillstände, die während des Schlafes auftreten. Wenn sie mehr als zehnmal in der Stunde auftreten und länger als 10 Sekunden andauern, dann ist ein Schlafapnoe-Syndrom wahrscheinlich. Die Atemstillstandsphasen treten in schweren Fällen bis zu zwanzigmal und mehr in der Stunde auf. Die Atempause wird im Gehirn des Schlafenden registriert und durch eine Weckreaktion (Arousal) überwunden. Die Arousalreaktion ist lebenswichtig und bewahrt vor dem Ersticken. Durch die Arousalreaktion wird aber der Schlaf selbst gestört. Aus einem chronischen, unbehandelten Apnoe-Syndrom entwickeln sich regelmäßig Bluthochdruck, Herzinsuffizienz, Herzrhythmusstörungen und die verstärkte Neigung zu Herzinfarkt und Schlaganfall. Zwei Drittel der Apnoiker sind übergewichtig. Alkohol führt schon beim Gesunden zu einer Verlangsamung aller Kontrollmechanismen des Atemzentrums und zu einer Erschlaffung der Rachenmuskulatur. Bei Menschen die unter Schlafapnoe leiden, verstärkt und verlängert er die Phasen der Atemstillstände, und es können je nach Schweregrad der Symptomatik bedrohliche Situationen entstehen.

Schlaf und Alter

Im Verlauf des Lebens nimmt die Gesamtschlafdauer immer mehr ab. Neugeborene schlafen etwa 16 Stunden pro Tag, Dreijährige ca. 12 Stunden, Zehnjährige ungefähr 10 Stunden, Erwachsene 8 Stunden und alte Menschen nur noch 6 Stunden pro Nacht. Auch der Anteil an REM-Schlaf ist bei Kleinkindern mit bis zu 50 Prozent sehr viel höher und verringert sich im Lauf des Lebens auf etwa 20 % beim alten Menschen.

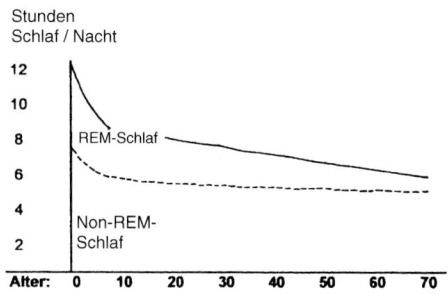

Abb. 1.17   Veränderungen des REM- und des Non-REM-Schlafs im Verlauf des Lebens

Klinischer Bezug

Erleben und Verhalten ist letztlich von Funktionen des Gehirns abhängig. Daher sind Kenntnisse der Zuordnung von kognitiven Funktionen zu spezifischen Hirnarealen wichtig. Nicht zuletzt bietet dies die Basis für das Verständnis einer Vielzahl neurologischer Störungen nach Schlaganfall, Schädel-Hirn-Trauma, Vergiftungen oder Entzündungen des Gehirns. Die Kenntnis, dass auch das Gehirn fähig ist, sich plastisch an Defekte anzupassen und diese bis zu einer bestimmten Grenze auszugleichen, erlaubt es dem Arzt, betroffenen Patienten und ihren Angehörigen Hoffnung zu vermitteln. Kenntnis von zirkadianen Rhythmen und Schlaf sind schon alleine angesichts der riesigen Häufigkeit von Schlafstörungen wichtig.

H01
→ **Frage 1.165:** Lösung D

Zu (A), (B), (C) und (E): Zirkadianer Rhythmus: Nahezu alle Lebewesen zeigen rhythmische Zustandsänderungen von biologischen Funktionen, die auch nach Ausschaltung äußerer Reize (hell-dunkel) weiterlaufen. Man spricht von der biologischen Uhr oder dem zirkadianen Rhythmus. Unter anderem ändert sich z.B. auch die Körpertemperatur und die Ausschüttung von Hormonen in zirkadianen Schwankungen. Äußere Zeitgeber (z.B. helles Tageslicht) synchronisieren diese inneren Oszillatoren; oft ist man aufgrund sozialer Faktoren zur Phasenverschiebung gezwungen, um den biologischen Rhythmus an den äußeren Zeitgeber (Uhren) anzupassen. Nach meiner persönlichen Erfahrung vor allem Montagmorgens, Dienstagmorgens, Mittwochmorgens, Donnerstagmorgens und Freitagmorgens.
Zu (D): Isolationsexperimente, bei denen Menschen ohne Tageslicht und äußere Zeitgeber völlig alleine waren, zeigten, dass der zirkadiane Rhythmus der meisten Menschen länger als 24 Stunden ist. Eine Feststellung, die nach Erich von Däniken die mysteriöse Frage aufwirft, ob Menschen eventuell gar nicht vom Planeten Erde, sondern von einem anderen Planeten mit etwas längerer Tagesdauer stammen? Eine Frage, die das IMPP zum Glück nicht stellt und die daher auch hier unkommentiert bleiben muss.

H01
→ **Frage 1.166:** Lösung A

Zu (A): Ein niedrig-amplitudiges, desynchronisiertes EEG spricht für REM-Schlaf.
Zu (B): Langsame Theta-Wellen treten vorwiegend im Tiefschlaf auf.
Zu (C): Alpha-Rhythmus mit an- und abschwellender Amplitudenhöhe tritt beim Übergang vom Wachbewusstsein zum Einschlafen auf.
Zu (D): Beta-Spindeln und K-Komplexe treten im leichten Schlaf auf.
Zu (E): Vertexzacken gelten als „physiologisches Einschlafmoment" und treten im Einschlafstadium zusammen mit Theta-Wellen auf.

F00
→ **Frage 1.167:** Lösung B

Dement und Kleitmann unterschieden folgende Schlafphasen:
Zu (A): Stadium 1 (Einschlafstadium): Fehlen von Alpha-Wellen, niedrige schnelle Beta-Aktivität, niedrige Theta-Aktivität.
Zu (B): Stadium 2 (leichter Schlaf): Niedrige, schnelle Aktivität mit Spindeln und K-Komplexen.
Zu (C): Stadium 3 (mittlerer Schlaf): 10 bis 50% Delta-Wellen.

Zu (D): Stadium 4 (Tiefschlaf): über 50% der Zeit Delta-Wellen.
Zu (E): REM-Stadium (Traumschlaf): Niederamplitudes EEG, niedere Theta-Wellen (Sägezahnwellen), ähnlich dem Wachstadium ohne Alpha-Wellen.

H04 F02
→ **Frage 1.168:** Lösung C

Zu (A)–(E): Zu den EEG-Wellen zunächst folgende Basis-Information:
- Beta-Wellen (β, um 20 Hz): angespannte Wachheit mit offenen Augen, Erregung,
- Alpha-Wellen (α, um 10 Hz): entspannte Wachheit mit geschlossenen Augen,
- Theta-Wellen (τ, um 6 Hz): dösend, tief entspannt, Einschlafstadium,
- Delta-Wellen (δ, um 3 Hz): Tiefschlaf.

Schlafphasen nach Dement und Kleitmann siehe Lerntext I.34.
Die in der Frage beschriebene EEG-Verteilung entspricht damit der Lösungsmöglichkeit (C). Dass der Patient eigentlich unter Schlafstörungen leidet, spielt bei der Beantwortung der Frage keine Rolle. Im Text steht ja eindeutig, dass das EEG erst nach zweistündigem Schlaf abgeleitet wird.

F00
→ **Frage 1.169:** Lösung D

Zu (A) und (B): Im Verlauf des Lebens nimmt die Gesamtschlafdauer immer mehr ab. Neugeborene schlafen etwa 16 Stunden pro Tag, Dreijährige ca. 12 Stunden, Zehnjährige ungefähr 10 Stunden, Erwachsene 8 Stunden und alte Menschen nur noch 6 Stunden pro Nacht. Auch der Anteil an REM-Schlaf ist bei Kleinkindern mit rund 50 Prozent sehr viel höher und verringert sich im Lauf des Lebens auf etwa 20% beim alten Menschen.
Zu (C): Gegen Morgen, vor allem sonntags, wenn man ausschlafen kann, nehmen die REM-Phasen erfahrungsgemäß an Länge und Häufigkeit zu.
Zu (D): REM-Phasen treten etwa alle 90 Minuten auf und dauern zwischen zehn Minuten und einer halben Stunde. Der non-REM-Schlaf überwiegt also normalerweise beträchtlich. Überwiegt aber der REM-Schlaf einmal (z.B. in der Nacht vor einer Prüfung), so fühlt die Person sich am nächsten Tag unausgeschlafen und zerschlagen.
Zu (E): Trotz der relativen Aktivität des Gehirns in den REM-Phasen scheinen gerade diese für die psychische Erholung eine außerordentlich große Rolle zu spielen. Kurzer REM-Entzug führt am folgenden Tag nach anfänglicher Müdigkeit interessanterweise zu einem hyperaktiven Zustand, jedoch mit verminderter Konzentrationsfähigkeit. Unterdrückt man die REM-Phasen aber längere Zeit z.B. mit Barbituraten oder durch Alkohol

oder weckt man die Personen ständig während des REM-Schlafes, dann kommt es in den darauffolgenden ungestörten Nächten zu einer starken Erhöhung der REM-Phasen („*rebound*"). Bei längerem Traumentzug kommt es zu Irritierbarkeit, Angstzuständen, Halluzinationen und Auftreten von REM-Phasen im Wachzustand.

F99
→ **Frage 1.170:** Lösung B

Zu (**A**): Idiopathische Insomnie: Schlaflosigkeit ohne erkennbare Ursache, bzw. Ursache ist nicht nachweisbar.

Zu (**B**): Narkolepsie: zwanghaft anfallsweise Schlafattacken am Tage mit einer Dauer zwischen Sekunden und Stunden; typisch für Studenten der 8.00-Uhr-Vorlesung in abgedunkelten Hörsälen, wenn der Dozent viele langweilige Dias zeigt.

Zu (**C**): Pseudoinsomnie: Der Patient berichtet lediglich von Schlafstörungen, die aber objektiv gar nicht nachweisbar sind oder von einem inkonsequenten Verhalten abhängen (z.B. mehreren Stunden Mittagsschlaf und dem Versuch, abends um 22.00 Uhr wieder ins Bett zu gehen).

Zu (**D**): Schlaflähmung: Schlafparalyse durch Hemmung der Motorik während des Schlafs, damit geträumte Bewegungen nicht ausgeführt werden. Wacht man nachts auf, so hat man dadurch zunächst Bewegungsstörungen. Die Schlafparalyse verhindert aber, dass man bei Alpträumen dem Partner ein blaues Auge verpasst. Allerdings kann es durch unbequeme Lage (z.B. Druck des Kopfes auf den Nervus radialis im Oberarm) tatsächlich auch zu einer (meist in kurzer Zeit völlig reversiblen) Schlafdrucklähmung kommen. Dann kribbelts ganz furchtbar im Arm.

Zu (**E**): Sekundäre Insomnie: Schlafstörung als Folge einer anderen Grunderkrankung (z.B. Depression) oder als Nebenwirkung eines Medikamentes (z.B. Theophyllin) oder Nachfolge von Drogen (z.B. Koffeinsucht).

H05
→ **Frage 1.171:** Lösung E

Zu (**A**): Kataplexie ist der medizinische Fachausdruck für einen plötzlichen, kurzzeitigen Verlust des Muskeltonus. Dieser Verlust der für die Körperhaltung notwendigen Muskelspannung tritt oft nach Affekterlebnissen auf („Schrecklähmung"), er kann aber auch ein Zeichen für eine Narkolepsie sein.

Zu (**B**): Narkolepsie: Schlafattacken. Die vier häufigsten Symptome der Narkolepsie sind übermäßige Tagesschläfrigkeit, Kataplexie, Schlafparalyse (Schlaflähmung) und hypnagoge Halluzinationen (kurz vor dem Einschlafen oder im Halbschlaf auftretende visuelle oder akustische Halluzinationen).

Die Symptome der Narkolepsie können sich über mehrere Jahre langsam entwickeln oder ganz plötzlich und ohne Vorankündigung in Erscheinung treten.

Zu (**C**): Der REM-Schlaf wird auch als paradoxer Schlaf bezeichnet und beträgt beim Erwachsenen durchschnittlich rund 100 Minuten pro Nacht. Dieses bedeutet, dass der REM-Schlaf etwa ein Fünftel der gesamten Schlafdauer einnimmt. Im Schlaf von acht Stunden wurden 3–6 REM-Phasen gefunden.

Zu (**D**): Parasomnie: Hierzu zählen Auffälligkeiten im Schlaf wie Schlafwandeln, Pavor nocturnus, Schlafstörungen durch rhythmische Bewegung, Einschlafzuckungen, Sprechen im Schlaf, nächtliche Wadenkrämpfe, Albträume, Schlaflähmung, schmerzhafte Erektionen im Schlaf, Bruxismus (Zähneknirschen), nächtliches Bettnässen, schlafbezogenes abnormes Schlucksyndrom u.a.

Zu (**E**): Schlafapnoe: Es handelt sich um vorübergehende Atemstillstände, die während des Schlafes auftreten. Wenn sie mehr als zehnmal in der Stunde vorkommen und länger als 10 Sekunden andauern, dann ist ein Schlafapnoe-Syndrom wahrscheinlich. Die Atemstillstandsphasen treten in schweren Fällen zwanzigmal und mehr in der Stunde auf. Die Atempause wird im Gehirn des Schlafenden registriert und durch eine Weckreaktion (Arousal) überwunden. Die Arousalreaktion ist lebenswichtig und bewahrt vor dem Ersticken. Durch die Arousalreaktion wird aber der Schlaf selbst gestört. Aus einem chronischen, unbehandelten Apnoe-Syndrom entwickeln sich regelmäßig Bluthochdruck, Herzinsuffizienz, Herzrhythmusstörungen und die verstärkte Neigung zu Herzinfarkt und Schlaganfall. Zwei Drittel der Apnoiker sind übergewichtig. Alkohol führt schon beim Gesunden zu einer Verlangsamung aller Kontrollmechanismen des Atemzentrums und zu einer Erschlaffung der Rachenmuskulatur. Bei Menschen, die unter Schlafapnoe leiden, verstärkt und verlängert er die Phasen der Atemstillstände, und es können je nach Schweregrad der Symptomatik bedrohliche Situationen entstehen.

1.4.2 Lernen

I.35 Gedächtnis

Welchen Film haben Sie gestern Abend im Fernsehen gesehen? Was gab es vorgestern zum Mittagessen? Wie hieß Ihre erste Liebschaft? Neben wem haben Sie in der dritten Grundschulklasse gesessen? Lernen setzt zunächst ein intaktes Gedächtnis voraus, die beiden Funktionen sind stark miteinander verwoben: Die Fähigkeit, Informationen zu speichern (also etwas zu lernen) und zu einem späteren Zeitpunkt wieder zu reproduzieren, nennt man Gedächtnis. Im Gedächtnis werden bestimmte Informationseinheiten gespeichert, die man als „chunk" bezeichnet (z.B. ein Buchstabe, eine Ziffer, ein Wort, ein Satz oder ein Bild). **Chunking** ist die Rückkodierung einzelner Items auf der Basis von Ähnlichkeit bzw. die Kombination größerer Muster auf der Basis von bereits vorhandenem Wissen. So können Sie die folgende Ziffernfolge 11092001 als 8 Einzeleinheiten ansehen oder, aufgrund Ihres historischen Wissens, als Datum einer bestimmt in Erinnerung gebliebenen Katastrophe in New York. Dann besetzt die Zahl nur noch eine einzige Informationseinheit.

Man unterscheidet folgende Modelle von Gedächtnisspeichern:

1. Der **sensorische Gedächtnisspeicher** ist in der Lage Informationen für einige kurze Augenblicke direkt in den Sinneszellen zu behalten, die der Wahrnehmung dienen.

   Das **ikonische Gedächtnis** bezeichnet einen speziellen Ultrakurzzeitspeicher für visuelle Informationen. Das ikonische Gedächtnis fungiert dabei als ein Art „Zwischenablage" und nimmt mehr Informationen auf, als zunächst verarbeitet werden. Die Bilder werden jedoch nur maximal eine Sekunde gespeichert. Das Vergessen tritt durch Verfallen oder Überschreiben der Information ein. Als **echoisches Gedächtnis** wird eine Entsprechung im auditiven Bereich bezeichnet, das akustische Informationen etwa für 2 Sekunden behält.

2. **Kurzzeitgedächtnis** (primäres Gedächtnis): die Information kommt zunächst über ein sensorisches Register in einen Kurzzeitspeicher, in dem sie kurz eine Weile bereitgehalten wird, ehe entschieden wird, ob sie wieder spurlos verschwinden soll oder in dauerhafter Form konserviert wird. Im Kurzzeitspeicher wird die Information maximal rund eine Minute gehalten. Die Kapazität beträgt etwa sieben Sinneseinheiten oder Objekte. Die Inhalte des Kurzzeitgedächtnisses werden hierbei als vorübergehende Aktivierungen von Neuronen-Assemblies gespeichert. Test: eine Zufallsfolge von mehrstelligen Zahlen merken und nachsprechen. Mehr als siebenstellige Zahlen (Mittelwert: 7 ± 2) können die meisten Menschen nach einmaliger Wiederholung nicht im Kurzzeitspeicher behalten.

3. **Arbeitsgedächtnis:** Informationen aus dem primären Gedächtnis können in das 2.sekundäre bzw. **Mittelzeitgedächtnis** überführt werden. Sie diene dort zum Erledigen al der Dinge, die sie eigentlich heute noch tun wollten. Das Gedächtnis erinnert uns dann, meist erstaunlich pünktlich, daran, dass das Badewasser läuft, wir noch eine Verabredung haben und die Miete noch bezahlen müssen. Nach Erledigung wird der Inhalt rasch aus dem Gedächtnis gelöscht.

4. **Tertiäres Gedächtnis** (**Altgedächtnis**): wichtige Informationen werden längerfristig behalten, wenn sie a) häufig wiederholt werden oder b) mit starken Emotionen verbunden sind (Interessantheitsgrad). Die zweite Methode ist zum Lernen meist einfacher und angenehmer: Wissen, das über einen spannenden Film vermittelt wurde, wird geradezu nebenbei gelernt. Im tertiären Gedächtnis wird die Information dauerhaft, oft über Jahrzehnte hinweg gespeichert. Für die Überführung werden die Informationen weitgehend nach inhaltlichen (z.B. Assoziationen), aber auch nach auditiven und visuellen Gesichtspunkten geordnet kodiert. Bestimmte Abrufreize ermöglichen die Reorganisation des gespeicherten Materials. Ein bestimmter Song als Abrufreiz z.B. löst in uns die Erinnerung an einen längst vergangenen romantischen Abend aus. Nicht nur die Speicherkapazität, sondern auch die gelungene Organisation der Informationen ist für die Behaltensleistung entscheidend.

Das Alt- oder Langzeitgedächtnis ist kein einheitliches System, sondern lässt sich in mehrere Unterfunktionen einteilen, hierzu gehören:

1. Prozedurales Gedächtnis: motorische und kognitive Gewohnheiten. Oft mit dem Begriff „implizites", „nondeklaratives" oder „Verhaltens-" oder „Habit-Gedächtnis" synonym gebraucht. Das implizite bzw. nicht-deklarative Gedächtnis führt zu einer Leistungsverbesserung bei bestimmten motorischen, perzeptuellen und kognitiven Anforderungen (aufrechtes Gehen, Radfahren, Gitarre-spielen, Inliner-laufen), oft ohne dass wir uns bewusst an die Erfahrungen erinnern, die zu diesen Leistungsverbesserungen geführt haben. Es ist auch älter und schon bei Tieren zu finden. Das **Priming Gedächtnis** gehört mit zum unbewussten impliziten Gedächtnis. Es hat damit zu tun, dass man Reize, denen man schon einmal begegnet ist, wiedererkennt. Die Werbung baut auf dieses Gedächtnis. Wird in einem Werbespot ein Artikel präsentiert, identifiziert ihn das Priming Gedächtnis im Geschäft als irgendwie vertraut und das lässt den Kunden unbewusst zu diesem Produkt greifen.

2. Deklaratives Gedächtnis (Wissensgedächtnis, explizites Gedächtnis): unterteilt sich in (a) episodisches, d.h. autobiographisches (eigene Lebensgeschichte) und (b) sematisches Gedächtnis, d.h. Erwerb von Wissen.

Auch im ärztlichen Gespräch kommt es darauf an, dass der Patient die nötigen Informationen wirklich behält. Die Behaltensleistung hängt von der Art der Informationsübermittlung ab:

- Sinnhaftes wird besser behalten als Unsinniges,
- Angenehmes wird besser behalten als Unangenehmes (Freudsche Verdrängung),
- Emotionsbehaftetes wird besser behalten als Neutrales.
- Unerledigtes wird besser behalten als Erledigtes: **Zeigarnik-Effekt** (1927)

Folgende Methoden steigern die Behaltensleistung:
a) **Redundanz** (Wiederholung),
b) Plazierung am Anfang („**primacy effect**") oder am Ende des Gesprächs („**recency effect**").

Gedächtnisstörungen:
A. **Interferenz:** Lerninhalte behindern die Speicherung weiterer Informationen. Man unterscheidet: (a) **Proaktive Hemmung** (ein Lernvorgang behindert den darauf folgenden) und (b) **retroaktive Hemmung** (ein Lernvorgang behindert den zurückliegenden, insbesondere wenn der neue Lernvorgang in die Phase zwischen Speicherung und Reproduktion des zurückliegenden fällt).

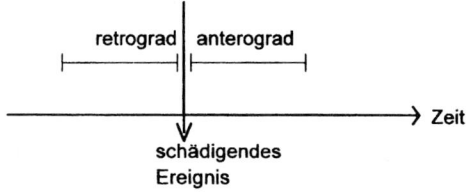

Abb. 1.18 Die retrograde Amnesie bezieht sich auf den Zeitraum vor einem schädigenden Ereignis (z.B. Unfall mit Schädel-Hirn-Trauma), die anterograde Amnesie auf den Zeitraum danach.

B. **Amnesie:** Bezeichnet den Ausfall der Gedächtnisleistung. Man unterscheidet totale und partielle Amnesie (z.B. die Unfähigkeit, sich an ein Schockerlebnis zu erinnern). Eine Amnesie, die hauptsächlich das Arbeitsgedächtnis (Mittelzeitgedächtnis) betrifft findet man z.B. bei Altersdemenzen oder dem amnestischen Korsakow-Syndrom (siehe unten).

- **Retrograde Amnesie:** Gedächtnislücke für den Zeitraum vor dem schädigenden Ereignis (z.B.: Ein Unfallopfer erinnert sich nicht mehr an die Minuten vor dem Unfall). Aufgrund des Ereignisses fand eine Auslöschung des primären Gedächtnisses statt.
- **Anterograde Amnesie:** Gedächtnislücke für einen Zeitraum nach dem schädigenden Ereignis (z.B.: Ein Unfallopfer erinnert sich nicht mehr an die Fahrt in das Krankenhaus und die ersten Tage nach der Operation). Die Übertragung vom primären in das sekundäre Gedächtnis ist für einen bestimmten Zeitraum nach dem Ereignis gestört.
- **Psychogene Amnesie:** Auch Abwehrmechanismen (z.B. Verdrängung oder Verleugnung) führen zu partieller Amnesie, die mitunter nur bestimmte, traumatische Lebensereignisse umfasst.

Symptome einer Gedächtnisstörung können sein:
Perseveration: Neigung, Inhalte zu wiederholen. Kommt im Alter, bei Ermüdung, nach Alkoholgenuss oder bei Vergiftungen vor.
Konfabulation: Gedächtnislücken werden mit falschen Phantasiegeschichten überspielt. Der Patient ist dabei allerdings subjektiv meist völlig von der Richtigkeit des Gesagten überzeugt.

H92 F83
→ **Frage 1.172:** Lösung B

Das sollten Sie sich merken, dass Sie durchschnittlich nur sieben Informationseinheiten auf einmal im Kurzzeitgedächtnis behalten können. 26% der Examenskandidaten hatten schon damit Schwierigkeiten, sich an diese Zahl zu erinnern.

F03 ■
→ **Frage 1.173:** Lösung B

Zu (A): Im Arbeits- bzw. Mittelzeitgedächtnis werden aktuelle Informationen für einen befristeten Zeitraum von Minuten bis Stunden gespeichert. Dieser Gedächtnisspeicher erhielt den treffenden Namen, da er dazu dient, alltägliche Arbeiten zu erfüllen, z.B. das Badewasser rechtzeitig abzudrehen, die zum Lüften geöffneten Fenster im Winter irgendwann zu schließen und nicht hilflos im Vorratskeller zu stehen, weil ich wieder mal vergessen habe, was ich für meine Frau dort holen sollte.

Zu (**B**): Episodisch-autobiographisches Gedächtnis: Hier speichern wir Episoden unseres Lebens, emotional stark eingefärbt und in einem klaren zeitlichen Rahmen. Auch die Erinnerung an die Hochzeit gehört dazu. Ich hoffe, Sie können sich noch an Ihre Hochzeit erinnern? Nein? Dann vielleicht wenigstens an die Ihrer Eltern? Nein, auch nicht? Macht nichts, denn dieses Gedächtnis ist ja bekanntlich auch das anfälligste für Hirnkrankheiten und psychiatrische Störungen.

Zu (**C**): Das prozedurale Gedächtnis gehört zum unbewussten oder impliziten Gedächtnis. Hier werden motorische Handlungen gespeichert, z.B. wie man sich die Zähne putzt, Fahrrad fährt, Gitarre spielt usw. Interessanterweise ist diese Gedächtnisart sehr viel weniger störanfällig als das semantische Faktenwissen. Auch wenn Sie längst vergessen haben, wie lange der Dreißigjährige Krieg gedauert hat, wenn Sie einmal das Schwimmen erlernt haben, gibt es kaum eine Chance, es vergessen zu haben und dramatisch vor aller Augen zu ertrinken, wenn man von seinen Kommilitonen unvorhergesehen ins Wasser geschubst wird.

Zu (**D**): Wissensgedächtnis, auch als semantisches Gedächtnis bezeichnet: Hier geht es um reine Fakten. So z.B. weiß man, dass H_2O für Wasser steht oder $2 \cdot 2 = 4$ ist. Autobiographisches Gedächtnis und Wissensgedächtnis sind uns bewusst. Deshalb spricht man bei diesen beiden Formen vom bewussten oder deklarativen Gedächtnis.

Zu (**E**): Das Priming-Gedächtnis gehört, wie das prozedurale, zum unbewussten impliziten Gedächtnis. Es hat damit zu tun, dass man Reize, denen man schon einmal begegnet ist, wieder erkennt. Die Werbung baut auf dieses Gedächtnis. Wird in einem Werbespot ein Artikel präsentiert, identifiziert ihn das Priming-Gedächtnis im Geschäft als irgendwie vertraut und das lässt den Kunden unbewusst zu diesem Produkt greifen. (Zum Priming-Begriff allgemein: Die Darbietung eines Reizes hat einen förderlichen Effekt auf das nachfolgende Verhalten, auch ohne dass man sich bewusst an den Reiz erinnern kann. Beispiel: Auf einem PC-Monitor gezeigte sinnlose Strichzeichnungen wurden signifikant positiver bewertet, wenn man kurz vorher für wenige Millisekunden einen lächelnden Smiley gezeigt hatte, der von den Probanden aber gar nicht bewusst wahrgenommen worden war.)

F02
→ **Frage 1.174:** Lösung A

Zu (**A**): Deklaratives Gedächtnis: Gedächtnis für erworbenes Wissen, daher auch als Wissensgedächtnis oder explizites Gedächtnis bezeichnet. Es lässt sich unterteilen in:

- autobiografisches bzw. episodisches Gedächtnis: Hier werden Ereignisse im raum-zeitlichen Kontext des eigenen Lebens gespeichert (z.B. Ihr erster Schultag),
- semantisches Gedächtnis: Wissen über Wortbedeutungen, unser allgemeines Faktenwissen über die Welt.

Zu (**B**): Das Habit-Gedächtnis gehört mit zum Begriff des prozeduralen Gedächtnisses (siehe Kommentar zu (E)); das autobiografische Gedächtnis gehört zum deklarativen Gedächtnis (siehe Kommentar zu (A)).

Zu (**C**): Priming: siehe Lerntext I.35.

Zu (**D**): Priming: siehe Lerntext I.35. Semantisches Gedächtnis: allgemeines Faktenwissen.

Zu (**E**): Prozedurales Gedächtnis: siehe Lerntext I.35.

F98
→ **Frage 1.175:** Lösung D

Zu (**A**): Anterograde Amnesie: Gedächtnislücke für einen Zeitraum nach dem schädigenden Ereignis. Die Übertragung vom primären in das sekundäre Gedächtnis ist hier für einen bestimmten Zeitraum nach dem Ereignis gestört.

Zu (**B**): Retrograde Amnesie: Gedächtnislücke für den Zeitraum vor dem schädigenden Ereignis. Aufgrund des Ereignisses fand eine Auslöschung des primären Gedächtnisses statt.

Zu (**C**) und (**D**): Proaktive (nach vorne gerichtete) Hemmung: Ein Lernvorgang hindert den darauf folgenden. Retroaktive (nach hinten gerichtete) Hemmung: ein Lernvorgang behindert das Behalten des zurückliegenden Wissenerwerbs. Also dürfen Sie jetzt erst einmal ein Päuschen machen, ein Tässchen Kaffee schlürfen und einige Gummibärchen umweltfreundlich vernichten, damit beide Hemmungen sich nicht gegenseitig stören.

Zu (**E**): Verdrängung: nicht oder nur unter Strafe zu befriedigende Bedürfnisse wie auch unangenehme Zwischenfälle können verdrängt werden. An einen peinlichen Satz, den man tagsüber gesagt hat, kann man sich abends nicht mehr genau erinnern.

F02
→ **Frage 1.176:** Lösung B

Zu (**A**): Agnosie: Die Betreffenden sind trotz intakter Sinnesorgane und unbeeinträchtigter Sprache unfähig, Objekte oder Personen zu benennen.

Zu (**B**): Anterograde Amnesie: Gedächtnislücke für einen Zeitraum nach dem schädigenden Ereignis. Das Altgedächtnis ist in der Regel völlig erhalten, der Betroffene weiß aber nicht, was er vor zwei Stunden zu Mittag gegessen oder gestern Abend im Fernsehen gesehen hat.

Zu (**C**): Neglekt: halbseitige Vernachlässigung, meist nach rechts-hemisphärischer Schädigung des Parietallappens. Für die Patienten existiert die linke Raumhälfte nicht mehr; im Extremfall finden sie keine Objekte mehr, die links liegen, reagieren nicht, wenn man sie von links anspricht, essen nur die rechte Hälfte vom Teller leer und rasieren oder schminken sich nur die rechte Gesichtshälfte – ohne dass ihnen auffällt, dass etwas nicht stimmt.

Zu (**D**): Retrograde Amnesie: Gedächtnislücke für den Zeitraum vor dem schädigenden Ereignis, z.B.: Ein Unfallopfer erinnert sich nicht mehr an die Minuten vor dem Unfall und kann daher auch keine Auskünfte geben, wie und warum der Unfall geschehen ist. Aufgrund des Ereignisses fand eine Auslöschung des primären Gedächtnisses statt.

Zu (**E**): Aphasie: Sprachversagen nach einer meist linksseitigen Hirnschädigung, z.B.: **1.** motorische oder Broca-Aphasie, **2.** sensorische oder Wernicke-Aphasie, **3.** globale Aphasie und **4.** amnestische Aphasie.

H99
→ **Frage 1.177:** Lösung E

Zu (**A**): Aphasie: Sprachversagen nach einer meist linksseitigen Hirnschädigung, z.B.: motorische oder Broca Aphasie (expressive Aphasie, Einschränkung bis zum Verlust der Sprachfähigkeit, Telegrammstil, vermehrte Sprachanstrengung), sensorische oder Wernicke Aphasie (rezeptive Aphasie, Verlust des Verständnisses für Sprache, flüssige, aber inhaltsleere Sprache), globale Aphasie (kaum Sprachproduktion, wenige Automatismen oder Floskeln, Echolalie) und amnestische Aphasie (Spontansprache durch Wortfindungsstörungen leicht beeinträchtigt, geringgradige Störungen des Sprachverständnisses).

Zu (**B**): Extinktion: 1. Löschung bei der klassischen Konditionierung = die Beendigung der Kopplung von angeborenem Reflex und neutralem Reiz hat irgendwann die Verminderung der konditionierten Reaktion zur Folge, bzw. 2. Löschung beim Verstärkungslernen = nach Beendigung einer Belohnung wird das gelernte Verhalten allmählich immer seltener gezeigt.

Zu (**C**): Perseveration: ständige Wiederholung desselben Inhaltes. Die Gedanken „kleben" an derselben Information, die immer und immer und immer und immer und immer wieder erzählt wird. Häufig bei hirngeschädigten Patienten und besonders häufig bei meiner Schwiegermutter zu finden.

Zu (**D**): Proaktive Hemmung: Ein Lernvorgang behindert den darauf folgenden; retroaktive Hemmung: Ein Lernvorgang behindert den zurückliegenden, insbesondere wenn der neue Lernvorgang in die Phase zwischen Speicherung und Reproduktion des zurückliegenden fällt.

Zu (**E**): Retrograde Amnesie: siehe Lerntext I.35.

F01
→ **Frage 1.178:** Lösung B

Zu (**A**): Beim normalen Menschen gibt es zu jedem Begriff unterschiedliche Assoziationen; die wichtigste hemmt dabei die weniger wichtigen. Beim Schizophrenen bricht diese Hemmung zusammen, sodass diese Patienten oft auf eher nebensächliche Aspekte einer Frage antworten.

Zu (**B**): Negativer Transfer: Ein gelernter Sachverhalt wird auf ein anderes Problem übertragen, wo dieses Verhalten aber nicht weiterhilft. In der Frage wird ein lebensnahes Beispiel beschrieben. Dasselbe ist mir übrigens auch passiert, nachdem ich von meinem alten Torpedodreigang (18.000 km in sieben Jahren) auf das Shimano-24-Gang (300 km in bisher fünf Jahren gefahren) umgestiegen bin.

Zu (**C**): Perseveration: Haften bleiben an Gedanken oder Vorstellungen. Verminderung der Umstellungsfähigkeit auf neue Aufgaben. Ständige Wiederholung derselben Sachverhalte besonders in sprachlichen Mitteilungen. Ursache ist in der Regel eine Schädigung im Bereich des Frontalhirns.

Zu (**D**): Reizgeneralisation: Verallgemeinerung von einem Reiz (Wespenstich) auf unterschiedliche Reize (alle Fluginsekten werden für gefährlich gehalten: Bienen, Mücken, Hummeln, Fliegen, Schmetterlinge). Reizdiskrimination zeigt den umgekehrten Weg: Kleine Kinder erkennen nach einiger Zeit, dass Schmetterlinge doch harmlos sind.

Zu (**E**): Lerninhalte behindern die Speicherung weiterer Informationen. Man unterscheidet: proaktive Hemmung (ein Lernvorgang behindert den darauffolgenden) und retroaktive Hemmung (ein Lernvorgang behindert den zurückliegenden, insbesondere wenn der neue Lernvorgang in die Phase zwischen Speicherung und Reproduktion des zurückliegenden fällt).

H02
→ **Frage 1.179:** Lösung E

Zu (**A**): In Gruppen beeinflussen sich die Mitglieder untereinander, es werden Verhaltenserwartungen (Normen) an die einzelnen Mitglieder gestellt. Ziel ist Verhaltenskonformität (*conformis*, lat. = gleichförmig, ähnlich) der Gruppenmitglieder. Der Konformitätsdruck wird durch Sanktionen erreicht. Positive Sanktionen (Belohnung) dienen der Verstärkung erwünschten Verhaltens, negative Sanktionen werden zur Bestrafung von Verhalten angewandt, das den Normen nicht entspricht.

Zu (**B**): Negativer Transfer: Ein gelerntes Verhalten wird auf eine ähnliche, neue Situation übertragen, wo es aber gar nicht wirkt. Wer es gelernt hat, dass man Schrauben und Muttern im Uhrzeigersinn festdreht und gegen den Uhrzeigersinn löst, wird sich beim Auswechseln der alten Fahrradpedale gegen neue (Linksgewinde!) ziemlich schwer tun.

Bei dem Beispiel in der Frage könnte es sich auch um negativen Transfer handeln. Zwei Gründe sprechen aber dagegen: 1. Es wird keine neue Situation geschildert, auf welche die alte Handlung übertragen wird, und 2. ist es beim negativen Transfer so, dass die alte Handlung definitionsgemäß in der neuen Situation immer verkehrt ist. In dem Beispiel heißt es jedoch „*häufig ungeeignet ist*".

Zu (**C**): Regression: Zurückentwicklung in kindliche Stadien. Regression kann auch ein psychoanalytischer Abwehrmechanismus sein (Rückentwicklung auf eine frühere Stufe der psychosexuellen Phasenlehre nach Freud). Auch die Institution Krankenhaus erzeugt oft eine Regression, wenn Patienten wie unmündige Kinder behandelt werden (mit Flügelhemdchen brav im Bettchen liegen, nicht widersprechen, gefüttert und gewaschen werden).

Zu (**D**): Interferenz: Lerninhalte behindern die Speicherung weiterer Informationen. Man unterscheidet a.) proaktive Hemmung (ein Lernvorgang behindert den darauf folgenden) und b.) retroaktive Hemmung (ein Lernvorgang behindert den zurückliegenden, insbesondere wenn der neue Lernvorgang in die Phase zwischen Speicherung und Reproduktion des zurückliegenden fällt).

Zu (**E**): Das Wort „*rigide*" bedeutet steif oder starr. Das sture Beibehalten einer Strategie, auch bei veränderten Umständen, bezeichnet man daher als Rigidität.

F92

→ **Frage 1.180:** Lösung D

24 % der Kandidaten kreuzten (B) falsch an!

Zu (**A**): Kontextspezifizierung: kein psychologischer Fachterminus.

Zu (**B**): Retroaktive Hemmung: Ein Lernvorgang behindert den zurückliegenden, insbesondere wenn der neue Lernvorgang in die Phase zwischen Speicherung und Reproduktion des zurückliegenden fällt.

Zu (**C**): Anterograde Amnesie ist eine Gedächtnisstörung, es handelt sich um eine Gedächtnislücke für einen Zeitraum nach dem schädigenden Ereignis.

Zu (**D**): Proaktive Hemmung: Ein Lernvorgang behindert den darauf folgenden.

Zu (**E**): Extinktion: Sowohl die klassisch konditionierten als auch die operant konditionierten Verhaltensweisen verlöschen, wenn entweder die Verknüpfung von unbedingtem und bedingtem Reiz (klassisch) oder die Verknüpfung von Reaktion und Verstärker (operant) langfristig wieder aufgegeben wird.

H93

→ **Frage 1.181:** Lösung B

Zu (**A**): Rigidität: unverändertes Festhalten an alten Einstellungen trotz veränderter Bedingungen.

Zu (**B**): Zeigarnik-Effekt: Unerledigte Handlungen werden besser erinnert als abgeschlossene.

Zu (**C**): Reaktionsbildung: psychoanalytischer Abwehrmechanismus. Ein bestraftes Bedürfnis wird durch ein völlig entgegengesetztes, extremes Verhalten ersetzt.

Zu (**D**): Interferenz: Beeinflussung eines Prozesses durch einen anderen. Eine fehlerhaft gelernte Information z. B. behindert die Abspeicherung der richtigen. Oder: Das Erkennen der Farbe des in grün geschriebenen Wortes „ROT" wird durch den verbalen Inhalt des Wortes beeinflusst.

Zu (**E**): Perseveration: ständige Wiederholung desselben Inhaltes. Die Gedanken „kleben" an derselben Information. Häufig bei hirngeschädigten Patienten zu finden und bei genervten Müttern („Hast du deine Zähne geputzt?"). Diese Frage wurde nur von 31 % der Examenskandidaten richtig beantwortet, viele tippten auf Lösung (D) oder (E).

H01

→ **Frage 1.182:** Lösung B

Zu (**A**): Die so genannte „Attributionstheorie" beschäftigt sich mit der Ursachenzuschreibung für Ereignisse. Gedanken über die Ursachen einer Erkrankung und auch über die Behandlungsmöglichkeiten können in den Bereich 1. der externalen Kontrollüberzeugung gehören, d.h. außenstehende Mächte oder das Schicksal werden verantwortlich gemacht, oder 2. von der internalen Kontrollüberzeugung abhängen, d.h. man sieht die Verantwortlichkeit in sich selbst.

Zu (**B**): Konfabulieren nennt man das Ausfüllen von Gedächtnislücken entweder mit frei erfundenen Geschichten, öfter aber mit älteren Erinnerungsfetzen, von denen der Patient meint, es wäre gerade eben erst geschehen.

Zu (**C**): Konvergieren (= zusammengehen): zum Beispiel Konvergenz der Augen zur Fusion der beiden Netzhautbilder. Auch in der Entwicklungspsychologie: Konvergieren von Anlage- und Umwelteinflüssen zur Entstehung eines neuen Verhaltens.

Zu (**D**): Perseveration: Neigung, Inhalte mehrfach zu wiederholen. Kommt bei Ermüdung, nach Alkoholgenuss, mitunter im Alter, oft auch im Alter oder häufig im Alter vor.

Zu (**E**): Kognitives Umstrukturieren (auch als rational-emotive Therapie bezeichnet) ist eine psychologische Behandlungstechnik, bei der Personen lernen sollen, ein belastendes Erlebnis oder eine angstbesetzte Handlungsweise in neuem Licht zu sehen.

H02

→ **Frage 1.183:** Lösung C

Zu (A): Die retrograde Amnesie (Gedächtnisverlust) bezieht sich auf den Zeitraum vor einem schädigenden Ereignis (z.B. Unfall mit Schädel-Hirn-Trauma), die anterograde Amnesie auf den Zeitraum danach. Von Amnesie kann man in diesem Beispiel aber nicht sprechen.

Zu (B): Kontrastfehler: Um die „Normalität" der Persönlichkeitseigenschaften eines Menschen bewerten zu können, benötigt man einen Vergleichsmaßstab. Statistische Normtabellen liegen dem Mann auf der Straße aber meist nicht vor, sodass man auf subjektive Maßstäbe ausweicht. Am häufigsten legen Menschen den Maßstab der Normalität dann durch Vergleich mit ihrem direkten individuellen Umfeld an. Ein Arzt, der bislang als Notarzt im Rettungshubschrauber schwere Verkehrsunfälle gewohnt war, wird daher aufgrund seiner Erfahrung viele Krankheitsbilder, die er in seiner neuen Tätigkeit in einer Kurklinik nun sieht, als vergleichsweise harmlos einstufen oder er wird die geschilderten Symptome als psychisch verursacht einschätzen bzw. seine Patienten als Hypochonder abstempeln.

Zu (C) und (D): Interferenz: Lerninhalte behindern die Speicherung weiterer Informationen. Man unterscheidet: proaktive Hemmung (ein Lernvorgang behindert den darauf folgenden) und retroaktive Hemmung (ein Lernvorgang behindert den zurückliegenden, insbesondere wenn der neue Lernvorgang in die Phase zwischen Speicherung und Reproduktion des zurückliegenden fällt). Im Beispiel handelt es sich aber um retroaktive und nicht um proaktive Hemmung.

Zu (E): Projektion: ein Freudscher Abwehrmechanismus. Hier werden eigene, meist negativ empfundene Eigenschaften oder selbst-verbotene Bedürfnisse auf andere Menschen projiziert und dort geradezu übersteigert wahrgenommen. Ein Student, bekleidet mit Seidensticker-Hemd, Rolex-Uhr, Boss-Hose, italienischen Designer-Schuhen und Joop-Gürtel, bezeichnet einen anderen Studenten als „Angeber", weil dieser sich eine Ray-Ban-Sonnenbrille zugelegt hat.

F01 ■

→ **Frage 1.184:** Lösung B

Zu (A): Gesichter-Namen-Strategie: Zu Besonderheiten im Gesicht einer Person assoziiert man den Namen (Herr Busch hat buschige Augenbrauen, Frau Langemehl hat eine lange Nase und ein Gesicht so weiß wie Mehl, Herr Kugler hat einen kugelrunden Kopf, Frau Gruber hat ein Grübchen am Kinn usw.).

Zu (B): Das kognitive Modell psychischer Störungen geht davon aus, dass dysfunktionale Gedankengänge Ursache vieler psychischer Störungen sind. Therapietechniken wie die kognitive Umstrukturierung oder die rational-emotive Therapie bemühen sich darum, negative, selbstzerstörerische oder hemmende Gedankengänge („Ich hab' erst 184 Prüfungsfragen beantwortet, das dauert ja noch ewig.") durch positive zu ersetzen („Toll, ich hab' schon 184 Fragen beantwortet, das ging ja blitzschnell."). Kognitives Umstrukturieren ist also eine Therapietechnik und kein Gedächtnistraining.

Zu (C): Die *Loci*-Technik verlangt, dass man sich zu einem bestimmten Ort (z.B. einmal quer durch die Wohnung) einen bestimmten Wissensinhalt merkt. Beim (realen oder auch nur phantasierten) Abgehen der Orte nacheinander soll man sich dann an diese Gedächtnisinhalte erinnern.

Zu (D): Visuelle Vorstellung („imagery"): Listen von unzusammenhängenden Worten (Tisch, Baum, Mond, Pfarrer, Löwe, Papier ...) lassen sich besser merken, wenn man sie sich bildhaft vorstellt und versucht, eine möglichst sinnvolle Geschichte daraus zu bilden. Also, frei konfabuliert: *Der Tisch wurde aus einem Baum hergestellt, der von einem Pfarrer bei Mondschein gefällt wurde. Das Sternzeichen des Pfarrers war Löwe, was mich an Papiertiger erinnert ...*

Zu (E): PQRST-Technik: 1970 von Robinson entwickelte Gedächtnis-Strategie, die sich gerade für Studenten gut eignet. P=*preview* (Überblick über den zu lernenden Text gewinnen), Q=*question* (Welche prüfungsrelevanten Fragen sollen später anhand dieses Textes beantwortet werden?), R=*read* (Text genau lesen), S=*state* (Inhalt wiederholen) und T=*test* (Anfangsfragen abfragen).

I.36   Habituation und Adaption

Simple Lern- oder Gedächtnisprozesse zeigen sich schon bei einfachen Tieren. Aufgrund ihres überschaubaren Nervensystems wurde die Meeresschnecke *Aplysia* hierbei besonders gut erforscht. Bei Berührung zieht dieses Tier sich zusammen und schützt insbesondere die Atmungsöffnung. Berührt man die Meeresschnecke aber wiederholt immer wieder, so kommt es zur **Habituation** (Gewöhnung): Wird ein (harmloser) Reiz wiederholt dargeboten, dann schwächt sich die Reaktion ab. Hierbei verändert sich auch die Stärke neuronaler Verschaltungen für längere Zeit, es handelt sich also um einen echten Lernprozess. Auch ich gewöhne mich irgendwann immer an das Knallen am Silvesterabend und zucke nicht mehr konvulsiv zusammen, wenn eines meiner Kinder mir mal wieder einen Knallfrosch vor die Füße wirft. Lediglich bei sehr intensiven Reizen (z.B. Schmerzen) kommt es nicht oder nur in sehr geringem Ausmaß zur Habituation.

Hiervon zu unterscheiden ist die **Adaption**; darunter versteht man die allmähliche Anpassung, wenn ein Reiz kontinuierlich dargeboten wird. Monotone Geräusche z.B. werden nach einiger Zeit gar nicht mehr wahrgenommen. **Reaktionsspezifität:** Durch einen bestimmten Stimulus wir eine bestimmte Reaktion (Störung, Krankheit) ausgelöst. **Individualspezifität** (in völlig unterschiedlichen Belastungssituationen neigt dieselbe Person dazu, mit für sie typischen vegetativen Reaktionen zu antworten) und **Reizspezifität**: (auf bestimmte Reize reagieren Menschen in einer ganz bestimmten, vorhersagbaren Art und Weise, d.h. gleiche Reize lösen gleiche Reaktionen bei verschiedenen Personen und zu verschiedenen Zeiten aus). ∎

F04
→ **Frage 1.185:** Lösung D

Zu (**A**): Bei Stress kommt es zur EEG-Desynchronisation mit Alpha-Blockade. Alpha-Wellen im EEG treten dagegen bei entspannter Wachheit auf. Verbessertes Schlafverhalten liegt damit sicherlich nicht an der Alpha-Blockade.

Zu (**B**): Defensivreaktion: Bei bedrohlichen Ereignissen kommt es zu einer verstärkten Aktivierung, die u.a. mit einer erhöhten Ausscheidung von Stresshormonen verbunden ist. Die Defensivreaktion besteht z.B. in der Vermeidung der angsterzeugenden Stimuli oder im Aufsuchen bzw. Beachten positiver Aspekte.

Zu (**C**): Extinktion: Löschung eines gelernten Verhaltens, meist durch langfristiges Ausbleiben der Konsequenz.

Zu (**D**): Habituation (Gewöhnung): Wird ein Reiz wiederholt dargeboten, dann schwächt sich die Orientierungsreaktion schnell ab. Der Patient hat sich an den Lärm habituiert.

Zu (**E**): Beim plötzlichen Auftreten eines neuen Reizes kommt es zur Orientierungsreaktion mit Hinwendung zur Ursache der Reizquelle und Erhöhung des Aktivationsniveaus. Die Orientierungsreaktion ist eine Schreckreaktion mit Adrenalinausstoß und entsprechenden physiologischen Veränderungen, die darauf vorbereiten soll, notfalls zu fliehen oder zu kämpfen. Es kommt u.a. auch zur EEG-Desynchronisation, d.h. zur Alpha-Blockade.

H02
→ **Frage 1.186:** Lösung D

Zu (**A**): Typisches Anzeichen von Stress, in den der Kommentator immer gerät, wenn er nach der Vorlesung gleich von mehreren hochintelligenten Studentinnen umringt wird.

Zu (**B**): Das nennt man auch Extinktion.

Zu (**C**): Ein Teil der klassischen Konditionierung, bei der man einen Reflex oder eine natürliche Reaktion für einen Lernprozess nutzt.

Zu (**D**): Habituation bedeutet, dass mit der stetigen Wiederholung eines Reizes auf diesen immer schwächer reagiert wird. Habituation führt zur Erniedrigung der Auftretenswahrscheinlichkeit eines Verhaltens. Wenn Sie einmal im Jahr einen Vortrag vor vielen Menschen halten müssen, werden Sie sehr aufgeregt sein. Tun Sie das fast täglich, kommt es zur Habituation und man ist kaum noch nervös. An Schmerz und das Schnarchen des Lebensabschnittspartners kann man erfahrungsgemäß generell leider kaum habituieren.

Zu (**E**): Selektive Aufmerksamkeit: Es strömen ständig unendlich viele optische, akustische, taktile und olfaktorische Reize auf uns ein, von denen das Gehirn automatisch die unwichtigen ausfiltert und nur die wichtigen ins Bewusstsein leitet. Das erklärt, warum ich gerade wieder mal unter dem Dröhnen von *Bloodhound Gang* das Rufen meiner Ehefrau nicht so recht herausgehört habe. Statt den Mülleimer selbst herauszubringen, was viel einfacher gewesen wäre, ist sie jetzt extra in den Keller gekommen, um mir zu sagen, dass ich das vergessen habe …

H05
→ **Frage 1.187:** Lösung C

Zu (**A**)–(**E**): Beim plötzlichen Auftreten eines neuen Reizes kommt es zur Orientierungsreaktion mit Hinwendung zur Ursache der Reizquelle und Erhöhung des Aktivationsniveaus. Die Orientierungsreaktion ist eine Schreckreaktion mit Adrenalinausstoß und entsprechenden physiologischen Veränderungen, die darauf vorbereiten sollen, notfalls zu fliehen oder zu kämpfen. Es kommt zu:

- EEG-Desynchronisation (Alpha-Blockade),
- erhöhte Ausscheidung von ACTH,
- Tonuserhöhung der Skelettmuskulatur,
- periphere Vasokonstriktion,
- Zunahme der Hautleitfähigkeit,
- Erhöhung der Herzfrequenz und Veränderung des Blutdrucks,
- Reizschwellenerniedrigung des auditiven und visuellen Systems,
- Erhöhung der Atemfrequenz,
- *Pupillenerweiterung,*
- Gefühl der psychischen Angespanntheit,
- Verkürzung von Reaktionszeiten.

Damit ist Lösungsmöglichkeit (C) leider völlig verkehrt.

F05

→ **Frage 1.188:** Lösung A

Zu (**A**): Bei einem „*mismatch*", d.h. die aktuellen Informationen sind nicht identisch mit den Erwartungen, wird das Behavioral-Activation-System aktiv, es enthält Informationen über die gegenwärtige Situation und Informationen über erwartete geplante Ereignisse. Das System vergleicht die beiden Informationen, bei dem *mismatch* kommt es zur Hemmung des laufenden Verhaltens und Erhöhung der Aktivierung. Die sensomotorische Informationssuche geht mit erhöhter Rezeptorsensität einher und besteht so lange, bis die Diskrepanz zwischen Input und Erwartetem aufgehoben ist. Die Orientierung steigt also mit zunehmendem Mismatch.

Zu (**B**): Bei Orientierungsreaktionen verändert sich die Hautleitfähigkeit (meist erhöht).

Zu (**C**): Bei der Orientierungsreaktion kommt es zur kurzzeitigen EEG-Desynchronisation mit Alpha-Blockade.

Zu (**D**): Bei Orientierungsreaktionen verändert sich die Muskelspannung (meist erhöht).

Zu (**E**): Bei Orientierungsreaktionen spielen auch neue Reize eine Rolle, für die dann auch eine Empfangsbereitschaft (Sensitivität) gegeben sein muss.

F05

→ **Frage 1.189:** Lösung D

Zu (**A**): Individualspezifität: In Belastungssituationen wie z.B. mündlichen Prüfungen reagieren Menschen mit spezifischen Reaktionen. Der eine wird rot, der zweite wird blass, der dritte leidet unter Schweißausbruch, der vierte wird ohnmächtig, der fünfte wird aggressiv, der sechste bekommt Ausschlag, der siebte leidet unter Harndrang, der achte unter Diarrhöe, der neunte unter Obstipation.

Zu (**B**): Reaktionsstereotypie: Eine Person reagiert auf physische und/oder psychische Belastungen immer mit demselben Organsystem (z.B. Haut, respiratorisches System, Verdauungssystem, Herz-Kreislauf) besonders intensiv; diese Reaktionen halten auch besonders lange an.

Zu (**C**): Reaktionsspezifität: Organschädigungen können auch auf einer individuellen Reaktionsspezifität oder idiosynkratischen biologischen Reaktionen auf Stress beruhen. Manche Menschen etwa schwitzen bei Stress, andere bekommen Magenschmerzen, bei wieder anderen wird der Puls schneller oder der Blutdruck steigt.

Zu (**D**): Reizspezifität bzw. stimulusspezifische Reaktionsweise oder Stimulusspezifität ist unabhängig von Persönlichkeitseigenschaften und stark situationsabhängig. Auf bestimmte Reize reagieren alle Menschen (unabhängig von ihren sonstigen Eigenschaften) in einer ganz bestimmten, vorhersag-

baren Art und Weise. Alle vier Stichproben (Patienten mit Bluthochdruck, Asthma, Migräne und Gesunde) reagierten zwar unterschiedlich auf zwei Belastungssituationen (belastendes Gespräch versus Lärm), die vier Gruppen unterschieden sich jedoch nicht untereinander. Leider wird nicht gesagt, was genau als abhängige Variable gemessen wurde. Wären es psychophysiologische Daten gewesen (Blutdruck, Atmung, Hautwiderstand), hätte man eventuell individualspezifische Unterschiede gefunden. So, wie das IMPP den Versuch schildert, war die Reaktion der Gruppen aber nur von der Art des Reizes (Gespräch/Lärm) abhängig, d.h. reizspezifisch.

Zu (**E**): Symptomspezifität: Bestimmte Personengruppen reagieren persönlichkeitsabhängig mit ganz bestimmten Symptomen.

H97

→ **Frage 1.190:** Lösung D

Reizspezifität bzw. stimulusspezifische Reaktionsweise: Auf bestimmte Reize reagieren Menschen in einer ganz bestimmten, vorhersagbaren Art und Weise, auf ein plötzliches lautes Knallen z.B. mit einer deutlichen Orientierungsreaktion und Adrenalinausstoß. D.h. gleiche Reize lösen gleiche Reaktionen bei verschiedenen Personen und zu verschiedenen Zeiten aus. Gegensatz ist das Konzept der Individualspezifität.

H97

→ **Frage 1.191:** Lösung A

Im Gegensatz zur Reizspezifität besagt das Konzept der Individualspezifität: In völlig unterschiedlichen Belastungssituationen (vor einer Prüfung, vor einer Fernreise, vor dem Besuch der Schwiegermutter, vor dem Gespräch mit dem Chef) pflegt dieselbe Person mit für sie typischen vegetativen Reaktionen (z.B. Diarrhoe) zu antworten.

I.37	Lernarten

Ein Kind lernt sprechen, ein Fahrschüler lernt das Autofahren und Sie lernen gerade für das Physikum. Grund genug, sich einmal mit den unterschiedlichen Spektren des Begriffes „Lernen" auseinanderzusetzen. Lernen ist ein hypothetisches Konstrukt, das in der Psychologie sehr weit gefasst ist, man versteht darunter jede Verhaltensänderung, die durch Erfahrung entstanden ist. „**Verhaltensänderung**" ist die Wahrscheinlichkeit, dass eine Verhaltensweise eines Individuums während eines betrachteten Zeitintervalls zu- oder abnimmt. Es handelt sich also auch um einen Lernprozess, wenn ein Verhalten nicht mehr gezeigt wird. Reifungsprozesse oder durch Drogen oder Pharmaka induzierte Verhaltensänderungen gehören dagegen nicht mit zu den Lernprozessen.

Bei den eigentlichen Lernprozessen werden folgende, theoretische Modelle unterschieden:

1. klassische Konditionierung: Lernen von Signalen,
2. operante Konditionierung: Lernen am Erfolg,
3. Imitationslernen: Lernen am Modell,
4. kognitives Lernen: Lernen durch Einsicht,

die wir nun eigentlich im einzelnen lernen müssten. Aber es ist 12:15 h und ich bekomme langsam Hunger. Wie wäre es jetzt zunächst einmal mit einer kurzen Pause bei Ihrem Lernen und einer kleinen Zwischenmahlzeit? Es wäre mir eine Ehre, Sie in die Mensa begleiten zu dürfen. Oder wollen wir lieber ins *Hilton*? Denken Sie doch einmal intensiv an Ihr Lieblingsgericht: Was essen Sie denn gerne? Darf ich Sie einladen?

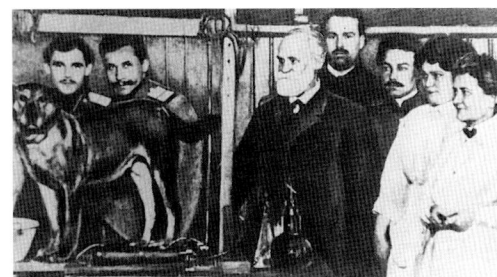

Abb. 1.19   J.P. Pawlow erfand das klassische Konditionieren und wurde mit einem noblen Preis dafür verehrt.

I.38   Klassische Konditionierung

Wenn Ihnen nun schon vor lauter Appetit der Speichel im Mund zusammenläuft und Sie noch ein kleines Weihnachtsglöckchen auf dem Dachboden finden, dann haben Sie die besten Voraussetzungen, um diesen Lerntext praxisnah am eigenen Beispiel zu verstehen. Die **klassische Konditionierung** („**Signallernen**") ist sozusagen die „Urgroßmutter" jedes Lernverhaltens, sie ist sogar schon bei vielen niederen Tierarten zu finden. Auch in der menschlichen Entwicklung kommt es häufig zur klassischen Konditionierung, die allerdings in der Regel weitgehend unbewusst verläuft. Ein typisches Beispiel: Auf dem Weg zur Frühschicht quälte sich einer der Verfasser dieses Buches lange Zeit morgens gegen 5:55 h todmüde und fast immer zu spät und abgehetzt zur Arbeit (um 6:00 h war Dienstbeginn!). Auf dem Weg zur Arbeitsstelle lag eine Bäckerei, in der es um diese Zeit stets nach Frischgebackenem duftete. Nach einigen Jahren dieser Tätigkeit weckte der Geruch frischer Brötchen dann plötzlich auch am Sonntagmorgen unangenehme Gefühle des abgehetzten Zuspätkommens.

Die Theorie der klassischen Konditionierung wurde von Iwan Petrowitsch **Pawlow** aus Versuchen mit Hunden entwickelt, sie wird den meisten von Ihnen wahrscheinlich schon aus dem Biologieunterricht im Gymnasium bekannt sein. Bestimmte Reize lösen bei den meisten Lebewesen reflektorisches Verhalten aus, z.B. Lidschlagreflex bei plötzlich auftauchenden visuellen Objekten. Dies wird als respondentes Verhalten (*respondere*, lat.=antworten) bezeichnet. Der russi-

sche Physiologe I.P. **Pawlow** zeigte, dass ein solches angeborenes Verhalten durch Lernprozesse ausgeweitet werden kann.

Nahrung im Maul führte bei Pawlows Hunden zur reflektorischen Speichelproduktion. Dagegen bewirkte ein Glockenton bei den Tieren zunächst lediglich eine Orientierungsreaktion (z.B. Aufschauen). Gab man nun wiederholt einem Hund seine Nahrung direkt nach dem Erklingen eines solchen Geräusches, so setzte der Speichelfluss interessanterweise schon beim Erklingen des Glockentons ein. Der Hund hatte gelernt, aufgrund des Tons eine baldige Nahrungslieferung zu erwarten. Voraussetzung für die klassische Konditionierung ist die Existenz eines **unbedingten Reflexes**, an den das erlernte Verhalten gekoppelt werden kann.

Die Theorie der klassischen Konditionierung besteht leider aus einigen etwas verwirrenden Begriffen, die Sie zunächst einmal verstehen müssen: Der unbedingte (angeborene) Reflex besteht aus a) einem **unbedingten Stimulus** (UCS, Nahrung in der Schnauze) und b) der dazugehörigen unkonditionierten Reaktion (UCR Speichelfluss). „Unbedingt" heißt dieser Reflex deshalb, weil auf den Reiz fast zwangsläufig die entsprechende Reaktion folgt. Die klassische Konditionierung besteht nun darin, dass man den unbedingten Reiz (Nahrung in der Schnauze) mit einem neutralen Stimulus (NS, Glockenton) verknüpft (siehe obiges Beispiel). Tut man dies wiederholt, so entsteht die **bedingte, konditionierte Reaktion** (CR).

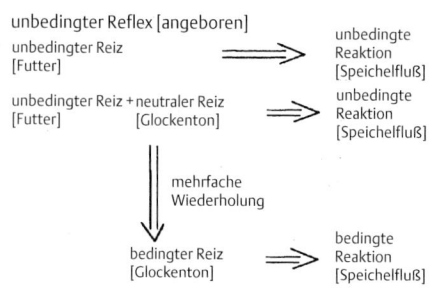

Abb. 1.20 Ablaufschema der klassischen Konditionierung. Die wiederholte Darbietung eines neutralen Reizes in Zusammenhang mit der Auslösung einer unbedingten, angeborenen Reaktion (z. B. Reflex) führt zur Konditionierung. Die angeborene Reaktion lässt sich dann auch durch den neutralen Reiz auslösen.

Durch die Konditionierung ist der neutrale Reiz (Glockenton) nun zum bedingten Reiz geworden und die unbedingte Reaktion (Speichelfluss) zur bedingten Reaktion. Jetzt kann die bedingte Reaktion nicht nur durch den unbedingten, sondern auch durch den bedingten Reiz ausgelöst werden, d. h. der Hund reagiert bereits auf den Glockenton mit Speichelsekretion.

Achtung: Die klassische Konditionierung ist also im Gegensatz zu den später hier folgenden Lernmodellen immer an das Vorhandensein einer unbedingten Reaktion gebunden (angeborener Reflex).

Vorwärtsgerichtete Konditionierung: Der neutrale Stimulus (NS) kann dem unkontrollierten Stimulus (UCS) maximal 0,5 s. vorher dargeboten werden, damit Lernen ausgelöst wird und der neutrale NS zum konditionierten Stimulus CS wird. Längere zeitliche Abstände erschweren die Klassische Konditionierung. Die sog. verzögerte, vorwärtsgerichtete Konditionierung zwischen Ton (NS bzw. CS) und 500 ms später nachfolgendem Luftzug (UCS) hat den besten Lernerfolg,

um ihre/n liebste/n zum Augenschlag zu bringen (CR).

Preparedness: Watson meinte, dass jeder neutrale Stimulus durch Paarung mit einem unkonditionierten Stimulus (UCS) zu einem konditionierten Stimulus (CS) werden könne. Garcia & Koelling widerlegen dies 1966: Bei einem Experiment verknüpfen Ratten nur den Geschmacksreiz mit Übelkeit, nicht aber audiovisuelle Reize. Umgekehrt verknüpfen sie nur die audiovisuellen Reize mit den durch einen elektrischen Schock verursachten Reaktionen, nicht jedoch den Geschmacksreiz: Die Verknüpfung zwischen konditioniertem und unkonditioniertem Stimulus ist also offensichtlich nicht beliebig, beide müssen zueinander „passen" – nur dann wird auch gelernt. Seligman begründet dies damit, dass Ratten evolutionsbedingt eine gewisse Bereitschaft (*preparedness*) zeigen, ganz bestimmte konditionierte Stimuli mit den durch ganz bestimmte unkonditionierte Stimuli ausgelösten Reaktionen zu verknüpfen und dadurch ganz bestimmte konditionierte Reaktionen zu erwerben.

Reizgeneralisation/-diskrimination:
Von **Reizgeneralisation** spricht man, wenn ein dem bedingten Reiz ähnlicher Reiz ebenfalls die bedingte Reaktion auslösen kann: Seit einem Autounfall meidet ein Angstpatient auch Züge, Straßenbahnen, Busse, U-Bahnen, S-Bahnen, Hubschrauber, Flugzeuge, Heißluftballons, Schiffe, Fähren, Pferde, Kutschen, Rikschas, Kamele, Reitelefanten, Rentierschlitten und öffentliche Sänften. Von **Reizdiskrimination** spricht man analog, wenn ein dem bedingten Reiz ähnlicher Reiz gerade nicht die bedingte Reaktion auszulösen vermag. Zum Beispiel könnte man das Pawlowsche Experiment so abwandeln, dass dem Hund (oder wahlweise auch einem Medizinstudenten, einem Professor oder ihrer Schwiegermutter) nach einem Glockenton der Höhe 400 Hertz Futter gegeben wird, nach einem Glockenton der Höhe 600 Hertz aber ein unangenehmer und nur moderat schmerzhafter Elektroschock verabreicht wird.

→ **Frage 1.192:** Lösung B

Zu (**A**): Angst vor der Behandlung ist eine gelernte Reaktion. Der unkonditionierte Stimulus dagegen löst eine Reaktion aus, die gerade nicht gelernt werden muss, sondern angeboren ist.

Zu (**B**): Unkonditionierter Stimulus: Begriff aus der klassischen Konditionierung nach Pawlow. Verbinden eines neutralen Reizes mit einem angeborenen Reflex durch mehrfache Wiederholung. Der unkon-

ditionierte Stimulus ist dabei derjenige Reiz, der den Reflex aufgrund einer genetisch vorgegebenen Konstellation auszulösen vermag. Das Zytostatikum bewirkt geradezu zwangsläufig Übelkeit, dies ist eine unkonditionierte (d.h. nicht gelernte) Reaktion, bei dem das Medikament der nicht-gelernte (unkonditionierte) Reiz ist.

Zu (**C**): Übelkeit als Folge des Krankenhausgeruchs ist die konditionierte Reaktion, d.h. eine Reaktion, die erlernt wurde. Gefragt wurde aber nicht nach der konditionierten Reaktion, sondern nach dem unkonditionierten Stimulus.

Zu (D): Übelkeit als Folge des Medikamentes ist die unkonditionierte Reaktion, d.h. eine Reaktion, die automatisch geschieht und nicht erlernt werden muss. Gefragt wurde aber nicht nach der Reaktion, sondern nach dem Stimulus, d.h. dem auslösenden Reiz.

Zu (E): Die Wahrnehmung des Krankenhausgeruchs ist der konditionierte Stimulus, der durch klassische Konditionierung (Paarung mit dem Ablauf Medikament erzeugt Übelkeit) erlernt wurde und nun auch alleine, d.h. ohne das Medikament, Übelkeit ausgelöst wurde.

F01 ■■
→ **Frage 1.193:** Lösung A

Zu (A): Es handelt sich um klassische Konditionierung: Verknüpfung eines neutralen Reizes (Stottern) mit einer unkonditionierten Reaktion (Kind wird ausgelacht → Angst) erzeugt die konditionierte Reaktion: Beim Hören der eigenen Stimme entstehen Angstgefühle.

Zu (B): Negativer Verstärker: als unangenehm empfundene Konsequenz eines Verhaltens (Bestrafung), deren Einsatz ein Verhalten seltener auftreten lässt.

Zu (C): Schlüsselreize: Bestimmte Reize lösen ein angeborenes Verhaltensschema dann aus, wenn diese Triebstärke hoch genug ist.

Zu (D): Man unterscheidet 1. positive Verstärker: Reize, die eine Verhaltensweise belohnen und damit verstärken können, und 2. negative Verstärker (Reize, die eine Verhaltensweise bestrafen und sie damit zum Verschwinden bringen können, z.B. Schläge, Schimpfen, Rüge, Tadel.). Primäre Verstärker befriedigen primäre Bedürfnisse, z.B. Nahrung, Flüssigkeit, Zuwendung, Sexualität, und sekundäre Verstärker die sekundären Bedürfnisse nach Ehre, Macht, Reichtum oder akademischen Titeln.

Zu (E): Unkonditionierter Reiz: Ein Reiz (heiße Herdplatte), der immer zum angeborenen Reflex führt (Zurückzucken des Armes).

F99 ■■
→ **Frage 1.194:** Lösung A

Zu (A): Konditionierung höherer Ordnung: Mit einem bereits konditionierten Stimulus kann eine weitere Konditionierung verknüpft werden. Beispiel analog zu dem Hundeexperiment von Pawlow: Ihr bester Freund hat gelernt, auf einen Glockenton hin Speichel zu produzieren, weil man jedesmal eine Glocke anschlug, wenn er Currywurst mit Pommes bekam. Nun verknüpft man das Aufleuchten einer roten Lampe mit dem Glockenton, bis auch das rote Licht den Speichel tröpfeln lässt und man den Glockenton getrost weglassen kann.

Solche Konditionierungen höherer Ordnung sind aber zum Glück meist sehr labil, sonst würde man ihren Freund aus dem Rotlicht-Center in Hamburg St. Pauli gar nicht mehr wegbekommen.

Zu (B): Operante Verstärkung: Lernen am Erfolg. Belohnte Verhaltensweisen treten häufiger auf, bestrafte seltener, gelöschte verschwinden.

Zu (C): Orientierungsreaktion: Neue Reize, z.B. ein plötzlicher Knall, verursachen eine Orientierungsreaktion. In erster Linie erfolgt eine Hinwendung zur Reizquelle, parallel kommt es zu Aktivitätsänderungen und zur Senkung der Wahrnehmungsschwellen.

Zu (D): Von Reizdiskrimination spricht man, wenn ein dem bedingten Reiz ähnlicher Stimulus die bedingte Reaktion gerade nicht mehr auszulösen vermag. Zum Beispiel könnte man das Pawlowsche Experiment so abwandeln, dass dem Hund nach einem Glockenton der Höhe 500 Hertz Futter gegeben wird, nach einem Glockenton der Höhe 1000 Hertz aber nicht. Der Erfolg wäre eine Reizdiskrimination zwischen den unterschiedlich hohen Tönen.

Zu (E): Von Reizgeneralisation spricht man, wenn ein dem bedingten Reiz ähnlicher Reiz ebenfalls die bedingte Reaktion auslösen kann. Im obigen Beispiel könnte der dem bedingten Reiz (Glockenton) ähnliche Reiz ein Glockenton anderer Tonhöhe sein, der ebenfalls die Speichelsekretion (bedingte Reaktion) auslösen kann.

H04 ■
→ **Frage 1.195:** Lösung B

Zu (A): Von Reizgeneralisation spricht man, wenn in der klassischen Konditionierung ein dem bedingten Reiz ähnlicher Reiz ebenfalls die bedingte Reaktion auslösen kann. Es handelt sich aber natürlich nicht um eine Generalisierung vom immunsuppressiven Medikament auf die Bonbons.

Zu (B): Das Immunsystem, das letztlich die Verantwortung für alle allergischen Reaktionen trägt, ist sehr gut konditionierbar. Robert Ader zeigte als erster, dass ein Lernen der Verbindung zwischen immunsuppressiven Medikamenten und intensiven Geschmacksreizen möglich ist. Hierbei handelt es sich um eine klassisch konditionierte Reaktion.

Zu (C): Der konditionierte Reiz wäre hier der Bonbongeschmack. Vor der Konditionierung war dieser Geschmack ein neutraler Reiz, nach der Konditionierung ist der konditionierte Reiz daraus geworden.

Zu (D): Die unkonditionierte Reaktion in diesem Beispiel ist die Reduzierung der Immunantwort nach Gabe des immunsuppressiven Medikamentes. Das geschieht automatisch, muss nicht erst erlernt werden und ist daher unkonditioniert.

Kommentare

Zu (**E**): Das immunsuppressive Medikament ist der unkonditionierte Stimulus. Dieser Reiz wirkt zwangsläufig, ohne dass es einer Konditionierung bedarf. Ein anderer unkonditionierter Reiz ist z.B. der Schlag mit dem neurologischen Hämmerchen auf die Kniesehne, den Beinausschlag beherrscht man unmittelbar ohne großartige Lernprozesse.

F05 ■■
→ **Frage 1.196:** Lösung A

Zu (**A**): Preparedness: Watson meinte, dass jeder neutrale Stimulus durch Paarung mit einem unkonditionierten Stimulus (UCS) zu einem konditionierten Stimulus (CS) werden könne. Garcia & Koelling widerlegen dies 1966: Bei einem Experiment verknüpfen Ratten nur den Geschmacksreiz mit Übelkeit, nicht aber audiovisuelle Reize. Umgekehrt verknüpfen sie nur die audiovisuellen Reize mit den durch einen elektrischen Schock verursachten Reaktionen, nicht jedoch den Geschmacksreiz: Die Verknüpfung zwischen konditioniertem und unkonditioniertem Stimulus ist also offensichtlich nicht beliebig, beide müssen zueinander „passen" – nur dann wird auch gelernt. Seligman begründet dies damit, dass Ratten evolutionsbedingt eine gewisse Bereitschaft (*preparedness*) zeigen, ganz bestimmte konditionierte Stimuli mit den durch ganz bestimmte unkonditionierte Stimuli ausgelösten Reaktionen zu verknüpfen und dadurch ganz bestimmte konditionierte Reaktionen zu erwerben. Da Ratten Gift schon nach einer einzigen Paarung mit Übelkeit ein Leben lang vermeiden, besitzen sie diesbezüglich ein hohes Maß an Preparedness.
Zu (**B**): Der konditionierte Reiz (CS) signalisiert hierbei dem unkonditionierten Stimulus (UCS), dass gleich eine Reaktion erfolgen soll: Der Glockenton deutet an, dass es gleich Futter gibt.
Zu (**C**): Beim klassischen Konditionieren hängt der Lernerfolg zwar auch vom Zustand des Organismus ab, dies wird aber nicht als Preparedness bezeichnet.
Zu (**D**): Der Lernerfolg beim klassischen Konditionieren tritt meist geradezu zwangsläufig ein, selbst wenn man es eigentlich gar nicht will bzw. die Verknüpfung einem gar nicht bewusst ist. Die adäquate Vorbereitung des Versuchstieres ist im Wesentlichen für wissenschaftliche Experimente wichtig.
Zu (**E**): Der konditionierte Reiz (CS) signalisiert dem unkonditionierten Stimulus (UCS), dass gleich eine Reaktion erfolgen soll: Der Glockenton bei Pawlows Hund deutet an, dass es gleich Futter gibt. Auch dies wird nicht als Preparedness bezeichnet. Der Lernerfolg ist etwas besser, wenn der CS dem UCS ganz kurz vorausgeht.

F05 ■■
→ **Frage 1.197:** Lösung A

Zu (**A**): Vorwärtsgerichtete Konditionierung: Der neutrale Stimulus (NS) kann dem unkontrollierten Stimulus (UCS) maximal 0,5 s vorher dargeboten werden, damit Lernen ausgelöst wird und der neutrale NS zum konditionierten Stimulus CS wird. Längere zeitliche Abstände erschweren die klassische Konditionierung. Die sog. verzögerte, vorwärtsgerichtete Konditionierung zwischen Ton (NS bzw. CS) und 500 ms später nachfolgendem Luftzug (UCS) hat den besten Lernerfolg, um Ihre/n Liebste/n zum Augenschlag zu bringen (CR).
Zu (**B**): Längere zeitliche Abstände als 0,5 Sekunden erschweren die klassische Konditionierung, bei 5 Minuten dürfte es zu absolut gar keiner Konditionierung mehr kommen.
Zu (**C**): Beim klassischen Konditionieren wird zwar am besten gelernt, wenn zwei Reize (konditionierter und unkonditionierter Stimulus) raum-zeitlich nahezu gleichzeitig dargeboten werden, die verzögert dargebotene vorwärtsgerichtete Konditionierung hat aber etwas bessere Lernerfolge als die gleichzeitige Präsentation, weil der konditionierte Reiz CS sonst ja kein Signal für den unkonditionierten Reiz UCS darstellt.
Zu (**D**): Das wäre eine rückwirkende Konditionierung, die ohnehin den schwächsten Lernerfolg hat; außerdem dürfte die Zeitspanne von 2 Sekunden zu lange sein.
Zu (**E**): Der neutrale Stimulus NS kann dem unkonditionierten Stimulus UCS maximal 0,5 Sekunden vor- oder nachher dargeboten werden, damit Lernen ausgelöst wird und der neutrale NS zum konditionierten Stimulus CS wird. Längere zeitliche Abstände erschweren die klassische Konditionierung. Erst eine Reihe von UCS und zeitlich viel später eine Reihe von neutralen Stimuli NS zu geben, dürfte zu keiner Konditionierung führen.

I.39   Operante Konditionierung

Die fünf Begriffe „**operante Konditionierung**", „**instrumentelle Konditionierung**", „**Verstärkungslernen**", „**Belohnungslernen**" und „**Lernen am Erfolg**" bezeichnen den gleichen Mechanismus: wenn Sie 25.000,- EURO im Preisausschreiben gewinnen, werden Sie künftig häufiger an solchen Preisausschreiben mitmachen. **Thorndike** entwickelte 1913 das Prinzip „Lernen am Erfolg", das sich folgendermaßen zusammenfassen lässt:
Eine Verhaltensweise, auf die ein als angenehm empfundener Zustand folgt, wird beibehalten und künftig häufiger gezeigt.
Eine Verhaltensweise, auf die ein als unangenehm empfundener Zustand folgt, wird künftig seltener gezeigt oder ganz aufgegeben.

Tiere, z.B. Laborratten probieren nach dem Prinzip „Versuch und Irrtum" (*trial and error*) Verhaltensweisen aus. Sie drücken irgendwann den Hebel A im Käfig und erhalten daraufhin Nahrung. Diese Konsequenz stellt eine Belohnung dar und der Hebel A wird nun häufiger betätigt. Nach Druck auf den Hebel B bekommen sie einen leichten, aber unangenehmen Elektroschock (unangenehme Konsequenz). Dieser Hebel B wird verständlicherweise in der Folgezeit immer seltener benutzt. Als Verstärker werden in dieser Lerntheorie alle Ereignisse bezeichnet, die dazu führen, dass ein Lebewesen sein Verhalten ändert. Man unterscheidet:

Positive Verstärker: Reize, die eine Verhaltensweise belohnen und damit verstärken können:

a) **Primäre Verstärker** befriedigen primäre Bedürfnisse, solche Verstärker sind z.B. Nahrung, Flüssigkeit, Zuwendung, Sexualität.

b) **Sekundäre Verstärker** befriedigen entsprechend sekundäre Bedürfnisse, wie Bedürfnisse nach Ehre, Macht, Reichtum oder akademische Titel.

Negative Verstärker sind Reize, die eine Verhaltensweise bestrafen und sie damit zum Verschwinden bringen können, z.B. Schläge, Schimpfen, Rüge, Tadel.

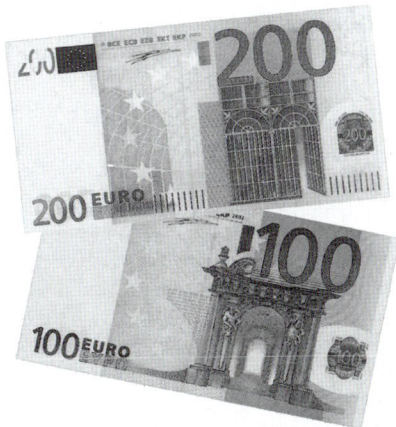

Abb. 1.**21**   Ein typisch positiver Verstärker, auf den auch Erwachsene fast immer reagieren.

Positive Verstärkung: Eine erwünschte Verhaltensweise wird belohnt. Es können primäre oder sekundäre Verstärker verwendet werden.

Negative Verstärkung: bezeichnet die Beseitigung eines negativen Verstärkers, z.B. wird das Fernsehverbot aufgehoben, weil das Kind nach dem Essen freiwillig den Tisch abgedeckt hat.

Bestrafung: Wird eine Verhaltensweise mit einem negativen Verstärker (Ohrfeige, Geldbuße) oder der Wegnahme eines positiven Verstärkers (Fernsehverbot, Ausgehverbot, Taschengeldentzug, Enterbung) beantwortet, so sinkt deren Auftretenswahrscheinlichkeit.

Vorsicht: Häufig werden positive und negative Verstärker mit Verstärkung verwechselt! Außerdem wird immer wieder die negative Verstärkung mit Bestrafung verwechselt! Hier eine kurze tabellarische Übersicht:

Tab. 1.**6**   Der Einsatz und Entzug von Verstärkern hat Auswirkungen auf die Häufigkeit, mit der ein Verhalten künftig gezeigt wird.

Verstärker	Einsatz	Entzug
positiver Verstärker (z.B. 10.000,– EURO Monatsgehalt)	positive Verstärkung ☺ (Verhalten wird häufiger)	Bestrafung ☹ (Verhalten wird seltener)
negativer Verstärker (z.B. ständiger Tadel durch Chef)	Bestrafung ☹ (Verhalten wird seltener)	negative Verstärkung ☺ (Verhalten wird häufiger)

Außerdem lassen sich unterscheiden:
- **Materielle Verstärker**: Nahrung, Trinken, Waren, Geld, Geschenke.
- **Soziale Verstärker** sind Lob (in Form von Gestik und verbalen Äußerungen) und Zuwendung im Gegensatz zu materiellen Verstärkern.

Das **Premack-Prinzip** besagt, dass bevorzugte Aktivitäten positive Verstärker für weniger bevorzugte Aktivitäten sein können, d.h. die Bestärkung einer mühsamen Tätigkeit durch ein anderes oft und gern gezeigtes Verhalten. Etwa 15 min. mit der Freundin telefonieren als Belohnung dafür, dass man zwei Stunden lang Prüfungsfragen durchgeackert hat. Das führt zu den Bestärkungen durch eine Verhaltenskette, bei der das Signal zur nächsten Aktion Belohnung für die richtige Ausführung der gerade stattgefundenen wird.

Kommentare

Skinner (1938) formulierte diese Theorie weiter aus: Die Auftretenswahrscheinlichkeit einer Verhaltensweise erhöht sich, wenn sie positiv oder negativ verstärkt wird. Es gibt hierbei verschiedene Verstärkungsstrategien:

Kontinuierliche Verstärkung: Jede einzelne gewünschte Verhaltensweise wird verstärkt,

Intermittierende Verstärkung: Nur eine bestimmte Anzahl der gewünschten Verhaltensweisen wird verstärkt:

a) in **unregelmäßigen** Abständen,

b) **Quotenverstärkung**: Jede x-te gewünschte Verhaltensweise wird verstärkt,

c) **Intervallverstärkung**: In einem bestimmten Zeitintervall wird nur einmal eine gewünschte Verhaltensweise verstärkt.

Kontinuierliche Verstärkung bewirkt ein schnelleres Lernen, hinterlässt allerdings löschungsanfälligere Verhaltensweisen als intermittierende Verstärkung.

Aus dieser Lerntheorie erwuchs der sogenannte **Behaviorismus**, der sich nur mit Ein- und Ausgangsvariablen beschäftigt und keine Aussagen darüber macht, was dabei eigentlich im Individuum geschieht. Dies wird als **„black-box"** Phänomen (engl. = schwarzer Kasten) bezeichnet. Nicht betrachtet wurden alle die Variablen, die in der Person selbst wirksam und damit nach Ansicht der Behavioristen nicht messbar waren. Wer sich nicht nur für schwarze Kästen, sondern für

Abb. 1.**23**   Der Behaviorismus sieht das lernende Individuum als „black box" mit nicht näher interessierenden, innerpsychischen Vorgängen. Betrachtet werden nur Input und Output.

das Kasten-Phänomen ganz allgemein interessiert, sollte es nicht versäumen, auf meiner Homepage vorbei zu schauen:
http:// members.aol.com/EriKasten

Belohnungsaufschub („deferred gratification") ist ein Begriff aus der Motivationsforschung und erklärt, warum Menschen kurzfristig Nachteile in Kauf nehmen (ständig für das Physikum lernen), um erst später eine sehr große Belohnung genießen zu können (Physikum bestehen, Arzt werden).

Die **Trennung der beiden Lernarten** ist auch für den Fachmann oft nicht einfach, da es durchaus Überlappungen gibt. Die Unterscheidung gelingt meist, wenn man sich nach folgenden Kriterien richtet:

1. Grundlage für die **Klassische Konditionierung** ist immer das Vorhandensein einer angeborenen Reaktion, insbesondere eines Reflexes, an den die Konditionierung sich ankletten kann. Ist diese unbedingte Reaktion nicht vorhanden, kann es sich auch nicht um diese Lernart handeln. Das klassische Konditionieren kommt schon bei vielen einfachen Tieren vor, spielt aber dennoch beim Menschen eine beträchtliche Rolle. Viele Ängste werden klassisch konditioniert, ebenso entsteht ein Großteil psychosomatischer Krankheiten (z.B. Allergien) mit großer Wahrscheinlichkeit durch klassische Konditionierung, da unser Immunsystem lernfähig ist und (auch auf harmlose Stoffe) konditioniert werden kann. Auch die nostalgischen Gefühle, die Sie verspüren, wenn Sie heute Ihr Lieblingslied aus der Zeit hören, in der Sie noch jung und das erstemal richtig über beide Ohren verliebt waren, wurden so konditioniert.

2. Das **operante** bzw. **instrumentelle Konditionieren** setzt dagegen voraus, dass ein Lebewesen irgendwann spontan ein Verhalten zeigt. Auf dieses Verhalten reagiert die Umwelt mit einer Konsequenz, die das Individuum als angenehm oder als unangenehm empfindet. Abhängig davon wird dieses Verhalten nun häufiger oder seltener gezeigt. Diese Lernart wird in ihrer ursprünglichen Form insbesondere für

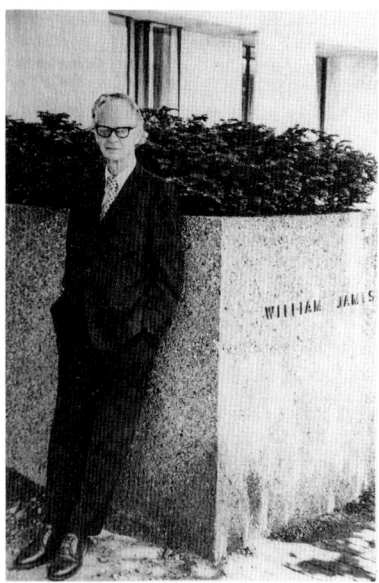

Abb. 1.**22**   Skinner entwickelte wesentliche Lerngesetze des operanten Konditionierens. Noch heute nennt sich ihm zu Ehren der Lernkäfig für Ratten „Skinner-Box".

die Erziehung von Tieren und die Dressur kleinerer Kinder benutzt. Aber auch wir als Erwachsene reagieren aber durchaus auf Belohnungen und Bestrafungen. Wird ein Verhalten nicht von außen belohnt oder bestraft, dann kann es sich nicht um diese Lernart handeln. ■

F00
→ **Frage 1.198:** Lösung C

Zu (A) bis (E): Das *Effektgesetz* stammt von Thorndike: Wenn zwischen einem Reiz und einer Reaktion eine modifizierbare Verknüpfung entsteht, die von einem befriedigenden Zustand gefolgt wird, dann erhöht sich die Stärke dieser Verknüpfung (*„satisfying state of affairs"*). Die Verknüpfungsstärke nimmt dagegen ab, wenn ein unbefriedigender Zustand folgt (*„annoying state of affairs"*). Diesem Effektgesetz entspricht Lösung (C) am besten.

F03 ■
→ **Frage 1.199:** Lösung B

Zu (A): Klassisches Konditionieren (Verbinden eines neutralen Reizes mit einem angeborenen Reflex durch mehrfache Wiederholung) spielt hierbei keine Rolle. Das Beispiel beschreibt keinen solchen Reflex.
Zu (B): Durch operante Konditionierung (Belohnungslernen; belohnte Verhaltensweisen treten künftig häufiger auf, bestrafte seltener) wird das Zeigen von Schmerzen hier durch den Ehemann belohnt. Er umsorgt sie und macht den Haushalt, wenn sie offensichtlich unter ihren Rückenschmerzen leidet. Man spricht auch von „sekundärem Krankheitsgewinn".
Zu (C): Primäre Verstärker befriedigen primäre Bedürfnisse, solche Verstärker sind z.B. Nahrung, Flüssigkeit, Zuwendung, Sexualität. Der Begriff „primäre Verstärkung" ist ungebräuchlich; es gibt lediglich positive und negative Verstärkung.
Zu (D): „Prompting" (to *prompt* (engl.)=veranlassen, einflüstern): Ein angestrebtes Verhalten wird in der Verhaltenstherapie manipulativ direkt hergestellt (Beispiel: Führen der Hand eines schreibgestörten Kindes), um es dann zu verstärken.
Zu (E): Reizgeneralisation: Verallgemeinerung von einem Reiz auf ähnliche. Beispiel: Medizinstudenten stellen oft Fragen – alle Studenten stellen ständig nervtötende Fragen.

H98 ■
→ **Frage 1.200:** Lösung E

Zu (A): Diskriminationslernen: Unterscheidungslernen zwischen ähnlichen Stimuli.
Zu (B): Klassische Konditionierung: grundsätzliches, einfaches Lernverhalten, bei dem ein bis dahin neutraler Umweltreiz durch die mehrmalige

Kopplung mit einem angeborenen Reflex später auch alleine die Reaktion auslösen kann. Klassisches Beispiel der klassischen Konditionierung ist der Speichelfluss nach einem Glockenton bei Hunden.
Zu (C): Konditionierung höherer Ordnung: Auf eine klassisch konditionierte Reaktion wird noch eine weitere Stufe aufgepfropft. Der Glockenton beim Pawlowschen Hund wird nun mit einem Lichtblitz gepaart, bis der Lichtblitz auch alleine den Speichelfluss auslöst.
Zu (D): Lernen am Modell: Nachahmung von positiv bewerteten Personen, die mit ihrem Verhalten Erfolg haben.
Zu (E): Operante Konditionierung: Belohnung von erwünschtem und Löschung (oder Bestrafung) von unangemessenen Verhaltensweisen. Ein Token-Programm, d.h. Münzverstärkungssystem, gehört zum Bereich dieser Lernart.

H00 ■■
→ **Frage 1.201:** Lösung A

Zu (A): Operantes Konditionieren: Positive Konsequenzen erhöhen die Auftretenswahrscheinlichkeit eines Verhaltens, negative erniedrigen sie. In diesem Fall wirkt der Summton als negativer Verstärker (Strafe) für falsche Körperhaltung.
Zu (B): Reaktionsgeneralisierung: Verallgemeinerung einer Reaktion, die nun in unterschiedlichen Situationen gezeigt wird.
Zu (C): Reizgeneralisation: Verallgemeinerung von einem Reiz auf ähnliche Reize, die nun dieselbe Reaktion bei einem Individuum auslösen.
Zu (D): Reizkontrolle: Verhaltenstherapeutische Technik, bei der gelernt wird, auslösende Reize für ein Fehlverhalten oder Ängste zu kontrollieren.
Zu (E): Signallernen (= Klassisches Konditionieren): Eine natürliche Reaktion wird mit einem neutralen Stimulus gepaart, bis dieser die Reaktion gleichfalls auslösen kann.

F90
→ **Frage 1.202:** Lösung B

Zu (A): Konstrukt: Hypothetische Annahme über eine innerpsychische Funktion (z.B. „Persönlichkeit", „Intelligenz"). Lernbedingungen können kein Konstrukt bilden.
Zu (B): Kontingenz: Die Kontingenz der Belohnung oder Bestrafung entscheidet darüber, ob sich hierdurch ein Verhalten ändert.
Zu (C): Verstärker: Gefragt wurde nach den Bedingungen des Erfolgslernens, nicht nach einem anderen Wort für Konsequenz. 65% der Kandidaten kreuzten leider (C) falsch an!
Zu (D): Bedingter Reiz: gehört zum klassischen Konditionieren und nicht zum Erfolgslernen (= operantes Konditionieren).

Zu (E): Strafreiz: Im Beispiel ist ja nicht von einer negativen Konsequenz die Rede.

F01
→ **Frage 1.203:** Lösung E

Zu (A): Gegenkonditionierung (reziproke Hemmung): Der bisher Angst auslösende Reiz wird mit einer angenehmen Situation gepaart, bis die Person ihre Angst allmählich verlernt.

Zu (B): Übertragung: Konflikte aus der Kindheit (z.B. mit den Eltern oder Geschwistern) konnten nicht gelöst werden und werden nun ein Leben lang auf andere Situationen übertragen, d.h. sie werden in der neutralen Situation der Psychoanalyse auch auf den Therapeuten projiziert. Gegenübertragung: Der Analytiker reagiert nicht mehr neutral, sondern entsprechend der ihm durch den Patienten zugeschriebenen Rolle. Der Patient „überträgt" zwar das beim Chef gezeigte Verhalten nun auch auf seine Frau, dabei handelt es sich aber nicht um eine Übertragung im psychoanalytischen Sinne und schon gar nicht um Gegenübertragung.

Zu (C): Modelllernen: Der Patient in diesem Beispiel ahmt nicht das Verhalten anderer Personen nach.

Zu (D): Reizdiskrimination: Hunde reagieren auf Pfeiftöne mit einer Orientierungsreaktion und kommen neugierig heran. Wenn ein Versuchshund nach einem hohen Pfeifton nun immer eine Dose Schappi bekommt, nach einem tiefen Ton aber einen Elektroschock, so wird sich sein Verhalten entsprechend anpassen. Er hat gelernt, ähnliche, aber eben doch unterschiedliche Stimuli zu trennen.

Zu (E): Reizgeneralisation: ein schönes Beispiel. Nachdem der Patient bei seinem Chef Erfolg hatte, generalisiert er und versucht dasselbe bei seiner Ehefrau. Das sollte ich ja vielleicht auch einmal versuchen, leider stand in der IMPP-Frage nicht, wo man so etwas erlernen kann.

H99 F95 ■■
→ **Frage 1.204:** Lösung C

Zu (A): Es gibt positive / negative Verstärk*ung* und primäre / sekundäre Verstärk*er*, jedoch keine sekundäre Verstärkung. Primäre Verstärker erfüllen unmittelbare Bedürfnisse (z.B. Hunger, Durst), sekundäre richten sich auf höhere Bedürfnisse (Lob, Geld, Zuwendung).

Zu (B): Beim Signallernen (= klassische Konditionierung) wird ein neutraler Reiz (z.B. Glockenton) zum Auslöser für eine natürliche Reaktion/Reflex (z.B. Speichelfluss).

Zu (C): Die positive Verstärkung setzt voraus, dass ein Verhalten von außen belohnt wird. Auch eine als angenehm empfundene intrazerebrale Stimulierung als Belohnung für langsamere Herzfrequenz erfüllt dieses Kriterium.

Zu (D): Bei der Reizgeneralisation weitet man eine Lernerfahrung auf ähnliche Objekte aus (Angst vor allen Fluginsekten nach einem Wespenstich), bei der Reizdiskrimination unterscheidet man dagegen zwischen ähnlichen Reizen (Fliegen und Schmetterlinge sind ungefährlich).

Zu (E): Konditionierung bedeutet das Verbinden eines neutralen Reizes mit einer natürlichen Reaktion. Konditioniert werden können neben Reflexen aber auch höhere Verhaltensweisen wie Bewegung, Sprache, Gedanken, Gefühle und zentralnervöse Prozesse.

F96
→ **Frage 1.205:** Lösung C

Zu (A): Zum Beispiel Nahrung oder Flüssigkeit.

Zu (B): Geld zum Beispiel befriedigt keine direkten elementaren Bedürfnisse, ist also ein sekundärer Verstärker.

Zu (C): Den Entzug eines aversiven Reizes bezeichnen wir als negative Verstärk*ung*. Ein sekundärer Verstärker dagegen befriedigt nur noch höhere Gelüste wie z.B. Macht oder Reichtum.

Zu (D): Würden Sie für 500,– EURO auf der nächsten feucht-fröhlichen Party einen Striptease machen? Nein? Vielleicht für 5.000,– EURO?

Zu (E): Beliebter Satz aus der Kindererziehung: „Warte nur, wenn Papa heute abend kommt, dann wird's was geben!"

F90 H89
→ **Frage 1.206:** Lösung A

Zu (A): Positive Verstärkung: Einsatz einer Belohnung zum Verhaltensaufbau.

Zu (B): Negative Verstärkung: Diese Aussage ist nur von 62% der Kandidaten richtig als negative Verstärkung erkannt worden. Mit diesem Punkt haben die Studenten immer wieder Schwierigkeiten. Das muss sitzen!

Zu (C): Löschung: Ein Verhalten, das nicht mehr belohnt wird, wird allmählich immer seltener gezeigt.

Zu (D): Bestrafung: Einsetzung einer unangenehmen Konsequenz zum Verhaltensabbau.

Zu (E): Habituation: Nachlassen der Intensität einer Orientierungsreaktion bei Wiederholung eines Reizes.

F90 H89
→ **Frage 1.207:** Lösung D

Siehe Kommentar zu Frage 1.206.

F90 H89
→ **Frage 1.208:** Lösung B

Siehe Kommentar zu Frage 1.206.

F03 ■■
→ **Frage 1.209:** Lösung D

Zu (**A**) und (**D**): siehe Lerntext I.39.
Zu (**B**): Der Entzug eines positiven Verstärkers (Belohnungsentzug) kann als Bestrafung eingesetzt werden und macht das gezeigte Verhalten seltener: Ihre WG-Mitbewohner nehmen Sie nicht mit ins Kino, weil Sie den Abwasch nicht gemacht haben.
Zu (**C**): Klassisches Konditionieren: Verbinden eines neutralen Reizes (z.B. Glockenton beim Hund von Pawlow) mit einem angeborenen Reflex (Speichelfluss) durch mehrfache Wiederholung. Angstreaktionen können z.B. an einen bestimmten Ort oder eine bestimmte Situation konditioniert werden. Davon ist aber in der Frage nicht die Rede.
Zu (**E**): Der Einsatz von Strafreizen (Bestrafung durch Einsatz negativer Verstärker) würde dazu führen, dass ein Verhalten künftig seltener gezeigt wird. Ein ausländischer Student, der auf der Straße von drei rechtsradikalen Jugendlichen verprügelt wurde, dürfte künftig Angst haben, alleine auf die Straße zu gehen. Zum Angst-Patienten würde er aber nur werden, wenn er es künftig tatsächlich ständig vermeiden würde, von zu Hause wegzugehen.

H01 F00 ■
→ **Frage 1.210:** Lösung C

Zu (**A**): Extinktion: Löschung, d.h. Verlernen einer bisher verstärkten Verhaltensweise, die nicht mehr belohnt wird.
Zu (**B**): Habituation (Gewöhnung): Wird ein- und derselbe Reiz wiederholt dargeboten, dann schwächt sich die Orientierungsreaktion ab.
Zu (**C**): Negative Verstärkung: bezeichnet die Beseitigung einer unangenehmen Situation durch ein aktives Verhalten. Der Schmerz wird weniger, wenn der Patient eine Tablette einnimmt. Hierdurch wird nach den Lerngesetzen dieses Verhalten häufiger gezeigt. Der Patient nimmt jetzt schon bei leisen Anzeichen eines Schmerzes sein Medikament.
Zu (**D**): Positive Verstärkung: Eine erwünschte Verhaltensweise wird belohnt. Um positive Verstärkung kann es sich hier nicht handeln, da ja keine eigentliche Belohnung eintritt, sondern nur die Beendigung eines unangenehmen Zustands.
Zu (**E**): Systematische Desensibilisierung ist eine psychotherapeutische Methode, um erlernte, aber fehlangepasste Verhaltensweisen zu löschen. Grundannahme dieser Therapie von Ängsten ist, dass natürlicherweise körperliche Entspannung und ängstliche Erregung nicht gleichzeitig be-

stehen können. Hierzu werden die „progressive Muskelentspannung" nach Jakobson oder das „autogene Training" genutzt und eine Angsthierarchie erstellt. Diese wird dann Stufe für Stufe in der Vorstellung, im Rollenspiel und im Alltagsleben durchgearbeitet. Der Patient verlernt seine Ängste wieder.

F98
→ **Frage 1.211:** Lösung B

Zu (**A**): Verstärkerpläne legen fest, wann und wie oft ein Verhalten belohnt wird. Hierdurch kann man Einfluss darauf nehmen, wie schnell das neue Verhalten aufgebaut wird (kontinuierliche Verstärkung) und wie löschungsresistent es letztlich ist (intermittierende Verstärkung).
Zu (**B**): Beim Quotenplan wird das neue Verhalten nur in bestimmten, vorher festgelegten Quoten belohnt und keinesfalls jedesmal.
Zu (**C**): Wenn im Horoskop steht, dass Sie heute den Traumpartner Ihres Lebens kennenlernen und das dann gelegentlich hin und wieder tatsächlich einmal zutrifft, kann das als intermittierende Verstärkung aufgefasst werden und sie glauben künftig häufiger an den Wahrheitsgehalt von astrologischen Vorhersagen. Wussten Sie übrigens, dass möglicherweise gerade in diesem Jahr Ihre Sterne für das erfolgreiche Absolvieren von Prüfungen jeder Art extrem gut stehen? Für detailliertere Voraussagen hinsichtlich Ihres Physikums überweisen Sie bitte 25,– EURO (zuzügl. 16% MwSt) an den Verfasser dieser Zeilen per Vorauskasse. Wir legen dann die Tarotkarten für Sie. Tun Sie es, denn es ist bestimmt kein Zufall, dass gerade SIE diese Zeilen JETZT lesen!
Zu (**D**): Wenn ein Glockenton den Speichelfluss beim Pawlowschen Hund auslöst, so kann auch ein ähnlicher Glockenton, vielleicht sogar der Ton einer Flöte, diese Reaktion provozieren.
Zu (**E**): Kontinuierliche Verstärkung, d.h. das neue Verhalten wird immer belohnt, festigt die neue Verhaltensweise besser als intermittierende (unterbrochene, unregelmäßige) Belohnung.

H95
→ **Frage 1.212:** Lösung D

Zu (**A**): Kontinuierliche Verstärkung: Das Verhalten wird jedesmal belohnt, wenn es auftritt. Ein Hund bekommt immer dann einen Hundekeks, wenn er sich auf den Befehl „Sitz!" hinsetzt. Das Verhalten wird schnell erlernt. Hört man aber nach kontinuierlicher Verstärkung mit der Belohnung auf, so verschwindet das antrainierte Verhalten schnell wieder (Löschung), wenn der Hund merkt, dass er keinen Keks mehr bekommt.
Zu (**B**): Intermittierende Verstärkung: Das Verhalten wird nur in regelmäßigen oder unregelmäßi-

gen Abständen belohnt. Der Hund bekommt nur jedes 2., 3., 4. Mal einen Hundekeks, wenn er gehorcht hat. Diese Verstärkungsart benötigt sehr viel mehr Zeit. Intermittierend verstärktes Verhalten ist aber sehr viel löschungsresistenter, da der Hund ohnehin gewohnt ist, nicht immer eine Belohnung zu erhalten, behält er sein Verhalten auch nach Ausbleiben der Belohnung noch lange bei.

Zu (C): Zuerst intermittierende, dann kontinuierliche Verstärkung hieße die Nachteile zu addieren: dies dauert lange und wäre sehr löschungsanfällig.

Zu (D): Zuerst kontinuierliche und dann intermittierende Verstärkung addiert die Vorteile, es geht schnell und ist löschungsresistent.

F05 ■■
→ **Frage 1.213: Lösung C**

Zu (A): Intermittierende Verstärkung: Nur eine bestimmte Anzahl der gewünschten Verhaltensweisen wird verstärkt: **a)** in unregelmäßigen Abständen, **b)** Quotenverstärkung: jede x-te gewünschte Verhaltensweise wird verstärkt, **c)** Intervallverstärkung: In einem bestimmten Zeitintervall wird nur einmal eine gewünschte Verhaltensweise verstärkt.

Zu (B): Negative Verstärkung bezeichnet die Wegnahme eines Strafreizes bzw. die Beendigung einer unangenehmen Situation durch eine Handlung, dadurch wird dieses Verhalten später häufiger gezeigt.

Zu (C): Das Premack-Prinzip besagt, dass bevorzugte Aktivitäten positive Verstärker für weniger bevorzugte Aktivitäten sein können, d.h. die Bestärkung einer mühsamen Tätigkeit durch ein anderes oft und gern gezeigtes Verhalten. Etwa mit der Freundin telefonieren als Belohnung dafür, dass man zwei Stunden lang Prüfungsfragen durchgeackert hat. Das führt zu den Bestärkungen durch eine Verhaltenskette, bei der das Signal zur nächsten Aktion Belohnung für die richtige Ausführung der gerade stattgefundenen wird.

Zu (D): Reizdiskrimination: Ein dem bedingten Reiz ähnlicher Stimulus vermag die bedingte Reaktion nicht auszulösen.

Zu (E): Reizgeneralisation: Ein dem bedingten Reiz ähnlicher Reiz löst ebenfalls die bedingte Reaktion aus.

I.40	Extinktion

Lernvorgänge können auch wieder rückgängig gemacht werden, dies bezeichnet man als „**Löschung**" oder „**Extinktion**". Da es zur Löschung sowohl bei der klassischen wie auch bei der operanten Konditionierung kommen kann, soll dieses Phänomen hier gesondert behandelt werden. Konditionierte Verhaltensweisen verschwinden wieder, wenn entweder die Verknüpfung von unbedingtem und bedingtem Reiz (klassisch) oder die von Reaktion und Verstärker (operant) wieder aufgegeben wird.

a) Löschung bei klassischer Konditionierung: wenn Sie Ihrem Partner kurz und kräftig in die Augen pusten, wird dieser einen Lidschlagreflex zeigen. Klatschen Sie nun zehnmal in die Hände und pusten Sie ihm/ihr gleichzeitig in die Augen. Der Lidschlagreflex des Partners wird hierbei auf das Händeklatschen konditioniert. Ab dem 10. Mal klatschen Sie nur noch, pusten jedoch nicht mehr. Zunächst wird der Lidschlagreflex noch mehrmals auftreten (konditionierte Reaktion), aber nach einiger Zeit lässt ihr Partner die Augen trotz Ihres enthusiastischen Klatschens wieder offen: das konditionierte Verhalten wurde wieder gelöscht.

b) Löschung bei instrumenteller Konditionierung: Geben Sie einem (Ihrem?) Kind jeden Morgen eine Tafel Schokolade, wenn es am vorherigen Abend bis acht Uhr ins Bett gegangen ist und Sie danach nicht mehr genervt hat. Wiederholen Sie dies zehn Male kontinuierlich. Das Kind wird schnell lernen, pünktlich schlafen zu gehen. Danach lassen Sie die Schokolade wieder weg. Das Kind geht noch einige Zeit früh schlafen, es fällt dann nach wenigen Tagen aber bald wieder in alte Verhaltensweisen zurück und steht x-mal auf, nachdem Sie es zu Bett geschickt haben, weil es mal muss und noch Durst hat. Auch hier wurde das gelernte Verhalten wieder gelöscht. Wie löschungsresistent die Verhaltensweisen sind, hängt von der Art der vorangegangenen Verstärkung ab:

- Verstärktes Verhalten ist löschungsresistenter als durch Bestrafung konditioniertes Verhalten.
- Negativ verstärktes Verhalten ist löschungsresistenter als positiv verstärktes.
- Intermittierend verstärktes Verhalten ist löschungsresistenter als kontinuierlich verstärktes. Je unregelmäßiger dabei die intermittierende Verstärkung, desto löschungsresistenter das Verhalten.

Je langsamer etwas gelernt wurde, desto löschungsresistenter das Verhalten (kontinuierliche Verstärkung bewirkt ein schnelleres Lernen als intermittierende Verstärkung).

Remission (Rückbildung): Eine durch Löschung zum Verschwinden gebrachte konditionierte Verhaltensweise kann mehr oder minder spontan irgendwann wieder auftreten (Spontanremission des konditionierten Verhaltens).

Systematische Desensibilisierung:
ist eine psychotherapeutische Methode, konditionierte Verhaltensweisen zu löschen. Grundannahme dieser Therapie von Ängsten ist, dass natürlicherweise körperliche Entspannung und ängstliche Erregung nicht gleichzeitig bestehen können. Hierzu werden die „Progressive Muskelentspannung" nach Jakobson oder das „Autogene Training" genutzt. Der Patient verlernt seine Ängste wieder. ∎

H95
→ **Frage 1.214:** Lösung B

Zu (**A**): Negative Verstärkung: Beendigung einer Strafsituation für das Zeigen eines angemessenen Verhaltens: Ein Straftäter wird wegen guter Führung aus dem Gefängnis entlassen.
Zu (**B**): Gefragt wurde nach dem Schmerzverhalten: die Nichtbeachtung stellt hier natürlich eine Löschung dar.
Zu (**C**): Bestrafung: Beginn einer unangenehmen Situation (Schelte vom Chef) oder Beendigung einer angenehmen Situation (Entlassung aus dem Arbeitsverhältnis, Beginn der Arbeitslosigkeit).
Zu (**D**): Die Zuwendung für das Durchführen der Therapieplanaktivitäten wäre eine positive Verstärkung gewesen, aber danach wurde ja nicht gefragt, sondern nach dem Schmerzverhalten.
Zu (**E**): Kognitive Umstrukturierung: Unser Verhalten wird im wesentlichen dadurch beeinflusst, was wir über uns selbst denken. Insbesondere Depressionen und Ängste werden durch solche Denkschemata verursacht: „Die anderen mögen mich nicht", „Immer mache ich alles verkehrt". Mit dem kognitiven Umstrukturieren werden solche negativen Gedankengänge („Ich schaffe das Physikum sowieso nicht, das begreife ich nie ...") durch positive ersetzt („Ich kann viele dieser Fragen jetzt schon ganz gut beantworten").

H04 ∎∎
→ **Frage 1.215:** Lösung D

Zu (**A**): Bei wiederholten Lerndurchgängen ist der Lernzuwachs zunächst sehr groß und wird dann später immer mehr als „alles" nun einmal nicht wissen kann. Das bedeutet nicht, dass Sie jetzt mit der Paukerei aufhören dürfen, auch wenn Sie meinen, Ihr Lernkurvengradient kreuzt gerade die Wolkendecke.
Zu (**B**): Vermeidungsreaktion: Negative Verstärkung bezeichnet im Konzept der operanten Kondi-

tionierung die Wegnahme einer als unangenehm empfundenen Situation, dadurch wird ein Verhalten häufiger gezeigt. Dieses Vermeidungsverhalten verhindert aber oft auch, dass positive Erfahrungen gemacht und Ängste somit gelöscht werden könnten. Derartiges Vermeidungsverhalten fördert hierdurch die Entstehung von Ängsten und neurotischen Störungen.
Zu (**C**): Löschung: Extinktion eines gelernten Verhaltens. Durch langfristiges Ausbleiben der Konsequenz schwächt sich die konditionierte Reaktion immer weiter ab.
Zu (**D**): Remission (Rückbildung): Eine durch Löschung zum Verschwinden gebrachte konditionierte Verhaltensweise kann mehr oder minder spontan irgendwann wieder auftreten (Spontanremission des konditionierten Verhaltens).
Zu (**E**): Das wäre Reizdiskrimination.

I.41 Modelllernen („modeling")

Die meisten menschlichen Verhaltensweisen lassen sich nicht ohne weiteres nur durch klassisches oder operantes Konditionieren erklären. Stellen Sie sich vor, Sie müssten das Verabreichen einer Spritze vermittels *„trial and error"* durch instrumentelles Konditionieren erlernen: Sie stechen die Spritze aufs Geratewohl irgendwo ins Gesäß, treffen den Ischias und werden vom Patienten auf 100.000,- EURO Schmerzensgeld verklagt (negativ empfundene Konsequenz). Folge: an derselben Stelle werden Sie die Spritze nie wieder ansetzen. Zufällig stechen Sie dafür beim nächsten Mal in den äußeren, oberen Quadranten des Po und der Patient lobt sie, weil es diesmal fast gar nicht wehgetan hat (angenehme Konsequenz). Es wäre sehr mühevoll, wenn wir alle unsere Verhaltensweisen so lernen müssten. Zum Glück geht es auch einfacher.
Neben der klassischen und operanten Konditionierung hätte ich eine dritte Lernart nun fast vergessen, dabei ist sie ebenso wichtig. Verhaltensweisen können auch dann gelernt werden, wenn die Konsequenzen nicht an der eigenen Person erlebt, sondern lediglich an anderen beobachtet werden. Dies wird dann **„stellvertretende Verstärkung"** genannt. Durch **„Lernen am Modell"** können neue Verhaltensweisen gelernt (*„modeling"*), alte gefördert und auch gelöscht werden. Dies wird auch als **Imitationslernen** bzw. **Beobachtungslernen** bezeichnet und ist eine wichtige und ökonomische Methode, soziale Verhaltensweisen zu erwerben. Vom kindlichen Spracherwerb bis zu differenziertem ethisch-moralischen Verhalten spielt es eine entscheidende Rolle.

Das Verhalten eines beobachteten Modells wird allerdings in der Regel in das eigene Verhaltensrepertoire nur aufgenommen, wenn a) das Modell mit seinem Verhalten Erfolg hatte und b) das Modell vom Beobachter positiv bewertet wurde. Modelllernen kann unter Umständen sogar ohne die Beobachtung von Verstärkungen des Modellverhaltens stattfinden, wenn diese Belohnung vom Beobachter antizipiert wird. Auch in der Verhaltenstherapie wird es erfolgreich eingesetzt. Beim Imitationslernen handelt es sich damit allerdings lediglich um eine Spezialform der operanten Konditionierung, die auf klassische Konditionierung nicht anwendbar ist. Den Speichelfluss beim Glockenton können Sie nicht nachahmen, das müssen Sie schon selbst ausprobieren.

Auslösender Effekt (=reaktionserleichternder Effekt): Von einem Auslösungseffekt spricht man, wenn beim Beobachter Reaktionen und Handlungen ausgelöst werden, die er schon beherrscht, die aber einer gewissen Gruppenlenkung unterliegen. Der Auslösungseffekt bewirkt, dass der Beobachter Rückschlüsse auf dahinter liegende Werthaltungen der beobachteten Handlungen zieht. In der Folge lässt er sich zu ähnlichen oder gleichen Handlungen verleiten. Beispiel: Ein Fan im Fußballstadion beginnt zu pfeifen, weil alle Menschen um ihn herum auch pfeifen.

Klinischer Bezug

Gedächtnisstörungen sind eine der häufigsten Folgen von hirnorganischen Defekten z.B. nach Schädel-Hirn-Trauma, Schlaganfall oder bei Demenz. Der Arzt sollte daher in der Lage sein, hier richtig klassifizieren zu können. Eine Kenntnis der unterschiedlichen Lernarten ist zum einen wichtig, da auch Patienten lernen müssen mit ihren Krankheiten umzugehen, zum anderen wird gerade bei psychischen und psychosomatischen Störungen Fehlverhalten auch gelernt. Letztlich dienen Lernarten auch als Basis für psychotherapeutische Intervention, die der Mediziner kennen sollte, um zu entscheiden, welche seiner Patienten er zum Verhaltenstherapeuten schicken sollte und welche eher zum Psychoanalytiker gehören.

H02
→ **Frage 1.216:** Lösung C

Zu (**A**): Versuch und Irrtum: Dazu hätte das Kind logischerweise selbst versuchen müssen, wozu so ein Türschloss eigentlich gut sein könnte und wie man es aufkriegt.
Zu (**B**): Klassisches Konditionieren (=Signallernen): Eine natürliche Reaktion wird mit einem neutralen Stimulus gepaart, bis dieser die Reaktion gleichfalls auslösen kann. Klassisches Beispiel: Das Parfüm der geliebten Freundin, zufällig in der Straßenbahn gerochen, löst spontan romantische Gefühle aus. Ein solcher Ablauf wird im Beispiel der Frage nicht beschrieben.
Zu (**C**): Modelllernen: Auch ohne diesen Kommentar zu lesen, dürfte es wohl klar sein, dass hier Modelllernen vorliegt. Daher möchte der Kommentator an dieser wesentlichen Stelle des Textes nur noch einmal darauf hinweisen, dass das Wort Modelllernen seit der Rechtschreibreform tatsächlich mit drei „l" geschrieben wird, was nun doch wirklich etwas komisch aussieht.
Zu (**D**): Prägung: In der Entwicklung gibt es sensible Phasen, in denen Schlüsselreize erlernt und lebenslang behalten werden.
Zu (**E**): Diskriminationslernen: Unterscheidungslernen, z.B. zwischen ähnlichen Stimuli, etwa in der klassischen Konditionierung. Man kann das Pawlowsche Experiment so abwandeln, dass einem Medizinstudenten nach einem Glockenton der Höhe 400 Hertz Futter gegeben wird, nach 1200 Hz aber nicht. Der Erfolg wäre eine Reizdiskrimination zwischen den unterschiedlich hohen Tönen.

F05 ■
→ **Frage 1.217:** Lösung C

Zu (**A**) und (**D**): Auslösender Effekt (=reaktionserleichternder Effekt): Von einem Auslösungseffekt spricht man, wenn beim Beobachter Reaktionen und Handlungen ausgelöst werden, die er schon beherrscht, die aber einer gewissen Gruppenlenkung unterliegen. Der Auslösungseffekt bewirkt, dass der Beobachter Rückschlüsse auf dahinter liegende Werthaltungen der beobachteten Handlungen zieht. In der Folge lässt er sich zu ähnlichen oder gleichen Handlungen verleiten. Beispiel: Ein Fan im Fußballstadion beginnt zu pfeifen, weil alle Menschen um ihn herum auch pfeifen.
Zu (**B**): Enthemmender oder hemmender Effekt: Eine vorhandene Verhaltensweise tritt leichter auf bzw. wird je nach im Umfeld vorhandenen Modellen unterdrückt.
Zu (**C**): Modellierender Effekt bzw. Modelllernen: Lernvorgang durch Beobachtung eines Modells; wenn das Modell Erfolg hat, wird das Verhalten vom Beobachter übernommen. Hierbei spielt die stellvertretende Verstärkung eine wichtige Rolle: Durch Identifikation mit dem Modell erlebt auch der Beobachter den Erfolg positiv.
Zu (**E**): Richtungsweisender Effekt: Ganz bestimmt hätte es einen richtungsweisenden Effekt, wenn das IMPP den Fragenkatalog eindämmen würde und nicht Jahr für Jahr völlig neue Themengebiete hinzukämen, von denen selbst eingefleischte Fachleute absolut noch nie etwas gehört haben, die die

Studenten in der Prüfung aber trotzdem wissen sollen, obwohl der reale Bezug zum ärztlichen Handeln ziemlich lächerlich ist. Ansonsten ist dem Verfasser der Begriff „richtungsweisender Effekt" zumindest als Fachwort im Bereich Modelllernen unbekannt. Aber das musste ja vielleicht trotzdem mal gesagt werden, oder?

1.4.3 Kognition

I.42 Lernen durch Einsicht

Sie sitzen ja immer noch brav hier, mit dem schwarzen Büchlein vor Ihrer Nase und lernen etwas über das Lernen. Nun, welche Lernart ist das denn, die Sie hier gerade so schön vorführen? Klassische Konditionierung? Nein, keine Bindung an einen Reflex in Sicht, es sei denn der Anblick der vielen Fragen erzeugt bei Ihnen schon einen reflektorischen Schluckauf. Belohnungslernen? Vielleicht, aber das viele Geld, das Sie später einmal verdienen werden, wenn Sie das Physikum bestehen, ist heute noch Lichtjahre entfernt. Modelllernen? Nun gut, die Kommilitonen lernen zwar auch, aber erklärt das wirklich Ihr Verhalten?

Lernen durch Einsicht:
Beim Beantworten der IMPP-Fragen verlassen uns die bisherigen Lerntheorien und wir sind daher gezwungen, noch eine weitere anzufügen, die allerdings nicht nur für das sture Auswendiglernen anatomischer Einzelheiten und psychologischer Theorien gilt: das **kognitive Lernen** oder Lernen durch Einsicht. Sie versuchen diese psychologischen Theorien zu verstehen, eine direkt sichtbare Verhaltensänderung ergibt sich dadurch zwar nicht, dennoch haben Sie aber etwas gelernt, das Sie später wieder reproduzieren können. Lerntheorien wie die klassische und die operante Konditionierung suggerieren, dass Lernprozesse lediglich Verhaltensänderungen verursachen. Bei höheren Säugern hinterlassen diese Lernprozesse aber auch veränderte Denkstrukturen, mit deren Hilfe in ähnlichen Situationen sehr viel leichter gelernt wird. Im Experiment von **Tolman** zum Beispiel können Ratten, die es gelernt haben, durch ein Labyrinth zum Futter zu finden, viel schneller durch ein spiegelbildlich aufgebautes Labyrinth zum Futter kommen, als solche Ratten, die nicht vorher gelernt haben, durch das erste Labyrinth zu finden. Es geht hierbei also nicht um reine Verhaltensänderungen, sondern mehr um das kognitive Verstehen von logischen Zusammenhängen, insbesondere von kausalen Ursache-Wirkungs-

mechanismen, um den Ablauf dieser Welt vorhersagbar zu machen, was dem Individuum wiederum einen Vorteil sichert. Auch Bewertungen, innere Modelle und Erwartungen können nicht mehr mit Konditionierungstheorien allein erklärt werden, sondern sind ein Prozess des kognitiven Lernens. Mit solchen höheren Lernprozessen beschäftigen sich u. a. die Modelle zur Erklärung von Intelligenz. ∎

F96
→ **Frage 1.218:** Lösung A

Prägung im Sinne der vergleichenden Verhaltensforschung besagt, dass das Erlernen einer Verbindung nur in einer genetisch vorherbestimmten sensiblen Phase möglich ist. Hier von „frühkindlich geprägten" Persönlichkeitsmerkmalen zu sprechen, steht im Widerspruch zu den Lerntheorien, wie sie in Lösungsmöglichkeit (B) bis (E) geschildert werden.

I.43 Intelligenz

Das Konzept der Intelligenz geht ursprünglich auf **A. Binet** (1857 – 1911) zurück. Um analog zum körperlichen Entwicklungsgrad von Kindern auch ein Maß für die geistige Entwicklung zu haben, entwickelte er eine große Anzahl von Testaufgaben mit ansteigendem Schwierigkeitsgrad (Labyrinthe, Perlen auffädeln, Figuren abzeichnen, Worte nachsprechen). **Stern** (1912) entwickelte das Konzept weiter und berechnete dann erstmals den Quotienten, der dem IQ seinen Namen gab:

$$\text{Intelligenzquotient} = \frac{\text{Intelligenzalter}}{\text{Lebensalter}} \cdot 100$$

Pro gelöster Aufgabe vergab er zwei Monate **Intelligenzalter** und berechnete dann die Differenz zwischen Intelligenz und wahrem Lebensalter. Ein 7-jähriges Kind, das 48 Aufgaben richtig löste, hätte demnach $((48 \cdot 2):84) \cdot 100 = 114$ einen IQ von 114. Dementsprechend liegt der Mittelwert bei 100, wenn das Intelligenzalter dem Lebensalter entspricht. Intelligenzquotienten unter 100 sind retardiert und über 100 akzeleriert.
Bei Erwachsenen wird die Berechnung dieses klassischen Intelligenzquotienten sinnlos: „*Ein 70-jähriger, der die Leistung eines 93-jährigen erbringt*", wäre kein sinnvoller Vergleich. Daher führte **Wechsler** das Konzept des **Abweichungs-IQ** ein. Dieser besagt etwas über die relative Position eines Individuums im Vergleich mit seiner Altersgruppe. Grundlage ist die Normierung eines Intelligenztests und die Berechnung der Standardwerte. Durch Transfor-

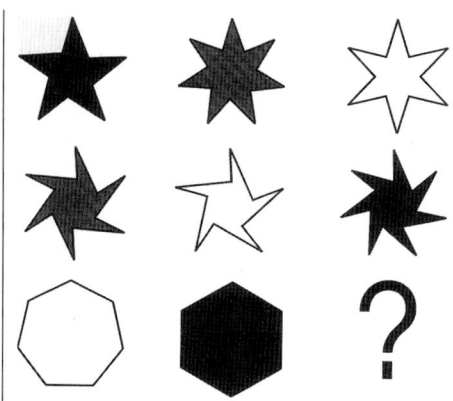

Abb. 1.**24**   Intelligenztest: Welches Zeichen müsste rechts unten stehen, wenn die Anordnung einem logischen Gesetz folgt?

mation des Testergebnisses eines Probanden in einen Standardwert (IQ, IST-Z-Wert, T-Wert, C-Wert) lässt sich aussagen, ob der Proband gut oder schlecht abgeschnitten hat. Ein 10jähriger mit einem IQ von 130 muss also weniger (oder leichtere) Aufgaben richtig lösen als ein 25jähriger mit demselben IQ.

Intelligenztheorien:
Eine einheitliche Theorie über das Konstrukt Intelligenz gibt es nicht. Verschiedene Wissenschaftler entwickelten in den letzten Jahrzehnten unterschiedliche Modellvorstellungen über dieses offenkundig mehrfaktorielle Persönlichkeitsmerkmal. Da hieraus unterschiedliche Tests resultierten, ist es durchaus gewöhnlich, dass verschiedene Testverfahren zu erheblich unterschiedlichen Resultaten bei demselben Probanden kommen können. Diese Unsicherheit über das Wesen der Intelligenz wurde gekrönt durch die operationale Definition von **Boring**, der schlichtweg aussagte: „*Intelligenz ist das, was der Intelligenztest misst.*"
Folgende Theorien werden vom IMPP abgefragt:
Spearmans Zweifaktorentheorie (1927):
a) Generalfaktor der Intelligenz (*g-Faktor*)
b) Mehrere spezifische Faktoren (*s-Faktoren*)

Cattell unterschied:
a) Flüssige Intelligenz („*fluid intelligence*", logisches Denkvermögen)
b) Verfestigte Intelligenz („*crystallized intelligence*", bildungsabhängig)

Thurstones 7-Faktoren-Theorie (1938):
Ein faktorenanalytisch berechnetes Modell der Intelligenzdimensionen:

a) Wortverständnis
b) Wortflüssigkeit
c) Rechenfertigkeit
d) Schlussfolgerndes Denken („*reasoning*")
e) Auffassungsgeschwindigkeit
f) Räumliches Vorstellungsvermögen
g) Merkfähigkeit

Guilford (1967) entwickelte ein weiteres Modell der Intelligenz aus einer dreidimensionalen Matrix von $5 \cdot 6 \cdot 4 = 120$ Faktoren:

Operations-formen	Produkte	Inhalte
Kognition	Einheiten	figural
Merkfähigkeit	Klassen	symbolisch
divergentes Denken	Beziehungen	semantisch
konvergentes Denken	Systeme	Verhalten
Bewertung	Transformationen Implikationen	

Mit dem Buch „*Emotionale Intelligenz*" prägte **Daniel Goleman** einen völlig neuen Begriff der Intelligenz. Lange Zeit galt der IQ (Intelligenzquotient) als Maßstab für Erfolg, doch der EQ (Emotionaler Quotient) scheint eine eben so wichtige Rolle zu spielen. Emotionale Intelligenz ist die Fähigkeit, die eigenen Gefühle und die anderer Menschen zu verstehen und mit ihnen zu arbeiten. Verstand und Gefühl liegen dabei eng zusammen. Die emotionale Intelligenz eines Menschen kann viel ausschlaggebender für persönlichen und beruflichen Erfolg als der IQ sein. Eine weitere Überdehnung des ohnehin strapazierten Intelligenzkonstruktes ist die „**soziale Intelligenz**". Personen mit hoher sozialer Intelligenz können soziale Beziehungen schneller durchschauen und sich entsprechend verhalten. Sie ecken selten an, haben viele Freunde und könne auf dieser Basis auch große Macht ausüben. Bekanntlich gibt es ja Menschen, die einerseits kaum bis drei zählen können, sich aber in ihrem sozialen Umfeld dennoch so gut entwickeln, dass sie es dort sogar zu führenden Positionen bringen können. Demgegenüber gibt es andere in theoretischen Sachfragen hochintelligente Menschen, die aber im praktischen Umgang mit anderen Menschen einfach sozial und beruflich scheitern.

Intelligenztests:
Es können **power-Tests** mit ansteigendem Schwierigkeitsgrad der Aufgaben ohne Zeitbegrenzung von **speed-Tests** mit etwa gleichem

Schwierigkeitsgrad aber knapper Zeitbegrenzung unterschieden werden. Die gebräuchlichsten Tests sind:

HAWIE-R: Hamburg-Wechsler Intelligenztest für Erwachsene (R = revidierte Form); HAWIK-R: derselbe für Kinder, HAWIVA: Hannover-Wechsler Intelligenztest für das Vorschulalter. Alle Wechsler-Tests sind unterteilt in einen **Verbalteil** (sprachlich-theoretische Intelligenz) und einen **Handlungsteil** (praktisch konkrete Intelligenz). Der Test hat sowohl power- wie auch speed-Aufgaben und gibt ein Leistungsprofil aus 11 Untertests: Allgemeines Wissen, Allgemeines Verständnis, Zahlennachsprechen, Rechnerisches Denken, Gemeinsamkeiten-finden, Wortschatz, Zahlen-Symbol-Test, Bilderordnen, Bilderergänzen, Mosaik-Test, Figurenlegen.

IST: Intelligenz-Struktur-Test nach Amthauer, auch **IST 70** und **IST-2000**. Angelehnt an die Theorie von Thurstone mit insgesamt 9 Untertests: Satzergänzung, Wortauswahl, Analogien, Gemeinsamkeiten, Merkaufgaben, Rechenaufgaben, Zahlenreihen, Figurenauswahl, Würfelaufgaben. Im Handbuch werden berufstypische Intelligenzprofile angegeben.

LPS: Leistungsprüfsystem, als Kurzform auch als **PSB** (Prüfsystem für Schul- und Bildungsberatung) von Horn. Gleichfalls eng an die 7-Faktoren-Theorie von Thurstone angelehnt. Insgesamt 15 Untertests, ausschließlich unter Zeitdruck durchgeführt, die später folgenden Skalen zugeordnet werden: Allgemeinbildung, Denkfähigkeit, Worteinfall, Technische Begabung, Ratefähigkeit, Wahrnehmungstempo.

PMT: Progressiver Matrizen Test von Raven als „Coloured", „Standard" oder „Advanced Progressive Matrices" für verschiedene Altersstufen. Diese power-Tests gelten als sprachfrei und sollen unabhängig von Kultur- oder Bildungseinflüssen nur den g-Faktor von Spearman erfassen.

Klinischer Bezug

Störungen der Intelligenz kommen bei einer Vielzahl von Krankheiten vor, z.B.: Oligophrenie, Demenz, Schlaganfall, Schädel-Hirn-Trauma, Entzündungen und Vergiftungen des Gehirns, Schizophrenie, manisch-depressive Psychose, Depression, vielen Stoffwechselerkrankungen, usw. Der Arzt sollte daher die gängigen Intelligenztests kennen, um entsprechende Befundberichte von Psychologen verstehen und interpretieren zu können. ∎

H05 ∎

→ **Frage 1.219:** Lösung C

Zu (A)–(E): Der klassische IQ berechnet die Intelligenz aus der Formel:

$$\frac{\text{Intelligenzalter}}{\text{Lebensalter}} \cdot 100.$$

Also $\frac{120\,\text{Monate}}{96\,\text{Monate}} \cdot 100 = 1{,}25 \cdot 100 = 125.$

Damit ist Lösung (C) richtig.

H02

→ **Frage 1.220:** Lösung A

Zu (A): Abweichungs-IQ: relative Position eines Individuums bezüglich seiner Altersgruppe. Grundlage ist die Normierung eines Intelligenztests und die Berechnung der Standardwerte. Jede getestete Person wird dann mit dem Mittelwert der Ergebnisse gleichaltriger Probanden aus der Eichstichprobe verglichen. Der IQ sagt lediglich aus, ob und um wie viel die getestete Person besser oder schlechter als dieser Mittelwert abschneidet.

Zu (B): Test-Standardwerte sind üblicherweise normalverteilt. Plusminus einer Standardabweichung

um den Mittelwert herum liegt der Erwartungsbereich von 68% der Eichstichprobe. Diese Standardabweichung ist aber durch die Standardnorm von vornherein rechnerisch festgelegt (z. B. ±15 beim IQ, ±10 beim T-Wert) und stammt damit eben nicht aus dem Vergleich unterschiedlich normierter Verfahren.

Zu (C): Gemeint sein könnte hier evtl. der klassische IQ: Pro gelöster Aufgabe eines Intelligenztests wird eine festgelegte Anzahl von Monaten „Intelligenzalter" vergeben und später die Differenz zwischen Intelligenz und Lebensalter berechnet: 8 Jahre Lebensalter und 96 Monate Intelligenzalter = IQ 100.

Zu (D): Auch hiermit ist der klassische IQ gemeint. Das Modell geht davon aus, dass Intelligenz parallel zum Lebensalter stetig anwächst. Eine solche Berechnung ist schon bei Kindern etwas krumm, da das Denkvermögen wie das Körperwachstum nicht einfach gleichförmig linear ansteigt, und wird bei Erwachsenen natürlich schnell völlig sinnlos.

Zu (E): Aus dem arithmetischen Mittel über verschiedene Untertests eines Intelligenztests lässt sich der Gesamt-IQ berechnen.

F01 ■

→ **Frage 1.221: Lösung D**

Zu (**A**)–(**E**):
Einen Intelligenzquotienten von über 130 haben nach unten stehender Tabelle nur rund 2,2 % der Bevölkerung, d.h. rund zwei von 100 Kindern. Der Forscher braucht aber nicht zwei solcher Kinder, sondern fünfzigmal soviel (= 100 Kinder). Überschlägig gerechnet: Er müsste also (gerundet) 50×100, d.h. etwa 5.000 Kinder prüfen, um 100 mit einem IQ von über 130 zu finden. Wenn wir den etwas genaueren Zahlenwert von 2,2 benutzen, kommt man auf die 4.400 Kinder, die in Antwortmöglichkeit (D) genannt wird. Da wird der Begabungsforscher schon ein paar Tage zu tun haben.

F03 ■

→ **Frage 1.222: Lösung C**

Zu (**A**): Diese Antwortmöglichkeit ist etwas problematisch, da der Begriff „allgemeine Intelligenz" nicht sehr spezifisch definiert ist, in der Regel wird er allerdings eher auf schul- und bildungsabhängiges Wissen bezogen (z.B. Untertest „allgemeines Wissen" im HAWIE).
Zu (**B**): „Emotionale Intelligenz" siehe Lerntext I.43.
Zu (**C**) und (**D**): Cattell unterschied: (a) flüssige Intelligenz („fluid intelligence", logisches Denkvermögen) und (b) verfestigte Intelligenz („crystallized intelligence", bildungsabhängig). Die in der Frage geschilderten Konzepte (logisches Denken, geistige Beweglichkeit, rasche Orientierung und gute Kombinationsfähigkeit) entsprechen diesem Konzept der fluiden Intelligenz.
Zu (**E**): Personen mit hoher sozialer Intelligenz können soziale Beziehungen schneller durchschauen und sich entsprechend verhalten. Sie ecken selten an, haben viele Freunde und können auf dieser Basis auch große Macht ausüben. Bekanntlich gibt es ja Menschen, die einerseits kaum bis drei zählen können, sich aber in ihrem sozialen Umfeld dennoch so gut entwickeln, dass es dort sogar zu führenden Positionen bringen können. Demgegenüber gibt es andere, in theoretischen Sachfragen hochintelligente Menschen, die aber im praktischen Umgang mit anderen Menschen einfach sozial und beruflich scheitern.

F02

→ **Frage 1.223: Lösung D**

Zu (**A**): Diese Antwort gilt für die Auswertung aller psychometrischer Testverfahren. Der erreichte Wert wird immer in Bezug zum Mittelwert der vergleichbaren Altersgruppe aus der Eichstichprobe gesetzt, um sagen zu können, ob das individuelle Ergebnis unter oder über dem Durchschnitt liegt.
Zu (**B**): Die Hamburg-Wechsler-Tests teilen sich in zwei große Bereiche mit jeweils mehreren Untertests auf: **1.** Verbalteil (allgemeines Wissen, Zahlen nachsprechen, Wortschatz-Test, rechnerisches Denken, allgemeines Verständnis, Gemeinsamkeiten finden) und **2.** Handlungsteil (Bilderergänzen, Bilderordnen, Mosaik-Test, Figurenlegen, Zahlen-Symbol-Test).
Zu (**C**): Die Hamburg-Wechsler-Tests lassen sich von einem Untersucher immer nur mit einer einzelnen Person durchführen. Andere IQ-Tests, z.B. das Leistungs-Prüfungssystem, funktionieren kostengünstiger auch als Gruppentestung.
Zu (**D**): Multiple-Choice-Aufgaben kommen in den Hamburg-Wechsler-Tests gar nicht vor. Bei vielen anderen Intelligenztests dagegen (z.B. LPS, SPM) gibt es fast nur Multiple-Choice-Aufgaben.
Zu (**E**): Das Areal von plus/minus einer Standardabweichung um den Mittelwert der Eichstichprobe herum nimmt man als Durchschnittsbereich an. Ergebnisse, die in diesen Bereich hineinfallen, werden entsprechend als durchschnittlich, d.h. unauffällig, oder „normal" eingestuft. Da es sich bei der Verteilungskurve um eine Normalverteilung handelt, liegen in diesem mittleren Bereich die meisten Fälle, exakt sind es 64 % der getesteten Probanden. Beim Intelligenzquotienten, der ja zu den Standardwerten gehört, beträgt eine Standardabweichung 15 IQ-Punkte. Da der genaue rechnerische Mittelwert des Intelligenzquotienten willkürlich auf 100 festgelegt wurde, liegen also im Bereich von 100±15, d.h. zwischen 85 und 115, exakt 64 % (oder „rund zwei Drittel") der Fälle.

F02

→ **Frage 1.224: Lösung B**

Zu (**A**), (**C**), (**D**) und (**E**): Thurstones 7-Faktoren-Theorie (1938) umfasste: **1.** Wortverständnis, **2.** Wortflüssigkeit, **3.** Rechenfertigkeit, **4.** schlussfolgerndes Denken („reasoning"), **5.** Auffassungsgeschwindigkeit, **6.** räumliches Vorstellungsvermögen und **7.** Merkfähigkeit.

zu Frage 1.221

Prozent je Abschnitt	0,13 %	2,14 %	13,59 %	68,26 %	13,59 %	2,14 %	0,13 %
Prozentrang	0,1 %	2 %	16 %	50 %	84 %	98 %	99,9 %
IQ (z.B. HAWIK)	55	70	85	100	115	130	145

Zu (B): „Offenheit für Erfahrungen" gehört nicht zu Thurstones Intelligenztheorie. Man sollte gerade im studentischen Alltag deswegen aber nicht völlig darauf verzichten.

H02_F01

→ **Frage 1.225:** Lösung A

Zu (A): Spearman unterschied 1927 in seiner Zweifaktorentheorie: a.) einen Generalfaktor der Intelligenz (g-Faktor) und b.) mehrere spezifische Faktoren (s-Faktoren).

Zu (B): Interessante Falschaussage. Wenn das ginge, könnte man eine Menge Zeit sparen und von jedem Test nur eine Aufgabe darbieten und dann einfach generalisieren. Das möchten wir bitte nicht den Kostenträgern im Gesundheitswesen vorschlagen.

Zu (C): In der Tat werden die Leute immer klüger und immer größer. Allerdings bezeichnet man das nicht als g-Faktor.

Zu (D): Maharishi Yogi soll einmal behauptet haben, dass der Mensch nur 10% seiner intellektuellen Kapazität wirklich ausschöpft. Leider ist es dem Kommentator dieses Textes niemals gelungen, die restlichen 90% in seinem Gehirn aufzuspüren. Vielleicht habe ich ja nur die 10 Prozent? Naja, das scheint immerhin trotzdem gereicht zu haben, um Dozent an einer Universität zu werden.

Zu (E): In der Tat wird die Anlage zur Intelligenz auch genetisch vererbt. Kluge Eltern haben auch kluge Kinder. Allerdings gibt es eine Tendenz zur Mitte: Einfach strukturierte Erwachsene setzen häufig Kinder in die Welt, die denkfähiger sind als sie selbst. Leider sind die Eltern niemals in der Lage einzusehen, dass ihre Kinder klüger sind als sie. Die letztere Annahme stammt übrigens von meiner minderjährigen Tochter. Ich kann allerdings nicht ganz verstehen, was sie damit meint?

I.44 Entwicklung der Intelligenz

J. P. Piaget beschrieb die Intelligenzentwicklung bei Kindern in fünf Phasen:

1. **Sensomotorische Intelligenz** (Geburt bis 2 Jahre): reflexartige Verhaltensweisen, unbewusste Verknüpfung von Mittel und Zweck, aktives Experimentieren, spontanes Erfinden.
2. **Vorbegrifflich-symbolisches Denken** (2–4 Jahre): Entscheidend ist das Entstehen von Vorstellungen und innerer Nachahmung. Das Denken ist sehr egozentrisch und stark am Konkreten, Realistischen orientiert. Symbol-

funktionen werden erlangt (Voraussetzung für den Spracherwerb).

3. **Anschauliches Denken** (4–7 Jahre): Das Denken erfolgt in Vorstellungen dem tatsächlichen Ablauf der Dinge. Es ist eingleisig und phänomengebunden. Vordergründig-aufdringliche Aspekte können noch nicht durch theoretische Beziehungen aufgelöst werden (gleiche Menge von Perlen in einem schmalen und breiten Gefäß wird nicht als gleich erkannt).
4. **Konkrete Denkoperationen** (7–12 Jahre): Das Kind berücksichtigt verschiedene Beziehungen bei einem Problem. Denkvorgänge werden reversibel. Logisch arithmetische Opera-

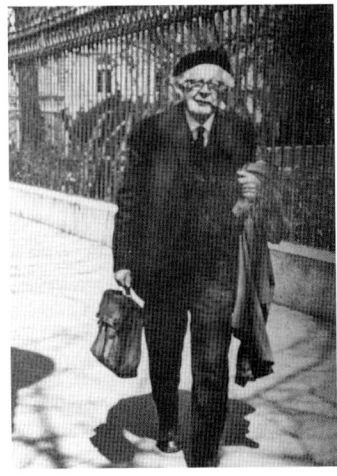

Abb. 1.25 Der Schweizer Psychologe J. P. Piaget entdeckte, dass die Intelligenz von Kindern sich schon von Geburt an immer weiter fortentwickelt.

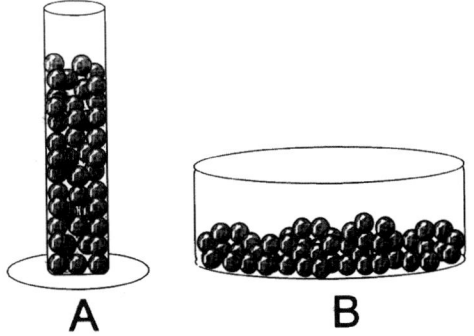

Abb. 1.26 Mengenverständnis. Auf die Frage: „In welchem Glasgefäß sind die meisten Murmeln?" werden Kinder in der Regel auf das höhere Gefäß A deuten. Das entspricht der Phase des anschaulichen Denkens nach Piaget.

tionen (Addition, Subtraktion) werden verstanden, wenn sie konkreten Charakter haben. In dieser Phase zeigen sich Phänomene wie z.B. die **Reversibilität** (Umkehrbarkeit: nimmt man von allen Holzperlen die schwarzen weg, bleiben die weißen übrig; nimmt man erst die weißen weg, bleiben die schwarzen übrig) und **Invarianz** (Unveränderbarkeit: die Menge an Holzperlen bleibt gleich, unabhängig davon, ob sie in einem hohen oder in einem flachen Gefäß sind).

5. **Formale Denkoperationen** (ab 12. Lebensjahr): Denkoperationen werden unabhängig vom Gegenständlichen. Die Richtigkeit eines Gedankenganges muss nicht mehr in der Realität geprüft werden. Kombinationen können gedanklich systematisch durchgespielt werden. Begriffe wie „Wahrscheinlichkeit" oder „Zufall" werden verstanden. Das formale Denken

ist grundsätzlich hypothesengeleitet und deduktiv. Denkoperationen können auf dieser Stufe mit abstrakten, nicht mehr konkret vorstellbaren Inhalten durchgeführt werden. Dies entspricht der höchsten Form des logischen Denkens. Das Denken stützt sich jetzt vorwiegend auf verbale bzw. symbolische Elemente und nicht mehr auf Gegenstände. Die Reversibilität ist nun auch formal, d.h., abstrakt, gegeben. Das formale Denken besteht aus einem System von Operationen in zweiter Potenz, d.h., die Kinder können nun mit theoretischen Operationen arbeiten, z.B. über ihr eigenes Denken und die Form ihrer Argumentation nachdenken. Nicht nur die inhaltliche Richtigkeit von Aussagen wird überprüft, sondern deren logische Form bzw. der „Wahrheitsgehalt" (Kritikfähigkeit).

H02
→ **Frage 1.226:** Lösung D

Zu (A)–(E): Reversibilität (=Umkehrbarkeit): Nimmt man einem großen Haufen schwarzer und weißer Holzperlen die schwarzen weg, bleiben die weißen übrig; nimmt man erst die weißen weg, bleiben die schwarzen übrig. Invarianz (Unveränderbarkeit): Die Menge an Holzperlen bleibt gleich, unabhängig davon, ob sie in einem hohen oder in einem flachen Gefäß sind. Reversibilität und Invarianz zeigen sich in der Phase der konkreten Denkoperationen zwischen dem 7. und 12. Lebensjahr; das wäre das konkret-operationale Stadium und damit ist Lösung (D) richtig.

F03
→ **Frage 1.227:** Lösung D

Zu (A): Die vierte und letzte Phase nach Piaget ist die formal-operationale Stufe (ab dem 12. Lebensjahr).

Zu (B): Hypothetisch-deduktives Denken ist keine Phase nach Piaget, lediglich das vierte Stadium der formalen Denkoperationen zeichnet sich durch hypothetisch-deduktives Vorgehen aus. Deduktives Schließen betrifft Konklusionen, die sich mit Sicherheit aus den Prämissen ableiten lassen. Deduktive Schlüsse werden aber auch durch Voreinstellungen und Vorwissen beeinflusst. Eine Schlussfolgerung, die unserem Vorwissen widerspricht, wird häufiger als falsch zurückgewiesen als eine Schlussfolgerung, die unser Vorwissen bestätigt – unabhängig davon, ob sie den Regeln der Logik entspricht oder nicht.

Zu (C): Die dritte Phase nach Piaget ist die konkret-operationale Stufe (7–12 Jahre).

Zu (D): Die zweite Phase nach Piaget wird als präoperationale Phase bezeichnet und dauert vom 2. bis zum 7. Lebensjahr. Mitunter wird sie noch aufgeteilt in die Phase des vorbegrifflich-symbolischen Denkens (2–4 Jahre) und die des anschaulichen Denkens (4–7 Jahre). Die Intelligenz ist hier zunächst noch sehr egozentrisch und stark am Konkreten, Realistischen orientiert. Das Denken folgt auch in den Vorstellungen dem tatsächlichen Ablauf der Dinge. Es ist eingleisig und phänomengebunden. Vordergründig-aufdringliche Aspekte können noch nicht durch theoretische Beziehungen aufgelöst werden Es kommt dann zum Entstehen von Vorstellungen, innerer Nachahmung und zum Spracherwerb.

Zu (E): Die Phase der sensumotorischen Intelligenz umfasst die ersten beiden Lebensjahre.

F01
→ **Frage 1.228:** Lösung E

Zu (A): Der Psychoanalytiker C. G. Jung erweiterte den Freudschen Begriff des Unbewussten um das „kollektive Unbewusste", welches das intuitive Verstehen mythischer Symbole aus der Frühgeschichte der Menschen erlaubt. Der Archetyp ist die symbolische Repräsentation solcher Erfahrungen oder Objekte und steht in Verbindung mit instinktiven Empfindungen. Der „Animus" ist der männliche und „Anima" der weibliche Archetypus. Ich hoffe, diese kurze Schilderung animiert Sie, sich näher damit zu beschäftigen.

Zu (B): Artifizielles Denken: Beispiel für das egozentrische Denken des Kindes. Bis zu 6 Jahren glauben Kinder, alle Dinge seien von irgendjemandem hergestellt worden. Ein Berg etwa ist von Gott durch Anhäufen von Erd- und Steinmassen entstanden, ein Flussbett ist ausgegraben worden.

Zu (C): Phase des formal-operationalen Denkens (Denkoperationen unabhängig vom Konkreten, theoretisches Durchspielen von Möglichkeiten). Erst in dieser letzten Phase (ca. ab 12 Jahre) kommt es zur Fähigkeit, hypothetisch-deduktiv zu denken, d. h. Fragestellungen von einer Vermutung (Hypothese) abzuleiten und dann folgerichtig zu lösen.

Zu (D): Invarianz (Unveränderbarkeit) und Reversibilität (Umkehrbarkeit): Diese beiden Phänomene zeigen sich in der Phase der konkreten Denkoperationen zwischen dem 7. bis zum 12. Lebensjahr.

Zu (E): Die Fähigkeit zu erkennen, dass Personen und Gegenstände auch außerhalb des Blickfeldes weiter existieren, wurde von Piaget als Objektpermanenz bezeichnet. Diese Fähigkeit bildet sich bis zum Ende des zweiten Lebensjahres heraus und gehört damit zur sensumotorischen Phase.

F00 ■
→ **Frage 1.229:** Lösung C

Zu (A): Die Fähigkeit zu erkennen, dass Personen und Gegenstände auch außerhalb des Blickfeldes weiter existieren, wurde von Piaget als Objektpermanenz bezeichnet. Diese Fähigkeit bildet sich bis zum Ende des zweiten Lebensjahres heraus.

Zu (B): Artifizielles Denken: Beispiel für das egozentrische Denken des Kindes. Bis zu 6 Jahren glauben Kinder, alle Dinge seien von irgend jemandem hergestellt worden. Ein Berg etwa ist von Gott durch Anhäufung von Erd- und Steinmassen entstanden, ein Flussbett ist ausgegraben worden.

Zu (C)–(E): Piaget entwickelte eine Abstufung der Intelligenz von Kindern in fünf Phasen:
Siehe Lerntext I.44.

H96
→ **Frage 1.230:** Lösung D

Zu (A), (B), (C) und (E): Diese Aussagen treffen auf die letzte Stufe der Intelligenzentwicklung nach Jean Piaget zu.

Zu (D): Reversibilität zeigt sich schon in der Phase der konkreten Denkoperationen zwischen dem 7. bis zum 12. Lebensjahr.

1.4.4 Emotion

I.45 Emotion

Der 18jährige Patient wirkt hochgradig nervös, hat zitternde Hände, erhöhten Puls und Atemfrequenz, einen hochroten Kopf und offensichtliche Sprachschwierigkeiten. Welche Diagnose stellen Sie? Fieber? Hirninfarkt? Parkinsonismus? Phobie? Angstneurose? Vielleicht ist das alles falsch: möglicherweise ist der Patient schlichtweg nur in Ihre hübsche, junge Arzthelferin verliebt.

Das ist also eine Frage der Gefühle, auch Emotion oder Affekt genannt. Ekman & Friesen (1972, 1986) unterschieden mit dem „**Facial Action Coding System**" sieben **Basis-Emotionen** anhand des Gesichtsausdrucks (s. Tab. 1.7).

Die **Cannon-Bard-Theorie** besagt, dass ein Reiz zwei gleichzeitig ablaufende Reaktionen hervorbringt, die physiologische Erregung und die Wahrnehmung der Emotionen. Keine der beiden Reaktionen bedingt die andere. Die Theorie geht davon aus, dass die körperlichen Prozesse von den physiologischen unabhängig sind. Cannon und Bard formulierten die **Thalamustheorie der Emotion**: Der Thalamus schaltet alle sensorischen Informationen (außer Geruch) um. Die Informationen sollen erst im Thalamus ihre emotionale Tönung erhalten. Im Thalamus gibt es neuronale Erregungsmuster, die vom Cortex abgetrennt sind. Bei starken Reizen wird die Hemmung aufgehoben und die Erregung wird an den Cortex, die Sklettmuskulatur und an die Viszera weitergegeben. Wird der Cortex entfernt, bleiben die Emotionen bestehen. Wird der Thalamus entfernt, entstehen keine Emotionen mehr.

James-Lange-Theorie: William James und auch Lange vertraten den Standpunkt, dass man fühlt, nachdem der Körper reagiert hat. Wir sind traurig, weil wir weinen, wir sind wütend weil wir zuschlagen und ängstlich, weil wir zittern. Gefühle sind hier nur Begleiterscheinungen körperlicher Vorgänge. Nach dieser Theorie löst ein Reizereignis eine Erregung im autonomen Nervensystem und andere körperliche Reaktionen aus, die dann zur Wahrnehmung einer spezifischen Emotion führen.

Was geschieht in unserem Gehirn bei Liebe, Hass, Stress oder Furcht? Mit diesen Fragen beschäftigt sich die **Psychophysiologie**. Es handelt sich um die Schnittmenge zwischen Psychologie, Physiologie und Biologie. Die Psychophysiologie ver-

Tab. 1.7   Versuchen Sie mal den in der Tabelle beschriebenen Gesichtsausdruck nachzuahmen und dann zu raten, welches Gefühl das sein soll.

	Fröhlichkeit	Überraschung	Ärger	Ekel	Furcht	Traurigkeit	Verachtung
angehobene Augenbrauen		X			X	X	
gesenkte Augenbrauen, gerunzelte Stirn			X		X	X	
oberes Augenlid ...		angehoben	angehoben		angehoben		
unteres Augenlid ...	angespannt		angespannt	angespannt			
Mundwinkel...	angehoben					gesenkt	
Mund geöffnet		X			X		
angehobene Oberlippe				X			
Mundwinkel angehoben & auf einer Seite angespannt							X

sucht eine Antwort auf die Frage nach den physiologischen Grundlagen unseres Erlebens und Verhaltens zu finden.

Erste Untersuchungen gingen davon aus, dass Personen bei allen Emotionen vorwiegend eine innere Erregung zeigen und diese anhand der äußeren Situation als Angst, Wut oder Liebe interpretieren. Neuere Konzepte beachten vor allem die individualspezifischen Reaktionsmuster: in unterschiedlichen Belastungssituationen reagieren Personen mit für sie typischen physiologischen und vegetativen Reaktionen. Je nachdem welcher Funktionsbereich (Lunge, Haut, Magen) hierbei besonders stark aktiviert wird, kann es im weiteren Verlauf zu bestimmten psychosomatischen Krankheiten kommen (Asthma, Neurodermitis, Magengeschwür, Morbus Crohn,...). Im umgekehrten Schluss nutzt man diesen Sachverhalt wiederum für gezielte Entspannungsübungen: **Biofeedback** gibt den Patienten eine akustische oder visuelle Rückmeldung über physiologische Parameter, die sonst nicht oder kaum bewusst zur Kenntnis genommen werden (Atemfrequenz, galvanischer Hautwiderstand, EEG) und vermittelt den Patienten so ein direktes Bild ihrer physiologischen Reaktionen. Durch die bewusste Beeinflussung dieser Reaktionen lernen die Patienten sich zu entspannen, was wiederum eine Heilung der psychosomatischen Krankheit zur Folge haben kann. Dasselbe Verfahren wird auch für **Lügendetektoren** verwandt. Die Beziehung zwischen der subjektiv erlebten Intensität von Emotionen und den parallel ablaufenden physiologischen Veränderungen ist keinesfalls linear. Man weiß heute, dass Gefühle mit der Produktion von **Neuropeptiden** im Limbischen System zusammenhängen, die übrigens wiederum direkte Auswirkungen auf Funktionen des Immunsystems haben können. Tabelle 1.8 führt beispielhaft einige Neuropeptide und ihre Wirkung auf.

Psychophysiologische Parameter:

Auch die Messung physiologischer Größen unterliegt typischen Untersuchungsfehlern und zeigt deshalb nicht immer hohe Reliabilität. Typisches Beispiel: die Atemfrequenz ändert sich sofort, wenn dem Patienten gesagt wird, dass man diese nun untersuchen würde. Unter Erwartungsangst kann auch der Blutdruck und die Pulsfrequenz erheblich zu hohe Werte annehmen (sog. „Weiße-Kittel-Hypertonie"). Erfasst werden in der Psychophysiologie vor allem folgende physiologischen Parameter:

- Kardiovaskuläre Aktivität (EKG, Herzfrequenz, Blutdruck);
- Respiratorische Aktivität (Atemfrequenz, Atemtiefe)
- Elektrodermale Aktivität (Hautleitfähigkeit, Hautpotential). Die Frequenz von Spontanfluktuationen der elektrodermalen Aktivität ist ein Maß der sympathischen Aktivierung. Die Hautleitfähigkeitsreaktion (*skin conductance response*, SCR) spiegelt momentane (phasische) Änderungen der elektrodermalen Aktivität wider. Das Hautleitfähigkeitsniveau (*skin conductance level*, SCL) dagegen ist ein Maß der basalen (tonischen) elektrodermalen Aktivität

- Elektrische Muskelaktivität (Oberflächen Elektromyogramm);
- Hormonale Aktivitäten (z. B. Katecholamine, Kortikosteroide);
- Cerebrale Aktivität (Elektroenzephalogramm, evozierte Potentiale, Messung der Hirndurchblutung). Hier unterscheidet man:
  - **Beta-Wellen** (um 20 Hz): angespannte Wachheit mit offenen Augen, Erregung.
  - **Alpha-Wellen** (um 10 Hz): entspannte Wachheit mit geschlossenen Augen.
  - **Theta-Wellen** (um 6 Hz): dösend, tief entspannt, Einschlafstadium.
  - **Delta-Wellen** (um 3 Hz): Tiefschlaf.

Bereitschaftspotential: Bei Handlungen entsteht vor der Ausführung ein negatives Bereitschaftspotential, dessen Komponenten Aspekte wie Planung, Entscheidung und Ausführung der Handlung widerspiegeln. Schon 350 ms vor der Bewegungsausführung lässt sich im EEG über dem motorischen Cortex ein nicht-bewusster Vorplanungsprozess nachweisen. Erst ab einer gewissen Amplitudenhöhe des Bereitschaftspotentials wird der Ansatz zur Handlung auch bewusst wahrgenommen.

Kontingente negative Variation:
Die elektrische Aktivität des ZNS kann entweder spontan oder evoziert sein, d. h. abhängig von äußeren Reizen. Zur Messung evozierter Potentiale werden z. B. gezielt akustische oder visuelle Reize (Stimuli) gegeben. Das EEG muss hierfür mehrfach gemessen und das Ergebnis gemittelt werden, um die spontane (zufällige) Aktivität auszumitteln. Die *contingente negative Variation* (CNV) ist ein langsamer, negativer Wechsel im EEG, der in der Periode zwischen der evozierten Reaktion auf gepaarte Stimuli auftaucht, wenn der erste Reiz ein Warnreiz ist und der zweite Reiz eine Reaktion verlangt. Die CNV fällt größer in Situationen aus, die nicht nur die Wahrnehmung, sondern auch die Diskrimination von Stimuli verlangt. Die CNV ist hauptsächlich von Aufmerksamkeitsprozessen und allgemeinem Erregungsniveau (Arousal) abhängig. Die CNV taucht

Tab. 1.**8** Neuropeptide

Substanz	Ort	Wirkung
Endogene Opioide (Enkephaline, z. B.: beta-Endorphin)	Rückenmark + Hirnstamm	reduzierte Schmerzwahrnehmung bis Analgesie, Bludrucksenkung, Atemdepression
Endogene Opioide	Hypothalamus + Limbisches System	Körpertemperatursenkung,, erhöhte Nahrungsaufnahme, gehemmtes Sexualverhalten, Stressreduzierung
Endogene Opioide	Tegmentum, Striatum	Euphorie
Oxytoxin	Thalamus, Hirnstamm	stimuliert mütterliches Verhalten, moduliert Sexualverhalten, reduziert Gedächtnis
Vasopressin	Thalamus, Limbisches System	Blutdruck, fördert Lernen + Gedächtnis
Somatostatin	Cortex cerebri + Hippocampus	Körpertemperatur, fördert Lernen + Gedächtnis
Prolaktin	vorderer Hypothalamus	hemmt männl. Sexualverhalten, fördert weibl. Aufzuchtverhalten
ACTH	Limbisches System + Hippocampus	fördert Aufmerksamkeit, Lernen + Gedächtnis
Substanz-P	Gehirn + Rückenmark	erhöht Erregung + Aktivität, fördert Sexualverhalten, vermittelt Schmerz
CCK-8	Cortex cerebri, olfaktorisches + Limb. System	reduziert Schmerz, reduziert Hunger, schlafanstoßend
Neurotensin	Limbisches System + Rückenmark	reduziert Aktivität und Nahrungsaufnahme, hemmt Schmerz
Angiotensin	Hypothalamus	verursacht Durst, reguliert Flüssigkeitsgleichgewicht
Bombesin	Hypothalamus + Mittelhirn	Temperatur, hemmt Nahrungsaufnahme, erhöht Blutdruck
Neuropeptid-Y	Hypothalamus, Thalamus	erhöht Ess- & Trinkverhalten, fördert Gedächtnis
Bradykinin	Limbisches System, Rückenmark	leitet Schmerz

also nach einem Vorreiz im Spontan-EEG auf, während die Versuchsperson auf die eigentliche Aufgabe wartet.

Befindlichkeitsindikatoren

Daneben existieren eine ganze Anzahl von psychologischen Indikatoren zur quantitativen Erfassung der subjektiven Befindlichkeit des untersuchten Probanden. Neben der einfachen Befragung (*„Wie geht's Ihnen denn heute?"*) kann man **Eigenschaftswörterlisten** („check-lists") vorlegen, man kann die Aktivierungsveränderungen auf einer Skala einschätzen lassen (**semantisches Differential** oder **Polaritätsprofil**: krank -3 -2 -1 0 +1 +2 +3 gesund) oder auch Leistungsveränderungen messen (z.B. Reaktionszeiten, Konzentrationsvermögen).

Psychophysik:

Vorsicht: Psychophysiologie sollte nicht mit **Psychophysik** verwechselt werden. Diese beschäftigt sich mit dem direkten Zusammenhang zwischen einem äußeren Reiz und der subjektiven Empfindung, z.B. subjektive Helligkeitsschätzungen in Abhängigkeit von der Leuchtdichte einer Lichtquelle oder der Bestimmung der Schwelle, ab welcher Lautstärke eine Person einen Ton hören kann (Inkremental- und Dekrementalschwellen).

H99
→ **Frage 1.231:** Lösung A

Zu (**A**): Depression ist ein multifaktorielles Krankheitsbild, das sich aus mehreren Emotionen zusammensetzt. Neben Trauergefühlen, Schlaf- und Esstörungen tritt oft auch Angst auf und manchmal gegen die eigene Person gerichteter Zorn, der zum Suizid führen kann.

Zu (**B**) bis (**E**): Plutchik (1980) unterschied acht Grunddimensionen der Emotionen: Furcht (Panik), Zorn (Wut), Freude (Ekstase), Kummer (Traurigkeit), Vertrauen (Billigung), Abscheu (Ekel), Neugierde (Erwartung) und Erstaunen (Überraschung).

F02
→ **Frage 1.232:** Lösung E

Zu (**A**)–(**E**): Ekman & Friesen (1972, 1986) unterschieden sieben Basis-Emotionen anhand des Gesichtsaudrucks (Facial Action Coding System). Siehe Lerntext I.45.

H05
→ **Frage 1.233:** Lösung B

Zu (**A**): Die Cannon-Bard-Theorie besagt, dass ein Reiz zwei gleichzeitig ablaufende Reaktionen hervorbringt, die physiologische Erregung und die

Wahrnehmung der Emotionen. Keine der beiden Reaktionen bedingt die andere. Diese aus heutiger Sicht recht naive Theorie geht davon aus, dass die körperlichen Prozesse von den physiologischen unabhängig sind. Cannon und Bard formulierten die Thalamustheorie der Emotion: Der Thalamus schaltet alle sensorischen Informationen (außer Geruch) um. Die Informationen sollen erst im Thalamus ihre emotionale Tönung erhalten. Im Thalamus gibt es neuronale Erregungsmuster, die vom Cortex abgetrennt sind. Bei starken Reizen wird die Hemmung aufgehoben und die Erregung wird an den Cortex, die Skelettmuskulatur und an die Viszera weitergegeben. Wird nur der Cortex entfernt, bleiben die Emotionen bestehen. Wird der Thalamus entfernt, dann entstehen keine Emotionen mehr.

Zu (**B**): William James und auch Lange vertraten den Standpunkt, dass man Emotionen erst fühlt, nachdem und weil der Körper reagiert hat. Wir sind traurig, weil wir weinen; wir sind wütend, weil wir zuschlagen, und ängstlich, weil wir zittern. Gefühle sind hier nur Begleiterscheinungen körperlicher Vorgänge. Nach dieser Theorie löst ein Reizereignis eine Erregung im autonomen Nervensystem und andere körperliche Reaktionen aus, die dann zur Interpretation des Zustandes als eine spezifische Emotion führen.

Zu (**C**): Aaron Beck entwickelte ein kognitives Modell der Depression, das dysfunktionale Überzeugungen und Denkweisen des Patienten in Frage stellt. Nach Beck führen insbesondere negative unlogische Gedankengänge über sich selbst und die Umwelt, selektive Wahrnehmung von Fehlern, Überbewertung von Misserfolgen und Übergeneralisierung einer negativ verlaufenden Handlung auf zukünftige Handlungen in die Depression.

Zu (**D**): Seligman entwickelte 1975 das Konzept der gelernten Hilflosigkeit aus tierexperimentellen Studien. Hunde, die Serien von Elektroschocks nicht entkommen konnten, wurden passiv und ertrugen auch andere Situationen hilflos, in denen Möglichkeiten zur Flucht gegeben waren. Ähnliche Veränderungen zeigen sich auch bei einigen Arten der Depression.

Zu (**E**): Selye hat im Tierversuch verschiedene Stadien der Stressreaktion untersucht: 1. Alarmreaktion, 2. Resistenzstadium (Widerstandsstadium), 3. Erschöpfungsstadium.

H04
→ **Frage 1.234:** Lösung C

Zu (**A**): Ausdruckskomponente: Man kann praktisch jedes Gefühl durch einen entsprechenden Gesichtsausdruck zeigen, es handelt sich um angeborene Verhaltensweisen. Der erfahrene Arzt kann mitunter schon aus dem Gesichtsausdruck des Kranken erste Diagnosen darüber ableiten, wie der Patient sich fühlt. Die Frage nach der Problembewältigung lässt sich über die Ausdruckskomponente natürlich nicht befriedigend lösen.

Zu (**B**): Gefühlskomponente: Auslösung eines psychisch und körperlich fühlbaren Zustandes durch das Gefühl.

Zu (**C**): Die kognitive Komponente bewertet das Gefühl. Die Frage, ob und wie man eine Situation bewerten kann, fällt in diesen kognitiven Bereich.

Zu (**D**): Die motivationale Komponente entspringt dem Gefühlserlebnis und birgt Versuche, eine Situation zu ändern (Liebeskummer) oder gerade eben beizubehalten (Verliebtsein).

Zu (**E**): Neurophysiologische Daten sind meist zu unsicher, um eindeutig sagen zu können, welches Gefühl sich dahinter verbirgt. Ein Anstieg von Puls und Blutdruck kann ebenso gut auf erotische Leidenschaft hindeuten wie auf unterdrückte Wut.

H03
→ **Frage 1.235:** Lösung D

Zu (**A**)–(**E**): In einem Versuch von Schachter und Singer wurde ein durch Adrenalin-Injektion her-

vorgerufener Erregungszustand abhängig von der kognitiven Bewertung der Situation jeweils völlig anders bewertet (z.B. als Wut oder als Freude). Nach dieser 2-Faktoren-Theorie besteht jedes Gefühl aus zwei Komponenten: (1) physiologische Erregung und (2) kognitive Ursachenzuschreibung für die Erregung. Damit ist (D) richtig.

H88
→ **Frage 1.236:** Lösung A

Gefragt wird nach Psycho**physik**! Psychophysik beschäftigt sich mit dem direkten Zusammenhang zwischen einem äußeren Reiz und der subjektiven Empfindung.

Achtung: Im Examen Herbst '88 wussten das nur 30%, die meisten Prüflinge tippten auf Lösung (C) und verwechselten damit Psychophysik mit Psychophysiologie.

I.46   Aktivation

Denken Sie jetzt doch einmal ganz intensiv an das Physikum! Bald ist es soweit!!! Haben Sie wirklich schon genug gelernt? Schaffen Sie das überhaupt noch? Wahrgenommene und sogar nur phantasierte Stressreize führen außerordentlich schnell zu einer allgemeinen **Aktivation**. Plötzlich auftretende Reize rufen eine **Orientierungsreaktion** hervor, der Mensch antizipiert aufgrund seiner Intelligenz Gefahrensituationen aber schon viel früher. Diese Aktivierung hatte im Laufe der Evolution den Sinn, ein Lebewesen möglichst schnell auf Flucht- oder Kampfreaktionen vorzubereiten. Die meisten dieser Veränderungen entstehen durch Verstärkung der sympathischen und Hemmung der parasympathischen Aktivitäten („*Kampfnerv*" und „*Ruhenerv*"), daneben kommt es zu EEG-Veränderungen und Befindlichkeitsänderungen:

- EEG-Desynchronisation (Alphablockade)
- erhöhte Ausscheidung von ACTH
- erhöhte Katecholaminausschüttung
- Tonuserhöhung der Skelettmuskulatur
- periphere Vasokonstriktion
- wenig verzögert einsetzende Erhöhung der Herzfrequenz und Veränderung des Blutdrucks
- Erniedrigung der auditiven Reizschwelle
- Erhöhung der Atemfrequenz
- Pupillenerweiterung
- elektrodermale Aktivität (Sinken des Hautwiderstandes)
- Gefühl der psychischen Angespanntheit
- Verkürzung von Reaktionszeiten

Yerkes-Dodson-Gesetz:
Leistungen müssen durch Aktivation nicht besser werden. Nach Untersuchungen an Mäusen von **Yerkes und Dodson** (1908), die mit Elektroschock stimuliert wurden, existiert eine umgekehrt U-förmige Beziehung. Diese gilt auch für Menschen: Die Leistung nimmt zunächst mit dem Grad der Aktivation zu: müde Versuchspersonen lernen schlecht, wache besser, aber übererregte zeigten dann wieder schlechtere Leistungen. Welches Aktivierungsniveau hierbei optimal ist, das hängt von der Schwierigkeit der Aufgaben ab. Das **Yerkes-Dodson-Gesetz** postuliert, dass komplexe Aufgaben ein niedrigeres Aktivationsniveau fordern als einfache Aufgaben.

Das Ausmaß einer Aktivierung kann auch von den eigenen Erwartungen abhängig sein (z.B.

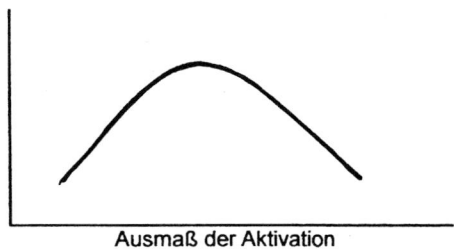

Abb. **1.27**   Das Yerkes-Dodson-Gesetz postuliert eine umgekehrt U-förmige Beziehung zwischen Aktivation und Leistung. An welcher Stelle sind Sie gerade?

vor einer mündlichen Prüfung). Bei einem „**mismatch**", d.h. die aktuellen Informationen sind nicht identisch mit den Erwartungen, wird das **Behavioral-Activation-System** aktiv, es enthält Informationen über die gegenwärtige Situation und Informationen über erwartete geplante Ereignisse. Das System vergleicht die beiden Informationen, bei dem *mismatch* kommt es zur Hemmung des laufenden Verhaltens und Erhöhung der Aktivierung. Die sensomotorische Informationssuche geht mit erhöhter Rezeptorsensität einher und besteht so lange bis die Diskrepanz zwischen Input und Erwartetem aufgehoben ist.

Aufmerksamkeit:
Aktivation ist die Grundvoraussetzung für Aufmerksamkeit und Konzentration. Unter **Vigilanz** versteht man die gerichtete Daueraufmerksamkeit bei monotonen Aufgaben. Die **selektive Aufmerksamkeit**, d.h. Richtung der Aufmerksamkeit auf ein bestimmtes Objekt der Umwelt, wird insbesondere von Motiven und Bedürfnissen beeinflusst.

F05 ■■
→ **Frage 1.237:** Lösung C

Zu (**A**): Alpha-Wellen treten vorwiegend bei entspannter Wachheit auf, unter Stress kommt es u.a. auch zur EEG-Desynchronisation, d.h. zur Alpha-Blockade. Bei entspannter Wachheit zeigt sich immer ein Spontan-EEG.
Zu (**B**): Im REM-Stadium (Traumschlaf) besteht ein niederamplitudes EEG mit niederen Theta-Wellen (Sägezahnwellen). Im Schlaf zeigt sich logischerweise ein Spontan-EEG.
Zu (**C**): Bereitschaftspotenzial ist ein Begriff aus der Elektrophysiologie. Bei Handlungen entsteht vor der Ausführung ein negatives Bereitschaftspotenzial, dessen Komponenten Aspekte wie Planung, Entscheidung und Ausführung der Handlung widerspiegeln. Schon 350 ms vor der Bewegungsausführung lässt sich im EEG über dem motorischen Cortex ein nicht-bewusster Vorplanungsprozess nachweisen. Erst ab einer gewissen Amplitudenhöhe des Bereitschaftspotenzials wird der Ansatz zur Handlung auch bewusst wahrgenommen. Hierbei handelt es sich natürlich nicht um ein Spontan-EEG, da ja eine motorische Handlung vorbereitet wird.
Zu (**D**) und (**E**): Der K-Komplex und Spindeln gehören zum leichten Schlaf nach der Einteilung von Dement und Kleitmann. Diese unterschieden folgende Schlafphasen:

- Stadium 1 (Einschlafstadium, aber noch wach): Fehlen von Alpha-Wellen, niedrige schnelle Beta-Aktivität, niedrige Theta-Aktivität,
- Stadium 2 (leichter Schlaf): niedrige, schnelle Aktivität mit Spindeln und K-Komplexen,
- Stadium 3 (mittlerer Schlaf): 10–50% Delta-Wellen,
- Stadium 4 (Tiefschlaf): über 50% der Zeit Delta-Wellen.

F03
→ **Frage 1.238:** Lösung D

Zu (**A**): Die Patientin ist aufgeregt und hat Angst, Alpha-Wellen (um 10 Hz) treten im EEG aber überwiegend nur im Zustand der entspannten Wachheit mit geschlossenen Augen auf. Auch eine Abnahme der Respiration ist mit Angst unvereinbar.
Zu (**B**): Die Herzfrequenzzunahme wäre mit dem Zustand der Angst vereinbar, nicht aber die Abnahme der Hautleitfähigkeit und die Verringerung der Respiration.
Zu (**C**): Die Respirationssteigerung würde damit übereinstimmen, dass die Patientin vor der Magenspiegelung aufgeregt ist; Tonusverringerung der Muskulatur und vermehrte Alpha-Aktivität würde dagegen für einen entspannten Ruhezustand sprechen.
Zu (**D**): Im Zustand der Angst ist der Körper auf die „*fight or flight*"-Reaktion vorbereitet. Dies entspricht der Tonuserhöhung der Muskulatur und der Herzfrequenzzunahme. Schon alleine durch den Angstschweiß nimmt die elektrische Hautleitfähigkeit zu.
Zu (**E**): Zunahme der Hautleitfähigkeit wäre zwar richtig, nicht jedoch die Verringerung des Tonus der Muskulatur.

H01 ■
→ **Frage 1.239:** Lösung D

Zu (**A**): Dass beim Schauen eines Horrorfilmes aller Wahrscheinlichkeit nach die Augenmuskeln aktiviert werden, bedarf vermutlich keines speziellen Kommentars.
Zu (**B**): Katecholamine sind z.B. Adrenalin, Noradrenalin und Dopamin. Die Freisetzung von Adrenalin in Stresssituationen – dazu gehört auch ein Horrorfilm – dürfte jedem geläufig sein.
Zu (**C**): Beta-Wellen (um 20 Hz): angespannte Wachheit mit offenen Augen, Erregung. Beta-Wellen bei einem Horrorfilm sind also normal.
Zu (**D**): Falsch: Der Hautwiderstand unter einer Stressbedingung steigt nicht, sondern sinkt!
Zu (**E**): Unter psychischer Anspannung steigt der Blutdruck.

H03 F01 F99
→ **Frage 1.240:** Lösung A

Zu (**A**): Das würde bedeuten je höher die Aktivierung, umso höher der Hautwiderstand. Es ist aber anders herum.

Zu (**B**): Das Hautleitfähigkeitsniveau (*skin conductance level*, SCL) ist ein Maß der basalen (tonischen) elektrodermalen Aktivität.

Zu (**C**): Die Hautleitfähigkeitsreaktion (*skin conductance response*, SCR) spiegelt momentane (phasische) Änderungen der elektrodermalen Aktivität wider.

Zu (**D**): Die Frequenz von Spontanfluktuationen der elektrodermalen Aktivität ist ein Maß der sympathischen Aktivierung.

Zu (**E**): Die psychophysiologische Aktivierung hat den Sinn, ein Lebewesen möglichst schnell auf Flucht- oder Kampfreaktionen vorzubereiten. Eine Möglichkeit, diese Aktivierung zu messen, ist z.B. elektrodermale Aktivität (Hautleitfähigkeit, Hautpotential).

H04
→ **Frage 1.241:** Lösung E

Zu (**A**): Adaptation: allmähliche Anpassung, wenn ein Reiz kontinuierlich dargeboten wird. Das Adaptationssyndrom gehört mit zu den Stressphasen nach Hans Selye (Alarmreaktion, Resistenzstadium, Erschöpfungsphase). In der zweiten Phase gewöhnt man sich zunächst an den Dauerstress (Adaptierung), es kommt zu physiologischen Veränderungen. Die kurzfristige Erregung der Patientin wegen familiärer Probleme führt sicherlich nicht zum Adaptationssyndrom, hierzu bedarf es langfristiger Stressbelastung.

Zu (**B**): Seligman entwickelte 1975 das Konzept der gelernten Hilflosigkeit aus tierexperimentellen Studien. Hunde, die Serien von Elektroschocks auch mit Aufwendung aller Kräfte nicht entkommen konnten, wurden schließlich passiv und ertrugen dann auch andere Situationen hilflos, in denen Möglichkeiten zur Flucht gegeben waren.

Zu (**C**): Nach Lazarus („*Copingforschung*") sind alle Reize Stressoren, die von einer Person subjektiv als bedrohlich empfunden werden. Ob eine Person eine schlimme Situation als bedrohlich, irrelevant, negativ oder sogar als positiv einschätzt, hängt demnach nur von der persönlichen Bewertung ab.

Zu (**D**): Reaktionsspezifität: Durch einen bestimmten Stimulus wird eine bestimmte Reaktion (Störung, Krankheit) ausgelöst. Benachbarte Konzepte sind: Individualspezifität (in völlig unterschiedlichen Belastungssituationen neigt dieselbe Person dazu, mit für sie typischen vegetativen Reaktionen zu antworten) und Reizspezifität (auf bestimmte Reize reagieren Menschen in einer ganz bestimmten, vorhersagbaren Art und Weise, d.h. gleiche Reize lösen gleiche Reaktionen bei verschiedenen Personen und zu verschiedenen Zeiten aus).

Zu (**E**): Leistungen müssen durch Aktivation nicht besser werden. Nach Untersuchungen an Mäusen von Yerkes und Dodson (1908), die mit Elektroschocks stimuliert wurden, existiert eine umgekehrt U-förmige Beziehung. Diese gilt auch für Menschen: Die Leistung nimmt zunächst mit dem Grad der Aktivation zu – müde Versuchspersonen lernen schlecht, wache besser, aber übererregte zeigten dann wieder schlechtere Leistungen. Die erregte Rechtsanwältin zeigt also schlechtere Leistungen.

F98
→ **Frage 1.242:** Lösung E

Der Tiefschlaf wird damit am besten durch Lösungsmöglichkeit (E) beschrieben: Delta- und Thetawellen; der hochaktivierte Zustand dagegen durch Lösungsmöglichkeit (B): desynchrone Betawellen. Bei der Desynchronisation kommt es übrigens zum Einsetzen von Betawellen und zur Alphablockade.

F98
→ **Frage 1.243:** Lösung B

Siehe Kommentar zu Frage 1.242.

F02
→ **Frage 1.244:** Lösung E

Zu (**A**), (**B**), (**C**) und (**D**): Siehe Lerntext I.46.
Zu (**E**): Der K-Komplex gehört zum leichten Schlaf.

H98
→ **Frage 1.245:** Lösung C

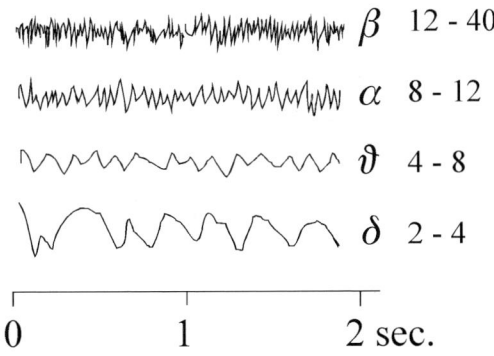

Abb. 1.**28**   EEG-Wellen

Zu (**A**): Dies wäre z.B. der Fall bei einem evozierten Potential, z.B. EEG-Veränderung nach visueller Stimulation mit einem Lichtblitz. Allerdings heben sich z.B. auch Schlafspindeln deutlich vom EEG-Hintergrund ab.

Zu (B): Ebenfalls ein evoziertes Potential, das hier durch sensorische Stimulation ausgelöst wird.

Zu (C): Der Wechsel von der Alpha- auf die Betaaktivität entspricht der Änderung vom entspannten Zustand zur Außenzuwendung.

Zu (D): Dies würde bedeuten, dass der Proband vom entspannten Wachzustand in den Schlaf fällt.

Zu (E): Amplitude: Schwingungsweite. Diese nimmt beim Wechsel von Alpha- zur Betaaktivität nicht zu, sondern eher etwas ab. Die Frequenz (Zahl der Schwingungen pro Zeiteinheit) dagegen nimmt zu.

H00
→ **Frage 1.246:** Lösung E

Aufgrund von thamalischen Schrittmachern existiert im Gehirn eine synchrone Grundaktivität im EEG; durch äußere Ereignisse kommt es zur Desynchronisierung des EEG (z.B. Alpha-Blockade), die als Zeichen der Aktivierung gilt. Auslöser sind z.B. sensorische Reize (z.B. visuelle oder akustische Stimulation bei evozierten Potenzialen), motorische Tätigkeiten oder kognitive Vorgänge (z.B. Kopfrechnen). Die Desynchronisation ist meist topographisch auf bestimmte Hirnareale begrenzt (z.B. Verringerung des okzipitalen Alpha-Rhythmus bei visuellen Reizen). Solche ereigniskorrelierte Potenziale lassen sich meist nur durch Mittelung aus dem spontanen EEG zeigen. Das Verfahren zeigt sich sensitiv in Hinblick auf viele kognitive Funktionen (Aufmerksamkeit, Sprache, Gedächtnis) und

dient u.a. zur Demenzdiagnostik. Bereits die Erwartung eines kommenden Reizes verändert das EEG.

Traumaktivität lässt sich durch dieses Verfahren schon alleine deshalb nicht prüfen, da ja kein auslösendes Ereignis vorliegt.

F04
→ **Frage 1.247:** Lösung A

Zu (A)–(E): Die elektrische Aktivität des ZNS kann entweder spontan oder evoziert sein, d.h. abhängig von äußeren Reizen. Zur Messung evozierter Potentiale werden z.B. gezielt akustische oder visuelle Reize (Stimuli) gegeben. Das EEG muss hierfür mehrfach gemessen und das Ergebnis gemittelt werden, um die spontane (zufällige) Aktivität auszumitteln. Die *contingente negative Variation* (CNV) ist ein langsamer, negativer Wechsel im EEG, der in der Periode zwischen der evozierten Reaktion auf gepaarte Stimuli auftaucht, wenn der erste Reiz ein Warnreiz ist und der zweite Reiz eine Reaktion verlangt. Die CNV fällt größer in Situationen aus, die nicht nur die Wahrnehmung, sondern auch die Diskrimination von Stimuli verlangen. Die CNV ist hauptsächlich von Aufmerksamkeitsprozessen und allgemeinem Erregungsniveau (Arousal) abhängig. Die CNV taucht also nach einem Vorreiz im Spontan-EEG auf, während die Versuchsperson auf die eigentliche Aufgabe wartet. Demnach ist (A) richtig, da nur hier der Alarmreiz zuerst kommt.

I.47 Angst

Angst ist ein ganz übles Gefühl, vor allem vor Prüfungen ist es absolut hinderlich, denn es hilft einem auch nicht weiter, wenn man ausgerechnet vor dem wichtigsten Termin seines ganzen Lebens nicht geschlafen hat, unter Durchfall leidet, morgens nichts essen konnte und Magenkrämpfe hat. Dass diese ganzen Krankheitssymptome einzig und alleine auf Angst zurückzuführen sind, merkt man erst, wenn man sich nach dem (bestandenen) Examen plötzlich wieder topfit fühlt. Dennoch gibt es wichtige positive Aspekte der Angst: Dieses Gefühl hat eine wichtige Schutzfunktion. Als **Realangst** soll es uns vor objektiv gefährlichen Situationen warnen und stellt durch die körperliche Begleitsymptomatik den Körper auf Flucht- oder Kampfreaktionen ein. Problematisch ist, dass wir in vielen Angstsituationen heute weder fliehen müssen, noch zu kämpfen brauchen (Prüfungen, Zahnarzt, Horrorfilme), die vegetativen Symptome existieren aber trotzdem, obwohl sie hier gar nicht mehr sinnvoll sind (→ Erinnern Sie sich vor der nächsten mündlichen Prüfung an diese Worte!). Gleich-

zeitig verspürt man ein unangenehmes Gefühl in Angstsituationen, das als negative Verstärkung wirkt, und man versucht künftig, solche und ähnliche Situationen zu meiden. Dieses Verhalten kann bei konsequenter Weiterverfolgung zu neurotischen Störungen wie Phobie und Angstneurose führen. Die Verhaltenstherapie postuliert daher auch: „*Angst wird man nur los, wenn man sie durchsteht!!!*"

State anxiety ist der Fachterminus für momentane, situationsbezogene Angst und unterscheidet sich von **trait anxiety**, dem relativ stabilen Persönlichkeitsfaktor der Ängstlichkeit. Personen mit hoher Angstbereitschaft (*trait anxiety*) neigen in allen Situationen dazu, eher ängstlich-vorsichtig zu reagieren.

Neurotische Störungen zeichnen sich durch ein übermäßig starkes Maß an Angst aus. Ein Patient mit einer **Zwangsstörung** kontrolliert ständig z.B. sämtliche elektrischen Geräte in seiner Umgebung, da er Angst hat, es könne etwas passieren. Der **Hypochonder** projiziert seine Angst auf körperliche Krankheiten und entdeckt täglich neue

Symptome (meist unheilbarer, tödlicher) Krankheiten an sich selbst. Bei der **Phobie** richtet die Angst sich auf spezifische Objekte, Personen oder Situationen (z.B. Belonephobie = Angst vor spitzen Gegenständen, Bibliophobie = Angst vor Büchern, Klaustrophobie = Angst vor engen, dunklen Räumen, Agoraphobie = Angst vor großen Plätzen, Menschenansammlungen, Geschäften und das Haus zu verlassen, Phobophobie = Angst vor der Angst). Phobien unterscheiden sich von der **generalisierten Angststörung**, bei der Patienten fast ständig Angst verspüren, besonders vor allem was neu und fremd ist. **Panikstörung:** wiederkehrende, schwere Panikattacken, die sich auch nicht auf spezielle Situationen beschränken und deshalb unvorhersehbar auftreten, z.T. auch zu Hause in Ruhesituationen. Meist Beginn mit Herzrasen, Erstickungsgefühlen, Schwindel und Depersonalisationsgefühlen. Sekundär auch Angst davor zu sterben oder wahnsinnig zu werden. Phobien sind durch verhaltenstherapeutische Intervention gut zu behandeln, durch systematische Desensibilisierung verlernt der Patient

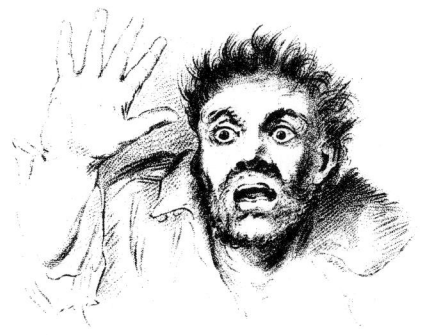

Abb. 1.**29** Leidet diese Person Ihrer Ansicht nach unter Trait oder unter State Anxiety, unter Furcht, Phobie oder einer Angststörung? [Aus: Hertl, 1993, Der Gesichtsausdruck des Kranken, Thieme-Verlag]

seine Angst in praktischen Übungen, wobei auftretende Ängste durch Entspannungsverfahren neutralisiert werden. Generalisierte Angststörungen werden oft auch mit psychoanalytischen Behandlungsmethoden angegangen.

F90

→ **Frage 1.248:** Lösung D

„State anxiety" ist situationsbezogene Angst. Das wussten nur 13 % der Examenskandidaten, die meisten (64 %) verwechselten es mit „trait anxiety"! Eine Phobie ist eine auf Objekte oder Situationen gerichtete Angst.

F90

→ **Frage 1.249:** Lösung B

Siehe Kommentar zu Frage 1.248.

F05 ■

→ **Frage 1.250:** Lösung D

Zu (**A**): Die Bronchien reagieren bei Asthmatikern auf bestimmte Reize überempfindlich und verengen sich krampfartig. Diese Verengung der kleinen Luftwege führt zu einer anfallsweisen Atemnot, begleitet durch starke Schleimbildung und Schwellung der Schleimhaut. In Deutschland sind etwa 10% der Kinder betroffen, aber auch 5% der Erwachsenen. Während bei Kindern das Asthma überwiegend allergisch bedingt ist, leiden Erwachsene, v.a. in der zweiten Lebenshälfte, häufiger unter dem sog. nichtallergischen Asthma.

Zu (**B**): Herzinfarkt entsteht infolge einer koronaren Herzkrankheit, meist Verengung der Koronargefäße („Herzenge"). Symptome: Engegefühl im Brustbereich, häufig Schmerzausstrahlung in den linken Arm oder den Unterkiefer, Herzrasen, kalter Schweiß, kaum tastbarer Puls, Atemnot und Todesangst.

Zu (**C**): Hypochondrie gehört zur Gruppe der somatoformen Störungen: Gemeinsames Merkmal ist, dass die Betroffenen über körperliche Beschwerden klagen, für die sich bei medizinischen Untersuchungen keine Ursachen finden lassen. Trotzdem hält bei Hypochondern die Befürchtung an, sie könnten ernsthaft krank sein. Bei Personen, die zu Hypochondrie neigen, führen Informationen über Krankheiten und die Wahrnehmung (an sich normaler) körperlicher Erscheinungen zur Annahme, sie seien krank. Als Folge beobachten sie ihr körperliches Befinden sehr aufmerksam, durch die Angst um die eigene Gesundheit steigt das körperliche Erregungsniveau, was zu einem Anstieg der scheinbaren Symptome führt und die Überzeugung verfestigt, an einer Krankheit zu leiden.

Zu (**D**): Panikstörung: Krankhafte Angst bzw. eine Panikstörung liegt vor, wenn das Auftreten von Angst unangemessen ist (plötzliche Angstanfälle ohne Auslöser), die Angst unangemessen stark ist (ausgeprägte Panik) und die Angst auf Dauer nicht durch eigene Anstrengungen überwunden werden kann. In fortgeschrittenen Stadien von Angsterkrankungen kommt es zu zunehmendem Vermeidungs- und Rückzugsverhalten und nicht selten zu Selbstbehandlungsversuchen mit Alkohol, Nikotin, Beruhigungs- und Schmerzmitteln sowie Drogen. Typische Symptome werden in der IMPP-Frage beschrieben.

Zu (E): Unter somatoformen autonomen Funktionsstörungen werden all die Störungen angesehen, die auf Grund der körperlichen Beschwerden eine organische Erkrankung nahe legen, für die jedoch keine organischen Ursachen zu finden sind. Somatoforme Störungen zählen zu den häufigsten psychischen Störungen. Etwa fünf bis elf Prozent der Allgemeinbevölkerung leiden unter einer somatoformen Störung. Die Betroffenen erleben ihre Beschwerden so, als beruhten diese auf der körperlichen Erkrankung eines Systems oder Organs. Beispielsweise werden Magen-, Herz-, Kreislauf- oder Atembeschwerden sowie Beschwerden des Urogenitalsystems angegeben. Eine tatsächliche körperliche Erkrankung dieser Organe bzw. Organsysteme, welche die angegebenen Beschwerden erklären könnte, liegt jedoch nicht vor.

I.48   Aggression

Geschichtsbücher lassen sich praktisch an jeder beliebigen Stelle aufschlagen, die Seite wird immer von Kriegen, Gewalt und Mord handeln. Der Mensch, so scheint es, ist eines der aggressivsten Lebewesen. Eine ganze Anzahl von Forschern hat versucht, die Ursachen für **Aggressionen** hierfür herauszufinden. Einige der wichtigsten Theorien sollen kurz skizziert werden:

1. **Psychoanalytische Aggressionstheorie**: Sigmund **Freud** ging zunächst nur von einem Trieb aus, dem Eros und glaubte alle Handlungen letztlich auf sexuelle Bedürfnisse zurückführen zu können. Erst im späteren Lebenswerk entwickelte er die Theorie eines Gegenspielers. Der **Thanatos** (Todestrieb) soll für alle zerstörerischen Handlungen verantwortlich sein. Wie alle Triebe verlangt er gelegentlich die Möglichkeit einer Abreaktion (Jähzornanfälle ohne Grund).

2. **Instinkttheorie**: **Konrad Lorenz** und **Irenäus Eibl-Eibesfeldt** entdeckten, dass Aggression im Tierreich eine arterhaltende Funktion hat, aggressive Lebewesen können sich besser durchsetzen als friedfertige. Lorenz unterscheidet **extraspezifische** Aggression gegen andere Spezies (zwecks Ernährung) von **intraspezifischer** Aggression, innerhalb der eigenen Art, z.B. Brunftkämpfe der Hirsche. Diese stellen einen innerartlichen Regelmechanismus dar, durch den das kräftigste (und aggressivste!) Tier sich besser vermehren kann als schwache Tiere. Letztlich ist auch der Mensch über Tausende von Jahren auf hohe Aggressivität gezüchtet worden; ein schweres biologisches Erbe!

3. **Lerntheorie**: **A. Bandura** wies darauf hin, dass insbesondere Modelllernen erhebliche Auswirkungen auf aggressives Verhalten hat. Kinder, die in einem Film aggressives Verhalten beobachtet hatten, benahmen sich hinterher erheblich feindseliger als die Kontrollgruppe.

4. **Frustrations-Aggressions-Theorie**: **Dollard** & **Miller** gehen davon aus, dass Aggression eine

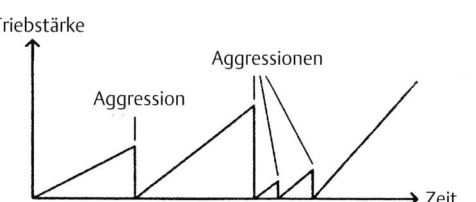

Abb. 1.**30**   Sexuelles Verhalten muss der Mensch gelegentlich durchführen, um seinen Sexualtrieb abzureagieren. Freud postulierte dasselbe für eine vom Thanatos produzierte Aggressionsenergie, die wir immer wieder abreagieren müssen. Diese Triebenergie wird angesammelt, bis sie abgeführt werden kann. Kommt es lange Zeit nicht zur Aggressionsabfuhr, so ist eine entsprechend hohe Triebstärke vorhanden.

Folge von Frustration ist. Die Frustration ist dabei um so stärker, je größer das abgelehnte Bedürfnis ist und je näher die Person an der Befriedigung des Bedürfnisses war. Je stärker die Frustration, desto größer die nachfolgende Aggression, wobei mehrere kleine Frustrationen sich aufsummieren können. Die Aggression kann verschoben werden, so dass sie nicht unbedingt die frustrationsauslösende Person treffen muss. Achtung: Beachten Sie bitte, dass dies nur eine mögliche Folge von Frustration ist. Durch frustrierende Erlebnisse können ebensogut Depression, Regression oder Fixierung entstehen. Frustrationsintoleranz: Personen unterscheiden sich in dem Ausmaß, mit dem sie auf Frustrationen aggressiv oder depressiv reagieren. Frustrationstolerante bleiben bei Misserfolgen ruhig, Frustrationsintolerante tendieren zu starken emotionalen Reaktionen. Wie reagieren Sie persönlich auf den berühmten Abschiedsbrief (*„Ich liebe ich noch immer, aber ich sehe einfach keine Zukunft mehr für unsere Beziehung...“*)?

F96

→ **Frage 1.251:** Lösung D

Die Frage geht auf die psychoanalytische Theorie zur Erklärung von aggressiven Handlungen zurück. Der Thanatos (Todestrieb) soll für alle zerstörerischen Handlungen verantwortlich sein. Wie alle Triebe verlangt er gelegentlich die Möglichkeit einer Abreaktion. Diese Triebenergie wird angesammelt, bis sie abgeführt werden kann. Kommt es lange Zeit nicht zur Aggressionsabfuhr, so ist eine entsprechend hohe Triebstärke vorhanden. Durch aggressive Handlungen wird diese Triebenergie abgebaut, es kommt zur Katharsis. Menschen müssen demnach in gewissen Abständen immer wieder aggressive Handlungen durchführen, um die Triebenergie des Thanatos zu vernichten. Sinnvoll ist eine Abreaktion in sportlichen Tätigkeiten (z. B. Fußball spielen).

H97

→ **Frage 1.252:** Lösung D

Zu (**A**): Verbale wie auch physische Aggressivität kann gerade bei verhaltensgestörten Kindern und neuernannten Hochschulprofessoren zur dominanten Reaktion werden, mit der auf jede tendenziell frustrierende Situation reagiert wird.

Zu (**B**): Durch eine Verhinderung des externen Aggressionsabbaus kommt es oft zur Autoaggression.

Zu (**C**): Wenn eine Person ihre Interessen durch aggressive Verhaltensweisen immer wieder durchsetzen kann, kommt es zu einer (Selbst-)Verstärkung dieses Verhaltens.

Zu (**D**): Die Katharsistheorie geht davon aus, dass es nach der Abreaktion der Aggression zu einer Katharsis, d. h. Seelenreinigung, kommt. Das „Aggressions-Reservoir" muss erst wieder aufgefüllt werden, die Aggressivität tritt also zunächst kaum oder nur sehr schwach auf. Die Lerntheorie hat eine völlig gegenteilige Auffassung. Hier geht man davon aus, dass Personen, die sich durch aggressives Verhalten durchsetzen können, belohnt werden und dieses Verhalten also immer häufiger zeigen.

Zu (**E**): Komplizierter kann man diesen Sachverhalt nicht mehr ausdrücken! Natürlich gibt es auch gesellschaftlich angepasste Formen der Aggression, die durchaus mit sozialen Motiven einhergehen, etwa einem Polizeieinsatz gegen Rowdies, die unbescholtene Bürger belästigen.

H02

→ **Frage 1.253:** Lösung D

Zu (**A**): Ambiguität bedeutet Mehrdeutigkeit von Wörtern, Werten, Motiven und Sachverhalten; Ambiguitätstoleranz entsprechend, diese Mehrdeutigkeit zu ertragen.

Zu (**B**): Der erste Eindruck („*primacy effect*") bestimmt häufig die weitere Beurteilung einer Person. Gegenteil ist der „*recency effect*", d. h. der Einfluss neuerer Informationen über eine Person hat es meist schwer, sich gegen den ersten Eindruck durchzusetzen.

Zu (**C**): Unter Vigilanz versteht man die gerichtete Daueraufmerksamkeit bei total monotonen Aufgaben wie etwa dem Schreiben dieser Kommentare hier.

Zu (**D**): Frustrations-Aggressions-Theorie: Eine Person, die hohe Frustrationsintoleranz zeigt, reagiert schneller mit Aggressivität als eine hoch frustrationstolerante. Ich hoffe, Sie haben bemerkt, dass bei dem zweiten Frust-Wort das „*in*" fehlt? Oder haben Sie das jetzt gar für einen Druckfehler gehalten?

Zu (**E**): Modell der Kompetenzerwartung („*self efficacy*"): Soziale Fertigkeiten („*social skills*") sind Reaktionsmuster, die es ermöglichen, sich bei der Interaktion mit anderen erfolgreich zu verhalten. Eines der häufigsten Probleme ist mangelnde Selbstsicherheit hinsichtlich der eigenen Kompetenz, eine Situation angemessen zu meistern. Hier wird ein soziales Kompetenztraining („*behavioral rehearsal*") empfohlen. Abweichendes Verhalten beruht oft auf Defiziten im Erlernen von sozialen Fertigkeiten im Kindesalter.

I.49	**Schmerz**

„Bevor der Arzt mit der Spritze in die Vene stach, hantierte er noch längere Zeit damit vor den Augen des Patienten herum und setzte ihm auseinander, warum er zur Blutabnahme heute eine so dicke Kanüle brauche. Als er dann endlich die Spritze ansetzte, fiel der Patient in Ohnmacht." **Schmerz** dient dem Schutz vor einer Verletzung des Körpers. Aufgrund unterschiedlicher Typen von Schmerzrezeptoren lässt sich ein heller, stechender und gut lokalisierbarer Schmerz (**Primärschmerz**) unterscheiden von einem eher dumpfen und ausgebreiteten Schmerz (**Sekundärschmerz**). Der scharfe, stechende Schmerz führt in der Regel zur sofortigen Fluchtreaktion, der dumpfe Schmerz erzwingt eine Schonhaltung des betreffenden Organs. Außerdem unterscheidet man den Oberflächenschmerz (Haut), Tiefenschmerz (Kopfschmerzen) und den Eingeweideschmerz. Schmerz unterliegt kaum der Habituation oder der Adaptation, sondern wird über lange Zeiträume gespürt. Dennoch gibt es psychische Einflussgrößen. Konzentration auf einen zu erwartenden Schmerz (s. Beispiel oben) verstärkt das Schmerzerleben. Verletzungen, die man sich unmerklich bei handwerklicher Arbeit zuzieht, spürt man oft erst später. Je bedrohlicher ein

Schmerz erlebt wird, um so mehr tut er subjektiv weh. Interessanterweise kann Schmerzwahrnehmung durch soziale Faktoren verstärkt oder verringert werden. Masochisten empfinden bestimmte Schmerzreize sogar als lustvoll. Bei ständiger mütterlicher Fürsorge für das Herzeigen kleiner Wunden verstärkt sich die Schmerzwahrnehmung von Kindern. Aus anthropologischen Untersuchungen ist bekannt, dass einzelne Völker sich die Schmerzwahrnehmung bei bestimmten kulturellen Handlungen geradezu abgewöhnen können (z.B.: „Feuerlaufen"). Auch veränderte Bewusstseinszustände können die Schmerzwahrnehmung abschwächen oder vergrößern, insbesondere der chronisch depressive Patient stellt sein Schmerzerleben häufig in den Vordergrund.

Das **Drei-Ebenen-Konzept** des Schmerzes umfasst:
1. subjektiv-psychologische Ebene (sprachliche Äußerungen bei Schmerz);
2. motorische Verhaltensebene (Schonhaltung, Gesichtsausdruck);
3. physiologisch-biologische Ebene (z.B. Entzündung, Muskelverspannung etc.).

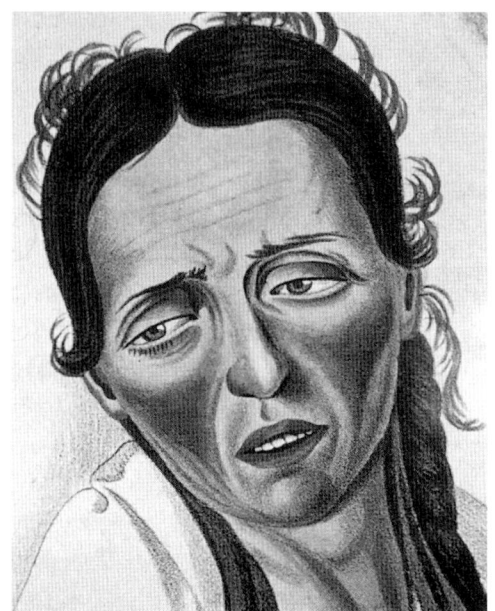

Abb. 1.**31** Anhaltender Schmerz (Bäumgärtner, 1842) wirkt zermürbend. [Aus: M. Hertl, 1993; Der Gesichtsausdruck des Kranken, Thieme-Verlag]

Komponentenmodell des Schmerzes:
Die Gate-Control-Theorie von Melzack und Wall (1965), fortentwickelt von Melzack und Casey (1968), geht davon aus, dass Schmerz von entsprechenden Rezeptoren ausgeht und über Rückenmark, Thalamus und Limbischem System bis zum Cortex verläuft. Jedem Durchgangsstadium entspricht eine spezifische Schmerzerfahrung.
- Die sensorisch-diskriminative Komponente beschreibt das Feuern von Nozizeptoren, deren Erregung Informationen über Beginn, Ende, Ort und Intensität des Schmerzreizes vermitteln.
- Die vegetative bzw. autonome Komponente bezieht sich auf automatisch ablaufende Veränderungen im schmerzenden Bereich. Hierzu gehört z.B. Erweiterung der Hautgefäße, Blutdruckanstieg (oder z.T. auch Blutdruckabfall unter Schock bei schwerer Verletzung!), Erhöhung der Herzfrequenz, Veränderung der Atmung, beim viszeralen Schmerz auch Übelkeit, Erbrechen und Schweißausbruch. Diese werden reflektorisch über das vegetative Nervensystem gesteuert.
- Die motorische Komponente beim Schmerzerleben umfasst insbesondere reflexives Zurückziehen eines schmerzenden Körperteiles (Schutzreflex) wie auch Fluchtreaktionen. Beim Tiefen- und Eingeweideschmerz kommt es oft zu reflexiven Muskelverspannungen oder seltsamen Körperhaltungen, um den

Schmerz zu verringern. Auch Verkrümmung oder Schaukelbewegungen zur Schmerzeindämmung gehören hierher.
- Affektive bzw. emotionale Komponente: derselbe Sinneseindruck kann in Abhängigkeit von der Ausgangslage des Individuums als angenehm oder unangenehm empfunden werden. Beispiel: laute Musik in der Disco vs. dieselben Dezibel auf einer Baustelle. Lediglich Schmerz löst fast immer nur unlustbetonte Affekte (Emotionen) aus. Das affektiv-motivationale System bewertet die Schmerzreize zum einen nach emotionalen Kriterien, zum anderen dient es der Handlungsvorbereitung.
- Die kognitiv-bewertende Komponente beurteilt eine Wahrnehmung. Auch das Schmerzerleben wird einer solchen Beurteilung unterzogen, z.B. als „nicht lebensbedrohlich" bzw. als „bedrohlich". Das kognitiv-evaluative System bewertet den Schmerzreiz nach kognitiven Maßstäben und vergleicht ihn mit früheren Schmerzen. Aufgrund dieser kognitiven Bewertung wird eine Handlung angestrebt (oder nicht), z.B. ein Pflaster aufgeklebt, eine Schmerztablette eingenommen oder der Arzt aufgesucht.

Schmerzgedächtnis:
Starker Schmerz kann dazu führen, dass sich ein Schmerzgedächtnis für die betroffene Körper-

stelle herausbilden kann. Dieses Schmerzgedächtnis führt dazu, dass der Patient sensibilisiert wird und künftig häufiger Schmerz dieser Art spüren wird, eine oft chronische Belastung. Aus Sicht der Schmerzforscher ist es daher wichtig, Schmerz z. B. nach einer Operation medikamentös völlig zu unterdrücken, damit sich ein solches Schmerzgedächtnis nicht ausbilden kann. **Phantomschmerzen** entstehen, wenn ein Körperteil amputiert wird, die Person das nicht mehr vorhandene Glied aber dennoch spürt, da das dazu gehörige Hirnareal ja noch vorhanden ist.

Klinischer Bezug

Emotionale Veränderungen sind Bestandteil vieler Krankheiten. So erzeugen alle ernsthaften körperlichen Störungen Angst beim Patienten. Selbst im Waschzettel genannte Nebenwirkungen können bei Patienten irrationale Befürchtungen wecken, auf die der Arzt eingehen muss, da der Patient sonst die Mitarbeit verweigert. Mitunter wird der Arzt mit Aggressionen des Patienten oder seiner Angehörigen konfrontiert, wenn Behandlungsverfahren nichts genützt haben. Ungehemmte Aggression ist auch ein Symptom einiger psychischer Störungen wie der Soziopathie oder nach Frontalhirnläsionen. Darüber hinaus sind emotionale Veränderungen eines der wichtigsten Symptome fast aller psychischen Störungen. Schmerz ist das häufigste Krankheitssymptom überhaupt und das Ausmaß des Schmerzerlebens muss daher stets vom Arzt erfasst und mitbehandelt werden.

F05 H03
→ **Frage 1.254:** Lösung B

Zu (A): Die Analyse der affektiven Information gehört zur affektiven (gefühlsmäßigen) Komponente des Schmerzes.
Zu (B): Identifikation von Lokalisation und Intensität des Schmerzes gehören zur sensorisch-diskriminativen Komponente.
Zu (C): Beim Vergleich aktueller mit früheren Schmerzerfahrungen würde es sich um eine kognitive Komponente handeln, die in diesem Schmerzmodell jedoch nicht genannt wird.
Zu (D): Die Integration der Schmerzwahrnehmung in das Verhalten bedeutet eine Anpassung an den Schmerz, z.B. eine Schonhaltung bei akuten Magenschmerzen oder Vermeidung bestimmter Tätigkeiten bei chronischen Rückenschmerzen.
Zu (E): Bei der Unterscheidung chronischer von akuten Schmerzen würde es sich um eine kognitive Komponente handeln, die in diesem Schmerzmodell jedoch nicht genannt wird.

F04
→ **Frage 1.255:** Lösung B

Zu (A): Das affektiv-motivationale System bewertet die Schmerzreize zum einen nach emotionalen Kriterien, zum anderen dient es der Handlungsvorbereitung.
Zu (B): Das kognitiv-evaluative System bewertet den Schmerzreiz nach kognitiven Maßstäben und vergleicht ihn mit früheren Schmerzen. Aufgrund von Erfahrungen werden Reaktionsmöglichkeiten abgeleitet. Auch die Fehlinterpretation des Herzinfarkt-Patienten gehört zu dieser Komponente.
Zu (C): Das sensorisch-diskriminative System hat die Aufgabe der Wahrnehmung von Schmerz in Bezug auf Ort und Intensität.
Zu (D): Die vegetative Komponente des Schmerzes lässt sich durch entsprechende Begleitreaktionen des autonomen Nervensystems kennzeichnen.
Zu (E): Die verhaltensmäßig-motorische Komponente entstammt einem anderen Modell: Das Drei-Ebenen-Konzept des Schmerzes umfasst: 1. subjektiv-psychologische Ebene (sprachliche Äußerungen bei Schmerz), 2. motorische Verhaltensebene (Schonhaltung, Gesichtsausdruck), 3. physiologisch-biologische Ebene (z.B. Entzündung, Muskelverspannung etc.).

F05 ■
→ **Frage 1.256:** Lösung B

Zu (A): Körperliche Aktivierung kann von der Schmerzwahrnehmung ablenken. Insbesondere Muskelschmerzen verstärken sich oft durch verspannte Schonhaltungen. Jede Handlung lenkt die Wahrnehmung des Patienten, die oft nur noch auf die Schmerzwahrnehmung fokussiert ist, in andere Bereiche und lässt den Schmerz abklingen.
Zu (B): Im Sinne eines sekundären Krankheitsgewinns können Schmerzen sich verstärken, wenn der Patient dafür Zuwendung erhält. Besonders bei Kindern ist das ein häufig anzutreffendes Phänomen. Der Arzt sollte übersteigerte Äußerungen von Schmerzen daher keinesfalls mit Zuwendung belohnen. Sinnvoller ist es, den Patienten dazu zu bringen, sich statt auf die Schmerzen auf andere, nettere Lebensinhalte zu konzentrieren.
Zu (C): Kontrakte sind verbindliche Absprachen zwischen zwei hierarchischen Ebenen für einen festgelegten Zeitraum über die zu erbringenden Leistungen oder zu erreichenden Wirkungen/Ergebnisse und die hierzu bereitgestellten Ressourcen. In der Therapie können mit Patienten Kontrakte geschlossen werden, d.h. Therapievereinbarungen, in denen das Ziel der Behandlung eindeutig festgelegt wird, aber auch das, was der Patient dafür tun muss.
Zu (D): Die moderne Schmerzforschung geht davon aus, dass sich durch lang andauernde Schmerzen

ein „Schmerzgedächtnis" ausbildet, wodurch die Schmerzen dann chronisch werden. Daher ist es wichtig, den Patienten von Anfang an völlig schmerzfrei zu halten. Dies entspricht aber der zeitkontingenten Medikation zur Aufrechterhaltung eines gleich bleibenden Medikamentenspiegels. Schmerzkontingente Medikation würde bedeuten, das Medikament erst zu geben, wenn der Patient Schmerz spürt. Das ist aus heutiger Sicht falsch.

Zu (E): Symptomkontingente Arztbesuche würde bedeuten, dass der Patient den Arzt stets nur aufsucht, wenn er die Schmerzen nicht mehr aushalten kann. Im Sinne einer verhaltenstherapeutischen Intervention ist das nicht richtig; der Patient soll ja lernen, mit seinem Schmerz zu leben.

H97
→ **Frage 1.257:** Lösung A

Zu (A): Damit würde man die Äußerung von Schmerzen ja belohnen, es käme zum Krankheitsgewinn und der Patient würde seinen Schmerz immer häufiger äußern.

Zu (B)–(E): Diese Verhaltensweisen würden den Krankheitsgewinn löschen (Überhören von Schmerzäußerungen) und Verhaltensweisen belohnen, die vom Schmerz ablenken (Beschäftigung trotz Schmerzen). Dadurch, dass dem Patienten nicht gesagt wird, wann und in welcher Dosierung Schmerzmittel reduziert werden, verhindert man einen negativen Placeboeffekt.

H03
→ **Frage 1.258:** Lösung E

Zu (A): Visuelle Analogskala, z.B.:
Schmerz: leicht |---X--| schwer
Da hier eine Skala mit Abstufungen (von 1 bis 10) vorgegeben wurde, handelt es sich nicht um eine visuelle Analogskala.

Zu (B): Die psychophysiologische Aktivierung hat den Sinn, ein Lebewesen möglichst schnell auf Flucht- oder Kampfreaktionen vorzubereiten. Die meisten dieser Veränderungen entstehen durch Verstärkung der sympathischen und Hemmung der parasympathischen Aktivitäten.

Zu (C): Toleranz bezeichnet den zugelassenen Betrag der Abweichung zwischen Soll- und Ist-Zustand. Überschreitet dieser Betrag die Toleranzschwelle, dann wird die Motivation des Individuums geweckt zu handeln. Beispiel für Schmerztoleranz: Im Alter nimmt die Schmerzschwelle zu, d.h. ältere Menschen empfinden Schmerzen häufig nicht mehr so intensiv wie junge Leute.

Zu (D): Die Psychophysik beschäftigt sich mit dem direkten Zusammenhang zwischen einem äußeren Reiz und der subjektiven Empfindung, z.B. subjek-

tive Helligkeitsschätzungen. Psychophysikalischer Modalitätenvergleich, z.B. subjektive Einschätzung, ob ein Grünton heller als eine rote Farbfläche ist.

Zu (E): Subjektive Algesimetrie: Messung der Schmerzintensität. Mit Hilfe der Algesimetrie wurden Möglichkeiten entwickelt, Intensität und Ausmaß von Schmerzen zu objektivieren.

1.4.5　Motivation

| I.50 | **Motivation** |

„Warum sitzen Sie jetzt eigentlich hier und lesen dieses Buch? Haben Sie denn wirklich nichts Besseres zu tun?" Das ist eine Frage der **Motivation**. Wenn Sie sicher sind, dass Sie momentan keine anderen, wichtigeren Bedürfnisse zu befriedigen haben, dann sollten Sie sich die folgenden Unterscheidungen einprägen:

Homöostase: dient der Konstanthaltung physiologischer Größen (Körpertemperatur, Blutzuckerwert, …) im Sinne eines Regelkreises mit Ist- und Sollwert. Bei homöostatischen Bedürfnissen muss immer ein physiologischer Mangelzustand vorhanden sein, dessen Befriedigung lebenswichtig ist. Homöostase ist damit die Grundlage für die meisten primären Bedürfnisse.

Primäre Bedürfnisse dienen der Selbsterhaltung, sie sind angeboren und direkt lebensnotwendig. Es handelt sich insbesondere um die Bedürfnisse nach: Essen, Trinken, Schlafen, Atmen und Umweltreizung. Auch Träumen, Muttertrieb und Sexualität werden hierunter subsumiert. **Sekundäre Bedürfnisse** sind erlernte Bedürfnisse wie z.B. Leistungsmotivation, Besitz- oder Machtstreben, Streben nach Schönheit, Prestigestreben etc.

Bedürfnishierarchie: A. Maslow war der Ansicht, dass der Mensch niemals einen Zustand der völligen Bedürfnisbefriedigung erreicht. Sobald ein Wunsch befriedigt worden sei, taucht sofort ein anderer auf, um seinen Platz einzunehmen. Maslow ordnete die Bedürfnisse hierarchisch. Der Mensch kann sich seiner Meinung nach erst den höheren Bedürfnissen zuwenden, wenn die unteren in ausreichendem Maße befriedigt sind:

1. Physiologische Bedürfnisse (Essen, Trinken, Schlafen,..)
2. Bedürfnis nach Sicherheit
3. Bedürfnis nach Zuwendung
4. Bedürfnis nach Anerkennung und Wertschätzung
5. Bedürfnis nach Selbstverwirklichung.

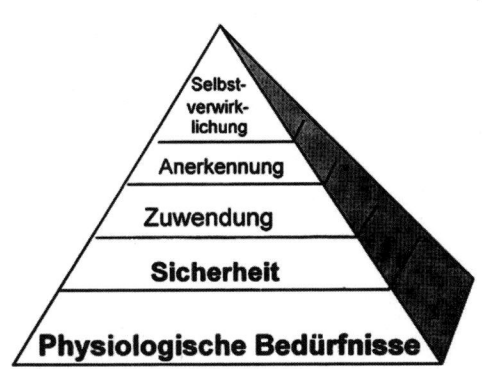

Abb. 1.**32**   Die Bedürfnispyramide von Maslow.

Volition („*Wille*"): Eine Motivation alleine reicht nach Ansicht der Handlungstheoretiker nicht aus, um eine Aktion zu bedingen, sondern muss eine Schwelle überschreiten, um die Handlung auszulösen. Hierbei spielt der Wille („*Volition*") eine wesentliche Rolle.

Leistungsmotivation:
Das Ausmaß der Leistungsmotivation ist unter anderem von sozialen Faktoren während der Erziehung abhängig und bleibt lebenslang ein erstaunlich stabiles Persönlichkeitsmerkmal. Die Ursachen für Erfolg oder Misserfolg werden allerdings nicht nur in der eigenen Leistung gesucht. Die Theorie der **Kausalattribution** unterscheidet erfolgssuchende und misserfolgsmeidende Personen. **Erfolgssuchende** schreiben Erfolg der eigenen Persönlichkeit zu, Misserfolg jedoch den Um

weltbedingungen. **Misserfolgsmeidende** tun das Gegenteil: Erfolg liegt daran, dass man ihnen eine zu leichte Aufgabe gab; Misserfolg beweist ihnen, dass sie zu nichts taugen.
Die Theorie von **Heider** (1958) fasst zusammen, dass Handlungsausgänge von zwei Haupt- und vier Unterfaktoren abhängig sind:

Tab. 1.**9**   Was von diesen Faktoren motiviert Sie zum Lernen?

Personenfaktoren:	Fähigkeit
	Motivation
Umgebungsfaktoren:	Schwierigkeit der Aufgabe
	Zufall

Personen neigen nach dieser Theorie dazu, das Handlungsergebnis kausal überwiegend nur einem der vier möglichen Bereiche zuzuordnen. So erfolgen **Zufallsattributionen** besonders dann, wenn Handlungsergebnisse starken Schwankungen unterliegen. Auf Fähigkeit wird mehr attribuiert, wenn zwei Personen mit dem gleichen Einsatz zu unterschiedlichen Ergebnissen kommen.
Eine andere Einteilung der Leistungsmotivation stammt von **Heckhausen**. Er unterscheidet **intrinsische Lernmotivation**, die von der Interessantheit der Sache ausgeht (B.: Einzeller durch ein Mikroskop selbst beobachten) und **extrinsische Lernmotivation** (Vokabeln lernen wegen Belohnung durch die Eltern oder Angst vor dem Lehrer).

H02
→ **Frage 1.259:** Lösung B

Zu (**A**)–(**E**): Siehe Lerntext I.50.

H92
→ **Frage 1.260:** Lösung B

Bei homöostatischen Bedürfnissen muss ein physiologischer Mangelzustand vorliegen, dessen Befriedigung lebensnotwendig ist. Die Autoren dieser Frage gehen offensichtlich davon aus, dass dies bei Sexualität, Neugierde und Betätigungsdrang nicht der Fall ist. Dies steht allerdings im gewissen Widerspruch zum Konzept des psychischen Hospitalismus.

F99 ■
→ **Frage 1.261:** Lösung D

Zu (**A**): Frustration entsteht durch aufgezwungenen Verzicht auf Triebbefriedigung und hat in der Regel depressives oder aggressives Verhalten zur

Folge. Wie werden Sie reagieren, wenn Sie durch das Physikum fallen sollten: depressiv, aggressiv, regressiv oder einfach nur primitiv?
Zu (**B**): Kognitive Dissonanz: Zwei oder mehr Erkenntnisse desselben Individuums stehen im Widerspruch zueinander: „*Ich sollte jetzt lernen, aber ich denke immer nur an Susi.*" Leider schafft man es nur selten, die Handlungskomponente zu ändern, meist passt man einfach seine Gedankengänge an, um die kognitive Dissonanz aufzulösen.
Zu (**C**): Nach der Theorie des „*health locus of control*" haben Überzeugungen und Erwartungen des Individuums hinsichtlich der Frage, ob die eigene Krankheit besiegt werden kann oder nicht, erhebliche Auswirkungen auf den weiteren Krankheitsverlauf.
Zu (**D**): Man unterscheidet erfolgssuchende und misserfolgsmeidende Personen. Erfolgssuchende schreiben Erfolg der eigenen Persönlichkeit zu („*I'm the champion*"), Misserfolg jedoch dem IMPP („*Die Fragen waren zu schwer*"). Misserfolgsmei-

dende tun das Gegenteil: Erfolg liegt daran, dass man ihnen eine zu leichte Aufgabe gab; Misserfolg beweist ihnen, dass sie zu nichts taugen. Oft suchen gerade sie sich Aufgaben heraus, die eigentlich zu schwierig für sie sind (z. B. das Physikum ...) und beweisen sich damit, dass ihr Vorurteil stimmt.

Zu (E): Mit Reaktanz bezeichnet man die Trotzreaktion, als vernünftig erkannte Forderungen nicht zu befolgen, da man sich in seiner Entscheidungsfreiheit eingeschränkt fühlt. Man entwickelt dann eine Reihe von Gründen (Scheinargumente), deretwegen man die Anforderung nicht befolgen zu können meint. Bei Ratschlägen zur Verhaltensänderung sollte man daher darauf bedacht sein, dem Patienten (zumindest scheinbar) eine Wahlfreiheit zu lassen. Direkte Befehle werden oft umgangen.

H02 ■
→ **Frage 1.262: Lösung B**

Zu (A): Kontrollzwang, z.B. das ständige Kontrollieren aller elektrischer Geräte im Haus bei einem Patienten mit Zwangsstörung, dient der Angstreduzierung.

Zu (B): Personen, die external attribuieren, sehen die Ursache für Erfolg/Misserfolg in anderen Personen oder im Schicksal. Hinsichtlich der Prüfung geht die Studentin also davon aus, dass ihre Zensur nur von äußeren Faktoren abhängt und sie selbst so gut wie nichts dafür tun kann. Es handelt sich daher um eine externale Kontrollüberzeugung.

Zu (C) und (D): Personen mit internaler Kontrollüberzeugung glauben, dass Erfolg oder Misserfolg von ihren eigenen Leistungen abhängen. Die Ursachenzuschreibung kann dabei stabil (*„Ich bin und bleibe ein Genie!"*) oder variabel sein (*„Da hatte ich echt mal 'nen guten Tag!"*). Die Studentin glaubt aber nicht, dass ihre Zensur von ihrer eigenen Leistung abhängt, sondern attribuiert auf äußere Faktoren.

Zu (E): Heterosuggestion: Beeinflussung durch Fremdpersonen, z.B. den Versuchsleiter oder andere Probanden, können den Placebo-Effekt verstärken.

H01 ■
→ **Frage 1.263: Lösung B**

Zu (A): Aufwertungsprinzip (Steigerungsprinzip): Prinzip der Kausalattribution. Wenn ein Ereignis trotz widriger Faktoren eintritt, werden die Ursachenfaktoren als besonders stark angesehen.

Zu (B): Fundamentaler Attributionsfehler: Eigene Handlungen schreibt man eher externalen Faktoren (d.h. der Situation oder der Handlung einer anderen Person) zu. Beobachter aber schreiben mit größerer Wahrscheinlichkeit dieselbe Hand-

lungen internalen Faktoren (Persönlichkeit, Fähigkeit oder Motivation des Handelnden) zu. Dieses Attributionsgesetz wird als Akteur-Beobachter-Verzerrung (*actor-observer*) bezeichnet. Hierbei machen die Beobachter den Fehler, nicht die Handelnden selbst.

Zu (C): Stereotype, d.h. Bilder bzw. Vorurteile, die man von Angehörigen einer fremden Gruppe (Heterostereotype) oder der eigenen Gruppe (Autostereotype) hat. Diese Bilder sind stark verallgemeinernd und vereinfacht.

Zu (D): Projektion: Bei der Projektion werden eigene Persönlichkeitseigenschaften auf andere Menschen projiziert. Meist handelt es sich um negative Charaktereigenschaften (z.B. Unordentlichkeit), die dann besonders bei einem anderen (etwa beim eigenen Kind oder Nachbarn) bemerkt werden und nun, nach Sigmund Freud, dort stellvertretend bestraft werden.

Zu (E): Wahrnehmungsabwehr (*„perceptual defense"*): Tabuworte werden bei tachistoskopischer Kurzzeitdarbietung später oder gar nicht erkannt bzw. schlechter oder nicht erinnert.

I.51 Konflikte

Lewin geht davon aus, dass der Mensch sich häufig in Konflikten zwischen verschiedenen Motiven befindet. Lewins Konfliktklassen beschreiben Annäherungskräfte (Appetenz) oder Vermeidungskräfte (Aversion). Er unterscheidet:

Appetenz-Appetenz-Konflikt: Eine Person muss sich zwischen zwei gleichstarken positiven Möglichkeiten entscheiden: Kaufe ich mir von 50,- (T)Euro (*„mehr Geld hab' ich nunmal nicht!"*) einen schicken Pullover oder eine flotte Hose?

Aversions-Aversions-Konflikt: Entscheidung zwischen zwei negativen Möglichkeiten: *„Möchtest Du lieber abwaschen oder lieber das Geschirr abtrocknen?"*

Appetenz-Aversions-Konflikt (=**Ambivalenzkonflikt**): Vor dem Erreichen eines positiven Ziels muss eine unangenehme Tätigkeit erledigt werden: Wenn Sie Ihr Examen bestehen wollen, müssen Sie diese Prüfungsfragen lernen.

Zum **doppelten Ambivalenzkonflikt** kommt es, wenn gleich mehrere positive und negative Charakteristika des erstrebten Zieles vorhanden sind: Heiratskandidat(in) A. ist sehr attraktiv aber ziemlich dämlich und echt arm; B. ist absolut hässlich, aber klug und hat total superreiche Eltern. Wen würdn Sie denn nehmen, verehrte/r Leser/in?

Solche Entscheidungskonflikte kommen auch in der Medizin häufig vor. Ein Patient, der von einer Krebserkrankung geheilt werden will, muss z. B. erst eine Operation und Chemotherapie durchstehen. Ein Patient mit Neurodermitis muss Kortisonsalbe auftragen, wodurch sich zwar die Immunreaktion verringert, welche die Haut aber wiederum schädigt.

Kognitive Dissonanz:

Festinger entwickelte das Modell der „**kognitiven Dissonanz**", das eine weitere Art von Entscheidungskonflikten berücksichtigt. Hierbei stehen im selben Individuum zwei Erkenntnisse im Widerspruch (= kognitive Dissonanz), die mit einer Erklärung in Eintracht gebracht werden müssen (kognitive **Konsonanz**), z. B. indem eine der beiden Erkenntnisse angezweifelt wird. Häufig besteht Diskrepanz zwischen der kognitiven, der affektiven und der Handlungskomponente eines Verhaltens. Nur selten wird die Handlungskomponente geändert, meist passt man seine Kognitionen nachträglich an das eigene Verhalten an. Beliebtes Beispiel:
1. „*Ich rauche.*" (Handlungskomponente)
2. „*Rauchen macht Spaß, man fühlt sich so erwachsen.*" (Affektive Komponente)
3. „*Ich sollte besser nicht rauchen, weil der Gesundheitsminister behauptet, dass Rauchen meine Gesundheit gefährdet.*" (Kognitive Dissonanz)
4. „*Es gibt Leute, die ihr Leben lang rauchen und trotzdem bis ins hohe Alter gesund bleiben. Ich rauche ja auch gar nicht so viel. Der Gesundheitsminister raucht bestimmt heimlich. Solange es mir gut geht, kann ich weiter rauchen. Falls ich gesundheitliche Beschwerden bekomme, kann ich jederzeit mit dem Rauchen aufhören …*" (Versuch, kognitive Dissonanz zu reduzieren und Konsonanz zu erreichen).

Paradoxe Intention: Eine Intention ist die Ursache für eine Handlung. Bei der paradoxen Intention kommt es zum Verhalten trotz gegenteiliger Ursache, d. h. man hilft z. B. auch einer Person, von der man glaubt, dass sie an ihrem Unglück selbst schuld ist (etwa einem Betrunkenen).

Klinischer Bezug

Motivation spielt eine wichtige Rolle, da viele Behandlungsverfahren nicht passiv sind, sondern der Patient sich durch aktive Übungen (z. B. motorisches Training bei Hemiplegie) oder durch Verhaltensänderungen (Ernährung bei Diabetes oder Adipositas) daran beteiligen muss. Hierzu muss zunächst einmal eine motivationale Basis geschaffen werden, um die Mitarbeit (Compliance) des Patienten zu sichern. Kausalattribution, also Ursachenzuschreibung, kann in diesem Rahmen wichtig sein, wenn der Patient laienhaft von falschen Denkmodellen ausgeht und z. B. meint, seine Beschwerden hätten nichts mit seiner Lebensführung zu tun und er selbst könne ohnehin nichts dagegen tun.

F03

→ **Frage 1.264:** Lösung B

Zu (**A**): Aversions-Aversions-Konflikt: Entscheidung zwischen zwei negativen Möglichkeiten. Beispiel: am Sturmangriff teilnehmen und vom Feind erschossen werden oder wegen Befehlsverweigerung von den eigenen Leuten standrechtlich erschossen werden.

Zu (**B**): Zum doppelten Ambivalenzkonflikt kommt es, wenn gleich mehrere positive und negative Charakteristika des erstrebten Zieles vorhanden sind: zu Hause ist es langweilig, aber gesünder, auf einer Arbeitsstelle ist es interessanter, aber ungesünder.

Zu (**C**): Non-Compliance: Compliance (Zusammenarbeit, Mitarbeit) im medizinischen Sinne bedeutet die Befolgung therapeutischer oder diagnostischer Anweisungen wie z. B. Medikamenteneinnahme, Termineinhaltung, Befolgen von Diätvorschriften. Die Nicht-Einhaltung ärztlicher Anweisungen wird entsprechend Non-Compliance genannt. Obwohl der Leidensdruck durch die meisten Krankheiten den Patienten eigentlich zur Compliance zwingen sollte, ist die Nichtbefolgung ärztlicher Anweisungen traurige Realität bei der überwiegenden Anzahl von Patienten.

Zu (**D**): Als Reaktanz bezeichnet man die Trotzreaktion, als vernünftig erkannte Ratschläge nicht zu befolgen, da man sich in seiner Entscheidungsfreiheit eingeschränkt fühlt. Man entwickelt dann eine Reihe von Gründen (Scheingründe), deretwegen man den Ratschlag nicht befolgen zu können meint. Reaktanz setzt folgendes voraus: (1) Wird die Freiheit zur Ausübung eines Verhaltens bedroht, so steigt die Attraktivität dieses Verhaltens erheblich an. (2) Personen sind daher bestrebt, eine bedrohte oder verlorengegangene Freiheit wieder zurückzuerlangen. (3) Die Reaktanz-Theorie gilt nur, wenn die Freiheitseinengung als illegitim empfunden wird.

Zu (**E**): Wahrgenommene Hilflosigkeit: Gefühle der Hilflosigkeit und des Ausgeliefertseins können gerade bei chronischen Erkrankungen wesentliche Belastungsfaktoren darstellen. In dem IMPP-Beispiel spielt dies keine Rolle.

H00
→ **Frage 1.265: Lösung D**

Zu (A), (C) und (E): Appetenz-Aversions-Konflikte (Ambivalenzkonflikt): Vor dem Erreichen eines positiven Ziels muss eine unangenehme Tätigkeit erledigt werden: Wenn Sie Ihr Examen bestehen wollen, müssen Sie diese Prüfungsfragen lernen. Zum doppelten Ambivalenzkonflikt kommt es, wenn gleich mehrere positive und negative Charakteristika des erstrebten Zieles vorhanden sind.
Zu (B): Appetenz-Appetenz-Konflikte: Eine Person muss sich zwischen zwei gleichstarken positiven Möglichkeiten entscheiden: Kaufe ich mir von 50,- EURO einen neuen Pullover oder eine neue Hose?
Zu (D): Aversions-Aversions-Konflikte: Entscheidung zwischen zwei negativen Möglichkeiten: weiter die Schmerzen ertragen oder sich der Operation unterziehen?

H97
→ **Frage 1.266: Lösung B**

Sie freuen sich darauf, irgendwann einmal Arzt/Ärztin zu sein, dies entspricht dem Appetenzgradienten (Annäherungsgradient), der früh beginnt und um so mehr ansteigt, je näher Sie dem ersehnten Ziel kommen. Allerdings haben Sie auch Angst vor den notwendigen Prüfungen wie z.B. dem bevorstehenden Physikum (Aversionsgradient, Abneigung). Dieser Gradient beginnt sehr spät, verläuft aber recht steil. Ein Konflikt entsteht, wenn sich zwei gleichstarke Handlungsalternativen gegenüberstehen, d.h. dort wo die Linien sich kreuzen. Dies entspricht der Lösungsmöglichkeit (B). Dieses simple Modell lässt sich im Tierversuch gut anwenden, scheitert aber beim Menschen schon alleine an der Beobachtung, dass Sie trotz des stetig ansteigenden Aversionsgradienten pünktlich zur Prüfung erscheinen werden.

H03
→ **Frage 1.267: Lösung D**

Zu (A): Reaktionsbildung: psychoanalytischer Abwehrmechanismus. Ein bestraftes Bedürfnis wird durch ein völlig entgegengesetztes, extremes Verhalten ersetzt.
Zu (B): Dissimulation bedeutet zu versuchen, Symptome geheimzuhalten oder herunterzuspielen, z.B. Alkoholiker, die ihren Führerschein zurückerhalten möchten, neigen hierzu. Das Gegenteil sind Simulanten, die mehr Symptome äußern als in Wahrheit vorhanden sind, z.B. um nach einem Unfall in den Genuss einer Rente oder höheren Entschädigung zu kommen.

Zu (C): Attribution: Ursachenzuschreibung zu einem Handlungsausgang. Man unterscheidet u.a.:
- internale Attribuierung: der Mensch betrachtet sich selbst als Ursache eines Ereignisses,
- externale Attribuierung: andere Menschen oder die Umstände sind verantwortlich.

Zu (D): Festinger entwickelte das Modell der „kognitiven Dissonanz". Hierbei stehen im selben Individuum zwei Erkenntnisse im Widerspruch (= kognitive Dissonanz), die mit einer Erklärung in Eintracht gebracht werden müssen (kognitive Konsonanz).
Zu (E): Nach dem Konzept der Wahrnehmungsabwehr *(perceptual defense)* werden unangenehme oder tabuisierte Reize unbewusst abgelehnt. Experimentell wurden hierfür z.B. Worte tachistoskopisch dargeboten. Gewisse Tabuworte, die wir aus Gründen des sozialen Anstandes hier leider nicht zitieren können, wurden gar nicht, schlechter oder erst zeitlich verzögert erkannt. Auch kritische Gedanken zur eigenen Person könnten auf diese Art abgewehrt werden.

H00
→ **Frage 1.268: Lösung A**

Zu (A): Kognitive Dissonanz tritt auf, wenn zwei (oder mehr) widersprüchliche Erkenntnisse in einem Individuum aufeinandertreffen. „*Rauchen ist ungesund*" und „*Ich rauche stark*" sind ein klassisches Beispiel. Dies ist hier der Fall, der Patient versucht die kognitive Dissonanz zu reduzieren, indem er die gesundheitlichen Risiken des Rauchens geringer als die von Übergewicht einschätzt.
Zu (B): Selbstwirksamkeitserwartung ist ein von Bandura geprägter Begriff und bedeutet die Erwartung eines Effektes/Erfolges eigenen Handelns (Selbstwirksamkeit) unter gegebenen Situationsbedingungen unabhängig von dem realen Ergebnis.
Zu (C): Das Modell soziokultureller Benachteiligung geht davon aus, dass Angehörige bestimmter sozialer Schichten bzw. Kulturen von vorne herein schlechtere Chancen auf Bildung und angemessene Berufstätigkeit haben.
Zu (D): Soziale Vergleichsprozesse: Personen versuchen ständig, die Richtigkeit ihrer Einstellungen durch Vergleiche der Meinungen von anderen zu überprüfen. Ein Großteil unseres „*small talk*" dient eigentlich nur diesem Zweck.
Zu (E): Schichtspezifische Symptomaufmerksamkeit: Angehörige der unteren Sozialschichten schenken selbst schweren Symptomen (z.B.: Blut im Urin) sehr viel weniger Beachtung und zeigen oft auch ein eher arztmeidendes Verhalten als Personen aus höheren Sozialschichten.

1.4.6 Persönlichkeit und Verhaltensstile

I.52 Persönlichkeitstypologien

Marcel trinkt gerne mal einen, er sitzt abends lange in den Kneipen, flirtet mit den Mädchen und kommt dann morgens regelmäßig zu spät zu den Vorlesungen. Eberhard dagegen ist eher Einzelgänger, er liest abends im Bett Lehrbücher und kommt stets 15 Minuten vor der Vorlesung schon in den Hörsaal. Menschen unterscheiden sich offenkundig in ihrem Verhalten. Worin aber liegen die Ursachen dafür? Um solche Unterschiede begründen zu können, bedient sich die Psychologie einer Fülle von Theorien und hypothetischer Konstrukte. Modelle darüber, was „Persönlichkeit" ist, bilden die theoretischen Grundlagen dieser Wissenschaft.

Persönlichkeitstypologien:
Menschen unterscheiden sich nicht nur hinsichtlich Körpergröße, Augenfarbe und Geschlecht, sondern auch psychisch. In derselben Situation, z. B. einem Seminar, verhalten Studenten sich verschieden: manche reden viel, manche selten, ein Teil sagt gar nichts. Aufgrund solcher beobachtbarer Verhaltensunterschiede versucht man mit Persönlichkeitstypologien Menschen in unterschiedliche Kategorien einzuteilen. Grundlage der Einteilung sind hervorstechende Merkmale oder Ähnlichkeiten des Verhaltens und Erlebens. Der griechisch-römische Arzt **Galenos** unterschied schon im 2. Jahrhundert nach Christus vier Persönlichkeitstypen, die kategorialen Charakter hatten:
Sanguiniker (heiter, aktiv),
Choleriker (reizbar, unausgeglichen),
Phlegmatiker (bedächtig, behäbig),
Melancholiker (verzagt, schwermütig).

Konstitutionstypologischer Ansatz
Im Mittelalter kam die Idee auf, dass Menschen, die Ähnlichkeiten mit Tieren haben, auch deren Charaktereigenschaften besitzen, z. B. Löwe oder der „Schafsmensch" nach **Porta**. Diese Charakterkunde setzte sich bis ins 20. Jahrhundert hinein fort. Später versuchte man aus der Ausprägung vor allem des Gesichts auf Persönlichkeitseigenschaften zu schließen, z. B. ein vorstehendes Kinn sollte zeigen, dass jemand energisch und durchsetzungsfähig ist; das zurückweichende Kinn dagegen zeigt den Willensschwachen.
Der Wiener **Franz Joseph Gall** (1757 – 1828) entwickelte die „Phrenologie" zu einer eigenen Wissenschaft weiter. Gall glaubte, dass unterschiedliche Formen des Schädelknochens auf unterschiedliche Größen des darunter liegenden Gehirns deuten und diese wiederum auf spezifische

Talente und Verhaltensweisen. Gall entwickelte seine Theorie schon im knabenhaften Alter von 9 Jahren, als er einen „kuhäugigen" Mitschüler beobachtete, der sich Fremdworte sehr viel besser merken konnte als andere Kinder. Fortan hielt Gall vorstehende Augen und ein gutes verbales Gedächtnis für zusammengehörig. Diese Lehre hielt sich bis zum Ende des 19. Jahrhunderts und trieb seltsame Blüten.
Kretschmer, deutscher Nervenarzt, beobachtete Zusammenhänge zwischen Körperbau, Charakter und Neigung zu bestimmten psychiatrischen Erkrankungen (*„Körperbau und Charakter"*, 1921):
(A) **Leptosomer Typus** (schmal, aufgeschossen, mager): emotional kühl, zurückhaltend, ungesellig, introvertiert. Neigung zur Schizophrenie.
(B) **Athletischer Typus** (kräftig-derber Wuchs, betontes Muskelrelief): schwerfällig, phlegmatisch, explosibel, zuverlässig. Neigung zur Epilepsie.
(C) **Pyknischer Typus** (gedrungene, runde Figur; weiches, breites Gesicht auf kurzem massigen Hals; fleischig-stumpfe Nase): gesellig, gemütvoll, praktisch veranlagt, extravertiert. Neigung zur Zyklothymie (Affektive oder manisch-depressive Psychose).
(D) **Dysplastischer Typus**: Mischtyp mit Negativmerkmalen, der sich nicht eindeutig zuordnen lässt.

C. G. Jung unterschied vier „Versionstypen" seelischer Grundfunktionen: Denken, Empfinden, Fühlen und Intuieren. Diese gibt es in zwei Richtungen, abhängig davon, ob die Person extravertiert oder introvertiert ist. Der **Extravertierte** zeigt ein entgegenkommendes, offenes Wesen. Er knüpft leicht neue Beziehungen. Der **Introvertierte** zeigt ein zögerndes, reflexives, zurückgezo-

Tab. 1.**10** Persönlichkeitstypologie nach C.G. Jung.

Funktionstyp	extravertiert	introvertiert
Denktypus	orientiert sich an objektiven Tatsachen	orientiert sich an subjektiven Ideen
Empfindungstypus	naiver Realismus	ahnungsreich, bedeutungsvoll
Fühltypus	an Normen angepasst, vernünftig	subjektbezogen, indirekte Anpassung
Intuitiver Typus	Treue zur Anschauung	Phantast, Träumer

genes Wesen, das leicht in die Defensive abgedrängt wird.

Der deutsche Psychiater **K. Schneider** teilte Menschen 1934 nach psychopathologischen Begriffen ein. Er unterschied:

1. Hyperthymiker: betriebsam, gesellig, wortgewandt, praktisch, mit wenig Tiefgang und Verlässlichkeit.
2. Depressive: mürrische Pessimisten mit der Neigung zu hypochondrischer Selbstbeobachtung.
3. Selbstunsichere: komplizierte Naturen, die mit ihren Erlebnissen nicht fertig werden und zu Zwangskrankheiten neigen.
4. Fanatiker: Querulanten, Sektierer, Weltbeglücker.
5. Geltungsbedürftige: Aufschneider, Scheinheilige, Lügner.
6. Stimmungslabile: launenhafte Menschen mit periodischen Stimmungsschwankungen, Drang zur Veränderung, Hang zur Sucht.
7. Explosible: reizbare Naturen mit Neigung zu impulsiven Gewalttaten und jähen Kurzschlussreaktionen.
8. Gemütlose: ungehinderte Brutalität ohne Mitleid, Scham oder Ehrgefühl.
9. Willenlose: schwunglose Ja-Sager, ohne Halt, leicht verführbar.
10. Asthenische: Menschen mit geringer körperlicher und charakterlicher Belastbarkeit.

H93 F90

→ **Frage 1.269:** Lösung E

Links ist ein leptosomer Typus dargestellt. Diese Menschen haben ein schizothymes Temperament und neigen zur Schizophrenie. Rechts sieht man einen Pykniker mit zyklothymen Temperament und hohem Risiko zur manisch-depressiven Psychose. Leptosome neigen nach Kretschmer nicht zur Depression.

I.53 Psychoanalytische Persönlichkeitsmodelle

Gleich zwei der klassischen Persönlichkeitsmodelle stammen von **Sigmund Freud**:

(A) Das **Topographisches Modell** unterscheidet drei Teile der Persönlichkeit:

- Das **Bewusste** bezieht sich auf das im Moment bewusst erfasste Erleben, augenblickliche Wahrnehmungen und Gedanken.
- Das **Vorbewusste** umfasst Erinnerungen und Wissensinhalte, die durch aktive Aufmerksamkeit in das Bewusste gebracht werden können.
- Das **Unbewusste** (nicht „Unterbewusste"!) beinhaltet verdrängte, meist unangenehme Erinnerungen oder nicht erlaubte Triebwünsche. Diese sind dem Individuum nicht bewusst, da sie sonst seine Integrität in Frage stellen würden. Gegen das Bewusstwerden besteht sogar ein erheblicher Widerstand, die Erinnerung daran ist Angst auslösend. Traumatische, belastende Lebensereignisse und nicht erlaubte Wünsche werden rasch ins Unbewusste verdrängt. Sie sind jedoch keinesfalls vergessen, sondern beeinflussen das Verhalten des Menschen erheblich. Durch die psychoanalytische Therapie sollen diese Erlebnisse, Wünsche oder Gedanken bewusst gemacht werden. In symbolisch veränderter Form zeigen sich unbewusste Inhalte aber auch außerhalb der Therapie, etwa im Traum (Manifester **Trauminhalt** verbirgt den latenten Traumgedanken), in **Fehlleistungen** (Vergessen, Versprechen, Vergreifen, Verlegen) und im Witz.

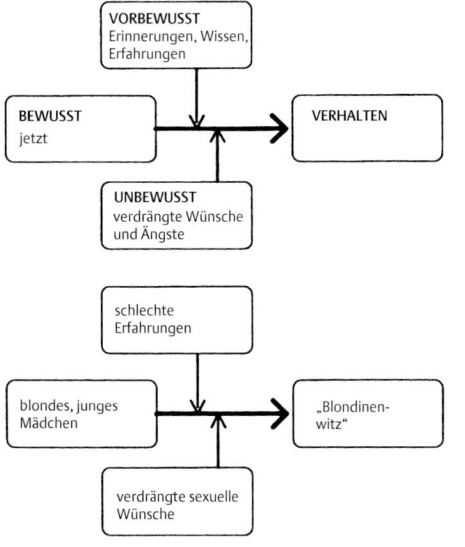

Abb. 1.**33** Das topographische Modell unterscheidet bewusste, vorbewusste und unbewusste Anteile der Persönlichkeit, die Auswirkungen auf das Verhalten haben können.

(B)Das Freudsche **Instanzenmodell** trennt:

- Das **Es** ist ab der Geburt vorhanden und funktioniert nach dem **Lustprinzip**, d.h. es verlangt sofortige Befriedigung aller als lustvoll erlebten Aktivitäten, es ist der Sitz irrationaler Leidenschaften. Alle Vorgänge im Es sind unbewusst, es ist der Sitz für **Eros** (Liebestrieb) und **Thanatos** (Todestrieb)
- Das **Über-Ich** ist der Sitz des **Gewissens** und des **Ich-Ideals**. Es ist mit einem übergeordneten Richter vergleichbar und bildet sich während der Erziehung durch allmähliche Übernahme (Internalisierung) der elterlichen Gebote und Verbote, z.B. durch **Identifikation**. Das Über-Ich kann als Gegenspieler des Es gesehen werden. Es enthält sowohl bewusste wie auch vorbewusste und unbewusste Anteile.

Das **Ich** ermöglicht die Anpassung der Wünsche des Es und der Gebote des Über-Ichs an die Realität (**Realitätsprinzip**) und kann deshalb als Vermittler betrachtet werden. Mit Hilfe der Abwehrmechanismen (Verdrängung, Konversion, Projektion usw.) lassen sich ungerechtfertigte Ansprüche der anderen beiden Instanzen abwehren. Das Ich hat sowohl bewusste wie auch unbewusste Anteile! Freud verglich das Ich mit einem Reiter, das Es mit dem Pferd.

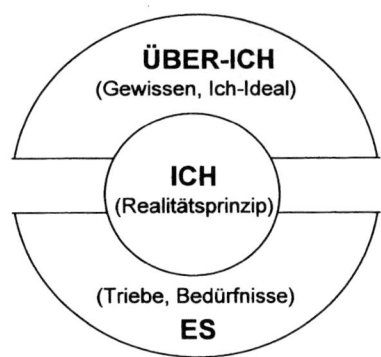

Abb. 1.**34**   Das Instanzenmodell trennt das triebhafte „Es", das moralische „Über-Ich" und das dazwischen vermittelnde, realitätsorientierte „Ich" muss realitätsorientiert immer dazwischen vermitteln, was bestimmt nicht immer so ganz easy ist.

S. Freud unterschied darüber hinaus **Persönlichkeitstypen** nach dem Zeitpunkt der Fixierung (Festkleben) in einer der Phasen der psychosexuellen Entwicklung:

Tab. 1.**11**   Fixierung auf einer psychosexuellen Phase und Persönlichkeitstyp nach S. Freud.

psychosexuelle Entwicklungs-Phase	Persönlichkeits-Typ	Merkmale	Krankheit
orale Phase	oraler Charakter	passiv-abhängig	Schizophrenie, endogene Depression
anale Phase	analer Charakter	reinlich, pedantisch geizig, Eigensinn	Zwangsneurose
phallische Phase	phallischer Charakter	aggressiv, verwegen, entschlossen	Phobie, Hysterie

H01

→ **Frage 1.270:** Lösung B

Zu (**A**): Triebe: Freud nahm zuerst den Sexualtrieb als einzige Motivationsquelle an. Später unterschied er Eros (Liebestrieb) und Thanatos (Todestrieb). Triebziel ist das Ziel, durch welches der jeweilige Trieb sich entladen kann.

Zu (**B**): Das topografische Modell: Siehe Lerntext I.53.

Zu (**C**): Primärprozesse gehören eher zum Unbewussten, Sekundärvorgänge eher zum Bewussten. In den psychischen Primärprozessen versucht die Libido des „Es", jedes Verlangen zu befriedigen; im Gegensatz dazu versucht das „Ich" in den Sekundärvorgängen, seine libidinösen Kräfte auf gemäßigtere Bahnen zu lenken.

Zu (**D**): Angstabwehr: Freud betrachtete Angst als Folge unterdrückter sexueller Spannungen. Er meinte, dass libidinöse Triebenergie, die als gefährlich wahrgenommen wird, unterdrückt, abgeschnitten und zu Angst umgeformt werde.

Zu (**E**): Das Freudsche Instanzenmodell: Siehe Lerntext I.53.

F03

→ **Frage 1.271:** Lösung B

Zu (A): Das „Selbst" im psychoanalytischen Sinn bezeichnet nach C.G. Jung den Gesamtumfang aller psychischen Phänomene im Menschen und entspricht damit nicht nur dem „Ich". Für die humanistische Psychologie ist das „Selbst" die nicht reduzierbare Einheit, aus der die Stabilität der Persönlichkeit hervorgeht. Demgegenüber trennte William James das Selbst in drei Einheiten: das materielle Ich, das soziale Ich, das spirituelle Ich. Nach Carl Rogers beinhaltet das Selbst insbesondere Konzepte, wie Menschen sich wahrnehmen und wie sie idealerweise sein möchten.

Zu (B): Instanzenmodell: Siehe Lerntext I.53.

Zu (C): Sitz der Triebe ist das „Es", Teil der Persönlichkeit nach S. Freud (Es, Ich, Über-Ich), das kleinkindhaft nach sofortiger Triebbefriedigung drängt und dadurch mit den moralischen Vorstellungen des Über-Ich kollidiert. Was möchte Ihr „Es" denn jetzt gerade lieber tun als Prüfungsfragen zu büffeln?

Zu (D): Träger des Lustprinzips ist ebenfalls das „Es". Während die bewussten Anteile Ihrer Persönlichkeit jetzt gerade mit Lernen beschäftigt sind, überlegt Ihr „Es" krampfhaft, ob irgendwo im Schrank vielleicht noch Gummibärchen versteckt sein könnten?

Zu (E): Das Gewissen ist im Modell von S. Freud im „Über-Ich" beheimatet. Das Über-Ich ist der Sitz des Gewissens und des Ich-Ideals. Es ist mit einem übergeordneten Richter vergleichbar und bildet sich während der Erziehung durch allmähliche Übernahme (Internalisierung) der elterlichen Gebote und Verbote, z.B. durch Identifikation. Das Über-Ich kann als Gegenspieler des Es gesehen werden. Es enthält sowohl bewusste wie auch vorbewusste und unbewusste Anteile.

H03

→ **Frage 1.272:** Lösung A

Zu (A): Autismus: Frühkindliche, schwere Entwicklungsstörung, die sich spätestens bis zum dritten Lebensjahr zeigt. Sie ist u.a. gekennzeichnet durch eine tiefgreifende Beziehungs- und Kommunikationsstörung, welche die Kinder unfähig macht, zu anderen Personen, selbst zu den eigenen Eltern, ein normales Verhältnis herzustellen. Autistische Kinder können zunächst keine Geste, kein Lächeln, kein Wort verstehen. Jede Veränderung in ihrer Umwelt erregt sie stark. Autistische Kinder können nicht spielen und benutzen ihr Spielzeug in immer gleicher, oft zweckentfremdeter Art und Weise. Sie entwickeln Stereotypien, z.B. Drehen und Kreiseln

von Rädern, Wedeln mit Fäden oder Papier. Es handelt sich damit um eine Erkrankung, nicht um eine Charakterausprägung.

Zu (B): Depressiver Charakter: resultiert nach Ansicht der Psychoanalytiker aus einer Fixierung in der oralen Phase.

Zu (C): Hysterischer Charakter: resultiert nach Ansicht der Psychoanalytiker aus einer Fixierung in der phallischen Phase.

Zu (D): Schizoider Charakter: resultiert nach Ansicht der Psychoanalytiker aus einer Fixierung in der oralen Phase.

Zu (E): Zwanghafter Charakter: resultiert nach Ansicht der Psychoanalytiker aus einer Fixierung in der analen Phase.

F01 F94

→ **Frage 1.273:** Lösung B

Zu (A): Das wäre eine Fixierung auf die anale Phase.

Zu (B): Das ist die gefragte Fixierung auf die phallische Phase.

Zu (C): Das wäre die Sublimierung von analen Triebimpulsen.

Zu (D): Eine Perversionsform.

Zu (E): Eine Fixierung auf die anale Phase.

I.54   Lerntheoretische Persönlichkeitsmodelle

Während die Konstitutionstypologien noch eindeutig einem genetischen Modell der Grundlage von Charaktereigenschaften verhaftet waren, betonte schon Sigmund Freud die Wichtigkeit von Umweltereignissen insbesondere in den ersten Lebensjahren. Während man heute von einer engen Wechselwirkung zwischen genetischen und Umwelteinflüssen bei der Entstehung von Persönlichkeitseigenschaften ausgeht, betonten die seit den 1950er Jahren herausgearbeiteten lerntheoretischen Anätze einseitig den Einfluss von Erziehung und Lebensereignissen: **Albert Bandura** entwickelte die **Theorie des soziale Lernens** und verwies auf die komplexe Interaktion von individuellen Faktoren und Umweltreizen. Hierbei spielt insbesondere das Beobachtungslernen eine große Rolle. Seine Theorie der Selbstwirksamkeit („**self-efficacy**") betont die Überzeugung, dass die Selbstbewertung einer Person ihre Motivation und Leistung beeinflusst. Auch **Walter Mischel** stützt sich in seiner Persönlichkeitstheorie auf Prinzipien der Lerntheorien und betont den Einfluss von Umweltvariablen. ∎

I.55 Faktorenanalytische Persönlichkeitsmodelle

Während die älteren Persönlichkeitstypologien nur den Ein- oder Ausschluss zuließen, benutzt man heute **mehrdimensionale Persönlichkeitsmodelle**, bei denen jeweils die Ausprägung mehrerer Persönlichkeitsfaktoren auf Skalen abgebildet werden kann. Neuere Persönlichkeitsmodelle benutzen nicht mehr Introspektion oder Einzelfallanalyse, sondern statistische Methoden zur Theoriebildung. Grundlage des Vorgehens ist, dass sich das Konstrukt Persönlichkeitseigenschaft in irgendeiner Form in Verhalten äußern muss, Verhalten ist messbar. Im einfachsten Fall werden einer möglichst großen Anzahl von Probanden Listen mit Fragen über alltägliche Verhaltensweisen vorgelegt: *„Gehen Sie gerne auf Partys?", „Leiden Sie häufig unter Kopfschmerzen?", „Werden Sie leicht unsicher, wenn ein Vorgesetzter Sie kritisiert?"*

Die Antworten einer Person korrelieren in irgendeiner Form untereinander. Jemand der nicht gerne auf Partys geht, wird möglicherweise auch leichter unsicher, wenn man ihn kritisiert. Vielleicht leidet er auch häufiger unter Kopfschmerzen. Aus diesem korrelationsstatistischen Ansatz ist die Methode der **Faktorenanalyse** hervorgegangen. Diese reduziert die große Anzahl der Korrelationen in gleicher Richtung auf einige wesentliche Faktoren. Streng genommen hängt es hierbei allerdings vom Wissenschaftler ab, welche Fragen er den Probanden vorlegt, wie viele Faktoren er extrahiert und wie er diese benennt. So gesehen ist auch die Faktorenanalyse nur eine Methode, die lediglich das ordnet, was man ihr zum Ordnen vorlegt.

Cattell entwickelte die erste statistische Persönlichkeitstheorie. Seiner Ansicht nach spielen Person, Situation und Zeit eine Rolle. Mit der **P-Technik** untersucht man an einem Probanden viele Merkmale zu verschiedenen Zeitpunkten. Mit der **R-Technik** werden viele Menschen bezüglich mehrerer Merkmale in einer bestimmten Situation untersucht und mit der **Q-Technik** untersucht man viele Menschen bezüglich eines Merkmals zu verschiedenen Zeitpunkten. Cattell entwickelte den **16 PF-Test** mit folgenden unabhängigen Persönlichkeitsdimensionen:

1. Intelligenz
2. Gewissenhaftigkeit
3. Nüchternheit
4. Selbstvertrauen
5. Selbstsicherheit
6. Selbstachtung
7. Selbstbeherrschung
8. Entspanntheit
9. Umgänglichkeit
10. Draufgängerhaftigkeit
11. Kontaktbereitschaft
12. Begeisterungsfähigkeit
13. Selbstgenügsamkeit
14. Selbstbehauptung
15. Offenheit
16. Beharrlichkeit.

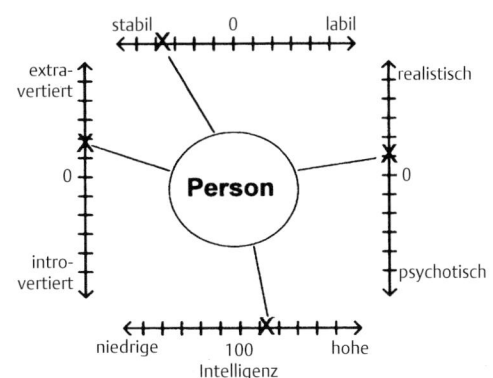

Abb. 1.**35** Eysenck unterschied vier Dimensionen der Persönlichkeit: Extraversion – Introversion, Stabilität – Labilität, Realismus – Psychotizismus und Intelligenz. Auf jeder dieser vier Skalen kann einer Person ein Wert (x) zugeordnet werden.

Eysenck entwickelte eine der bekanntesten Theorien, auf die sich auch viele Testverfahren beziehen. Er reduzierte Persönlichkeit auf vier Hauptdimensionen:

1. **Extraversion – Introversion**: Extravertierte verhalten sich gesellig und kontaktbereit, sie benötigen ein hohes Maß an äußerer Stimulation um auf ein als angenehm empfundenes Erregungsniveau zu kommen. Introvertierte dagegen scheinen eine sehr viel niedrigere Grenze zu haben, was den Übergang des Erregungsniveaus in unangenehme Bereiche betrifft. Sie verhalten sich daher schüchterner, zurückgezogener, meiden Stimulation und sind kontaktärmer.
2. **Stabilität – Labilität** (= **Neurotizismus**): dies ist die Tendenz, in belastenden Situationen neurotische Verhaltensweisen wie Reizbarkeit, Launenhaftigkeit usw. zu zeigen.
3. **Realismus – Psychotizismus**: differenziert normales von schizophrenem und manisch-depressivem Verhalten
4. **Intelligenz**

Sensitizer und **Repressor**: Ein dem Konzept der Extra- und Introversion sehr ähnliches Modell. Der Sensitizer nimmt Risiken übermäßig wachsam wahr, der Repressor dagegen verleugnet Gefahren.

Big Five: Jeder Psychologie-Professor, der etwas auf sich hält, entwickelt im Lauf seines Lebens mindestens ein Persönlichkeitsmodell. Über alle

Modelle hinweg finden sich aber immerhin einige Eigenschaften, die sehr stabil immer wieder genannt werden, die „big five", die von **Halverson** zusammengetragen wurden:
1. Extraversion / Introversion (Orientierung nach außen bzw. innen)
2. Neurotizismus (mangelnde emotionale Stabilität)
3. Verträglichkeit / Aggressivität
4. Rigidität (Gewissenhaftigkeit)
5. Offenheit für Erfahrung

F03 ■
→ **Frage 1.274:** Lösung E

Zu (**A**): Kognitive Persönlichkeitstheorien betonen die Wechselwirkung zwischen situationalen Umwelteinflüssen und Empfindungen, Wahrnehmungen und Denkprozessen des Individuums, die zu Veränderung der Persönlichkeit führen.
Zu (**B**): Konstitutionstypologischer Ansatz: Siehe Lerntext I.52.
Zu (**C**): Lerntheoretische Ansätze: Siehe Lerntext 1.24.
Zu (**D**): Psychodynamische Ansätze: Sigmund Freud unterschied gleich in mehreren Modellen verschiedene Teile der Persönlichkeit (Bewusstes, Vorbewusstes, Unbewusstes) oder im Instanzenmodell das bekannte Es, Ich und Über-Ich. C.G. Jung unterschied vier „Versionstypen" seelischer Grundfunktionen: Denken, Empfinden, Fühlen und Intuieren. Diese gibt es in zwei Richtungen, abhängig davon, ob die Person extravertiert oder introvertiert ist.
Zu (**E**): Statistische Persönlichkeitsmodelle: Siehe Lerntext I.55.

F95
→ **Frage 1.275:** Lösung A

Zu (**A**): Eysenck fand vier Grunddimensionen der Persönlichkeit: 1. Extraversion vs. Introversion, 2. Stabilität vs. Labilität, 3. Realismus vs. Psychotizismus und 4. Intelligenz.
Zu (**B**): Der Repressor verleugnet Gefahren, der Sensitizer nimmt sie übertrieben stark wahr.
Zu (**C**): Psychisch traumatische Erlebnisse lassen sich nach der psychoanalytischen Lehre ins Unbewusste verdrängen oder mit ausgleichenden Handlungen überkompensieren (siehe z.B. Adlers Theorie der Überkompensation bei Minderwertigkeit).
Zu (**D**): Neurasthenie: Erschöpfungssyndrom mit depressiven Zuständen z.B. nach chronischem Schlafentzug oder als Symptom bei Neurosen und Psychosen. Psychasthenie: psychische Überempfindlichkeit mit Neigung zu neurotischen Störungen und vegetativen Störungen.

Zu (**E**): Zyklothymie: periodische Stimmungsschwankungen von heiter bis zu traurig, jedoch noch nicht im Ausmaß der affektiven Psychose. Schizothymie: Veranlagung zur Schizophrenie mit entsprechenden, jedoch noch nicht krankhaften Symptomen.

H99 ■■
→ **Frage 1.276:** Lösung E

Zu (**A**) bis (**D**): Richtige Aussagen.
Zu (**E**): Extraversion < – > Introversion und Stabilität < – > Labilität (Neurotizismus) sind in dem Modell von Eysenck zwei unabhängige Dimensionen der Persönlichkeit. Daher kann man nicht zwangsläufig mehr Introvertierte unter Personen mit hohem Neurotizismuswert finden. Unabhängige Dimensionen entstehen ja aus der Faktorenanalyse (einer statistischen Auswertungsmethode, die ähnliche Korrelationen zu Faktoren zusammenfasst), da sie gerade nicht untereinander korrelieren.

H03 F98 H96
→ **Frage 1.277:** Lösung E

Zu (**A**): Nach der Frustrations-Aggressions-Hypothese von Dollard und Miller haben frustrierende Erlebnisse häufig Aggressivität zur Folge. Mit der Angstverarbeitung hat dann nur derjenige zu tun, der den Blitzableiter für die Wut des Frustrierten darstellt.
Zu (**B**): Kausalattribution: Ursachenzuschreibung für Handlungsresultate. Man kann die eigenen Fähigkeiten oder aber Geschehnisse der Umwelt verantwortlich machen und dadurch internal oder external attribuieren.
Zu (**C**): Kognitive Umstrukturierung: Veränderung negativer Gedankengänge („Diese Fragen öden mich an.") zu positiven („Jetzt habe ich schon wieder eine Frage geschafft, bald bin ich fertig, es sind nur noch wenige tausend Seiten, die ich für's Physikum lernen muss.").
Zu (**D**): Reaktionsbildung ist ein psychoanalytischer Abwehrmechanismus: Ein Bedürfnis kann nicht mehr befriedigt werden und wird nun durch ein völlig entgegengesetztes Gefühl ersetzt (z.B. aus Angst wird Wut).
Zu (**E**): Unter Repression versteht man die Unterdrückung oder Verleugnung von Bedürfnissen oder Gefühlen. Ein Sensitizer (sensitiver Reaktionstyp) zeigt sich in überempfindlicher Eindrucksfähigkeit für Erlebnisreize. Der Repressor verleugnet Gefahren, der Sensitizer dagegen nimmt mögliche Gefahren geradezu übermäßig wachsam wahr. Allem Anschein nach handelt es sich hier um den repressiven Reaktionstyp.

H01
→ **Frage 1.278:** Lösung E

Zu (**A**): Wallston & Wallston (1981) entwickelten die *Health-Locus-of-Control-Theorie*, die von der Attributionstheorie abgeleitet wurde: 1. Personen mit internalen Kontrollüberzeugungen meinen, dass Gesundheit vom eigenen Verhalten abhängig ist. 2. Personen mit externalen Kontrollüberzeugungen dagegen erleben Krankheit als fremdbestimmt, von anderen Personen, vom Schicksal oder vom Zufall abhängig.

Zu (**B**): Kausalattribution: Man unterscheidet erfolgssuchende und misserfolgsmeidende Personen. Erfolgssuchende schreiben Erfolg der eigenen Persönlichkeit zu, Misserfolg jedoch den Umweltbedingungen. Misserfolgsmeidende tun das Gegenteil: Erfolg liegt daran, dass man ihnen eine zu leichte Aufgabe gab; Misserfolg beweist ihnen, dass sie zu nichts taugen.

Zu (**C**): Mit dem Begriff Reaktanz bezeichnet man die Trotzreaktion, als vernünftig erkannte Ratschläge nicht zu befolgen, da man sich in seiner Entscheidungsfreiheit eingeschränkt fühlt (Rauch- und Alkoholverbot, Diät). Man entwickelt dann eine Reihe von Gründen (Scheingründe), deretwegen man den Ratschlag nicht befolgen zu können meint.

Zu (**D**): Repression: Der repressive Reaktionstyp („*repressor*") unterdrückt seine emotionalen Reaktionen auf mögliche Gefahren.

Zu (**E**): Sensitization: Der sensitive Reaktionstyp („*sensitizer*") nimmt Gefahren übermäßig stark wahr und ist emotional viel damit beschäftigt. Ein Patient, der alles über den Ablauf und mögliche medizinische Risiken einer Behandlung wissen will, gehört vermutlich zu diesem Typus.

H04 F04 F03 ■
→ **Frage 1.279:** Lösung D

Die „*big five*" sind:
1. Extraversion/Introversion,
2. Neurotizismus,
3. Verträglichkeit/Aggressivität,
4. Rigidität (Gewissenhaftigkeit),
5. Offenheit für Erfahrung.

Zu (**A**): Extraversion: Persönlichkeitseigenschaft. Extravertierte suchen ständig Stimulation und sind nach außen gerichtet und kontaktreich. Introvertierte zeigen diametrale Erlebens- und Verhaltensweisen.

Zu (**B**): Gewissenhaftigkeit: eine bereits von Cattell faktorenanalytisch festgestellte Persönlichkeitsdimension.

Zu (**C**): Neurotizismus: Mangelnde emotionale Stabilität; Tendenz, in belastenden Situationen neurotische Verhaltensweisen zu zeigen, um das meist

zu hohe Ausmaß an Ängstlichkeit zu kompensieren.

Zu (**D**): Psychotizismus: Neigung zu schwer abweichendem Verhalten mit Verlust eines der äußeren Realität angemessenen Verhaltens (z.B. bei Schizophrenie und affektiver Psychose). Psychotizismus gehört nicht zu den fünf ganz Großen.

Zu (**E**): Verträglichkeit (Agreeableness) ist auch wichtig. Leider kenne ich jede Menge Leute, die zu wenig davon abbekommen haben. Schade.

I.56 Situationismus

Obwohl diese faktorenanalytischen Persönlichkeitsmodelle heute noch Grundlage vieler Tests sind, gelten auch sie schon wieder als überholt. **Gutjahr** definierte Persönlichkeit als:

V = f(P,U)

d.h. Verhalten als Funktion von Persönlichkeit und Umwelt. Dies impliziert, dass man Verhalten niemals als einzig abhängig von der Persönlichkeit, sondern auch als von der Umwelt abhängig betrachten muss. Der sog. „**Situationismus**" postuliert, dass Verhalten im Wesentlichen von der momentanen Situation abhängt, allerdings zeigen unterschiedliche Personen in derselben Situation unter Umständen unterschiedliches Verhalten. Der „**Interaktionismus**" vereint beide Ansätze: In stark strukturierten Situationen (z.B. Vorlesung) ist die Umwelt ausschlaggebend, in schwach strukturierten Situationen (Pause) dagegen eher die Persönlichkeit. **Kognitive Persönlichkeitstheorien** betonen die Wechselwirkung zwischen situationalen Umwelteinflüssen und Empfindungen, Wahrnehmungen und Denkprozessen des Individuums, die zu Veränderung der Persönlichkeit führen. So räumte **George Alexander Kelly** in seiner Persönlichkeitstheorie den Interpretationen von Ereignissen durch das Subjekt einen großen Stellenwert ein. Hierzu benutzen Menschen persönliche Konstrukte, um die Welt vorhersagbar zu machen.

F99 H95 F94 H92 H90 ■
→ **Frage 1.280:** Lösung B

Zu (**A**): Aktionismus: Theorie, die davon ausgeht, dass jeder Empfindung ein motorischer Impuls zugrunde liegt. Erst durch Analyse der Motorik lassen sich seelische Erlebnisse verstehen.

Zu (**B**): Interaktionismus: Theorie, die eine Wechselwirkung zwischen Persönlichkeitseigenschaften und Situation annimmt. In schwach determinierten Situationen (Pausen) kommen Persönlichkeitseigenschaften mehr zum Vorschein als in stark determinierten Situationen (Drill auf dem Kasernenhof).

Zu (C): Situationismus: Theorie, die Umweltbedingungen (Situation) als ausschlaggebend für das Verhalten ansieht.

Zu (D): Prädispositionismus: Theorien, die davon ausgehen, dass menschliche Charaktereigenschaften im wesentlich genetisch vorherbestimmt sind.

Zu (E): Individualismus: Theorie, die das Individuum als einzige Grundlage aller gesellschaftlicher Erscheinungen betrachtet.

F96

→ **Frage 1.281:** Lösung B

Zu (A): Kretschmer beschrieb den leptosomen, den pyknischen, den athletischen und manchmal auch noch den dysplastischen Typus.

Zu (B): George Alexander Kelly (1905–1967) beschäftigte sich vor allem mit sozialpsychologischen Modellen von Motivation und Persönlichkeit; er entwickelte u.a. den „role-construct-repertory-test". Kelly ging u.a. davon aus, dass unsere Konstrukte weniger von der realen Umwelt, sondern sehr viel mehr von unserer eigenen Biographie herbeigeführt werden.

Zu (C): Piagets kognitives Persönlichkeitsmodell geht davon aus, dass Entwicklung ein Reifungsprozess ist, der in Phasen verläuft, die sich durch bestimmte Denkstrukturen charakterisieren lassen.

Zu (D): Eysenck entwickelte ein statistisch-faktorenanalytisches Persönlichkeitsmodell mit den Hauptachsen Extra-Introversion und Neurotizismus.

Zu (E): Lersch entwickelte eine Schichtentheorie, die davon ausgeht, dass das Seelische in einander aufgelagerten Schichten aufgeteilt ist. Nachdem diese hochinteressante Theorie bedauerlicherweise mehrere Jahrzehnte lang gar keine Rolle mehr in der Psychologie spielte, wurde sie kurzfristig wieder aktuell, nachdem irgendjemand festgestellt hatte, dass ja auch das menschliche Gehirn aus verschiedenen physiologischen Schichten von Nervenzellen aufgebaut ist. Korrelationsstatistische Versuche, die Schichten von Lersch mit den anatomischen Hirnschichten in Übereinstimmung zu bringen, brachten jedoch bisher leider kein besonders sinnvolles Ergebnis.

I.57   Persönlichkeit und Krankheit

Besonders in den Jahren zwischen 1960 und 1980 versuchten Psychologen bestimmte Persönlichkeitseigenschaften zu finden, die den Betreffenden anfällig für psychosomatische Erkrankungen machen sollten. So beschrieb schon der kanadische Arzt Sir William Osler (1849–1919) den typischen Angina-Patienten als: „.... *geistig wie körperlich gleichermaßen tätigen, energischen und*

Tab. 1.12   Mal wieder typisch Typ-A!

Typ A
Leistungsorientiert; ständig unter Zeitdruck (ausgeprägter Sinn, wie schnell die Zeit vergeht); Konkurrenzstreben; Zeigen beträchtliche Aggressivität & Feindseligkeit; andere beherrschen wollen; hohe selbstgesetzte Ziele; in erster Linie zählt die Arbeit; innerer Zwang zur Aktivität, wollen immer zwei Dinge auf einmal tun; glauben, dass etwas nur klappt, wenn sie sich selbst darum kümmern; in einer Schlange zu stehen und zu warten, macht sie völlig aggressiv; sprechen und gestikulieren schnell; wackeln mit den Knien, trommeln mit den Fingern, zwinkern oft; Glück machen sie nur an materiellen Gütern fest.

Typ B
Sucht Erholung; braucht viel Ruhe; entspannt sich in der Freizeit; ausgewogene Begegnung mit anderen.

ehrgeizigen Mann, dessen Maschinen immer volle Kraft voraus, laufen." **Friedman & Rosenman** untersuchten 1958 Herzinfarkt-Patienten und stellten fest, dass diese eine ganz bestimmte Persönlichkeits-Struktur haben. Sie unterschieden:

Friedman & Rosenman zeigten in der berühmt gewordenen **Western Collaborative Group Study** mit 3.524 Männern im Alter von 39–59 Jahre, dass 7% der beobachteten Männer nach 8 Jahren an einer Herzkrankheit litten: hiervon gehörten $2/3$ zum Typ-A, bzw. genauer gesagt, der Typ-A hatte ein um 2,4fach erhöhtes Risiko für einen Herzinfarkt. Außerdem wurde in einer weiteren Untersuchung festgestellt, dass der Typ-A ein 5-fach erhöhtes Risiko für einen zweiten Herzinfarkt hatte. In den 70er Jahren wurden daraufhin viele psychologische Untersuchungen durchgeführt, die diese Idee zu bestätigen schienen.

Dies war Anlass, dass man auch für andere Krankheiten typische Persönlichkeitsstrukturen suchte; so sollten z.B. **Asthmatiker** nach Ansicht unterschiedlicher Forscher folgende Eigenschaften besitzen:

1. sie können Wut, Angst, Traurigkeit nicht ausdrücken
2. besitzen hohe Werte bei sozialer Konformität
3. neigen dazu, Aggressionen zu vermeiden und in sich hineinzufressen
4. sie können nicht „Nein" sagen, ohne Schuldgefühle zu entwickeln

5. sie neigen zu zwanghaftem Verhalten
6. sie neigen zu Abhängigkeit und Fehlanpassung
7. sie zeigen übertriebene Unterwürfigkeit, Empfindlichkeit, Angst, Übergenauigkeit, Perfektionismus, Zwänge

Für **Neurodermitiker** galt folgende Persönlichkeitsstruktur:
- empfindsam und doch angespannt
- kontaktarm und doch zuwendungsbedürftig
- vernunftbetont und doch zärtlichkeitshungrig
- kühl und doch verletzbar
- sie sind meist hochintelligent und neigen dazu, alles rational erklären zu wollen
- sie neigen zu übermäßiger Selbstbeherrschung
- sie sind mit ihrem Körper im Grunde genommen wenig vertraut
- sie überschreiten leicht die Grenzen ihrer Leistungsfähigkeit, weil sie die Signale des Körpers überhören

Es wurde aber bald kritisch hinterfragt, ob diese Persönlichkeitseigenschaften nicht eher Folge als Ursache der Erkrankung sind. In der Tat stellten mehrere Untersuchungen dann fest, dass die meisten „typischen" Charaktereigenschaften nur im akuten Krankheitsschub vorhanden waren, in symptomfreien Zeiten oder bei einer Heilung konnten sie nicht mehr nachgewiesen werden.
Das Typ-A/Typ-B-Modell wurde dann 1988 vehement angegriffen, da Ragland & Brand an den Männern, die an der *Western Collaborative Group Study* teilgenommen hatten, geprüft hatten, wie viele inzwischen tatsächlich an einer Herzattacke gestorben waren? Ragland und Brand kamen zu dem erstaunlichen Ergebnis, dass mehr Typ-B Patienten an einer Koronarkrankheit verstorben waren. Dies ließ erheblichen Zweifel an der Richtigkeit des Modells aufkommen.
Heute betrachtet man das Typ-A-Konzept als ein zu vereinfachtes Konstrukt. Eine Untersuchung von Almada (1991) konnte zeigen, dass Typ-A Todesfälle besonders hoch bei Probanden mit hoher Feindseligkeit auftraten nicht aber bei Typ-A-Personen, die mit ihrem Lebensstil durchaus glücklich waren. Insbesondere für **essentielle Hypertonie** und auch für den vergleichsweise harmlosen **Angina pectoris** Anfall gibt es sicherlich eine prädisponierende Lebensweise mit Hektik, Stress (Typ-A-Verhalten), aber auch mit falscher cholesterinhaltiger Ernährung, reichlichem Alkohol- und Tabakgenuss (eher Typ-B-Verhalten). Der Typ-B, der gerne mal *„Fünfe gerade sein lässt"*, zu spät zur Arbeit kommt, Aufgaben nicht pünktlich erledigt und kein Freund übermäßiger Anstrengung ist, hat ja auch so seine Probleme. Auf der anderen Seite kann der leistungsorientierte, oft sportliche Typ-A, der ja Erfolg im Leben hat, durchaus zufrieden sein und damit gesund bleiben.
Für den klassischen Herzinfarkt dagegen, an dem Menschen dann ja durchaus sterben können, gibt es weniger prädisponierende Persönlichkeitseigenschaften, da die Ablösung eines Blutgerinsels, welches dann Koronararterien verstopft und zum Myokardinfarkt führt, im Wesentlichen ein schicksalhaftes Ereignis ist.

H01 ◼
→ **Frage 1.282:** Lösung A

Zu (**A**): „Bedürfnis nach Nähe" gehört nicht zum typischen Verhalten der Typ-A-Persönlichkeit.
Zu (**B**), (**C**), (**D**) und (**E**): Siehe Lerntext I.57.

I.58   Risikoverhalten

In dem heute gültigen **Multikausalitätsprinzip** bei der Erklärung der Verursachung von Krankheiten ist die Persönlichkeit nur eine von mehreren möglichen Risikofaktoren.

Modell des Risikoverhaltens: Die Wahrscheinlichkeit eine gesundheitliche Störung zu bekommen potenziert sich durch Addition mehrerer Risikofaktoren. Viele Risiken wie Übergewicht und Rauchen sind allgemein bekannt. Laien nehmen Risiken aber sehr verzerrt wahr, anders als Experten aus dem Fach, die eine Gefahr nach ihren tatsächlichen möglichen Folgen (d.h. Krankheits- und Todesfällen) beurteilen. Viele Menschen akzeptieren Risiken, die aus der eigenen Lebensführung resultieren, nicht aber vermutete Umweltgefahren. So erfreut sich beispielsweise das Motorradfahren oder Inliner-Laufen trotz seiner Gefährlichkeit steigender Beliebtheit, dieselben Personen fürchten aber Zuhause, ihre neue Bettwäsche könnte Formaldehyd ausströmen und der auf Stand-by geschaltete Fernseher gefährliche elektromagnetische Wellen ausstrahlen.

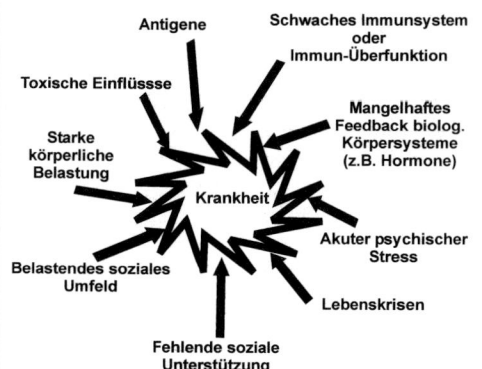

Abb. 1.36 Multikausalitätsprinzip: Die Ursache einer Erkrankung herauszufinden kann oft sehr schwer sein, da die meisten Krankheiten erst durch eine ungünstige Addition fieser Risikofaktoren entstehen.

Zur Aufspürung eines Risikos vergleicht man in der Regel exponierter versus nicht-exponierte Gruppen. Dieser Vergleich kann entweder absoluter oder relativer Art sein. **Absoluten Vergleichen** liegt die Differenz unterschiedlicher Krankheitshäufigkeiten zwischen einer exponierten und einer nicht exponierten Gruppe zugrunde. **Relative Vergleiche** beruhen im Gegensatz dazu auf dem Verhältnis (ratio) zwischen der Krankheithäufigkeit der exponierten und der nicht exponierten Gruppe..

- **Erkrankungsrisiko:** Wahrscheinlichkeit aufgrund des Vorhandenseins bestimmter Risikofaktoren an einer bestimmten Erkrankung teilnehmen zu dürfen. Rauchen Sie eigentlich? Und falls ja: Wie sexy finden Sie Lungenkrebs?
- **Exzessives Risiko** (exzessiv = das Maß überschreiten). Erhöhung des Erkrankungsrisikos, wenn bestimmte Risikofaktoren das normale Maß überschreiten. Risikofaktoren addieren sich oft nicht, meist potenziert sich die Wahrscheinlichkeit eines Krankheitsausbruchs, wenn mehrere Risikofaktoren zusammenkommen (z. B.: Rauchen, Wohnen in der Großstadt, Einatmen von Desinfektions- oder Lösungsmitteln).
- **Morbiditätsrisiko:** Risiko, eine bestimmte Erkrankung zu bekommen. Beispiel: für psychoneurotische Erkrankungen besteht schon im Geschlecht ein erhöhtes Risiko. Das Morbiditätsrisiko beträgt für Männer 12 %, für Frauen dagegen satte 26 %.

- **Personale Risikodisposition:** meist genetisch vererbtes Risiko, an bestimmten Krankheiten zu erkranken.
- **Relatives Risiko:** durch den Quotienten der Erkrankungshäufigkeit einer Risikogruppe (exponierte Personen) mit einer Gruppe, die dieses Risiko nicht hat (nicht-exponierte Personen), lässt sich das relative Risiko berechnen. Beispiel: Erhöhung des relativen Risikos durch Rauchen: Bronchialkrebs 10,8-fach; Kehlkopfkrebs: 5,5; Mundhöhlenkrebs: 4,1; Blasenkrebs: 1,9fach. Das relative Risiko berechnet sich aus der Formel: (exponierte Kranke/alle Exponierten) / (nicht exponierte Kranke / alle nicht Exponierten).
- **Odds Ratio** in einer **Vierfeldertafel:** gehört zu den Prüfmethoden des relativen Risikos (s.o.):

exponiert + krank	nicht-exponiert + krank
exponiert + gesund	nicht-exponiert + gesund

- **Überschussrisiko:** Das Überschussrisiko berechnet sich aus der Differenz der Erkrankungshäufigkeit: exponionierte – nicht-exponierte Personen.
- **Zuschreibbares Risiko (attributables Risiko):** bei bekanntem Kausalzusammenhang hat die Risikogruppe eine höhere Wahrscheinlichkeit eine Erkrankung zu bekommen als diejenige Gruppe, die dem Risiko nicht ausgesetzt war.
- **Prospektive Testung:** Bei bekannten (oder vermuteten) Risikofaktoren versucht man die Wahrscheinlichkeit vorauszusagen, ob ein Patient an einer bestimmten Störung erkrankt und prüft dies bevorzugt im Rahmen von Längsschnittstudien.

Klinischer Bezug

Veränderungen der Persönlichkeit eines Menschen sind die Grundlage aller psychischen Entgleisungen; so überspitzen sich Charakterzüge bei den Persönlichkeitsstörungen, Eigenschaften werden völlig unflexibel im Alter oder die Persönlichkeit zerfällt regelrecht bei psychotischen Krankheiten. Wie bereits im Lerntext erwähnt gibt es zumindest für einige Bereiche auch einen engen Zusammenhang zwischen der Persönlichkeitsstruktur und dem Risiko eine somatische Krankheit zu entwickeln. Letztlich fließt die Einschätzung der Persönlichkeit eines Patienten (oft nur intuitiv) immer in die Behandlungsplanung mit ein. Ob und in welchem Ausmaß ein Patient bereit ist bestimmte Therapiemaßnahmen über sich ergehen zu lassen, hängt auch von seiner Persönlichkeitsstruktur ab.

F03
→ **Frage 1.283:** Lösung E

Zu **(A)**: Absolutes Risiko definiert sich als die Wahrscheinlichkeit des Auftretens eines Ereignisses (z.B. Entwicklung einer Krankheit) in einem gegebenen Zeitraum.

Zu **(B)**: Inzidenz: Anzahl von Neuerkrankungen (meist pro Jahr: Jahresinzidenz) bestimmter Bevölkerungsanteile bezogen auf eine bestimmte Krankheit.

Zu **(C)**: Morbiditätsrisiko: Risiko, eine bestimmte Erkrankung zu bekommen. Beispiel: Für psychoneurotische Erkrankungen besteht schon im Geschlecht ein erhöhtes Risiko. Das Morbiditätsrisiko beträgt für Männer 12%, für Frauen dagegen satte 26%.

Zu **(D)**: Prävalenz: Gesamtzahl der Erkrankten zu einem Zeitpunkt.

Zu **(E)**: Relatives Risiko: Das relative Risiko beschreibt das Verhältnis vom Risiko in der exponierten Gruppe zum Risiko in einer Vergleichsgruppe, die dieser Gefahr nicht ausgesetzt worden ist. Beispiel: Erhöhung des relativen Risikos durch Rauchen: Bronchialkrebs 10,8fach, Kehlkopfkrebs: 5,5-, Mundhöhlenkrebs: 4,1-, Blasenkrebs: 1,9fach. Wissenschaftliche Vergleiche werden z.B. durchgeführt:

- Risiko-Exponierte versus Risiko-nicht-Exponierte;
- Odds Ratio in einer Vierfeldertafel:

Exponiert + krank	nicht-exponiert + krank
Exponiert + gesund	nicht-exponiert + gesund

H05 H03 ■■
→ **Frage 1.284:** Lösung B

Zu **(A)**: Ein „relatives" Risiko kann logischerweise keinen „absoluten" Effekt haben. Das relative Risiko berechnet sich aus der Formel:

$$\frac{\text{exponierte Kranke}}{\text{alle Exponierten}} \Big/ \frac{\text{nicht exponierte Kranke}}{\text{alle nicht Exponierten}}.$$

Zu **(B)**: Relatives Risiko: Durch den Quotienten der Erkrankungshäufigkeit einer Risiko-Gruppe (exponierte Personen) mit einer Gruppe, die dieses Risiko nicht hat (nicht exponierte Personen), lässt sich das relative Risiko berechnen.

Zu **(C)**: Es gibt keine „normale" Krankheitshäufigkeit. Praktisch jede Krankheit entsteht aufgrund von Risikofaktoren. Damit ist es unmöglich, die Risikoträger von anderen zu trennen. Unterscheiden lassen sich lediglich unterschiedliche Risikofaktoren (z.B. genetisches Risiko, Risiko sich zu infizieren, privates oder berufliches Risiko, einen Unfall zu erleiden usw.).

Zu **(D)**: Das wäre lediglich eine Beschreibung der exponierten Gruppe, nicht aber des relativen Risikos.

Zu **(E)**: Aus der Kenntnis des relativen Risikos ließe sich oft eine Korrelation zwischen Ausmaß der Risikoexponierung und Ausmaß der Erkrankung berechnen. Dies ist jedoch erst der nächste Schritt.

F05 ■■
→ **Frage 1.285:** Lösung A

Zu **(A)**: Zuschreibbares Risiko (attributables Risiko): Bei bekanntem Kausalzusammenhang hat die Risikogruppe (hier die Raucher) eine höhere Wahrscheinlichkeit, eine Erkrankung (hier den Lungenkrebs) zu bekommen, als diejenige Gruppe, die dem Risiko nicht ausgesetzt war.

Zu **(B)**: Inzidenz: Anzahl von Neuerkrankungen (meist pro Jahr: Jahresinzidenz) bestimmter Bevölkerungsanteile bezogen auf eine bestimmte Krankheit.

Zu **(C)**: Negativ prädiktiver Wert (negativer Vorhersagewert): Anteil Nichtbetroffener unter den Testnegativen; Wahrscheinlichkeit, dass eine Person mit negativem Wert tatsächlich gesund ist. Hier wurde kein Test durchgeführt.

Zu **(D)**: Positiv prädiktiver Wert (positiver Vorhersagewert): Anteil Betroffener unter den Testpositiven; Wahrscheinlichkeit, dass eine Person mit positivem Wert tatsächlich krank ist. Hier wurde kein Test durchgeführt.

Zu **(E)**: Relatives Risiko: Durch den Quotienten der Erkrankungshäufigkeit einer Risiko-Gruppe (exponierte Personen) mit einer Gruppe, die dieses Risiko nicht hat (nicht-exponierte Personen), lässt sich das relative Risiko berechnen.

F01
→ **Frage 1.286:** Lösung B

Zu **(A)**: Alkohol und Drogen werden ja gerade deshalb eingenommen, weil sie kurzfristig glücklich machen und alle Probleme plötzlich ganz klein und unwichtig werden.

Zu **(B)**: Die Aussage ist zwar nicht ganz verkehrt, dies ist aber wohl die am wenigsten richtige Antwort. Es gibt globale Ursachen (Gruppendruck, Unzufriedenheit mit dem Leben, soziale Belastungen, manchmal aber auch einfach Neugier), die zu gesundheitsschädigenden Verhaltensweisen führen. Welche Sucht entsteht, ist dann individuell. Viele Personen nehmen gleichzeitig unterschiedliche Drogen oder wechseln. Andererseits berücksichtigt die Frage aber nicht die unterschiedlichen Motive z.B. von Alkoholabhängigen, Magersüchtigen oder Workaholics, die alle gesundheitsschädigendes Verhalten zeigen.

Zu **(C)**: Eine klassische Erklärung zum Nikotinabusus.

Zu (**D**): Viele Menschen kommen durch Gruppendruck das erste Mal in Versuchung, zu rauchen, Alkohol zu trinken oder Drogen einzunehmen. Psychosoziale Belastungen bewirken oft eine Flucht in die Glücksdrogen.

Zu (**E**): Eine richtige Aussage: Wer in der Jugend nicht mit dem Rauchen oder Trinken anfängt, wird später nur selten damit beginnen.

1.4.7   Entwicklung und primäre Sozialisation (Kindheit)

I.59   Entwicklungspsychologie

Die Entwicklungspsychologie beschäftigt sich mit der motorischen, kognitiven, sprachlichen und sozialen Entwicklung des Menschen von der Geburt bis in das Alter. Der momentane Entwicklungsstand eines Kindes setzt sich hierbei aus drei Faktoren zusammen:
1. **Genetische Disposition** (große Eltern haben große Kinder)
2. **Lebensalter** (Funktionsreifung des ZNS)
3. **Sozialisationseinflüsse** (Erziehung, Umwelt)

Akkommodation/Assimilation: Nach Piaget besagt der kindliche **Egozentrismus**, dass ein kleines Kind die meisten Ereignisse der Umwelt zunächst unabhängig von der eigenen Existenz und dem eigenen Verhalten erlebt. Es fällt ihm leicht, Objekte im Sinne der augenblicklichen Bedürfnisbefriedigung zu assimilieren, dagegen schwer, die eigenen Vorstellungen an die Umweltgegebenheiten zu akkommodieren. **Akkommodation:** Anpassung eines Organs an den jeweiligen Zustand. Beispiel: Fähigkeit des Auges, sich auf die Entfernung von Objekten einzustellen. Nach J. P. Piaget spielt Akkommodation auch eine Rolle in der kindlichen Entwicklung: Bei der Akkommodation werden alte Schemen angepasst oder neue entwickelt.
Bei der **Assimilation** werden neue Erfahrungen in vorhandenen Schemen verarbeitet, bzw. es kommt zur Verallgemeinerung eines gelernten Verhaltens auf neue Situationen oder Objekte.
Äquilibration: Nach Piaget unterliegen sowohl Assimilation wie auch Akkomodation dem Äquilibrationsprinzip (Gleichgewichtsmodell). Entwicklung wird hierbei als fortlaufende Folge von Ungleichgewichtszuständen verstanden, die Neuordnung verlangen, um ein Gleichgewicht auf jeweils höherem Niveau herzustellen (majorierende Äquilibration).

Entwicklungsstufen:
Es gibt viele Versuche, die menschliche Entwicklung in einzelne Stufen zu unterteilen. Am bekanntesten sind die Entwicklungsphasen nach **Erikson**, die sich über das gesamte Leben erstrecken:

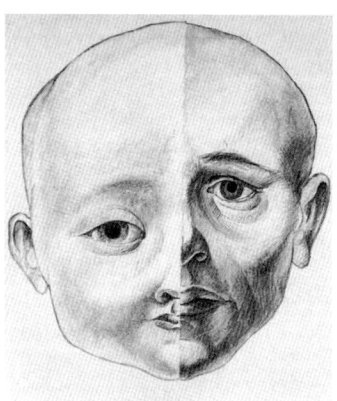

Abb. 1.**37**   Veränderungen der Gesichtsproportionen von der Kindheit bis ins Alter. [Aus: Hertl, 1993: Der Gesichtsausdruck des Kranken, Thieme-Verlag]

1. **Urvertrauen versus Urmisstrauen** (1. Lebensjahr): entsprechend den Umweltbedingungen lernt das Kind seiner Umgebung zu vertrauen oder zu misstrauen.
2. **Autonomie versus Scham und Zweifel** (2.–3. Lebensjahr): durch die Möglichkeit die Umwelt unabhängig zu erforschen, kommt es zur Autonomie; bei übermäßiger Kritik oder Unterdrückung der kindlichen Neugier dagegen zu Scham und Zweifel.
3. **Initiative versus Schuldgefühl** (4.-5. Lebensjahr): abhängig von Erziehungs- und Umweltbedingungen entsteht Initiative oder Schuldgefühl.
4. **Leistung versus Minderwertigkeit** (6.-11. Lebensjahr): von Bedeutung sind nun auch Schule und Gleichaltrige. Bei Unterdrückung der Aktivitäten kommt es zu Minderwertigkeitsgefühlen.
5. **Identität versus Rollendiffusion** (12.-18. Lebensjahr): der Jugendliche entwickelt seine eigene Identität, seine eigenen Ziele oder es entwickeln sich negative Weltbilder mit Rollendiffusion, z.B. Drogenabhängigkeit oder Kriminalität bei Jugendlichen.

6. **Intimität versus Isolation** (junges Erwachsenenalter): es entstehen emotionale, sexuelle oder moralische Bindungen an andere Personen oder aber Isolation und Einsamkeit.
7. **Zeugende Fähigkeit versus Stagnation** (mittleres Erwachsenenalter): Familie, Beruf und gesellschaftliche Interessen können im Mittelpunkt stehen oder es kommt zur Stagnation.
8. **Ich-Integrität versus Verzweiflung** (Alter): entweder beschließt der alte Mensch sein Leben mit Zufriedenheit und positiver Rückschau oder er reagiert mit Verzweiflung, da er seine Ziele im Leben nicht erreichen konnte.

Entwicklungspsychologie – Überblick in Stichworten:
Pränatal: ZNS-Reifung ca. ab der 3. Schwangerschaftswoche. Signallernen ist schon pränatal möglich. Das Kind hört z.B. Sprache der Mutter schon vor der Geburt.
Geburt: Sinnesorgane sind weitgehend funktionstüchtig. Schon wenige Tage alte Säuglinge bevorzugen komplizierte Muster im Gegensatz zu einfarbigen Flächen. Das Kind lernt schnell das angeborene Trinkverhalten zu optimieren. Körperkontakt schafft **Urvertrauen**. Die Sprachentwicklung beginnt mit Schreien bei Unlustgefühlen. Schon innerhalb der ersten vier Wochen lernt das Kind, in Bauchlage seinen Kopf kurz anzuheben.
3. Monat: Das Kind beginnt Gesichter anzulächeln, eine im ethologischen Sinn angeborene Verhaltensweise, die den **Muttertrieb** verstärkt. Dies **soziales Lächeln** wird zunächst auch Attrappen gegenüber gezeigt. Zufallseffekte werden aktiv wiederholt. Sprachlich treten langgezogene Vokale auf. Etwa ab dem 4. Monat kann das Kind mit Unterstützung sitzen.
6. Monat: Das Kind beginnt zu robben oder zu krabbeln. In der Sprache kommt es zu **Silbengeplapper**, sog. „Lallsprache". Kind ahmt Verhaltensweisen anderer nach.
8.-Monats-Angst: sog. „Fremdeln", das plötzlich gegenüber fremden Personen auftritt und zeigt, dass das Kind zwischen bekannten und unbekannten Personen unterscheiden kann. Außerdem lernt das Kind in diesem Alter aufzustehen, dabei hält sich z.B. an Möbeln fest.
1 Jahr: Das Kind reagiert auf Lob und Tadel; erste Denkhandlungen (um den Tisch herumgehen, um den Keks zu bekommen) lassen sich beobachten. Einzelwörter („Mamama, dada, ada ada") treten auf und werden von den Eltern mit Zuwendung belohnt.

1;6 Jahre (= 1 Jahr und 6 Monate!): Kind kann alleine gehen; nachahmendes Verhalten zeigt sich auch erst Stunden oder Tage verzögert. **Einwortsätze** treten auf, Abbildungen von Objekten werden erkannt. Die Fähigkeit zu verstehen, dass Personen und Gegenstände auch außerhalb des Blickfeldes weiter existieren, wurde von Piaget als Objektpermanenz bezeichnet, sie bildet sich bis zum Ende des zweiten Lebensjahres heraus.
2 Jahre: Treppen steigen, schnelles Laufen, Essen mit dem Löffel; das Kind kann einen Turm aus mehreren Bauklötzen bauen. Einfache Bilderbuchgeschichten werden verstanden. Das Kind sagt einfache Sätze mit Nomen und Verb, spricht aber von sich selbst oft noch in der dritten Person („Maike will Lokololade ham").
3.–5. Jahr: sog. **Fragealter**; Kind lernt Stuhl und Urin zu kontrollieren. Freundschaften mit Gleichaltrigen lösen Eltern als alleinige Bezugspersonen ab. Leistungsmotiviertes Verhalten wird gezeigt. Rollenspiele treten auf. Stabilisierung der **Erinnerungsfähigkeit** (praktisch keine Erinnerungen vor dem 3. Lebensjahr!). Sprachlich z.T. noch Probleme mit einzelnen Lautverbindungen, oft kommt eine Phase des **Entwicklungsstotterns** vor.
6.–10. Jahr: Durch die Einschulung kommt es zur weiteren kognitiven Entwicklung (Lesen-, Schreiben- und Rechnenlernen). Ausgeprägter Sinn für Leistung und Wettbewerb. Freundschaften werden wichtiger als die Eltern. **Vorpubertät**: Cliquen- und Bandenbildung: Jungen mit Jungen und Mädchen nur mit Mädchen.
Pubertät: Umorientierung auf die Subkultur Jugendlicher, bewusstes Freimachen von der Autorität Erwachsener: ständige Konflikte mit Eltern, Lehrern, Vorgesetzten. Ausprobieren von Alkohol, Tabak und Drogen. Die Gruppe der Gleichaltrigen („**peer group**") hat den maximalen Einfluss auf das Verhalten Pubertierender und Heranwachsender, während alles was Eltern und Lehrer sagen ohnehin per se genau verkehrt ist. Schamhaftes Erwachen der Sexualität durch Wachstum/Veränderung der äußeren Geschlechtsorgane und erste Menstruation bzw. Pollution. Entstehung jugendlicher Liebe (HWH = „häufig wechselndes Händchenhalten"). Daraus folgend ständige Auseinandersetzung mit dem eigenen Aussehen. Oft Schulprobleme. Krisen des Selbstwertes und -konzeptes treten gehäuft in der Pubertät auf, vor allem, wenn Eltern, Lehrer und der/die angebetete Traumpartner(in) von der weiteren Entwicklung der Dinge völlig andere Vorstellung haben als man selbst. Das kann bis zu Suizidversuchen führen oder im schlimmsten Fall auch die Anzahl der pubertären Pickel erhöhen. Seien Sie bloß froh, dass Sie Ihre Pubertät schon hinter sich haben!

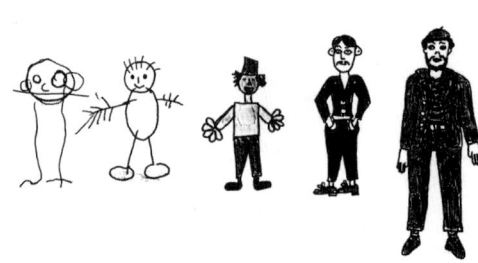

Abb. 1.**38**   Der Mann-Zeichen-Test lässt durch Auszählen von Details der Zeichnung in Relation zum Alter des Kindes die Berechnung eines Intelligenzquotienten zu. Von links nach rechts: ca. 3 Jahre, 5 J., 7 J., 10 J., 13 Jahre.

H91
→ **Frage 1.287:** Lösung B

Säuglinge beginnen erst etwa nach dem sechsten Monat zu krabbeln.

F95
→ **Frage 1.288:** Lösung D

Zu (A)–(E)
ca. 6 Monate: Silbengeplapper („dadadadadadada")
ca. 9 Monate: verstärkte Artikulation und Dehnung der Silben („daaaada")
ca. 1 Jahr: Einzelwörter („mama", „baba", „ada ada")
ca. 1^1/$_2$ Jahre: Einwortsätze („fänsehn?")
ca. 2 Jahre: einfache Sätze mit Nomen und Verb („Du Oma dehn?")

H02
→ **Frage 1.289:** Lösung E

Zu (A)–(E): Fremdeln, typische 8-Monats-Angst, die beim Kind plötzlich gegenüber fremden Personen auftritt und zeigt, dass das Kind zwischen bekannten und fremden Personen unterscheiden kann.

H04
→ **Frage 1.290:** Lösung D

Zu (A): Krisen des Selbstwertes und -konzeptes treten gehäuft in der Pubertät auf, v.a. wenn Eltern, Lehrer und der/die angebetete Traumpartner/in von der weiteren Entwicklung der Dinge völlig andere Vorstellung haben als man selbst. Das kann bis zu Suizidversuchen führen oder im schlimmsten Fall sogar die Anzahl der pubertären Pickel erhöhen.
Zu (B): Werbung spielt für Pubertierende eine weitaus größere Rolle als in anderen Lebensabschnitten, keine Altersgruppe kauft z.B. so viele „Markenklamotten" wie adoleszente Heranwach-

sende von ihrem ersten Lehrlingsgehältern. Werbung hat hier auch Einfluss auf Rauchen und Alkoholgenuss.
Zu (C): *Peer-Group:* Die Gruppe der Gleichaltrigen hat den maximalen Einfluss auf das Verhalten Pubertierender und Heranwachsender, während alles, was Eltern und Lehrer sagen, ohnehin per se genau verkehrt ist. Wenn in der *Peer-Group* Alcopops „in" sind, kann praktisch nichts verhindern, dass die Jugendlichen ihre ersten üblen Erfahrungen damit sammeln.
Zu (D): Statuskristallisation: einheitliche Ausprägung mehrerer Statusmerkmale auf verschiedenen Dimensionen (z.B. hohe Bildung, hohes Einkommen, großer Einfluss, großes Auto). Diese Statuskristallisation wird erst im Erwachsenenalter erreicht und nicht bei heranwachsenden Jugendlichen (Adoleszenten).
Zu (E): Unter Sozialisation ist die Aneignung von Werten, Normen und Handlungsmustern einer spezifischen Kultur gemeint. Diese kann in der Adoleszenz („Heranwachsende") in der Tat noch unvollständig sein.

H02
→ **Frage 1.291:** Lösung C

Zu (A) und (C): Assimilation und Akkomodation: Nach Piaget besagt der kindliche Egozentrismus, dass ein kleines Kind die meisten Ereignisse der Umwelt unabhängig von der eigenen Existenz und dem eigenen Verhalten erlebt. Es fällt ihm leicht, Objekte im Sinne der augenblicklichen Bedürfnisbefriedigung zu assimilieren, dagegen schwer, die eigenen Vorstellungen an die Umweltgegebenheiten zu akkommodieren. Bei der Akkomodation werden alte Schemen angepasst oder neue entwickelt.
Zu (B) und (D): Ein Problem, das vor allem mit dem Fremdeln (8-Monats-Angst) zusammenhängt: Auf fremde Personen reagieren Kinder plötzlich ängstlich.
Zu (E): Mutter-Kind-Bindung ist eher ein genetisch bedingtes, zum Teil instinkthaft ablaufendes Verhalten. Akkomodation bezieht sich auf kognitive Verarbeitungsprozesse.

H01
→ **Frage 1.292:** Lösung A

Zu (A): Nach Piaget besagt der kindliche Egozentrismus, dass ein kleines Kind die meisten Ereignisse der Umwelt unabhängig von der eigenen Existenz und dem eigenen Verhalten erlebt. Es fällt ihm leicht, Objekte im Sinne der augenblicklichen Bedürfnisbefriedigung zu assimilieren, dagegen schwer, die eigenen Vorstellungen an die Umweltgegebenheiten zu akkommodieren. Bei der Akkommodation werden alte Schemen angepasst oder neue entwickelt.

Zu (B) und (D): Ein Problem, das vor allem mit dem Fremdeln (8-Monats-Angst) zusammenhängt: Auf fremde Personen reagieren Kinder plötzlich ängstlich.

Zu (C): Hierbei würde es sich nach Piaget um Assimiliation handeln (siehe Lösungsmöglichkeit (A)).

Zu (E): Mutter-Kind-Bindung ist eher ein genetisch bedingtes, zum Teil instinkthaft ablaufendes Verhalten. Akkommodation bezieht sich auf kognitive Verarbeitungsprozesse.

F03 H00
→ **Frage 1.293:** Lösung B
Zu (A)–(E): Entwicklungsphasen nach Erikson, siehe Lerntext I.59

F03
→ **Frage 1.294:** Lösung D
Siehe Lerntext I.59.

F00
→ **Frage 1.295:** Lösung B
Zu (A)–(E): Erikson gliederte die menschliche Entwicklung in acht Phasen, die sich über das gesamte Leben erstrecken (siehe Lerntext I.59).
Die Adoleszenz (Jugendalter) gehört damit in die Phase der Rollendiffusion (Lösung (B)).

I.60   Psychosexuelle Entwicklung

Sie beobachten ein etwa fünfjähriges Kind im Krankenhaus, das heftig masturbiert und nach einiger Zeit offenkundig einen Orgasmus erlebt. „*Ist das normal?*" werden Sie sich anschließend mit Recht fragen.

Nach **Freud** bestehen ab der Geburt Triebimpulse, deren Befriedigung Lustgewinn auslöst. Da Freud den Begriff der Sexualität sehr weit fasste, bezeichnete er diese stufenförmig ablaufende Entwicklung, die er im Wesentlichen an seinen eigenen Kindern erkannte, als „**psychosexuelle Phasen**". Bei Fixierung (= Festhalten) auf einer dieser Stufen kann es zu typischen Persönlichkeiten wie z. B. dem „analen Charakter" kommen. Vorweg soll erwähnt werden, dass zumindest einige Abschnitte relativ kulturspezifisch für typische Verhaltensweisen des 19. Jahrhunderts sind. Neuere Untersuchungen von Kinsey und von Masters und Johnson fanden erhebliche Unterschiede. Die Freudschen Phasen sind aber dennoch klassisch:

1. **Orale Phase** im 1. Lebensjahr: Der Mund vermittelt die höchste Lustbefriedigung. Insbesondere das Saugen an der Mutterbrust oder Lutschen am eigenen Daumen vermittelt dem Säugling angenehme Gefühle. Die Phase ist insbesondere wichtig zum Aufbau eines gesunden **Urvertrauens**. Außerdem wird die oral-erotische (1. Hälfte) von der oral-aggressiven Phase (2. Hälfte) unterschieden, in der das Kind auch Zähnchen hat und zubeißen kann.

2. **Anale Phase** (2. – 3. Lebensjahr): Die Ausscheidungsfunktionen stehen im Vordergrund. Das Kind erlebt die Entleerung als lustvoll. Später wird auch die Gebote der Eltern auch das Zurückhalten der Exkremente als lustvoll empfunden. Über die Ausscheidungsfunktionen lernt das Kind, dass es Macht über die Eltern hat. Es entwickelt sich sowohl Trotz gegen die Eltern wie auch Kooperationsbereitschaft. Neben der Defäkation steht auch der restliche eigene Körper und die Manipulation daran im Interesse des Kindes.

3. **Phallische (ödipale) Phase** (4. – 5. Lebensjahr): Der Ausdruck phallische Phase stammt von „*Phallus*", dem erigierten, männlichen Geschlechtsorgan. Nach Freud gibt es eine ganze Anzahl von Phallusobjekten in unserer Kultur, wie z. B. Zigarren, Zeppeline, Füllfederhalter, Kugelschreiber und anderes. Bitte beachten Sie diesen symbolischen Charakter, wenn Sie in Stresssituationen dazu neigen, an ihrem Schreibutensil herumzukauen. Beide Geschlechter entdecken in der ödipalen Phase ihre erogenen Zonen und stimulieren diese durch **Masturbation**. Knaben sind zu Erektionen fähig. Sexuelle Höhepunkte sind in diesem Alter keine Seltenheit und völlig normal. Interessanterweise verdrängen die meisten Personen diese kindliche Betätigung später vollkommen und auch Eltern sprechen selten darüber.

3a) Der **Knabe** verliebt sich in seine Mutter, er stellt fest, dass diese aber bereits mit dem Vater verheiratet ist und er hasst den Vater fortan (**Ödipuskomplex**). Irgendwann beobachtet er ein nacktes Mädchen oder eine unbekleidete Frau und stellt fest, dass diese keinen Penis hat, sondern einen klaffenden Riss an derselben Stelle. Nach Freud löst dies eine **Kastrationsangst** aus. Der Junge glaubt, dass ihn diese Strafe auch ereilt, wenn er weiter mit dem Vater konkurriert. Statt dessen identifiziert er sich nun einfach mit seinem Papa und übernimmt hiermit dessen Werte und Anschauungen. Es bildet sich das Über-Ich weiter aus. Eine mögliche Ursache für Homosexualität soll nach Ansicht der Psychoanalytiker darin liegen, dass der Junge einen liebe-voll-zärtlichen Vater und eine dominante, strenge Mutter hat.

3b) Das **Mädchen** verliebt sich in den Vater und konkurriert mit der Mutter (**Elektrakomplex**). Auch das Mädchen beobachtet irgendwann einen nackten Knaben oder Mann und sieht dessen Organ. Dies löst den **Penisneid** in ihr aus, sie möchte auch etwas derartiges haben, eine Frage, die kleine Mädchen in diesem Alter tatsächlich häufig stellen (*„Wann wächst mir denn sowas?"*). Die Identifikation mit der Mutter ist häufig erschwert, da auch das Mädchen sich zunächst mit dem dominanteren Familienmitglied identifiziert (…das war damals anscheinend noch der Vater?). Erst später kommt es zur Übernahme der weiblichen Rolle.

4. **Latenzzeit** (6 Jahre bis Pubertätsbeginn): Es tritt eine Unterbrechung der psychosexuellen Entwicklung ein, beide Geschlechter hören mit der Selbstbefriedigung auf, das erotische Interesse am eigenen Körper erlischt völlig.

5. **Genitale Phase** (ab Pubertät): Es kommt zur reifen heterosexuellen Betätigung des Erwachsenen.

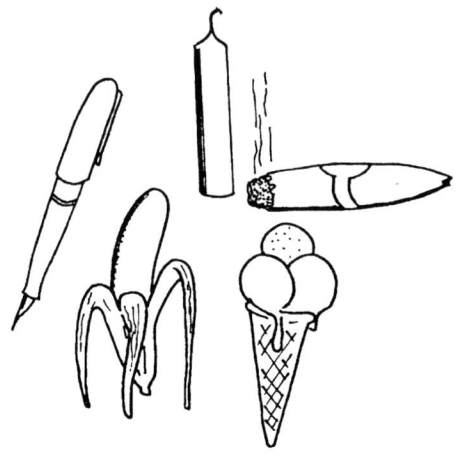

Abb. 1.**39**   Einige typische Phallusobjekte nach Sigmund Freud.

H92

→ **Frage 1.296:** Lösung D

Die Reihenfolge lautet: oral-anal-phallisch-Latenzzeit-genital. Dem kommt wohl die Antwort (D) am nächsten.

H03

→ **Frage 1.297:** Lösung B

Zu (**A**)–(**E**): Sigmund Freud unterschied fünf Phasen der psychosexuellen Entwicklung eines Kindes bis zum Beginn des Erwachsenenalters: Kontrolle und Verweigerung spielen insbesondere in der analen Phase im 2.–3. Lebensjahr eine Rolle. In diesem Alter entwickeln Kinder auch ein Gefühl für das eigene Selbst. Siehe Lerntext I.60.

F05

→ **Frage 1.298:** Lösung B

Zu (**A**): Orale Phase (1. Jahr): Der Mund steht als befriedigendes Organ im Vordergrund. Ein positiver Verlauf schafft Urvertrauen; eine *„Erziehung"* – wie in der Frage gefordert – ist hier noch nicht möglich.

Zu (**B**): Anale Phase (2.–3. Jahr): Reinlichkeitserziehung und damit Beherrschung von Urin- und Stuhlabgang wird als lustvoll erlebt. Durch entsprechende Erziehung kommt es zur Ausbildung von Autonomie und Selbstsicherheit.

Zu (**C**): Phallische oder ödipale Phase (4.–5. Jahr): Das Kind verliebt sich in den gegengeschlechtlichen Elternteil und tritt in Konkurrenz zum gleich

geschlechtlichen. Die Kastrationsangst beendet diese Phase beim Jungen, es kommt zur Identifikation mit dem Vater. Eine in der kindlichen Entwicklung eher als kritisch zu bewertende Phase.

Zu (**D**): Latenzzeit (6. Jahr – Pubertät): Verlagerung sexueller Bedürfnisse, das Kind konzentriert sich mehr auf Schule und Kameradschaft.

Zu (**E**): Genitale Phase (ab der Pubertät): reife Sexualität des Erwachsenen.

I.61   Sozialisation

„Sozialisation" ist ein gemeinsamer Begriff aus der Entwicklungspsychologie und der Soziologie. Man versteht darunter den Prozess der Aneignung gesellschaftlicher Werte, Normen und Handlungsmuster. Zugrunde liegt die Annahme des Interaktionismus: menschliche Persönlichkeitsentwicklung ist eine wechselseitige Beziehung zwischen biologischem Organismus und sozialer Umwelt. Sozialisierung ist eine Bezeichnung für den Prozess des Kindes in das Normensystem der Gesellschaft hineinzuwachsen. Das Kind wird mit den typischen Verhaltensweisen einer Gesellschaft vertraut gemacht und eignet sich diese an. Das Ergebnis der Sozialisierung ist, dass soziale Normen selbstverständlich werden und sich der einzelne Mensch mit den gesellschaftlichen Institutionen identifiziert.. Ziel ist, dass äußere Anweisungen der Gesellschaft durch innere Kontrollen ersetzt werden und der Erwachsene sich an den Werten der Gesellschaft orientiert. Sozialisation beginnt mit der Geburt und ist ein lebenslanger Prozess der ständigen Anpassung an Wertvorstellungen, die sich verändern. Man unterscheidet:

1. **Primäre Sozialisation**: Prozess der Erziehung durch die Kernfamilie. Das Kind lernt u. a.: Sprache, Sauberkeit, Vertrauen, Unterscheidung von Recht und Unrecht, Anpassung.
2. **Sekundäre Sozialisation**: durch
   a) Kindergarten (Rücksichtnahme)
   b) Schule (Lesen, Schreiben, Rechnen, Leistungsanforderung)
   c) Gleichaltrige, „**peer-group**" (Kameradschaft)
3. **Tertiäre Sozialiation**: Beruf (Produktion, Unterordnung, Verantwortung).

Außerdem lässt sich das Konzept der **geschlechtsspezifischen Sozialisation** abgrenzen: Jungen werden anders als Mädchen erzogen, Aggression wird bei Jungen eher toleriert, Weinen mehr bei Mädchen. Das Mädchen bekommt eine Puppenstube zum Geburtstag, der Junge einen Werkzeugkasten. Beides dient durchaus auch heute noch der Vorbereitung auf das spätere, geschlechtsspezifische Verhalten der Erwachsenen.

Unter einer **Kernfamilie** versteht man den engsten Familienkreis von Großeltern, Eltern und Kindern. Der subjektive Wert von Ehe und Familie besteht wesentlich darin, dass sie intime Lebensgemeinschaften sind, in denen affektive und persönliche Beziehungen vorherrschen. Als gesellschaftliche Institution erfüllt die Familie Ordnungs- und Orientierungsfunktionen. Sie erlaubt es nicht nur Kindern, sich gesellschaftlich zu orientieren, sondern sie ermöglicht es auch Erwachsenen, sich sozial zu platzieren. Die Kernfamilie als soziale Institution bietet vielen Männern und Frauen weiterhin persönliche und soziale Sicherheit. Sie hilft bei der psychischen Stabilisierung von Menschen mit, wie umgekehrt ein Zusammenbruch familiärer Beziehungen die Gefahr von Selbstmord, Suchtmissbrauch usw. erhöht. Obwohl die Kernfamilie an institutioneller Bedeutung eingebüsst hat, zeigen zahlreiche Studien übereinstimmend, dass Verheiratete auch heute weniger krank sind und länger leben als Unverheiratete. Eine stabile Lebensgemeinschaft erhöht die Lebenserwartung. So erreichen gemäß Sterbetafeln in der Schweiz 86 % der verheirateten 40-jährigen Männer das 65. Altersjahr, gegenüber 75 % der unverheirateten Männer. Bei den Frauen sind es 93 % gegenüber 83 %.

H88
→ **Frage 1.299**: Lösung C

Elternhaus gehört zur **primären** Sozialisation.

H98
→ **Frage 1.300**: Lösung D

Zu (**A**): Gewissensbildung: Übernahme von Normen und Geboten in das eigene Über-Ich. Bei Verstößen straft das Über-Ich mit Schuldgefühlen. Dies könnte zutreffen, nicht jedoch die Stereotypisierung: Stereotype sind Bilder, die man von Angehörigen einer fremden Gruppe (Heterostereotype: alle Italiener sind ...) oder der eigenen Gruppe (Autostereotype: alle Ärzte sind ...) hat. Diese Bilder sind stark verallgemeinernd (=generalisiert) und vereinfacht.

Zu (**B**): Gewissensbildung unter (A). Verhaltenskonvergenz: zielgerichtetes Verhalten zur Lösung eines Problems.

Zu (**C**): Sozialisation: Prozess der Aneignung gesellschaftlicher Werte, Normen und Handlungsmuster. Dies könnte zutreffen, nicht jedoch die bereits unter (A) erklärte Stereotypisierung.

Zu (**D**): Richtige Lösung. Sozialisation: s. o.; Verinnerlichung von Normen: Übernahme elterlicher Gebote und Verbote und gesellschaftlicher Anforderungen in die eigene Persönlichkeit.

Zu (**E**): Siehe unter (B) und (D).

H05
→ **Frage 1.301**: Lösung A

Zu (**A**): Der Begriff „Akkulturation" bezeichnet das Hineinwachsen einer Person in ihre kulturelle Umwelt. In der Regel bezieht sich der Begriff auf Heranwachsende. Es kann aber auch der Assimilationsprozess Erwachsener gemeint sein, die sich als Immigranten mit einer ihnen fremden Kultur vertraut machen. Akkulturation vollzieht sich überwiegend durch Erziehung, teilweise aber auch durch umgebungsbedingtes Lernen. Erziehung dient auch dazu, Heranwachsende mit den Traditionen der eigenen Kultur vertraut zu machen. Am Ende einer gelungenen Akkulturation ist der junge Mensch mit der eigenen Kultur vertraut, kennt ihre ungeschriebenen Gesetze und ist „gesellschaftsfähig". In der Migrationsforschung und der sozialpsychologischen Akkulturationsforschung wird Akkulturation allerdings auch als das Aufeinandertreffen von Menschen aus unterschiedlichen Kulturen verstanden. Nach John W. Berry lassen sich vier Akkulturationsstrategien unterscheiden, definiert über die Fragen, ob die Minderheitengruppe die eigene Kultur beibehalten will oder nicht und ob eine Form des Kontakts zwischen Mehrheit und Minderheit bestehen soll oder nicht.

Zu (**B**): Internalisation: Verinnerlichung. Der Begriff wird gerne in der Psychoanalyse benutzt (z.B. Internalisation von elterlichen Geboten in das eigene Über-Ich).

Zu **(C)**: Mobilität (Beweglichkeit) kommt im Bereich Soziologie in unterschiedlichen Zusammenhängen vor. Soziale Mobilität ist der Wechsel von einer Schicht zur anderen. Vertikale Mobilität bezeichnet Auf- und Abstiegsbewegungen in sozialen Schichten. Inter-Generationen-Mobilität ist die Statusverbesserung/-verschlechterung zwischen zwei Generationen. Der Auf- oder Abstieg einer Person im Beruf wird als Karrieremobilität bezeichnet. Horizontale Mobilität umfasst alle Bewegungen von Menschen in einem geografischen Raum, z.B. Wanderungen von Personen innerhalb der Grenzen eines Staates und auch darüber hinaus, auch als „geografische Mobilität", „Migration" oder „Wanderung" bezeichnet. Studentische Mobilität umfasst unlenkbare Massenwanderungen vom zentralen Hörsaalgebäude in die Mensa ausgerechnet zu einem Zeitpunkt, in dem ich eigentlich dort auch essen wollte.

Zu **(D)**: Die Legitimation bezeichnet eine Erlaubnis, eine Handlung durchführen zu können. Normalerweise stellt jemand eine Legitimation als Berechtigung für jemand anderen aus, z.B. eine Echtheitserklärung, Beglaubigung oder einen Ausweis. In der Soziologie ist damit u.a. auch die Rechtfertigung bestehender Ordnungen, Regeln und Herrschaftsansprüche gemeint. Höchste Ehrung in diesem Leben ist, wenn der eigene PC einen als System-Administrator anerkennt. Leider eine Art von Legitimation, die mir bislang verweigert wurde.

Zu **(E)**: Konformität: Übereinstimmung mit den Normen der Gruppe. Hierzu übt jede Gruppe einen gewissen Konformitätsdruck aus, abweichendes Verhalten wird mit Sanktionen bestraft. Nonkonformität: bewusstes Nicht-Anpassen an die Normen einer Gruppe. Die Bekleidung von einem Punk oder Skinhead ist z.B. nonkonform zu der Kleiderordnung unserer Gesellschaft, allerdings wiederum konform zu der Kleiderordnung der Subgruppe Jugendlicher. Von „konform" oder „nonkonform" kann man also immer nur hinsichtlich einer bestimmten Gruppe sprechen.

I.62   Erziehungsstile

Wie man Kinder richtig erzieht wird wohl eine Frage bleiben, die weder die Psychologie noch die Pädagogik wirklich endgültig zu beantworten vermag und welche Maßnahmen erfolgreich sind, hängt auch entscheidend von der Persönlichkeit des Kindes ab. Im Übrigen erscheint es dem Autor nach über 20jähriger Erfahrung als Vater ohnehin so, dass Kinder sehr viel mehr ihre Eltern erziehen als das umgekehrt der Fall ist. Dennoch prüft das IMPP gelegentlich folgende Erziehungsstile ab:

In der **autoritären Erziehung** befiehlt ein Elternteil autoritär Aktivitäten, bestimmt die Normen und wacht über Sanktionierungen Bei den autoritär erzogenen Kindern wurden folgende Verhaltensweisen festgestellt: Größere Spannung, Reizbarkeit, Aggression und Dominanz der Kinder untereinander. Begrenzter Zusammenschluss der Kinder. Individuelles Besitzstreben. 82% des Sprachverhaltens war egozentrischer Natur (größere Häufigkeit der Pronomina „ich", „mein", „mir", „mich"; weniger Pronomina „wir", „unser" „uns"). Größere Erwartungen an das Geführtwerden; größeres Ausmaß an intolerantem und sog. autokratischen Verhaltensmerkmalen gegenüber Unterlegenen, Andersdenkenden oder Minoritäten.

Antiautoritäre Erziehung: Alexander Sutherland Neill, der 1920 die Internatsschule Summerhill gründete, war der Grundüberzeugung: Ein Kind soll möglichst in Freiheit aufwachsen, um sich natürlich und frei von Neurosen entwickeln zu können. Es soll seine eigenen Erfahrungen machen und daraus lernen. Die Freiheit des Einzelnen endet dort, wo die Freiheit des Anderen beginnt.. Antiautoritäre Erziehung ist aber nicht mit Zügellosigkeit gleich zu setzen, sondern mit dem Ziel verbunden kritisch denkende und handelnde, selbstständige Menschen zu erziehen, die fähig sind auch gegen den Strom zu schwimmen. Ein Kind antiautoritär zu erziehen heißt nicht ihm keine Grenzen zu setzen! Sich antiautoritär verhalten heißt: Sich nicht autoritär verhalten. Das Kind bekommt größtmögliche Freiheit und ihm wird sehr große Wertschätzung entgegen gebracht.

Der **autoritative Erziehungsstil** umfasst Warmherzigkeit, Aufmerksamkeit, Gespür für den jeweiligen Entwicklungsstand des Kindes, aber auch so autoritär erscheinende Dinge wie Monitoring – also das Wissen darum, was ein Kind anstellt, wenn es nicht zu Hause ist, wie seine Freunde heißen, wo es nach der Schule spielt. Autoritative Mütter und Väter reden viel und ermuntern zum Reden. Sie unterscheiden streng zwischen Verhalten und Persönlichkeit, nie beantworten sie schlechtes Benehmen mit Angriffen auf die Person. Zugleich verlangen sie von ihren Kindern ein hohes Maß an Kooperation und angemessenen sozialen Umgangsformen.

F03
→ **Frage 1.302:** Lösung C

Zu **(A)**–**(C)**: Antiautoritäre Erziehung: Siehe Lerntext I.62.

Zu (D): Ein liberaler Erziehungsstil beruht auf Kooperation und Dialog sowie auf Respekt und gegenseitiger Achtung sowie Anerkennung.

Zu (E): Permissiv: durchlässig, nachgiebig, wenig kontrollierend. Der Begriff wird für einen entsprechenden Erziehungsstil und eine aufstiegsdurchlässige Gesellschaft verwendet.

I.63	Entwicklung der Moral

Die Entwicklungspsychologie beschäftigt sich innerhalb der Sozialisation u. a. auch mit der Entstehung einzelner kognitiver Verhaltensweisen, z. B. der Entwicklung des Moralbegriffes bei Kindern. Der Schweizer **J. Piaget** unterschied:

1. **Moralischer Realismus**: moralische Regeln werden als etwas Festes von außen übernommen; das Kind hält sich an Gebote und Verbote von Autoritäten, um Strafe zu vermeiden.
2. **Heteronome Moral**: das Kind entwickelt im Umgang mit Gleichaltrigen eine kooperative Moral, die auf Wechselseitigkeit besteht. Es entwickeln sich erste, noch relativ starre Gerechtigkeitsvorstellungen.
3. **Autonome Moral**: mit 11 bis 12 Jahren überwiegt der Gerechtigkeitsbegriff der „Billigkeit"; das Kind ist in der Lage starre Regeln abzuwandeln und diese der Situation anzupassen. Es hat Einsicht in den Sinn von Wertvorstellungen und zeigt soziale Verantwortung.

Kohlberg (1963) dagegen unterschied 6 Stufen der moralischen Entwicklung:

1. Orientierung an Strafe und Gehorsam
2. naiver instrumenteller Hedonismus („hedone" gr. = Lust)
3. Moral des „braven Kindes", wobei Wert auf gute Beziehungen zu den Erwachsenen und auf ihren Beifall gelegt wird.
4. autoritätsgestützte Moral
5. Moral des Vertrages (Abkommen) und des demokratisch akzeptierten Gesetzes
6. Moral der individuellen Gewissensgrundsätze

F92
→ **Frage 1.303:** Lösung E

Piaget beschäftigt sich nicht nur mit der Intelligenzentwicklung, sondern auch mit der Entwicklung der moralischen Urteilsfähigkeit. Er unterschied im Jahr 1954 die folgenden drei Phasen:

1. Moralischer Realismus
2. Heteronome Moral
3. Autonome Moral

F98
→ **Frage 1.304:** Lösung C

Zu (A), (B), (D) und (E): Voraussetzungen zur Entwicklung der Leistungsmotivation.
Zu (C): Siehe Lerntext I.63.

H99
→ **Frage 1.305:** Lösung E

Kohlberg entwickelte 1963 eine Stufenlehre moralischer Entwicklung (siehe Lerntext I.63).
Zu (A): Das wäre die 1. Stufe.
Zu (B): Das wäre die 2. Stufe.
Zu (C): Das wäre die 5. Stufe.
Zu (D): Das wäre die 6. Stufe.
Zu (E): Das ist die gefragte 3. Stufe.

F99
→ **Frage 1.306:** Lösung C

Kohlberg (1963) unterschied 6 Stufen der moralischen Entwicklung (siehe Lerntext I.63).
Ute argumentiert auf der 5. Stufe, die man auch als Phase der Gegenseitigkeit persönlicher Beziehungen bezeichnen kann. Über Ausschlussdiagnose lässt sich erkennen, dass sie die Phase der autoritätsabhängigen Entscheidungen schon verlassen hat, die Moral der individuellen Gewissensgrundsätze aber noch nicht erreicht hat.

I.64	Hospitalismus

Bereits 1798 berichtete **C. W. Hufeland**, dass von 7000 Findelkindern eines Waisenhauses in Paris nach zehn Jahren nur noch 180 lebten, trotz ausreichender Pflege und Ernährung. Unter „psychischem Hospitalismus" versteht man Folgeerscheinungen von längerem Heim- oder Krankenhausaufenthalt bei Kindern, die durch sensorische Deprivation und Mangel an emotionaler Zuwendung entstehen. **Pfaundler** (1925) untersuchte Hospitalismusschäden systematisch und beschrieb drei Phasen:

1. Phase der **Unruhe** (lautstarker Protest nach der Trennung von der Mutter)
2. Phase der **Resignation** (Verleugnung, das Kind wirkt oberflächlich angepasst)
3. Phase der **Verzweiflung** (das Kind zieht sich völlig zurück, wird depressiv, verfällt körperlich und stirbt im schlimmsten Fall).

Bekannt wurde insbesondere **René Spitz** (1960) mit dem Krankheitsbild der **anaklitischen Depression**, das schon im Säuglingsalter durch die Trennung von der Mutter auftaucht und zu massiven Verhaltensschwierigkeiten führt. Besonders gefährdet sind nach Spitz Kinder zwischen dem 6. und 11. Lebensmonat. Je länger die Trennung andauert und je größer die Deprivation (Reizentzug, z.B. fehlender Kontakt) ist, um so stärker ist der psychische Schaden. Kurze Trennungen nach dem 5. Lebensjahr haben geringere Folgeschäden, wenn das Kind bis dahin ein hohes Maß an Vertrauen aufbauen konnte.

(A) **Frühsymptome:** Allgemeine körperliche, geistige, sprachliche **Retardierung**; gehemmte Motorik; Appetitlosigkeit und Gewichtsverlust; überängstliche Reaktionen gegenüber Neuem; **Kontaktverweigerung**; Kinder reagieren mit Weinen auf Ansprechen; **Verhaltensstörungen** (Daumenlutschen, Nägelbeißen, u.a.); **Autoaggressionen** (selbst-zerstörerisches Verhalten); Depressive Verhaltensweisen und Apathie; monotone Schaukelbewegungen (**Jactationen**) und **Marasmus** (körperl. und geistiger Verfall).

(B) **Dauerfolgen:** Bei Trennungen von mehr als 5 Monaten Dauer bei jüngeren Kindern kommt es zu irreversiblen Schäden, die sich oft lebenslang mit folgenden Symptomen niederschlagen können: bleibende intellektuelle Defizite, Stimmung des Misstrauens gegen alles Fremde, Bindungs- und Kontaktunfähigkeit oder Distanzlosigkeit, mangelnde Empathie, geringe Frustrationstoleranz, hohes Risiko für: Drogenabhängigkeit, Neurosen, Delinquenz (=Kriminalität).

In neuerer Zeit wurden durch experimentelle Untersuchungen die Grundlagen für den psychischen Hospitalismus entdeckt. Sogar bei gesunden, erwachsenen Probanden führt ein längerer Reizentzug (**Deprivation**) zu psychotischen Zuständen mit Halluzination und Wahn, die auch von Gefangenen in Einzelhaft berichtet wurden. Auch kognitive Leistungen waren erheblich herabgesetzt. Die Experimente von **Harlow** an Affen, die 6 Monate in völliger Isolation aufgezogen wurden, zeigten ebenfalls gestörtes Verhalten. Arbeiten von Schanberg (1988) an Ratten zeigten einen Rückgang an Somatotropin und Beta-Endorphinen im Gehirn durch den Mangel an Zuwendung. Bereits das Bestreichen mit einem feuchten Pinsel konnte bei den Rattenbabys Deprivationserscheinungen verhindern. In einer klinischen Studie an Frühgeborenen im Brutkasten entwickelten sich Babys deutlich besser, wenn man ihnen mehrmals täglich den Rücken sanft massierte.

Klinischer Bezug

Entwicklungspsychologie ist in erster Linie für Kinderärzte wichtig, wenn es darum geht zu beurteilen, ob ein Kind normal entwickelt ist und ob spezielle Verhaltensauffälligkeiten (Trotz, Einnässen, ständiges Fragen, Stottern, Abgrenzung von den Eltern usw.) auffällig sind oder zu den normalen Entwicklungsphasen gehören. Kenntnis von Hospitalismus, dessen Folgen und Möglichkeit der Prävention ist wichtig für das gesamte medizinische Personal auf Stationen, in denen Kinder aufgenommen werden.

F04

→ **Frage 1.307:** Lösung D

Zu (**A**): Information ist in der Regel angstmindernd. Je mehr Information Sie z.B. über den Ablauf und Inhalt einer Prüfung haben, umso furchtloser werden Sie dieser entgegensehen. Bis zu bestimmten Grenzen ist das bei medizinischen Behandlungen nicht anders.

Zu (**B**): Rooming-in: Mitaufnahme der Mutter oder einer anderen nahen Bezugsperson verhindert Hospitalismusschäden.

Zu (**C**): Konstante Betreuung: In Kinderkrankenhäusern sollte jedes Kind eine bestimmte, geringe Anzahl von Schwestern als Bezugspersonen haben. Ein ständiger Wechsel von immer anderen Krankenschwestern, die ins Zimmer kommen, ist hier nicht sinnvoll.

Zu (**D**): Krankheitsbezogene Information sollte natürlich nicht vermieden werden. Es erhöht die Compliance auch von Kindern, wenn man sie zum Fachmann für ihre eigene Krankheit heranbildet.

Zu (**E**): Soweit möglich reduziert die vorherige spielerische Auseinandersetzung Ängste und erleichtert das Einleben in dieser ungewohnten Umgebung.

1.4.8 Entwicklung und Sozialisation im Lebenslauf

I.65   Entwicklung im Lebenslauf

Die Entwicklung hört mit der Kindheit nicht auf. Auch im weiteren Lebensalter gibt es typische Abläufe:

Adoleszenz: erste sexuelle Erfahrungen (*Können Sie sich eigentlich noch an Ihren ersten Kuss erinnern?*); Schulabschluss, Beginn der Berufsausbildung.

Erwachsenenalter: Endgültige Loslösung von den Eltern, dadurch aber oft Beruhigung des Konfliktpotentials. Selbständigkeit, Hineinwachsen in berufliche Aufgaben. Länger andauernde Partnerschaften, die mitunter sogar bis zur Heirat und Übernahme der Elternrolle führen können, in der sich das Ganze dann von einer anderen Position aus wiederholt. Ende der 90er Jahre wurden in Deutschland rund 500.000 nicht-eheliche Lebensgemeinschaften mit Kindern unter 18 Jahren festgestellt, eine Form des Zusammenlebens, für die man in früheren Zeiten verprügelt worden ist.

Lebenskrisen:
Die Entwicklungspsychologie beschäftigt sich nicht nur mit der kindlichen Entwicklung, sondern auch mit typischen **Lebenskrisen**, die im Erwachsenenalter, nach der Pensionierung und im Alter entstehen. Der folgende Teil umreißt kurz einige typische Fragen zu diesem Gebiet:

Richter beschäftigte sich im wesentlichen mit den Auswirkungen von defekten Familien, insbesondere der **Scheidung**, auf Eltern und Kind. Im Vorfeld der Scheidung versucht jeder Elternteil das Kind als Bundesgenosse zu gewinnen. Intuitiv weiß das Kind natürlich, dass es durch das Bündnis automatisch zum Gegner des anderen Elternteils wird. Bei geschiedenen Familien kann das Kind leicht zum Partnerersatz werden, eine Rolle, in der es hoffnungslos überlastet ist. Nach Richter versuchen Eltern häufig auch das Kind als Substitut (= Stellvertreter) der eigenen negativen Identität zu benutzen (Sündenbock). Hieraus resultieren Verhaltensstörungen des Kindes, welches das schwächste Glied in der Kette „Familie" ist.

Eine typische Problematik zwischen dem 40. und 50. Lebensjahr ergibt sich durch die **Midlife-Crisis**, dem Gefühl unaufhaltsam älter zu werden, ohne seine Lebensziele verwirklichen zu können (*dieses Gefühl ist wohl bereits jedem Medizinstudenten vertraut...*). Zum Teil führt dies zum Rückfall in pubertäre Verhaltensweisen, zum anderen Teil aber auch in Alkoholismus, Depression oder Suizid. Negative Lebensbilanzen (Scheidung, Alter, Arbeitslosigkeit, chron. Krankheiten, Alkoholismus, Schulden usw.) können zum sog. **Bilanzsuizid** führen, plötzlich eintretende, unkontrollierbare Ereignisse hoher Unerwünschtheit (z.B.: Partner ist fremdgegangen) zum **Kurzschlussselbstmord**. 8080 Männer und 3077 Frauen nahmen sich 1999 nach Information der Deutschen Gesellschaft für Suizidprävention das Leben. Aber auf jeden Suizid eines Mannes entfallen statistisch 5,5 Selbstmordversuche; auf jede Frau, die sich selbst getötet hat, dagegen 18 Versuche. Damit ist Suizidversuch bei Frauen häufiger, die tatsächliche Selbsttötung dagegen bei Männern.

Bei Krisen in der Lebensmitte stehen private wie auch berufliche Schwierigkeiten gleichermaßen im Vordergrund: Trojan und Hildebrandt (1989) betonen die Wichtigkeit des sozialen Umfeldes. Bei der Entstehung von Gesundheit und Krankheit ist nicht nur das Individuum mit seinen Ressourcen und Kompetenzen zu berücksichtigen, sondern auch soziokulturelle Faktoren wie Leistungsdruck im Beruf („**job strain**"), Rollenanforderungen und soziale Unterstützung spielen eine wichtige Rolle. Das **Anforderungs-Kontroll-Modell** (Karasek, 1979) unterscheidet unterschiedliche Dimensionen der beruflichen Belastung: 1. niedriger versus hoher Entscheidungsspielraum, 2. wenig versus stark belastende Tätigkeit und 3. passiv versus aktive Tätigkeit. Niedrige Kontrolle bei hoher Belastung hat krankmachende Wirkung. Wenn hohe berufliche Anforderungen (hohe Verausgabung) gestellt werden, andererseits aber nur eine niedrige Belohnung vorhanden ist, kann es zur Gratifikationskrise kommen (Siegrist, 1996). Hinsichtlich der hohen Verausgabungen unterscheidet Rothe außerdem noch 1. extrinsische (hohe Anforderungen bei geringer Kontrolle) und 2. intrinsische Faktoren (hohe eigene Leistungsbereitschaft bei kritischem Bewältigungsstil).

Modell der Kompetenzerwartung (*„self efficacy"*): Soziale Fertigkeiten (*„social skills"*) sind Reaktionsmuster, die es ermöglichen, sich bei der Interaktion mit anderen erfolgreich zu verhalten. Eines der häufigsten Probleme ist mangelnde Selbstsicherheit hinsichtlich der eigenen Kompetenz, eine Situation angemessen zu meistern. Hier wird ein soziales Kompetenztraining („**behavioral rehearsal**") empfohlen. Abweichendes Verhalten beruht oft auf Defiziten im Erlernen von sozialen Fertigkeiten im Kindesalter. Über je mehr solcher *social skills* eine Person verfügt, um so eleganter schlängelt sie sich durch das Leben. Erfolg und Misserfolg und damit auch Lebenszufriedenheit oder Depression hängen eng damit zusammen, welche Erwartungen (a) eine Person an sich selbst stellt und (b) von der Umwelt an die Person gestellt werden und in welchem Ausmaß diese Erwartungen erfüllt werden können.

Modell der Gratifikationskrisen: Bleiben erwartete Gratifikationen (z.B. Beförderung) aus, werden in der engen, unentrinnbaren hierarchischen Struktur einer Firma jüngere Kollegen bevorzugt (z.B. *Juniorprofessur*"), kann es zur psychischen Krise der Nichtbeförderten kommen.

Klinischer Bezug

Lebenskrisen wie Scheidung, berufliches Burn-out, Arbeitslosigkeit, Midlife-Crisis, soziale Ausgrenzung („Mobbing") oder der mit der Berentung verbundene Verlust an Aufgaben können zu beträchtlichen psychischen Störungen führen, bis hin zu Depression und Suizid. Oft suchen Patienten den Arzt auf, weil sie hier massive Lebensprobleme haben und niemanden kennen, mit dem sie darüber reden können. Die Verbindung zwischen bestimmten Altersbereichen und dem gehäuften Auftreten spezieller Krisen darin sollte dem Mediziner daher gegenwärtig sein und er sollte nicht zögern, seinen Patienten nach seiner Lebenszufriedenheit zu befragen.

H96

→ **Frage 1.308:** Lösung C

Ein Arbeitsplatzwechsel des Ehemannes hat meist keine großen Auswirkungen; es sei denn der neue Arbeitsplatz liegt in Chicago, die Frau ist der englischen Sprache nicht mächtig und reicht die Scheidung ein. Aber das wäre wohl kein besonders charakteristisches Ereignis. Vielleicht könnte man dasselbe auch mit Chemnitz und Sächsisch als Sprache konstruieren, das wäre dann schon häufiger. Eine Bagatellfrage, die auch ohne großes Vorwissen beantwortet werden kann. Vermutlich wird kein einziger Student diese Frage jemals falsch beantworten und diesen Kommentar hier lesen. Liest überhaupt jemand diese Kommentare?

F02

→ **Frage 1.309:** Lösung B

Zu (**A**): Richtige Aussage: Eine Berufsausbildung führt eher zu kontinuierlichem Einkommen als keine berufliche Ausbildung („Hilfsarbeiter").
Zu (**B**): Falsche Aussage: Frauen sind heute viel häufiger erwerbstätig als früher. Bis 1960 war es noch viel häufiger, dass Frauen durch die viel höhere Kinderzahl (!) nach der Eheschließung nur noch die Aufgaben als Hausfrau und Mutter erfüllten. Durch geringere Zahl der Kinder bzw. häufigere Kinderlosigkeit und verbesserte Möglichkeiten der Kinderbetreuung arbeiten heute viel mehr Frauen als früher im Beruf.
Zu (**C**): Richtige Aussage: Längere Ausbildung führt in der Mehrzahl der Fälle auch heute noch zu höherem Einkommen.
Zu (**D**): Sozialisation beginnt mit der Geburt und ist ein lebenslanger Prozess der ständigen Anpassung an Wertvorstellungen, die sich verändern.

Man unterscheidet:
1. primäre Sozialisation: Prozess der Erziehung durch die Kernfamilie. Das Kind lernt u.a. Sprache, Sauberkeit, Vertrauen, Unterscheidung von Recht und Unrecht, Anpassung,
2. sekundäre Sozialisation: durch Kindergarten, Schule, Gleichaltrige („*peer-group*") und Beruf.

Zu (**E**): Der zugeschriebene Status wird einer Person ohne ihr Zutun von der Gesellschaft zugeschrieben, z.B. Geschlecht, Alter, soziale Herkunft. Den erworbenen Status erwirbt man sich durch Fähigkeiten und Leistung. Er hängt entsprechend von der Ausbildung ab. Beispiele sind Titel (Prof. Dr. med.) oder Berufspositionen (Abteilungsleiter, Chefarzt). Erworbener Status spielt heute eine größere Rolle als die soziale Herkunft.

H05

→ **Frage 1.310:** Lösung B

Zu (**A**): Nach dem Anforderungs-Kontroll-Modell (Karasek, 1979) unterscheidet man unterschiedliche Dimensionen der beruflichen Belastung: **1.** niedriger versus hoher Entscheidungsspielraum, **2.** wenig versus stark belastende Tätigkeit und **3.** passiv versus aktive Tätigkeit. Niedrige Kontrolle bei hoher Belastung hat krankmachende Wirkung. Wenn hohe berufliche Anforderungen (hohe Verausgabung) gestellt werden, andererseits aber nur eine niedrige Belohnung vorhanden ist, kann es zur Gratifikationskrise kommen (Siegrist, 1996). Hinsichtlich der hohen Verausgabungen unterscheidet man außerdem noch: **1.** extrinsische (hohe Anforderungen bei geringer Kontrolle) und **2.** intrinsische Faktoren (hohe eigene Leistungsbereitschaft bei kritischem Bewältigungsstil).
Zu (**B**): Berufliche Gratifikationskrisen: Wenn hohe berufliche Anforderungen (hohe Verausgabung) gestellt werden, andererseits aber nur eine niedrige Belohnung vorhanden ist, kann es zur Gratifikationskrise kommen, die psychische und/oder psychosomatische Störungen nach sich ziehen kann.
Zu (**C**): Seligman entwickelte 1975 das Konzept der gelernten Hilflosigkeit aus tierexperimentellen Studien. Hunde, die Serien von Elektroschocks nicht entkommen konnten, wurden passiv und ertrugen auch andere Situationen hilflos, in denen Möglichkeiten zur Flucht gegeben waren. Seligman übertrug diese Ergebnisse auf die reaktive Depression beim Menschen. Kinder, die lernen, dass sie aversiven Reizen wie z.B. Schlägen nicht entgehen können, flüchten sich in eine passiv-abwartende Rolle. Auch im weiteren Leben glauben solche Personen, dass sie geringe Kontrollmöglichkeiten auf ihre Umwelt haben.
Zu (**D**): Resilienz (Widerstandsfähigkeit, Spannkraft): Das Konzept der Resilienz bemüht sich um Erklärungen, warum auch bei Vorliegen vieler Risikofaktoren manche Personen nicht krank werden. Haben Sie eine Erklärung dafür, warum Ihr gestyl-

ter Luxuskörper glaubt, jedes vorbeischwabbelnde Bakterium und Virus freundlich aufnehmen und zur Vermehrung anregen zu müssen, während Ihr Kommilitone, der sogar im Winter Fahrrad fährt, nie krank wird?

Zu (F.): Zum sozialen Rückhalt (social support) zählt man: Familie, Verwandtschaft, Freunde, Kollegen, Nachbarn, alle die also, zu denen der Patient in sozialem Kontakt steht. Sozialer Rückhalt hat eine protektive Wirkung.

H99
→ **Frage 1.311:** Lösung A

Zu (A): Hohe Anforderungen bei niedriger Kontrollmöglichkeit führen zu Stress und damit zu einem erhöhten Risiko für psychosomatische Erkrankungen wie z. B. Herzinfarkt.

Zu (B): Gratifikation: Sonderzuwendungen des Arbeitgebers an den Arbeitnehmer für besondere Leistungen (Erfindung einer produktionsvereinfachenden Technik) oder zu besonderen Anlässen (z. B.: Weihnachtsgeld, Urlaubsgeld, Treueprämie, Jubiläumsgeld).

Zu (C): Soziale Benachteiligung: In Relation zu Kindern der oberen Sozialschichten haben Kinder aus den unteren Schichten von vorne herein schlechtere Startchancen für Ausbildung und Beruf.

Zu (D): Soziale Vergleichsprozesse: Laut **Festinger** (1954) sind Personen bestrebt, eigene Kognitionen mit den Einstellungen anderer Menschen zu vergleichen, sofern man diese nicht direkt an der Realität prüfen kann. Zum Abgleich dienen allerdings vorwiegend Menschen, die der Person ähnlich sind.

Zu (E): Sozialer Rückhalt: Unterstützung und emotionale Zuwendung *("social support")* durch die Familie oder Bekannte.

F05
→ **Frage 1.312:** Lösung E

Zu (A): Personen, die geringe Anerkennung für ihre Leistung bekommen, sind vielleicht nicht gerade zufrieden, müssen aber nicht unbedingt krank werden. Möglicherweise leisten sie ja auch wenig.

Zu (B): Personen, die Führungspositionen innehaben, sind zwar oft gestresst, sie müssen aber nicht krank werden, wenn sie hohe Kontrollmöglichkeiten besitzen und adäquate Entlohnung beziehen.

Zu (C): Hohe Kontrolle über Arbeitsprozesse ist eher ein protektiver als ein krankmachender Faktor.

Zu (D): Hohe Verausgabung im Beruf stellt zwar eine Belastung dar, muss aber nicht krankmachen, wenn damit hoher Erfolg und sauberes Geld verbunden ist.

Zu (E): Nach dem Anforderungs-Kontroll-Modell (Karasek, 1979) unterscheidet man unterschiedliche Dimensionen der beruflichen Belastung: 1. niedriger versus hoher Entscheidungsspielraum; 2. wenig versus stark belastende Tätigkeit und 3. passiv versus aktive Tätigkeit. Niedrige Kontrolle bei hoher Belastung hat krankmachende Wirkung. Wenn hohe berufliche Anforderungen (hohe Verausgabung) gestellt werden, andererseits aber nur eine niedrige Belohnung vorhanden ist, kann es zur Gratifikationskrise kommen (Siegrist, 1996). Hinsichtlich der hohen Verausgabungen unterscheidet Rothe außerdem noch 1. extrinsische (hohe Anforderungen bei geringer Kontrolle) und 2. intrinsische Faktoren (hohe eigene Leistungsbereitschaft bei kritischem Bewältigungsstil).

1.66   Altern

Der Eintritt in das Rentenalter löst häufig den **„Pensionierungsschock"** aus: Bis dahin arbeitstätige Menschen wissen nicht, was sie mit ihrer Freizeit anfangen sollen.

Die **Aktivitätstheorie** von Tartler (1961) behauptet, dass nur jemand glücklich und zufrieden ist, der produktiv sein kann. Funktionsverlust und Inaktivität führen zur Depression.

Die **Kompetenztheorie des Alterns** ist dem ähnlich. Demnach ist Kompetenz auch im Alter möglich und wird sogar ausgebaut (z. B. unter Rückgriff auf Erfahrungen). Das Modell betont die Entwicklungsfähigkeit im Alter. Bei der Beurteilung von Kompetenz werden die Fähigkeiten (Ressourcen) jedes Menschen individuell betrachtet, wobei entsprechende Anforderungen abgeleitet werden können. Alterskompetenz ergibt sich hier in Abhängigkeit vom sozialen Umfeld. Es wird die Bildung von Seniorengenossenschaften

und Expertenbüros empfohlen. Dass Alter auch Krankheit, Schwäche und Hilfsbedürftigkeit bedeuten kann, bleibt hier unberücksichtigt.

Im Gegensatz dazu glauben Vertreter der **Disengagement-Theorie** von **Cumming & Henry** (1961), dass Menschen im Alter von sich aus dazu neigen, Kontakte zu reduzieren und die Produktivität einzustellen. Die allmähliche Entbindung von sozialen Aufgaben sei wichtig als Vorbereitung auf den Tod.

Die **Kontinuitätstheorie** von Robert C. Atchley geht von der Feststellung aus, dass Brüche im Lebenslauf Krisen verursachen können, welche die Lebensqualität und die Kompetenzen beeinträchtigen. Der Mensch habe ein grundlegendes Bedürfnis nach Kontinuität innerer und äußerer Strukturen – sofern diese nicht belastend sind. Innere Strukturen beziehen sich auf das subjektive Orientierungssystem, auf kognitive Fähigkeiten, Persönlichkeitseigenschaften usw., äußere Strukturen auf die soziale und physikalische Umwelt. Kontinuität meint indessen nicht Konstanz, sondern schließt Anpassungsprozesse an allmähliche Veränderungen mit ein. Die individuelle Verarbeitungskompetenz hinsichtlich gerade im Alter vielfach unabwendbarer Veränderungen sowie deren Kompensation erhalten damit einen zentralen Stellenwert.

Theorie des differenziellen Alterns: Gleichaltrige Frauen und Männer weisen in allen Lebensbereichen enorme Unterschiede auf, und das Altern verläuft differenziell. Damit werden nicht allein Fragen sozialer Ungleichheit angesprochen, sondern im Brennpunkt stehen auch die grundsätzliche Heterogenität und Vielfältigkeit von Prozessen des Alterns. Dem Altern ist man nicht passiv ausgeliefert ist, sondern es wird als ein Schicksal gesehen, das man meistern kann und mit dem man sich auf verschiedenen Ebenen auseinandersetzen muss. Dementsprechend wird Altern nicht nur als biologisches und soziologisches, sondern auch als ökonomisches, epochales sowie ökologisches Schicksal betrachtet. Aufgrund dieser Variablen wird die Notwendigkeit einer mehr differenziell vorgehenden Gerontologie gesehen, die Alternsprozesse individuell beschreibt und so von einem allgemeinen, vorwiegend defizitär geprägten Altersbegriff wegführen soll.

Das **Defizitmodell**, entwickelt durch Querschnittuntersuchungen mit dem Army-Alpha-IQ-Test, fand ein erhebliches Absinken der Intelligenz schon oberhalb des 30. Lebensjahres. 60-jährige lagen bezüglich ihrer intellektuellen Leistungsfähigkeit unter dem Niveau der 18jährigen. Aufwendige Längsschnittuntersuchungen konnten das Defizitmodell nicht unterstützen. Lediglich die Reaktionsschnelligkeit sinkt mit dem Alter ab, das Allgemeinwissen bleibt lange erhalten. Allerdings haben die heute 70- und 90jährigen in ihrer Kindheit eine schlechtere Schulbildung genossen und schneiden deshalb bei bestimmten Testaufgaben generell schlechter ab.

H01
→ **Frage 1.313:** Lösung C

Zu (**A**): Durch Wegfall der Erwerbstätigkeit kommt es auch zu einer Verminderung der Anzahl der unterschiedlichen Rollen, die eine Person inne hat. Der „Rollenhaushalt" wird hierdurch entlastet; es bestehen ja überwiegend nur noch die privaten Rollen weiter.
Zu (**B**): Den erworbenen Status erwirbt man sich durch Fähigkeiten und Leistung. Er hängt entsprechend von der Ausbildung ab. Beispiele sind Titel (Prof. Dr. med.) oder Berufspositionen (Abteilungsleiter, Chefarzt). Durch den Übergang in den Ruhestand wechselt man also in der Regel auch den erworbenen Status.
Zu (**C**): Der zugeschriebene Status wird einer Person ohne ihr Zutun von der Gesellschaft zugeschrieben, z.B. Geschlecht, Alter, soziale Herkunft. Dieser wird durch den Übergang in den Ruhestand kaum berührt.
Zu (**D**): Bezugsgruppe: An diese Gruppe ist das Mitglied emotional stark gebunden. Es bezieht von ihr seine Werte für sein Denken und Verhalten (z.B. Hartmann-Bund für Ärzte). Da viele solcher Bezugsgruppen nur durch die berufliche Zugehörigkeit entstehen, fallen sie aufgrund der Beendigung der Erwerbstätigkeit unter Umständen weg.
Zu (**E**): Arbeitstätigkeit strukturiert den Tagesablauf sehr stark. Durch den Wegfall der Erwerbstätigkeit kommt es zwangsläufig zu einer völligen Umstrukturierung. Dies gilt auch im sozialen Bereich, da die meisten Personen auch im Beruf Freunde und Bekannte haben, die sie nun mehr oder minder nicht mehr treffen.

H05 F04
→ **Frage 1.314:** Lösung B

Zu (**A**)–(**E**): Siehe Lerntext I.66.

H04
→ **Frage 1.315:** Lösung B

Zu (**A**): Erhöhtes Sturzrisiko: durch eine Vielzahl orthopädischer Krankheiten (Bandscheibendefekte, Gelenkabnutzung etc.) und cerebrovaskuläre Durchblutungsstörungen.
Zu (**B**): Man unterscheidet die kristalline „crystallized" Intelligenz (Schulwissen und Allgemeinbildung) von der flüssigen „fluid" Intelligenz (allgemeines Denkvermögen, Problemlösefähigkeit). Weisheit der Demenz: Im Alter verschlechtert sich die flüssige Intelligenz, während die kristallisierte stabil bleibt.
Zu (**C**): Multimorbidität: Personen, die unter einer Vielzahl von Erkrankungen gleichzeitig leiden, findet man gehäuft bei älteren Menschen.
Zu (**D**): Schlafstörungen: Das Schlafbedürfnis sinkt bei alten Menschen auf sechs Stunden und weniger. Subjektiv empfundene Schlafstörungen in der Nacht sind daher eher die Regel als die Ausnahme, besonders wenn noch das berüchtigte Mittagsschläfchen dazu kommt, das im Alter tatsächlich zum Schlafen dient.
Zu (**E**): Chronische Erkrankungen: Insbesondere bei orthopädischen Erkrankungen ist oft keine vollständige Heilung möglich; schon alleine dieses führt zu dauerhaften, chronischen Problemen.

I.67   Einstellungen

Betrachten Sie nun einmal einen 500-Euro-schein, ein pornographisches Bild oder den Berg von noch nicht abgewaschenem Geschirr in Ihrer Küche. Was empfinden Sie? Die innerpsychische Wahrnehmung eines Objektes bildet nicht nur das Objekt selbst ab, sondern wird auch durch folgende, im Verlauf der Sozialisation erworbene Faktoren des Betrachters beeinflusst:

1. seine **Motivation** und **Werthaltungen** (moralische Einstellung), z.B.: Objekten, denen der Betrachter besondere Bedeutung beimisst, wird er besondere Aufmerksamkeit schenken (niedrige Wahrnehmungsschwelle);
2. seine **Persönlichkeitseigenschaften**, z.B.: eine geizige Person sähe 1.000,- EURO Spende für das Kinderhilfswerk als Verschwendung an, eine großzügige Person als durchaus angemessen;
3. sein **soziales Umfeld**: Gruppen üben auf ihre Mitglieder einen Konformitätsdruck aus, der auch Wahrnehmungsinhalte umfasst, etwa Stereotype (z.B. Feindbilder).
4. seine individuelle **Lerngeschichte**, z.B.: konkrete Erfahrungen mit Objekten oder Personen erzeugen Einstellungen.

Unter dem Begriff **Einstellung** fasst man Systeme von Meinungen, Überzeugungen und Anschauungen eines Menschen zusammen. Zu den Einstellungen gehören u.a. auch:
Stereotype, d.h. Bilder bzw. Vorurteile, die man von Angehörigen einer fremden Gruppe (Heterostereotype) oder der eigenen Gruppe (Autostereotype) hat. Diese Bilder sind stark verallgemeinernd und vereinfacht. Solch ein Stereotyp ist z.B.: *„Alle Schotten sind geizig".*
Soziale **Stigmatisierung** (*stigma*, lat.-gr.=Zeichen, Brandmal): Menschen mit bestimmten Merkmalen (z.B. einer Behinderung) werden Eigenschaften zugeschrieben, die sie gar nicht zwangsläufig haben und die sie oft erniedrigen.

F90 F88
→ **Frage 1.316:** Lösung D

Zu **(A)**: Mit sozialer Wahrnehmung bezeichnet man die Tatsache, dass unsere Wahrnehmung nicht ein Objekt selbst abbildet, sondern ein Objekt quasi durch eine gefärbte Brille sieht. Dabei wird die Wahrnehmung gefärbt durch: Werthaltungen und Motivation, Persönlichkeitseigenschaften, soziales Umfeld und individuelle Lerngeschichte.
Zu **(B)**: Prägung beschreibt allgemein den Einfluss von Bildungs- und Sozialwelt auf einen Menschen.

Die hier beschriebene Einstellung kann das Ergebnis einer Prägung sein!
15% der Examensteilnehmer kreuzten (B) falsch an!
Zu **(C)**: Motivationen müssen nicht überdauernd sein, oder sind Sie jetzt immer noch so hoch motiviert wie am Anfang des Buches?
Zu **(D)**: Einstellungen: richtige Lösung.
Zu **(E)**: Fähigkeiten sind zwar in der Regel überdauernd und durch Lernprozesse geformt, beinhalten aber keine komplexen Systeme von Anschauungen.

F03
→ **Frage 1.317:** Lösung E

Zu **(A)**: Aggravation: absichtliche Übertreibung tatsächlich vorhandener Krankheitssymptome. Im Gegensatz zur Simulation liegt hier tatsächlich eine Störung vor, die aber zweckgerichtet verstärkt dargestellt wird.
Zu **(B)**: Attribution: Die Attributionstheorie beschäftigt sich mit der Ursachenzuschreibung für ein Ereignis. Die Gedanken über die sekundären Folgen einer psychiatrischen Erkrankung könnten z.B. aus folgenden Bereichen stammen: (a) externale Kontrollüberzeugung (d.h. außenstehende Mächte oder das Schicksal werden verantwortlich gemacht), (b) internale Kontrollüberzeugung, d.h. man sieht die Verantwortlichkeit in sich selbst.
Zu **(C)**: Devianz: Bei Personen, die aus der Norm der produktiven Mitglieder herausfallen, spricht man von sozialer Abweichung oder Devianz. Ausgangspunkt war zunächst Straffälligkeit (Delinquenz), der Ansatz lässt sich aber auch auf andere Abweichungen wie psychiatrische Erkrankungen oder Drogensucht anwenden. Der *Labeling approach* unterteilt primäre und sekundäre Devianz: Primäre Devianz bezieht sich auf die erstmalige Straffälligkeit bzw. Auffälligkeit. Als sekundäre Devianz wird die sich an die erstmalige Störung anschließende Devianz bezeichnet. Primäre Devianz geschieht nach diesem Ansatz eher zufällig, es folgen informelle oder formale Strafen. Der nächste Schritt ist dann die Stigmatisierung, d.h. dem Abweicher wird ein *„Etikett"* aufgedrückt. Es kommt zum negativen Selbstbild, das durch Übernahme des gesellschaftlichen negativen Bildes entsteht. Sekundäre Devianz, d.h. erneute Straffälligkeit oder psychopathologische Störung, ist dann die Reaktion.
Zu **(D)**: Rollenstress: Kann sich aus Rollen-Sets, in denen die Anforderungen nicht gut miteinander verträglich sind, entwickeln. Die Rollenpflichten können die Leistungsfähigkeit einer Person überfordern. Zum Beispiel erwartet man von einem Chef autoritätsbewusstes und dominantes Verhalten. Ist jedoch der Partner dieser Person ebenso in demselben Unternehmen beschäftigt, könnte für

Kommentare

diese Person ein Rollenkonflikt entstehen, da er in seiner Rolle als Partner oder Freund ebenso gewissen Erwartungen gegenübersteht.

Zu (E): Stigmatisierung: Ein Stigma ist ein negativ bewertetes Merkmal, so werden z.B. soziale Randgruppen (z.B. Skinheads), Behinderte (Stotterer), Erkrankte (Alkoholiker) oder Angehörige anderer Kulturen (z.B. Zigeuner) häufig sozial stigmatisiert. In dem IMPP-Beispiel reagiert die Umwelt mit Stigmatisierung auf einen Patienten mit psychiatrischer Vorgeschichte.

1.4.9 Soziodemographische Determinanten des Lebenslaufs

I.68   Soziodemographische Determinanten

Die **Demographie** (demos, griech.= das Volk) befasst sich mit der Entstehung und Veränderung von Bevölkerungen. Sie beschreibt dabei die Veränderungen in einer Stadt, einer Region oder in einem Land. Großes Gewicht liegt bei Bevölkerungsbewegungen infolge von Geburten, Sterbefällen und Ein- bzw. Auswanderungen. Hierbei werden Menschen oft zu **Kohorten** zusammengefasst: Personen, die zu einem bestimmten Zeitpunkt einem gleichen Ereignis ausgesetzt sind (z.B.: gleiches Geburtsjahr; Frauen, die alle in dem gleichen Jahr Mutter wurden; Studenten, die im gleichen Jahr das Physikum bestanden).

Demographischer Übergang (demographische Transformation):

Bis zum Anfang des 19. Jahrhunderts waren sowohl Sterbeziffer, als auch Geburtenziffer sehr hoch (**Agrargesellschaft**). In der **frühindustriellen Gesellschaft** des 19. Jh. sank dann die Sterbeziffer. Ursache hierfür war der Rückgang der Säuglingssterblichkeit durch bessere Ernährungsbedingungen. Die Geburtenziffer blieb dann auch in der frühindustriellen Gesellschaft unvermindert hoch. Die Folge war ein enormes Bevölkerungswachstum. Diese frühindustrielle Gesellschaft kam dann in die Phase des **demographischen Übergangs**. Die Sterbeziffer sank weiterhin und es sank nun auch die Geburtenziffer. In der **industriellen Gesellschaft** halten sich Geburten- und Sterbeziffer nun wieder die Waage. Problem ist, dass viele Entwicklungsländer diese Phase noch nicht erreicht haben. Die Entwicklung der Weltbevölkerung sieht daher z.Zt. prognostisch folgendermaßen aus:

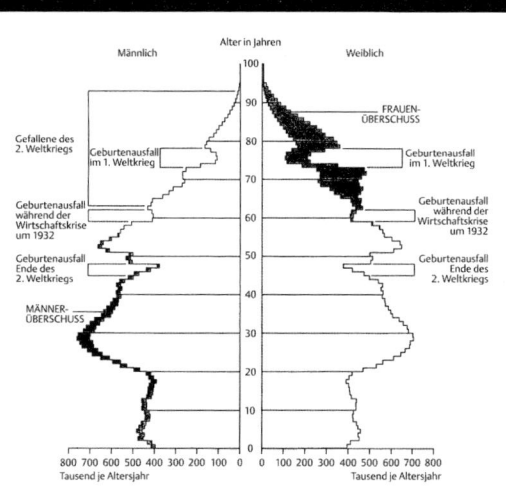

Abb. 1.**40**   Bevölkerungspyramide der Bundesrepublik Deutschland (aus: Statistisches Jahrbuch 1994, Statistisches Bundesamt).

Bevölkerungspyramide:

Die **Bevölkerungspyramide** der Bundesrepublik sagt etwas über die Zusammensetzung der Bevölkerung aus. Die Bevölkerungspyramide ist zusammengesetzt aus:

- absolute Anzahl einer Altersklasse (z.B. Kohorte der 54jährigen);
- die Jahrgangskohorten sind nach dem Geschlecht unterteilt (absolute Anzahl der weiblichen 54jährigen, der männlichen 54jährigen);

Tab. 1.**13**   Bevölkerungsentwicklung

	1955	1990	2025 (geschätzt)
Weltbevölkerung	2,7 Milliarden	5,3 Milliarden	8,5 Milliarden
Entwicklungsländer	1,8 Milliarden	4,1 Milliarden	7,1 Milliarden
Industrieländer	0,9 Milliarden	1,2 Milliarden	1,4 Milliarden
Deutschland		80 Millionen	72 Millionen

Entsprechend kann man aus der Bevölkerungspyramide zusätzlich folgendes ableiten:

1. Anteil der Personen im erwerbsfähigen Alter an der Gesamtbevölkerung. Man erkennt die Problematik der Altersversorgung: Die jetzt geburtsschwachen Jahrgänge müssen später einmal die Kosten der Altersversorgung für die zahlenmäßig starken älteren Jahrgänge tragen.
2. Frauen- oder Männerüberschüsse in einem jeweiligen Jahrgang.
3. Geburtsausfälle in bestimmten Jahren z.B. auf Grund von Kriegen.

Zum Verständnis von Maßzahlen der medizinischen Soziologie ist es nicht schädlich, folgende Termini auseinander zu halten:

Index: Eine Variable, welche mehrere Teildimensionen nach einer spezifischen Rechenvorschrift (z.B. Summierung) zusammen fasst, wird als Index bezeichnet. Zum Beispiel der Schichtindex, der sich aus verschiedenen quantitativ erfassbaren Merkmalen (Ausbildung, berufliche Position und Höhe des Einkommens) zusammensetzt, die nach einer spezifischen Rechenvorschrift dann zur Einstufung einer Person in eine Sozialschicht führt.

Quote: Verhältnis einer Teilmenge zu der entsprechenden Gesamtmenge. (z.B. männliche Geburten/Geburten insgesamt)

Rate: Summe aller Fälle einer Subgruppe im Verhältnis zur Gesamtgruppe. Z.B. Sterberate: Summe aller Sterbefälle in einer Altersgruppe.

Ziffer: Verhältnis zweier Mengen, die nicht Teilmenge einer Gesamtmenge sind, z.B. Geburtenziffer = lebend Geborene/mittlere Bevölkerung (in welche die Neugeborenen nicht mit hinein zählen!).

Veränderungen in der Zusammensetzung der Bevölkerung, die auf Geburten und Sterbefällen beruhen, werden mit folgenden Begriffen beschrieben:

Mittlere Gesamtbevölkerung: Die Mitteilung der Gesamtbevölkerung ist nötig, da sich die Bevölkerungszahl über das Jahr ändert.

Geburtenhäufigkeit: Viele Kinder waren in traditionellen Kulturen eine Art Rentenversicherung für die Eltern. Anfang des 20. Jahrhunderts war es normal fünf bis zehn Kinder zu haben. Mitte des 20. Jahrhunderts hatten die meisten Familien im Durchschnitt nur noch 2,5 Kinder; am Anfang des 21. Jahrhunderts lag die durchschnittliche Zahl nur noch bei 1,4 Kinder pro reproduktionsfähiger Frau. Das durchschnittliche Erstgebäralter liegt heute bei 29 Jahren; das ist deutlich später als in sämtlichen früheren Gesellschaftsformen wo Mädchen meist schon wenig nach Einsetzen er ersten Regelblutungen als „heiratsfähig" galten und schwanger wurden.

Geburtenziffer: Gesamtzahl der Lebendgeburten geteilt durch mittlere Gesamtbevölkerung.

Sterbeziffer (= Mortalität, Sterblichkeit): Gesamtzahl der Sterbefälle geteilt durch mittlere Gesamtbevölkerung (die Mitteilung der Gesamtbevölkerung ist nötig, da sich die Bevölkerungszahl über das Jahr ändert).

Die **rohe Sterbeziffer**, ausgedrückt als Zahl der Gestorbenen je 100.000 Einwohner, muss oft anhand der Altersverteilung einer Bevölkerung in die **standardisierte Sterbeziffer** umgerechnet werden, um die Werte zwischen Land/Stadt, Bundesländern oder Staaten vergleichen zu können.

Standardisierte Mortalitätsratio (SMR): Verhältniszahl für das Verhältnis zwischen tatsächlicher Fallzahl und der Fallzahl bei Mortalität der Standardpopulation (= erwartete Fallzahl). Bei SMR = 1,0 existiert kein Unterschied zwischen Untersuchungspopulation und Standardgruppe.

Todesursachenspezifische Sterbeziffer: Mortalität bezogen auf die an einer bestimmten Erkrankung verstorbenen. Beispiel: Die todesursachenspezifische Sterbeziffer des akuten Myokardinfarktes, ausgedrückt als Zahl der Gestorbenen je 100.000 Einwohner, lag 1994 bei 101,8.

Perinatale Sterblichkeit: Summe aller Sterbefälle zwischen der 28. Schwangerschaftswoche und der ersten Lebenswoche bezogen auf 1.000 Lebend- und Totgeburten.

Säuglingssterberate: Summe aller Sterbefälle im Alter zwischen Geburt und einem Jahr Alter geteilt durch die Summe aller Lebendgeborenen. Die Säuglingssterberate sank in den alten Bundesländern weiterhin von 23,4 pro 1.000 Lebendgeborene (1970) auf 7,1 pro 1.000 Lebendgeborene (1990)!

Natürliche Bevölkerungsbewegung: Darunter versteht man die Veränderung der Bevölkerungszahlen durch Geburten und Sterbefälle. **Achtung**: Aus- und Einwanderungen zählen nicht zu den natürlichen Bevölkerungsbewegungen!

Geburtenüberschuss: Geburtenziffer minus Sterbeziffer. Man erhält dieselbe Zahl, wenn man die Anzahl Lebendgeborener eines Jahres pro 1.000 der mittleren Bevölkerung eines Jahres berechnet und von dem Ergebnis die Anzahl Gestorbener pro 1.000 der mittleren Bevölkerung eines Jahres abzieht.

Der **Altenquotient** ist das Verhältnis der Zahl der über Sechzigjährigen zur Zahl der Zwanzig- bis Sechzigjährigen.

Berentungsquote: Anteil von Personen einer bestimmten Altersgruppe, die ihr Erwerbsleben beenden und in Rente gehen.

Sterbetafel: Sie enthält die altersspezifischen Sterblichkeiten eines Jahres (z. B. die Anzahl der Sterbefälle der 75jährigen). Sie dient der Berechnung der Lebenserwartung eines Neugeborenen.

Nettoreproduktionsziffer: Diese Messgröße soll angeben, ob bei Fertilitätsverhältnissen eines Jahrgangs die Bevölkerung schrumpft, gleich groß bleibt oder wächst. Dazu fragt man, in welchem Maße Frauen sich durch die Geburt eines Mädchens „reproduzieren". Das Fertilitätsalter wird zwischen 15 und 45 Jahren angesetzt.

Geschlechtsspezifische Geburtenziffer: Summe aller weiblichen Lebendgeburten geteilt durch mittlere Gesamtbevölkerung.

Das **Wachstum** einer Bevölkerung wird beeinflusst durch: die Fruchtbarkeit; die Heiratshäufigkeit (nimmt in westlichen Industrienationen an Bedeutung ab, da Kinder auch ohne Heirat geboren und aufgezogen werden) und den Generationsabstand (vergrößert sich, wenn Frauen erst sehr spät Kinder gebären, dann wächst die Bevölkerung langsamer).

Unter **demographischem Altern** verstehen die Soziologen die Verschiebung der Altersverteilung innerhalb einer Gesellschaft. Als Anfang des 20. Jahrhunderts die Geburten in Deutschland rückläufig wurden und die durchschnittliche Lebenserwartung sich allmählich immer weiter erhöhte, veränderte sich auch die Verteilung der Altersgruppen in der Bevölkerungspyramide. Das Durchschnittsalter der Bevölkerung betrug um 1900 noch 27 Jahre, 1950 rund 35 und 1985 lag es bereits bei 37 Jahren. 1970 betrug der Anteil der über 65jährigen knapp 5 %, heute liegt er bei 20 % und im Jahre 2030 voraussichtlich bei 30 %. Durch diese Entwicklung wird bald einer großen Gruppe von Rentnern und Pensionären eine verhältnismäßig kleine Gruppe von Erwerbstätigen gegenüberstehen. Das treibt sowohl die Kosten der Renten, als auch des Gesundheitssystems in die Höhe. Die Bevölkerungspyramide wandelt sich dadurch von einem Dreieck bzw. einer Glockenkurve langsam in ein Quadrat, was als **„Rektangularisierung"** bezeichnet wird. Allein zwischen 1871 und 1986 stieg der Anteil von deut-

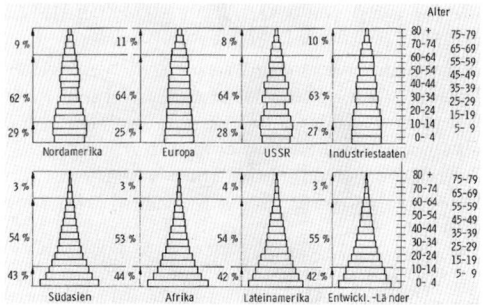

Abb. 1.**41** Die Bevölkerungspyramide der Industriestaaten unterscheidet sich sehr von derjenigen der Entwicklungsländer, dies ist z. B. abhängig vom Geburtenüberschuss und der Sterbeziffer [Aus: Schaefer & Blohmke, 1978]

schen Männern und Frauen, die mindestens 70 Jahre alt wurden, um 300 % bis 400 %, der 80jährigen um 600 % bis 800 % und der 85jährigen um 1.000 % bis 1.500 %. Immer mehr Menschen stoßen im Zuge der Rektangularisierung der Überlebenskurven bis an die Grenzen der biologischen Lebenshülse vor.

Klinischer Bezug

Die stetige Veränderung der Bevölkerungspyramide hat in den letzten hundert Jahren auch dazu geführt, dass die Zusammensetzung der Patienten im Wartezimmer des Arztes wie auch im Krankenhaus sich dramatisch verändert hat. Während es sich früher um jüngere Menschen mit Infektionskrankheiten und Unfällen gehandelt hat, machen alte Menschen mit chronischen Erkrankungen des Kreislaufs und des Muskel- und Skelettsystem heute das Gros der Kranken aus. Dafür, dass Menschen heute immer älter werden, zahlt unser Gesundheitssystem einen hohen Preis, der inzwischen für die Allgemeinheit kaum noch tragbar ist. Gerade der praktisch tätige Arzt wird hiermit den Auswirkungen dieser Entwicklung ständig konfrontiert.

H02

→ **Frage 1.318:** Lösung E

Zu (**A**): Sterberate: Summe aller Sterbefälle in einer Altersgruppe. Hieraus lässt sich die durchschnittliche Lebenserwartung berechnen.

Zu (**B**): Mobilität: Wechsel einer Person von einer Gruppe in eine andere (z.B. von der Unterschicht in die Mittelschicht). Berufliche Mobilität: Wechsel von einem Beruf in einen anderen. Beispiel: Ein

Landwirt schult wegen eines chronischen Rückenleidens um und wird Professor für Agrarökonomie.

Zu (**C**): Das wäre die geographische Mobilität.

Zu (**D**): Das wäre ein interessanter Fall für die „Chronik des 21. Jahrhunderts". Den Abschlussband sollten Sie sich übrigens schon jetzt per Vorbestellung unbedingt zum Sonderpreis sichern, bevor er restlos vergriffen sein wird. Aber seien Sie vorsichtig: Die Buchhändler versuchen immer wieder

Bände zu verkaufen, die nur bis zum Jahr 2099 gehen!

Zu (E): Dies ist die richtige Definition. Bei der Kohortenstudie wird eine Bevölkerungsgruppe untersucht, die über mindestens ein gemeinsames Merkmal verfügt, z.B. Studenten, die in der ärztlichen Vorprüfung im Jahre 2003 durchgefallen sind. Diese Stichprobe wird dann über den Verlauf einer bestimmten Zeitspanne beobachtet: Was ist aus diesen Pechvögeln im Jahr 2013 geworden? Wie viele haben das Physikum im zweiten Anlauf dann doch bestanden? Wie viele sind dauerhaft melancholisch geworden und ernähren sich jetzt von Antidepressiva? Wie viele haben einen ganz anderen Beruf ergriffen? Wie viele sind trotzdem zufrieden geworden? Wie viele bezeichnen das Durchfallen zehn Jahre später als den glücklichsten Umstand ihres Lebens?

H03
→ **Frage 1.319:** Lösung A

Zu (A): Index: z.B. der Schichtindex, der sich aus verschiedenen quantitativ erfassbaren Merkmalen (Ausbildung, berufliche Position und Höhe des Einkommens) zusammensetzt, die nach einer spezifischen Rechenvorschrift dann zur Einstufung einer Person in eine Sozialschicht führen.

Zu (B): Quote: Verhältnis einer Teilmenge zu der entsprechenden Gesamtmenge (z.B. männliche Geburten/Geburten insgesamt).

Zu (C): Rate: Summe aller Fälle einer Subgruppe im Verhältnis zur Gesamtgruppe, z.B. Sterberate: Summe aller Sterbefälle in einer Altersgruppe.

Zu (D): Skala: Maßstab, um eine Variablenausprägung quantitativ zu erfassen. Beispiel: Geschlechtsausprägung wird auf einer Nominalskala gemessen.

Zu (E): Ziffer: Verhältnis zweier Mengen, die nicht Teilmenge einer Gesamtmenge sind, z.B. Geburtenziffer = lebend Geborene/mittlere Bevölkerung (in welche die Neugeborenen nicht mit hinein zählen!).

F02
→ **Frage 1.320:** Lösung B

Zu (A)–(E): Demografischer Übergang: Siehe Lerntext I.68.
Für die Frühphase („*take-off*") des demografischen Übergangs ist damit eine hohe Geburtenziffer bei sinkender Sterbeziffer zu erwarten. Dies wird in Lösungsmöglichkeit (B) geschildert.

F03
→ **Frage 1.321:** Lösung A

Zu (A): Berufstätigkeit von Frauen kann nicht dazu gehören, da eines der Merkmale der demographischen Transformation ja die hohe Fruchtbarkeit ist.

Diese lässt sich mit der Ausübung eines Berufs auf die Dauer nicht in Einklang bringen.

Zu (B)–(E): Der Bevölkerungsprozess setzt sich aus den Faktoren natürliche Bevölkerungsbewegung, d.h. Saldo aus Geburt und Sterbefällen, und den Migrationsbewegungen zusammen. Das theoretische Konzept der „demographischen Transformation" dient als Grundlage zur Erläuterung der Bevölkerungsbewegung. Die traditionelle Gesellschaft weist eine hohe Geburten- und Sterberate auf, der Bevölkerungszuwachs bleibt dadurch gering. Die hohe Sterberate resultiert aus den mangelnden hygienischen Verhältnissen, der unzureichenden Ernährung und der mangelnden medizinischen Versorgung. Die hohe Geburtenrate wird durch das traditionell generative Verhalten bedingt, für die Bevölkerung bedeuten viele Kinder Arbeitskräfte zum Unterhaltserwerb und Sicherung der Altersversorgung. Mit einsetzender Industrialisierung steigt die Zuwachsrate der Bevölkerung, da die Sterberate durch das verbesserte Gesundheitswesen sinkt, die Geburtenrate aber noch auf dem alten Stand verbleibt. Die fortschreitende Industrialisierung bewirkt eine fallende Geburtenrate, die Menschen erkennen, dass eine geringere Kinderzahl ein Erhöhung des Wohlstandes ermöglicht. Die Zuwachsrate der Bevölkerung baut sich langsam ab. Das Bevölkerungswachstum kommt während der fortgeschrittenen Industrialisierung zum Stillstand, es kann dann auch negative Werte annehmen. Die demographische Transformation endet mit Beendigung der Industrialisierung.

H02
→ **Frage 1.322:** Lösung A

Zu (A)–(E): Unter demographischem Altern versteht man die Verschiebung der Altersverteilung innerhalb einer Gesellschaft. So stieg der Anteil der Über-65-jährigen in den letzten hundert Jahren stetig an. Dies beschreibt einzig und alleine (A).

H02 H96
→ **Frage 1.323:** Lösung C

Zu (A): Die durchschnittliche Lebenserwartung entspricht natürlich nicht der durchschnittlichen Anzahl von Jahren, welche die Menschen eines Jahrganges (z.B. alle im Jahre 1908 Geborenen) noch zu leben haben. Die Lebenserwartung eines 95-jährigen kann ja nicht mehr an der durchschnittlichen Lebenserwartung gemessen werden, die erheblich niedriger liegt.

Zu (B): Aus den jeweiligen altersspezifischen Sterblichkeiten berechnet man die Sterbetafel. Sie bildet die Grundlage zur Berechnung der Lebenserwartung.

Zu (C): Lebenserwartung wird definiert als: 1. Die zum Zeitpunkt seiner Geburt erwartete geschlechtsspezifische Lebensdauer eines Neugeborenen oder 2. für jede Altersklasse und für jedes Geschlecht noch zu erwartende Lebensjahre. Sie liegt zur Zeit etwa bei 75 Jahren. Da haben Sie, im Gegensatz zum Kommentator dieser Fragen, ja noch einiges vor sich!

Zu (D): Welches Alter Sie persönlich erreichen werden, das kann Ihnen nur der liebe Gott sagen, aber keine Statistik.

Zu (E): Der Begriff „mittlere Gesamtbevölkerung" klingt zwar wie ein Widerspruch in sich selbst, ist aber wirklich ein Terminus der Soziologen. Die Mittelung der Gesamtbevölkerung ist nötig, da sich die Bevölkerungszahl über das Jahr ändert.

F01
→ **Frage 1.324:** Lösung E

Bevölkerungsbewegung: Veränderungen in der Zusammensetzung der Bevölkerung.

Zu (A): Das wäre die soziale Mobilität oder auch die vertikale Mobilität: Es wird zu einem besseren oder schlechteren Statusmerkmal gewechselt, dementsprechend verändert sich auch die Schichtzugehörigkeit.

Zu (B): Demografischer Übergang: Siehe Lerntext I.68.

Zu (C): Geografische Mobilität. Aus- und Einwanderungen zählen nicht zu den natürlichen Bevölkerungsbewegungen.

Zu (D): Geografische Mobilität.

Zu (E): Natürliche Bevölkerungsbewegung: Darunter versteht man speziell die Veränderung der Bevölkerungszahlen durch Geburten und Sterbefälle über Jahre, Jahrzehnte oder Jahrhunderte hinweg.

H95
→ **Frage 1.325:** Lösung D

Zu (D): Die Nettoreproduktionsziffer gibt an, in welchem Ausmaß sich die Fruchtbarkeit von Frauen durch die Geburt weiblicher Nachkommen reproduziert. Das Fertilitätsalter wird dabei zwischen 15 und 45 Jahren angenommen. Diese Definition wird durch Antwortmöglichkeit (D) am besten beschrieben.

H03
→ **Frage 1.326:** Lösung A

Zu (A): Mortalität (Sterblichkeit) im mittleren Erwachsenenalter beruht z.B. auf Arbeitsunfällen. Diese sind wiederum von beruflicher Tätigkeit, d.h. auch von der sozialen Ungleichheit abhängig. Eine Abnahme dieser Sterblichkeit lag in der 2. Hälfte des 20. Jahrhunderts nicht vor. Eher verschärft sich die soziale Benachteiligung durch erhöhte Arbeitslosigkeit derzeit wieder zunehmend mehr.

Zu (B): Vermehrtes Interesse an Bildung besteht nach Auskunft allgemein gut informierter Kreise lediglich bei Ostfriesinnen und Blondinen.

Zu (C): Unter demographischem Altern verstehen die Soziologen die Verschiebung der Altersverteilung innerhalb einer Gesellschaft. Als Anfang des 20. Jahrhunderts die Geburten in Deutschland rückläufig wurden und die durchschnittliche Lebenserwartung sich allmählich immer weiter erhöhte, veränderte sich auch die Verteilung der Altersgruppen in der Bevölkerungspyramide.

Zu (D): Während es in der ersten Hälfte des 20. Jahrhunderts völlig normal war, zehn Kinder zu haben, reduzierte sich diese Anzahl seit den 50er Jahren um die Hälfte und lag Ende des 20. Jahrhunderts noch bei 1–2 Kindern pro Familie.

Zu (E): Horizontale Mobilität bedeutet einen Wechsel zu einem gleichwertigen Statusmerkmal ohne eine Veränderung der Schichtzugehörigkeit. In der heutigen Zeit muss jeder flexibel seinen Beruf wechseln können. Es ist also zu einer Zunahme der horizontalen Mobilität gekommen.

H03 ■■
→ **Frage 1.327:** Lösung B

Schwellenländer sind Länder mit einem niedrigen oder mittleren durchschnittlichen Einkommen. Sie weisen meist sehr hohe Wachstumsraten auf, bergen aber für Investoren sowohl gute Chancen wie auch hohe Risiken in sich.

Zu (A): Diese Aussage ist richtig, da es auf lange Sicht durch verringerte Säuglingssterblichkeit dann schließlich zu einer Verringerung der Kinderzahl kommt.

Zu (B): Nettoreproduktionsziffer: Diese Messgröße soll angeben, ob bei Fertilitätsverhältnissen eines Jahrgangs die Bevölkerung schrumpft, gleich groß bleibt oder wächst. Dazu fragt man, in welchem Maße Frauen sich durch die Geburt eines Mädchens „reproduzieren". Das Fertilitätsalter wird zwischen 15 und 45 Jahren angesetzt. Die Nettoreproduktionsziffer nimmt aber ab und nicht zu.

Zu (C): Durch verringerte Säuglingssterblichkeit nimmt das Bevölkerungswachstum zwar zunächst einmal sprunghaft zu. Gefragt wurde aber nach längerfristigen Folgen: Nach der Theorie des demographischen Übergangs verlangsamt sich das Bevölkerungswachstum dann irgendwann.

Zu (D): Diese Aussage ist auch richtig. Der Altersaufbau verschiebt sich von der Pyramiden- zur Glockenform.

Zu (E): Unter demographischem Altern verstehen die Soziologen die Verschiebung der Altersverteilung innerhalb einer Gesellschaft.

I.69   Morbidität und Mortalität

Morbidität (*morbidus*, lat. = krank) ist definiert als Auftretenshäufigkeit von Krankheit innerhalb einer Population über einen bestimmten Zeitraum. Morbidität teilt sich auf in:

(A) **Inzidenz**: Anzahl der Neuerkrankungen an einer bestimmten Krankheit innerhalb einer Population und innerhalb eines Zeitintervalls (meist Jahresinzidenz: Anzahl der Neuerkrankungen pro Jahr). Die **Inzidenzrate** ist definiert als die Zahl der Erkrankten je 100.000 Erwerbstätige. Die **Inzidenzdichte** (auch *Force of Morbidity*) ist ein Maß für die Intensität bzw. „Geschwindigkeit" des Erkrankungsgeschehens. **Kumulative Inzidenz** ist ein personenbezogenes Risikomaß. Hierdurch wird die Wahrscheinlichkeit ausgedrückt, dass eine Person in einem bestimmten Zeitraum erkrankt. Berechnet aus dem Quotienten zwischen Anzahl erkrankter Personen im Zeitraum und dem Anfangsbestand gesunder Personen.

(B) **Prävalenz**: Gesamthäufigkeit der Anzahl von Personen mit einer bestimmten Krankheit innerhalb einer Population zu einem Zeitpunkt (Stichtag). Die **Periodenprävalenz** wird bestimmt durch einen Zeitraum wie „*in den letzten 7 Tagen*", „*im geschlechtsreifen Alter*" oder „*im Senium*", im letzten Jahr (Jahresprävalenz) oder während des gesamten Lebens (Lebenszeitprävalenz). Die **Punktprävalenz** wird definiert durch einen genau bestimmten Zeitpunkt, z. B. zu einem gegebenen Stichtag. Wie gesund fühlen Sie sich genau heute, jetzt, in diesem Moment eigentlich?

Multimorbidität: gerade ältere Menschen leiden gleichzeitig unter mehreren Krankheiten (Diabetes, Glaukom, Arteriosklerose, Bandscheibenvorfall, Herzinsuffizienz, Gedächtnisstörungen...).

Mortalität:
(A) **Mortalität** (Sterblichkeit) kommt in der **Epidemiologie** vor als:
  1. Rückgang der Bevölkerung durch Todesfälle;
  2. das Verhältnis der Anzahl der Sterbefälle zum Durchschnittsbestand der Population.

(B) **Letalitätsziffer** (*letalis*, lat. = tödlich) ist definiert als: Anzahl an einer bestimmten Krankheit Verstorbener, bezogen auf 1.000 an dieser Krankheit Erkrankte innerhalb eines Zeitintervalls.

(C) **krankheitsspezifischen Sterbeziffer**, diese ist definiert als Anzahl an einer bestimmten Krankheit Verstorbener bezogen auf die mittlere Bevölkerung dieses Jahres.

Achtung: Letalität und krankheitsspezifische Sterbeziffer werden leicht verwechselt. Letztere darf man wiederum nicht mit der allgemeinen Sterbeziffer (Mortalität) verwechseln.

Die Todesursachen haben sich in diesem Jahrhundert gegenüber dem letzten entscheidend verändert. Ursache dafür sind die Verbesserungen der medizinischen Versorgung und der hygienischen Bedingungen.

● **Todesursachen** im 19. Jahrhundert (hierarchisch geordnet) waren:
  1. Säuglingssterblichkeit (Geburtskomplikationen, Fehlernährung und Infektionskrankheiten)
  2. Infektionskrankheiten (z. B. Tuberkulose)
● **Todesursachen gegen Ende des 20. Jahrhunderts** waren:
  1. Herz-Kreislauf-Krankheiten (50 %)
  2. Krebs (bösartige Neubildungen: 25 %)
  3. Dagegen Infektionskrankheiten nur noch 0,9 %!

Während die Infektionskrankheiten als Todesursache in den letzten 20 Jahren noch weiter abgenommen haben, blieben die Herz-Kreislauf-Erkrankungen und bösartige Tumoren als Todesursache etwa gleich.

Herz-Kreislauf-Erkrankungen und bösartige Tumoren konnten im 19. Jahrhundert nicht wesentliche Todesursachen sein, da die Menschen nur selten das Alter erreichten, in dem diese Krankheiten sich häufen (über 60 Jahre). Diese Entwicklung ist also eher ein Zeichen des medizinischen Fortschritts und zumindest bezogen auf die Lebenserwartung, ein enormer Erfolg. Dies gilt auch für viele Entwicklungsländer, die Rate z. B. für Krebserkrankungen ist hier niedriger als in den Industrieländern, da die meisten Menschen dort schon vor dem 60. Lebensjahr sterben.

Todesfälle in jungen Jahren (es gibt einen ersten Sterblichkeitsgipfel im Alter zwischen 20 und 25) sind meist bedingt durch: Unfälle, Selbstmorde (häufiger bei Männern) und Gewalttätigkeit.

Kompression der Mortalität: die allgemeine Verlängerung der Lebenserwartung und die zunehmende Konzentration der Sterblichkeit in der Bevölkerung auf die hohen Altersjahre wird nach dieser Theorie auch begleitet von einem altersmäßigen Hinausschieben und einer Verkürzung der Lebensphase, in der mit schweren gesundheitlichen Beeinträchtigungen zu rechnen ist. Gemäß dieser These von der Kompression der Morbidität bleiben die älteren Menschen trotz steigender Lebenserwartung länger von funktionalen Einschränkungen verschont; dies, da u.a. auf Grund einer gesünderen Lebensweise (Ernährung, Arbeitswelt, Hygiene) und des medizinischen Fortschritts die Manifestation chronischer Behinderungen verzögert und in ihrer Schwere gemildert wird.

F01 F98 H90 H87
→ **Frage 1.328:** Lösung E

Zu (A)–(D): Siehe Lerntext I.69 Morbidität und Mortalität.
Zu (E): Im Fragetext wird die Inzidenz definiert.

H02 ■■
→ **Frage 1.329:** Lösung E

Zu (A): Das wäre die Inzidenz = Anzahl von Neuerkrankungen (meist pro Jahr = Jahresinzidenz) bestimmter Bevölkerungsteile bezogen auf eine bestimmte Krankheit.
Zu (B): Aus der Prävalenz geht nicht hervor, wie viele Kranke es vor dem Beginn des Jahres, in dem der Erhebungszeitpunkt lag, schon gab. Bei einer plötzlichen Ebola-Virus-Epidemie in Berlin-Mitte könnten alle Erkrankungen auch im Zeitraum der letzten vier Wochen aufgetaucht sein.
Zu (C): Aus der Prävalenz geht nicht hervor, wie viele Erkrankungen vor dem Erhebungszeitpunkt beendet wurden; es zählen ja nur die tatsächlich akut Erkrankten.
Zu (D): Aus der Prävalenz geht nicht hervor, wie viele Patienten weiter an der Krankheit leiden werden bzw. wie viele sterben oder gesund werden.
Zu (E): Richtige Aussage, denn Prävalenz ist definiert als: Häufigkeit einer bestimmten Krankheit innerhalb einer Population innerhalb eines Zeitintervalls oder zu einem Zeitpunkt. Der Wert wird in der Regel bezogen auf eine Maßzahl, hier z.B. pro 100.000.

H05 H03
→ **Frage 1.330:** Lösung E

Zu (A) und (B): Inzidenz (*incidere*, lat. = hineinfallen) ist definiert als Anzahl der Neuerkrankungen an einer bestimmten Krankheit innerhalb einer Population und innerhalb eines Zeitintervalls.
Die **Inzidenzdichte** (auch *„Force of Morbidity"*) ist ein Maß für die Intensität bzw. „Geschwindigkeit" des Erkrankungsgeschehens.
Inzidenzrate ist definiert als die Zahl der Erkrankten je 100.000 Erwerbstätige.
Zu (C): Zuschreibbares Risiko (attributables Risiko): Bei bekanntem Kausalzusammenhang hat die Risikogruppe eine höhere Wahrscheinlichkeit, eine Erkrankung zu bekommen, als diejenige Gruppe, die dem Risiko nicht ausgesetzt war.
Zu (D): Das Überschussrisiko berechnet sich aus der Differenz der Erkrankungshäufigkeit exponierter und nicht exponierter Personen.
Zu (E): Prävalenz (*praevalere*, lat. = das Übergewicht haben) ist die Häufigkeit einer bestimmten Krankheit innerhalb einer Population innerhalb eines Zeitintervalls oder zu einem Zeitpunkt.

H04 ■
→ **Frage 1.331:** Lösung D

Zu (A): Zuschreibbares Risiko (attributables Risiko): Bei bekanntem Kausalzusammenhang hat die Risikogruppe eine höhere Wahrscheinlichkeit, eine Erkrankung zu bekommen, als diejenige Gruppe, die dem Risiko nicht ausgesetzt war.
Zu (B): Krankheitsinzidenz: Anzahl der Neuerkrankungen in einem bestimmten Zeitraum innerhalb einer Population.
Zu (C): Kumulative Inzidenz ist ein personenbezogenes Risikomaß. Hierdurch wird die Wahrscheinlichkeit ausgedrückt, dass eine Person in einem bestimmten Zeitraum erkrankt, und wird berechnet aus dem Quotienten zwischen Anzahl erkrankter Personen im Zeitraum und dem Anfangsbestand gesunder Personen.
Zu (D): Prävalenz: Häufigkeit einer bestimmten Krankheit in einer Population zu einem Zeitpunkt. Die Zahl der Berliner Diabetiker entspricht diesem Begriff.
Zu (E): Relatives Risiko: Durch den Vergleich der Erkrankungshäufigkeit einer Risikogruppe mit einer Gruppe, die dieses Risiko nicht hat, lässt sich das relative Risiko berechnen.

F05 ■
→ **Frage 1.332:** Lösung D

Zu (A): Inzidenz = Anzahl von Neuerkrankungen (meist pro Jahr = Jahresinzidenz) bestimmter Bevölkerungsanteile bezogen auf eine bestimmte Krankheit.
Zu (B) und (C): Unter Prävalenz versteht man den Anteil von Personen in einer bestimmten Population, der ein bestimmtes Merkmal (z. B. eine Krankheit) aufweist. Die Prävalenzrate wird bestimmt durch die Zahl der Merkmalsträger (oder Erkrankten) im Verhältnis zur Zahl der Untersuchten. Die Periodenprävalenz wird bestimmt durch einen Zeitraum wie *„in den letzten 7 Tagen"*, *„im geschlechtsreifen Alter"* oder *„im Senium"*, im letzten Jahr (Jahresprävalenz) oder während des gesamten Lebens (Lebenszeitprävalenz).
Zu (D): Die Punktprävalenz wird definiert durch einen genau bestimmten Zeitpunkt, z.B. zu einem gegebenen Stichtag. Wie gesund fühlen Sie sich genau heute, jetzt, in diesem Moment eigentlich?
Zu (E): Relatives Risiko: Durch den Vergleich der Erkrankungshäufigkeit einer Risiko-Gruppe mit einer Gruppe, die dieses Risiko nicht hat, lässt sich das relative Risiko berechnen.

F03
→ **Frage 1.333:** Lösung B

Zu (A): Mortalitätsziffer: das Verhältnis der Anzahl der Sterbefälle zum Durchschnittsbestand der Bevölkerung.

Zu (**B**): Letalitätsziffer (*letalis* (lat.) = tödlich) ist definiert als Anzahl an einer bestimmten Krankheit Verstorbener, bezogen auf 1.000 an dieser Krankheit Erkrankte innerhalb eines Zeitintervalls.

Zu (**C**): Standardisierte Mortalitätsratio (SMR): Verhältniszahl für das Verhältnis zwischen tatsächlicher Fallzahl und der Fallzahl bei Mortalität der Standardpopulation (= erwartete Fallzahl). Bei SMR = 1,0 existiert kein Unterschied zwischen Untersuchungspopulation und Standardgruppe.

Zu (**D**): Die rohe Sterbeziffer, ausgedrückt als Zahl der Gestorbenen je 100.000 Einwohner, muss oft anhand der Altersverteilung einer Bevölkerung in die standardisierte Sterbeziffer umgerechnet werden, um die Werte zwischen Land/Stadt, Bundesländern oder Staaten vergleichen zu können.

Zu (**E**): Beispiel: Die todesursachenspezifische Sterbeziffer des akuten Myokardinfarktes, ausgedrückt als Zahl der Gestorbenen je 100.000 Einwohner, lag 1994 bei 101,8.

H93

→ **Frage 1.334:** Lösung D

Und noch einmal zur Wiederholung:

Zu (**A**): Allgemeine Sterbeziffer: gesamte Anzahl der Gestorbenen, geteilt durch die durchschnittliche Bevölkerungszahl eines Jahres.

Zu (**B**): Mortalität: dasselbe wie (A).

Zu (**C**): Morbiditätsziffer: Auftretenshäufigkeit einer bestimmten Krankheit innerhalb einer Population über einen bestimmten Zeitraum.

Zu (**D**): Letalität: Anzahl der Menschen, die an einer bestimmten Krankheit versterben. Bei der Letalität bezieht man sich nicht auf die Gesamtbevölkerung, sondern nur auf die bereits an dieser Krankheit erkrankten Patienten.

Zu (**E**): Inzidenz: Anzahl der Neuerkrankungen an einer Krankheit in einem bestimmten Zeitraum (z. B. 1 Jahr pro 100 000 Menschen), im Gegensatz zur Prävalenz: Gesamtzahl der zu einem bestimmten Zeitpunkt Erkrankten.

F04

→ **Frage 1.335:** Lösung C

Zu (**A**): Letalität ist definiert als Anzahl an einer bestimmten Krankheit Verstorbener. Eine Abnahme der Letalität würde dazu führen, dass auch die Menschen mit Behinderungen länger leben, und kann daher nichts mit dem Rückgang chronischer Behinderungen zu tun haben.

Zu (**B**): Eine Erhöhung der Lebenszeit bei eingetretener Behinderung würde logischerweise dazu führen, dass es mehr chronisch Kranke gibt und nicht weniger.

Zu (**C**): Kompression der Morbidität: Siehe Lerntext I.69.

Zu (**D**): Rektangularisierung: Die Anzahl alter Menschen in unserer Gesellschaft hat in den letzten Jahren explosionsartig zugenommen. Die Bevölkerungspyramide wandelt sich dadurch von einem Dreieck bzw. einer Glockenkurve langsam in ein Quadrat, was als „Rektangularisierung" bezeichnet wird. Allein zwischen 1871 und 1986 stieg der Anteil von deutschen Männern und Frauen, die mindestens 70 Jahre alt wurden, um 300%–400%, der der 80-jährigen um 600%–800% und der der 85-jährigen um 1.000%–1.500%, und ein Ende ist nicht abzusehen. Immer mehr Menschen stoßen im Zuge der Rektangularisierung der Überlebenskurven bis an die Grenzen der biologischen Lebenshülse vor.

Zu (**E**): Salutogenetischer Ansatz: Antonovsky fragte nach Faktoren, warum bei ähnlichen Risikofaktoren manche Menschen gesund bleiben? Er bildete Gesundheit und Krankheit auf einem Kontinuum ab, dem „health-ease-disease-continuum".

I.70	Geschlecht und Krankheit

Männer haben generell ein höheres Mortalitätsrisiko, z. B.: Autounfälle, Mord, Suizid, Leberzirrhose, Herzerkrankungen oder Lungenkrebs.

Momentan erkranken in Deutschland etwa 31.000 Männer und 10.400 Frauen jedes Jahr neu an **Lungenkrebs** 1997 verstarben in der Bundesrepublik 37.248 Männer und Frauen (76% Männer, 24% Frauen). Bei keiner anderen Krebsart lässt sich so eindeutig ein Zusammenhang zwischen Krebs und schädigender Ursache herstellen wie beim Lungenkrebs. Bei Männern werden 90% aller Lungenkrebserkrankungen, bei Frauen 60% dem aktiven Rauchen zugeschrieben. Das Risiko an Lungenkrebs zu erkranken ist bei Rauchern um das 20 bis 30-fache erhöht.

Herzinfarkt Männer sind häufiger und in früherem Alter von einem Herzinfarkt betroffen (fast 10 Jahre früher als Frauen), sonderbarerweise sterben nach aktuellen Zahlen aber deutlich mehr Frauen als Männer an der Myokardnekrose. Männer überleben den Infarkt häufiger. Im Jahr 1995 starben insgesamt 7234 Männer und 10172 Frauen daran.

Bei Frauen kommen **Depressionen** doppelt so häufig vor wie bei Männern. Zu dieser höheren Häufigkeitsrate bei Frauen können möglicherweise viele hormonelle Faktoren beitragen – insbesondere Faktoren wie Veränderungen im Menstruationszyklus, Schwangerschaft, die Zeit nach einer Entbindung, Prämenopause und Menopause. Viele Frauen sind auch zusätzlichen Belastungen durch ihre Pflichten zu Hause und am Arbeitsplatz, als alleinerzihen-

de Mütter und durch die Betreuung von Kindern und die Pflege betagter Eltern ausgesetzt.
14 % der Männer und 5 % der Frauen sind als **alkoholgefährdet** einzuschätzen.
Umgekehrt zeigen Frauen aber eine höhere Morbidität, z.B.: Diabetes, Magen-Darm-Beschwerden oder Rheuma. Außerdem finden wir häufigere Arztbesuche von Frauen und Verordnung von mehr verschreibungspflichtigen Medikamenten.
Mögliche Ursachen:

- Frauen sind weniger aggressionsbereit, zielen weniger auf Leistung, Macht & Wettbewerb ab.
- Andererseits ist die Stellung der Frau oft eher mit Frustrationen verbunden (Kindererziehung und Haushalt statt Beförderung im Beruf).
- Aufgrund genetischer und biologischer Ursachen (z.B. Schutzfunktion von Östrogenen) werden Frauen älter als Männer.

Bis 1960 war es noch eher die Regel, dass Frauen durch die viel höhere Kinderzahl nach der Eheschließung nur noch die Aufgaben als Hausfrau und Mutter erfüllten und auf Erwerbstätigkeit verzichteten. Durch geringere Zahl der Kinder bzw. häufigerer Kinderlosigkeit und verbesserte Möglichkeiten der Kinderbetreuung arbeiten heute viel mehr Frauen als früher im Beruf. Diese gesamtgesellschaftlichen Umstrukturierungen haben auch Auswirkungen auf Krankheiten.

H01 ■
➔ **Frage 1.336:** Lösung D

Zu (**A**), (**B**), (**C**) und (**E**): Richtige Aussagen.
Zu (**D**): Häufigkeit und Umfang gesundheitsschädigender Verhaltensweisen sind in der Adoleszenz bei Knaben deutlich häufiger als bei Mädchen zu finden. Beispiele: Alkohol, Rauchen, Drogenkonsum, Motorradfahren, S-Bahn-Surfen.

H05
➔ **Frage 1.337:** Lösung B

Zu (**A**): 14 % der Männer und 5 % der Frauen sind als alkoholgefährdet einzuschätzen.
Zu (**B**): Bei Frauen kommen Depressionen doppelt so häufig vor wie bei Männern. Zu dieser höheren Häufigkeitsrate bei Frauen können möglicherweise viele hormonelle Faktoren beitragen (Veränderungen im Menstruationszyklus, Schwangerschaft, die Zeit nach einer Entbindung, Prämenopause, Menopause). Viele Frauen sind auch zusätzlichen Belastungen durch ihre Pflichten zu Hause und am Arbeitsplatz, als alleinerziehende Mütter und durch

die Betreuung von Kindern und die Pflege betagter Eltern ausgesetzt.
Zu (**C**): Männer sind häufiger und in früherem Alter von einem Herzinfarkt betroffen (fast 10 Jahre eher als Frauen), sonderbarerweise sterben nach aktuellen Zahlen aber deutlich mehr Frauen als Männer an der Myokardnekrose. Männer überleben den Infarkt häufiger. Im Jahr 1995 starben insgesamt 7.234 Männer und 10.172 Frauen daran.
Zu (**D**): 1997 verstarben in der Bundesrepublik 37.248 Personen an Lungenkrebs, hiervon 76% Männer und 24% Frauen. Bei Männern werden 90% aller Lungenkrebserkrankungen, bei Frauen 60% dem aktiven Rauchen zugeschrieben. Das Risiko, an Lungenkrebs zu erkranken, ist bei Rauchern um das 20 bis 30-fache erhöht.
Zu (**E**): 8.080 Männer und 3.077 Frauen nahmen sich 1999 nach Information der Deutschen Gesellschaft für Suizidprävention das Leben. Aber auf jeden Suizid eines Mannes entfallen statistisch 5,5 Selbstmordversuche, auf jede Frau, die sich selbst getötet hat, dagegen 18 Versuche. Damit ist Suizidversuch bei Frauen häufiger, die tatsächliche Selbsttötung dagegen bei Männern.

1.4.10 Sozialstrukturelle Determinanten des Lebenslaufs

I.71 Soziale Rolle

Jeder Mensch nimmt in der Gesellschaft verschiedene **soziale Positionen** ein, z.B.: Familienvater, Hausmann, Elternbeiratsvorsitzender in der Schule usw. **Soziale Rolle** nennt man nun die Summe derjenigen Verhaltensweisen und Einstellungen, die für die jeweilige soziale Position erwartet werden und typisch sind. Man unterscheidet:
Eine **formelle Rolle** nennt man die festgelegten Erwartungen an den Inhaber einer zugeschriebenen Position (z.B. Geschlecht) oder einer erworbenen Position (Beruf, Ehe).
Eine **informelle Rolle** nennt man die weniger festgelegten, bewussten oder unbewussten Erwartungen an Mitglieder einer bestimmten Bezugsgruppe, z.B. einer Jugendclique.
Rollendifferenzierung: Wenn sich eine Gruppe neu bildet, werden bewusst oder unbewusst mit den Aufgaben auch die entsprechenden Rollen herausgearbeitet und verteilt.
Rollendistanz: bezeichnet die Distanz einer Person zu seiner Rolle. Dabei zeigt die Person durch ihr Verhalten, dass sie sich nicht mit ihrer Rolle identifiziert. Beispiel: ein Prüfling, der unpünktlich zu seiner mündlichen Promotionsverteidigung mit Iron-Maiden-T-Shirt, kurzen Hosen und Turnschuhen erscheint.

Rollensektor: Teil einer Rolle. Als Geschäftsmann hat man zu unterschiedlichen Zeitpunkten (Einkauf, Verkauf, Verhandlungen etc.) dieselbe Rolle unterschiedlich auszuführen. Auch verschiedenen Personen gegenüber (Kunden, Lieferanten, Sekretärin, Angestellten) gegenüber gibt es unterschiedliche Sektoren derselben Rolle.

Rollensegmente: Eine Rolle besitzt mehrere Segmente (=Anteile), die sie ausmachen. Rollensegment sind Handlungserwartung einer Bezugsgruppe an eine Rolle.

Rollenset: Bündel unterschiedlicher Rollensegmente, die mit einem bestimmten Status verbunden sind.

Rollenkonformität: Die Einhaltung von Normen wird durch die Mitglieder einer entsprechenden Bezugsgruppe kontrolliert. Dies geschieht mit Sanktionen. Wenn Mitglieder einer Gruppe sich dann verhalten, wie es ihrer Rolle entspricht (B.: ein Arzt handelt uneigennützig und kompetent), so verhalten sie sich rollenkonform.

Uniformität: Im Rahmen von Rollenkonformität entsteht Uniformität, d.h. Gruppenmitglieder verhalten sich auf einigen Ebenen fast identisch (z.B. Kleidung, Sprache).

Rollenkonflikte: Häufig gibt es Schwierigkeiten bei der Erfüllung der Verhaltenserwartungen, die mit einer Rolle verbunden sind. Man unterscheidet:

Interrollenkonflikte (*inter*, lat.=zwischen): Jeder Mensch hat nicht nur eine, sondern mehrere Rollen gleichzeitig zu erfüllen. Zwischen diesen Rollen kann es zu Konflikten kommen, die man Interrollenkonflikte nennt. Zum Beispiel kann es für eine Frau schwierig sein, gleichzeitig die Rollen als Mutter, Ehefrau, Elternbeiratsvorsitzende in der Schule und Ärztin befriedigend zu erfüllen, z.B. wenn zum gleichen Zeitpunkt unterschiedliche Erwartungen daran geknüpft werden: der Mann möchte mit ihr ins Theater, die Kinder wollen nicht alleine zu Hause bleiben, ein Patient ruft an und braucht sofortige Hilfe.

Intrarollenkonflikte (*intra*, lat.=innerhalb): Rollen können aus verschiedenen Rollensegmenten be-

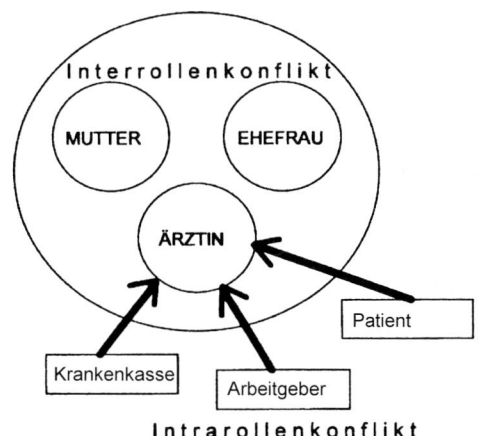

Interrollenkonflikt
MUTTER EHEFRAU
ÄRZTIN
Patient
Krankenkasse Arbeitgeber
Intrarollenkonflikt

Abb. 1.42 Jede Person ist Träger mehrerer Rollen, an die von außen her Erwartungen herangetragen werden. Dies führt zu Intra- und Interrollenkonflikten.

stehen. Die Arztrolle zum Beispiel setzt sich aus Verhaltenserwartungen zusammen, die (a) vom Patienten, (b) von den Angehörigen des Patienten, (c) von der Krankenkasse oder (d) vom Arbeitgeber des Patienten an den Arzt gestellt werden. Zum Beispiel kann es für einen Arzt schwierig sein, dem Wunsch eines Patienten zu folgen, der bei einer Bagatellerkrankung eine Arbeitsunfähigkeitsbescheinigung wünscht. Einerseits möchte er dem Patienten helfen, andererseits erwartet der Arbeitgeber des Patienten vom Arzt, dass dieser den Patienten nur im Notfall von der Arbeit befreit. Auf der dritten Seite erwartet die Krankenkasse Kosteneinsparungen.

> **Klinischer Bezug**
> Schon mit dem Eintritt in das Medizinstudium übernimmt ein Mensch die Rolle eines Fachkundigen, an den man sich ratsuchend wendet. Über die Rollenerwartungen, die hier gestellt werden, sollte man sich im Klaren sein. ▪

H04 ▪

→ **Frage 1.338:** Lösung D

Zu (**A**): Soziale Position: Stellung einer Person in einer sozialen Schicht. Soziale Rolle: Bündel von Normen, die sich auf eine bestimmte soziale Position beziehen, z.B. als Ehepartner, als Elternteil, als Arzt/Ärztin, als Student/Studentin usw. An viele soziale Positionen ist damit logischerweise auch eine unterschiedliche soziale Rolle geknüpft.

Zu (**B**): Rollenkonflikte: Man unterscheidet den Intrarollenkonflikt (ein und dieselbe Rolle kann aus

verschiedenen Segmenten bestehen, an die sich unterschiedliche Erwartungen anderer Personen oder Instanzen knüpfen; zwischen diesen kann es zu Konflikten kommen) und den Interrollenkonflikt (jeder Mensch hat nicht nur eine, sondern mehrere Rollen gleichzeitig zu erfüllen, zwischen diesen Rollen kann es zu Konflikten kommen). Derartige Rollenkonflikte können auch krank machen.

Zu (**C**): Richtige Definition. Soziale Rollen sind ein Bündel von Normen, die sich auf eine soziale Position beziehen.

Zu (D): Intrarollenkonflikt: Ein und dieselbe Rolle kann aus verschiedenen Segmenten bestehen, an die sich unterschiedliche Erwartungen anderer Personen oder Instanzen knüpfen. Zwischen diesen Erwartungen kann es zu Konflikten kommen.

Interrollenkonflikt: Jeder Mensch hat nicht nur eine, sondern mehrere Rollen gleichzeitig zu erfüllen. Zwischen diesen Rollen kann es zu Konflikten kommen.

Wenn Patienten und Arztkollegen also widersprüchliche Erwartungen an einen Arzt stellen, dann handelt es sich um einen Intra- und nicht um einen Interrollenkonflikt. Damit ist (D) falsch.

Zu (E): Richtige Aussage. Gemeint sind Inter- und Intrarollenkonflikte.

H96 F94
→ **Frage 1.339:** Lösung B

Zu (A): Soziale Distanz würde ein Vorurteil gegen eine andere Gruppe beinhalten.

Zu (B): Richtige Angabe.

Zu (C): Reattribuierung/Reattribution (=Neuzuschreibung): kognitive Technik in der Verhaltenstherapie, bei der „verzerrte Realitätswahrnehmung" durch Neuzuschreibung des Bedeutungsgehaltes der Therapie zugänglich gemacht wird. Haben Sie das etwa alles schon wieder vergessen?

Zu (D): Kognitive Dissonanz: Siehe Lerntext I.51 Konflikte.

Zu (E): Rollenkonflikt: Siehe Lerntext I.71 Soziale Rolle.

H99
→ **Frage 1.340:** Lösung C

Zu (A): Rollenidentifikation: Wie groß ist das Ausmaß, in dem Sie sich mit Ihrer Rolle als Fernsehzuschauer identifizieren?

Zu (B): Rollenschöpfung: Übernahme von einzelnen Rollen (Führer, Mitläufer, Außenseiter) in einer neu gebildeten Gruppe, z.B. in Ihrer Seminargruppe im ersten Semester.

Zu (C): Rollensektor: Teil einer Rolle. Als Arzt/Ärztin hat man zu unterschiedlichen Zeitpunkten (Noteinsatz, Visite, Bereitschaftsdienst) dieselbe Rolle unterschiedlich auszuführen. Auch verschiedenen Personen gegenüber (Patienten, Kollegen, Arzthelferinnen, Krankenschwestern usw.) gibt es unterschiedliche Sektoren derselben Rolle.

Zu (D): Rollensequenz: Eine Person durchläuft eine Reihe unterschiedlicher Rollen, z.B. in Abhängigkeit von der Tageszeit.

Zu (E): Statusinkonsistenz: Inkongruenz zwischen Ausbildung und Verdienst (z.B.: habilitierter Sinologe und später Sozialhilfeempfänger oder: Sonderschulabschluss und Maximalverdienst auf dem Kiez in St. Pauli).

F02
→ **Frage 1.341:** Lösung C

Zu (A): Ambivalenzkonflikt: Lewin geht davon aus, dass der Mensch sich häufig in Konflikten zwischen verschiedenen Motiven befindet. Lewins Konfliktklassen beschreiben Annäherungskräfte (Appetenz) oder Vermeidungskräfte (Aversion). Da die Patientin selbst keine Entscheidung zu treffen hat, liegt hier keine dieser Konflikte vor.

Zu (B): Interrollenkonflikte (*inter*, lat.=zwischen): Jeder Mensch hat nicht nur eine, sondern mehrere Rollen gleichzeitig zu erfüllen (als Studentin, als Freundin, als Tochter der Eltern, als Mitglied der Grünen, als Vegetarierin usw.). Zwischen diesen Rollen kann es zu Konflikten kommen, die man Interrollenkonflikte nennt. Die Patientin hat hier nur die Rolle als Patientin; es kann also kein Interrollenkonflikt sein.

Zu (C): Intrarollenkonflikte (*intra*, lat.=innerhalb): Ein und dieselbe Rolle besteht aus verschiedenen Rollensegmenten: Die Patientenrolle z.B. setzt sich aus Verhaltenserwartungen zusammen, die **a.** vom Arzt, **b.** vom Pflegepersonal, **c.** von anderen Patienten, **d.** den Angehörigen des Patienten, **e.** von der Krankenkasse oder **f.** vom Arbeitgeber des Patienten an ihn gestellt werden. Diese Erwartungen können völlig unterschiedlich sein und zum Intrarollenkonflikt führen.

Zu (D): Kognitive Dissonanz: Festinger entwickelte das Modell der *„kognitiven Dissonanz"*. Hierbei stehen im selben Individuum zwei Erkenntnisse im Widerspruch (=kognitive Dissonanz), die mit einer Erklärung in Eintracht gebracht werden müssen (kognitive Konsonanz).

Zu (E): Konformitätsdruck: Die Einhaltung von Normen wird durch die Mitglieder einer entsprechenden Bezugsgruppe kontrolliert. Dies geschieht mit positiven Sanktionen (Belohnung) oder negativen Sanktionen (Bestrafung). Jede Gruppe misst bestimmten Inhalten (z.B. Aussehen, Kleidung und Hygiene des Arztes) besondere Bedeutung zu und übt damit auf ihre Mitglieder einen Konformitätsdruck aus.

H03 ■
→ **Frage 1.342:** Lösung C

Zu (A): Beim Intra-Rollenkonflikt knüpfen sich verschiedene Verhaltenserwartungen (Hochschullehrer, Eltern, Freund/Freundin, Mitbewohner der WG) an dieselbe Rolle (z.B. als Student/in).

Zu (B): Die zeitliche Staffelung der Übernahme einzelner Rollen wird z.B. in dem entwicklungspsychologischen Modell von Erikson beschrieben.

Zu (C): Der Inter-Rollenkonflikt dagegen entsteht dadurch, dass jede Person Träger verschiedener Rollen ist, an die unterschiedliche Forderungen gestellt werden. So sind Sie z.B. gleichzeitig Student,

Kind Ihrer Eltern, Freund oder Freundin, Verkehrsteilnehmer, Fernsehzuschauer usw. Zu einem bestimmten Zeitpunkt können an diese Rollen gleichzeitig unterschiedliche Forderungen gestellt werden.

Zu (D): An eine bestimmte soziale Position werden Rollenerwartungen geknüpft. Normen sind Verhaltensvorschriften, die hinsichtlich einer sozialen Rolle gleich sein sollten. Bei widersprüchlichen Erwartungen wäre auch dies ein Intra-Rollenkonflikt.

Zu (E): Das wäre gleichfalls eine Definition des Intra-Rollenkonfliktes.

H05
→ **Frage 1.343:** Lösung C

Zu (A): Rollenkonflikt: Man unterscheidet den Interrollenkonflikt zwischen verschiedenen Rollen einer Person (z.B. als Geschäftsmann, als Ehemann, als Freund, als Mieter, als Fernsehzuschauer usw.) vom Intrarollenkonflikt durch Ansprüche verschiedener Leute (von den Kunden, von der Ehefrau, von der Freundin, von den Eltern, von den Kollegen) innerhalb einer Rolle (z.B. als „Mann"). Der Geschäftsmann scheint hier keinen Konflikt zu haben.

Zu (B): Rollendistanz bezeichnet die Distanz einer Person zu ihrer Rolle. Dabei verhält sich der Betreffende zwar oberflächlich rollenkonform, zeigt aber z.B. durch das eigene Verhalten, dass er sich nicht wirklich mit seiner Rolle identifiziert. Da der Geschäftsmann seine Rolle übereifrig erfüllt, kann von Rollendistanz keine Rede sein.

Zu (C): Rollenidentifikation: Übernahme der mit einer sozialen Rolle verbundenen Rechte, Pflichten und Verhaltensweisen. Der Geschäftsmann identifiziert sich offenkundig stark mit seiner Rolle.

Zu (D): Rollensektor: Teil einer Rolle. Als Geschäftsmann hat man zu unterschiedlichen Zeitpunkten (Einkauf, Verkauf, Verhandlungen etc.) dieselbe Rolle unterschiedlich auszuführen. Auch verschiedenen Personen gegenüber (Kunden, Lieferanten, Sekretärin, Angestellten) gibt es unterschiedliche Sektoren derselben Rolle.

Zu (E): Rollenset: Bündel unterschiedlicher Rollensegmente, die mit einem bestimmten Status verbunden sind. Rollensegment ist die Handlungserwartung einer Bezugsgruppe an eine Rolle. Solche Rollensets werden hier nicht näher beschrieben.

F05
→ **Frage 1.344:** Lösung C

Zu (A): Ein Appetenz-Appetenz-Konflikt verlangt zwei gleichstarke positive Handlungsziele, von denen aber nur eines erreicht werden kann. Ganz sicher steht die Ärztin hier nicht vor zwei positiven Wahlmöglichkeiten.

Zu (B): Interrollenkonflikt: Eine Person ist gleichzeitig Träger mehrerer Rollen (Ärztin, Ehefrau, Vorsitzende des Kindergartens ...). Die unterschiedlichen Erwartungen Außenstehender, die an diese Rollen gestellt werden, können kollidieren. Hier werden zwar Erwartungen von unterschiedlichen Personen (Patient und dessen Ehefrau) gestellt, beide gehen aber an die Rolle als Ärztin. Es kann sich daher nicht um einen Konflikt zwischen verschiedenen Rollen handeln.

Zu (C): Intrarollenkonflikt: Zwischen unterschiedlichen Rollensegmenten ein und derselben Rolle kann es zu Konflikten kommen. In diesem Beispiel ist es die soziale Rolle als Ärztin, an die unterschiedliche Erwartungen gestellt werden, die zum Intrarollenkonflikt führen.

Zu (D): Kollusion: Zusammenspiel von zwei oder mehr Personen in einem sozialen System: **1.** Oft im Sinne eines geheimen Einverständnisses benutzt; **2.** in der Familientherapie wird der Ausdruck benutzt für eingespielte Schemen, welche die Ehepartner nicht durchschauen und daher auch nicht daraus auszubrechen können.

Zu (E): Rollendistanz: Der Träger einer Rolle distanziert sich von dieser Rolle, dazu müsste sich die Ärztin von ihrer medizinischen Rolle distanzieren.

I.72   Soziale Gruppe

Das Lernen für das Physikum in einer Gruppe hat eine Menge Vorteile: man kann sich gegenseitig helfen, Bücher untereinander ausleihen, Mitschriften vergleichen, Arbeitsmaterial austauschen, man entdeckt Lücken schneller, das Lernen macht sehr viel mehr Spaß, wenn man sich gegenseitig abfragt und man kann echt nette Leute dabei kennenlernen. Eine Gruppe besteht aus zwei oder mehr Personen, die durch gemeinsame Ziele, Interessen oder Eigenschaften miteinander in sozialer Beziehung stehen. Man unterscheidet folgende soziale Gruppenarten:

Eine **Primärgruppe** beruht auf wichtigen emotionalen Bindungen (Familie, Lebensgemeinschaft).

Eine **Sekundärgruppe** besteht aus weniger eng verbundenen Mitgliedern, sie beruht auf gemeinsamen Aufgaben und Traditionen (Arbeitsgruppen, z.B. Gruppe der Ärzte einer Klinik).

Formelle Gruppen werden von außen gebildet. Rollenverteilung und Interaktion der Gruppenmitglieder sind bis zu einem gewissen Maße vorstrukturiert (z.B. Arbeitsgruppe, Ärzte und Pflegekräfte auf einer Station).

Informelle Gruppen werden von ihren Mitgliedern aufgrund von Sympathie füreinander gebildet (Jugendcliquen). In formellen Gruppen bilden sich oft informelle Untergrüppchen nach gegenseitiger Zuneigung.

Kommentare

Peer group (*peer*, engl. = Ebenbürtiger, Gleicher): Eine Gruppe von Personen mit gleichem Alter, Status oder Berufszugehörigkeit (z. B.: nicht nur jugendliche Clique, sondern auch: Peer-Group der C4-Professoren).

Interessengruppe: Die Mitglieder finden sich aufgrund eines gemeinsamen Interesses zusammen und bemühen sich um Durchsetzung (Lobby, z. B.: Patientenschutzbund)

Bezugsgruppe: An diese Gruppe ist das Mitglied emotional stark gebunden. Es bezieht von ihr seine Werte für sein Denken und Verhalten (z. B.: Hartmann-Bund für Ärzte).

1 Aggregat: Personen, die an einem Ort sind, ohne miteinander in Beziehung zu treten (Bahnhofswartehalle, Wartezimmer eines Arztes) werden soziologisch **nicht** als Gruppe aufgefasst, sondern als Aggregat!

Modell des sozialen Vergleichsprozesses: Personen sind bestrebt, ihre Kognitionen über sich und die Welt mit den Urteilen anderer zu vergleichen. Dies ist eine wichtige Aufgabe, der Gruppen, denen man angehört. Nach Festinger (1954) existiert sogar ein eigenes Motiv dafür, Selbst- und Umweltkognitionen zu bewerten. Sofern die Richtigkeit eigener Kognitionen nicht an Umwelteffekten direkt überprüft werden können, sucht man den Vergleich mit den Einstellungen anderer Personen, da negative Folgen von Fehlurteilen befürchtet werden.

Wie würden Sie ein Alien aus dem Andromeda-Nebel begrüßen, das als quallenartigem Gelee besteht, keine Hände hat und sich durch schnellen Farbwechsel einer Öffnung in der Körpermitte zu verständigen scheint? Das Einhalten erlernter sozialer Verhaltensweisen erlaubt uns, nicht jedes Mal stundenlang darüber nachdenken zu müssen, wie wir bestimmte einfache Dinge signalisieren können. Das gilt nicht nur für Außerirdische. Wie begrüßen Sie am Morgen ihre/n Lieblings-Kommilitonen/in und wie dagegen ihren Professor? Soziale Normen sichern ab, dass wir uns bei solchen wiederkehrenden Handlungen stets korrekt verhalten.

In Gruppen beeinflussen sich die Mitglieder untereinander, es werden Verhaltenserwartungen an die einzelnen Mitglieder gestellt. Die Befolgung von diesen Normen wird durch Sanktionen kontrolliert (soziale Kontrolle). **Positive Sanktionen** (Belohnung) dienen der Verstärkung erwünschten Verhaltens, **negative Sanktionen** werden zur Bestrafung von Verhalten angewandt, das den Normen nicht entspricht. Das Ziel von Sanktionen ist **Verhaltenskonformität** (*conformis*, lat. = gleichförmig, ähnlich) der Gruppenmitglieder. Je stärker die emotionale Bindung eines Mitglieds an eine Gruppe, desto größer ist der normierende Einfluss der Gruppe auf das Mitglied!

In Gruppen entstehen Rollen durch Arbeitsteilung und durch unterschiedliche Bedürfnisse der Mitglieder. Eine Rolle ist die Summe derjenigen **Verhaltenserwartungen**, die für eine bestimmte Position in der Bezugsgruppe typisch sind. Solch eine Position kann z. B. der „*Klassenkasper*" sein: Albernheit, Stören im Unterricht, geringe Leistungen in der Schule machen dann die Position des „Klassenkaspers" aus, die den Rolleninhaber dann aber zwingt, dieses Veralten immer weiter zu zeigen. Eine Rolle, die man einmal hat, kann sehr anhänglich sein.

Führungsstile:
Möchten Sie einmal Boss werden? Derjenige, der so richtig etwas zu sagen hat? Wie werden Sie sich dann verhalten? Sind Sie eher der nette, kollegiale Chef oder mehr eine richtige Autorität? In Gruppen gibt es in der Regel einen Leiter, Anführer oder Chef. Man unterscheidet nach **Kurt Lewin** folgende Führungsstile:

- **Autokratischer Stil:** Der Gruppenführer befiehlt autoritär Aktivitäten, bestimmt die Gruppennormen und wacht über Sanktionierungen. Die Mitglieder sind meist eher unzufrieden, da sie selbst kaum freien Handlungsspielraum haben, sondern lediglich Befehlsempfänger sind. In Notstandsituationen (Armee, Intensivstation) kann dieser Führungsstil dennoch nützlich sein.
- **Laissez-faire-Stil**: Der Gruppenleiter greift kaum in die Entscheidungsprozesse ein und kommentiert nur selten. Die Mitglieder der Gruppe haben maximale Freiheit ihre Aufgaben auszuführen (oder auch nicht...), eine

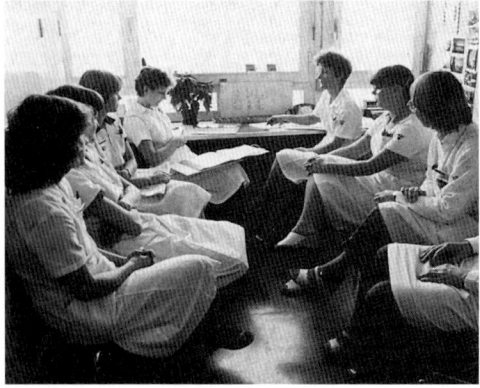

Abb. 1.**43**   In einer Gruppe herrscht eine eigene Dynamik. Welche Stellung haben Sie in den Gruppen, denen Sie angehören? [Aus: Juchli, 1987; Krankenpflege. Thieme-Verlag]

Kontrolle der Effektivität findet kaum statt. Aufgaben werden unter diesem Führungsstil weniger effektiv bewältigt. Die Zufriedenheit der Mitglieder ist durch diesen Mangel an Erfolg nur anfangs hoch, schließlich aber auch niedrig.

- **Demokratischer Stil**: Arbeitsaufgaben werden demokratisch verteilt unter Berücksichtigung der Meinung aller Gruppenmitglieder. Der Gruppenführer unterstützt Entscheidungsprozesse, die sich auf Aktivitäten, Normen oder Sanktionen beziehen. Die Mitglieder sind meist zufriedener, als in autokratisch geführten Gruppen, die Effektivität bei der Bearbeitung ist zufriedenstellend.

Klinischer Bezug

Ärztliches Handeln geschieht heute überwiegend im Team mit Arzthelferinnen, Krankenschwestern, MTAs usw.; von daher ist es wichtig sich über die Funktionen und Aufgabenverteilungen einer Gruppe zu informieren. Letztlich ist ein Arzt oft auch Vorgesetzter und muss sich in seinem Verhalten für einen Führungsstil entscheiden.

F04

→ **Frage 1.345**: Lösung D

Zu (**A**): Seligman entwickelte 1975 das Konzept der gelernten Hilflosigkeit aus tierexperimentellen Studien. Hunde, die Serien von Elektroschocks auch mit Aufwand aller Kräfte nicht entkommen konnten, wurden schließlich passiv und ertrugen dann auch andere Situationen hilflos, in denen Möglichkeiten zur Flucht gegeben waren. Das Modell kann sicherlich auch zur Erklärung herangezogen werden, warum Ärzte häufiger depressiv werden als Angehörige anderer Berufsgruppen.

Zu (**B**): Dissonanz: Im selben Individuum stehen zwei Erkenntnisse im Widerspruch (= kognitive Dissonanz), die mit einer Erklärung in Eintracht gebracht werden müssen, um kognitive Konsonanz zu erreichen. Eine solche besteht hier zwar auch (die Assistenzärzte sind todmüde, arbeiten aber trotzdem), die Frage beschreibt aber hierfür keinen Lösungsansatz, wie die kognitive Dissonanz aufgelöst werden könnte.

Zu (**C**): Nach einem psychologischen Schulleistungstest wurde dem Lehrpersonal mitgeteilt, welche Schüler als „hochbegabt" einzustufen wären. Die Namen der Schüler waren nach dem Zufallsprinzip ausgewählt worden, entsprachen also nicht einer tatsächlichen „Höherbegabung". Während in den höheren Klassen die Lehrererwartung eine geringe Rolle spielte, wiesen die vermeintlich „Hochbegabten" in den unteren Schulstufen einen deutlichen Leistungsvorsprung auf ihre KollegInnen auf. Diese Tendenz psychologi-

scher Testergebnisse, das Umfeld der Testpersonen so zu beeinflussen, dass die Test-Prognose auch tatsächlich eintritt, ist bekannt unter dem Namen *self-fulfilling-prophecy*. Diese *sich selbst erfüllende Prophezeiung* kann als Sonderfall des Rosenthal-Effekts gesehen werden.

Zu (**D**): Konformität: Übereinstimmung eines Individuums mit den Normen der Gruppe. Nonkonformität: bewusstes Abgrenzen. Der Konformitätsdruck der restlichen Gruppe führt dazu, dass die Assistenzärzte sich dieser Überlastung nicht entziehen können.

Zu (**E**): Geplantes Verhalten: Diese Antwortmöglichkeit ist vom IMPP möglicherweise als (schlechter?) Scherz gemeint. Tatsache ist, dass die Universitätsverwaltung diese billigen Überstunden der Assistenzärzte durchaus einplant und ohne sie das System der ärztlichen Versorgung schnell zusammenbrechen würde. Eine interessante Form der modernen Leibeigenschaft.

I.73 Soziale Schichten

Vergleichen Sie jetzt doch mal den Inhalt ihres Portemonnaies mit dem Ihres Nachbarn. Wie wäre es mit einem kleinen, sozialistischen Finanzausgleich, so dass Sie beide dasselbe besitzen? Sowohl materielle Güter (z. B. Einkommen), als auch immaterielle (z. B. soziales Prestige, Bildung, gesundheitliche Risiken am Arbeitsplatz) sind in einer Gesellschaft nicht gleich verteilt. Man spricht von **sozialer Ungleichheit**. Inwieweit diese Ungleichverteilung Einfluss auf Krankheitsverhalten (Teilnahme an Vorsorgeuntersuchungen) oder etwa die Auftretenswahrscheinlichkeit bestimmter Krankheiten in bestimmten Schichten hat, ist eine für die Medizin relevante Frage.

Gesellschaftsformen:

1. **Kastengesellschaft:** die Kaste wird durch einen spezifischen Sittenkodex bestimmt, Zugehörigkeit meist aufgrund der Geburt. Unterschiede in Bezug auf wirtschaftliche Tätigkeit oder religiöse Vorstellungen.

2. **Ständegesellschaft:** ein Stand ist eine in sich geschlossene Gruppe mit gemeinsamen Wertmaßstäben („Standesbewusstsein"). Sie werden gebildet nach Herkunft (Geburt), wirtschaftlicher Lage, Beruf und Bildung.

3. **Klassengesellschaft:** eine Klasse ist eine selbständige Gruppe der Bevölkerung. Der Begriff bezieht sich auf die junge Industriegesellschaft des 19./Anfang 20. Jahrhunderts in Europa. Ein wichtiger Baustein der Klassen-Theorie von Karl Marx und Friedrich Engels war die Verfügbarkeit über Produktionsmittel, sie spielt aber heute kaum noch eine Rolle, da auch Arbeiter Aktien besitzen

Kommentare

und dadurch Miteigentümer einer Firma sein können, was das Modell ad absurdum führt.

4. **Schichtungsgesellschaft:** Gebräuchliches Modell einer modernen Dienstleistungsgesellschaft. Einteilung meist in Ober-, Mittel- und Unterschicht nach bestimmten Kriterien.

Soziale Schichten:

Da der Begriff „Soziale Schicht" ein hypothetisches Konstrukt ist, muss er operationalisiert werden. Dazu gibt es in der Soziologie mehrere Verfahren, von denen nur die zwei wichtigsten hier genannt werden:

Sozialer Status ist definiert als Position eines Individuums in der Schichtungshierarchie einer Gesellschaft. Man unterscheidet **zugeschriebenen Status** (Alter, Herkunft) vom **erworbenen Status** (berufliche Position). Die Ermittlung von **Statusmerkmalen** geschieht meist nach der **meritokratischen Triade**: 1. Einkommen des Haushaltes, 2. Ausbildungsstand und 3. Berufsposition des Haushaltsvorstands werden jeweils mit Punkten bewertet. Die Summe erlaubt dann eine Zuordnung des Haushalts in eine soziale Schicht (Unter-, Mittel- und Oberschicht). Seltener werden aber auch andere Statusmerkmale verwendet, wie z.B. berufliche Autonomie oder Wohn-

gegend. Dagegen werden Religionszugehörigkeit, Rasse, Familienstand oder ähnliches nicht zu den Statusmerkmalen gezählt. Für Übergänge im menschlichen Leben haben Glaser & Strauss den Begriff „**Statuspassage**" geprägt. So sind z.B. der Eintritt ins Studium wie auch das Ende des Berufslebens solche Passagen, bei denen es auch zu Veränderungen der Selbstdefinition kommt.

Äquivalenzeinkommen werden vor allem für die Berechnung von Einkommensverteilung, Einkommensungleichheit und **Armut** verwendet. Mit Hilfe einer **Äquivalenzskala** werden die Einkommen nach Haushaltsgröße gewichtet, da die Einkommen von Personen, die in unterschiedlich großen Haushalten leben, nicht miteinander vergleichbar sind, weil in größeren Haushalten Einspareffekte auftreten (z.B. durch gemeinsame Nutzung von Wohnraum oder Haushaltsgeräten). Unter der Annahme, dass sämtliche Einkommen unter allen Haushaltsmitgliedern gleichmäßig geteilt werden, werden die Einkommen des gesamten Haushalts addiert und anschließend nach Haushaltsgröße gewichtet den einzelnen Haushaltsmitgliedern zugerechnet. Die zu dieser Berechnung verwendeten Äquivalenzskalen wenden teilweise unterschiedliche Gewichtungsfaktoren für Erwachsene und Kinder an. Das durch-

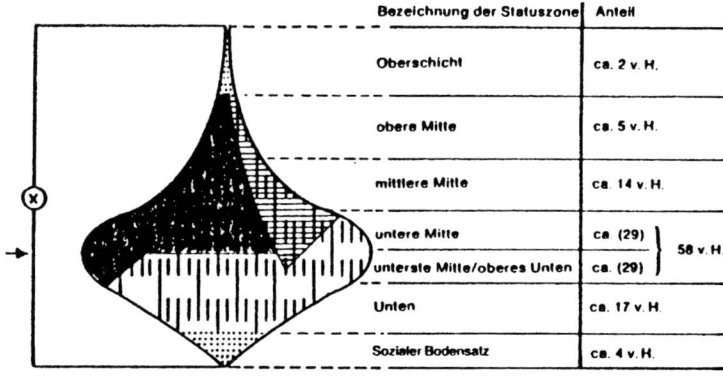

Die Markierungen in der breiten Mitte bedeuten:

■ Angehörige des sogenannten neuen Mittelstands

▤ Angehörige des sogenannten alten Mittelstands

☐ Angehörige der sogenannten Arbeiterschaft

Punkte zeigen an, daß ein bestimmter gesellschaftlicher Status fixiert werden kann.

Senkrechte Striche weisen darauf hin, daß nur eine Zone bezeichnet werden kann, innerhalb derer jemand etwa im Statusaufbau liegt.

⊗ = Mittlere Mitte nach den Vorstellungen der Bevölkerung

→ = Mitte nach der Verteilung der Bevölkerung. 50 v. H. liegen oberhalb bzw. unterhalb im Statusaufbau

Abb. 1.44 Statusaufbau der Bevölkerung der Bundesrepublik ohne neue Länder (aus K. M. Bolte, S. Hradil: „Soziale Ungleichheit in der Bundesrepublik Deutschland", Leske + Budrich, Obladen 1988, S. 220).

schnittliche monatliche Nettoäquivalenzeinkommen bezeichnet den pro Kopf im Schnitt verfügbaren Geldbetrag. Das **Statistische Bundesamt** der Bundesrepublik Deutschland ermittelte für das Jahr 2002 für die alten Bundesländer ein durchschnittliches Nettoäquivalenzeinkommen von 1217 € pro Monat, für die neuen Bundesländer jedoch nur 1008 €. Personen mit einem verfügbaren Einkommen von 60 % oder weniger dieses Betrages gelten als (relativ) arm.

Einkommensdisparität: Auseinanderklaffen des Einkommens verschiedener Staaten oder Bevölkerungsgruppen. So ist das durchschnittliche Einkommen in den USA etwa siebenmal so hoch wie in Mexiko. In den Entwicklungsländern klafft vor allem das mittlere Einkommen der Land- und der Stadtbevölkerung stark auseinander.

Soziale Selbsteinstufung (Kleining/Moore): Probanden stufen ihren Beruf in vorgegebene Berufsprestigegruppen ein. Man erhält sehr ähnliche Ergebnisse wie bei dem obigen Verfahren. Die Selbsteinstufung ist jedoch weniger aufwendig.

Problematisch bei der Einteilung sozialer Schichten ist immer die Festlegung einer Grenze zwischen den Schichten, die meist relativ willkürlich festgelegt wird, z. B. nach dem Einkommen: Ab wie viel Euro Monatseinkommen fängt Ihrer Ansicht nach die soziale Oberschicht an? In welche Sozialschicht gehören Medizinstudenten? Damit ist die Zugehörigkeit eines Individuums zu einer Schicht ebenfalls recht willkürlich.

Mobilität:

Zwischen den einzelnen Schichten kann ein Individuum hin und her wandern. Dies bezeichnet man als „**vertikale Mobilität**": es wird zu einem besseren oder schlechteren Statusmerkmal gewechselt, dementsprechend verändert sich auch die Schichtzugehörigkeit. Beispiel: Aufstieg eines einfachen Bankangestellten zum Direktor. **Horizontale Mobilität:** Wechsel innerhalb derselben Schicht; z. B.: ein Bäcker schult um und wird Schuster.

Man unterscheidet außerdem, ob es sich nur um den sozialen Auf- oder Abstieg einer Person handelt (**Intra-Generationen-Mobilität**), oder um eine Statusverbesserung/-verschlechterung zwischen zwei Generationen (**Inter-Generationen-Mobilität**). Beispiel für letztere: Der Vater hat einen Hauptschulabschluss und ist Schuster und der Sohn hat ein Studium abgeschlossen und arbeitet als Betriebswirt.

Die vertikale Mobilität sollte nicht verwechselt werden mit der **geographischen Mobilität,** diese umfasst alle Bewegungen von Menschen im geographischen Raum, z. B. Umzug von einer Stadt in eine andere.

Status:

Auf welche Weise gelangt man zu einem sozialem Status? Man unterscheidet zwei Mechanismen:

Der **zugeschriebene Status** wird einer Person ohne ihr Zutun von der Gesellschaft zugeschrieben, z. B. Geschlecht, Alter, soziale Herkunft.

Den **erworbenen Status** erwirbt man sich durch Fähigkeiten und Leistung. Er hängt entsprechend von der Ausbildung ab. Beispiele sind Titel (Prof. Dr. med.) oder Berufspositionen (Abteilungsleiter, Chefarzt).

Da der soziale Status einer Person von mehreren Statusmerkmalen (Einkommen, Ausbildung, Beruf) abhängt, unterscheidet man:

- **Statuskonsistenz (Statuskristallisation)**: Personen, deren einzelne Statusmerkmale etwa auf dem gleichen Niveau sind, z. B.: Eine Person hat folgende Ausbildung durchlaufen: Abitur, Medizinstudium, Approbation, Promotion. Sie arbeitet jetzt als Ärztin in einer Klinik und verdient 3.750,- EURO brutto monatlich.
- **Statusinkonsistenz**: Personen, bei denen sich Statusmerkmale in ihren Niveaus deutlich unterscheiden. Beispiel: Nach dem Abitur hat die Person Philosophie studiert, promoviert und ist nun habilitierter Privatdozent ohne Anstellung. Die Person fährt daher gelegentlich für einen Taxiunternehmer und verdient etwa 750,- EURO monatlich. Oder: nach dem Sonderschulabschluss wird jemand zunächst ungelernter Hilfsarbeiter im Hamburger Hafen. Über entsprechende Kontakte in der Kraftmaschinenabteilung eines Body-Building-Studios erlernt er dann den freien Beruf als selbständiger Zuhälter in St. Pauli und verdient ca. 30.000,- bis 50.000,- EURO monatlich (mehr oder weniger steuerfrei).

Multikulturelle Aspekte:

Der Begriff **Akkulturation** bezeichnet das Hineinwachsen einer Person in ihre kulturelle Umwelt. In der Regel bezieht sich der Begriff auf Heranwachsende, also Kinder und Jugendliche in der Phase der Adoleszenz. Es kann aber auch der **Assimilationsprozess** (similis = ähnlich) Erwachsener gemeint sein, die sich als **Immigranten** mit einer ihnen fremden Kultur vertraut machen. Akkulturation vollzieht sich überwiegend durch Erziehung, teilweise aber auch durch ungeplantes Lernen. Die Erziehung in Familie oder Schule dient mitunter dazu, Heranwachsende mit den Regeln und **Traditionen** der eigenen Kultur vertraut zu machen. Am Ende einer gelungenen Akkulturation ist der junge Mensch mit der eigenen Kultur vertraut, kennt ihre ungeschriebenen Gesetze und ist „gesellschaftsfähig". In der **Migrationsforschung** und der sozialpsychologischen Akkulturationsforschung wird Akkulturation als das Aufeinandertreffen von Menschen aus unterschiedlichen Kulturen verstanden. Nach John W. Berry lassen sich vier Akkulturationsstrategien unterscheiden, definiert über die Fragen, ob die Minderheitengruppe die eigene Kultur beibehalten will/soll oder nicht und ob irgendeine Form des Kontakts zwischen Mehrheit und Minderheit bestehen soll oder nicht.

- **Geographische Segregation** (Abspaltung) ist das Gegenteil von Integration und führt z.B. zur Ghettobildung überwiegend von ausländischen Bevölkerungsanteilen.

F03
→ **Frage 1.346:** Lösung A

Zu (**A**): Ermittlung von Statusmerkmalen nach der meritokratischen Triade: (1) Einkommen des Haushaltes, (2) Ausbildungsstand und (3) Berufsposition des Haushaltsvorstands werden jeweils mit Punkten bewertet. Die Summe erlaubt dann eine Zuordnung des Haushalts in eine soziale Schicht (Unter-, Mittel- und Oberschicht).
Zu (**B**): Familienstand und Nationalität gehen nicht in die Bestimmung des Status ein.
Zu (**C**): Besitz und Macht gehen nach diesem Modell nicht in die Bestimmung des Status ein. Insbesondere „Macht" kann z.B. auch ein Drogendealer aus der Unterschicht haben, sein gesellschaftlicher Status wäre trotzdem noch so doll.
Zu (**D**): Auch diese drei Indikatoren (Familienstand, Kinderzahl und Herkunft) taugen nur eingeschränkt, um vorherzusagen, zu welcher sozialen Schicht eine Person gehört. Kinderreiche Alleinerziehende rutschen zwar oft eine Schicht weiter nach unten, man kann aber aufgrund dieser Kenntnis alleine nicht definitiv sagen, zu welcher Schicht sie dann gehören.
Zu (**E**): Verfügbarkeit über Produktionsmittel war ein Baustein der Klassen-Theorie von Karl Marx, spielt aber heute keine Rolle mehr. Insbesondere da auch Arbeiter Aktien besitzen und dadurch Miteigentümer einer Firma sein können, würde dies das Modell ad absurdum führen. Hohes Prestige dagegen kann unter Umständen auch ein verarmter Künstler haben.

H96
→ **Frage 1.347:** Lösung B

Die „Versorgungsklasse" erhält eine Versorgung von der Gemeinschaft, da diese Menschen vorübergehend oder dauernd nicht in der Lage sind, sich selbst zu versorgen. Dies stimmt mit der Lösungsmöglichkeit (B) überein. Die übrigen Antworten beschreiben überwiegend Bevölkerungsteile, die sich selbst versorgen bzw. sogar noch andere mitversorgen könnten.

F94
→ **Frage 1.348:** Lösung B

Zu (**A**): Das wäre gerade nicht erworben, etwa ein Adelstitel mit Reichtum.
Zu (**B**): Ein erworbener Status wird durch eigene Leistungen erreicht.
Zu (**C**): Eine soziale Position kann man erreichen oder verlieren, aber nicht neu einrichten.
Zu (**D**): Das wäre intergenerative Mobilität.

H98
→ **Frage 1.349:** Lösung E

Der soziale Status einer Person hängt von einer Reihe von Statusmerkmalen (Einkommen, Ausbildung, Beruf) ab. Statuskonsistenz: Personen, deren einzelne Statusmerkmale etwa auf dem gleichen Niveau sind, z.B.: Eine Person hat mit Ach und Krach die Sonderschule abgeschlossen, arbeitet jetzt als ungelernter Hilfsarbeiter im Münchener Zoo und mistet dort den Elefantenstall aus. Statusinkonsistenz: Personen, bei denen sich Statusmerkmale in ihrem Niveau deutlich unterscheiden: Nach dem Abitur hat die Person Philosophie studiert, promoviert, ist nun habilitierter Privatdozent ohne Anstellung und lebt von der Sozialhilfe.

H04
→ **Frage 1.350:** Lösung E

Zu (**A**): Horizontale Mobilität: bedeutet einen Wechsel zu einem gleichwertigen Statusmerkmal ohne eine Veränderung der Schichtzugehörigkeit. In der IMPP-Frage wird nichts darüber ausgesagt, ob Herr A. nun finanziell besser oder schlechter gestellt ist und er die soziale Schicht wechselt. Zumindest sein Status in der Firma ist nach der Veränderung sicherlich nicht mehr derselbe.
Zu (**B**): Intergenerations-Mobilität: Starke Veränderung der Schichtzugehörigkeit zwischen zwei Generationen. Der Sohn des Herzogs wird Hafenarbeiter, die Tochter eines Arbeiters dafür Ärztin.
Zu (**C**): Interrollenkonflikte (*inter*, lat.=zwischen): Jeder Mensch hat nicht nur eine, sondern mehrere Rollen gleichzeitig zu erfüllen (als Studentin, als Freundin, als Tochter der Eltern, als Mitglied der Grünen, als Vegetarierin usw.). Zwischen diesen Rollen kann es zu Konflikten kommen, die man Interrollenkonflikte nennt.
Zu (**D**): Für Übergänge im menschlichen Leben haben Glaser & Strauss den Begriff „Statuspassage" geprägt. So sind z.B. der Eintritt ins Studium wie auch das Ende des Berufslebens solche Passagen, bei denen es auch zu Veränderungen der Selbstdefinition kommt.
Zu (**E**): Statusverlust: Sozialer Status ist definiert als Position eines Individuums in der Schichtungshierarchie einer Gesellschaft. Man unterscheidet zugeschriebenen Status (Alter, Herkunft) vom er-

worbenen Status (berufliche Position). Durch die innerbetriebliche Veränderung erleidet Herr A. einen Verlust in seinem erworbenen Status.

H02
→ **Frage 1.351:** Lösung B

Zu (A): Der Auf- oder Abstieg einer Person im Beruf wird als Karrieremobilität oder ggf. auch als intragenerative Mobilität bezeichnet; wenn hierdurch ein Schichtwechsel bedingt ist, auch als soziale Mobilität.

Zu (B): Horizontale Mobilität: Wechsel innerhalb derselben Schicht.

Zu (C): Statusveränderungen zwischen zwei Generationen wäre die intergenerative Mobilität.

Zu (D): Bevölkerungsbewegung: Veränderungen in der Zusammensetzung der Bevölkerung. Natürliche Bevölkerungsbewegung: Darunter versteht man speziell die Veränderung der Bevölkerungszahlen durch Geburten und Sterbefälle.

Zu (E): Soziologen teilen die Mitglieder ihrer Gesellschaft nach bestimmten Kriterien in Schichten ein, z.B. Ober-, Mittel-, Unter-, Früh- und Nachtschicht.

F02
→ **Frage 1.352:** Lösung B

Zu (A): Da der soziale Status einer Person von einer Reihe unterschiedlicher Statusmerkmale (Einkommen, Ausbildung, Beruf) abhängt, unterscheidet man:
1. Statuskonsistenz: Personen, deren einzelne Statusmerkmale etwa auf dem gleichen Niveau sind,
2. Statusinkonsistenz: Personen, bei denen sich Statusmerkmale in ihren Niveaus deutlich unterscheiden (z.B. hohe Ausbildung, geringes Einkommen).

Zu (B): Eine Statusverbesserung/-verschlechterung zwischen zwei Generationen wird als Inter-Generationen-Mobilität bezeichnet. Das Beispiel in der Frage bezeichnet dies.

Zu (C): Soziale Mobilität: Wechsel einer Person oder einer Gruppe innerhalb verschiedener Statusmerkmale, z.B. Berufswechsel, Weiterbildung, Einkommensverbesserungen. Man unterscheidet horizontale und vertikale Mobilität.

Zu (D): Rollenkonflikt: Man unterscheidet zwei Formen:
- Interrollenkonflikte (*inter*, lat.= zwischen): Jeder Mensch hat nicht nur eine, sondern mehrere Rollen gleichzeitig zu erfüllen (Studentin, Freundin, Tochter, Tennisspielerin ...). Zwischen diesen Rollen kann es zu Konflikten kommen, die man Interrollenkonflikte nennt,

- Intrarollenkonflikte (*intra*, lat.= innerhalb): Ein und dieselbe Rolle (z.B. als „Frau") kann aus verschiedenen Segmenten bestehen, an die sich unterschiedliche Erwartungen anderer Personen oder Instanzen knüpfen.

Zu (E): Rollendistanz: Der Träger einer Rolle distanziert sich von dieser Rolle (z.B. ein fröhlicher Student während der mündlichen Anatomie-Prüfung).

F00
→ **Frage 1.353:** Lösung B

Zu (A): Soziale Mobilität: Wechsel einer Person oder einer Gruppe innerhalb verschiedener Statusmerkmale, z.B. Berufswechsel, Weiterbildung, Einkommensverbesserungen. Intragenerative Abwärtsmobilität wäre also die Verschlechterung des sozialen Status innerhalb einer Generation.

Zu (B): Von intergenerativer Abwärtsmobilität spricht man, wenn der Status sich von einer Generation zur nächsten verschlechtert, z.B. der Sohn des Herzogs verspielt sein Schloss im Casino und muss künftig als Sozialhilfeempfänger leben oder der Sohn des Hafenarbeiters studiert Psychologie und wird Hochschullehrer.

Zu (C): Aufgrund gesellschaftlicher Arbeitsteilung (Binnendifferenzierung) kommt es zur sozialen Ungleichheit (Statusdifferenzierung). Je wichtiger eine Funktion für die Gesellschaft ist, desto höher ist der Status des Funktionsträgers.

Zu (D): Statusinkonsistenz: Inkongruenz zwischen Ausbildung und Verdienst.

Zu (E): Statuskristalisation: Einheitliche Ausprägung mehrerer Statusmerkmale auf verschiedenen Dimensionen (z.B. hohe Bildung, hohes Einkommen, großer Einfluss, großes Auto).

F00
→ **Frage 1.354:** Lösung D

Siehe Kommentar zu Frage 1.353.

H00
→ **Frage 1.355:** Lösung C

Vertikale Mobilität: Siehe Lerntext I.73.

I.74	Schichtspezifisches Verhalten und soziale Benachteiligung

Auch in der Bundesrepublik sind Statusmerkmale, wie Einkommen, Berufsprestige, Ausbildung und andere ungleich verteilt. Aus der Verteilung der Statusmerkmale lässt sich ein zwiebelförmiges **Schichtungsmodell** konstruieren. Die einzelnen Schichten sind nicht scharf voneinander abgrenzbar, sondern die Übergänge sind fließend.

In Bezug auf diese Schichteinteilung haben Soziologen einige interessante Fragen geprüft: Lassen sich Unterschiede zwischen den Schichten hinsichtlich Erziehungsstil, Arbeitsteilung in der Familie, Sprachgewohnheiten, Konsumverhalten, sexuelle Normen, Zukunftsorientierung oder Gesundheits- und Krankheitsverhalten finden? Hier eine kurze Übersicht über die wichtigsten Unterschiede (s. Tab. 1.14).

Sprachcodes:
Zur Sozialisation gehört auch der Spracherwerb. Die Soziologie geht davon aus, dass sich die Sprache von Kindern und Erwachsenen aus der sozialen Unterschicht von denen aus der Mittelschicht und Oberschicht unterscheidet.
Restringierter Sprachcode (Unterschicht): kurze, oft unfertige, starre Sätze; dürftige Syntax; mangelhafte Unterscheidung von Begründung und Folgerung; traditionelle Floskeln und Redensarten; kontextgebunden-defizitär.
Elaborierter Sprachcode (Mittel-, Oberschicht): grammatisch komplex; stark differenzierter Wortschatz; unterscheidet zwischen Begründung und Folgerung; häufige Verwendung unpersönlicher Fürwörter, Konjunktionen und Präpositionen; kontextunabhängig-autonom. Auf Kritik von außen wird z. B. im restringierten Sprachcode mit *„Lass mich doch mit deinem Mist in Ruh'!"* und im elaborierten Code mit *„Würden Sie Ihre Argumentation bitte noch einmal überdenken!"* geantwortet.

Soziale Benachteiligung
Soziale Benachteiligung beruht auf Faktoren wie Armut, Behinderung und Randgruppen-Zugehörigkeit. Verursachende Faktoren werden nicht nur im Kontext von disparater Verteilung ökonomischer Ressourcen gesehen, sondern auch auf dem Hintergrund zunehmender „relativer" sozio-kultureller Benachteiligung bzw. Unterversorgung. Armut in Deutschland ist eine relative Armut, gemessen an einem bestimmten Durchschnittseinkommen sowie an einem durchschnittlichen Versorgungsniveau zur Teilhabe an den gesellschaftlichen Aktivitäten.

Der jeweilige Sprachcode hat nach Ansicht vieler Psychologen und Soziologen insbesondere in der Schule große Auswirkungen, da Lehrer selbst zur Mittelschicht gehören und den elaborierten Sprachcode bevorzugen. Hierdurch kommt es zur sozialen Benachteiligung von Kindern aus der Unterschicht. Aber auch zwischen Arzt und Patient kann es manchmal hapern. Soziale Benachteiligung beruht natürlich mehr noch auf anderen Faktoren wie Armut, Behinderung und Randgruppenzugehörigkeit. Verursachende Faktoren werden nicht nur im Kontext von disparater Verteilung ökonomischer Ressourcen gesehen, sondern auch auf dem Hintergrund zunehmender relativer sozio-kultureller Benachteiligung bzw. Unterversorgung. Armut in Deutschland ist aber eine relative Armut verglichen mit der Armut in Ländern der Dritten Welt.

Arme sind doppelt so oft krank wie Personen aus mittleren und hohen Einkommensgruppen. Die sogenannte Managerkrankheit mit Bluthochdruck und Infarktrisiko tritt bei Armen dreimal häufiger als bei Managern auf. Die enorme Stressbelastung unter miserablen Lebensbedingungen macht krank. Wer geringes Einkommen und geringe Bildung hat, stirbt durchschnittlich deutlich früher als diejenigen mit höherem Einkommen und höherer Bildung.

Tab. 1.14 Merkmale typischer Verhaltensweisen von Angehörigen aus der sozialen Unter- und Mittelschicht.

Merkmal	Unterschicht	Mittelschicht
Erziehungsziele	Gehorsam, Regelbefolgung, Ordnung	Eigenverantwortung, Selbständigkeit
Erziehungsverhalten	Reaktion auf faktisches Verhalten, eher körperliche Sanktionen	Reaktionen auf Handlungsabsichten, eher verbale Argumentationen und Liebesentzug als Sanktionsmittel
Zukunfts-Orientierung	eher gegenwartsbezogene Haltung, niedriges Anspruchsniveau	eher zukunftsorientierte Haltung; Bereitschaft, Belohnungen aufzuschieben, hohes Anspruchsniveau
Sprachstil	eher restringierter Sprachcode: · kurze, unvollendete Sätze · unzulängliche Syntax · formelhafte Redewendungen · Vermischung von Tatsachen und Begründungen	eher elaborierter Sprachcode: · komplexe Satzkonstruktionen · genaue grammatikalische Ordnung · variable Auswahl von Adjektiven und Adverbien · explizite Artikulation von Absichten

Schicht und Krankheit

Die Unterschicht ist von allen chronischen Krankheiten überdurchschnittlich stark betroffen, das Krankheitsrisiko ist etwa doppelt so hoch, sogar bei der angeblichen Managerkrankheit Herzinfarkt. Sind Angehörige der Unterschicht einmal erkrankt, verläuft ihr Heilungsprozess schlechter. Früher waren mangelnde ärztliche Versorgung und krankmachende Arbeitsbedingungen die Gründe dafür. Heute nicht mehr, es gibt einen anderen Grund: falsches Verhalten. Ehemalige Hauptschüler rauchen fast doppelt so oft wie ehemalige Gymnasiasten. Hauptschüler trinken annähernd doppelt so viel Alkohol wie gleichaltrige Gymnasiasten. Fast ein Drittel der Unterschichtsfrauen haben starkes Übergewicht (32 Prozent), viermal so viel wie Oberschichtsfrauen (8 Prozent). Fast Food ist die Nahrung der Unterschicht. 25- bis 39-jährige Angehörige der Unterschicht haben dreimal so oft Bewegungsmangel wie Angehörige der Oberschicht. Mit Geld hat das meist nichts zu tun, Armut macht nicht zwangsläufig krank. Der schlechte Gesundheitszustand der Unterschicht ist keine Folge des Geldmangels, sondern des Mangels an Disziplin. Die Unterschicht lebt im Hier und Heute und kümmert sich nicht um die Zukunft.

Klinischer Bezug

Die Einteilung der Bevölkerung in Schichten ist wichtig, da zumindest einige Störungen gehäuft in bestimmten Schichten auftreten und anhand der Schichtzugehörigkeit oft auch vermutet werden kann, welche Ressourcen ein Patient noch hat.

H99
→ **Frage 1.356:** Lösung E

Zu (A), (C) und (D): Richtige Aussagen.
Zu (B) und (E): Soziale Positionen beschreiben den Platz, den ein Individuum im sozialen System einnimmt. Da es auf die Funktion ankommt, sind Positionen zunächst einmal von der Person unabhängig. Hierbei sind Position und Rolle nahe verwandte Begriffe. Bevorzugung positionaler Kontrollstrategien bei kindlichen Regelverstößen bedeutet, dass die erziehungsberechtigte Person auf sturen Regeln und Verhaltensvorschriften beharrt und diese nicht an die Situation oder Person anpasst. Was ein Kind nicht darf, das darf es nun einmal nicht, auch wenn seit seiner Geburt schon 23 Jahre vergangen sind und inzwischen Haare auf der Brust wachsen. Dieses Beharren auf einmal

festgelegten Positionen ist nach Ansicht der Soziologen eher typisch für Angehörige der unteren Sozialschichten, nicht aber für die Mittelschicht. Wie Lösungsmöglichkeit (B) schon behauptet, greifen Mittelschichtler eher zu personalen Kontrollstrategien, sie sehen die Person im Vordergrund und stimmen Verhaltensvorschriften auf individuelle Fähigkeiten ab.

F00
→ **Frage 1.357:** Lösung C

Hier eine kurze Übersicht über die wichtigsten Unterschiede. Diese schablonenhaft dargestellten Differenzen sind natürlich Extreme, die auch in der jeweils anderen Schicht vorkommen können.

Merkmal	Unterschicht	Mittelschicht
Erziehungs-ziele	Gehorsam, Regelbefolgung, Ordnung	Eigenverantwortung, Selbständigkeit
Erziehungs-verhalten	Reaktion auf faktisches Verhalten, eher körperliche Sanktionen	Reaktionen auf Handlungsabsichten, eher verbale Argumentationen und Liebesentzug als Sanktionsmittel

Damit ist Lösung (C) nicht korrekt. Es sind die Mittelschichtler, die bereits sanktionierend auf Verhaltensabsichten reagieren. Die Unterschichtsmütter reagieren erst sauer, wenn's schon passiert ist.

H02 ■
→ **Frage 1.358:** Lösung B

Zu (A): Paradoxe Interventionen umfassen z.B. Symptomverschreibungen: Einem Zwangsneurotiker wird dringend empfohlen, spätestens alle 30 Minuten sämtliche Elektrogeräte im Haus zu kontrollieren.
Zu (B): Elaborierter Sprachcode: Es handelt sich um ein grammatikalisch komplexes, effizientes Vokabular. Dieser Kommunikationsstil differenziert zwischen Kausalität und Outcome, kontextunabhängig-autonome Syntax, Konjunktionen und Präpositionen sind quantitativ maximiert. Besonders häufig ist er in den oberen Sozialschichten zu finden. Die für den Patienten völlig unverständliche, gestelzte medizinische Kunstsprache des Arztes ist ein schönes Beispiel dafür. Gegenteil ist der restringierte Sprachcode.
Zu (C): Restringierter Sprachcode (Unterschicht): kurze, unfertige, starre Sätze; dürftiger Satzbau; mangelhafte Unterscheidung von Begründung und Folgerung; Floskeln und Redensarten; direkt auf

den Inhalt bezogen. Gegenteil: elaborierter Sprachcode.

Zu (D): *„double bind"*: Bei der Doppelbindung befindet sich die aufgeforderte Person in einer Zwickmühle zwischen widersprüchlichen verbalen und nonverbalen Aufforderungen (paradoxe Kommunikation) und kann nur falsch handeln (Opferposition). Der einzige Ausweg aus dieser Zwickmühle wäre, die Beziehungsstruktur beim Namen zu nennen und Metakommunikation zu betreiben. Charakteristisch für die Doppelbindungssituation ist aber, dass dieser Ausweg unmöglich ist, da die Personen in einer engen Abhängigkeitsposition stehen (z.B. Kind zur Mutter). Ständiges Double-bind in der Kindheit wurde lange Zeit als Auslöser für Schizophrenie diskutiert.

Zu (E): Introjektion ist ein psychoanalytischer Abwehrmechanismus. Es handelt sich um die phantasierte Einverleibung eines geliebten Objektes, das jedoch nicht mehr verfügbar ist (z.B. Daumenlutschen als Ersatz für die Mutterbrust).

F03
→ **Frage 1.359:** Lösung A

Zu (A): Underachiever (to *achieve* (engl.)=leisten) sind Personen, deren Leistungen unter dem zu erwartenden Niveau liegen.

Zu (B): Personen aus unteren sozialen Schichten bezeichnet man nicht als Underachiever, sondern als Unterschichtsangehörige.

Zu (C): Das wäre eine narzisstische Persönlichkeitsstörung.

Zu (D): Diese Lösungsmöglichkeit dürfte meine persönliche akademische Karriere recht gut definieren.

Zu (E): Ein weiterer Beweis dafür, dass die abstrakt-theoretischen Aufgaben vieler IQ-Tests nicht unbedingt mit dem wahren Leben korrelieren müssen. Nach meiner persönlichen Erfahrung korrelieren gute Leistungen in der Schul- und Berufsausbildung dagegen hoch mit den didaktischen und sozialen Fähigkeiten des zugehörigen (Hochschul-) Lehrers.

H05
→ **Frage 1.360:** Lösung B

Zu (A): Äquivalenzeinkommen werden v.a. für die Berechnung von Einkommensverteilung, Einkommensungleichheit und Armut verwendet. Mit Hilfe einer Äquivalenzskala werden die Einkommen nach Haushaltsgröße gewichtet, da die Einkommen von Personen, die in unterschiedlich großen Haushalten leben, nicht miteinander vergleichbar sind. In größeren Haushalten können Einspareffekte auftreten (z.B. durch gemeinsame Nutzung von Wohnraum oder Haushaltsgeräten). Unter der Annahme, dass sämtliche Einkommen unter allen Haushaltsmitgliedern gleichmäßig geteilt werden, werden diese addiert und anschließend nach Haushaltsgröße gewichtet den einzelnen Mitgliedern zugerechnet. Die zu dieser Berechnung verwendeten Äquivalenzskalen wenden teilweise unterschiedliche Gewichtungsfaktoren für Erwachsene und Kinder an. Das durchschnittliche monatliche Nettoäquivalenzeinkommen bezeichnet den pro Kopf im Schnitt verfügbaren Geldbetrag. Das Statistische Bundesamt der Bundesrepublik Deutschland ermittelte für das Jahr 2002 für die alten Bundesländer ein durchschnittliches Nettoäquivalenzeinkommen von 1.217 € pro Monat, für die neuen Bundesländer jedoch nur 1.008 €. Personen mit einem verfügbaren Einkommen von 60% oder weniger dieses Betrages gelten als (relativ) arm.

Zu (B): Einkommensdisparität: Auseinanderklaffen des mittleren Einkommens der Bürger verschiedener Staaten oder Bevölkerungsgruppen. So ist das durchschnittliche Einkommen in den USA etwa siebenmal so hoch wie in Mexiko. In den Entwicklungsländern klafft v.a. das mittlere Einkommen der Land- und der Stadtbevölkerung stark auseinander. Die Zahlen für Deutschland nennt uns freundlicherweise die IMPP-Frage.

Zu (C): Statusinkonsistenz: Widersprüche zwischen Herkunft, Ausbildung, Lebensstandard und Einkommen.

Zu (D): Transfereinkommen (Übertragungseinkommen) sind Leistungen, die ohne direkte Gegenleistung gezahlt werden. Im Bereich des Staates sind dies z.B. Wohngeld, Kindergeld, Arbeitslosengeld, Sozialhilfe, Rentenzahlungen, aber auch Stipendien an Studenten. Private Transfereinkommen umfassen Transfers unter Privatpersonen (z.B. unter Verwandten) und karitative Leistungen. Vom Transfereinkommen unterscheidet man das Faktoreinkommen (Leistungseinkommen).

Zu (E): Vertikale Mobilität bezeichnet Auf- und Abstiegsbewegungen in sozialen Schichten. Zu solchen Auf- und Abstiegen kann es innerhalb einer Generation kommen oder auch im Vergleich zu den Ahnen.

H01 ■
→ **Frage 1.361:** Lösung A

Zu (A): Laienätiologie und Laienzuweisung: Alltagsvorstellungen, die sich Personen über Krankheitsursachen bilden, werden mit Laienätiologie bezeichnet. Dementsprechend ist die Art und Weise, wie Personen auf Krankheitszeichen reagieren, von Ratschlägen und Einstellungen ihres Verwandtschafts- oder Bekanntschaftskreises abhängig. Dies bezeichnet man als Laienzuweisung. Derartige naive Laienätiologien finden sich eher bei Angehörigen der unteren Sozialschichten.

Zu (**B**): Compliance (Zusammenarbeit, Mitarbeit) im medizinischen Sinne bedeutet die Befolgung therapeutischer oder diagnostischer Anweisungen wie z.B. Medikamenteneinnahme, Termineinhaltung, Diätvorschriften. Die Nicht-Befolgung ärztlicher Anweisungen wird entsprechend Non-Compliance genannt. Obwohl der Leidensdruck durch die meisten Krankheiten den Patienten eigentlich zur Compliance zwingen sollte, ist die Nicht-Befolgung ärztlicher Anweisungen traurige Realität bei der überwiegenden Anzahl von Patienten und wird in vielen wissenschaftlichen Arbeiten beschrieben. Sie findet sich in der Tat häufiger in unteren Sozialschichten.

Zu (**C**): Eine richtige Aussage. Schon alleine durch die (meist) längere Ausbildungsdauer von Angehörigen der oberen Sozialschichten sind oft auch bessere Kenntnisse über gesunde Lebensführung vorhanden.

Zu (**D**): Unterschichtsangehörige partizipieren in der Tat seltener an Maßnahmen der primären Prävention.

Zu (**E**): Krankheiten wie Alkoholismus, Nikotinabusus oder Adipositas finden sich heute bei Unterschichtsangehörigen deutlich häufiger als bei Personen aus den oberen Sozialschichten.

H04 ■
→ **Frage 1.362:** Lösung C

Zu (**A**): Intrarollenkonflikte (*intra*, lat. = innerhalb): Ein und dieselbe Rolle (z.B. als „*Industriearbeiter*") kann aus verschiedenen Segmenten bestehen, an die sich unterschiedliche Erwartungen anderer Personen oder Instanzen knüpfen, die unter Umständen widersprüchlich sein können. Da der Intrarollenkonflikt innerhalb einer Person abläuft, kann er das gespannte Verhältnis der Arbeiter nicht erklären.

Zu (**B**): Interrollenkonflikte (*inter*, lat. = zwischen): Jeder Mensch hat nicht nur eine, sondern mehrere Rollen gleichzeitig zu erfüllen (als Studentin, als Freundin, als Tochter der Eltern, als Mitglied der Grünen, als Vegetarierin usw.). Zwischen diesen Rollen kann es zu Konflikten kommen, die man Interrollenkonflikte nennt. Auch dieses Konzept kann das gespannte Verhältnis der Arbeiter nicht erklären.

Zu (**C**): Soziale Benachteiligung beruht auf Faktoren wie Armut, Behinderung und Randgruppen-Zugehörigkeit. Verursachende Faktoren werden nicht nur im Kontext von disparater Verteilung ökonomischer Ressourcen gesehen, sondern auch auf dem Hintergrund zunehmender „relativer" soziokultureller Benachteiligung bzw. Unterversorgung. Armut in Deutschland ist eine relative Armut, wobei der Begriff „relativ" streng, d.h. im Sinne seiner eigenen Bedeutung, verstanden werden muss, d.h. gemessen an einem bestimmten Durchschnittseinkommen sowie an einem durchschnittlichen Versorgungsniveau zur Teilhabe an den gesellschaftlichen Aktivitäten.

Zu (**D**): Rollendistanz: bezeichnet die Distanz einer Person zu seiner Rolle. Dabei zeigt die Person durch ihr Verhalten, dass sie sich nicht mit ihrer Rolle identifiziert. Beispiel: Scherze beim Präparieren einer menschlichen Leiche.

Zu (**E**): Unter Devianz versteht man von der Norm abweichendes Verhalten. Die Labelling-Theorie geht davon aus, dass Abweichler von der Umwelt als solche definiert und dann entsprechend behandelt werden, wodurch das abweichende Verhalten dann verstärkt oder sogar überhaupt erst hervorgerufen wird.

F05
→ **Frage 1.363:** Lösung B

Zu (**A**): Angelernte haben in der Regel Arbeitsplätze mit drastisch höherer Gesundheitsbelastung (Unfallgefahr, Lärm, toxische Stoffe etc.) als höher qualifizierte Angestellte, die eher in der Verwaltung arbeiten und sich bestenfalls den Zeigefinger in der Computertastatur einklemmen können.

Zu (**B**): Relative Benachteiligung ist ein Zustand, der entsteht, wenn das Erreichte abweicht von dem, was man hätte erreichen können. Diese Erwartungshaltung trägt man mit sich und vergleicht sie (bewusst oder unbewusst) mit dem derzeitigen Status. Manifestierte Unzufriedenheit und anderes Verhalten sind nicht so sehr Antworten auf relative Benachteiligung, sondern v.a. auf akut gefühlte Ungerechtigkeit. Dieses Konzept besagt also nicht, dass sich Gesundheitsrisiken nur auf die untersten Sozialschichten beschränken. Auch mittlere und höhere Sozialschichten haben Gesundheitsrisiken, aber andere als die Unterschicht.

Zu (**C**): Natürlich variieren gesundheitliche Risiken mit der beruflichen Position; der Straßenarbeiter kann dummerweise dem Bagger mal im Weg stehen, der Bauer erkrankt durch Einatmen von Pestiziden, der Arbeiter im Chemiewerk lebt wohl auch nicht gerade gesund, der Polizist kann am Verkehrsunfall sterben, der Manager, der sein Handy stets am Ohr hat, lebt mit dem Risiko eines Hirntumors, der Chirurg kann sich AIDS holen und ein Politiker könnte eventuell erschossen werden, v.a. wenn er bis dahin im Gesundheitsministerium tätig war.

Zu (**D**): Drifthypothese: Psychiatrische Erkrankungen finden sich gehäuft in unteren Sozialschichten. Dieses Ergebnis aus der Sozialforschung kann man allerdings verschieden interpretieren: Höhere Belastungen in unteren Schichten können als Risikofaktor für die Entstehung einer psychiatrischen Erkrankung angesehen werden (Milieutheorie). Einen anderen Erklärungsansatz bietet die Überlegung, dass psychiatrisch Erkrankte häufig einen sozialen

Abstieg erleiden und dann natürlich gehäuft in unteren Schichten gefunden werden (Drift- und Selektionstheorie).
Zu (E): Siehe Lerntext I.74.

I.75   Veränderungen der Bevölkerungsstruktur

Soziogenese: Begriff für einen geschichtlichen Ablauf, durch den sich aus gesellschaftlichen Vorformen schließlich die allgemeine Lebensform einer Gesellschaft ergibt. Zum Beispiel entwickelten sich aus Handwerk, Handel und Geldwirtschaft der Kapitalismus und die daran angepassten Verhaltensweisen der Menschen. Soziogene Faktoren sind entsprechend solche, bei denen die soziale Umwelt das Verhalten von Menschen oder Systemen prägt.

Der schottische Theologe Malthus sagte schon 1798 ein enormes Bevölkerungswachstum voraus, das zu Hungersnöten führen werde, da die Landwirtschaft sich auch durch steigende Technisierung nicht im gleichen Ausmaß steigern ließe.

Den Wandel der Erwerbsstruktur hat Fourastié wie folgt beschrieben. Er teilt den Erwerbsbereich zunächst in drei Sektoren ein:

1. Primärer Sektor: Land- und Forstwirtschaft, Produktionsbereich mit mittlerem technischen Fortschritt;
2. Sekundärer Sektor: Industrie, Produktionsbereich mit starkem technischen Fortschritt;
3. Tertiärer Sektor: private und öffentliche Dienstleistungsberufe, geringer technischer Fortschritt.

Nach Fourastié bewirken zwei Faktoren den Wandel der Erwerbsstruktur: Technischer Fortschritt: Je größer die Technisierung eines Sektors, desto geringer sind Personalbedarf und Nachfrage. Je stärker die Nachfrage, desto größer ist der Personalbedarf. Auf die drei Sektoren wirken die beiden Faktoren wie folgt: 1. In der Forst- und Landwirtschaft sei die Nachfrage wenig steigerbar, zusätzlich nehme der technische Fortschritt mäßig zu. 2. In der Industrie nehme die Nachfrage durch neue Produkte zwar zu, durch den starken technischen Fortschritt, der hier den Nachfragezuwachs überwiege, komme es auch in diesem Sektor zu einem Verlust von Arbeitsplätzen. 3. Im Dienstleistungsbereich sei die Nachfrage steigerbar und die Technisierungsmöglichkeiten gering. Daher werde es einen Erwerbstätigenzuwachs geben. Der Dienstleistungssektor ist also weniger technisierbar als die beiden anderen Sektoren.

Diese Veränderungen haben nicht nur Einfluss auf die Erwerbstätigkeit, auch die Zusammensetzung von Familien ändert sich durch politische Veränderungen. Dies beschreibt z.B. das **Kontraktionsgesetz**: Zusammenhang von Familiengröße und gesellschaftlicher Entwicklung. In vorindustriellen Zeiten (bzw. auch heute noch in den ärmeren Ländern) hatten Familien meist viele Kinder, da diese zur Sicherung der Ernährung im Alter dienten. Technisierung und damit höherer Wohlstand machen dies nicht nur überflüssig. sondern sind heute wegen der zunehmenden Überbevölkerung sogar schädlich. Es kommt also zur Verminderung (Kontraktur, Zusammenziehen) der Familiengröße.

Das **Gesetz des abnehmenden Grenznutzens** besagt, dass der Gesamtnutzen aus dem Konsum eines Gutes abnimmt, wenn ein Mensch mehr von einem Gut konsumiert. Solange eine monotone Technologie vorliegt, weiß man, dass der Output bei Erhöhung eines Inputs steigen wird. Das Gesetz des abnehmenden Grenznutzens besagt jedoch, dass die Outputsteigerung aber immer schwächer wird, je mehr Input man schon hat. Das Grenzprodukt des Faktors wird abnehmen, je mehr man von diesem Faktor einsetzt. Nach dem Gesetz des abnehmenden Grenznutzens kann es z.B. nicht unbegrenzt möglich sein die Weltwirtschaft stetig weiter zu steigern. Irgendwann ist eine obere Grenze erreicht, auch wenn die Bemühungen immer weiter gesteigert werden. Dann kann die Weltwirtschaft nur noch um den Preis der Selbstzerstörung weiter wachsen, da auch bei riesigen Input nicht mehr als der maximal mögliche Output herauskommen kann.

H00
→ **Frage 1.364:** Lösung D
Siehe Lerntext I.75.

F05
→ **Frage 1.365:** Lösung A

Zu (A): Der Altenquotient ist das Verhältnis der Zahl der über Sechzigjährigen zur Zahl der Zwanzig- bis Sechzigjährigen.

Zu (B): Als Jugendlicher im Sinne dieses Gesetzes gilt eine „unreife" Person im Alter zwischen 16 und 21 Jahren. Da im Nenner des Bruches 20- bis 60-jährige genannt werden, kann diese Gleichung nicht als Alten-Jugendlichen-Verhältnis bezeichnet werden.

Zu (C): Belastungsquotient: Beziehung zwischen einer Belastung und vorhandener Kapazität. Der Begriff wird in sehr vielen unterschiedlichen Bereichen verwandt und bezieht sich u.a. auf die Auslastung von Hotelbetten und Straßen, wie auch auf die Belastung des Erdbodens durch toxische Stoffe. In der Medizin und Psychologie gibt dieser Wert die relative Häufigkeit der Belastungssymptome wieder.

Zu (**D**): Berentungsquote: Anteil von Personen einer bestimmten Altersgruppe, die ihr Erwerbsleben beenden und in Rente gehen. Die Berentungsquote kann auch auf spezifische Erkrankungen bezogen werden, z.B. Anteil von Berentungen nach kardiovaskulären Krankheiten. Interessant ist dann z.B., ob Reha-Maßnahmen diese Berentungsquote senken im Vergleich zu einer parallelisierten Gruppe mit derselben Krankheit ohne Reha-Maßnahme.

Zu (**E**): Drittes Lebensalter: Nach Jugend und Erwachsenenalter ist hier das Rentnerdasein gemeint. In dieser Lösungsmöglichkeit wird nicht definiert, was eigentlich der Quotient sein soll?

H01 F99 ■
→ **Frage 1.366:** Lösung A

Zu (**A**): In vorindustriellen Zeiten (bzw. auch heute noch in den ärmeren Ländern) hatten Familien meist viele Kinder, da diese zur Sicherung der Ernährung im Alter dienten. Technisierung und damit höherer Wohlstand machen dies nicht nur überflüssig, sondern sind wegen der zunehmenden Überbevölkerung sogar schädlich. Es kommt also zur Verminderung (Kontraktur, Zusammenziehen) der Familiengröße.

Zu (**C**): Bis Anfang des 19. Jahrhunderts waren sowohl Sterbeziffer als auch Geburtenziffer sehr hoch (Agrargesellschaft). In der frühindustriellen Gesellschaft des 19. Jh. sank dann die Sterbeziffer. Ursache hierfür war der Rückgang der Säuglingssterblichkeit durch bessere Ernährungsbedingungen, nicht aber durch eine bessere medizinische Versorgung (erst im 20. Jahrhundert!). Die Geburtenziffer blieb dann auch in der frühindustriellen Gesellschaft unvermindert hoch. Die Folge war ein enormes Bevölkerungswachstum. Diese frühindustrielle Gesellschaft kam dann in die Phase des demographischen Übergangs. Die Sterbeziffer sank weiterhin, und es sank nun auch die Geburtenziffer. In der industriellen Gesellschaft halten sich Geburten- und Sterbeziffer nun wieder die Waage.

Zu (**D**): Der Familienzyklus (vergl. Generationenabstand) war früher (bzw. ist heute noch in den Entwicklungsländern) eher geringer, da die Menschen viel früher Kinder bekamen; die Geburt des ersten Kindes lag durchweg weit unterhalb des 20. Lebensjahres. In technisierten Ländern dagegen liegt die Geburt des ersten Sprößlings durchschnittlich weit oberhalb des 20. Lebensjahres.

Zu (**E**): Zum Wandel der Erwerbsstruktur nach Fourastié siehe Lerntext I.75.

H01 F99 ■
→ **Frage 1.367:** Lösung B

Zu (**B**): Der schottische Theologe Malthus sagte schon 1798 ein enormes Bevölkerungswachstum voraus, das zu Kriegen und Hungersnöten führen werde. Er forderte daher eine Senkung der Fertilität durch sexuelle Enthaltsamkeit.
Siehe auch Kommentar zu Frage 1.366.

F02
→ **Frage 1.368:** Lösung B

Zu (**A**): Den Wandel der Erwerbsstruktur hat Fourastié wie folgt beschrieben: **I.** Technischer Fortschritt: Je größer die Technisierung eines Sektors, desto geringer ist der Personalbedarf, **II.** Nachfrage: Je stärker die Nachfrage, desto größer ist der Personalbedarf.

Zu (**B**): Der schottische Theologe Malthus sagte schon 1798 ein enormes Bevölkerungswachstum voraus, das zu Hungersnöten führen werde, da die Landwirtschaft sich auch durch steigende Technisierung nicht im gleichen Ausmaß steigern ließe.

Zu (**C**): Poisons „Gesetz der großen Zahl" besagt, dass eine bestimmte Abweichung der beobachteten relativen Häufigkeit von der erwarteten Wahrscheinlichkeit um so seltener auftreten wird, je größer die Anzahl der unabhängigen Experimente ist.

Zu (**D**): In dem Artikel „Das englische Fabriksystem" definierte Karl Marx 1857 auch das Gesetz der Konzentration. „*Der durchschnittliche Zuwachs von Fabriken, der von 1838 bis 1850 pro Jahr 32 betragen hatte, stieg von 1850 bis 1856 um fast das Dreifache und erreichte 86 jährlich. Hand in Hand mit dem allgemeinen Wachstum vollzieht sich ein örtlicher Rückgang, was in vielen Grafschaften und Städten bis zum völligen Verschwinden von früher bestehenden Fabriken geführt hat. Das allgemeine Gesetz, welches diese Veränderungen sowohl des Verfalls als auch des Wachstums regelt, ist das gleiche, das die moderne Industrie in allen ihren Zweigen durchdringt – das Gesetz der Konzentration. Wenn man die Zunahme der Pferdestärken mit der der Fabriken vergleicht, so wird die Konzentration der Wollindustrie in einigen wenigen Händen augenscheinlich. Obwohl es 1856 nur acht Wollfabriken mehr gab als 1850, hat sich die in ihnen angewandte Kraft in der gleichen Zeit um 3.757 Pferdestärken erhöht.*"

Zu (**E**): Soziodynamik ist ein Begriff aus dem Psychodrama, einer Methode der Gruppenpsychotherapie und Einzeltherapie, die vom Arzt Jakob Levi Moreno (1889 – 1974) seit den zwanziger Jahren zunächst in Wien und dann in den USA entwickelt wurde.

F05

→ **Frage 1.369:** Lösung D

Zu (**A**): Geburtenhäufigkeit: Viele Kinder waren in traditionellen Kulturen eine Art Rentenversicherung für die Eltern. Anfang des 20. Jahrhunderts war es normal, fünf bis zehn Kinder zu haben. Mitte des 20. Jahrhunderts hatten die meisten Familien im Durchschnitt nur noch 2,5 Kinder, am Anfang des 21. Jahrhunderts lag die durchschnittliche Zahl nur noch bei 1,4 Kinder pro reproduktionsfähiger Frau.

Zu (**B**): Frauen, die arbeitstätig sind und gleichzeitig Pflichten als Mutter und Hausfrau erfüllen müssen, unterliegen einer Doppelbelastung. Fraglich ist allerdings, ob diese Doppelbelastung wirklich ein Merkmal moderner Gesellschaften ist, da Frauen auch in primitiven Kulturen schon zur Ernährung der Familie z.B. im Rahmen von Ackerbau beitragen mussten. Umstritten ist außerdem, ob diese Doppelbelastung in der modernen Gesellschaft wirklich real vorhanden ist? Infolge rasanten Zuwachses der Arbeitslosigkeit werden ohnehin zunehmend mehr Frauen wieder in die Kinder-Küchen-Kaufen-Rolle abgedrängt. Aufgaben für Hausarbeit und Kinderbetreuung sind heute auch für einen Mann obligatorisch. Die Untersuchungen haben ergeben, dass Männer etwa zwei Stunden täglich Aufgaben daheim übernehmen. Das ist weit mehr, als nicht berufstätige Frauen bei ihren Männern objektiv wahrnehmen. An die tägliche Freizeitdauer nicht erwerbstätiger Hausfrau-Mütter kommen Männer bei weitem nicht heran. Belastet fühlen sich natürlich Paare, die beide einen Vollzeitjob ausüben. Gibt es hier die Doppelbelastung der Frau? Männer und Frauen haben eine unterschiedliche Bewertungsskala, was Hausarbeit ist. Das Ausschmücken der Wohnung, das Dekorieren der Möbel, die Pflege der Blumen auf den Fensterbänken, die Kompostierung des Blumenverschnitts wird von vielen Frauen als Hausarbeit angesehen, von Männern nicht. Für sie ist das Hobby, vergleichbar mit ihren Bastelarbeiten im Keller.

Zu (**C**): Spätphase: Letzte Phase einer Entwicklungsstufe, Krankheit, Gesellschaftsform usw. Der Begriff ist in dieser Form hier nicht interpretierbar, da unklar ist, worauf er sich bezieht. So gibt es z.B. eine Spätphase der frühen Kindheit, eine Spätphase der späten Adoleszenz, eine Spätphase der Reproduktionsfähigkeit oder eine Spätphase des Erwerbslebens.

Zu (**D**): Das durchschnittliche Erstgebäralter liegt heute bei 29 Jahren; das ist deutlich später als in sämtlichen früheren Gesellschaftsformen, wo Mädchen meist schon wenig nach Einsetzen der ersten Regelblutungen als „heiratsfähig" galten und schwanger wurden.

Zu (**E**): Ende der 90er Jahre wurden in Deutschland rund 500.000 nicht-eheliche Lebensgemeinschaften mit Kindern unter 18 Jahren festgestellt, eine Form des Zusammenlebens, für die man in früheren Zeiten verprügelt worden wäre.

F05

→ **Frage 1.370:** Lösung E

Zu (**A**): Normierung: Um entscheiden zu können, ob das Testergebnis eines Untersuchten (z.B. 63,5 von 122 maximal erreichbaren Punkten) ganz prima oder nicht so propper ist, führt man den Test zunächst an einer großen Eichstichprobe von Probanden durch. Mittelwert und Standardabweichungen werden anhand der Ergebnisse dieser Eichstichprobe berechnet. Das Testergebnis eines Menschen wird dann später mit der entsprechenden Altersgruppe dieser Eichstichprobe verglichen.

Zu (**B**): Rationalisierung: psychoanalytischer Abwehrmechanismus. Ein unvernünftiges Verhalten (z.B. wenn Sie jetzt mit dem Lernen aufhören) wird vor sich selbst oder anderen mit einer scheinlogischen Begründung aufrechterhalten, etwa: *„Ich muss jetzt unbedingt meinen Freund/meine Freundin anrufen!"* oder *„Ich muss jetzt erst mal was essen!"* und solche überflüssigen Ausreden.

Zu (**C**): Unter Repression versteht man die Unterdrückung oder Verleugnung von Bedürfnissen oder Gefühlen. Ein „Sensitizer" (sensitiver Reaktionstyp) zeigt sich in überempfindlicher Eindrucksfähigkeit für Erlebnisreize. Der Repressor verleugnet Gefahren, der Sensitizer dagegen nimmt mögliche Gefahren geradezu übermäßig wachsam wahr.

Zu (**D**): Sozialisierung ist eine Bezeichnung für den Prozess des Kindes, in das Normensystem der Gesellschaft hineinzuwachsen. Das Kind wird mit den typischen Verhaltensweisen einer Gesellschaft vertraut gemacht und eignet sich diese an. Das Ergebnis der Sozialisierung ist, dass soziale **Normen** selbstverständlich werden und sich der einzelne Mensch mit den gesellschaftlichen Institutionen identifiziert. Ziel ist, dass äußere Anweisungen der Gesellschaft durch innere **Kontrollen** ersetzt werden und der Erwachsene sich an den **Werten** der Gesellschaft orientiert. Die primäre Sozialisation erfährt das Kind in seiner Familie, die sekundäre findet in der Schule statt, die tertiäre v.a. in Arbeit und Beruf. Um Sozialisierung kann es sich hier nicht handeln, da dies eine individuelle Prozedur ist; in der IMPP-Frage wurde aber nach geschichtlichen Prozessen gefragt. Achtung: In der Soziologie bezeichnet Sozialisierung (Vergesellschaftung) aber auch die Überführung von Privateigentum, insbesondere von Eigentum an Produktionsmitteln, in gesellschaftliches Gemeineigentum mit dem Ziel, Arbeit und Produktion der privaten Verfügungsgewalt zu entziehen und einer gesellschaftlichen bzw. öffentlichen Kontrolle zu unterstellen.

Zu (E): Elias beschäftigt sich im wesentlichen mit einer neuen Art von Moral zur Bändigung, d.h. Zivilisierung eines unbändig und unzivilisiert verlaufenden Prozesses der Globalisierung. Norbert Elias hat den „Prozess der Zivilisation" als einen Wandel des Verhältnisses von Ich-Identität und Wir-Identität beschrieben. In dem Band „*Quest for Excitement*" skizziert Norbert Elias z.B. die Geschichte der Bändigung der Angriffslust durch Sport. Die Texte handeln vom griechischen Ringen, von der Fuchsjagd englischer Gentlemen, von mittelalterlichen Formen des Ballspiels bis zum heutigen Fußball, die sämtlich eine dem Menschen gegebene Aggressivität bändigen und zivilisieren soll.

1.5 Kommentare aus Examen Frühjahr 2006

F06
→ **Frage 1.371:** Lösung B

Zu (A): Adaptation bedeutet allmähliche Anpassung, wenn ein Reiz kontinuierlich dargeboten wird (z.B. Geruch, stetiges Geräusch, lange körperliche Arbeit). Ein verwandter Begriff ist das Adaptationssyndrom: Stressanpassung nach H. Selye, aufgeteilt in: Alarm – Resistenz – Erschöpfungsphase. Um zu adaptieren, müsste der Patient sich an seine Erkrankung anpassen.
Zu (B): Unter Interozeption versteht man die Wahrnehmung von vegetativen Vorgängen innerhalb des Körpers. Der Patient scheint hier eine mangelhafte Fähigkeit zu haben, derartige Prozesse zu beobachten.
Zu (C): Propriozeption: Wahrnehmung von Lage oder Haltung des Körpers durch Tiefensensibilität. Um Propriozeption kann es sich also nicht handeln.
Zu (D): Sensitization: Der sensitive Reaktionstyp (*sensitizer*) nimmt Gefahren übermäßig stark wahr und ist emotional viel damit beschäftigt. Gegenteil ist die Repression: Der repressive Reaktionstyp (*repressor*) unterdrückt seine emotionalen Reaktionen auf mögliche Gefahren. Da der Patient den Zustand seines Körpers nicht angemessen wahrnimmt, kommt „sensitization" hier nicht in Betracht.
Zu (E): Symptomtoleranz: Auf Symptome körperlicher oder psychischer Erkrankungen wird nicht reagiert, es wird kein Arzt aufgesucht und auch keine anderen Gegenmaßnahmen ergriffen, solange die Symptome erträglich bleiben. Symptomtoleranz setzt voraus, dass man das Symptom zwar wahrnimmt, sich aber dafür entscheidet, deshalb keinen Arzt aufzusuchen. Der Patient in dem IMPP-Beispiel nimmt die Auswirkungen seines entgleisten Blutzuckerspiegels aber gar nicht erst wahr. Daher trifft diese Lösungsmöglichkeit nicht zu.

F06
→ **Frage 1.372:** Lösung E

Zu (A): Prinzip der Ähnlichkeit: Einander ähnliche Elemente werden eher als zusammengehörig erlebt als einander unähnliche.
Zu (B): Prinzip der Geschlossenheit: Linien, die eine Fläche umschließen, werden unter sonst gleichen Umständen leichter als eine Einheit aufgefasst als diejenigen, die sich nicht zusammenschließen.
Zu (C): Prinzip der Nähe: Elemente mit geringen Abständen zueinander werden als zusammengehörig wahrgenommen.
Zu (D): Prinzip der Prägnanz („guten" Gestalt): Es werden bevorzugt Gestalten wahrgenommen, die sich von anderen durch ein bestimmtes Merkmal abheben.
Zu (E): Reizdiskrimination: Unterscheidung ähnlicher Reize (z.B. weiße, pulvrige Kristallsubstanz: Zucker oder Salz) gehört nicht zu den Gestaltgesetzen.

F06
→ **Frage 1.373:** Lösung B

Zu (A): Hans Selye hat im klassischen Tierversuch verschiedene Stadien der Stressreaktion untersucht, die man auch als „Allgemeines Adaptationssyndrom" bezeichnet: **1.** Alarmreaktion: In der Schockphase kommt es kurzfristig zu Blutdruckabfall, Tachykardie und Hypoglykämie und verringerter Widerstandskraft. Wenig später setzt die Gegenschockphase mit verstärkter ACTH-Ausschüttung ein; **2.** Resistenzstadium (Widerstandsstadium): Das Individuum gewöhnt sich zeitweise an den Stresszustand, indem es alle Energiereserven aktiviert; **3.** Erschöpfungsstadium: Die Reserven sind aufgebraucht, die Adaptation an die Stresssituation bricht zusammen. Mit Stressanpassung hat das IMPP-Beispiel nichts zu tun.
Zu (B): Nach dem von Lacey formulierten Konzept der individuellen Reaktionsstereotypie unterscheiden sich Patienten darin, mit welchen Reaktionsmustern sie auf psychische Belastungssituationen reagieren. Jeder Patient zeige eine erworbene oder angeborene individuelle Reaktionsstereotypie, die für die Entstehung der spezifischen Schmerzsymptomatik verantwortlich sei. Das dürfte hier gemeint sein.
Zu (C): Motivationsspezifität: Abhängig vom individuellen Motivationszustand eines Individuums (Hunger, Durst, Langeweile, Überlastung, hoher/niedriger Testosteronspiegel …) kommt es in derselben Situation zu anderen Verhaltensweisen. Die muskuläre Aktivität hat hier sicherlich nichts mit motivationalen Zuständen zu tun.
Zu (D): Reizdiskrimination: Unterscheidung ähnlicher Reize. Der Patient unterscheidet aber in der

Stresssituation vermutlich nicht bewusst zwischen der Anspannung der beiden Muskelgruppen.

Zu (E): Unspezifische physiologische Aktivierung: Allgemeine Erhöhung des Arousals (Erregungsniveau) mit Blutdrucksteigerung, EEG-Desynchronisierung usw. tritt bei Stress immer auf; daraus kann man die individualspezifische Aktivierung eines Muskels nicht ableiten.

F06 ■■■
→ **Frage 1.374:** Lösung C

Zu (A): Bei hoher Wachheit oder Stress kommt es zur EEG-Desynchronisation mit Alpha-Blockade. Alpha-Wellen im EEG treten dagegen bei entspannter Wachheit auf.

Zu (B): Bereitschaftspotenzial: Bei spontanen Handlungen entsteht vor der Ausführung ein negatives Bereitschaftspotenzial, dessen Komponenten Aspekte wie Planung, Entscheidung und Ausführung der Handlung widerspiegeln. Schon 350 ms vor der Bewegungsausführung lässt sich im EEG über dem motorischen Cortex ein nicht-bewusster Vorplanungsprozess nachweisen. Erst ab einer gewissen Amplitudenhöhe des Bereitschaftspotenzials wird der Ansatz zur Handlung auch bewusst wahrgenommen.

Zu (C): Ereigniskorreliertes Potenzial (event related potential): Die elektrische Aktivität des ZNS kann entweder spontan oder evoziert sein, d. h. abhängig von äußeren Reizen. Zur Messung evozierter Potenziale werden z. B. gezielt akustische oder visuelle Reize (Stimuli) gegeben. Das EEG muss hierfür mehrfach gemessen und das Ergebnis gemittelt werden, um die spontane (zufällige) Aktivität auszumitteln. Dies entspricht der IMPP-Frage am besten.

Zu (D): Die *contingente negative Variation* (CNV) ist ein langsamer, negativer Wechsel im EEG, der in der Periode zwischen der evozierten Reaktion auf gepaarte Stimuli auftaucht, wenn der erste Reiz ein Warnreiz ist und der zweite Reiz eine Reaktion verlangt. Die CNV fällt größer in Situationen aus, die nicht nur die Wahrnehmung, sondern auch die Diskrimination von Stimuli verlangen. Die CNV ist hauptsächlich von Aufmerksamkeitsprozessen und allgemeinem Erregungsniveau (Arousal) abhängig. Die CNV taucht also nach einem Vorreiz im Spontan-EEG auf, während die Versuchsperson auf die eigentliche Aufgabe wartet.

Zu (E): Das von der Kopfhaut abgeleitete EEG reflektiert die synchrone Aktivität von großen Gruppen von Nervenzellen des Gehirns. Das Spontan-EEG lässt sich in eine Anzahl von Frequenzbändern unterteilen, deren relativer Aktivitätsanteil vom psychologischen Zustand (aufgeregt, wach, müde, schlafend) des Untersuchten abhängt. Der „spezifische Sinnesreiz" der IMPP-Frage passt nicht zum Spontan-EEG.

F06
→ **Frage 1.375:** Lösung C

Zu (A): Objektive Schmerzintensität: Schmerz ist ein subjektives Ereignis, dessen gefühlte Intensität sich nur schwer messen lässt. Die objektive Algesimetrie prüft u. a. motorische und vegetative Reaktionen, insbesondere aber evozierte Hirnrindenpotenziale auf Schmerzreize.

Zu (B): Schmerzqualität: Die Qualität der Schmerzen wird überwiegend für die Dimensionen 1. sensorisch (schneidend, stechend, brennend, ziehend, pochend, hämmernd …) und 2. affektiv/emotional (beunruhigend, bedrohlich, quälend …) erfragt. Daneben gibt es noch die vegetative (z. B. Erweiterung der Blutgefäße), die motorische (Zurückzucken, Schonhaltung einnehmen) und die kognitive Schmerzkomponente (intellektuelle Bewertung).

Zu (C): Schmerztoleranzschwelle: Dieser Test wird angewandt, um zu prüfen, wie lange ein unangenehmer Reiz noch toleriert werden kann. Andere Messmethoden sind z. B. leichte Elektroschocks oder Druck auf die Achillessehne.

Zu (D): Schmerzwahrnehmungsschwelle: Algometrie. Hier geht es darum zu prüfen, wann die Schmerzempfindung einsetzt. Hierzu erhöht man z. B. langsam den Druck auf ein kleines Hautareal und prüft, ab welcher Intensität eine Person angibt, dass es wehtut. So ist z. B. die Wahrnehmungsfähigkeit für Schmerzreize bei älteren Menschen geringer als bei jüngeren, bei Frauen höher als bei Männern und bei chronisch Kranken manchmal drastisch erhöht. Das Eintauchen des Arms in Eiswasser prüft hier aber nicht die Wahrnehmungsschwelle für Schmerz, da das ja sofort schmerzhaft ist.

Zu (E): Die subjektive Schmerzintensität kann vom Patienten erfragt werden; besser ist es für wissenschaftliche Untersuchungen, die gefühlte Schmerzstärke auf einer Skala eintragen zu lassen.

F06 ■
→ **Frage 1.376:** Lösung D

Zu (A): Isolierung: Ein Ereignis, welches die Integrität des Selbst bedroht, wird gefühlsmäßig isoliert und als nicht zu sich selbst gehörend empfunden.

Zu (B): Projektion: Ein eigenes, aber vom Über-Ich streng verbotenes Bedürfnis wird auf Personen der Umgebung projiziert, dort übersteigert wahrgenommen und verurteilt.

Zu (C): Die Rationalisierung ist der Versuch, eine verbotene Triebbefriedigung oder ein Verbot mit scheinlogischen Argumenten zu begründen.

Zu (D): Reaktionsbildung: Ein Triebwunsch wird vom Gewissen (Über-Ich) als unmöglich empfunden und verdrängt. Anstelle des ursprünglichen Triebwunsches treten gegenteilige Verhaltensweisen oder Gefühle. Die pazifistische Orientierung eines eigentlich aggressiven Mannes könnte hier hineinpassen.

Zu (E): Verschiebung: Verbotene Triebwünsche können von einer Person auf eine andere, sogar auf Tiere oder Objekte, verschoben werden.

F06 ■
→ **Frage 1.377:** Lösung D

Zu (A): Die Fähigkeit, Gesichter zu erkennen, liegt nach heutiger Kenntnis im rechten unteren temporo-parietalen Bereich.

Zu (B): Musikalisches Verständnis wird rechts-temporal verarbeitet; für musikalische Fähigkeiten gibt es frontale und parietale Hirnbezirke. Profi-Musiker verarbeiten Musik aber auch links-analytisch.

Zu (C): Räumliche Wahrnehmung ist eine Leistung der Parietallappen, die eher rechts lateralisiert ist.

Zu (D): Sprache liegt bei den meisten (rechtshändigen) Menschen weitgehend im linken Temporallappen, allerdings bei Linkshändern oft spiegelbildlich verdreht; bei Frauen eher bilateral.

Zu (E): Negative Emotionen entstehen vermutlich im limbischen System, sie werden frontoorbital rechts verarbeitet, Euphorie dagegen mehr linksfrontal.

F06 ■■
→ **Frage 1.378:** Lösung C

Zu (A): Intermittierende Verstärkung: Nur eine bestimmte Anzahl der gewünschten Verhaltensweisen wird verstärkt.

Zu (B): Negative Verstärkung: bezeichnet die Beseitigung eines negativen Verstärkers, z. B. wird das Fernsehverbot aufgehoben, weil das Kind nach dem Essen freiwillig den Tisch abgedeckt hat.

Zu (C): Das Premack-Prinzip besagt, dass bevorzugte Aktivitäten positive Verstärker für weniger bevorzugte Aktivitäten sein können, d. h. die Bestärkung einer mühsamen Tätigkeit durch ein anderes oft und gern gezeigtes Verhalten – etwa mit der Freundin telefonieren als Belohnung dafür, dass man zwei Stunden lang Prüfungsfragen durchgeackert hat. Das führt zu den Bestärkungen durch eine Verhaltenskette, bei der das Signal zur nächsten Aktion Belohnung für die richtige Ausführung der gerade stattgefundenen wird.

Zu (D): Reizdiskrimination: Unterscheidung ähnlicher Reize.

Zu (E): Reizgeneralisation: Verallgemeinerung von einem Reiz (Wespenstich) auf unterschiedliche Reize (alle Fluginsekten werden für gefährlich gehalten: Bienen, Mücken, Hummeln, Fliegen, Schmetterlinge).

F06 ■■
→ **Frage 1.379:** Lösung B

Zu (A): Negative Bestrafung: Entfernen eines positiven Verstärkers (Belohnungsentzug).

Zu (B): Negative Verstärkung: Entfernen eines negativen Verstärkers (Beendigung einer Bestrafung). Für Jana ist der Zahnarztbesuch eine unangenehme Situation, die mit Strafe gleichgesetzt werden kann. Durch ihr Geschrei schafft sie es, dass diese Situation beendet wird. Was wird sie beim nächsten Versuch tun, wenn sie gelernt hat, sich den Annäherungsversuchen des Zahnarztes auf diese Weise zu entziehen?

Zu (C): Positive Bestrafung: Setzen eines Strafreizes.

Zu (D): Positive Verstärkung: Gabe eines positiven Verstärkers (Belohnung).

Zu (E): Sekundäre Verstärkung: Ein neutraler Reiz, der mit einer Bedürfnisbefriedigung assoziiert wird, wird zum sekundären Verstärker und kann nun als Belohnung eingesetzt werden.

F06 ■
→ **Frage 1.380:** Lösung B

Zu (A) und (B): Deklaratives Gedächtnis: Gedächtnis für erworbenes Wissen, daher auch als Wissensgedächtnis oder explizites Gedächtnis bezeichnet. Es lässt sich unterteilen in:

- autobiografisches bzw. episodisches Gedächtnis: Hier werden Ereignisse in dem raum-zeitlichen Kontext des eigenen Lebens gespeichert (z. B. Ihr erster Schultag),
- semantisches Gedächtnis: Wissen über Wortbedeutungen, unser allgemeines Faktenwissen über die Welt.

Zu (C): Als echoisches Gedächtnis wird eine Entsprechung des ikonischen Gedächtnisses im auditiven Bereich bezeichnet, das akustische Informationen etwa für 2 Sekunden behält.

Zu (D): Das ikonische Gedächtnis bezeichnet einen speziellen Ultrakurzzeitspeicher für visuelle Informationen. Das ikonische Gedächtnis fungiert dabei als eine Art „Zwischenablage" und nimmt mehr Informationen auf, als zunächst verarbeitet werden. Die Bilder werden jedoch nur maximal eine Sekunde gespeichert. Das Vergessen tritt durch Verfallen oder Überschreiben der Information ein.

Zu (E): Prozedurales Gedächtnis: motorische und kognitive Gewohnheiten. Oft synonym mit den Begriffen „implizites", „nondeklaratives", „Verhaltens-" oder „Habit-Gedächtnis" gebraucht. Das implizite bzw. nicht-deklarative Gedächtnis führt zu einer Leistungsverbesserung bei bestimmten motorischen, perzeptuellen und kognitiven Anforderungen (aufrechtes Gehen, Radfahren, Gitarrespielen, Inliner laufen), oft ohne dass wir uns bewusst an die Erfahrungen erinnern, die zu diesen Leistungsverbesserungen geführt haben.

F06

→ **Frage 1.381:** Lösung B

Zu (**A**): Richtige Aussage. Mimischer Ausdruck von inneren Gefühlen ist angeboren und muss nicht über Nachahmungslernen gelernt werden.
Zu (**B**): Stimmt nicht. Das Ausdrucksmuster entsteht weitgehend unbewusst und automatisch und unterliegt (außer bei Schauspielern und Politikern) im Alltag meist nicht der willkürlichen Steuerung.
Zu (**C**): Das „soziale Lächeln" ist schon bei wenige Wochen alten Säuglingen auslösbar.
Zu (**D**): Freude, Ekel, Furcht und Traurigkeit zeigen Säuglinge schon kurz nach ihrer Geburt.
Zu (**E**): Die emotionale Bedeutung von bestimmten Gesichtsausdrücken wird international in jedem Land erkannt. Selbst wenn man kein Wort der Landessprache spricht, kann man sich damit immer irgendwie verständigen.

F06 ■

→ **Frage 1.382:** Lösung D

Zu (**A**): Seligman entwickelte 1975 das Konzept der gelernten Hilflosigkeit aus tierexperimentellen Studien. Hunde, die Serien von Elektroschocks auch mit Aufwendung aller Kräfte nicht entkommen konnten, wurden schließlich passiv und ertrugen dann auch andere Situationen hilflos, in denen Möglichkeiten zur Flucht gegeben waren. Seligman übertrug diese Ergebnisse auf die reaktive Depression beim Menschen.
Zu (**B**): Hans Selye hat im klassischen Tierversuch verschiedene Stadien der Stressreaktion untersucht: **1.** Alarmreaktion; **2.** Resistenzstadium (Widerstandsstadium) und **3.** Erschöpfungsstadium.
Zu (**C**): Die Cannon-Bard-Theorie besagt, dass ein Reiz zwei gleichzeitig ablaufende Reaktionen hervorbringt: die physiologische Erregung und die Wahrnehmung der Emotionen. Keine der beiden Reaktionen bedingt die andere. Die Theorie geht davon aus, dass die körperlichen Prozesse von den physiologischen unabhängig sind. Cannon und Bard formulierten die Thalamustheorie der Emotion: Der Thalamus schaltet alle sensorischen Informationen (außer Geruch) um. Die Informationen sollen erst im Thalamus ihre emotionale Tönung erhalten. Im Thalamus gibt es neuronale Erregungsmuster, die vom Cortex abgetrennt sind. Bei starken Reizen wird die Hemmung aufgehoben und die Erregung wird an den Cortex, die Skelettmuskulatur und an die Viszera weitergegeben. Wird der Cortex entfernt, bleiben die Emotionen bestehen. Wird der Thalamus entfernt, entstehen keine Emotionen mehr.
Zu (**D**): James-Lange-Theorie: William James und auch Lange vertraten den Standpunkt, dass man fühlt, nachdem der Körper reagiert hat. Wir sind traurig, weil wir weinen, wir sind wütend, weil wir zuschlagen, und ängstlich, weil wir zittern. Gefühle sind hier nur Begleiterscheinungen körperlicher Vorgänge. Nach dieser Theorie löst ein Reizereignis eine Erregung im autonomen Nervensystem und andere körperliche Reaktionen aus, die dann zur Wahrnehmung einer spezifischen Emotion führen. Die nachträgliche Bewertung der Patientin würde zu dieser uralten und inzwischen längst überholten Theorie passen.
Zu (**E**): Leistungen müssen durch Aktivation nicht besser werden. Nach Untersuchungen an Mäusen von Yerkes und Dodson (1908), die mit Elektroschocks stimuliert wurden, existiert eine umgekehrt U-förmige Beziehung. Diese gilt auch für Menschen: Die Leistung nimmt zunächst mit dem Grad der Aktivation zu: Müde Versuchspersonen lernen schlecht, wache besser, aber übererregte zeigten dann wieder schlechtere Leistungen.

F06

→ **Frage 1.383:** Lösung A

Zu (**A**): Appetenz-Aversions-Konflikt (= Ambivalenzkonflikt): Ein Ziel ist sowohl mit positiven wie mit negativen Aspekten besetzt. Das ist hier der Fall; das Examen ist positiv besetzt, die vom Vater aufgedrängte Berufswahl offenbar negativ.
Zu (**B**): Appetenz-Appetenz-Konflikt: Eine Person muss sich zwischen zwei gleichstarken positiven Möglichkeiten entscheiden, z. B. die Wahl zwischen zwei Facharztrichtungen, die sie beide sehr interessieren.
Zu (**C**): Aversions-Aversions-Konflikt: Entscheidung zwischen zwei negativen Möglichkeiten. Sie dürfen im Examen zwischen einer mündlichen Prüfung in Biochemie und Physiologie frei wählen.
Zu (**D**): Zum doppelten Ambivalenzkonflikt kommt es, wenn gleich mehrere positive und negative Charakteristika des erstrebten Zieles vorhanden sind. Das wäre hier z. B. der Fall, wenn das Examen überdies noch extrem schwer wäre, der Student in seinem künftigen Beruf andererseits aber unglaublich viel Geld verdienen könnte.
Zu (**E**): Selbstwertkonflikt: Das Selbstwertgefühl kann brüchig sein (passiver Modus) oder kompensatorische Anstrengungen zur Aufrechterhaltung des ständig bedrohten Selbstwertgefühls dominieren (pseudoselbstsicherer, aktiver Modus).

F06

→ **Frage 1.384:** Lösung C

Zu (**A**): Antisoziale Persönlichkeitsstörung (Soziopathie): Soziopathen kennen kein Pflicht- oder Verantwortungsgefühl. Moralische Werte haben für sie ebenso wenig Bedeutung wie Gesetze. Sie kennen keine Reue und quälen oft andere Personen, ohne hierbei mitzufühlen. Sie neigen zu Grobheit und haben Schwierigkeiten, ihr Leben zu planen. Häufig kommen sie wiederholt mit dem Gesetz in Konflikt.

Zu (B): Dependente Persönlichkeitsstörung: Es handelt sich um abhängige Menschen, die völlig unfähig sind, selbstständige Entscheidungen zu treffen, und die sich deshalb an einen anderen Menschen klammern. Sie leiden unter Minderwertigkeitskomplexen und ordnen sich völlig unter.

Zu (C): Narzisstische Persönlichkeitsstörung: Narzissten haben ein grandioses Selbstbild von sich und ihrer Einzigartigkeit. Sie suchen Bewunderung anderer und erwarten ständige Vergünstigungen, ohne etwas geben zu wollen.

Zu (D): Paranoide Persönlichkeitsstörung: Personen mit dieser Störung empfinden ständig ein hohes Misstrauen anderen gegenüber, sie neigen zu starker Eifersucht, sind überempfindlich und streitsüchtig.

Zu (E): Zwanghafte Persönlichkeitsstörung: Diese Leute neigen zu großem Perfektionismus, sie bestehen ständig darauf, dass alles so gemacht wird, wie sie es haben wollen. Sie sind kaum in der Lage, Freundschaften zu schließen, denn Arbeit ist ihnen wichtiger als Vergnügen.

F06 ■
→ **Frage 1.385:** Lösung B

Zu (A): 0–2 Jahre: Phase der sensomotorischen Intelligenz nach J. P. Piaget (reflexartige Verhaltensweisen, unbewusstes Verknüpfen von Mittel und Zweck).

Zu (B): Das präoperationale Stadium umfasst die 2. und 3. Phase von Piaget (vorbegrifflich-symbolisches und anschauliches Denken), reicht also etwa vom zweiten bis zum siebten Lebensjahr. In der Phase des vorbegrifflich-symbolischen Denkens (2–4 Jahre) ist das Denken sehr egozentrisch und stark am Konkreten, Realistischen orientiert. Im Stadium des anschaulichen Denkens (4–7 Jahre) folgt das Kind in seinen Vorstellungen dem tatsächlichen Ablauf der Dinge. Es ist eingleisig und phänomengebunden. Vordergründig-aufdringliche Aspekte können noch nicht durch theoretische Beziehungen aufgelöst werden. Der in der IMPP-Frage geschilderte Versuch zeigt, wie sehr das Denken des Kindes noch an das gebunden ist, was es direkt sehen kann.

Zu (C): 7–12 Jahre: Phase der konkreten Denkoperationen (reversible Denkvorgänge, Verstehen von logischen arithmetischen Operationen mit konkreter Grundlage).

Zu (D): Ab 12 Jahre: Phase der formalen Denkoperationen (Denkoperationen unabhängig vom Konkreten, theoretisches Durchspielen von Möglichkeiten).

Zu (E): Nach Montessori treten Kinder zwischen 7 und 12 Jahren in das Stadium des abstrakten Denkens ein. In Verbindung mit Fantasie wird die Wissensstruktur hier immer differenzierter.

F06
→ **Frage 1.386:** Lösung E

Zu (A): Interrollenkonflikt: Jeder Mensch hat nicht nur eine, sondern mehrere Rollen gleichzeitig zu erfüllen. Zwischen diesen Rollen kann es zu Konflikten kommen. Hinsichtlich der Rollen des 55-jährigen wird hier aber nur auf eine Rolle, die des Facharbeiters, verwiesen.

Zu (B): Intrarollenkonflikt: Zwischen unterschiedlichen Rollensegmenten kann es zu Konflikten kommen. Ein Bezug auf unterschiedliche Anforderungen an eine Rolle ist hier gleichfalls nicht vorhanden.

Zu (C): Rollendistanz: innere Distanz zu den Rollenerwartungen, die an den Inhaber einer bestimmten Rolle gestellt werden, oft mit dem Resultat, dass der Betreffende gegen diese Erwartungen verstößt. Da der 55-jährige unfreiwillig ausscheiden musste und möglicherweise gerne gearbeitet hat, ist hier keine Rollendistanz zu sehen.

Zu (D): Statuskristallisation: einheitliche Ausprägung mehrerer Statusmerkmale auf verschiedenen Dimensionen (z. B. hohe Bildung, hohes Einkommen, großer Einfluss, großes Auto). Durch die Arbeitslosigkeit ist das in dem Beispiel nicht mehr gegeben.

Zu (E): Statusverlust: sozialer und/oder beruflicher Abstieg. Durch die vorzeitige Berentung unterliegt der Facharbeiter einem Statusverlust.

F06
→ **Frage 1.387:** Lösung D

Zu (A)–(E): Der Begriff Akkulturation bezeichnet das Hineinwachsen einer Person in ihre kulturelle Umwelt. In der Regel bezieht sich der Begriff auf Heranwachsende, also Kinder und Jugendliche in der Phase der Adoleszenz.

Marginalisierung (von *margin* = Rand, *marginal* = am Rand befindlich): Eines der wesentlichsten Probleme von Migrantenfamilien liegt darin, das Verhältnis sowohl zur eigenen Kultur wie auch zur Aufnahmegesellschaft zu gestalten. Dabei lassen sich vier Möglichkeiten unterscheiden: Bei Integration (B) und Assimilation (A) ist das Verhalten mehr auf die aufnehmende Gesellschaft bezogen. Separation bedeutet starke Abgrenzung zur aufnehmenden Gesellschaft bei gleichzeitiger Hinwendung zur eigenen Kultur (C). Marginalisierung ist durch eine Abgrenzung sowohl von intra- als auch interkulturellen Beziehungen gekennzeichnet. Ergebnisse vieler Studien sprechen dafür, dass Marginalisation und Separation mit höheren psychischen Belastungen verbunden sind als Integration und Assimilation (E).

Damit schildert Lösungsmöglichkeit (D) die Marginalisierung am besten.

F06
→ **Frage 1.388:** Lösung E

Zu (A): Unter „vertikaler sozialer Ungleichheit" werden Unterschiede von Bildung, beruflichem Status und Einkommen verstanden. Diese drei Merkmale werden vorwiegend herangezogen, um den sozio-ökonomischen Status von Personen zu beschreiben, und ermöglichen so eine Einteilung in Schichten.
Horizontale soziale Ungleichheit: Einteilung der Bevölkerung nach Merkmalen wie Alter, Geschlecht, Nationalität oder Kinderzahl. Beides führt zur Differenzierung der Sozialstruktur und zu unterschiedlichen sozialen Milieus.
Zu (B): Bildungsexpansion: Immer mehr junge Menschen besuchen weiterführende Bildungseinrichtungen und verweilen immer länger im Bildungssystem. 1952 waren noch 79 % der Schüler auf der Hauptschule, 2002 besuchten nur noch knapp 23 % diese Schulart. 1960 machten nur 6 % Abitur, 2002 waren es bereits 25 %. Diese Umstrukturierung führt insgesamt zu einer höheren Qualifizierung.
Zu (C): Fourastié teilte die Produktionsstruktur in drei Bereiche ein: 1. in einen primären Sektor der Produktgewinnung (insbesondere Landwirtschaft, auch Forstwirtschaft und Fischerei); 2. in einen sekundären Sektor der Produktverarbeitung (Industrie und Handwerk, meist einschließlich Bergbau und Baugewerbe) und 3. in einen tertiären Sektor der Dienstleistungen (Handel, Verkehr, Kommunikation, Verwaltung, Bildung, Wissenschaft, Beratung, Sozial- und Gesundheitswesen unter anderem).
Unter Tertiärisierung versteht man eine Verlagerung des wirtschaftlichen Schwerpunktes hin zum Dienstleistungssektor. Dieser Strukturwandel betrifft neben den personenbezogenen Dienstleistungen insbesondere die produktionsorientierten Dienstleistungen (z. B. Planung, Konstruktion, Marketing etc.) sowie Finanzdienstleistungen, Informationsvermittlung und auch den gesamten Kultur- und Tourismusbereich.
Zu (D): Die traditionellen Beziehungsformen Ehe und Familie verlieren ihre Selbstverständlichkeit und ihre normative Geltung u. a. durch einen Wandel der Leitbilder, durch die veränderte soziale Stellung von Mann und Frau und eine zunehmende Loslösung von Traditionen durch wachsende Individualisierung.
Zu (E): Klassen- und Schichtmodelle verlieren ihre Funktion als Voraussetzungen für soziale Ungleichheit: Früher hatten diese Konzepte noch eine große Bedeutung als Erklärungsmuster für die berufliche und private Situation und die Bestimmung der eigenen Position im Gefüge der sozialen Ungleichheit. Mit zunehmender Individualisierung verschwinden diese Voraussetzungen. Soziale Ungleichheit wird zunehmend als individuelles Problem wahrgenommen. Berufliche Qualifizierung oder Dequalifizierung tritt als individuelles Problem in Erscheinung und wird nicht zwangsläufig auf die Schichtzugehörigkeit zurückgeführt. Der Begriff der Individualisierung bezeichnet einen Prozess des Übergangs des Individuums von der Fremd- zur Selbstbestimmung. Dies zeigte sich in der Zunahme von ökonomisch geprägten Beziehungen und dem damit einhergehenden Rückzug der Großfamilie und dem Zerfall der dörflichen Gemeinschaften. Dem Zerfall traditioneller Bindungen steht eine zunehmende Selbstbestimmung des Individuums gegenüber. Allerdings führt die zunehmende Individualisierung nicht zu einem „Verschwinden" schichtspezifischer Ungleichheiten, sondern nur zur Nivellierung.

F06
→ **Frage 1.389:** Lösung C

Zu (A): Primäre Devianz geschieht oft eher zufällig, es folgen informelle oder formale Strafen. Der nächste Schritt ist dann die Stigmatisierung, d. h. dem Abweichler wird ein „Etikett" aufgedrückt. Es kommt zum negativen Selbstbild, das durch Übernahme des gesellschaftlichen negativen Bildes entsteht. Sekundäre Devianz, d. h. erneute Straffälligkeit oder psychopathologische Abweichung, ist dann die Reaktion. Dieses Modell kann zwar auch für die Schizophrenie angewendet werden, es impliziert aber nicht unbedingt den sozialen Abstieg.
Zu (B): Soziale Benachteiligung beruht auf Faktoren wie Armut, Behinderung und Randgruppen-Zugehörigkeit. Verursachende Faktoren werden nicht nur im Kontext von disparater Verteilung ökonomischer Ressourcen gesehen, sondern auch vor dem Hintergrund zunehmender „relativer" soziokultureller Benachteiligung bzw. Unterversorgung. Schizophrene kommen zwar oft in eine Randgruppensituation mit sozialer Benachteiligung, die soziale Benachteiligung ist aber nicht zwangsläufig ein kausaler Faktor für das Entstehen dieser Störung.
Zu (C): Die Drift- und Selektionstheorie besagt, dass psychiatrisch Erkrankte häufig einen sozialen Abstieg erleiden und dann gehäuft in unteren Schichten gefunden werden. Dies wird in der Prüfungsfrage geschildert.
Zu (D): Die Milieutheorie geht von dem Modell aus, dass höhere Belastungen in unteren Schichten als Risikofaktor für die Entstehung einer psychiatrischen Erkrankung angesehen werden können. Für die Entstehung einer Schizophrenie hat sich diese Annahme nicht beweisen lassen.

Zu (E): Statusinkonsistenz: Personen, bei denen sich Statusmerkmale (z. B. Bildung und ausgeübter Beruf) in ihren Niveaus deutlich unterscheiden. Viele Schizophrene erleiden zwar eine Statusinkonsistenz, dieser Begriff erklärt aber nicht den sozialen Abstieg Schizophrener.

F06
→ **Frage 1.390:** Lösung D

Zu (A): Im 18. und 19. Jahrhundert vollzog sich in Deutschland die Trennung von Familie und Arbeitsplatz. Dies bewirkte auch einen Wandel der Familie von der Groß- zur Kleinfamilie. Damit ging ein erheblicher Funktionsverlust einher, nur noch ein Bruchteil der sozialen Aufgaben wird heute von der Familie übernommen (z. B. Pflege und Erziehung der Kinder). Dem Funktionsverlust steht aber auch ein Funktionsgewinn gegenüber: Durch hohen Lebensstandard und kürzere Arbeitszeiten werden die Familien in die Lage versetzt, gemeinsame Freizeitgestaltung und intensive persönliche Zuwendung zu leisten.
Zu (B): Damit beschäftigen sich Statuskonsistenz und -inkonsistenz.
Zu (C): Die soziale Lage eines Individuums ist wesentlich von seiner Zugehörigkeit von einer sozialen Schicht abhängig. Alleine daher können sich soziale Schichten nicht in soziale Lagen auflösen.
Zu (D): Fourastié prophezeite einen Wandel der Erwerbsstruktur: Je größer die Technisierung eines Sektors, desto geringer sind Personalbedarf und Nachfrage. Je stärker die Nachfrage, desto größer ist der Personalbedarf. Auf die drei Sektoren wirken die beiden Faktoren wie folgt: **1.** In der Forst- und Landwirtschaft sei die Nachfrage wenig steigerbar, zusätzlich nehme der technische Fortschritt mäßig zu; **2.** in der Industrie nehme die Nachfrage durch neue Produkte zwar zu, durch den starken technischen Fortschritt, der hier den Nachfragezuwachs überwiege, komme es auch in diesem Sektor zu einem Verlust von Arbeitsplätzen; **3.** im Dienstleistungsbereich sei die Nachfrage steigerbar und die Technisierungsmöglichkeiten gering. Daher werde es einen Erwerbstätigenzuwachs geben. Der Dienstleistungssektor ist also weniger technisierbar als die beiden anderen Sektoren.
Zu (E): Von intergenerativer Abwärtsmobilität spricht man, wenn der Status eines Familiennachkommen sich von einer Generation zur nächsten verschlechtert, bei intergenerativer Aufwärtsmobilität geschieht das Gegenteil. Die Fourastié-Hypothesen machen hierüber keine Voraussagen.

F06
→ **Frage 1.391:** Lösung D

Zu (A): Horizontale Mobilität: bedeutet einen Wechsel zu einem gleichwertigen Statusmerkmal ohne eine Veränderung der Schichtzugehörigkeit. Beispiel: Ein Bäcker schult um und wird Schuster. Da die Arbeit in der Werbeagentur schlechter bezahlt wird, handelt es sich eher um vertikale, keinesfalls aber um horizontale Mobilität.
Zu (B): Soziale Klasse: Hierunter wird in der Regel der Marx'sche Klassenbegriff verstanden. Entscheidendes Kriterium ist der Besitz oder Nicht-Besitz an Produktionsmitteln.
Zu (C): Eine soziale Schicht bilden Personen, die sich durch ähnliche Ausbildung und Lebensstandard kennzeichnen lassen.
Zu (D): Statusinkonsistenz: Personen, bei denen sich Statusmerkmale in ihren Niveaus deutlich unterscheiden. Herr W. hat ein Wirtschaftsdiplom, arbeitet aber „nur" als schlecht bezahlter Werbeagent. Das wäre eine Statusinkonsistenz.
Zu (E): Statuspassage: Übergang von einem Status zu einem anderen. Beispiel: Übergang vom Gymnasium auf die Fachhochschule. Diese Statuspassage hat Herr W. bereits hinter sich.

F06
→ **Frage 1.392:** Lösung A

Zu (A): Kausalattribution: Ursachenzuschreibung für ein Handlungsresultat. Die Mutter neigt hier zu einer externen Attribution.
Zu (B): Reaktionsbildung gehört zu den psychoanalytischen Abwehrmechanismen. Ein bestraftes Bedürfnis wird durch ein völlig entgegengesetztes, extremes Verhalten ersetzt.
Zu (C): Reizgeneralisation: Verallgemeinerung von einem Reiz (Wespenstich) auf unterschiedliche Reize (alle Fluginsekten werden für gefährlich gehalten: Bienen, Mücken, Hummeln, Fliegen, Schmetterlinge).
Zu (D): Sensitization: Der sensitive Reaktionstyp („*sensitizer*") nimmt Gefahren übermäßig stark wahr und ist emotional viel damit beschäftigt.
Zu (E): Verleugnung/Leugnung der Realität: ein Abwehrmechanismus, der in der Literatur sehr verschieden definiert wird. Man versteht darunter: **1.** Leugnung von Triebimpulsen, deren Ausleben verboten ist, z. B. homosexuelle Neigungen; **2.** Leugnen unangenehmer Gefühle wie Minderwertigkeitsgefühle, Versagensängste oder auch Selbstunsicherheit. Verleugnung spielt als Phase des „Nicht-wahr-haben-wollen" auch in den Sterbephasen nach E. Kübler-Ross eine Rolle; **3.** völlige Leugnung der Realität bei einem erheblichen psychischen Konflikt.

F06
→ **Frage 1.393:** Lösung D

Zu (**A**): Ergebniserwartung ist ein Begriff aus der Kausalattribution. Abhängig davon, welches Ergebnis Sie erwarten, wird das erzielte Handlungsresultat als gut, angemessen oder schlecht bewertet. Beispiel: Wie reagieren Sie auf die Zensur *„ausreichend (4)"* im Physikum?

Zu (**B**): Die sog. *„Attributionstheorie"* beschäftigt sich mit der Ursachenzuschreibung. Die Gedanken über die Entstehung der Erkrankung und auch über die Behandlungsmöglichkeiten können in den Bereich **a**) der externalen Kontrollüberzeugung gehören, d. h. außenstehende Mächte oder das Schicksal werden verantwortlich gemacht, oder **b**) der internalen Kontrollüberzeugung, d. h. man sieht die Verantwortlichkeit in sich selbst.

Zu (**C**): Eine Intention ist die Ursache für eine Handlung. Bei der paradoxen Intention kommt es zum Verhalten trotz gegenteiliger Ursache, d. h. man hilft auch einer Person, von der man glaubt, dass sie an ihrem Unglück selbst schuld ist (etwa einem Betrunkenen). Die „Theorie des geplanten Verhaltens" (*theory of reasoned action* bzw. *theory of planned behavior*) geht davon aus, dass fünf Elemente für gesundheitsbezogenes Verhalten ausschlaggebend sind, hierzu gehört auch die Intention: **1**) Verhalten; **2**) Verhaltensintention; **3**) Einstellung; **4**) subjektive Norm und **5**) wahrgenommene Verhaltenskontrolle.

Zu (**D**): Modell der Kompetenzerwartung („*self efficacy*"): Soziale Fertigkeiten („*social skills*") sind Reaktionsmuster, die es ermöglichen, sich bei der Interaktion mit anderen erfolgreich zu verhalten. Auch in dem Beispiel äußert die Patientin die Kompetenz, dass sie es schaffen wird, mit dem Rauchen aufzuhören, und wird es dann wohl auch schaffen.

Zu (**E**): Volition („*Wille*"): Eine Motivation alleine reicht nach Ansicht der Handlungstheoretiker nicht aus, um eine Aktion zu bedingen, sondern muss eine Schwelle überschreiten, um die Handlung auszulösen. Hierbei spielt der Wille („*Volition*") eine wesentliche Rolle.

F06
→ **Frage 1.394:** Lösung C

Zu (**A**): Die Einhaltung von Normen wird durch die Mitglieder einer Bezugsgruppe kontrolliert. Dies geschieht mit positiven Sanktionen (Belohnung, Beförderung) bei normkonformen oder negativen Sanktionen (Bestrafung, Abstufung, Ausschluss) bei normabweichendem Verhalten.

Zu (**B**): Primäre Abweichung bzw. primäre Devianz: Unter Devianz versteht man von der Norm abweichendes Verhalten. Das erstmalige Auftreten von abweichendem Verhalten ist dabei oft zufällig oder ungeplant, z. B. erstmaliges Stehlen, erster

Drogenkonsum. Die primäre Abweichung würde hier in der Existenz des auffälligen Muttermals liegen. Gefragt wurde aber nach dem Prozess des Zurückziehens.

Zu (**C**): Sekundäre Abweichung bzw. sekundäre Devianz: Die Labeling-Theorie geht davon aus, dass Abweichler von der Umwelt als solche definiert und dann entsprechend behandelt werden, wodurch das abweichende Verhalten dann verstärkt oder sogar überhaupt erst hervorgerufen wird. In dem Beispiel zieht die Frau sich aus diesem Grunde immer mehr aus dem gesellschaftlichen Leben zurück.

Zu (**D**): Bei der Phobie richtet die Angst sich auf spezifische Objekte, Personen oder Situationen (z. B. *Belonephobie* = Angst vor spitzen Gegenständen, *Bibliophobie* = Angst vor Büchern, *Klaustrophobie* = Angst vor engen, dunklen Räumen, *Agoraphobie* = Angst vor großen Plätzen und Menschenansammlungen, *Phobophobie* = Angst vor der Angst, *soziale Phobie* = Angst vor Menschen). Typisch ist das Vermeidungsverhalten der Phobiker. In dem Beispiel könnte es sich um eine Phobie durch sekundäre Neurotisierung handeln, wenn davon berichtet würde, dass die Frau sich zurückzieht, da sie nun Angst vor Menschen bekommen hat. Dies ist aber nicht der Fall.

Zu (**E**): Rollendistanz: bezeichnet die Distanz einer Person zu seiner Rolle. Dabei zeigt die Person durch ihr Verhalten, dass sie sich nicht mit ihrer Rolle identifiziert.

F06 ■
→ **Frage 1.395:** Lösung B

Zu (**A**)–(**E**): Im EEG unterscheidet man:
- Beta-Wellen (um 20 Hz): angespannte Wachheit mit offenen Augen, Erregung,
- Alpha-Wellen (um 10 Hz): entspannte Wachheit mit geschlossenen Augen,
- Theta-Wellen (um 6 Hz): dösend, tief entspannt, Einschlafstadium,
- Delta-Wellen (um 3 Hz): Tiefschlaf.

Damit entspricht also Lösungsmöglichkeit (B) der gefragten Alpha-Frequenz am besten.

F06 ■
→ **Frage 1.396:** Lösung A

Zu (**A**): Spearmans Zweifaktorentheorie der Intelligenz (1927) nahm einen Generalfaktor der Intelligenz (g-Faktor) und mehrere spezifische Faktoren (s-Faktoren) an. Wechslers Intelligenzmodell geht von der allgemeinen Intelligenz aus, die sich jedoch in zwei Intelligenzfaktoren aufspalten lässt: sprachliche (verbale) Intelligenz und praktische Handlungsintelligenz. Zur Erfassung dieser beiden Faktoren werden Untertests verwendet, die jeweils eine Teilkomponente der verbalen oder der praktischen Intelligenz messen sollen.

Zu (B): Jäger lehnte sich eng an das Modell von Thurstone an (7-Faktoren-Theorie: Wortverständnis, Wortflüssigkeit, Rechenfertigkeit, schlussfolgerndes Denken („*reasoning*"), Auffassungsgeschwindigkeit, räumliches Vorstellungsvermögen und Merkfähigkeit) und war u. a. an der Entwicklung des Wilde-Intelligenz-Tests beteiligt. Das muss ein echt naturkundlich orientiertes Team gewesen sein, der Jäger und der Wilde.

Zu (C): Cattell unterschied: flüssige Intelligenz („*fluid intelligence*", logisches Denkvermögen) und verfestigte Intelligenz („*crystallized intelligence*", bildungsabhängiges Schulwissen etc.). Unser Ultra-Kurz-Intelligenz-Test: Schütteln Sie jetzt mal vorsichtig Ihren Kopf und achten Sie darauf, ob's plätschert oder klappert, dann wissen Sie, welche der beiden IQ-Arten bei Ihnen mehr ausgeprägt ist. Aber bitte nichts überschwappen lassen dabei.

Zu (D): Da eine Reihe von Befunden nicht mit der hypothetisch geforderten Existenz eines g-Faktors nach Spearman in Einklang gebracht werden konnten, begann Thurstone (1931) die Restvarianzen zu untersuchen. Mit Hilfe der von ihm entwickelten Technik der multiplen Faktorenanalyse entdeckte er eine Gruppe von gleichberechtigten Grundfaktoren, die von ihm als Primärfaktoren der Intelligenz bezeichnet wurden: Wortverständnis, Wortflüssigkeit, Rechenfertigkeit, schlussfolgerndes Denken („*reasoning*"), Auffassungsgeschwindigkeit, räumliches Vorstellungsvermögen und Merkfähigkeit.

Zu (E): Piaget beschrieb die Intelligenzentwicklung bei Kindern in fünf Phasen: **1.** sensomotorische Intelligenz (Geburt bis 2 Jahre); **2.** vorbegrifflich-symbolisches Denken (2–4 Jahre); **3.** anschauliches Denken (4–7 Jahre); **4.** konkrete Denkoperationen (7–12 Jahre); **5.** formale Denkoperationen (ab 12. Lebensjahr).

F06 ■■
→ **Frage 1.397:** Lösung B

Zu (A): Das wäre die Validität: Welche Gültigkeit hat das Testergebnis? Lassen sich daraus prognostische Vorhersagen ableiten? Die Prüfung der Validität geschieht z. B. an einem Außenkriterium oder einem ähnlichen Testverfahren.

Zu (B): Dieser Satz schildert die gefragte Reliabilität: Bei stabilen Persönlichkeitsmerkmalen sollte das Testverfahren zu unterschiedlichen Zeitpunkten dasselbe Ergebnis zeigen. Man prüft dies z. B. mit Testwiederholung oder Vorlage von zwei Testhälften nacheinander an denselben Personen. Entscheidend ist, dass der Test immer zum selben Ergebnis kommt; nicht wichtig ist, was der Test misst (das prüft das Kriterium der Validität).

Zu (C): Diese Aussage bezieht sich auf die Test-Normierung: Um entscheiden zu können, ob das Testergebnis (Rohwert) eines Untersuchten ganz prima oder nicht so propper ist, führt man den Test zunächst an einer großen Eichstichprobe von Probanden durch. Mittelwert und Standardabweichungen werden anhand der Ergebnisse dieser Eichstichprobe berechnet. Das Testergebnis eines Menschen wird dann später mit der entsprechenden Altersgruppe dieser Eichstichprobe verglichen, die den Bezugsrahmen bildet.

Zu (D): Standardisierung: genaue Festlegung der Testaufgaben und wie diese durchzuführen sind, z. B. mit einer exakten Anweisung für die Durchführung der Testaufgabe, welche dem Probanden vorgelesen werden muss. Hierdurch wird z. B. die Objektivität erhöht.

Zu (E): Das wäre die Objektivität: Um aus einem Testverfahren überhaupt eindeutige Schlussfolgerungen ziehen zu können, ist es notwendig, dass der Test möglichst weitgehend unabhängig von der momentanen Situation durchgeführt wird (Umgebung, Testleiter usw.).

F06
→ **Frage 1.398:** Lösung C

Zu (A): Fall-Kontroll-Studie: Jeder Fall aus der untersuchten Patientengruppe wird mit einem Fall aus einer gesunden Kontrollgruppe verglichen. Dabei versucht man herauszufinden, ob die Erkrankten bestimmte Risikofaktoren häufiger zeigen als die Gesunden. Eine solche Paarung wird in der Prüfungsfrage nicht angesprochen.

Zu (B): Katamnese (= Follow-up) ist eine nachträgliche Prüfung, ob Therapieeffekte nach einem definierten Zeitraum stabil geblieben sind.

Zu (C): Prospektive Studie: Ab einem bestimmten Zeitpunkt werden Daten für eine Längsschnittuntersuchung erhoben. Eine retrospektive Studie bemüht sich dagegen, früher bereits erhobene Daten mit aktuellen zu vergleichen. Die Epidemiologie untersucht Art und Häufigkeit des Auftretens von Krankheiten in der Bevölkerung. In der Tat handelt es sich hier um eine solche prospektive epidemiologische Studie.

Zu (D): Bei Querschnittsuntersuchungen werden zu einem festgesetzten Zeitpunkt Personen unterschiedlichen Alters (z. B. 20-jährige, 30-jährige …) befragt, im Gegensatz hierzu werden bei Längsschnittuntersuchungen dieselben Personen über Jahre oder sogar Jahrzehnte hinweg immer wieder getestet. In der Frage wird eindeutig eine Längs- und keine Querschnittsstudie durchgeführt.

Zu (E): Randomisierung bedeutet, dass die Probanden nach einem Zufallsprinzip auf die Versuchsbedingungen zugeteilt werden. Durch die Randomisierung kann man den Stichprobenfehler relativ gering halten, wenn ausreichend große Stichproben vorliegen. Eine Randomisierung wurde in der IMPP-Frage nicht durchgeführt.

Klinische Studien umfassen in der Regel mindestens eine Experimentalgruppe, welche die (vermutlich) wirksame Therapie erhält, und eine Kontrollgruppe, die das Placebo erhält. Dabei sollte einfache oder Doppelverblindung herrschen, d. h. die Person, welche die Daten erhebt, weiß nicht, welcher Patient zu welcher Gruppe gehört. In dem Beispiel der Frage handelt es sich nicht um eine klinische Studie, da hier nicht unter kontrollierten Bedingungen in einem experimentellen Rahmen ein Medikament verabreicht wird.

F06
→ **Frage 1.399:** Lösung A

Zu (**A**): Personen, die an einem Ort sind, ohne eine Beziehung zueinander zu haben, werden soziologisch als Aggregat bezeichnet. Da die Untersuchten aus „einzelnen Bezirken" stammen, liegen Aggregatdaten vor.

Zu (**B**): Globaldaten: Der Begriff wird in unterschiedlichen Büchern sehr unterschiedlich, z. T. sogar widersprüchlich definiert: **1.** orientierende Daten, die lediglich Hinweise geben sollen; **2.** sehr umfassende Datenerhebung, bei der alle in Betracht kommenden Faktoren erhoben werden; **3.** „globale", d. h. weltweite Erhebung von Daten.

Zu (**C**): Zur Erhebung von Individualdaten werden die Daten einzelner Individuen separat ausgewertet und Einzelfallverläufe werden untersucht. Dies ist hier nicht der Fall.

Zu (**D**): Primärdaten werden von bienenfleißigen Forschern in emsiger Kleinarbeit direkt erhoben. Das war hier vermutlich eher nicht der Fall, es dürfte sich um eine sekundäre Analyse von Daten z. B. des zuständigen Finanzamtes handeln.

Zu (**E**): Qualitative Daten sind Daten, die nur auf Nominalskalenniveau abgebildet werden können (z. B. Blutgruppe, Geschlecht, Beruf, Familienstand). Quantitative Daten dagegen haben Ausprägungsgrade, die das Vielfache einer Maßeinheit sind (z. B. Pulsfrequenz, Körpergröße). Häufigkeit der Inanspruchnahme von Vorsorgeuntersuchungen wie auch Einkommen sind aber durchaus quantitativ erfassbar.

F06
→ **Frage 1.400:** Lösung E

Zu (**A**): Blind- und Doppelblindstudien: Bei der einfachen Blindstudie weiß nur der Patient nicht, ob er eine Behandlung (Medikament, Therapie) oder ein Placebo erhält. Der Arzt/Therapeut, der die Behandlung verabreicht, weiß, ob es ein Placebo oder ein Verum ist. Hierdurch kontrolliert man Effekte der Selbstsuggestion. Stellt man dann auch noch einen Versuchsleiter ein, der lediglich die

Daten erhebt, ohne zu wissen, welcher Patient eine wirksame Substanz erhielt, dann spricht man von einem Doppelblindversuch. Hierdurch lässt sich auch noch der Rosenthal-Effekt (Annahmen des Testleiters) kontrollieren.

Zu (**B**): Metaanalyse: übergeordnete Untersuchung mehrerer Datensätze aus unterschiedlichen Quellen.

Zu (**C**): Panelstudie: mehrfache Befragung derselben Probanden mit den gleichen Testverfahren zu unterschiedlichen Zeitpunkten.

Zu (**D**): Quotastichprobe: Aus den Angaben des statistischen Jahrbuches über die Zusammensetzung der Bevölkerung wählt man dann eine Stichprobe mit gleichgroßen Prozentsätzen aus.

Zu (**E**): Sekundärdaten wurden auf diese Weise bereits zu anderen Zwecken erfasst und werden nun von Forschern, die zu faul sind, eigene Daten zu erheben, nachträglich für weitere Fragestellungen statistisch ausgewertet. Die Aktenauswertung der Arztpraxen stellt eine solche Sekundäranalyse dar.

F06 ■
→ **Frage 1.401:** Lösung A

Zu (**A**): Zwei Variablen, d. h. Messwerte, können in gemeinsame oder in gegensinnige Richtung schwingen. Große Menschen haben z. B. meist hohe Schuhgrößen. Diesen Zusammenhang misst man als Korrelationskoeffizient „r" zwischen $r = -1$ (hoher gegensinniger Zusammenhang), $r = 0$ (kein Zusammenhang) und $r = +1$ (hoher gleichsinniger Zusammenhang).

Zu (**B**): Wenn zwei Variablen hoch korrelieren (Automarke und Marken-Kleidung), dann kann die eine durch die andere bedingt sein oder umgekehrt oder beide durch eine (evtl. unbekannte) dritte (Höhe des Einkommens). Das lässt sich der Höhe des Korrelationskoeffizienten nicht entnehmen.

Zu (**C**): Das wäre eine hoch negative Korrelation.

Zu (**D**): Korrelationen decken auch keine ursächlichen Zusammenhänge auf.

Zu (**E**): Wenn zwei Variablen hoch korrelieren, dann kann die eine durch die andere bedingt sein oder umgekehrt oder aber beide durch eine (evtl. unbekannte) dritte. Ob die Variablen aufeinander Einfluss nehmen, weiß man also nicht. So korrelieren z. B. Fußlänge und Schuhgröße hoch; bedeutet das etwa, dass die Schuhgröße Einfluss auf die Fußlänge hat?

F06 ■■
→ **Frage 1.402:** Lösung C

Zu (**A**)–(**E**): Alle diagnostischen Verfahren begehen hin und wieder Fehler und stufen Personen verkehrt ein. Es kann passieren, dass eine erkrankte Person versehentlich als gesund diagnostiziert wird (falsch Positiver) oder dass ein Gesunder als krank diagnostiziert wird (falsch Negativer). Die Möglichkeiten lassen sich in einer Vierfeldermatrix anschaulich darstellen:

Endgültige Diagnose

	Person ist krank	Person ist gesund
Testergebnis positiv (= krank)	richtig positiv (a)	falsch positiv (b)
Testergebnis negativ (= gesund)	falsch negativ (c)	richtig negativ (d)

Aus der *Confusion Matrix* geht hervor, dass ein falsch Positiver eine Person ist, die kerngesund ist, aber von dem Screeningverfahren als krank eingestuft wurde. Unterscheiden lassen sich hier:

1. Die Sensitivität a/(a+c) ist die Wahrscheinlichkeit, dass eine Krankheit erkannt wird,
2. die Spezifität d/(b+d) ist die Wahrscheinlichkeit, dass es keinen Fehlalarm gibt,
3. die Relevanz a/(a+b) ist die Wahrscheinlichkeit, dass die Person bei einer positiven Diagnose wirklich krank ist,
4. die Segreganz d/(c+d) ist die Wahrscheinlichkeit, dass die Person gesund ist, wenn keine Krankheit erkannt wurde,
5. die Korrektklassifikationsrate (a+d)/(a+b+c+d) ist die Wahrscheinlichkeit für eine richtige Diagnose,
6. die Falschklassifikationsrate (b+c)/(a+b+c+d) ist die Wahrscheinlichkeit für eine falsche Diagnose,
7. das Risiko, Falsch-Positive zu erhalten, lässt sich berechnen mit b/(b+d),
8. das Risiko, Falsch-Negative zu diagnostizieren, ist a/(a+c).

F06 ■
→ **Frage 1.403:** Lösung B

Zu (**A**): Mit der Computertomografie (CT) werden Querschnittsbilder des Körpers erstellt. Eine Röntgenröhre bewegt sich bogenförmig um den Patienten. Die Röntgenstrahlung durchdringt die Körperteile des Patienten und wird teilweise absorbiert. Die Stärke der Absorption ist von der Dichte des jeweiligen Organs oder Gewebes abhängig. Die Strahlung wird nun von Detektoren aufgefangen. Die Informationen werden dem Computer zugeleitet; dieser berechnet für jeden Punkt einen bestimmten Absorptionswert. Auf dem Bildschirm erscheinen die Absorptionswerte in unterschiedlichen Helligkeitsstufen, die schließlich das CT-Bild ergeben. Aufmerksamkeit lässt sich damit gar nicht erfassen; ein zeitliches Auflösungsvermögen hat die CT-Untersuchung nicht.

Zu (**B**): Elektroenzephalografie misst Veränderungen von Funktionszuständen des Gehirns. Grundlage der Nervenzellfunktion ist ihre elektrische Aktivität, hierbei arbeiten oft große Zellverbände synchron. Die elektrische Aktivität kann so groß sein, dass man sie sogar noch auf der Kopfhaut nachweisen kann. Dies wird mit Hilfe des EEG gemessen. Zwischen den Elektroden auf der Kopfhaut werden die Potenzialschwankungen gemessen. Anhand der EEG-Kurven können Amplitude, Frequenz und Form der Wellen bestimmt werden. Man unterteilt beim Normalbefund die Kurven nach den verschiedenen Frequenzbereichen in Alpha-, Beta-, Theta- und Deltawellen. Das EEG hat die beste zeitliche Auflösung.

Zu (**C**): Das mit funktioneller Magnetresonanz-Tomografie (fMRI) gemessene Signal basiert auf der BOLD-Antwort des Gehirns (*"blood-oxygen-level-dependent"*), d. h. der Sauerstoffverteilung im Blut. Je aktiver ein Hirnteil ist, um so mehr Sauerstoff wird verbraucht. Das BOLD-Signal erreicht bei *"event-related-designs"* etwa 4 Sekunden nach einer Stimulierung sein Maximum und benötigt rund 20 Sekunden, bis es wieder auf sein Ausgangsniveau zurückgekehrt ist, d. h. es ist relativ träge und spiegelt nicht die Signalverarbeitung von Nervenzellen wider, die im Millisekundenbereich liegt.

Zu (**D**): Bei der Kernspin- bzw. Magnetresonanztomografie (MRT) werden elektromagnetische Wellen verwendet, die Wasserstoffatome in Schwingungen versetzen, die gemessen werden können. Die Schwingungen sind abhängig von der Dichte des Gewebes, es lassen sich also unterschiedliche Gewebe abbilden. In den Bildern lässt sich dann ein Tumor oder eine Hirnblutung gut von gesundem Gewebe abgrenzen. Vorteil ist die Möglichkeit, Abbildungen in speziellen Schnittebenen anzufertigen. Außerdem stellen sich im MRT Schädigungen des Hirngewebes, wie z. B. entzündliche Veränderungen, deutlich schärfer dar als im CT. Ein zeitliches Auflösungsvermögen haben diese Bilder nicht und sie spiegeln auch nicht die Hirnaktivität wider.

Zu (**E**): Positronenemissionstomografie (PET): Das Gehirn zieht rund 90 % seiner Energie aus der Oxidation von Glucose. Hierzu wird Zucker und Sauerstoff benötigt. Um die Aktivität des Gehirns zu messen, wird dem Probanden radioaktiv angereicherte Glucose mit einer extrem kurzen Halbwertszeit in eine der Arterien injiziert, die das Gehirn versorgen. Auf den Bildern ist entsprechend immer nur der Hirnteil zu sehen, der von diesem Blutgefäß versorgt wird. Sehr aktive Hirnteile verbrauchen mehr Glucose als wenig aktive Hirnteile. Das Auflösungsvermögen liegt bei mehreren Minuten.

F06 ■

→ **Frage 1.404:** Lösung D

Zu (A), (B), (C) und (E): Über alle Persönlichkeitsmodelle hinweg finden sich immerhin einige Eigenschaften, die sehr stabil immer wieder genannt werden. Diese von Halverson gefundenen „*BIG FIVE*" sind:
1. Extraversion/Introversion (Orientierung nach außen bzw. innen),
2. Neurotizismus (mangelnde emotionale Stabilität),
3. Verträglichkeit/Aggressivität,
4. Rigidität (Gewissenhaftigkeit),
5. Offenheit für Erfahrung.

Zu (D): Realismus gehört nicht dazu. Dieser Begriff findet sich z. B. in der Dimension Realismus versus Psychotizismus, die normales von schizophrenem und manisch-depressivem Verhalten differenziert; der naive Realismus ist ein Empfindungstypus nach C. G. Jung und der moralische Realismus eine Phase der kindlichen Entwicklung moralischen Verhaltens.

F06 ■■

→ **Frage 1.405:** Lösung A

Zu (A): Die charakteristischen Merkmale des demografischen Übergangs lassen sich in vier Phasen einteilen:
1. Phase der Vortransition: Zustand vor dem Übergang (Agrargesellschaft vor dem 19. Jahrhundert, viele heutige Entwicklungsländer). Hohe Sterblichkeit und zum Ausgleich hohe Fertilität. Die mittlere Lebenserwartung liegt bei unter 45 Jahren; die Gesamtfertilitätsrate bei über 6 Kindern pro Frau,
2. Phase der Frühtransition: Die Sterblichkeit beginnt in der frühindustriellen Gesellschaft durch bessere Ernährungsbedingungen zu sinken. Die Lebenserwartung liegt zwischen 45 und 55 Jahren. Die Fertilitätsrate liegt zwischen 4,5 und 6 Kindern weiterhin hoch; es kommt zu einem massiven Bevölkerungswachstum,
3. mittlere Phase der Transition (Umschwung): Neben weiterem Rückgang der Sterblichkeit kommt es nun auch zu einem stärkeren Rückgang der Geburtenhäufigkeit. Die Lebenserwartung liegt zwischen 55 und 65 Jahren, die Fruchtbarkeitsrate sinkt auf 3–4,5 Kinder pro Frau,
4. Spät- oder Nachtransition: Sterblichkeit und Fruchtbarkeit pendeln sich in der industriellen Gesellschaft auf einem neuen Niveau ein; z. T. kommt es sogar zum Schwund der Bevölkerung. Die Lebenserwartung liegt bei über 65 Jahren, die Fertilitätsrate bei unter 3 Kindern.

Zu (B): Frühes Heiratsalter: Ein frühes Heiratsalter, z. B. arrangierte Hochzeiten zwischen Kindern und Jugendlichen, ist eher ein Zeichen älterer Gesellschaftsformen und z. T. noch heute in Agrargesellschaften der Entwicklungsländer üblich. Während und nach der Phase des demografischen Übergangs stieg das Heiratsalter.

Zu (C): Hohe Heiratshäufigkeit: In der Phase der Vortransition gab es noch viele Heiratsbeschränkungen, so durften z. B. Leibeigene und Sklaven generell nicht heiraten. In der Phase der Frühtransition wurden diese Bindungen aufgelöst und es kam zu einer deutlich höheren Heiratshäufigkeit. Erst in der modernen Industriegesellschaft sinkt diese wieder.

Zu (D): In den vorindustriellen Phasen war die Säuglingssterblichkeit hoch, auch in der Phase der Frühtransition. Durch Verbesserung medizinischer Versorgung kam es erst in der industriellen Phase zum Rückgang der Säuglingssterblichkeit. Diese Lösungsmöglichkeit kann nicht richtig sein, da die Angabe, ob hoch oder niedrig, hier fehlt.

Zu (E): Wanderungsüberschuss (mehr Ein- als Auswanderungen) spielt in dem Modell des demografischen Übergangs keine Rolle.

F06

→ **Frage 1.406:** Lösung C

Zu (A): Fall-Kontroll-Studie: Jeder Fall aus der untersuchten Patientengruppe wird mit einem Fall aus einer gesunden Kontrollgruppe verglichen. Dabei versucht man herauszufinden, ob die Erkrankten bestimmte Risikofaktoren häufiger zeigen als die Gesunden.

Zu (B): Kohortenstudie: Eine Bevölkerungsgruppe, die über mindestens ein gemeinsames Merkmal verfügt (z. B. gemeinsames Alter), wird über den Verlauf einer bestimmten Zeitspanne beobachtet. Hierzu müssten die Dicken längere Zeit beobachtet werden.

Zu (C): Prävalenz: Häufigkeit einer bestimmten Krankheit in einer Population zu einem Zeitpunkt. In der Prüfungsfrage wird tatsächlich nur das Vorhandensein von Adipositas in einem festgelegten Zeitraum geprüft; es handelt sich also um eine Studie zur Prävalenz von Übergewicht.

Zu (D): Inzidenz: Anzahl der Neuerkrankungen an einer Krankheit in einem bestimmten Zeitraum.

Zu (E): Aggregat: Personen, die an einem Ort sind, ohne eine Beziehung zueinander zu haben, werden soziologisch als Aggregat bezeichnet. Die Betriebsangehörigen bilden zwar ein Aggregat, dies ist aber keine „Methode", nach der gefragt wurde.

F06

→ **Frage 1.407:** Lösung D

Zu (**A**): Aggravation ist das drastische Übertreiben von tatsächlich vorhandenen Krankheitsanzeichen, z. B. um in den Genuss sekundären Krankheitsgewinns, einer Krankschreibung, einer Frührente oder Schmerzensgeld, zu kommen. Da in der IMPP-Beschreibung kein Hinweis auf solche Sachverhalte vorliegt, dürfte es sich eher nicht um Aggravation handeln.

Zu (**B**): Dissimulation bedeutet den Versuch, Symptome geheimzuhalten oder herunterzuspielen. Alkoholiker z. B., die ihren Führerschein zurückerhalten möchten, neigen hierzu. Das Gegenteil sind Simulanten, die mehr Symptome äußern als in Wahrheit vorhanden sind, z. B. um nach einem Unfall in den Genuss einer Rente oder höheren Entschädigung zu kommen.

Zu (**C**): Sekundärer Krankheitsgewinn: Hiermit bezeichnete Freud die äußeren Vorteile, die ein Patient aus bereits bestehenden Symptomen ziehen kann, insbesondere die Zuwendung, die ein Kranker von seiner Umgebung erhält. Da in der IMPP-Beschreibung kein Hinweis darauf vorliegt, ob und ggf. von wem die Patientin durch Vorzeigen der Symptome belohnt wird, kann hierzu keine Aussage gemacht werden.

Zu (**D**): Somatisierung: Abdrängung ins Körperliche. Aufgrund der Stigmatisierung psychischer Störungen durch die Umwelt schildern die Patienten beim Arzt nur die somatische Seite ihrer Störungen (Schlaf- und Appetitlosigkeit, Engegefühl beim Atmen, Kopfschmerzen usw.). Da die Ärzte dann auch nur die somatische Seite zu behandeln versuchen, kommt es zu endlosen Patientenkarrieren ohne wirkliche Heilung.

Zu (**E**): Verdrängung: Nicht oder nur unter Strafe zu befriedigende Bedürfnisse können verdrängt werden. So wird ein peinliches Verhalten nach einiger Zeit verdrängt, d. h. aus der bewussten Erinnerung ins Unbewusste abgespalten.

F06 ■

→ **Frage 1.408:** Lösung B

Zu (**A**): Akute Belastungsstörung: psychische Reaktion nach schweren psychischen oder körperlichen Belastungen. Die Reaktionen entstehen üblicherweise Minuten nach dem belastenden Ereignis und klingen üblicherweise nach Stunden oder Tagen ab. Beispiele: Unfall mit schwerer eigener Verletzung, Todesfall in der Verwandtschaft, Durchfallen durch das mündliche Physikum.

Zu (**B**): Das Beispiel in der Frage schildert sehr plastisch die Symptome einer Depression.

Zu (**C**): Hypochondrie: völlige Dramatisierung selbst kleinster Beschwerden, ständiges Selbstmitleid. Durch das ängstliche Belauschen von Körper-

funktionen und völlig übermäßige Tabletteneinnahme werden diese Funktionen dann allerdings tatsächlich oft gestört.

Zu (**D**): Posttraumatische Belastungsstörung: Ein Trauma ist ein gewalttätiger Eingriff. Zur psychischen Traumatisierung kommt es nach außergewöhnlichen Belastungen, z. B. Vergewaltigung, insbesondere aber dem Miterleben von Katastrophen oder Kriegen. Die Reaktion in Form tiefer Verzweiflung tritt oft verzögert auf. Eine zwanghafte oder neurotische Persönlichkeitsstruktur erhöht die Anfälligkeit. Merkmale sind das gedankliche Haften an dem Trauma mit wiederholtem Durchleben und aufdringlichen Bildern, Alpträumen, Flashbacks, Teilnahmslosigkeit, Freudlosigkeit, Vermeidung von Aktivitäten, Schlafstörungen, Angst und Depressionen. Dauer zwischen Wochen und Monaten.

Zu (**E**): Die Somatisierungsstörung ist ein chronisch verlaufendes Krankheitsbild, das mindestens zwei Jahre anhaltende, multiple körperliche Symptome in unterschiedlichen Organbereichen beinhaltet, für die keine ausreichende somatische Erklärung gefunden wurde. Typisch ist die hartnäckige Weigerung, den Rat oder die Versicherung mehrerer Ärzte anzunehmen, dass für die Symptome keine körperliche Erklärung zu finden ist. Symptome sind z. B. Bauchschmerzen, Übelkeit, Klagen über Erbrechen, Klagen über häufigen Durchfall, Atemlosigkeit ohne Anstrengung, Brustschmerzen, Klagen über die Miktionshäufigkeit, unangenehme Empfindungen im oder um den Genitalbereich, Klagen über ungewöhnlichen oder verstärkten vaginalen Ausfluss, Klagen über Fleckigkeit oder Farbveränderungen der Haut, Schmerzen in den Gliedern, Extremitäten oder Gelenken, unangenehme Taubheit oder Kribbelgefühl. Häufig werden die somatoformen Symptome von Depression und Angst begleitet.

F06

→ **Frage 1.409:** Lösung D

Zu (**A**): Mit Biofeedbackgeräten werden physiologische Parameter (z. B. galvanischer Hautwiderstand, EEG, Atemrhythmus) akustisch oder visuell angezeigt. Der Patient soll damit meist lernen sich zu entspannen, bei Aufregung gibt das Gerät z. B. einen Pfeifton von sich, bei Ruhe ist es still. Da Schmerz oft auf Muskelverspannungen beruht, lohnt sich der Einsatz eines EMG-Feedback-Gerätes auch bei chronischen Rückenschmerzen.

Zu (**B**): Entspannungstechniken helfen insbesondere die durch den Schmerz entstehenden Muskelverspannungen zu lösen und die Gedanken vom Schmerz weg auf bestimmte ruheauslösende Formeln zu fokussieren.

Zu (**C**): Auch durch eine geleitete Imagination, z. B. in Form einer meditativen Traumreise durch den eigenen Körper, kann der Patient lernen, sich selbst und seine körperlichen Vorgänge auch in Bezug auf die Schmerzentstehung besser zu verstehen.

Zu (D): Schmerzkontingente Bewegungsschonung würde bedeuten, dass der Patient beim Auftreten von Schmerzen sofort eine Schonhaltung einnimmt. Das ist aus heutiger Sicht falsch. Die Bandscheiben brauchen Bewegung, um ernährt zu werden, und die Stützmuskulatur würde weiter verkümmern (Slogan: *„Ein starker Rücken kennt keinen Schmerz!"*).

Zu (E): Durch ein Stressbewältigungstraining sollen Patienten lernen, innere und äußere Stressauslöser wahrzunehmen und darauf zu reagieren. Im ersten Trainingsschritt führt der Therapeut mit dem Patienten eine Stressanalyse durch. Dabei wird eine Liste von Stress auslösenden Situationen erstellt und hierarchisch geordnet. Danach werden die Stress-Situationen gedanklich durchgespielt und geeignete Verhaltensstrategien ausgearbeitet. Zusätzlich werden Stress-Tagebücher eingesetzt, um die im Alltag wahrgenommenen Stress-Situationen zu protokollieren. Da Rückenschmerzen Stress verursachen, andererseits aber Stress zu Muskelverspannungen und Schmerzen führen kann, erscheint auch diese Methode sinnvoll.

F06
→ **Frage 1.410:** Lösung C

Zu (A): Das Anforderungs-Kontroll-Modell unterscheidet unterschiedliche Dimensionen der beruflichen Belastung: **1.** niedriger versus hoher Entscheidungsspielraum; **2.** wenig versus stark belastende Tätigkeit und **3.** passiv versus aktive Tätigkeit. Niedrige Kontrolle bei hoher Belastung hat krankmachende Wirkung. Wenn hohe berufliche Anforderungen (hohe Verausgabung) gestellt werden, andererseits aber nur eine niedrige Belohnung vorhanden ist, kann es zur Gratifikationskrise kommen. Hinsichtlich der hohen Verausgabungen unterscheidet man außerdem noch **1.** extrinsische (hohe Anforderungen bei geringer Kontrolle) und **2.** intrinsische Faktoren (hohe eigene Leistungsbereitschaft bei kritischem Bewältigungsstil).

Zu (B): Modell beruflicher Autonomie: Viele freie Berufe sind unabhängig, d. h. autonom. Dies kann für den Patienten nicht gelten, da er als Industriemeister angestellt tätig war.

Zu (C): Berufliche Gratifikationskrisen: Wenn hohe berufliche Anforderungen (hohe Verausgabung) gestellt werden, andererseits aber nur eine niedrige Belohnung vorhanden ist, kann es zur Gratifikationskrise kommen, die psychische und/oder psychosomatische Störungen nach sich ziehen kann.

Zu (D): Kognitive Dissonanz tritt auf, wenn zwei (oder mehr) widersprüchliche Erkenntnisse in einem Individuum aufeinander treffen. Die Person kann nun entweder die kognitive Komponente än-

dern oder ihre Handlung ändern. Meist ändern Menschen dann nur ihre Einstellungen, seltener die Handlungen.

Zu (E): Soziale Vergleichsprozesse: Personen versuchen ständig, die Richtigkeit ihrer Einstellungen durch Vergleiche der Meinungen von anderen zu überprüfen. Ein Großteil unseres *„small talk"* dient eigentlich nur diesem Zweck.

F06
→ **Frage 1.411:** Lösung E

Zu (A) und (C): Siehe Kommentar zu Frage 1.410 ((A) und (C)).

Zu (B): Kognitive Dissonanz: Zwei oder mehr Erkenntnisse desselben Individuums stehen im Widerspruch zueinander. Nur selten wird die Handlungskomponente geändert, meist passt man seine Gedankengänge daran an, erhöht z. B. den Anteil konsonanter Kognitionen oder verringert den Anteil dissonanter Kognitionen.

Zu (D): In der Erforschung des subjektiven Befindens in und nach Krisensituationen spielt die sog. „Puffertheorie" eine gewisse Rolle. Sie platziert die soziale Unterstützung als Puffer zwischen die belastenden Lebensereignisse einerseits und dem subjektiven Befinden andererseits. Dabei kann die soziale Unterstützung die Rolle eines Stress-Moderierungsfaktors, eines Stress-Hemmungsfaktors oder eines Ausgleichsfaktors übernehmen. Alternativ zum Puffermodell behauptet das „Direktmodell", dass die soziale Unterstützung unabhängig vom Vorhandensein von Stressfaktoren einen autonomen und direkten Einfluss auf das subjektive Befinden hat.

Zu (E): Albert Bandura entwickelte die Theorie des sozialen Lernens und verwies ebenso auf die komplexe Interaktion von individuellen Faktoren und Umweltreizen. Hierbei spielt insbesondere das Beobachtungslernen eine große Rolle. Seine Theorie der Selbstwirksamkeit (*„self-efficacy"*) betont die Überzeugung, dass man in einer bestimmten Situation die angemessene Leistung erbringen kann. Die Selbstbewertung einer Person beeinflusst ihre Motivation und Leistung.

F06 ■
→ **Frage 1.412:** Lösung C

Zu (A): Nach Daten des sozioökonomischen Panels liegt die durchschnittliche Lebenserwartung im unteren versus oberen Einkommensviertel bei 72 : 81 Jahren für Männer bzw. 81 : 86 Jahren für Frauen. Interessanterweise ergab sich hier eine hohe Korrelation von rund $r = 0,6$ zwischen Dauer und Häufigkeit der Arbeitslosigkeit und Lebenserwartung.

Zu (B): Einfache Arbeiter haben im Vergleich zu Managern ein dreimal so hohes Risiko, einen Herzinfarkt zu erleiden. Eine etwa 10.000 Menschen umfassende deutsche Herz-Kreislauf-Studie ergab, dass im unteren Fünftel der Bevölkerung Herz- und Kreislauferkrankungen doppelt so häufig vorkommen wie im oberen Fünftel.

Zu (C): Für Allergien gibt es keine klare Häufung nach sozialen Schichten. Einige allergische Erkrankungen wie die *Rhinitis allergica* treten in der Oberschicht deutlich häufiger als in der Unterschicht auf.

Zu (D): Während Rauchen Ende des 19. Jahrhunderts noch ein Privileg der Reichen war, rauchen heute v. a. Personen mit geringerer Bildung, geringem Einkommen und niedrigerem beruflichem Status sowie Arbeitslose und Sozialhilfeempfänger. Beispielsweise rauchen z. B. 48 % der Männer und 40 % der Frauen mit einem Hauptschulabschluss gegenüber 25 % der Männer und 20 % der Frauen mit einem Hochschulabschluss. Diese Ungleichheiten im Rauchverhalten nach Bildung, Beruf und Einkommen finden sich entsprechend auch bei der gleichzeitigen Berücksichtigung der drei Statusmerkmale in einem Schicht-Modell wieder. Der Tabakkonsum ist verantwortlich für eine Vielzahl weit verbreiteter chronischer Krankheiten wie Krebs, Herz-Kreislaufkrankheiten und chronisch obstruktiver Bronchitis. Der Durchschnitt verlorener Lebenszeit eines Rauchers liegt bei acht Jahren.

Zu (E): Übergewicht und Adipositas tritt v. a. bei den Frauen in der unteren sozialen Schicht häufiger auf als in höheren Schichten. In einer Untersuchung in Nordrhein-Westfalen waren 30,5 % der Oberschicht übergewichtig bzw. adipös, in der Unterschicht dagegen 66 %. Bei den Männern war der Gegensatz mit 69 : 66 Prozent nicht so ausgeprägt. Ursachen hierfür sind weniger Frischgemüse und Obst, dafür mehr Konserven und Fastfood. Außerdem wird in der Unterschicht deutlich weniger Sport betrieben.

F06 ■■
→ **Frage 1.413:** Lösung E

Zu (A)–(D): Das transtheoretische Modell wurde von Prochaska und DiClemente (1984) bei der Behandlung von Süchten von Jugendlichen entwickelt und später auf andere problematische Verhaltensweisen ausgedehnt. Wichtig ist hier die Einsicht, dass Änderungen problematischer Verhaltensweisen (Rauchen, Aggressivität, Delinquenz, ungeschützter Sex usw.) nicht ohne Einsicht in die Problematik des gezeigten Verhaltens erreicht werden können. Verhaltensänderungen werden als mehrstufiger Prozess angesehen, in dessen Verlauf es auch immer wieder zu Rückfällen kommen kann. Bei der Arbeit mit Jugendlichen ist es wichtig, sich bewusst zu sein, auf welcher dieser Stufen der Jugendliche steht, um eine angemessene Intervention durchzuführen. Es dürfte beispielsweise

vergebens sein, einem Jugendlichen Ratschläge zu geben, seinen Ecstasykonsum zu reduzieren, wenn er sich noch im Stadium der Absichtslosigkeit befindet, also noch keinerlei Motivation hat, sein Verhalten zu ändern.

Die fünf wichtigsten Stadien der Verhaltensänderung nach Prochaska und DiClemente (1984) sind:
1. Precontemplation (vorbewusster Zustand, Absichtslosigkeit, situative Versuchung),
2. Contemplation (Bewusstwerden),
3. Preparation (Vorbereitung),
4. Action (Handlung),
5. Maintenance (Aufrechterhaltung).

Zu (E): Albert Bandura entwickelte die Theorie des sozialen Lernens und verwies ebenso auf die komplexe Interaktion von individuellen Faktoren und Umweltreizen. Hierbei spielt insbesondere das Beobachtungslernen eine große Rolle. Seine Theorie der Selbstwirksamkeit („*self-efficacy*") betont die Überzeugung, dass man in einer bestimmten Situation die angemessene Leistung erbringen kann. Die Selbstbewertung einer Person beeinflusst ihre Motivation und Leistung.

F06
→ **Frage 1.414:** Lösung E

Zu (A): Der positive Prädiktionswert gibt an, bei wie viel Prozent der Personen mit positivem Resultat die gesuchte Erkrankung vorliegt.

Zu (B): Prävalenz: Häufigkeit einer bestimmten Krankheit in einer Population zu einem Zeitpunkt.

Zu (C): Die Spezifität ist eine Maßzahl für den Anteil Personen ohne Erkrankung, die einen (richtig) negativen Testwert haben. Ein Test mit hoher Spezifität schlägt also selten „Fehlalarm".

Zu (D): Das wäre wohl eine falsch negative Klassifikation. Der Screening-Test müsste die wirklich Depressiven ein- und nicht ausschließen, wenn er hoch sensitiv gut wäre.

Zu (E): Sensitivität: Genauigkeit eines psychologischen oder medizinischen Tests, kritische Personen möglichst gut herauszufiltern. Die Sensitivität lässt sich definieren als Anzahl der Personen mit positivem Ergebnis im Test in Relation zu der tatsächlichen Anzahl von Merkmalsträgern. Hoch sensitive Tests machen wenig Fehler in Bezug auf Falsch-Positive (Nicht-Merkmalsträger werden falsch als positiv eingestuft) und Falsch-Negative (Merkmalsträger werden nicht vom Test erkannt).

2   Ärztliches Handeln

2.1   Arzt-Patient-Beziehung

2.1.1   Professionalisierung des Arztberufes

II.1   Professionalisierung des Arztberufes

Hochqualifizierte Berufsgruppen sind professionalisiert. Das bedeutet:

- hohe, in der Regel wissenschaftliche Qualifikation;
- eine genormte Ausbildung führt zu bestimmten Titeln, hohem Sozialprestige und Abgrenzung gegenüber anderen Berufsgruppen;
- es gibt einen Berufsverband, der einen Verhaltenskodex bestimmt und kontrolliert und die Interessen seiner Mitglieder wahrt.

Am Beispiel des Arztberufes bedeutet dies:
1. der Ärzteverband bestimmt die Aufgaben der Medizin und die Kriterien der ärztlichen Qualifikation;
2. der Ärzteverband kontrolliert z.T. auch beigeordnete Berufsgruppen, wie die der Krankenpflege;
3. der Arztberuf genießt hohes Sozialprestige. ∎

F04 F01
→ **Frage 2.1:** Lösung E

Zu (A)–(D): Professionalisierung: Siehe Lerntext II.1.
Zu (E): Die Frauenquote ist natürlich auch sehr wichtig, denn wenn es neben männlichen nicht auch ausreichend viele weibliche Ärzte gäbe, wo sollte denn dann sonst der medizinische Nachwuchs herkommen? Dies ist aber kein Bestandteil der Professionalisierung.

2.1.2   Arztrolle

II.2   Arztrolle

Soziale Rolle nennt man die Summe derjenigen Verhaltensweisen und Einstellungen, die für die jeweilige soziale Position erwartet werden und typisch sind. Der amerikanische Soziologe **Talcott Parsons** (1961) beschreibt fünf Verhaltenserwartungen an den Arzt:
1. **Funktionale Spezifität**: Der Arzt habe nur zum Zweck des Erkennens und der Beseitigung von Krankheiten zu handeln.
2. **Uneingeschränkte Hilfsbereitschaft** (universelle Wertorientierung, Universalität): Ein Arzt soll alle Patienten gleich behandeln, ungeachtet ihrer sozialen Stellung und persönlichen Eigenarten.
3. **Affektive** (gefühlsmäßige) **Neutralität**: Die Hilfeleistungen des Arztes dürfen weder durch Sympathie noch Antipathie beeinträchtigt werden.
4. **Fachliche Kompetenz**: Vom Arzt werden Wissen und Fähigkeit zum Erkennen und Behandeln von Krankheiten erwartet.
5. **Kollektivitätsorientierung / Altruismus** (lat. *alter* = der andere): Der Arzt habe uneigennützig zu handeln, also die Notlage des Patienten nicht zu seinen Gunsten auszunutzen.

Basisasymmetrie:
Aus dem klassischen Rollenverständnis von Arzt und Patient ergibt sich (leider!), dass die Beziehung zwischen Arzt und Patient oft *asymmetrisch* ist: der Arzt tritt als Fachautorität auf (Wissen, Kompetenz), mit hohem Sozialstatus und in der Position des Gebenden. Der Patient kommt besorgt und durch seine Krankheit behindert und in der Position des Nehmenden. Bereits hierin liegt beträchtliches Konfliktpotential. Ein typisches Ereignis ist etwa die Chefvisite im Krankenhaus, während der auch heute noch oft genug mit lateinischen Fachausdrücken ÜBER den Patienten gesprochen wird, statt MIT ihm. Man spricht hier auch von „**asymmetrischer Kontingenz**": ein Interaktionspartner agiert nach vorher festgelegten Zielen, der zweite reagiert lediglich auf den ersten.
Trotz dieser Basisasymmetrie gibt es verschiedene Interaktionsstile zwischen Arzt und Patient, die sich zwischen den folgenden Extremen bewegen:

- **autokratischer (direktiver) Stil**: Der Arzt trifft Anordnungen, ohne dass der Patient in den Entscheidungsprozess mit einbezogen wird,
- **nicht-direktiver Stil**: arbeitsteilige Partnerschaft, in welcher der Patient zur aktiven Mitarbeit ermutigt wird.

Der Interaktionsstil in der Beziehung zwischen Arzt und Patient hat bedeutenden Einfluss auf die Compliance. Zu den Zielen eines **ärztlichen Gespräches** gehören:
1. Aufbau einer Beziehung zum Patienten;
2. Gewinnung von Informationen über den Patienten;

3. Informierung des Patienten;
4. Entlastung und emotionale Stützung des Patienten;
5. Sicherung der Compliance (Zusammenarbeit).

Iatrogene Fixierung

- **Iatrogen** = durch den Arzt verursacht. Der Begriff „iatrogene Probleme" allgemein bezieht sich z.B. auch auf fehlerhaft durchgeführte Operationen, falsche Pflege oder medikamentös schlecht eingestellte Patienten.
- **Iatrogenesis**: Durch die Tätigkeit und das Verhalten des medizinischen Personals (Arzt, Psychologe, Krankenschwester) bedingte Krankheiten bzw. Verschlimmerung von Beschwerden. Durch verängstigende oder verletzende Bemerkungen oder durch den übertriebenen Einsatz apparativ-technischer Mittel kann bei entsprechend disponierten Patienten eine Iatrogenesis der Beschwerden auftreten.
- Bei der „iatrogenen Fixierung" kommt es dadurch zur übermäßig engen Bindung des Patienten an den Arzt.
- Von **sozialer Iatrogenesis** spricht man, wenn durch das Verhalten des Arztes der Willen des Kranken untergraben wird, an seiner Heilung selbst mitzuarbeiten. Der einzelne Patient wird dadurch zum passiven Konsumenten medizinischer Dienstleistungen.

Der Begriff **strukturelle Iatrogenesis** (= kulturelle Iatrogenesis) meint, dass die Autonomie des einzelnen Patienten durch das westliche medizinische Gesundheitssystem (Professionalismus) verhindert wird. Der Kranke wird durch unser Wohlfahrtssystem dazu gebracht, seine Eigenverantwortung an den ärztlichen Fachmann abzutreten.

Klinischer Bezug

Aufbau und Ablauf des ärztlichen Gespräches sollte der Mediziner nicht dem Zufall überlassen, sondern planen, um zunächst Informationen vom Patienten zu bekommen, dann Therapievorschläge zu unterbreiten und schließlich die Compliance zu sichern. Dabei lassen sich unterschiedliche Gesprächsstile nutzen. Im Klaren sein muss sich jeder Angehörige helfender Berufe auch über mögliche Gefahren einer zu engen Bindung des Patienten an den Behandler und deren Auswirkungen wie die hier genannte Iatrogenesis.

H03 ■■
→ **Frage 2.2:** Lösung E

Zu (**A**): Empathie: einfühlendes Verständnis, insbesondere hinsichtlich der Gefühle des Klienten.
Zu (**B**): Fachliche Kompetenz: Vom Arzt werden Wissen und Fähigkeit zum Erkennen und Behandeln von Krankheiten erwartet.
Zu (**C**): Funktionale Spezifität: Der Arzt habe nur zum Zweck des Erkennens und der Beseitigung von Krankheiten zu handeln.
Zu (**D**): Kongruenz (Übereinstimmung): Die Rollentheorie nach Habermas geht z.B. davon aus, dass in stabil eingespielten Interaktionen wie der Arzt-Patient-Kommunikation auf beiden Seiten eine Kongruenz zwischen Wertorientierungen und Bedürfnispositionen besteht.
Zu (**E**): Universalismus (uneingeschränkte Hilfsbereitschaft): Ein Arzt soll alle Patienten gleich behandeln, ungeachtet ihrer sozialen Stellung und persönlichen Eigenarten.

H05
→ **Frage 2.3:** Lösung D

Zu (**A**): Affektive Neutralität: Sympathie oder Antipathie dürfen die Leistungen des Arztes nicht beeinflussen (Verhaltenserwartungen an den Arzt nach Parsons, 1961).

Zu (**B**): Funktionale Spezifität: Der Arzt soll nur Krankheiten erkennen und beseitigen (Verhaltenserwartungen an den Arzt nach Parsons, 1961).
Zu (**C**): Kollektivitätsorientierung: Altruismus, der Arzt muss uneigennützig handeln und darf die Notlage anderer nicht zu seinen Gunsten ausnutzen (Verhaltenserwartungen an den Arzt nach Parsons, 1961).
Zu (**D**): Universalismus: uneingeschränkte Hilfsbereitschaft. Ein Arzt muss alle Patienten gleich behandeln, unabhängig von Herkunft und sozialer Stellung (Verhaltenserwartungen an den Arzt nach Parsons, 1961). Das scheint hier nicht der Fall gewesen zu sein.
Zu (**E**): Ärzte sind heute auch gehalten, wirtschaftlich zu arbeiten und bei der Verordnung von Therapien Grundlagen der Wirtschaftlichkeit zu beachten. Die Überprüfung der Wirtschaftlichkeit einer Methode erfolgt insbesondere auf der Basis von Unterlagen zur: Kostenschätzung zur Anwendung beim einzelnen Patienten, Kosten-Nutzen-Abwägung in Bezug auf den einzelnen Patienten, Kosten-Nutzen-Abwägung in Bezug auf die Gesamtheit der Versicherten, auch Folgekosten-Abschätzung und Kosten-Nutzen-Abwägung in Vergleich zu anderen Methoden.

H04 ■
→ **Frage 2.4:** Lösung C

Der amerikanische Soziologe Parsons beschrieb 1961 fünf Verhaltenserwartungen an den Arzt: fachliche Kompetenz, affektive Neutralität (Sympathie oder Antipathie dürfen die Leistungen des Arztes nicht beeinflussen), Universalismus (uneingeschränkte Hilfsbereitschaft, ein Arzt muss alle Patienten gleich behandeln, unabhängig von Herkunft und sozialer Stellung), funktionale Spezifität (der Arzt soll nur Krankheiten erkennen und beseitigen, die seinen fachlichen Kenntnissen entsprechen), Kollektivitätsorientierung (Altruismus, der Arzt muss uneigennützig handeln und darf die Notlage anderer nicht zu seinen Gunsten ausnutzen).

Zu (A): Altruismus: hiergegen würde der Internist nicht verstoßen.

Zu (B): Empathie (Einfühlungsvermögen in andere): würde bedeuten, dass der Arzt Verständnis dafür aufbringt, dass Frau H. nicht zum Neurologen möchte.

Zu (C): Funktionale Spezifität: Da er Internist ist, kann er keine neurologische Untersuchung machen und würde also gegen dieses Merkmal nach Parsons verstoßen.

Zu (D): Übertragung/Gegenübertragung: In der psychoanalytischen Therapie soll es zur Übertragung kommen, d.h. der Patient überträgt positive wie auch negative Gefühle aus seinem bisherigen Leben, vorzugsweise aus der Kindheit, auf den Analytiker. Gegenübertragung: Der Analytiker verkennt seine Beziehung zum Patienten und überträgt seine eigenen ungelösten Konflikte auf diesen.

Zu (E): Universalismus: Aus dem Fragentext ergibt sich kein Anhaltspunkt, ob der Arzt diese Patientin in irgendeiner Form vorzieht oder benachteiligt.

H03
→ **Frage 2.5:** Lösung A

Zu (A): Echtheit: Der Arzt sollte sich geben, wie er ist, und im Gespräch auftauchende Gefühle nicht unterdrücken oder verbergen.

Zu (B): Empathie: einfühlendes Verständnis, insbesondere hinsichtlich der Gefühle des Klienten.

Zu (C): Transparenz: Verständlichkeit. Der Patient muss in der Lage sein, die Entscheidungen des Arztes zu verstehen und nachzuvollziehen.

Zu (D): Übertragung: Frühkindliche Einstellungen, Wünsche und Gefühle zu den Eltern werden in der Therapie auf den Analytiker projiziert und in der Therapie wiederholt. Die Übertragungen des Patienten helfen dem Therapeuten, die zugrundeliegende Konfliktsituation zu verstehen.

Zu (E): Wertschätzung: Der Patient soll als eigenständiger Mensch akzeptiert werden, auch wenn er Rückschritte in der Therapie zeigt oder anderes Verhalten zeigt, das nicht mit den Erwartungen des Behandlers übereinstimmt.

H02
→ **Frage 2.6:** Lösung E

Zu (A)–(D): Siehe Lerntext II.2.

Zu (E): Der Grundsatz universeller Wertorientierung geht davon aus, dass jedem Kranken, ungeachtet seiner Herkunft, seiner sozialen Schicht, seiner Religionszugehörigkeit und seiner Krankenkassenzugehörigkeit uneingeschränkt geholfen werden muss. Der Kommentator dieser Frage neigt natürlich auch dazu, jeden seiner Studenten wie einen König zu behandeln. Dafür werden wir Hochschullehrer ja schließlich bezahlt, oder?

F91
→ **Frage 2.7:** Lösung A

Der Arzt handelt zum einen nicht uneigennützig (Altruismus) und zum anderen dient sein Handeln nicht nur der Erkennung und Beseitigung der Krankheit (funktionale Spezifität). Über seine Kompetenz und affektive Neutralität wird im Text nichts ausgesagt.

F01
→ **Frage 2.8:** Lösung A

Zu (A): Diese Aussage gehört zum Bereich der „funktionalen Spezifität". Der Frauenarzt hat seine Funktion erfüllt und überweist nun an den Facharzt auf einem spezifischeren Gebiet.

Zu (B): Dies würde in die Bereiche der affektiven Neutralität und der fachlichen Kompetenz fallen. Unabhängig von Sympathie oder Antipathie darf der Arzt nur auf Grundlage der medizinischen Erkenntnisse handeln.

Zu (C): Eine sehr wichtige Aussage, der ich hier unbedingt noch zufügen möchte, dass Rauchen insgesamt ungemein negative Auswirkungen hat und Sie sich alle meine Sympathien verscherzen, wenn Sie auch jetzt einfach noch weiter rauchen.

Zu (D): Das wäre uneingeschränkte Hilfsbereitschaft.

Zu (E): Eine solche Aussage könnte in den Bereich der fachlichen Kompetenz fallen. Allerdings hat dieser Arzt keinen blassen Schimmer von psychosomatischen Konversionsstörungen, mit denen der Patient nur Zuwendung erreichen will.

F02
→ **Frage 2.9:** Lösung A

Zu (A): Iatrogene Fixierung (*iater*, gr.=Arzt) siehe Lerntext II.2. In dem Fall löst der Arzt durch sein Verhalten übersteigerte Befürchtungen bei der Patientin aus. Auch wenn er bösartigen Krebs ausschließt, dürfte die Patientin nun weiterhin Angst vor einer „schlimmen" Krankheit haben.

Zu (**B**): Konversion: Ausbildung von körperlichen Störungen, um einen psychischen Konflikt zu lösen. Kommt als Abwehrmechanismus vor (Magen-Darm-Probleme, um nicht zu einer Prüfung gehen zu müssen) oder als neurotische Erkrankung (z.B. hysterische Lähmungen). Um hier von einer Konversion ausgehen zu können, müsste man sehr viel mehr Informationen über den psychosozialen Hintergrund der Patientin haben.

Zu (**C**): Reaktionsbildung: Ein Bedürfnis kann nicht mehr befriedigt werden und wird nun durch eine völlig entgegengesetzte Handlung ersetzt (*„Aus Liebe wird Hass."*).

Zu (**D**): Regression: Zurückentwicklung in kindliche Stadien. Regression kann auch ein psychoanalytischer Abwehrmechanismus sein (Rückentwicklung auf eine frühere Stufe der psychosexuellen Phasenlehre nach Freud). Auch die Institution Krankenhaus erzeugt oft eine Regression, wenn Patienten wie unmündige Kinder behandelt werden.

Zu (**E**): Mit primärem Krankheitsgewinn bezeichnete S. Freud die inneren Vorteile, die ein Neurotiker aus seinen neurotischen Symptomen zieht. Mit sekundärem Krankheitsgewinn bezeichnete der freudige Sigmund die äußeren Vorteile, die ein Neurotiker aus bereits bestehenden Symptomen ziehen kann, wie z.B. die Zuwendung, die ein Kranker von seiner Umgebung erhält, und die Befreiung von Alltagsverpflichtungen.

H99
→ **Frage 2.10:** Lösung A

Zu (**A**): Laiensystem: Mit Laienätiologie werden Alltagsvorstellungen zur Entstehung von Krankheiten bezeichnet, das Wort Laienzuweisung bezeichnet darüber hinaus auch alltägliche Ratschläge aus dem Bekanntenkreis zur Behandlung von Krankheiten. Eine Fehlorientierung durch dieses Laiensystem dürfte jedoch nicht zu einer übermäßig engen Bindung an den Arzt („iatrogene Fixierung") führen.

Zu (**B**): Mit „iatrogene Fixierung" (vom griech. „iater" = Arzt) ist eine durch den Arzt verursachte starke Bindung des Patienten an den Arzt gemeint. Hierdurch kann es u.a. dazu kommen, dass Krankheitssymptome über lange Zeit aufrecht erhalten werden, um den Arzt weiterhin aufsuchen zu können.

Zu (**C**): Der Hypochonder projiziert seine Angst auf körperliche Krankheiten und entdeckt ständig neue Symptome (meist unheilbarer, tödlicher) Krankheiten an sich selbst. Beim Arzt glaubt er, Hilfe erhalten zu können. Viele Hypochonder suchen sich ihre Wohnung im selben Haus, in dem auch eine Arztpraxis ist oder direkt neben einem Krankenhaus.

Zu (**D**): Patienten können durch ärztliche Einstellungen und ärztliches Handeln dazu gebracht werden, an bestimmten Einstellungen, Krankheiten und Ängsten festzuhalten. Ein Patient mit unklaren Kopfschmerzen kann z.B. durch die ärztliche Einstellung, es handle sich um eine Krankheit rein organischer Genese, eine Psychotherapie ablehnen. Iatrogene Krankheiten werden sogar durch ärztliches Fehlverhalten hervorgerufen.

Zu (**E**): Durch menschliche Zuwendung und medizinische Hilfe unterstützt der Arzt diese Fixierung natürlich notwendigerweise.

II.3   Ärztliche Ethik

Ärztliches Handeln sollte ethisch sein; allerdings unterscheidet man verschiedene Ethikbegriffe:

Die **Verantwortungsethik** zielt auf die Verantwortung des Handelnden und damit auf das Ergebnis der Handlung. Die Verantwortungsethik rechnet, im Gegensatz zu anderen Ethikmodellen, dabei aber auch mit den durchschnittlichen Schwächen und Fehlern der Menschen. Es gibt kein Recht, Tugenden und Perfektion vorauszusetzen. Die Folgen eigenen Handelns, soweit sie vorauszusehen waren, darf man nicht auf andere abzuwälzen, sondern diese Folgen werden dem eigenen Tun zugerechnet. Ein Arzt, der nach bestem Wissen bemüht ist, dem Patienten keinen Schaden zuzufügen, handelt gemäß dieser Verantwortungsethik.

Postmaterialistische Ethik stellt einen Übergang von den alten, materialistischen, zu den neuen sozialen Bewegungen dar, für die der Besitz materieller Güter alleine nicht mehr zum Glücklichsein ausreicht. Die überkommen Orientierungen der produktions- und erwerbszentrierten „Arbeitsgesellschaft" werden hier von den Werten einer konsumkritischen Lebensorientierung bedrängt. R. Inglehart hat diesen Wert- und Einstellungswandel mit dem Begriff „postmaterialistisch" gekennzeichnet. Träger dieses Wandlungsprozesses sind ganz überwiegend die Angehörigen der besser ausgebildeten und besser verdienenden Mittelschichten.

Universalismus: Die Richtigkeit einer Handlung hängt davon ab, welchen Einfluss sie auf die weitere Entwicklung von jedem Individuum hat, das von der Handlung betroffen wird. Man muss die Konsequenzen einer Handlung für alle Betroffenen ermitteln, um zu bestimmen, ob sie richtig oder falsch ist.

Zukunftsethik: Ethisches Handeln darf nicht nur retrospektiv, sondern muss auch prospektiv vertretbar sein. Ein Großteil der Gefährdung der Lebensbedingungen Zukünftiger resultiert aus der heutigen Veränderung natürlichen Lebensbedingungen: der Erschöpfung knapper Ressourcen, der Verschmutzung von Boden und Wasser, der Zerstörung der Ozonschicht, dem Treibhauseffekt, dem Einsatz riskanter Technologien der Nahrungs- und Energiegewinnung oder dem Landschaftsverlust. Die Zukunftsethik thematisiert aber auch die Frage der sozialen Nachhaltigkeit etwa unserer Sicherungssysteme, z. B. die Probleme, welche die demographische Entwicklung für unsere Rentenversicherung aufwirft.

Der **Utilitarismus** stellt eine Ethik dar, die von materiellen Zwecken her bestimmt wird, d. h. sich als Nützlichkeitserwägung (Kosten-Nutzen-Kalkül) versteht. Im utilitaristischen Verständnis gelten äußere Glücksgüter wie materieller Reichtum, ausreichende Ernährung, komfortables Wohnen, Schutz gegen Unbill u.ä. als erstrebenswert, ebenso aber auch immaterielle Güter wie Gesundheit, körperliche Tüchtigkeit, Stärke, langes Leben.

Deontologische Ethik (von griechisch deón: das Erforderliche, die Pflicht): Oberster Grundsatz sittlichen Handelns ist hierbei die Pflicht zum Guten ohne Rücksicht auf Zweck oder Konsequenzen. Sehr wohl jedoch sind nach Ansicht der deonto-logischen Ethik pragmatische Überlegungen bei der Anwendung anzustellen. Das ergibt sich aus der Logik des kategorischen Imperativs von Immanuel Kant, wonach zwar das Vollkommenste zu tun ist, das dem Einzelnen möglich ist, gleichzeitig aber alles zu unterlassen sei, wodurch die größtmögliche Vollkommenheit verhindert werden könnte.

Klinischer Bezug

Vorschriften für ärztliche Ethik definieren wie der Arzt sich verhalten sollte, um bei seinen Patienten auf Akzeptanz zu stoßen. Gerade ethische Probleme tauchen in der Medizin häufig auf. So hat es z.B. Therapiestudien zu neuen Krebsmedikamenten gegeben, in denen eine Hälfte der Patienten lediglich ein Placebo erhalten hat. Andere ethische Fragen müssen gestellt werden, wenn eine 95jährige ihren Arzt bedrängt, zwei neue Hüftgelenke implantiert zu bekommen. Weitere ethische Probleme tauchen bei der Frage auf, was die Kriterien sind, bei einem schwer hirngeschädigten Koma-Patienten das Beatmungsgerät abzuschalten.

F04

→ **Frage 2.11:** Lösung D

Zu (A)–(E): Siehe Lerntext II.3.

H05

→ **Frage 2.12:** Lösung B

Zu (A): Deontologische Ethik (deón, griech. = das Erforderliche, die Pflicht): Oberster Grundsatz sittlichen Handelns ist hierbei die Pflicht zum Guten ohne Rücksicht auf Zweck oder Konsequenzen. Sehr wohl jedoch sind nach Ansicht der deontologischen Ethik pragmatische Überlegungen bei der Anwendung anzustellen. Das ergibt sich aus der Logik des kategorischen Imperativs von Immanuel Kant, wonach zwar das Vollkommenste zu tun ist, das dem Einzelnen möglich ist, gleichzeitig aber alles zu unterlassen sei, wodurch die größtmögliche Vollkommenheit verhindert werden könnte.

Zu (B): Der Utilitarismus stellt eine Ethik dar, die von materiellen Zwecken her bestimmt wird, d.h. sich als Nützlichkeitserwägung (Kosten-Nutzen-Kalkül) versteht. Im utilitaristischen Verständnis gelten äußere Glücksgüter wie materieller Reichtum, ausreichende Ernährung, komfortables Wohnen usw. als erstrebenswert, ebenso aber auch immaterielle Güter wie Gesundheit, körperliche Tüchtigkeit, Stärke, langes Leben. Die in der Frage genannte Begründung entspricht am ehesten dem ethischen Utilitarismus.

Zu (C): Universalismus: Die Richtigkeit einer Handlung hängt davon ab, welchen Einfluss sie auf die weitere Entwicklung von jedem Individuum hat, das von der Handlung betroffen wird. Man muss die Konsequenzen einer Handlung für alle Betroffenen ermitteln, um zu bestimmen, ob sie richtig oder falsch ist.

Zu (D): Die Verantwortungsethik zielt auf die Verantwortung des Handelnden und damit auf das Ergebnis der Handlung. Die Verantwortungsethik rechnet, im Gegensatz zu anderen Ethik-Modellen, dabei aber auch mit den durchschnittlichen Schwächen und Fehlern der Menschen. Es gibt kein Recht, Tugenden und Perfektion vorauszusetzen. Die Folgen eigenen Handelns, soweit sie vorauszusehen waren, darf man nicht auf andere abwälzen, sondern diese Folgen werden dem eigenen Tun zugerechnet. Ein Arzt, der nach bestem Wissen bemüht ist, dem Patienten keinen Schaden zuzufügen, handelt gemäß dieser Verantwortungsethik.

Zu (E): Konservativ (lat. = bewahrend) bedeutet „am Hergebrachten festhaltend" oder auch „althergebracht". Eine wertkonservative Orientierung bezieht sich darauf, althergebrachte Werte möglichst beizubehalten.

F00

→ **Frage 2.13:** Lösung E

Zu (**A**): Die „Vorschriften des Sozialrechts" bedingten eine äußere Kontrolle durch soziale Instanzen.
Zu (**B**): Von einem Arzt wird z. B. nach Parsons erwartet, dass
(1) er uneingeschränkt hilfsbreit ist,
(2) affektiv neutral bleibt,
(3) uneigennützig handelt und
(4) kompetent ist.
Die Summe dieser Erwartungen an die Position des Arztes machen nach Parsons die Arztrolle aus. In der Tat besteht hier eine Kluft der Parsonschen Erwartungen zu den Kostenfragen und dem Bemühen um wirtschaftlichen Erfolg.
Zu (**C**): Die Arztrolle setzt sich aus Verhaltenserwartungen zusammen, die z. B. vom Patienten, von den Angehörigen des Patienten, von der Krankenkasse, vom Arbeitgeber des Patienten oder von den Arzthelferinnen an den Arzt gestellt werden.
Zu (**D**): Rollensektor: Teil einer Rolle. Als Arzt/Ärztin hat man zu unterschiedlichen Zeitpunkten (Noteinsatz, Visite, Bereitschaftsdienst) dieselbe Rolle unterschiedlich auszuführen. Auch verschiedenen Personen gegenüber (Patienten, Kollegen, Arzthelferinnen, Krankenschwestern usw.) gibt es unterschiedliche Sektoren derselben Rolle.
Zu (**E**): Rollenkonflikt: Man unterscheidet den Interrollenkonflikt zwischen verschiedenen Rollen einer Person (z. B. als Arzt, als Ehemann, als Freund, als Mieter, als Fernsehzuschauer usw.) vom Intra-Rollenkonflikt durch Ansprüche verschiedener Leute (von den Patienten, von der Ehefrau, von der Freundin, von den Eltern, von den Kollegen) innerhalb einer Rolle (z. B. als „Mann"). Auf den Interrollenkonflikt geht das Zitat nicht ein.

2.1.3 Krankenrolle

II.4 Krankenrolle

Gesundheitsverhalten: Das Verhalten von sich gesund fühlenden Individuen, mit dem Ziel, Krankheiten zu vermeiden bzw. schon im symptomfreien Stadium zu erkennen (z. B. Krebsvorsorge-Untersuchungen).
Krankheitsverhalten: Das Verhalten von sich krank fühlenden Individuen, mit dem Ziel, die Krankheit diagnostizieren zu lassen und zu bekämpfen. In dem Prozess zwischen erstem Krankheitsgefühl und Genesung spielen folgende Stadien des Krankheitsverhaltens eine Rolle:
1. Symptomwahrnehmung,
2. Symptombewertung (Selbstdiagnose),
3. Entscheidung für oder gegen eine Behandlung (ggf. Selbstmedikation) und
4. Coping.

Nach **Parsons** ist Krankheit ...
- ein unerwünschter Zustand, der den Kranken von seinen Alltagsverpflichtungen entbindet.
- Der Kranke kann entsprechend für seine Minderleistungen nicht verantwortlich gemacht werden.
- Der Kranke hat Genesungswillen zu zeigen und entsprechend zu handeln (Aufsuchen eines Arztes).

Jede Erkrankung hat typische Veränderungen zur Folge. Nach **Lazarus** (1979) werden hier im Wesentlichen aufgezählt:
1. Unmittelbare Lebensbedrohung und Angst zu sterben;
2. Bedrohung der körperlichen Intaktheit und Unversehrtheit;
3. Belastung durch die Notwendigkeit der Anpassung an neue Umwelten wie das Krankenhaus usw.;
4. Bedrohung des Selbstkonzeptes und der Zukunftsplanungen;
5. Veränderungen des gewohnten Handlungssystems und infolgedessen Gefährdung der Erfüllung bisher ausgeübter Rollen und Tätigkeiten und damit verbundene Trennung von der Familie, den Freunden sowie anderen bisher vorhandenen Bezugspersonen und sozialen Unterstützungssystemen.

Als typisches **Krankheitsverhalten** ergeben sich nach Schmidt (1984) daraus dann: *„Versuche zur Reduktion der Bedrohlichkeit der krankheitsbedingten Umweltbedingungen und Aktivierung von Kräften zur Genesung, wobei das Verstehen der medizinischen Probleme und der daraus folgenden Behandlungsanweisungen von zentraler Bedeutung ist."*

Krankheitsgewinn:
Krankheiten haben offenbar nicht immer nur negative Folgen. Schon aus Ihrer frühen Kindheit wissen Sie, dass taktisches Fehlen vor der entscheidenden Mathematikarbeit am Ende des Schuljahres manchmal noch die Versetzung retten konnte. Die simulierten Bauchschmerzen retteten nicht nur vor der Klassenarbeit, sondern auch die Mami blieb zu Hause und kochte Kamillentee. **Sigmund Freud** beschäftigte sich schon recht früh mit Möglichkeiten, aus einer Erkrankung auch einen Gewinn ziehen zu können. Er untersuchte dies primär an Neurotikern, das Sys-

tem lässt sich aber auf fast alle Erkrankungen anwenden. Mit **primärem Krankheitsgewinn** bezeichnete Freud die *inneren Vorteile*, die ein Neurotiker aus seinen neurotischen Symptomen zieht: Danach liegt der Neurose ein Konflikt zu Grunde, der intrapsychische Spannung erzeugt. Dieser unbewusste Konflikt kann durch Symptombildung verringert werden. Interessanter für unseren Kontext ist der **sekundäre Krankheitsgewinn**, damit bezeichnete Freud die *äußeren Vorteile*, die ein Patient aus bereits bestehenden Symptomen ziehen kann, insbesondere die Zuwendung, die ein Kranker von seiner Umgebung erhält. Sowohl primärer als auch sekundärer Krankheitsgewinn stehen einer Heilung entgegen. Im Gegenteil, ein Mensch, der sich durch das Vorzeigen von Krankheitssymptomen vor Stress und Belastungen schützen kann und obendrein auch noch durch Zuwendung belohnt wird, wird diese Möglichkeit aller Wahrscheinlichkeit immer häufiger anwenden.

Regression:

Krankheit kann, wie bereits oben gesagt, auch zu Rückzug führen: **Regression** (*regredi*, lat. = zurückgehen) bezeichnet einen Rückschritt in frühere (kindliche) Verhaltensweisen, der in Kliniken gefördert wird durch:

(A) **Institutionelle Faktoren** (alle wesentlichen Entscheidungen zum Tagesablauf sind dem Patienten abgenommen);

(B) **Situative Faktoren** (der Patient verbringt den ganzen Tag im Bett und wird gepflegt) und

(C) **Individuelle Faktoren** (z.B. sekundärer Krankheitsgewinn).

Simulation:

Simulanten sind gesund, sie ahmen aber Krankheitssymptome nach, da sie sich hiervon einen Vorteil versprechen. **Aggravation** dagegen ist das massive Übertreiben von Krankheitsanzeichen bei einer Person, die tatsächlich (leicht) erkrankt ist, z.B. um in den Genuss sekundären Krankheitsgewinns, einer Krankschreibung, einer Frührente oder Schmerzensgeld zu kommen. Unter **Dissimulation** (Nicht-Simulation) versteht man dagegen das Verheimlichen von Symptomen, z.B. um im Besitz des Führerscheins zu bleiben, seinen Job nicht zu verlieren oder (bei psychiatrischen Erkrankungen) nicht sozial stigmatisiert zu werden.

Spontanerholung: von den meisten häufigen Erkrankungen erholen Patienten sich leider auch spontan wieder, d.h. völlig ohne Arzt und absolut ohne Medikamente. Damit die Patienten das nicht wissen und weiter den Doktor aufsuchen, belegt man diese Krankheiten mit komplizierten lateinischen Begriffen (z.B. „Rhinitis" für einen ganz normalen Schnupfen oder „Gastroenteritis" für gelegentliche Bauchschmerzen) und verschreibt ihnen trotzdem etwas. Möglichst ein Medikament mit furchtbar vielen unerwünschten Nebenwirkungen; dann kommen sie auf jeden Fall wieder und die Praxis floriert trotz der Spontanremission.

F03

→ **Frage 2.14:** Lösung D

Zu (**A**): Rollenverpflichtungen: Jede soziale Rolle (als Student, als Kind seiner Eltern, als Mitglied der Kirche, als Partner ...) ist mit bestimmten Pflichten belegt. Im Krankheitsfall werden dem Patienten diese Pflichten abgenommen (s.a. Krankheitsgewinn). Dieser Sachverhalt steht jedoch ziemlich weit hinten im Ablauf der Stadien des Krankheitsverhaltens.

Zu (**B**): Selbstmedikation: Alltagsvorstellungen, die sich Personen über Krankheitsursachen bilden, werden mit Laienätiologie bezeichnet. Aufgrund dieser laienhaften Ursachenzuschreibung zu Krankheitssymptomen versucht der Patient zunächst eine Selbstbehandlung oder holt sich Rat im nahen sozialen Umfeld. Auch dieser Prozess steht nicht am Anfang des Krankheitsverhaltens.

Zu (**C**): Patientenrolle: Im Ablauf der Stadien des Krankheitsverhaltens gibt der Patient andere Rollen ab und übernimmt die Rolle als Patient. Diese

Veränderung steht erst am Ende der Stadien des Krankheitsverhaltens.

Zu (**D**): Symptomwahrnehmung: ist logischerweise die erste Phase im Prozess des Krankheitsverhaltens.

Zu (**E**): Zuweisung zum professionellen System erfolgt erst, wenn die Laienbehandlung nicht geholfen hat, kann also nicht am Anfang dieser Phasen stehen.

H03 ■■

→ **Frage 2.15:** Lösung B

Zu (**A**), (**C**), (**D**) und (**E**): „Krankenrolle": Siehe Lerntext II.4.

Dies trifft auf (A), (C), (D) und (E) zu.

Zu (**B**): Krankheitsbedingte soziale Abweichungen von der Normalität aktiv zu vermeiden, würde dem ersten Punkt nach Parsons (den Kranken von seinen Alltagsverpflichtungen entbinden) widersprechen.

F04 F01
➔ **Frage 2.16:** Lösung B

Zu (**A**): Mit primärem Krankheitsgewinn bezeichnete Sigmund Freud die inneren Vorteile, die ein Neurotiker aus seinen neurotischen Symptomen zieht: Mit sekundärem Krankheitsgewinn bezeichnete S. Freud die äußeren Vorteile, die ein Neurotiker aus bereits bestehenden Symptomen ziehen kann. Die Abweichung von üblichen sozialen Verpflichtungen könnte also nur einen Beleg für sekundären Krankheitsgewinn darstellen.

Zu (**B**): Krankenrolle: Nach Parsons ist Krankheit ein unerwünschter Zustand, der den Kranken von seinen Alltagsverpflichtungen entbindet. Der Kranke kann für seine Minderleistungen nicht verantwortlich gemacht werden. Er hat Genesungswillen zu zeigen und entsprechend zu handeln (Aufsuchen eines Arztes).

Zu (**C**): Von iatrogener Fixierung (iater griech.=Arzt) spricht man, wenn Patienten durch ärztliche Einstellungen und ärztliches Handeln dazu gebracht werden, an bestimmten Einstellungen, Krankheiten und Ängsten festzuhalten. Entbindung von Pflichten ist keine Folge der iatrogenen Fixierung.

Zu (**D**): Unter Devianz versteht man von der Norm abweichendes Verhalten. Sekundäre Devianz entsteht als Folge, wenn das deviante Verhalten durch gesellschaftliche Reaktionen verstärkt wird.

Zu (**E**): Die Abweichung von üblichen sozialen Verpflichtungen wird in der Regel nur negativ sanktioniert, wenn die Gesellschaft meint, der Betreffende sei gesund oder würde nur simulieren. Bei sichtlich kranken Personen wird dieses Verhalten entschuldigt.

F02
➔ **Frage 2.17:** Lösung C

Zu (**A**), (**B**), (**D**) und (**E**): Krankenrolle nach Parsons: Siehe Lerntext II.4.

Zu (**C**): Der Begriff Krankenrolle bezieht sich natürlich auf akut wie auch auf chronisch Kranke.

F99
➔ **Frage 2.18:** Lösung A

Zu (**A**): Der Slogan „*Aids kriegt man nicht, Aids holt man sich*" heißt ja gerade, dass Aids eine Krankheit ist, die der Betreffende (im Gegensatz zu anderen schicksalhaften Erkrankungen) in vielen Fällen hätte vermeiden können. Die Frage ist aber missverständlich, da nach Parsons der Kranke für seine Minderleistungen nicht verantwortlich gemacht werden sollte, auch wenn die Erkrankung selbst verschuldet wurde. Darüber hinaus gibt es nur wenige Krankheiten, an denen der Patient nicht zumindest eine Mitschuld trägt. Selbst wenn Sie sich einen Schnupfen holen, tragen Sie oft eine gewisse Mitschuld; sie hätten den Kontakt mit erkälteten Menschen ja vermeiden können. So gesehen gibt es nur sehr wenige „schicksalhafte", rein somatische Krankheiten (z. B. Erbkrankheiten).

Zu (**B**), (**C**) und (**D**): Krankenrolle: Nach Parsons ist Krankheit ein unerwünschter Zustand, der den Kranken von seinen Alltagsverpflichtungen entbindet. Der Kranke kann für seine Minderleistungen nicht verantwortlich gemacht werden. Er hat Genesungswillen zu zeigen und entsprechend zu handeln (Aufsuchen eines Arztes).

Zu (**E**): Abweichendes Verhalten im soziologischen Sinne bezieht sich auf alles, was außerhalb des Normbereiches liegt (z.B. statistische Norm: mittlere 68 %). Der „normale" Mensch hat keine erworbene Immunschwäche, daher zeigt ein AIDS-Kranker also abweichendes Verhalten.

H03 ■
➔ **Frage 2.19:** Lösung C

Zu (**A**): Das wäre Regression: Zurückziehen auf frühkindliche Phasen der Entwicklung, in denen es noch Schutz und Geborgenheit gab; Abschieben der Verantwortung auf Bezugspersonen.

Zu (**B**): Das wäre sekundärer Krankheitsgewinn: Zuwendung der Umgebung für das Zeigen von Krankheitssymptomen. Um die Zuwendung zu erhalten, manifestieren sich dann oft die Symptome.

Zu (**C**): Das ist primärer Krankheitsgewinn: Die Spannung in einem neurotischen Konflikt wird durch Symptombildung reduziert. Beispiel: Wechsel der Straßenseite bei einem Hundephobiker; zwanghaftes Händewaschen bei einem Zwangsneurotiker.

Zu (**D**): Das wäre gleichfalls sekundärer Krankheitsgewinn.

Zu (**E**): Dies wäre der Abwehrmechanismus der Isolierung.

H94
➔ **Frage 2.20:** Lösung D

Zu (**D**): Richtige Definition des primären Krankheitsgewinns.

Zu (**A**), (**B**), (**C**) und (**E**): Sekundärer Krankheitsgewinn.

F95 F89
➔ **Frage 2.21:** Lösung E

Zu (**A**): Gruppensolidarität: Ausmaß, in dem eigene Bedürfnisse zurückgestellt werden, damit die Gruppe ihre Ziele durchsetzen kann.

Zu (**B**): Gruppenkohäsion: Bindungsstärke, Zusammenhalt der Gruppenmitglieder.

Zu (**C**): Positive Verstärkung: Durch den Einsatz eines Belohnungsreizes wird ein Verhalten häufiger.

Zu (D): Primärer Krankheitsgewinn: Vorteile, die ein Neurotiker aus seinen angstmeidenden Verhaltensweisen zieht.

Zu (E): Sekundärer Krankheitsgewinn: Zuwendung der Umgebung für das Zeigen von Krankheitssymptomen. Um die Zuwendung zu erhalten, manifestieren sich dann oft die Symptome.

H01 ■

→ **Frage 2.22:** Lösung C

Zu (A): Konversion bedeutet die Umwandlung eines psychischen Konfliktes in körperliche Symptome.

Zu (B): Mit primärem Krankheitsgewinn bezeichnete Freud die inneren Vorteile, die ein Neurotiker aus seinen neurotischen Symptomen zieht.

Zu (C): Sekundärer Krankheitsgewinn: Hiermit bezeichnete Freud die äußeren Vorteile, die ein Patient aus bereits bestehenden Symptomen ziehen kann, insbesondere die Zuwendung, die ein Kranker von seiner Umgebung erhält. Sowohl primärer als auch sekundärer Krankheitsgewinn stehen einer Heilung entgegen. Im Gegenteil: Ein Mensch, der sich durch das Vorzeigen von Krankheitssymptomen vor Stress und Belastungen schützen kann und obendrein auch noch durch Zuwendung belohnt wird, wird diese Möglichkeit aller Wahrscheinlichkeit nach immer häufiger anwenden.

Zu (D): Reaktionsbildung: Ein bestraftes Bedürfnis kann nicht mehr ausgeführt werden und wird nun durch eine Handlungsweise am entgegengesetzten Ende des Kontinuums ersetzt.

Zu (E): Verschiebung: Verbotene Triebwünsche können von einer Person auf eine andere, sogar auf Tiere oder Objekte, verschoben werden.

II.5   Krankheitsverarbeitung

Jede Krankheit stellt eine Bedrohung für den Betroffenen dar. Nach Cohen und **Lazarus** (1980) betrifft dies insbesondere:

1. das Leben,
2. die körperliche Unversehrtheit (Operationen, Schmerzen),
3. Selbstkonzept und Zukunftspläne,
4. die emotionale Intaktheit (Angst, Unsicherheit),
5. die soziale Rolle und soziale Aktivitäten, sowie
6. die geforderten Anpassungen (z. B. Arztbesuch, Krankenhaus, Mehrbettzimmer, Intimsphäre).

Krankheit verlangt Anpassungsprozesse des Betroffenen. Nach Gerdes & Weis (2000) umfassen die Grundannahmen einer Theorie der Krankheitsverarbeitung:

1. Krankheitsverarbeitung ist ein kontinuierlicher Prozess der Auseinandersetzung mit der Krankheit, ihren Belastungen und Folgen;
2. Krankheitsverarbeitung kann auf den Ebenen des Denkens Fühlens und Handelns erfolgen;
3. Krankheitsverarbeitung wird durch Bewertungsprozesse des Individuums gesteuert;
4. Krankheitsverarbeitung wird durch personale Ressourcen wie dispositionelle Persönlichkeitsfaktoren, Lerngeschichte, früheres Copingverhalten u. a. beeinflusst;
5. Krankheitsverarbeitung kann durch soziale Ressourcen (Partner, Familie, Freunde, professionelle Helfer) unterstützt, aber auch behindert bzw. negativ beeinflusst werden (z. B. übermäßige Fürsorge).

Coping:

Die Krankheit und diese damit verbundenen Bedrohungen müssen verarbeitet werden. Das **Coping-Modell** von **Lazarus** (1966) unterscheidet mehrere Bewältigungsreaktionen:

(A) **Informationssuche** (im medizinischen Wörterbuch nachschlagen, den Arzt fragen),
(B) direkte **Aktionen** (Medikamente einnehmen, Selbsthilfegruppe aufsuchen),
(C) **Aktionshemmung** (Rückzug, Verminderung von Arbeitstätigkeiten) und
(D) **intrapsychische und kognitive Prozesse** (Ignorieren der Krankheit, Herunterspielen oder Überbewertung der Symptome).

Nach Ausführung einer Bewältigungsreaktion kommt es zu einer **Neubewertung** der Situation, die ggf. weitere Bewältigungsmechanismen zur Folge haben mit erneuter Neubewertung usw. (Kreisprozess).

Transaktionales Modell der Krankheitsverarbeitung:

Heim et al. (1983) beschreiben ähnliche Reaktionen, die als „Transaktionales Modell der Krankheitsverarbeitung" bekannt wurden und den zeitlichen Aspekt mitberücksichtigen:

1. **Wahrnehmung**: Am Anfang der Erkrankung steht die Wahrnehmung von Symptomen.
2. **Kognitive Verarbeitungen**: Die Veränderung des Gesundheitszustandes wird bewertet.
3. **Bewältigungsformen**: Hier werden drei Möglichkeiten unterschieden:
   3.1 **Handeln**:
   1. Kompensation (sich etwas Gutes gönnen),
   2. Zuwendung suchen,
   3. Rückzug,

4. Wut ausleben,
5. Altruismus (anderen helfen),
6. Zupacken („*Damit werde ich schon fertig!*");

3.2 Kognition:
1. Dissimulieren (Krankheit herunterspielen),
2. Ablenken (Aufmerksamkeit auf etwas anderes lenken),
3. Valorisieren (sich selbst aufwerten),
4. Problemanalyse (vernünftiges Abwägen und Entscheiden),
5. Vermeiden (Problem aus dem Wege gehen),
6. Rumifizieren (ständiges Grübeln über Krankheit),
7. Stoizismus (mit Fassung tragen);

3.3 Intrapsychisch-emotional:
1. Haltung bewahren (Selbstkontrolle),
2. Fatalismus (aufgeben, resignieren, da man glaubt ohnehin selbst keine Kontrolle zu haben, sondern von höheren Mächten abhängig ist, sich in sein Schicksal ergeben),
3. Auflehnung (Protest),
4. Selbstbeschuldigung (Fehler suchen),
5. Emotionen ausdrücken,
6. Religiosität (Halt im Glauben).

Soziale Unterstützung
Eine weitere wichtige Rolle bei der Krankheitsverarbeitung spielt auch die **soziale Unterstützung** (Fremdhilfen durch das direkte soziale Umfeld), die durch Stabilität, Dichte und Qualität des sozialen Netzwerkes einer Person bestimmt wird. Cohen & Wills (1985) unterschieden:
- **Strukturelle soziale Unterstützung** (Größe des soziales Netzwerk, Familien, Zahl der Freunde)
- **Funktionelle soziale Unterstützung** (Qualität der Beziehung, emotionale Zuwendung)

Zu der Wichtigkeit sozialer Unterstützung beim Auftreten von Krankheiten gibt es eine Fülle medizinpsychologischer Untersuchungen, von denen einige exemplarisch erwähnt werden sollen: Blazer (1982) fand, dass ältere Menschen mit hoher sozialer Unterstützung auch eher positives Gesundheitsverhalten zeigten (z.B. gesunde Ernährung, Nichtrauchen, mäßiger Alkoholgenuss). Kiecolt-Glaser (1984): Studenten mit hoher Einsamkeit wiesen während der Abschlussprüfung herabgesetzte Immunfunktionen auf. Ruberman et al. (1984): Todesfälle nach einem Herzinfarkt bei Männern korrelierten hoch mit mangelnder sozialer Unterstützung. Schoenbach et al. (1986) fanden, dass die Sterblichkeit einer älteren Population in enger Beziehung zur strukturellen Unterstützung stand. Seeman & Syme (1987): Frauen mit hoher funktioneller Unterstützung litten seltener an Artheriosklerose. Goodenow, Reisine & Grady (1990): Frauen mit hoher funktionaler Unterstützung kamen besser mit rheumatischer Arthritis zurecht. Turkington (1992): Von Herzpatienten, die niemand hatten, mit dem sie reden konnten, starben dreimal mehr als von der sozial integrierten Kontrollgruppe. Glaser et al. (1992): Nach einer Impfung (Hepatitis-B) zeigten sozial-integrierte Studenten stärkere Immunreaktionen auf den Impfstoff auf. Spiegel et al. (1989) und Liy & Roberts (1992): Krebspatienten mit hoher sozialer Unterstützung hatten eine bessere Prognose.

Klinischer Bezug
Wie bereits am Anfang dieses Buches erwähnt, ist Krankheit nicht alleine ein körperlicher Defektzustand, sondern auch rein somatische Erkrankungen haben massiven Einfluss auf die Psyche. Insbesondere schwere Krankheiten, chronische Störungen und auch Behinderungen zwingen den Patienten zum Prozess der Krankheitsverarbeitung. Der behandelnde Arzt sollte hier Verhaltensweisen unterstützen, durch die positive Entwicklungen eingeleitet werden und dabei helfen Ressourcen zu aktivieren. Er sollte aber ebenso mit wachen Augen auf fehlerhafte Formen der Anpassung an eine Krankheit achten. ∎

H96
→ **Frage 2.23:** Lösung B

Lazarus beschreibt körperliche Krankheiten als Stress, auf den die Person verschieden reagieren kann: 1. Suche nach Informationen, 2. Sofortiges Handeln, ohne viel zu überlegen, 3. Nichthandeln, Vermeiden von Aktivitäten, 4. Intrapsychische Reaktionen. Lösungsmöglichkeit (B) kommt dabei nicht vor.

H97
→ **Frage 2.24:** Lösung B

Zu (A): In der Stresstheorie von Lazarus wird zwar auch die subjektive Bewertung beschrieben, ob eine Situation mit eigenen Mitteln zu bewältigen ist (nicht stresserzeugend) oder ob die Person sich in ihren Möglichkeiten überfordert sieht (stresserzeugend). Dies ist jedoch nicht die *primäre* Bewertung, nach der gefragt wurde!

Zu (B): Primäre Bewertung im Copingkonzept nach Lazarus (1966): Es hängt von den subjektiven Be-

wertungen einer Person ab, ob Stress als irrelevant, als negativ oder sogar als positiv eingeschätzt wird.
Zu (C): Problemorientierte Stressbewältigung: z.B. Schuldnerberatung.
Zu (D): Emotionsregulierende Stressbewältigung: z.B. nondirektive Gesprächspsychotherapie.

H98
→ **Frage 2.25:** Lösung C

Zu (C): Coping-Modell: Siehe Lerntext II.5.
Zu (A), (B), (D) und (E): Diese Bewältigungsformen wurden von Heim et al. (1983) samt und sonders dem Bereich der Aktionen zugeordnet. Die vollständige Liste möglicher Handlungen lautet: Kompensation, Aussprache suchen, Rückzug, Wut ausleben, Altruismus, Zupacken.

H00 ■■
→ **Frage 2.26:** Lösung C

Zu (A), (B) und (E): Nach Lazarus („*Copingforschung*") sind alle Reize Stressoren, die von einer Person subjektiv als bedrohlich empfunden werden. Ob eine Person eine Situation als bedrohlich, irrelevant, negativ oder sogar als positiv einschätzt, hängt demnach nur von der persönlichen Bewertung ab. Allgemein gesagt kommt es nach Ansicht von Lazarus zur Verschiebung von Reizgegebenheiten bei Stress auf Bewältigungsstrategien und innerpsychische Prozesse der Reizverarbeitung. Lazarus unterscheidet hier: „*Primary appraisal*": erste Bewertung des Reizes als bedrohlich/belastend, günstig/positiv, neutral/irrelevant. „*Secondary appraisal*": Bewertung der eigenen Handlungsfähigkeit bezüglich des Reizes (Bewältigung). Im weiteren Verlauf kann es zum „*Reappraisal*" kommen, einer neuen Einschätzung der Situation unter Einbezug der eigenen Fähigkeiten.
Zu (C) und (D): Unter Coping versteht man Bewältigungsstrategien zur Auseinandersetzung mit der Krankheit. Lazarus war einer der wesentlichen Begründer dieses Copingkonzeptes. Demnach hat der Patient die Chance, seiner Krankheit folgendermaßen zu begegnen: Zum einen können durch aktive Handlungen Bewältigungsstrategien gebildet werden, um Probleme zu beseitigen, die in direktem Zusammenhang mit der Krankheit stehen (Ein Rollstuhlfahrer z.B. bringt wesentliche Einrichtungsgegenstände wie Kleiderhaken in einer neuen Höhe an.), zum anderen können sich kognitive und emotionale Bewältigungsstrategien ausbilden. Die Informationssuche gehört zum Bereich des problemorientierten Copings.

F00
→ **Frage 2.27:** Lösung A

Zu (A): Aggravation: Übertreibung subjektiver Krankheitserscheinungen. Die Symptome sind tatsächlich vorhanden, werden aber in ihren Auswirkungen übertrieben dargestellt.

Zu (B): Identifikation: Modelllernen durch Identifikation mit einem Vorbild; auch als psychoanalytischer Abwehrmechanismus definiert: Bei Frustration in Form von Verbot des Auslebens triebhafter Bedürfnisse kann es zur Identifikation mit der verbietenden Person kommen.
Zu (C): Interferenz: Lerninhalte behindern die Speicherung weiterer Informationen. Man unterscheidet: Proaktive Hemmung (ein Lernvorgang behindert den darauf folgenden) und retroaktive Hemmung (ein Lernvorgang behindert den zurückliegenden, insbesondere wenn der neue Lernvorgang in die Phase zwischen Speicherung und Reproduktion des zurückliegenden fällt).
Zu (D): Projektion: Ein verbotenes Bedürfnis wird auf Personen der Umgebung projiziert und dort wahrgenommen. Grundlage projektiver Testverfahren.
Zu (E): Simulation: Vortäuschung von Krankheitssymptomen, die gar nicht vorhanden sind.

H03
→ **Frage 2.28:** Lösung B

Zu (A): Ablenkung: Auch Ablenkung kann eine Copingstrategie sein. Der Patient in dem IMPP-Beispiel zeigt natürlich keinerlei Verhalten, um sich von seiner Krankheit abzulenken.
Zu (B): Dissimilieren (Krankheit herunterspielen): Der Patient spielt in der Tat die Schwere seiner Erkrankung herunter.
Zu (C): Fatalismus: aufgeben, resignieren, es dem Schicksal überlassen.
Zu (D): Stoizismus (mit Fassung tragen): Hierzu hätte der Patient zugeben müssen, schwer krank zu sein.
Zu (E): Problemanalyse (vernünftiges Abwägen und Entscheiden) liegt nicht vor.

H05
→ **Frage 2.29:** Lösung E

Zu (A)–(E): Heim et al. (1983) unterschieden in ihrem „Transaktionalen Modell der Krankheitsverarbeitung":
1. Wahrnehmung: Am Anfang der Erkrankung steht die Wahrnehmung von Symptomen.
2. Kognitive Verarbeitungen: Die Veränderung des Gesundheitszustandes wird bewertet.
3. Bewältigungsformen: Hier werden drei Möglichkeiten unterschieden:
   a. Handeln: Kompensation (sich etwas Gutes gönnen), Zuwendung suchen, Rückzug, Wut ausleben, Altruismus (anderen helfen), Zupacken,
   b. Kognition: Dissimulieren (Krankheit herunterspielen), Ablenken (Aufmerksamkeit auf etwas anderes lenken), Valorisieren (sich selbst aufwerten), Problemanalyse (vernünftiges Abwägen und Entscheiden), Vermeiden

(Problemen aus dem Wege gehen), Rumifizieren (ständiges Grübeln über Krankheit), Stoizismus (mit Fassung tragen),

c. intrapsychisch-emotional: Haltung bewahren (Selbstkontrolle), Fatalismus (aufgeben, resignieren), Auflehnung (Protest), Selbstbeschuldigung (Fehler suchen), Emotionen ausdrücken, Religiosität (Halt im Glauben).

Die Äußerung der Patientin „Das ist nun so, da muss man sich dreinschicken!" gehört mit zum Bereich Stoizismus-Fatalismus. Fatalismus ist eine Form der unangemessenen Krankheitsverarbeitung und bedeutet: aufgeben, resignieren, da man glaubt, ohnehin selbst keine Kontrolle zu haben, sondern von höheren Mächten abhängig zu sein, sich in sein Schicksal ergeben.

H04
→ **Frage 2.30:** Lösung B

Zu (A): Kompensation: Ausgleichen. Hierzu müsste die Patientin einen Weg gefunden haben, ihren Schmerzen im Bereich der Lendenwirbelsäule etwas Positives entgegenzusetzen.

Zu (B): Relativieren: abschwächen, vermindern, relativ sehen. Selbsthilfegruppen von Personen mit derselben Krankheit z.b. können durch Erfahrungsaustausch helfen, den Leidensdruck zu relativieren. In dem Beispiel der Prüfungsfrage geht es der Patientin vergleichsweise besser als ihrer Mutter, hierdurch schwächt sich ihre eigene Symptomatik ab, wird also relativ gesehen.

Zu (C): Rumifizieren: ständiges Grübeln über Krankheit (aus dem „Transaktionalen Modell der Krankheitsverarbeitung" von Heim et al., 1983).

Zu (D): Stoizismus: mit Fassung tragen (aus dem „Transaktionalen Modell der Krankheitsverarbeitung" von Heim et al., 1983).

Zu (E): Valorisieren: sich selbst aufwerten (aus dem „Transaktionalen Modell der Krankheitsverarbeitung" von Heim et al., 1983). Diese Lösung ist nicht ganz verkehrt, da Frau M. ihren eigenen Zustand durch den Vergleich zu ihrer Mutter in gewisser Weise ja auch aufwertet. Allerdings fragt das IMPP nach der „besten" Lösung und das ist Alternative (B). Eine echte Valorisierung wäre eher gegeben, wenn jemand auf seinen Zustand regelrecht stolz wäre, z.B. indem damit geprahlt wird, welche Schmerzen durchgestanden wurden.

II.6	Erlernte Hilflosigkeit

Welche Patienten zeigen eine solche Regression und welche kämpfen aktiv gegen ihre Erkrankung an? Seligman entwickelte 1975 das Konzept der **gelernten Hilflosigkeit** aus tierexperimentellen Studien. Hunde, die Serien von Elektroschocks auch mit Aufwendung aller Kräfte nicht entkommen konnten, wurden schließlich passiv und ertrugen dann auch andere Situationen hilflos, in denen Möglichkeiten zur Flucht gegeben waren. Seligman übertrug diese Ergebnisse auf die reaktive Depression beim Menschen. Kinder, die lernen, dass sie aversiven Reizen (z.B. Frustrationen, Schlägen, Triezen durch Mitschüler) ohnehin nicht entgehen können, flüchten sich in eine passiv-abwartende Rolle. Auch im weiteren Leben glauben solche Personen, dass sie geringe Kontrollmöglichkeiten auf ihre Umwelt haben. Inzwischen hat man in den Gehirnen der Versuchstiere Veränderungen des Serotonin- und Noradrenalinspiegels festgestellt. Ähnliche Veränderungen zeigen sich auch bei einigen Arten der Depression.

Allgemein: In der reformulierten Fassung zur Theorie der gelernten Hilflosigkeit nahm Seligman die folgenden Ursachen für Ereignisse:

1. **Ursprung** (interne Attribuierung: der Mensch betrachtet sich selbst als Ursache eines Ereignisses; externe Attribuierung: andere Menschen oder die Umstände sind verantwortlich).

2. **Wirkungsdauer** (stabile Attribuierung: zeitlich stabile oder immer wiederkehrende Faktoren werden für das Ereignis verantwortlich gemacht; variable Attribuierung: variable oder zufällige Ursachen führten zum Handlungsausgang).

3. **Wirkungsbreite** (spezifische Attribuierung: die Auswirkungen bleiben auf ein Ereignis beschränkt; globale Attribuierung: das Ereignis hat Auswirkungen auf viele Bereiche).

Engel und Schmale veröffentlichten 1978 ein vergleichbares Prinzip der Selbstaufgabe (**given up – giving up**), dem das Gefühl der eigenen Hoffnungslosigkeit zugrunde liegt:

1. Der Patient erlebt sich nicht mehr als intakte, leistungsfähige Persönlichkeit.
2. Die Beziehungen zur Umwelt erscheinen ihm als unbefriedigend.
3. Erfahrungen aus der Vergangenheit verlieren ihren Wert als Leitlinie.
4. Der Patient verliert das Vertrauen in die Zukunft.
5. Es kommt zum Wiederaufleben von ähnlichen Gefühlen aus der Vergangenheit.

Nach Engel und Schmale geht diese Selbstaufgabe psychosomatischen und psychiatrischen Krankheiten voraus.

> **Klinischer Bezug**
> Ein Teil der Patienten reagiert auf schwere Krankheiten mit Regression, sozialem Rückzug, Selbstaufgabe, Hilflosigkeit oder Depressionen und bedarf besonderer Fürsorge durch den Arzt.

F00 F95
➡ **Frage 2.31:** Lösung A

Zu **(A)**: Das Erleben von Hilflosigkeit führt nach Seligmann zum passiv-apathischen Verhalten und zu Depressionen, jedoch nicht zur Aggressivität.
Zu **(B)**–**(D)**: Siehe Lerntext II.6.
Zu **(E)**: Langanhaltende Belastung und Gefühle der Hilflosigkeit führen zu einer Verringerung des Noradrenalinspiegels im Gehirn, was mit der Monoamintheorie der Depression übereinstimmt. (Allerdings erhöhen einige antidepressive Medikamente den Noradrenalinspiegel und wirken auch. Vermutlich hat auch Serotonin hier wesentliche modulierende Effekte.)

F02
➡ **Frage 2.32:** Lösung A

Zu **(A)**: Aufbegehren und reaktive Aggressivität gehören natürlich gerade nicht zum Konzept der erlernten Hilflosigkeit nach Seligman. Das wäre geradezu die entgegengesetzte Reaktion.
Zu **(B)**, **(C)**, **(D)** und **(E)**: Siehe Lerntext II.6.

H03
➡ **Frage 2.33:** Lösung C

Zu **(A)**: External, global, variabel (Beispiel: *„In diesem Semester haben die Kommilitonen mich gemobbt, sodass ich in sämtlichen Prüfungsfächern versagt habe."*): Diese Kausalattribution schiebt anderen die Schuld zu und schützt damit das Selbst vor Gefühlen der Hilflosigkeit.
Zu **(B)**: External, spezifisch, stabil (Beispiel: *„Die schlechten Lehrveranstaltungen der Professoren dieser Uni sind Schuld daran, dass ich das ganze Semester über keine guten Leistungen in Psychologie zeigen konnte."*): Diese Kausalattribution schiebt anderen die Schuld zu und schützt damit das Selbst vor Gefühlen der Hilflosigkeit.
Zu **(C)**: Internal, global, stabil (Beispiel: *„Ich bin nun mal ein Versager in allen Lebensbereichen und werde nie zu etwas bringen."*): Wenn man sich diese Kausalattribution oft genug einredet, so wird dies schließlich zum Erleben von Hilflosigkeit führen.
Zu **(D)**: Internal, spezifisch, stabil (Beispiel: *„Anatomie werde ich niemals begreifen, da mir die Fähigkeit fehlt, mir Körperteile dreidimensional vorzustellen. Das schaffe ich nie."*): Auch diese Kausalattribution könnte zum Erleben von Hilflosigkeit führen,

sie erstreckt sich aber nur über einen Bereich und kann durch gute Erlebnisse in anderen Bereichen kompensiert werden.
Zu **(E)**: Internal, spezifisch, variabel (Beispiel: *„In Physiologie habe ich einiges nicht gut gelernt, weil ich nicht genug Zeit hatte, das Lehrbuch durchzuarbeiten."*): Auch diese Kausalattribution könnte zum Erleben von Hilflosigkeit führen, sie erstreckt sich aber nur über einen Bereich, ist variabel und kann durch gute Erlebnisse in anderen Bereichen schnell kompensiert werden.

F04
➡ **Frage 2.34:** Lösung C

Zu **(A)**, **(B)**, **(D)** und **(E)**: Seligman entwickelte 1975 das Konzept der gelernten Hilflosigkeit aus tierexperimentellen Studien. Hunde, die Serien von Elektroschocks auch mit Aufwand aller Kräfte nicht entkommen konnten, wurden schließlich passiv und ertrugen dann auch andere Situationen hilflos, in denen Möglichkeiten zur Flucht gegeben waren. Seligman übertrug diese Ergebnisse auf die reaktive Depression beim Menschen. Kinder, die lernen, dass sie aversiven Reizen (z.B. Frustrationen, Schlägen, Triezen durch Mitschüler) ohnehin nicht entgehen können, flüchten sich in eine passiv-abwartende Rolle. Auch im weiteren Leben glauben solche Personen, dass sie geringe Kontrollmöglichkeiten auf ihre Umwelt haben.
Zu **(C)**: Das Coping-Modell von Lazarus (1966) unterscheidet mehrere Bewältigungsreaktionen: **a)** Informationssuche (im medizinischen Wörterbuch nachschlagen, den Arzt fragen), **b)** direkte Aktionen (Medikamente einnehmen, Selbsthilfegruppe aufsuchen), **c)** Aktionshemmung (Rückzug, Verminderung von Arbeitstätigkeiten) und **d)** intrapsychische und kognitive Prozesse (Ignorieren der Krankheit, Herunterspielen oder Überbewertung der Symptome).

H95
➡ **Frage 2.35:** Lösung E

Es handelt sich um eine reformulierte Fassung zur Theorie der gelernten Hilflosigkeit von Seligman. Siehe Lerntext II.6.
Zu **(A)**: Internal-variabel-global wäre z.B.: „Ich sollte mehr Zeit für die Patienten haben."
Zu **(B)**: External-stabil-spezifisch: „Bei einem Glioblastom gibt es eben keine Überlebenschancen."
Zu **(C)**: Internal-stabil-spezifisch wäre z.B.: „Ich bin unfähig, mit Krebspatienten umzugehen."
Zu **(D)**: External-variabel-spezifisch: „Wenn der Patient sich hätte operieren lassen, hätte er überlebt."
Zu **(E)**: Internal-stabil-global: „Ich hätte nicht Arzt werden sollen."

H95
⇨ **Frage 2.36:** Lösung B
Siehe Kommentar zu Frage 2.35.

H90
⇨ **Frage 2.37:** Lösung A
Zu (**A**): Aggressive Gespanntheit gehört nicht zum Konzept von Engel und Schmale. Siehe Lerntext II.6.
Zu (**B**)–(**E**): Richtige Aussagen.

2.1.4 Kommunikation und Interaktion

II.7 Verbale und nonverbale Kommunikation

Kommunikation ist definiert als Übermittlung von Informationen zwischen einem Sender und einem Empfänger. Man unterscheidet verbale und nonverbale Kommunikation.
1. **Nonverbale Kommunikation:** Auch über den Körper kann man Informationen austauschen. Hierzu gehören z.B.:
Körpersprache ist wohl die ursprünglichste Methode, um sich verständlich zu machen. Über **Körperkontakt** können wir unsere elementarsten Bedürfnisse (Liebe, Hass) viel mehr als mit Worten zeigen. Die **Mimik** spielt beim Menschen wohl die zentralste Rolle innerhalb der nonverbalen Kommunikation, da wir beim Gespräch automatisch sehr viel mehr auf das Gesicht des Interaktionspartners achten als auf den gesamten restlichen Körper. Man kann praktisch jedes Gefühl durch einen entsprechenden **Gesichtsausdruck** zeigen, es handelt sich um angeborene Verhaltensweisen (auch bei blinden Kindern), Mimik ist daher international verständlich. Der erfahrene Arzt kann mitunter schon aus dem Gesichtsausdruck des Kranken erste Diagnosen darüber ableiten, wie der Patient sich fühlt, ob er Schmerzen hat und verzweifelt oder depressiv ist. Hierbei sind es vor allem die Augen, mit denen man kommunizieren kann. Die Beobachtung des **Blickkontaktes** zwischen zwei Menschen kann einem Beobachter in der Regel kurzfristig sagen, welches Verhältnis diese Personen zueinander haben und was in ihnen gerade vor sich geht: der autoritäre Chef sieht den Untergebenen an, dieser blickt eher weg. Jemand der lügt, wird in der Regel den Blickkontakt vermeiden; Schizophrene blicken mitunter dem Gesprächspartner ständig stur in die Augen. Eine weitere Möglichkeit, mit dem Körper zu kommunizieren ist die **Körperhaltung**. Die Art wie jemand sitzt oder steht kann oft sehr viel mehr Aufschluss über seine Gefühle zulassen als ein langes Gespräch. Unsere Stimmung drückt sich sofort und sehr direkt in der Körperhaltung aus. Hierzu gehört auch die **Gestik** (z.B. *„Stinkefinger"*, *Abwinken*, *Vogel-zeigen*).

Sogar vermittels von **Gegenständen** betreiben wir Kommunikation. So drückt zum Beispiel das Tragen des Eheringes aus, dass man verheiratet ist. Eine mit Schmuck behangene Frau versucht mit ihrem Reichtum zu protzen. Auch mit dem vergoldeten Klingelknopf und Türgriffen aus teurem Messing zeigen Sie schon am Praxiseingang jedem neuen Patienten, wie es mit Ihren Finanzen bestellt ist. **Kleidung** ist in diesem Bereich wohl der ausdrucksstärkste „Gegenstand" mit dem wir kommunizieren. Der depressive, von Sorgen niedergedrückte Mensch greift eher zu tristen, grauen Farben. Fühlt man sich gesund, fröhlich und voller Elan, dann darf es auch einmal der knallige rotgelbe Pulli sein. Auch der weiße Arztkittel als eine **Uniform** besitzt starken Ausdruckswert. Durch die Wahl der Kleidung drücken wir jeden Morgen etwas über uns selbst aus, welche Persönlichkeit wir haben und wie wir uns an diesem Tag fühlen. Sogar mit unserem **Haarschnitt** sagen wir etwas über unsere Persönlichkeit aus. Durch unsere Kleidung und unseren Haarschnitt werden wir von anderen unterscheidbar und tauchen aus der grauen Masse auf. Auch räumliche **Nähe** oder **Distanz** zwischen zwei oder mehr Personen sagt etwas über ihre Beziehung aus. Zwei Liebende haben eine sehr geringe Distanz, zwischen den Mitarbeitern einer Institution wird die Entfernung während der Arbeit naturgemäß etwas größer sein. Noch größer ist sie auf der Straße, beim Zusammentreffen völlig fremder Personen. Jeder Mensch hat eine **Intimdistanz**, die ungefähr mindestens eine Armeslänge beträgt. Diese Distanz versuchen wir, so gut wie möglich im täglichen Leben einzuhalten, etwa beim Einkaufen oder in der Schlange in der Mensa. Eine Verringerung der Distanz durch Fremde wird als unangenehm empfunden. Auch der Schreibtisch in der Arztpraxis z.B. schafft Distanz zwischen dem Arzt und dem Patienten. Andererseits sind gerade Ärzte gezwungen, die Intimdistanz bei körperlichen Untersuchungen ständig zu durchbrechen.
Aspekte der nonverbalen Kommunikation werden oft nicht bewusst wahrgenommen oder aus-

reichend berücksichtigt, obwohl gerade diese eine Fülle zusätzlicher Informationen liefern können: häufiger Blickkontakt z. B. ist eine unabdingbare Voraussetzung, bevor man jemandem sagt, dass man ihn/sie liebt.

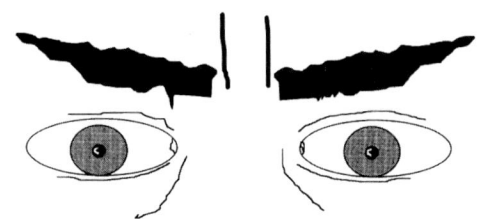

Abb. 2.**1** Augen als Möglichkeit der nonverbalen Kommunikation. So sollte Ihr Professor während der Prüfung möglichst nicht blicken.

2. **Verbale Kommunikation**:
Sprache ist für Menschen einer der wichtigsten Informationsträger. Hier unterscheidet man den **linguistischen** (Inhalt, Grammatik, Vokabular) und den **paralinguistischen Aspekt** (Rhythmus und Tempo der Sprache, Betonungen, Stimmqualität). Auch Schriftsprache zählt natürlich zur verbalen Kommunikation. Statt der Paralinguistik

kann man hier graphologische Merkmale berücksichtigen (...insofern der Text noch mit der Hand geschrieben wurde, z. B. ein Arztrezept!).
Jones und Gerard (1967) unterschieden vier **Interaktionsniveaus** zwischen zwei oder mehr Personen:

- **Pseudokontingente Interaktion**: die Verhaltensweisen werden nur durch eigene Verhaltenspläne bestimmt, die Definition dieser Ziele erfolgte schon vor der Interaktion. Die wesentliche Interaktion mit dem Gesprächspartner besteht darin, zu warten, bis dieser aufhört zu sprechen.
- **Asymmetrische Kontingenz**: ein Interaktionspartner agiert nach vorher festgelegten Zielen, der zweite reagiert lediglich auf den ersten. Typisches Beispiel ist die Arztvisite im Krankenhaus.
- **Reaktive Kontingenz**: es gibt hier zwar eine wechselseitige Orientierung auf die Aussagen des Partners, jedoch ohne eigene Ziele. Die Interaktion verläuft sprunghaft spontan, häufig in Zusammenhang mit starken Emotionen.
- **Wechselseitige Kontingenz**: die Interaktionspartner verfolgen eigene Vorstellungen, sie sind jedoch bemüht, diese anhand der Interaktion mit ihren Gesprächspartnern zu verändern. Es kommt zum gemeinsamen Problemlösen mit echtem Austausch von Beziehungen.

F02
→ **Frage 2.38**: Lösung A

Zu (A): Korrekte Definition der paraverbalen Kommunikation.
Zu (B): Gesten, Mimik und Körperhaltung gehören zur non-verbalen Kommunikation.
Zu (C): Paul Watzlawick unterschied die Inhaltsebene (das, was gesagt wird) von der Beziehungsebene, durch die eine Aussage oft überhaupt erst interpretiert werden kann. So kann der Satz „Du siehst ja wieder mal toll aus heute ...“ völlig anders gemeint sein, als es sich auf den ersten Blick anhört.
Zu (D): Die Aussage „Du kleines Ferkel!“ kann auf der Beziehungsebene als liebevolle Schelmerei ebenso als kräftige Beleidigung verstanden werden.
Zu (E): Kommunikation über Kommunikation („Warum widersprichst Du immer, wenn ich etwas sage?“) bezeichnet man als Meta-Kommunikation.

II.8 Analyse der Kommunikation

Der amerikanische Psychologe **Paul Watzlawick** unterschied folgende Grundgesetze der Kommunikation:

1. „Man kann **nicht nicht-kommunizieren**“. Jedes Verhalten ist also Kommunikation. Sowohl Worte und Schweigen als auch Handeln oder die trotzige Weigerung zu antworten haben Kommunikationscharakter!
2. „Kommunikation hat einen **Inhalts**- und einen **Beziehungsaspekt**.“ Neben der reinen inhaltlichen Aussage lässt sich aus jeder Kommunikation etwas über die Beziehung der Interaktionspartner aussagen. Abhängig vom Gesichtsausdruck, Lautstärke, Tonfall und anderen paralinguistischen Begleitphänomenen (Lachen, Weinen, Seufzen, Stöhnen) muss etwa der Satz „Du Ferkel!“ dadurch sehr unterschiedlich interpretiert werden.
3. „Kommunikationspartner neigen dazu, Kommunikationsabläufe unterschiedlich zu **interpunktieren**“, d. h. Interaktionspartner nehmen unterschiedliche Teile des Gesprächs oder Verhaltens als wichtig wahr und geben damit auch eine unterschiedliche

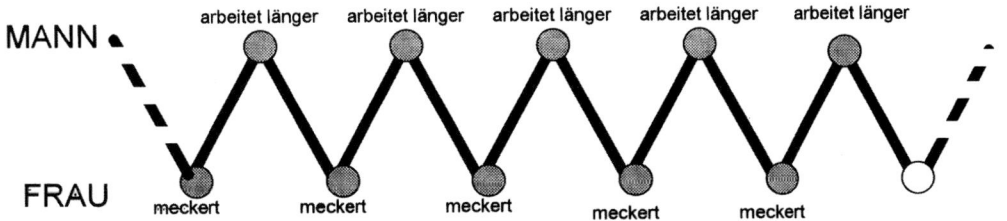

Abb. 2.2 Unterschiedliche Interpunktion der Kommunikationspartner. Die Frau meckert, weil der Mann ständig zu lange arbeitet und sie dann meist alleine zu Hause ist. Der Mann arbeitet länger, weil er die Meckerei seiner Frau zu Hause nicht erträgt.

Deutung. Im Wesentlichen meint Watzlawick damit, dass jeder Interaktionspartner in seinen Handlungen oder Aussagen nur die Reaktion auf das sieht, was der Interaktionspartner zuvor gesagt oder getan hat. Dies erschwert die Antwort auf die Schuldfrage bei zerstrittenen Paaren meist erheblich.

4. *„Menschliche Kommunikation bedient sich **digitaler** und **analoger** Modalitäten. Digitale Kommunikationen (= verbale Kommunikation) haben eine komplexe und vielseitige logische Syntax, aber auf dem Gebiet der Beziehungen eine unzulängliche Semantik. Analoge Kommunikationen (= nonverbal) dagegen besitzen dieses semantische Potential, ermangeln aber die für eine eindeutige Kommunikation erforderliche logische Syntax."* (s. o.)

5. *„Zwischenmenschliche Kommunikationsabläufe sind entweder **symmetrisch** oder **komplementär** (= ergänzend), je nachdem ob die Beziehung zwischen den Partnern auf Gleichheit oder Unterschiedlichkeit beruht."*

Paradoxe Kommunikation: Verbale und nonverbale Informationsanteile in einer Interaktion können sich widersprechen. Dies bezeichnet man als *„paradoxe Kommunikation"*. Beispiel: *„Oh hallo, kommen Sie doch herein!"*, sagt der Arzt, gleichzeitig zieht er ein genervtes Gesicht, sieht kurz auf die Uhr, schreibt etwas auf seine Karteikarte und zeigt damit auf nonverbaler Ebene, dass er den Patienten gar nicht hereinbitten möchte. Typisch für den überlasteten Allgemeinarzt ist das: *„Bitte sprechen Sie doch weiter!"* mit häufigen Blicken auf die Armbanduhr. Bekannt ist auch das **„Sei spontan!"**-Paradoxon, das nicht ausführbar ist, da man auf einen Befehl hin nicht mehr spontan handeln kann.

Als **Metakommunikation** bezeichnet man die Kommunikation über die Kommunikation. Man redet darüber, wie man eigentlich miteinander spricht. Wie gehen Sie mit Ihrem Partner um, warum führen lapidare Feststellungen (*„Du hast wieder den Klodeckel nicht zugemacht!"*) zu end-

losen Streitigkeiten? Zur Darstellung der Beziehungsebene können sowohl verbale (linguistische wie paralinguistische Bestandteile) als auch nonverbale Kommunikationen verwendet werden. Durch Metakommunikation würde man hierbei versuchen herauszufinden, warum verbale und nonverbale Anteile sich oft widersprechen: Der Mann sagt zu seiner Frau *„Schatzi, ich liebe dich."* und macht gleichzeitig gelangweilt das Fernsehgerät an. Durch Metakommunikation könnte die Frau nun hinterfragen, wer ihm wichtiger ist: sie oder das TV-Gerät.

„double bind": Bei der Doppelbindung befindet sich die aufgeforderte Person in einer Zwickmühle zwischen widersprüchlichen verbalen und nonverbalen Aufforderungen (paradoxe Kommunikation, s.o.) und kann nur falsch handeln (Opferposition). Der einzige Ausweg aus dieser Zwickmühle wäre, die Beziehungsstruktur beim Namen zu nennen und Metakommunikation zu betreiben. Charakteristisch für die Doppelbindungssituation ist aber, dass dieser Ausweg unmöglich ist, da die Personen in einer engen Abhängigkeitsposition stehen (z. B. Kind zur Mutter). Ständiges Double-bind in der Kindheit wurde lange Zeit als Auslöser für Schizophrenie diskutiert.

Klinischer Bezug
Menschen kommunizieren auch über Mimik, Gestik und Körperkontakt und der Arzt muss sich darüber im Klaren sein, dass er über die Art und Weise wie er mit einem Patienten oder einer Patientin spricht, ihn oder sie ansieht und berührt, auch die Beziehung definiert. Zu beachten ist auch, dass Mediziner in Ausübung ihres Berufes ständig die normale Intimdistanz ihrer Patienten unterschreiten und diesen im doppelten Sinn der Bedeutung des Wortes dadurch oft „zu nahe treten". Der Austausch von Information über verbale Kommunikation ist der einfachste Weg zur Erhebung biografischer und anamnestischer Daten beim Patient und der Arzt sollte die Grundgesetze dieser Interaktion kennen.

H02

→ **Frage 2.39:** Lösung B

Zu **(A)–(E)**: Als Metakommunikation bezeichnet man die Kommunikation über die Kommunikation. Man spricht darüber, wie man eigentlich miteinander spricht.

H99 ■

→ **Frage 2.40:** Lösung C

Doppelbindung (double-blind): Eine verbale Aussage stimmt nicht mit der gleichzeitig ablaufenden nonverbalen Verhaltensweise überein. Beispiel: Ein Student möchte bei einem Professor seine Doktorarbeit schreiben und spricht ihn darauf an. Der Professor sagt: *„Ja, das ist eine sehr gute Idee"*, geht dann sofort weg und schließt die Tür von seinem Professorenzimmer von innen.

Zu **(A)**: Der Soziologe Parsons beschrieb 1961 fünf Verhaltenserwartungen an den Arzt, darunter auch die Affektive Neutralität: Sympathie oder Antipathie dürfen die Leistungen des Arztes nicht beeinflussen.

Zu **(B)**: Direktivität: direktes Erteilen von Befehlen oder Ratschlägen in der Beratung, im Gegensatz zum non-direktiven (klientenzentrierten) Gesprächsstil, bei dem der Gesprächsablauf im wesentlichen dem Gesprächspartner überlassen wird.

Zu **(C)**: Double-bind hat nur negative Folgen, wenn eine Person von der anderen abhängig ist und den Widerspruch nicht auflösen oder hinterfragen kann. Bei gleichberechtigten Partnern kann eine double-bind-Situation durch Meta-Kommunikation (Kommunikation über die Art der Kommunikation) aufgelöst werden.

Zu **(D)**: Empathie (Einfühlungsvermögen in andere) würde wahrscheinlich eher verhindern, dass eine Person double-bind zeigt.

Zu **(E)**: Soziale Nähe ist ein schwer zu definierender „Wischiwaschibegriff". Damit kann z.B. auch die Nähe hinsichtlich der sozialen Schicht von Personen gemeint sein oder wie weit räumlich jemand von sozial stigmatisierten Personen (Punks, Skinheads, Drogensüchtigen, Asylanten, Zigeunern, Farbigen) wohnt.

H02 ■

→ **Frage 2.41:** Lösung A

Zu **(A)–(C)**: Jones und Gerard (1967): Siehe Lerntext II.8.

Es handelt sich in der Beschreibung der Frage natürlich um die wechselseitige Kontingenz, also ist (A) richtig.

Zu **(D)**: Kollusion: Zusammenspiel von zwei oder mehr Personen in einem sozialen System. 1. Oft im Sinne eines geheimen Einverständnisses benutzt, 2. in der Familientherapie wird der Ausdruck benutzt für eingespielte Schemen, welche die Ehe-

partner nicht durchschauen und daher auch nicht daraus ausbrechen können.

Zu **(E)**: In der Double-bind-Situation klaffen Beziehungsaspekt und Inhaltsaspekt auseinander. Auf beiden Ebenen erfolgen gegensätzliche Handlungsaufforderungen, die dazu führen, dass die Person zwangsläufig immer falsch handelt, weil sie gegen eine von beiden Aufforderungen verstößt. Watzlawick bringt hierzu das einleuchtende Beispiel einer Mutter, die ihrem Sohn ein grünes und ein blaues Hemd schenkt. Zu ihrem nächsten Besuch zieht der Sohn nun extra das blaue Hemd an, aber die Mutter fragt völlig enttäuscht: *„Ja, warum trägst Du denn das grüne Hemd nicht, gefällt Dir das denn gar nicht?"*

H01 F95

→ **Frage 2.42:** Lösung B

Der Begriff „Kontingenz" in der Kommunikationstheorie bedeutet Abhängigkeit der Kommunikationen von eigenen Bedürfnissen oder vom Interaktionspartner.

Zu **(A)**: Das wäre eine „asymmetrische Kontingenz". Hier überwiegen für den einen Gesprächspartner eigene Bedürfnisse, für den anderen aber äußere Determinanten. Letzterer stellt sich häufig auf das Verhalten des Ersteren ein. Typisch für Interviews und das ärztliche Gespräch.

Zu **(B)**: „Pseudonkontingenz" bedeutet, dass die Äußerungen zweier (oder mehr) Gesprächspartner nur abhängig von den eigenen Bedürfnissen sind, ohne dass das Verhalten des Interaktionspartners irgendeinen Einfluss hat. Typisch ist das Aneinandervorbeireden von Patienten, die im Arzt-Wartezimmer dem anderen nur von ihrer eigenen Krankheit erzählen wollen, oder der formalisierte Austausch vorgefertigter Stellungnahmen bei Politikern.

Zu **(C)**: Bei der „reaktiven Kontingenz" reagieren beide ohne eigene Pläne auf das, was der Interaktionspartner gerade gesagt hat. Dies ist typisch für „Plaudern" bzw. *„Small Talk"*.

Zu **(D)**: Die „wechselseitige Kontingenz" beschreibt ein Interaktionsmuster, in dem die Gesprächspartner ihre eigenen Pläne strikt verfolgen, sich aber an die Situation anpassen und auf Argumente des anderen gezielt eingehen. Dies ist der Fall bei Diskussionen oder Verhandlungen.

Zu **(E)**: Streit und Auseinandersetzungen fallen meist (aber nicht immer) mit in den Bereich der wechselseitigen Kontingenz, mitunter allerdings auch in den der Pseudoinkontinenz.

H01 F95

→ **Frage 2.43:** Lösung A

Siehe Kommentar zu Frage 2.42.

F02
→ **Frage 2.44:** Lösung B

Zu (**A**): Adressatenwechsel liegt vor, wenn die Kommunikation in einer Gruppe ihren Fokus auf einen oder mehrere neue Interaktionspartner richtet. Auch Ärzte nehmen häufig einen Adressatenwechsel vor, indem sie die von dem Patienten begonnene Kommunikation nicht beantworten, sondern eine Aufforderung an die Krankenschwester oder Sprechstundenhilfe richten. So könnte ein Arzt beispielsweise auf die Frage eines Krebskranken im Terminalstadium, ob er sterben müsse, sagen: *„Mal sehn, mal sehn, Herr XYZ. Schwester, haben wir schon die Laborbefunde?"*

Zu (**B**): Affektive Neutralität: Der Soziologe Parsons beschrieb 1961 fünf Verhaltenserwartungen an den Arzt, darunter auch die affektive Neutralität: Sympathie oder Antipathie dürfen die Leistungen des Arztes nicht beeinflussen. Dies ist keine Strategie, um unangenehmen Fragen von Patienten auszuweichen.

Zu (**C**): Beziehungskommentar: Statt die Frage des Patienten zu beantworten, spricht der Arzt die Beziehung zwischen sich und dem Patienten an. So könnte ein Arzt beispielsweise auf die Frage eines Krebskranken im Terminalstadium, ob er sterben müsse, ausweichend zurück fragen: *„Zweifeln Sie etwa meine Kompetenz an?"*

Zu (**D**): Funktionale Unsicherheit: Statt auf die Frage des Patienten zu antworten, äußert der Arzt angebliche Unkenntnis. So könnte ein Arzt beispielsweise auf die Frage eines Krebskranken im Terminalstadium, ob er sterben müsse, ausweichend sagen: *„Das kann ich nicht sagen, dazu kenne ich Ihren Fall noch zu wenig. Ich kenne auch gar keine Untersuchungen über Prognosen darüber, wie gut Ihre Erkrankung zu heilen ist."*

Zu (**E**): Themenwechsel: Abrupter Wechsel des Themas ist nicht nur bei Ärzten, sondern übrigens auch bei meiner Frau eine beliebte Technik, unbeliebten Fragen nach dem Verbleib des Haushaltsgeldes aus dem Wege zu gehen. So könnte ein Arzt beispielsweise auf die Frage eines Krebskranken im Terminalstadium, ob er sterben müsse, sagen: *„Mal sehn, mal sehn, Herr Z. Wie geht's denn eigentlich mit Ihrem Fußpilz? Ich sehe, der scheint ja wirklich prima abgeheilt zu sein. Na, es geht also wieder aufwärts, nicht?"*

H02
→ **Frage 2.45:** Lösung C

Zu (**A**): Übergehen von Fragen: Der Patient hat keine Frage gestellt, sein Satz endet zurecht mit einem Ausrufungszeichen.

Zu (**B**): Adressatenwechsel wäre: *„Jaja, Herr Patient. Ähem, Schwester, haben wir schon die Ergebnisse der histologischen Untersuchung?"*

Zu (**C**): Es handelt sich um einen Beziehungskommentar. In seinen fünf Axiomen der Kommunikation postulierte Paul Watzlawick, dass jede Kommunikation einen Inhalts- und einen Beziehungsaspekt hat. Neben der reinen inhaltlichen Aussage wird mit jeder Aussage auch die Beziehung der Interaktionspartner definiert. Der Arzt weicht mit seiner Antwort dem Inhaltsaspekt aus und sagt etwas auf der Beziehungsebene.

Zu (**D**): Mitteilung funktionaler Unsicherheit wäre: *„Ja, tut mir leid, da ist wohl was schiefgelaufen ...“*

Zu (**E**): Themenwechsel: *„Jaja. Aber was halten Sie denn vom Ausgang der letzten Wahl? Haben Sie das erwartet?"*. Ausweichmöglichkeiten auf unbequeme Fragen, die Sie sich auch gar nicht erst angewöhnen sollten, sind z.B.: *„Das tut jetzt nichts zur Sache!"*, *„Das hat doch damit jetzt absolut nichts zu tun!"*, *„Also Bitte! Das gehört jetzt hier wohl nicht her!"* oder *„Das besprechen wir später!"*.

II.9	Übertragung und Gegenübertragung

Übertragung ist ein aus der psychoanalytischen Theorie stammender Begriff von **Sigmund Freud**: Während der psychoanalytischen Therapie werden frühkindliche Einstellungen, Wünsche und Gefühle der Mutter, Vater und anderen nahen Bezugspersonen auf den Analytiker projiziert. Dementsprechend verhält sich der Patient gegenüber dem Analytiker, wie er sich diesen Personen gegenüber in früher Kindheit verhalten hat. („biographische Übertragung"). Die Übertragung kann positive oder negative Gefühlstönung haben. Dieser Übertragungsbegriff im engeren psychoanalytischen Sinne lässt sich ausweiten: So findet Übertragung im obigen Sinne nicht nur in der analytischen Therapie statt, sondern auch gegenüber dem Arzt, wenn dieser während der Behandlung eine Beziehung zum Patienten aufbaut. Durch die asymmetrische Interaktion ergibt sich oft ein Abhängigkeitsverhältnis, so dass der Patient im Arzt dann eine Vater/Mutterfigur sieht. Unter Umständen geht der Arzt darauf ein, da diese Abhängigkeit des Patienten seinen eigenen Wunschvorstellungen entspricht und verhält sich entsprechend, was man als Gegenübertragung bezeichnet.

Gegenübertragung beschreibt den Einfluss unbewusster Konflikte und Wünsche des Analytikers in der Psychoanalyse (z.B. kann der Analytiker auf die Übertragungen des Patienten unbewusst mit der Übernahme einer Vaterrolle reagieren, die seinen eigenen frühkindlichen Erlebnissen entspricht). Soll eine Psychoanalyse Erfolg haben, muss der Analytiker seine Gegenübertragungen kennen, das heißt, sich seiner unbewussten Konflikte und Wünsche bewusst werden. Dazu dienen sowohl **Selbsterfahrung** (**Lehranalyse**) als auch stetige Selbstreflexion (eventuell mit Hilfe von Balintgruppen). Die Analysen der Gegenübertragung liefert dem Arzt wertvolle Kenntnisse über die Gefühle und Konflikte des Patienten.

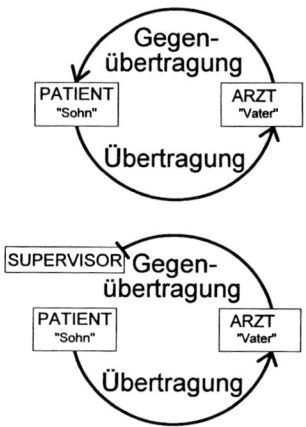

Abb. 2.**3** Der Patient überträgt frühkindliche Erfahrungen auf den Psychoanalytiker. Diese Situation verführt den Therapeuten leicht dazu, auch seine Probleme auf den Patienten zu projizieren. Durch Supervision (z. B. Balintgruppen) lässt sich diese Gegenübertragung blockieren.

Balintgruppen (nach: M. **Balint**, ungarischer Psychoanalytiker, 1896 – 1970) sind Arbeitsgruppen, in denen Ärzte ihre ärztlichen oder insbesondere ihre psychotherapeutischen Erfahrungen unter Anleitung eines Gruppenleiters (**Supervisor**) besprechen. Ziel ist die Einsicht des Arztes in den Einfluss seiner unbewussten Einstellungen und Wünsche auf die Arzt-Patient-Interaktion. Außerdem soll dem Arzt die Angst vor Patienten genommen werden.

Klinischer Bezug

In der ärztlichen Tätigkeit wird es immer wieder Patienten geben, deren Schicksal dem Arzt besonders zu Herzen gehen und andere, die in ihm eher Antipathie wecken. Das Modell der Übertragung und Gegenübertragung kann helfen, die eigenen Reaktionen verständlich zu machen und ggf. zu verändern.

F03
→ **Frage 2.46:** Lösung D

Zu (**A**): Identifikation: Bei Frustration in Form von Verbot des Auslebens triebhafter Bedürfnisse kann es zur Identifikation mit der verbietenden Person kommen. Ziel der Identifikation soll eine Minde-

rung des Angstzustandes sein, der durch das Verbot entstanden ist.

Zu (**B**): Konversion: Umwandlung eines psychischen Konfliktes in körperliche Symptome. Das Symptom kann hierbei entweder eine verkappte Art der verbotenen Triebbefriedigung darstellen, die dem Konflikt zugrunde lag, oder die Krankheit dient gerade der Unterdrückung des Triebimpulses.

Zu (**C**): Projektion: Eigene Persönlichkeitseigenschaften werden auf andere Menschen projiziert; meist handelt es sich um negative Charaktereigenschaften, die dann besonders bei einem anderen bemerkt werden; Grundlage projektiver Tests.

Zu (**D**): Übertragung siehe Lerntext II.9.

Zu (**E**): Verschiebung: Verbotene Triebwünsche können von einer Person auf eine andere, sogar auf Tiere oder Objekte, verschoben werden. Die Wut auf den Prüfer, der den Studenten hat durchfallen lassen, verschiebt sich auf die Ehefrau zu Hause. Die Liebe zu einem unerreichbaren Tennisidol wird auf einen ähnlich aussehenden jungen Mann aus der Nachbarschaft verschoben.

F96
→ **Frage 2.47:** Lösung C

Zu (**A**): Projektion: Verhaltensweisen und Eigenschaften, die wir selbst zeigen, die aber durch eine strenge Über-Ich-Erziehung verboten wurden, werden auf andere Personen projiziert.

Zu (**B**): Identifikation: Bei Frustration in Form von Verbot des Auslebens triebhafter Bedürfnisse kann es zur Identifikation mit der verbietenden Person kommen. Ziel der Identifikation soll eine Minderung des Angstzustandes sein, der durch das Verbot entstanden ist.

Zu (**C**): Übertragung/Gegenübertragung: In der psychoanalytischen Therapie soll es zur Übertragung kommen, d.h. der Patient überträgt Gefühle aus seinem bisherigen Leben, vorzugsweise aus der Kindheit, auf den Analytiker. Gefahr ist die Gegenübertragung, d.h. der Analytiker verkennt seine Beziehung zum Patienten und überträgt seine eigenen ungelösten Konflikte auf diesen.

Zu (**D**): Empathie: Einfühlungsvermögen in andere. Um Empathie hätte es sich bei der geschilderten Situation auch handeln können, wenn nicht die Erinnerung an die früher gekannte Person aufgetaucht wäre.

Zu (**E**): Generalisierung: Schluss vom Einzelnen auf das Ganze: Ich kenne einen reichen Arzt, also werden alle Ärzte reich.

F04
→ **Frage 2.48:** Lösung E

Zu (**A**): Burn-out: totale Erschöpfungsreaktion, insbesondere bei Angehörigen psychosozialer Berufe, die sich bis über die Grenze der eigenen Belastungsfähigkeit für andere aufreiben, um dann selbst zum Kranken zu werden, dies aber aufgrund ihres Anspruchs als Helfer nicht zugeben können.

Zu (B): Bei der „iatrogenen Fixierung" kommt es zur übermäßig engen Bindung des Patienten an den Arzt.

Zu (C): Unter einer Suggestion versteht man die Übertragung einer affektbesetzten Einstellung auf einen anderen Menschen mithilfe einer geschickt gewählten Formulierung: „Sie sind doch wohl nicht so naiv, wirklich daran zu glauben, dass ein Magnetarmband die Neurodermitis dieses Patienten heilen kann, oder?"

Zu (D): Übersprungshandlungen: Wird der normale Ablauf einer triebhaften Instinkthandlung ge-

stört, kann es zu Übersprungshandlungen kommen. Zu Übersprungsbewegungen kommt es bei Konflikten zwischen widersprechenden Trieben. Wenn unser Kater gestreichelt werden will, aber unsicher ist, ob möglicherweise der Hund in der Nähe ist, beginnt er zunächst einmal längere Zeit auf der Stelle zu tapsen, bevor er sich herantraut.

Zu (E): In der psychoanalytischen Therapie kann es zur Übertragung kommen, d.h. der Patient überträgt früheste Gefühle auf den Analytiker. Gefahr ist die Gegenübertragung, d.h. der Analytiker nimmt die Übertragung an und verhält sich dementsprechend. Auch in dem Beispiel überträgt Sabine S. ihr eigenes Problem auf den Patienten und sieht in ihm das Schicksal ihres Vaters.

2.1.5 Besonderheiten der Kommunikation und Kooperation

II.10 Reaktanz und Non-Compliance

In der Interaktion Arzt-Patient kann es zur Kooperation (Compliance), aber auch zum Konflikt kommen. Erstaunlich viele Patienten befolgen ärztliche Anweisungen nicht.

Reaktanz:

Mit dem Begriff **Reaktanz** bezeichnet man die Trotzreaktion, als vernünftig erkannte Ratschläge nicht zu befolgen, da man sich in seiner Entscheidungsfreiheit eingeschränkt fühlt (Rauch- & Alkoholverbot, Diät). Man entwickelt dann eine Reihe von Gründen (Scheingründe), deretwegen man den Ratschlag nicht befolgen zu können meint. Reaktanz setzt folgendes voraus:

1. Wird die Freiheit zur Ausübung eines Verhaltens bedroht, so steigt die Attraktivität dieses Verhaltens erheblich an.
2. Personen sind daher bestrebt, eine bedrohte oder verloren gegangene Freiheit wieder zurück zu erlangen.
3. Die Reaktanz-Theorie gilt nur, wenn die Freiheitseinengung als illegitim empfunden wird.

Bei Ratschlägen zur Verhaltensänderung sollte man daher darauf bedacht sein, dem Patienten eine Wahlfreiheit zu lassen. Beispiel: einem älteren Patienten mit chronischem Husten wird vom jungen Assistenzarzt das Rauchen strikt verboten. Der Patient raucht trotzdem weiter (Reaktanz), weil er das Verbot für ungerechtfertigt hält, denn er glaubt nicht, wirklich krank zu sein. Hätte der Arzt statt des strikten Verbotes die Gründe für die notwendige Nikotinabstinenz vermittelt und dem Patienten dann die Freiheit eingeräumt, sein Rauchverhalten wenigstens einzuschränken, hätte er möglicherweise mehr Erfolg gehabt.

Non-Compliance:

Compliance (Zusammenarbeit, Mitarbeit) im medizinischen Sinne bedeutet die Befolgung therapeutischer oder diagnostischer Anweisungen wie z.B. Medikamenteneinnahme, Termineinhaltung, Diätvorschriften. Die Nicht-Befolgung ärztlicher Anweisungen wird entsprechend **Non-Compliance** genannt. Obwohl der Leidensdruck durch die meisten Krankheiten den Patienten eigentlich zur Compliance zwingen sollte, ist die **Nichtbefolgung ärztlicher Anweisungen** traurige Realität bei der überwiegenden Anzahl von Patienten und wird in vielen wissenschaftlichen Arbeiten beschrieben. So zeigten Schmidt (1984) und Raspe (1983), dass ein Nichtbefolgen ärztlicher Anweisungen (Non-Compliance) sogar bei lebenswichtigen Verordnungen unter 50% bleiben kann. Ley wies schon 1977 darauf hin, dass insbesondere bei der Einnahme von Psychopharma-

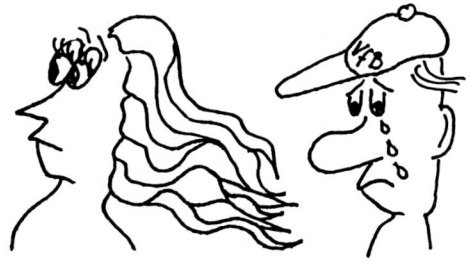

Abb. 2.4 Reaktanz: Alles, was man nicht (mehr) haben kann, gewinnt an Attraktivität. *Erst als Anna-Maya sich von ihm trennte, wurde es Ebergard schmerzlich bewusst, dass es doch noch etwas Wichtigeres gab als seinen geliebten Fußballclub.*

ka die Streubreite bei der Einnahme zwischen 8 % und 92 % der Patienten liegen kann. Allerdings weisen verschiedene Autoren (z. B. Schmidt, 1984; Epstein & Cluss, 1982; Ley, 1977) in diesem Zusammenhang darauf hin, dass die Ursache für dieses Verhalten nicht als typisches Krankheitsverhalten zu sehen ist, sondern dass die Schuld hierfür eher in mangelnder Aufklärung durch den Arzt über Sinn und Wirkung seiner Verordnung zu sehen ist. Ein deutlicher Anstieg des Befolgens, so heißt es z. B. im Lehrbuch von Rosemeier (1990) „...ließ sich durch verbesserte Instruktionen erzielen". Hieraus lässt sich ableiten, dass das Nichtbefolgen von Verordnungen also kein typisches Anzeichen von Krankheitsverhalten, sondern ein typisches Anzeichen für mangelnde Aufklärung durch den verordnenden Arzt ist.

Obwohl ärztliche Anweisungen meist klar und sinnvoll sind, verhalten viele Patienten sich aber völlig irrational, sie verändern die vorgeschriebene Einnahme von Medikamenten selbständig oder ignorieren die ärztlichen Vorschriften gänzlich. Wissen um gesundheitliche Probleme alleine reicht nicht aus, um notwendige Maßnahmen zu befolgen: In einer amerikanischen Studie mussten 30 % der Teilnehmer ausgeschlossen werden, weil sie es nicht geschafft hatten, eine einzige Pille pro Tag regelmäßig einzunehmen. Das Interessanteste dabei: Alle Patienten dieser Untersuchung waren selbst Mediziner! Nur etwa 50 % chronisch Kranker halten sich an ärztliche Vorgaben, ganze 20 % der in Apotheken ausgegebenen Medikamente werden gar nicht eingenommen, sondern landen im Mülleimer. Nach Angaben der Studie eines bekannten Pharmakonzerns verursacht dies rund 5 Milliarden Euro Kosten pro Jahr. Falsch oder gar nicht eingenommene Medizin verursachen darüber hinaus durch Krankenhauseinweisung, Arztbesuche und Notfalleinsätze weitere 4,5 Milliarden Euro Kosten für unser Gesundheitssystem. Wenn man auch noch indirekte Kosten durch verlorene Arbeitszeit berücksichtigt, entsteht durch Fehlverhalten von Patienten ein **gesamtwirtschaftlicher Schaden** von über 10 Milliarden EURO pro Jahr.

Demgegenüber gibt es erstaunlich wenige Untersuchungen darüber, was viele Patienten so unwillig macht? Einer der Gründe, warum Medikamente nicht eingenommen werden, liegt in der ausufernden Beschreibung möglicher unerwünschter **Nebenwirkungen** und **Komplikationen**, zu der die Pharmahersteller aber juristisch verpflichtet sind. Viele Patienten nehmen aus Angst vor Nebenwirkungen solche Medikamente gar nicht erst oder setzen sie zu früh ab. Andere nehmen die Medizin nur bei akuten Beschwerden, dann aber einfach in höherer Dosierung.

Die meisten Patienten verschweigen diese Unregelmäßigkeiten aber ihrem Arzt, der daraufhin oft die Medikamentierung verändert, da die Symptomatik sich aus seiner Sicht ja nicht entscheidend gebessert hat, was zum völligen Chaos führen kann.

Ein zweiter Grund liegt darin, dass etliche Patienten das Gefühl haben, ihr Arzt hört ihnen nicht richtig zu, viele fühlen sich **bevormundet**. Detaillierte Aufklärung über die Krankheit alleine genügt oft nicht, meist muss der Arzt auch die Ängste des Patienten berücksichtigen oder dafür sorgen, dass die Behandlung in den Alltag des Patienten passt. Eine Medizin zu verordnen, die nach dem Frühstück eingenommen werden soll ist sinnlos, wenn der Patient morgens gar nichts isst. Leider ist Zeit in den meisten Arztpraxen heute knapp, da Beratung nach den gültigen Gebührenordnungen noch immer schlecht honoriert wird und der Arzt aus ökonomischen Gründen gezwungen ist, möglichst viele Patienten pro Stunde durchzuschleusen.

Neuerdings versucht man insbesondere bei chronisch Kranken die Compliance durch Schulungsgruppen zum **„Selbstmanagement"** zu verbessern. In einer Studie an nierenkranken Patienten lag die Sterblichkeit der unbehandelten Kontrollgruppe in einem Zehnjahresintervall bei 48 %, bei der Selbstmanagement-Gruppe aber nur bei 16 %. Ähnliche Langzeiterfolge konnten z. B. für Patienten mit Herzinfarkt, Asthma oder Diabetes nachgewiesen werden.

Vor allem **individuelle Betreuung** kann die Zusammenarbeit fördern. Oft reichte es schon alleine, wenn die Patienten regelmäßig von einer Krankenschwester angerufen und nach Änderungen des Befindens befragt wurden. Manche Patienten haben auch ihre eigenen Mutmaßungen über die Ursachen ihrer Krankheit und wechseln so lange den Arzt, bis sie einen finden, der ihnen zuhört und ihre Annahmen erst nimmt. Behandlungsvorschläge werden vor allem dann befolgt, wenn sie den eigenen Vorstellungen des Patienten entsprechen.

Als **„under-utilizer"** bezeichnet man eine Person mit Krankheitszeichen, die einen Arzt nicht oder erst dann aufsucht, wenn die Krankheit bereits weit fortgeschritten ist.

Klinischer Bezug

Erstaunlich viele Patienten befolgen ärztliche Ratschläge und Anweisungen nicht. Durch Kenntnis der psychologischen Hintergründe für Non-Compliance und Reaktanz kann man dieses Verhalten nicht nur umgehen, sondern auch schwierige Patienten geschickt zur Mitarbeit bewegen.

H00

→ **Frage 2.49:** Lösung E

Zu (A): Frustrationsintoleranz: Personen reagieren schon bei geringer Enttäuschung stark emotional (z. B. aggressiv oder depressiv).

Zu (B): Unter „*Kollusion*" versteht man ein, meist geheimes, Einverständnis von mehreren Personen.

Zu (C): Misserfolgsmotivation: Misserfolgsmotivierte Personen schreiben einen Misserfolg ihren eigenen Fähigkeiten zu, einen Erfolg jedoch sehen sie als zufällig durch gerade begünstigende Umweltbedingungen an.

Zu (D): Paradoxe Intention: Bei der paradoxen Intention kommt es zum Verhalten trotz gegenteiliger Einstellung, d.h. man hilft auch einer Person, von der man glaubt, dass sie an ihrem Unglück selbst schuld ist (etwa einem Betrunkenen).

Zu (E): Die Reaktanz-Theorie macht interessante Aussagen darüber, warum Menschen sich meist nicht so verhalten wie sie sich verhalten sollten. Nach Ansicht dieser Theorie liegt die Ursache darin, dass jedes verbotene Verhalten an Attraktivität gewinnt.

H02 ■

→ **Frage 2.50:** Lösung C

Zu (A): Konversion: Umwandlung eines psychischen Konfliktes in körperliche Symptome. Konversionssymptome treten vor allem bei der Hysterie auf, z.B. als Lähmungen, Sensibilitätsstörungen oder Blindheit. Sie haben für den Betroffenen einen direkten funktionalen Zweck, ein Zusammenhang, der allerdings unbewusst bleibt.

Zu (B): *Coming-out*: englisch für „Herauskommen". Wann da was wo herauskommt, das überlassen wir jetzt einfach mal Ihrer persönlichen Fantasie, liebe(r) Leser(in).

Zu (C): *Compliance* (Zusammenarbeit, Mitarbeit) im medizinischen Sinne bedeutet die Befolgung therapeutischer oder diagnostischer Anweisungen wie z.B. Medikamenteneinnahme, Termineinhaltung, Diätvorschriften. Die Nicht-Befolgung ärztlicher Anweisungen wird entsprechend *Non-Compliance* genannt.

Zu (D): Mit dem Begriff Reaktanz bezeichnet man die Trotzreaktion, als vernünftig erkannte Ratschläge nicht zu befolgen, da man sich in seiner Entscheidungsfreiheit eingeschränkt fühlt.

Zu (E): Zeigarnik-Effekt = Untersuchung von B. Zeigarnik (1927): An unerledigte Handlungen (z.B. nicht gelöste Aufgaben einer Klausur) erinnert man sich besser als an die erledigten.

H98 H95 ■

→ **Frage 2.51:** Lösung A

Zu (A): Negative Verstärkung, das wird immer wieder verwechselt, ist die Beendigung einer als unangenehm empfundenen Situation, hierdurch wird das vorher gezeigte Verhalten häufiger! Negative Verstärkung ist keine Bestrafung. Wenn krankheitsbedingte Beschwerden reduziert werden, dann handelt es sich hierbei also genau um diese Beendigung einer unangenehmen Situation, d.h. um negative Verstärkung. Patienten, die sich genau an die ärztlichen Anweisungen gehalten haben, werden dadurch also verstärkt und die Bereitschaft zur künftigen Compliance verfestigt sich.

Zu (B) und (C): Mit primärem Krankheitsgewinn bezeichnete Sigmund Freud die inneren Vorteile, die ein Neurotiker aus seinen neurotischen Symptomen zieht: Danach liegt der Neurose ein Konflikt zu Grunde, der intrapsychische Spannung erzeugt. Dieser intrapsychische (unbewusste) Konflikt oder die Spannung kann durch Symptombildung verringert werden. Mit sekundärem Krankheitsgewinn bezeichnete S. Freud die äußeren Vorteile, die ein Neurotiker aus bereits bestehenden Symptomen ziehen kann, wie z.B. die Zuwendung, die ein Kranker von seiner Umgebung erhält oder die Befreiung von Alltagsverpflichtungen.

Zu (D): Das wäre die Beendigung einer angenehmen Situation, d.h. im Sinne des operanten Konditionierens eine Bestrafung.

Zu (E): In der operanten Konditionierung unterscheidet man: a) Primäre Verstärker befriedigen primäre Bedürfnisse, z.B. Nahrung, Flüssigkeit, Zuwendung, Sexualität. b) Sekundäre Verstärker befriedigen keinen direkt lebensnotwendigen Bedarf, sondern eher höhere Bedürfnisse wie z.B. Ehre, Macht, Reichtum oder akademische Titel.

H05 F04

→ **Frage 2.52:** Lösung B

Zu (A)–(E): Compliance (Zusammenarbeit, Mitarbeit) im medizinischen Sinne bedeutet die Befolgung therapeutischer oder diagnostischer Anweisungen wie z.B. Medikamenteneinnahme, Termineinhaltung, Diätvorschriften. Die Nicht-Befolgung ärztlicher Anweisungen wird entsprechend Non-Compliance genannt. Obwohl der Leidensdruck durch die meisten Krankheiten den Patienten eigentlich zur Compliance zwingen sollte, ist die Nichtbefolgung ärztlicher Anweisungen traurige Realität bei der überwiegenden Anzahl von Patienten.

Während die Aussagen der Lösungsmöglichkeiten (A), (C), (D) und (E) die Naivität und Unwissenheit des Patienten in den Vordergrund stellen, ist Lösung (B) der einzig intelligente Versuch einer Ausrede.

H03
→ **Frage 2.53: Lösung D**

Compliance (Zusammenarbeit, Mitarbeit) im medizinischen Sinne bedeutet die Befolgung therapeutischer oder diagnostischer Anweisungen wie z.B. Medikamenteneinnahme, Termineinhaltung, Diätvorschriften. Die Nicht-Befolgung ärztlicher Anweisungen wird entsprechend Non-Compliance genannt.

Zu (A): Informationen über den Wirkungseintritt, der ja bei vielen Medikamenten nicht unmittelbar stattfindet, dürfte die Compliance verbessern.

Zu (B): Oft fürchten sich Patienten nach intensiver Lektüre des Waschzettels so sehr vor den Nebenwirkungen, dass sie die Medizin lieber nicht schlucken. Hier hilft es, mit ihnen mögliche Nebenwirkungen mit den zu erwartenden Vorteilen abzuwägen.

Zu (C): Mündige Patienten, die bei der Art ihrer Behandlung mitentscheiden können, haben eine bedeutend höhere intrinsische Motivation, sich an vorgeschriebene Behandlungspläne zu halten.

Zu (D): Die Verordnung von Medikamenten über einen längeren Zeitraum würde den 50 % der Patienten, die Non-Compliance zeigen, logischerweise auch nicht helfen.

Zu (E): Auch das Anbieten von Therapiealternativen bindet den Patienten mit in die Entscheidung ein und erhöht damit die intrinsische Motivation, sich an den (selbst mitausgewählten) Behandlungsplan zu halten.

F03
→ **Frage 2.54: Lösung C**

Zu (A), (B), (D) und (E): Da der Arzt die Patientin genau über das Medikament aufgeklärt hat, dürften weder Angst noch Unsicherheit oder Zweifel bzw. mangelndes Behalten des Einnahmemodus die Compliance der Patientin gefährden.

Zu (C): Compliance (Zusammenarbeit, Mitarbeit) im medizinischen Sinne bedeutet die Befolgung therapeutischer oder diagnostischer Anweisungen wie z.B. Medikamenteneinnahme, Termineinhaltung, Diätvorschriften. Die Nicht-Befolgung ärztlicher Anweisungen wird entsprechend Non-Compliance genannt. Als Grund für die mögliche Gefährdung der Compliance kommt hier in Betracht, dass die Patientin meint, der Arzt habe sie nicht ausreichend untersucht.

H04
→ **Frage 2.55: Lösung C**

Zu (A) und (E): Übertragung/Gegenübertragung: In der psychoanalytischen Therapie soll es zur Übertragung kommen, d.h. der Patient überträgt positive wie auch negative Gefühle aus seinem bisherigen Leben, vorzugsweise aus der Kindheit, auf den Analytiker. Gegenübertragung: Der Analytiker verkennt seine Beziehung zum Patienten und überträgt seine eigenen ungelösten Konflikte auf diesen.

Zu (B): Iatrogen = durch den Arzt verursacht. Bei der „iatrogenen Fixierung" kommt es dadurch zur übermäßig engen Bindung des Patienten an den Arzt.

Zu (C): *Compliance* (Zusammenarbeit, Mitarbeit) im medizinischen Sinne bedeutet die Befolgung therapeutischer oder diagnostischer Anweisungen wie z.B. Medikamenteneinnahme, Termineinhaltung, Diätvorschriften. Die Nicht-Befolgung ärztlicher Anweisungen wird entsprechend Non-Compliance genannt. Obwohl der Leidensdruck durch die meisten Krankheiten den Patienten eigentlich zur Compliance zwingen sollte, ist die Nichtbefolgung ärztlicher Anweisungen traurige Realität bei der überwiegenden Anzahl von Patienten. Lösung (C) ist ein durchaus nachvollziehbarer Versuch einer solchen Ausrede.

Zu (D): *Non-Comprehension* (Unverständnis): mangelndes Verständnis für Krankheitsentstehung oder die Wichtigkeit der Befolgung ärztlicher Anweisungen. Non-Comprehension spielt bei der Entstehung von Non-Compliance eine Rolle neben Faktoren wie z.B. niedrigem sozioökonomischen Status, gestörten Familienverhältnissen etc. Achtung: Dieser Begriff wurde hier das erste Mal vom IMPP eingeführt.

F92 H89
→ **Frage 2.56: Lösung B**

Man muss das Wort nur übersetzen: „Under-utilizer" = Jemand, der zuwenig nutzt = Aussage (B). Antwortmöglichkeit (D) scheidet auch aus, da nach diesem Text der Patient auch viel zu viele Tabletten nehmen könnte, statt zu wenige. Dennoch haben nur 56 % der Kandidaten (B) richtig angekreuzt!

II.11	Der Placebo-Effekt

Dass Glaube heilen kann ist nicht nur eine Volksweisheit. Der Placebo-Effekt ist inzwischen so gut erforscht, dass man ihm mehr Nutzen zubilligt als so mancher anderer medizinischer Methode. Einige Beispiele: In einem Versuch von Rehder (1955) wurden drei schwerkranke Frauen (Gallenentzündung, Zustand nach Unterleibs-Op. und Krebs) ohne ihr Wissen von einem „Fernheiler" behandelt. Es trat aber keine Besserung ein. Nun wurde ihnen aber gesagt, sie würden von einem Fernheiler behandelt werden (ohne dass dieser etwas machte). Es kam tatsächlich zu einer vorübergehenden Besserung bei allen drei Frauen, die zweite war sogar dauerhaft geheilt. In dem Artikel von Traut & Parselli (1957) wurde be-

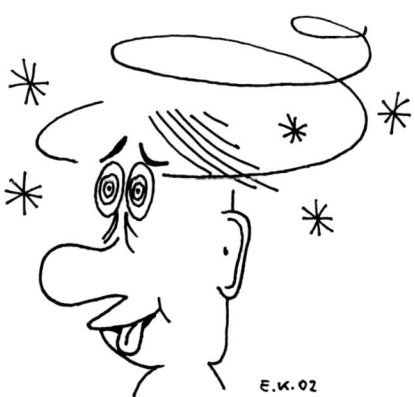

Abb. 2.**5** Nocebo-Effekt: *Aufgrund des Hinweises, die Fahrtauglichkeit könne durch den Gebrauch des Medikamentes möglicherweise eingeschränkt werden, verbrachte Polizeihauptkommissar Jürgen S. den Tag lieber zu Hause, nachdem er eine Creme gegen Fußpilz benutzt hatte.*

richtet, dass 80% der Patienten mit rheumatischer und degenerativer Arthritis positiv auf Placebo reagierten. Herzhaft (1969) untersuchte den sog. **Nocebo**-Effekt: Nach Einnahme eines Placebos leiden Personen auch unter unerwünschten Nebenwirkungen, wenn diese auf dem Beipackzettel erwähnt werden, z. B.: Übelkeit, Kopfschmerzen, Schlaflosigkeit, Müdigkeit, Durchfälle, Herzrasen, Blässe, Hautausschläge, usw. Evans (1974) führte in einem Übersichtsartikel über 11 Doppelblindstudien mit 908 Schmerzpatienten auf, dass 36% eine mindestens 50% Besserung zeigten. Evans stellte außerdem in eigener Untersuchung fest: Placebo wurde als 1. Aspirin, 2. Darvon oder 3. Morphium verabreicht. Abhängig davon, wie stark das Medikament angeblich war, wuchs auch die Schmerzbeseitigung. Auch Fields & Levine (1981) fanden, dass Placebo-behandelte Patienten über signifikant weniger Schmerzen berichteten als unbehandelte Kontrollgruppen.

Entscheidend für die Wirksamkeit scheint vor allem die **Art der Instruktion** durch den Arzt zu sein. In einem Experiment von Lyerly et al. (1964) erhielten die Personen ein Amphetamin (anregend), ihnen wurde aber gesagt, sie hätten ein Sedativum (beruhigend) erhalten. Die meisten verhielten sich daraufhin apathisch. Penick & Hinkle (1964) stellten fest, dass Phenmetrazin nur zu einer Hungergefühl reduzierenden Wirkung führte, wenn man den Patienten gesagt hatte, dass es sich um einen Appetitzügler handelte. Halm (1970): Aspirin verstärkte Stimmun-

gen, wenn man den Probanden dies vorher suggeriert hatte. Dinnerstein & Halm (1970) verabreichten Placebo und erzählten der 1. Gruppe es sei ein *„Energiespender"* und der 2. Gruppe es sei ein Beruhigungsmittel. Es wurde jeweils die entsprechende Wirkung erreicht..

Letztlich scheint es auch entscheidend für die Wirksamkeit einer ärztlichen Therapie zu sein, dass auch der Arzt an den Nutzen seiner Behandlung glaubt! Feldman (1956) stellte fest, dass Psychiater, die begeistert von Chlorpromazin, einem Beruhigungsmittel, waren, bei 77% ihrer Patienten eine Besserung erzielten. Psychiater die skeptisch gegenüber Chlorpromazin waren, dagegen nur zu 10%. Uhlenhuth et al. (1959) fand, dass sowohl echte Medikamente wie auch Placebos gute Erfolge bei interessiert & begeistert wirkenden Ärzten zeigten; bei gelangweilt wirkenden Ärzten, wirkten sowohl das Verum wie auch das Placebo schlechter. Ebenso fanden Benson & McCallie (1979), dass neue Behandlungsmethoden gegen Angina-pectoris-Anfälle (z. B. Vitamin-E, Brustarterien-Operation usw.) nur solange zu einer Verbesserung von 70–90% führten wie sie auch als neu angepriesen wurden. Später sank die Wirksamkeit schnell auf deutlich unter 40%.

Lundh (1987) wies in seiner Erklärung zum Placebo-Effekt darauf hin, dass Krankheitssymptome nie gleich stark sind, sondern normalen Fluktuation unterliegen. Der Glaube an eine Besserung (*„Diese Behandlung wird mich heilen"*) fokussiert das Denken auf die positive Seite der Symptomveränderung.

Der Placeboeffekt zeigte sich in weiteren wissenschaftlichen Studien außerdem als abhängig von:
- der Persönlichkeit des Patienten;
- der Art der Krankheit (z. B. Migräne-Kopfschmerz: 23% Heilwirkung, Nicht-Migräne-Kopfschmerz: 62% Heilwirkung);

Leider verfälscht der Placebo-Effekt auch wissenschaftliche Studien zur Nützlichkeit neuer Behandlungsverfahren. Um heute Aussagen über die Wirksamkeit einer neuen Therapie zu machen, muss die Wirksamkeit des Verum (Therapie) mit der Wirksamkeit eines Placebos (Scheinbehandlung) verglichen werden. Dazu verwendet man den Blindversuch und den Doppelblindversuch.

Klinischer Bezug

Während Misstrauen in ärztliches Handeln die Zusammenarbeit erschwert, lässt sich durch Nutzung des Placebo-Effekts nicht nur eine Wirkung bei Scheinmedikamenten ohne Wirksubstanz erzielen, sondern auch der Effekt von Präparaten mit schwacher Wirkung erhöhen.

H98 F97 ■

→ **Frage 2.57: Lösung D**

Zu (A): Durch Autosuggestion kann der Patient sich selbst einreden, dass es ihm nach Einnahme dieser Tablette bestimmt schon viel besser gehen wird.

Zu (B): Heterosuggestion: Außenstehende Menschen wie der Arzt oder auch Angehörige können den Placeboeffekt verstärken, wenn sie vom Patienten erwarten, dass es ihm nun viel besser geht.

Zu (C): Wenn Sie einem Hypochonder zehn Nächte nacheinander eine Schlaftablette geben und er daraufhin immer einschläft, in der 11. Nacht aber nur noch ein gleich aussehendes Placebo, dann wird er trotzdem gut einschlafen: Er ist darauf konditioniert worden.

Zu (D): Projektion: Ein eigenes, aber vom Über-Ich streng verbotenes Bedürfnis wird auf Personen der Umgebung projiziert, dort übersteigert wahrgenommen und verurteilt. Wirft Ihnen Ihr Partner eigentlich auch immer vor, dass Sie mit anderen flirten, obwohl sie absolut treu sind? Ach, Sie flirten nie und sind trotzdem absolut untreu. Interessant.

Zu (E): Rosenthal-Effekt: Veränderung der Leistung, bedingt durch die Erwartungen des Versuchsleiters. In einer Reihe von Experimenten konnte Rosenthal seit 1967 demonstrieren, dass die Erwartungen des Versuchsleiters das Untersuchungsergebnis beeinflussen können. Der Arzt z.B. weiß, ob der Patient ein wirksames Medikament oder ein Placebo erhält und verhält sich dementsprechend.

2.2 Untersuchung und Gespräch

2.2.1 Erstkontakt

II.12 Erstkontakt

Da der Arzt im Zeitalter der Spezialisierung immer häufiger gewechselt und damit die Zeit zum Aufbau einer fruchtbaren Arzt-Patient-Beziehung immer kürzer wird, kommt dem beratenden ärztlichen Gespräch eine wichtige Rolle zu. Zu den Zielen gerade des ärztlichen Erstgespräches gehören nach Ansicht der meisten Lehrbuchautoren insbesondere:

1. Aufbau einer Beziehung zum Patienten,
2. Gewinnung von Informationen,
3. Beratung des Patienten,
4. Entlastung und emotionale Stützung,
5. Sicherung der Compliance.

Eine Umfrage zu den Vorstellungen der Bevölkerung über die Eigenschaften des idealen Arztes ergab, dass die meisten Patienten vorrangig **Gewissenhaftigkeit** (88 %) wie auch **Fachkompetenz** (85 %) erwarteten und dass der Arzt sich Zeit nehmen sollte (65 %). Eine konkrete Befragung von Patienten über die Situation bei realen Ärzten zeigte dagegen, dass diese zuviel **Fachausdrücke** verwandten (40 %), zu lange **Wartezeiten** hatten (36 %), sich zuwenig Zeit nahmen (31 %) und nur oberflächliche Untersuchungen durchführten (30 %). Gleichfalls 30 % der Befragten kritisierte außerdem, dass die Ärzte zuwenig Informationen über Krankheiten weitergeben.

Eine schlechte Beziehung zwischen Arzt und Patient hat nach heutigem Kenntnisstand erhebliche Auswirkungen auf die **Compliance** des Patienten. So verringerten z.B. schon alleine lange Wartezeiten vor dem Arztkontakt die Bereitschaft zur Zusammenarbeit erheblich; durch ein Eingehen auf Bedürfnisse des Patienten wurde sie dagegen erhöht. Insbesondere Kommunikationsstörungen zwischen Arzt und Patient behindern die Compliance; nicht umsonst finden sich in der Literatur häufig geringe Übereinstimmungen zwischen Arzt- und Patientenurteilen hinsichtlich des Gesundheitszustandes. Petermann und Stade wiesen 1993 auf den wichtigen Punkt hin, dass eine vertrauensvolle Arzt-Patient-Beziehung die absolut erforderliche Grundlage für Compliance und Behandlungserfolg ist und damit langfristig auch Kosten im Gesundheitswesen reduziert.

Ältere Untersuchungen aus den 60er und 70er Jahren berichteten, dass das **ärztliche Gespräch** oft nur wenige Minuten andauerte, hier wurden Zahlen zwischen 5,8 min. bei der Erstberatung und 2,3 min. bei Langzeitpatienten genannt. Die durchschnittliche Dauer, welche die letztgenannte Gruppe für die Äußerung spontaner Beschwerden hatten, lag bei 6 Sekunden. Ärzte konnten also kaum die Gelegenheit wahrnehmen, ausreichend zu explorieren oder den Patienten ausführlich zu informieren. Schuld daran war eine **Gebührenordnung**, welche das ärztliche Gespräch sehr niedrig, Apparatemedizin dagegen sehr hoch bewertete. Seit dem 1. Oktober 1987 werden die zuwendungsintensiven Leistungen, insbesondere die *„sprechende Medizin"* jedoch höher bewertet. Neuere Studien zeigten, dass inzwischen nur noch bei 33 % der Arzt-Patient-Kontakte das Gespräch weniger als 10 Minuten dauerte, bei 57 % zwischen 10 und 20 Minuten, bei 7 % über 20 Minuten und bei 2 % über 30 Minuten. 22 % der Befragten sprachen häufig über persönliche Dinge mit dem Arzt, 30 % dagegen selten oder nie. Immerhin sah die Hälfte der befragten Patienten durch die aktuellen Ansätze der Kosteneinsparungsdebatte das gute Verhältnis zwischen Arzt und Patient gefährdet. 47 % der Befragten gaben sogar an, im Krankheitsfall möglichst auf eine **Krankschreibung** zu verzichten, um beruflich keine Nachteile zu erfahren.

Spätestens seit den Publikationen von **Balint** sollte die Wichtigkeit des ärztlichen Gespräches jedem Mediziner klar sein. Mitunter wurde sogar von der *„Droge Arzt"* gesprochen, von der *„Wiederentdeckung des ärztlichen Gesprächs"* oder es wurde die Frage gestellt: *„Ist der Arzt die Arznei?"*. In einer von uns initiierten Umfrage (Kasten, Bielau, Glanz & Sabel, 1999) waren zwar 76 % der befragten Patienten prinzipiell bereit, über ihre psychischen Probleme Auskunft zu geben, aber nur 8,6 % der Befragten sagten, dass sie auch tatsächlich häufig mit ihrem Arzt auch über persönliche Dinge sprechen; 67 % dagegen taten dies nur selten oder nie. Offensichtlich vermeiden es viele Ärzte weiterhin, hier konkrete Fragen zu stellen und auch die Patienten geben solche Informationen nicht von sich aus. Allerdings zeigte eine neuere Studie kürzlich, dass Patienten heutzutage offenbar mehr von einer psychosozialen Verursachung von Krankheiten überzeugt sind als die Ärzte (**Krause** et al., 1996). Andererseits zeigte

unsere Studie, dass Ärzte, die sich viel Zeit für ihre Patienten nehmen, auch ein höheres Vertrauen genießen. Die Compliance erhöht sich entscheidend in Abhängigkeit von der Dauer des Arztgespräches, die wiederum für den Patienten überhaupt erst einmal die rein zeitliche Basis schafft, um auch einmal über persönliche Probleme zu sprechen.

Informed consent („Einwilligung nach Information"): Erforderliche Zustimmung eines Patienten zu einer diagnostischen oder therapeutischen Maßnahme des Arztes. Ein Arzt darf einen Eingriff bei einem Patienten nur durchführen, wenn eine Indikation vorliegt und der Patient eingewilligt hat. Eine Einwilligung ist dann rechtskräftig, wenn der Patient entschlussfähig ist und der Arzt ihn über Gründe, Umstände und mögliche Nebenwirkungen des geplanten Eingriffs informiert hat. Dieses Aufklärungsgespräch dokumentieren Arzt und Patient mit ihrer Unterschrift in den Krankenakten.

Klinischer Bezug
Hohes Vertrauen in den Arzt als Person unterstützt den Heilungserfolg und sichert dem niedergelassenen Mediziner auch in Zeiten einer „Ärzteschwemme" ein gut gefülltes Wartezimmer. Ausschlaggebend für das Entstehen dieses Vertrauens ist oft der Erstkontakt, auf den besonderer Wert gelegt werden sollte. Deutlich wird dabei oft, dass Ärzte und Patienten unterschiedliche Erwartungen aneinander hegen. Kennt man die Hoffnungen und Befürchtungen des Patienten, so erleichtert das den Umgang.

F04
→ **Frage 2.58:** Lösung D

Zu (**A**): Eine Alternativfrage beinhaltet nur zwei Möglichkeiten (*„Möchten Sie jetzt die Praxisgebühr in bar zahlen oder sofort wieder gehen?"*) und eignet sich schlecht für den Gesprächseinstieg.
Zu (**B**): Geschlossene Frage: Es ist keine freie Antwort möglich, der Patient sollte bevorzugt nur mit *„Ja"* oder *„Nein"* antworten: *„Haben Sie die Praxisgebühr draußen schon entrichtet? Ja oder Nein?"*
Zu (**C**): Katalogfrage: Aufzählung von Alternativen, denen der Patient zustimmen oder sie ablehnen kann. Beispiel: *„Möchten Sie die 10 Euro Praxisgebühr in bar zahlen, überweisen, vom Konto abbuchen lassen oder per amtsgerichtlichen Mahnbescheid über Zwangsvollstreckung entrichten?"*
Zu (**D**): Offene Frage: Es sind Antworten in ausführlichen Sätzen möglich. Beispiel: *„Könnten Sie die 10 Euro Praxisgebühr entbehren?"* Offene Fragen eignen sich im Prinzip gut zum Gesprächseinstieg,

allerdings sollte man momentan besser nicht mit dem Thema Praxisgebühr beginnen.
Zu (**E**): Suggestivfrage: Die Frage beinhaltet bereits die gewünschte Antwort. Beispiel: *„Sie finden es doch hoffentlich auch nicht sinnvoll, dass ausgerechnet wir Ärzte durch Eintreiben der Praxisgebühr Patienten davon abhalten sollen, im Krankheitsfall zum Arzt zu gehen?"*

2.2.2 Exploration und Anamnese

H05
→ **Frage 2.59:** Lösung B

Zu (**A**)–(**E**): Als *informed consent* (informierte Einwilligung) wird die erforderliche Zustimmung eines Patienten zu einer diagnostischen oder therapeutischen Maßnahme des Arztes bezeichnet. Ein Arzt darf einen Eingriff bei einem Patienten nur durchführen, wenn eine Indikation vorliegt und der Patient eingewilligt hat. Eine Einwilligung ist dann rechtskräftig, wenn der Patient entschlussfähig ist und der Arzt ihn über Gründe, Umstände und mögliche Nebenwirkungen des geplanten Eingriffs informiert hat. Dieses Aufklärungsgespräch dokumentieren Arzt und Patient mit ihrer Unterschrift in den Krankenakten. Damit ist Lösung (B) richtig.

II.13   Exploration und Interview

Die freie **Exploration** des Patienten steht sicherlich am Anfang jeder Untersuchung. Sie sollte aber nicht nur krankheits- oder symptombezogen durchgeführt werden: Insbesondere wenn es sich um eine psychosomatische Erkrankung handelt, muss der Arzt auch nach Problemen im beruflichen wie im privaten Leben fragen! Während einige Patienten hier abblocken, warten andere geradezu darauf. Ärzte vermeiden solche Fragen aber oft, da sie befürchten, durch die Auseinandersetzung mit psychischen Problemen des Patienten zuviel Zeit zu *vertun*. In diesem Fall ist aber nicht nur die Diagnostik unvollständig, letztlich wird auch die vollständige Heilung des Patienten alleine durch organische Behandlung einer eigentlich psychosomatischen Störung nicht gelingen. Sollte der Arzt sich tatsächlich gravierenden psychischen Problemen gegenüber sehen, so ist die Überweisung an einen Psychotherapeuten zu erwägen.

Interview:

Das **Interview** ist eine der am häufigsten verwendeten Methoden und kann langwierige Verhaltensbeobachtungen ersetzen. Man unterscheidet hier **kausale** Fragen (*„Warum hatten Sie noch nie homosexuellen Geschlechtsverkehr?"*), **informative** Fragen (*„Glauben Sie, dass Homosexuelle mehr soziale Schwierigkeiten haben?"*) und **mehrdimensionale** Fragen (*„Was halten Sie von Homosexualität?"*). Die **Antwortmöglichkeiten** können **offen** (*„Was glauben Sie, welche Ursachen Homosexualität hat?"*) oder **geschlossen** sein, mit vorgegebenen Antwortmöglichkeiten (Katalogfrage: *„Welche Ursachen sind Ihrer Meinung nach entscheidend für das Entstehen von homosexuellen Neigungen: Vererbung, falsche Sexualerziehung, Verführung durch andere oder fehlerhafter Hormonhaushalt?"*). Vor allem offene Fragen haben eine hohe Bandbreite, da ständig weiter gefragt werden kann. Geschlossene Fragen lassen sich aber erheblich leichter auswerten. Eine Sonderform geschlossener Fragen sind **dichotome Fragen**, bei denen der Befragte nur zwischen zwei Antwortmöglichkeiten (meist Ja/Nein) wählen kann. **Direkte Fragen** explorieren ein Themengebiet sehr genau (*„Wie oft haben Sie schon homosexuellen Kontakt gehabt?"*), während **indirekte Fragen** eher allgemeinen, explorativen Charakter haben (*„Könnten Sie sich vorstellen, dass Menschen Freude am homosexuellen Geschlechtsverkehr haben?"*).

Eine **symmetrische Kommunikation** herrscht zwischen zwei gleichberechtigten Interaktionspartnern, die sich z. B. sowohl gegenseitig Fragen stellen wie auch Antworten geben. Bei einer **asymmetrischen Kommunikation** gibt es einen dominanten Interaktionspartner, der die Kommunikation steuert, d. h. zum Beispiel alleine die Fragen stellt, und eine unterlegene Person, die dieser Vorgabe lediglich folgt.

Vor allem freie, unstandardisierte Interviews sind relativ störanfällig. Fast alle Beurteilungsfehler können auch beim Interview vorkommen und das Ergebnis verfälschen. Das Interview enthält **asymmetrische Kommunikation**: Der Interviewer fragt, der Befragte antwortet. Allein hierdurch können sich bereits Fehler einschleichen, da die Antworten des Untersuchten möglicherweise von dem jeweiligen Interviewer abhängen, etwa wenn eine hübsche junge Ärztin einen 45jährigen (Midlife-Crisis!) nach der Frequenz seines Sexualverhaltens befragt. Auch zufällig anwesende dritte Personen können erheblichen Einfluss auf das Ergebnis haben (wenn etwa die Ehefrau des Befragten mit in der Praxis sitzt). In welchem Ausmaß die verbalen Aussagen einer Person mit ihren tatsächlichen Handlungen übereinstimmen, stellt ein weiteres Problem dar. Die Validität (Gültigkeit) des Interviews ist damit z. T. niedrig. Insbesondere bei Nachbefragung durch andere Interviewer ergeben sich mitunter erhebliche Abweichungen der Antworten. In wissenschaftlichen Untersuchungen versucht man deshalb Interviews so weit wie möglich zu standardisieren. Dies gilt bezüglich Inhalt der Fragen, Antwortmöglichkeiten und Reihenfolge der Fragen. Außerdem schult man die Interviewer. Nach Durchführung der Befragung wird mit den üblichen Testgütekriterien versucht, die Gültigkeit der Ergebnisse zu validieren, bzw. systematische Fehlerquellen herauszufiltern. Dies alles ist natürlich in der Routine des ärztlichen Gesprächs nicht möglich. Dennoch haben viele Ärzte einen bestimmten subjektiv festgelegten **Fragenkatalog**, den sie mit neuen Patienten abarbeiten. Solche „halbstandardisierte" Interviews findet man z. T. bei anamnestischen oder explorativen Befragungen eines Patienten. Diese sind dann sinnvoll, wenn die wissenschaftliche Bedeutung gering ist, aber möglichst viele Informationen gefunden werden sollen.

F90
→ **Frage 2.60:** Lösung B

Zu (A), (C), (D) und (E): Siehe Lerntext II.13. Exploration und Interview.

Zu (B): Ein standardisiertes Interview hat normalerweise keine therapeutische Funktion, es sei denn, der Befragte befindet sich seit drei Jahren in Einzelhaft und freut sich über die menschliche Zuwendung.

F89
→ **Frage 2.61:** Lösung E

Da die Objektivität des Tests die Reliabilität beeinflusst und diese wiederum die Validität (Gültigkeit), sind aus den genannten Einflussgrößen Auswirkungen auf alle drei Testgütekriterien zu erwarten.

H90
→ **Frage 2.62:** Lösung B

Zu (B): Bei Persönlichkeitsfragebögen werden in der Regel geschlossene Fragen mit vorgegebenen Antwortmöglichkeiten (meist: stimmt/stimmt nicht) verwendet, um die Auswertung zu erleichtern und die Objektivität zu erhöhen.

Zu (A), (C) und (D): Alle anderen Verfahren arbeiten vorwiegend mit offenen Fragen.

F04
→ **Frage 2.63:** Lösung A

Zu (A): Ergebnisse eines strukturierten Interviews, das einem festgelegten, vorgegebenen Fragenkatalog folgt, sind besser vergleichbar als Aussagen eines offenen Interviews, das von Interesse des Fragenden und Antwortrichtung des Befragten getragen wird.

Zu (B): Ein offenes Interview ohne vorgegebenen Fragenkatalog erlaubt es dem Interviewer, nach Lust und Laune mit seinen Fragen das eine Mal in die Breite und das andere Mal in die Tiefe zu gehen.

Zu (C): Offene Interviews können beträchtlich flexibler auf die Antworten des Befragten und das Interesse des Fragers abgestimmt werden.

Zu (D): Strukturierte Interviews der Deutschen Bahn AG, an denen ich regelmäßig teilnehme (Wo sind Sie zugestiegen? Wo fahren Sie hin? Wie oft pro Monat verreisen Sie?), wirken meist trocken und lassen nur eingeschränkte Antwortmöglichkeiten zu. Sie treffen daher auf geringere Akzeptanz beim Befragten, der sich lieber endlich einmal über die günstigen Preise und die erstaunlich hohe Pünktlichkeit der Bahn bedanken möchte.

Zu (E): Beim strukturierten Interview kann es zwar mitunter auch freie Antwortmöglichkeiten geben, häufiger sind aber vorgegebene Antwortkategorien. Das schränkt die Beteiligung des Gesprächspartners naturgemäß etwas ein.

F97
→ **Frage 2.64:** Lösung E

Sondierende Frage: Allgemein gehaltene Frage, die der ersten Erörterung dient: *„Wie würden Sie Ihr Liebesleben beschreiben?"* Die Antwortmöglichkeiten auf Fragen können offen sein, d.h. der Gesprächspartner hat jetzt die Gelegenheit, ganz viel dazu zu erzählen: *„Berichten Sie mir von Ihrer jetzigen Beziehung?"*, oder sie können geschlossen sein, d.h. mit vorgegebenen Antwortmöglichkeiten: *„Sind Sie in Ihrer jetzigen Beziehung eigentlich sehr unglücklich oder ist Ihr Partner tatsächlich einfach nur todlangweilig?"*.

Eine Sonderform geschlossener Fragen sind dichotome Fragen, bei denen der Befragte nur zwischen zwei Antwortmöglichkeiten (meist Ja/Nein) wählen kann: *„Da Deine momentane Beziehung eh' nicht so glücklich ist, darf ich Dich heute abend zum Essen einladen?"*

Ähnlich ist die Katalogfrage, d.h. eine Aufzählung von Alternativen, denen der Gesprächspartner zustimmen oder sie ablehnen kann: *„Möchtest Du denn vielleicht mit mir heute abend zu 'ner Party, ins Kino oder ins Theater gehen, oder wollen wir einfach bei mir zu Hause ein bisschen fernsehen?"* Eine weitere, in dieser Abfolge nicht auszulassende Katalogfrage wäre dann: *„Möchtest Du lieber Tee, Kaffee oder heiße Milch zum Frühstück?"* In der IMPP-Aufgabe handelt es sich bei dem ersten Beispiel also um eine Katalogfrage und bei dem zweiten Beispiel um eine dichotome Frage.

H01 H99 ■■
→ **Frage 2.65:** Lösung A

Die Nominalskala beinhaltet lediglich einfache Zuordnungen ohne Beziehungen zwischen den Kategorien wie etwa: 1 = katholisch, 2 = evangelisch, 3 = islamisch, 4 = buddhistisch, 5 = Zeugen Jehovas, 6 = religionslos.

Die Ordinalskala verlangt eine Rangordnung zwischen den Daten, z.B.: Psychologie finde ich: 1 = extrem öde, 2 = langweilig, 3 = so lala, 4 = turnt mich an, 5 = echt kultig!

Das Intervallskalenniveau setzt gleiche Abstände zwischen den einzelnen Skaleneinheiten voraus, es muss jedoch keinen absoluten Nullpunkt geben, einen willkürlich festgesetzten gibt es meist schon (z.B. Intelligenzquotient).

Die Verhältnisskala, auch als Rational- oder Proportionalskala bezeichnet, verlangt gleich große Abstände zwischen den Skalenwerten und einen absoluten Nullpunkt, z.B. Körpergröße, Gewicht, Herzfrequenz.

Zu (A) und (B): Dichotome Fragen lassen nur zwei Antwortmöglichkeiten zu: Ja/Nein, männlich/weiblich oder stimmt/stimmt-nicht.

Zu (C): Fragen können offene Antwortmöglichkeiten vorgeben: *„Was hast Du heute abend vor?"* oder geschlossene: *„Möchtest Du lieber abwaschen oder abtrocknen?"*

Zu (D) und (E): Katalogfragen geben eine Auflistung von Antwortmöglichkeiten vor: *„Ist der Schmerz pochend, stechend, drückend oder hämmernd?"*

F05
→ **Frage 2.66:** Lösung A

Zu (A): Nach einer Studie von Deveugele et al. (2002) mit Vergleich mehrerer europäischer Länder betrug die durchschnittliche Gesprächsdauer zwischen Arzt und Patient in Deutschland 7,6 Minuten. Die deutschen Ärzte bildeten dabei das absolute Schlusslicht hinter allen anderen untersuchten Nationen, in der Schweiz z.B. war die Gesprächsdauer doppelt so lang. Untersucht wurde hier allerdings nicht die Krankenhaus-Visite, son-

dern der normale Arztkontakt. Die Sprechzeiten des Patienten innerhalb der Visite sind nach F. Weiss-Motz (2004) mit 3 – 4 Minuten nochmals drastisch kürzer.

Zu (B)–(E): Traurig, aber wahr: Alle diese Aussagen sind richtig. Während der Visite spricht der Patient kaum, den Löwenanteil haben nach F. Menz et al. (2002) mit 81% die Ärzte und Krankenschwestern; durchschnittlich stellt der Patient eine Frage pro Visite. Informationen erhält er häufiger „implizit", d.h. durch das, was das Personal über ihn redet, als „explizit", d.h. durch direkte Ansprache und Aufklärung. Unterbrechungen und Störungen des Gesprächsflusses ergeben sich dadurch, dass die Visite mit zusätzlichen Funktionen überlastet ist und zu viel Personal beteiligt ist. Kein Aspekt des Krankenhausaufenthaltes wird von Patienten so häufig kritisiert wie der Tatbestand mangelnder Information und Kommunikation.

II.14   Verhaltensbeobachtung

Neben der einfachen **Anamnese** und der freien **Exploration** gehört dazu vor allem die Verhaltensbeobachtung. Die **Verhaltensbeobachtung** wird oft *„eher nebenbei"* gemacht, sie kann aber äußerst wichtige Zusatzaspekte liefern. Der Arzt beobachtet z.B., dass eine Patientin während eines Gespräches ständig an ihrer Hand kratzt. Aus diesem Verhalten leitet er Schlussfolgerungen ab (etwa: *„Die Patientin hat eine Schuppenflechte"*; *„Die Patientin hört mir nicht zu"*, *„Der Gesprächsinhalt macht die Patientin nervös"*; usw.). Im privaten wie auch im beruflichen Leben benutzt man die Verhaltensbeobachtung häufig, um Hypothesen über den emotionalen Zustand eines beobachteten Individuums zu bilden. Verhaltensbeobachtung bezieht hierbei verbale wie auch nonverbale Anteile mit ein. Die Verhaltensbeobachtung ist eine der am häufigsten angewandten Methoden der Psychologie und der Soziologie. Während man im Alltag nur unsystematische Beobachtungen durchführt, lässt sich die Verhaltensbeobachtung in wissenschaftlichen Untersuchungen durch **Standardisierung** der Beobachtungssituation benutzen, um quantitative, statistisch verrechenbare Zahlenwerte über das Verhalten von Menschen zu erhalten.

So könnte ein Wissenschaftler die Vermutung hegen, dass es in Kindergärten vermehrt zu Aggressionen zwischen den Kindern kommt, wenn diese aus den oberen sozialen Schichten stammen, weil er aus (privater) Erfahrung gemacht hat, dass Kinder von Akademikern meist schlecht erzogen und frech sind. Da er selbst voreingenommen ist (er weiß um seine Hypothesen

und er weiß, welche Kindergärten welchem sozialen Milieu zuzuordnen sind), schickt er zehn unvoreingenommene **Beobachter**, nach einem Zufallsprinzip verteilt, in je zehn Kindergärten der Stadt. Hierbei tauchen nun vielfältige Probleme auf. Ein einziger Beobachter würde (vermutlich) immer etwa dasselbe Kriterium anlegen, was eine aggressive Handlung ist. Bei mehreren unabhängigen Beobachtern muss man diese zunächst schulen, z.B. anhand von Videofilmen, und zwar solange, bis die Beobachtungsergebnisse zwischen den Beobachtern vergleichbar geworden sind. Dies geschieht meist mit Schätzskalen (z.B. von Null bis 10), in denen der Beobachter das Ausmaß der jeweiligen Aggressivität ankreuzen können. Hierzu muss zunächst genau definiert werden, was Aggression ist (z.B.: am Pullover reißen, an den Haaren ziehen, umschubsen, schlagen; oder auch: anschreien, Spielzeug wegnehmen, Sandburg eines anderen Kindes zertrampeln, …). Auch dies geschieht meist durch Ankreuzen vorgegebener Antwortkategorien.

Auch die Anwesenheit eines Beobachters kann das Ergebnis verfälschen, da sich die Kinder u.U. anders verhalten, wenn sie von einer oder zwei fremden Personen beobachtet werden (Hawthorne-Effekt). Es gibt daher folgende Varianten:

1. **offen – verdeckt**: ist der Beobachter erkennbar oder ist er nicht sichtbar, sitzt er z.B. hinter einer Einwegglasscheibe oder hinter einer Hecke versteckt?
2. **teilnehmend – nicht-teilnehmend**: nimmt der Beobachter, z.B. als angeblicher Praktikant, am Spiel der Kinder teil oder sitzt er nur passiv in einer Ecke?

3. **systematisch – unsystematisch**: folgt die Beobachtung dem spontanen Interesse des Beobachters oder gibt es ein festgelegtes Schema, nach dem er beobachtet und die Beobachtungen aufzeichnet.

Standardisiert werden muss außerdem die **Beobachtungsdauer** (5 Minuten, 10 Minuten, eine halbe Stunde, ...) und der **Beobachtungszeitpunkt** (morgens beim freien Spiel, während des Frühstücks, bei Gruppenspielen usw.).

F92

→ **Frage 2.67:** Lösung E

Zu (A): Ob er sich der Methode des Interviews bedient, entzieht sich der Kenntnis des Lesers, da es in der Frage keinen Hinweis darauf gibt.

Zu (B): Auch bei „Gruppendiskussion" kann es sich um eine sozialwissenschaftlich definierte Methode handeln, bei der man die Teilnehmer über ein Thema diskutieren lässt und vermittels der Verhaltensbeobachtung dann führende, sich anpassende oder zurückhaltende Interaktionspartner ermittelt.

Zu (C): Die Soziometrie untersucht positive oder negative Beziehungen zwischen den Mitgliedern einer Gruppe anhand von Wahlfragen (wer wählt wen?) in einem Fragebogen (z.B.: „Wen aus dieser Gruppe würden Sie mitnehmen, um sich beim Vorgesetzten über schlechte Arbeitsbedingungen zu beschweren?"). Das Ergebnis einer soziometrischen Untersuchung kann dann z.B. in einem Soziogramm dargestellt werden. Dies ist bei dem Beispiel nicht der Fall.

Zu (D): Falsch: Die „Interaction-Process-Analysis" von Bales (1950) ist ein extensives Kategoriensystem zur Klassifizierung interpersoneller Verhaltensweisen (z.B.: zeigt Solidarität / ist entspannt / stimmt zu / macht Vorschläge / äußert Meinung...). Dieses System eignet sich vorrangig zur Beobachtung von Verhalten während einer Gruppendiskussion.

Zu (E): Es handelt sich um eine teilnehmende Beobachtung, da der Soziologe als Praktikant getarnt auf der Station arbeitet.

F05

→ **Frage 2.68:** Lösung D

Zu (A): Selbstbeobachtung: Eigene Einstellungen lassen sich durch Selbstbeobachtung einschätzen. Introspektion war früher eines der wesentlichsten Instrumente, um etwas über die Psyche herauszufinden, ist aber heute leider aus der Mode gekommen, da quantitativ-statistisch wenig auswertbar.

Zu (B): Standardisierung einer Beobachtungssituation bedeutet, dass Ort, Zeitraum, Durchführungs- und Auswertungsbedingungen genau festgelegt werden, um für alle Beobachtungen exakt gleiche Bedingungen zu schaffen. Das Ergebnis darf nicht abhängig davon sein, dass der Beobachter das eine Mal so und das nächste Mal etwas anders beobachtet. Standardisierung der Beobachtung ist Voraussetzung für die Objektivität der dadurch erfassten Daten. Sich 30 Minuten zu den Patienten zu setzen, ist nett und total wichtig, entspricht aber dummerweise nicht so richtig einer echt wissenschaftlichen standardisierten Beobachtung.

Zu (C): Systematische vs. unsystematische Beobachtung: Folgt die Beobachtung dem spontanen Interesse des Beobachters oder gibt es ein festgelegtes Schema, nach dem er beobachtet und die Beobachtungen aufzeichnet? In der Frage handelt es sich bei dem Versuch, „die Patienten der psychiatrischen Depressionsstation besser kennen zu lernen", eher um eine explorative, Hypothesen generierende Studie mit unsystematischer Beobachtung.

Zu (D): Teilnehmende vs. nicht-teilnehmende Beobachtung: Nimmt der Beobachter, hier der junge Assistenzarzt in der Depressionsstation, an den Aktivitäten der Patienten teil oder sitzt er nur passiv herum und verweigert das Gespräch? Darüber sagt die IMPP-Frage eigentlich nichts Konkretes aus, da dort nicht steht, ob er wirklich in Kontakt zu den Patienten tritt oder nicht? Über Ausschlussdiagnose ((A), (B), (C) und (E) kommen als richtige Lösung ja gar nicht in Frage) kristallisiert sich (D) hier als einzig mögliche Lösung heraus.

Zu (E): Offene vs. verdeckte Beobachtung: Ist der Beobachter erkennbar oder nicht? In dem Beispiel sitzt der Arzt offenbar unverkleidet und auch nicht hinter einem Einweg-Spiegel versteckt. Es handelt sich damit um eine offene Beobachtung.

II.15   **Gesprächsführung**

F. Schulz von Thun gibt vier Aspekte der Kommunikation an: 1. die **Sachebene**, 2. die **Beziehungsebene**, 3. den **Selbstoffenbarungsaspekt** und 4. den **Appell**. In der Sachebene fließen die reinen Sachinformationen. Unsere Information sagt aber auch aus, wie wir zu dem Empfänger unserer Information stehen bzw. was wir von ihm halten, das ist die Beziehungsebene. Der Selbstoffenbarungsaspekt beinhaltet Information, was wir von uns selbst halten bzw. welche Selbsteinschätzung wir haben. Schließlich hat auch jede Kommunikation einen Appell an den Empfänger, der diesen bewegen will etwas zu tun, was der Sender möchte. **Metakommunikation** ist die Kommunikation über die Kommunikation, d.h. man spricht darüber wie der Interaktionspartner mit einem redet. Wenn der Arzt sich durch die Bemerkung des Patienten persönlich angegriffen fühlt, dann reagiert er auf den Beziehungsaspekt der Aussage des Patienten.

Ärztliches Handeln geschieht oft in Notfallsituationen, in denen schnelles Erfassen von Symptomen erforderlich ist. Hier herrscht der Stil einer direkten Gesprächsführung vor, die gekennzeichnet ist durch:

- die einseitige Festlegung von Gesprächsthemen;
- den Gebrauch von geschlossenen Fragen;
- Schwerpunkt auf Sachinformationen und Ratschläge.

Nach einer Studie von Deveugele et al. (2002) mit Vergleich mehrerer europäischer Länder betrug die durchschnittliche **Gesprächsdauer** Arzt:Patient in Deutschland 7,6 Minuten. Die deutschen Ärzte bildeten dabei das absolute Schlusslicht hinter allen anderen untersuchten Nationen, in der Schweiz z.B. war die Gesprächsdauer doppelt so lang. Untersucht wurde hier der normale Arztkontakt. Die Sprechzeiten des Patienten innerhalb der Visite sind nach F. Weiss-Motz (2004) mit 3–4 Minuten nochmals drastisch kürzer. Während der Visite spricht der Patient kaum, den Löwenanteil haben nach F. Menz et al. (2002) mit 81% die Ärzte und Krankenschwestern; durchschnittlich stellt der Patient eine Frage pro Visite. Informationen erhält er häufiger „implizit", d.h. durch das was das Personal über ihn redet als „explizit", d.h. durch direkte Ansprache und Aufklärung. Unterbrechungen und Störungen des Gesprächsflusses ergeben sich dadurch, dass die Visite mit zusätzlichen Funktionen überlastet ist und zu viel Personal beteiligt ist. Kein Aspekt des Krankenhausaufenthaltes wird von Patienten so häufig kritisiert wie der Tatbestand mangelnder Information und Kommunikation.

Kommt der Patient jedoch mit psychischen Problemen (neurotische Störung, psychosomatische Krankheit, Auseinandersetzung mit Krebs oder AIDS, Tod eines Angehörigen, usw.), so ist es oft nicht möglich ihm einen konkreten ärztlichen Rat zu geben, um diese Situation zu beenden. Häufig ist es viel wichtiger, dem Patienten zu helfen, zu erkennen was der eigentliche Grund für seine Konflikte ist und wie er sich selbst zu einer Entscheidung in einer schwierigen Lebenssituation durchringen kann. Hier kann die **klientenzentrierte Gesprächsführung** eine sinnvolle Kommunikationshilfe darstellen. Sie geht auf ein Verfahren der Gesprächspsychotherapie von **Carl Rogers** (ab 1942) zurück. Dieser Therapie liegt die Auffassung zu Grunde, jeder Mensch besitze Kräfte genug, seine eigenen Probleme zu lösen. Der Therapeut habe nur die Aufgabe, diese Kräfte des Patienten freizusetzen. Dieser Therapieansatz lässt sich natürlich nur begrenzt auf ein beratendes Arztgespräch übertragen. Folgende Grund-

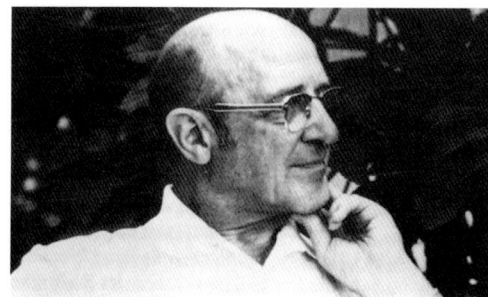

Abb. 2.**6** Der Amerikaner Carl Rogers lässt es sich ziemlich teuer bezahlen, wenn er mit anderen redet.

haltungen des Therapeuten sind kennzeichnend für die klientenzentrierte Gesprächsführung:

- **Echtheit** des Beraters: der Arzt sollte sich geben, wie er ist und im Gespräch auftauchende Gefühle nicht unterdrücken oder verbergen.
- **Wertschätzung** und **Wärme** dem Patienten gegenüber zeigen, ohne daran Bedingungen zu knüpfen. Der Patient soll als eigenständiger Mensch akzeptiert werden, auch wenn er Rückschritte in der Therapie zeigt oder anderes Verhalten zeigt, das nicht mit den Erwartungen des Behandlers übereinstimmt.
- **Empathie**: einfühlendes Verständnis, insbesondere hinsichtlich der Gefühle des Klienten.
- Förderung der **Introspektionsfähigkeit** des Patienten. Dieser soll lernen, seine eigenen Gefühle besser wahrzunehmen. Dies geschieht am besten, indem der Behandler die begleitenden Emotionen hinterfragt (*„Macht Dich das jetzt wütend?"*)

Der zugehörige non-direktive Gesprächsstil ist gekennzeichnet durch:

- **Nicht-Direktivität**: Nur der Patient selbst kann letztendlich entscheiden, was richtig oder falsch für ihn ist. Der Arzt überlässt es daher im wesentlichen dem Patienten, worüber gesprochen wird, er schränkt den Patienten möglichst wenig ein, vermeidet es, zu loben oder zu tadeln oder selbst Vorschläge zur Problemlösung zu machen. Allerdings sollte der Patient dazu angehalten werden, über persönlich relevante Erfahrungen zu sprechen und nicht nur über Alltagsbanalitäten.
- **Verbalisieren**: Der Arzt wiederholt die vom Patienten gemeinten Gesprächsinhalte, um Verständnis zu signalisieren und dem Patienten seine Problematik und Erleben widerzuspiegeln.
- **Konfrontieren**: Der Arzt macht auf Widersprüche in den Aussagen des Patienten aufmerksam, ohne sie zu kritisieren.

Hemmende und partnerzentrierte Reaktionen:
Für die Praxis lassen sich grob zwei Arten von Reaktionen unterscheiden: hemmende, die den Gesprächsfluss des Patienten abblocken und fördernde, die ihn aufmuntern mehr von sich selbst zu sprechen:

I. **Hemmende Reaktionen** beim Gespräch:
   – Belehrungen (*„Warum hast du denn nicht ..."*) und Interpretationen (*„Ich glaube, du willst eigentlich ..."*)
   – Ratschläge (*„Du solltest unbedingt einmal ..."*), Befehle (*„Das musst Du sofort sein lassen!"*) und Überredungsversuche (*„Also, wenn du das nicht tust, dann bin ich nicht mehr Deine Freundin."*)
   – Verneinung des Problems (*„Da brauchst Du doch wirklich keine Angst zu haben.", „Das ist doch albern!", „Nein", „Aber", „Ach was!"*)
   – Moralische Vorhaltungen (*„Wie kannst Du das nur sagen.", „Aber damals hast du doch gesagt ...", „Das hättest Du auf gar keinen Fall tun dürfen."*)
   – Wechsel des Themas ohne Erklärung (*„Ja, ja, da hast Du ein echtes Problem. Dabei fällt mir übrigens ein, dass ich um fünf ja noch einen Termin beim Rechtsanwalt habe, weißt Du warum?"*)
   – Beenden des Blickkontakts, sich vom Gesprächspartner abwenden, den Blick unruhig im Zimmer schweifen lassen, angestrengt aus dem Fenster sehen, oft den Kopf schütteln, ständig die Stirn runzeln, oft auf die Uhr sehen, sich mit Gegenständen beschäftigen oder z.B. beim Gespräch den Schreibtisch aufräumen.

II. **Fördernde, partnerzentrierte Reaktionen** beim Gespräch sind:
   – Aufmerksames Zuhören, das eigene Mitteilungsbedürfnis zurückstellen, Blickkontakt suchen, den Körper dem Sprecher zuneigen, oft zustimmend mit dem Kopf nicken, Äußerungen wie *„Ja", „Hmmm", „genau", „aha!"* an den richtigen Stellen einfließen lassen.
   – Nachfragen (*„Das habe ich jetzt noch nicht genau verstanden", „Wie war das genau?", „Wie meinst Du das?", „Was hast Du da gedacht?"*) zeigen besonders, dass von Ihrer Seite aus Interesse besteht.
   – **Kontrollierter Dialog:** dies ist eine Untertechnik, die bedeutet, zunächst in eigenen Worten kurz zusammenzufassen, was der Gesprächspartner gesagt hat, bevor man seine eigene Äußerung anfügt. Durch diese

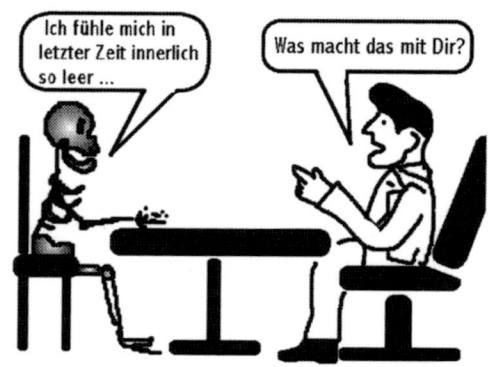

Abb. 2.**7** Die Bemerkung des Beraters lässt auf ein tiefgreifendes Verständnis der Probleme des Klienten schließen.

kurze Zusammenfassung zeigt man zum einen, dass man wirklich zugehört hat, zum anderen kann der Gesprächspartner überprüfen, ob das Problem richtig verstanden wurde. Oft ergeben sich für ihn schon aus der Wiederholung durch eine andere Person völlig neue Perspektiven. In der Regel schließt die Zusammenfassung des kontrollierten Dialoges auch mit der Frage ab, ob man alles richtig verstanden habe?
   – Verbalisieren der Gefühle: Versuchen Sie, die Gefühle anzusprechen, die hinter den Äußerungen Ihres Gesprächspartners stehen. Oft ist es dabei ganz besonders wichtig, auch auf paralinguistische und nonverbale Begleitphänomene zu achten. Formulieren Sie dann eine Frage (*„So wie Sie das erzählen, klingt das jetzt ziemlich traurig?"* oder: *„Während Sie das sagen habe ich den Eindruck, dass Ihr ganzer Körper sich verkrampft. Was geht da in Ihnen vor?"*). Das Verbalisieren von Emotionen stellt für den ungeübten Laien oft das größte Problem dar und entsprechend plump hören sich dann erste entsprechende Äußerungen an. Es muss daher am meisten geübt werden.

Wenn Sie, verehrter Leser, nun meinen, dass das ganze Sie ohnehin nichts angeht, da Sie den Facharzt für Anästhesie oder den Beruf des Pathologen anstreben und nicht vorhaben übermäßig viel mit Ihren Patienten zu reden, möchte ich es mir zum Schluss dieses Lerntextes nicht nehmen lassen, dass die fachlich gute Beherrschung des partnerzentrierten Gesprächsstils oft auch etwas nützt, um einen bleibenden Eindruck bei Ihrem neuen Schwarm zu hinterlassen.

Klinischer Bezug
Verhaltensbeobachtung, Exploration und Erhebung der Anamnese gehören mit zu den grundlegenden Bausteinen bei der Suche nach einer Diagnose. Insbesondere bei eigentlich unlösbaren Problemen eines Patienten bietet die nondirektive Gesprächsführung eine wichtige Technik an, um diesen Menschen zu helfen selbstverantwortlich eine Entscheidung zu treffen, hinter der sie dann auch stehen. ■

F05
→ **Frage 2.69:** Lösung B

Zu (A)–(E): F. Schulz von Thun gibt vier Aspekte der Kommunikation an: **1.** die Sachebene; **2.** die Beziehungsebene; **3.** den Selbstoffenbarungsaspekt und **4.** den Appell. In der Sachebene fließen die reinen Sachinformationen. Unsere Information sagt aber auch aus, wie wir zu dem Empfänger unserer Information stehen bzw. was wir von ihm halten, das ist die Beziehungsebene. Der Selbstoffenbarungsaspekt beinhaltet Information, was wir von uns selbst halten bzw. welche Selbsteinschätzung wir haben. Schließlich hat auch jede Kommunikation einen Appell an den Empfänger, der diesen bewegen will, etwas zu tun, was der Sender möchte. Metakommunikation ist die Kommunikation über die Kommunikation, d.h. man spricht darüber, wie der Interaktionspartner mit einem redet. Wenn der Arzt sich durch die Bemerkung des Patienten persönlich angegriffen fühlt, dann reagiert er auf den Beziehungsaspekt der Aussage des Patienten – das ist Lösung (B).

H00 ■
→ **Frage 2.70:** Lösung C

Zu (A), (B), (D) und (E): Siehe Lerntext II.15.
Zu (C): Den Patienten dazu anleiten, sich mit seinen Konflikten auseinanderzusetzen, wäre in dieser Formulierung eine direktive Form, in welcher der Therapeut den Patienten aktiv lenkt. Das darf in der nondirektiven Gesprächstherapie aber gerade nicht der Fall sein.

H91 H87
→ **Frage 2.71:** Lösung D

Zu (A), (C) und (E): Diese Aussagen sind gutgemeinte Ratschläge und entsprechen **nicht** dem non-direktiven Gesprächsstil.
Zu (B): Direktive Sachfrage.
Zu (D): Diese Aussage dagegen spiegelt dem Patienten seine Situation und fördert damit seine Introspektion.
Vorsicht: 11 % der Kandidaten haben fälschlich (E) angekreuzt. Siehe noch einmal Lerntext II.15 Gesprächsführung.

F04
→ **Frage 2.72:** Lösung A

Zu (A): Abstimmen auf das Vorwissen: Nicht jeder Patient ist gleich, daher sollte man Befundmitteilung und Therapieplan immer auf die Vorkenntnisse des Patienten abstimmen.
Zu (B): Eine „knappe" Darlegung der Befunde wird viele Fragen des Patienten offen lassen.
Zu (C): Kurze Diagnosemitteilung und ausführlicher Behandlungsplan: Eine zu kurz gehaltene Diagnose könnte Zweifel des Patienten wecken, ob der Arzt sich hier nicht eventuell getäuscht hat.
Zu (D): Umfassende Aufklärung hinsichtlich der Überlebenschancen dürfte bei bestimmten Erkrankungen nicht gerade zur Beruhigung des Patienten beitragen.
Zu (E): Vorsichtige Umschreibung der Diagnose wird bei Patienten mit medizinischen Vorkenntnissen eher Misstrauen wecken und das Gefühl hervorrufen, man wolle ihnen etwas verheimlichen.

F03
→ **Frage 2.73:** Lösung B

Zu (A)–(E): Siehe Lerntext II.15.
Unter „Empathie" versteht man gemäß (B) das Einfühlen in das Erleben des Patienten.

H03
→ **Frage 2.74:** Lösung B

Zu (A): Das Erlernen eines Entspannungstrainings (z.B. autogenes Training, progressive Muskelentspannung, transzendentale Meditation) setzt die in der Frage genannten Sachverhalte nicht voraus.
Zu (B): Grundlagen der klientenzentrierten Gesprächspsychotherapie: Siehe Lerntext II.15.
Zu (C): Die Psychoanalyse dient in erster Linie dazu, verdrängte Erinnerungen wieder bewusst zu machen und zu verarbeiten, wodurch dann psychische Energie frei wird für eine bessere Verwendung im Alltagsleben. Dies geschieht über Techniken wie freie Assoziation, Traumdeutung, Hypnose etc.
Zu (D): Systemische Therapie: Die Systemtheorie sieht nicht den Menschen als isoliertes Einzelwesen, sondern sie versteht ihn als Gruppenwesen, das in ein soziales Umfeld eingebettet ist. Diese Therapie behandelt daher nicht das Individuum, sondern eine Gruppe (z.B. Familie, Schulklasse, Arbeitsteam).
Zu (E): Verhaltenstherapie fragt bei gestörtem Verhalten nach den positiven und negativen Verstärkern, die das Fehlverhalten verursacht haben und es nun aufrechterhalten.

F04
→ **Frage 2.75:** Lösung A

Zu (A): Die Grundregel, zu welcher sich der Patient in einer psychoanalytischen Therapie verpflichten muss, besagt, dass er alle Einfälle ungefiltert aussprechen soll. Der Analytiker deutet bestimmte Aussagen des Patienten. Sobald der Patient Gedankengänge aus dem Bereich der traumatisch belasteten Triebregung hat, spürt er Angst. Diese äußert sich in Widerständen. Durch weitere Deutungen des Analytikers erkennt der Patient die Funktion der Widerstände, hierbei wird die Dynamik der Psyche des Patienten genutzt. Schließlich erinnert der Patient sich an das traumatische Erlebnis, erleidet einen Affektsturm durch diese Erinnerung und hat nun einige neurotische Symptome gelöst. Zu (B)–(E): Non-direktive Gesprächsführung: s. Lerntext II.15.

2.2.3 Körperliche Untersuchung

Zu diesem Kapitel wurden bisher keine Prüfungsfragen gestellt

---

II.16 Körperliche Untersuchung

„Machen Sie sich mal frei." – Die Verletzung der körperlichen **Intimsphäre** beginnt schon, wenn der Patient vom Arzt aufgefordert wird, sich zu entkleiden. Eine zwangsläufig notwendige Maßnahme, die in der Medizin so häufig ist, dass kaum ein Arzt sich Gedanken darüber macht, dass hierdurch bei einigen Patienten starke Emotionen ausgelöst werden können. Für junge Mädchen und ebenso für ältere Männer mit einer prüden Erziehung kann es aber durchaus beängstigend und verletzend sein, sich vor einer fremden Person entblößen zu müssen. Dies gilt um so mehr, falls darüber hinaus noch weitere Personen anwesend sind; z. B. wenn die Arzthelferin plötzlich hineinkommt, nur um etwas zu holen.

Jeder Mensch hat das Recht auf eine Intimsphäre. Unbekannte lassen wir normalerweise nicht näher als eine Armlänge an uns herankommen. Im Setting einer medizinischen Untersuchung wird diese Intimsphäre jedoch stetig verletzt. Ärzte und Krankenpflegepersonal berühren den Patienten nicht nur an intimsten Stellen, sondern sind in Ausübung ihres Berufes häufig sogar gezwungen, dem Patienten Schmerzen zuzufügen, etwa beim Blutabnehmen oder bei Operationen. Auch im Bereich psychologischer Untersuchungen wird diese Intimsphäre häufig durchbrochen, da notwendigerweise Sachverhalte erfragt werden müssen, über die der normale Mensch nicht unbedingt mit jedem spricht – und schon gar nicht mit einer fremden oder wenig bekannten Person. Hierdurch ergeben sich zwangsläufig Konflikte im Rollenverständnis des Arztes wie auch des Psychologen, die beide dem Patienten ja eigentlich helfen wollen.

Auch den Ärzten fällt das Durchbrechen der Intimschranke des Patienten nicht leicht. Den Herzschlag des Patienten kann man z. B. sehr gut abhorchen, indem das Ohr gegen den Brustkorb des Patienten gelegt wird. Das heute übliche Stethoskop gilt nach Prof. Engelhard historisch als Versuch, diese medizinische Handlung aus einer gewissen Entfernung durchführen zu können, ohne dem Patienten dabei im wahrsten Sinne des Wortes *„zu nah"* zu kommen. Dass Ärzte dennoch nahezu ständig die körperliche Intimsphäre des Patienten durchbrechen, bedeutet aber nicht, dass sie auch im psychischen Bereich kritische Fragen stellen können. Wichtige Fragen über psychische Probleme (etwa im sexuellen Bereich oder zum Alkoholkonsum) werden mit einer Feinfühligkeit umgangen, welche die Mediziner in anderen Bereichen völlig vermissen lassen.

Wie würde es Ihnen gehen, wenn Sie die nächste Woche mit fünf völlig fremden Personen in einem Zimmer schlafen sollten und auch tagsüber niemals aufstehen dürfen? Auch die im Krankenhaus heute noch übliche Unterbringung des Patienten in **Mehrbettzimmern** ist problematisch. Der deutsche Erwachsene ist es gewohnt mit seinem Partner oder alleine zu schlafen und jeder von uns hat gelegentlich das Bedürfnis sich einmal zurück zu ziehen und alleine zu sein. Dies ist im Krankenhaus meist nicht mehr möglich. Auch wenn es für einzelne Patienten sinnvoll ist, Gesprächspartner zu haben und sich mit anderen Patienten austauschen zu können, ist der Aufenthalt im Mehrbettzimmer für die meisten von uns doch mit starken Einschränkungen verbunden. Dies beginnt bei ständigen Störungen, erzwungener Veränderung des Wach-Schlaf-Rhythmus, Verrichten der Notdurft in Gegenwart anderer (**Urinieren** und **Defäkation** bei Bettlägerigen), bis hin zu Handlungen der Ärzte und des Pflegepersonals im Intimbereich (z. B. **Ganzkörperwäsche**, **Katheterisierung**). Selbst wenn die Patienten die Notwendigkeit dieser Handlungen einsehen: angenehm ist es für sie nicht! Hierzu muss darauf hingewiesen werden, dass dem Patienten eine möglichst befriedigende Situation gegeben werden sollte, schließlich soll er ja gesund werden. Die Belastungen schon alleine durch Mehrbettenzimmer im Krankenhaus haben eher negativen Einfluss.

Krönung im Durchbruch der Intimsphäre ist wahrscheinlich die gynäkologische Untersuchung. So beschreibt D.B. Hellmann in ihrem Buch *„Zwei Frauen"* wie sie als 18jährige im Krankenhaus zur gynäkologischen Untersuchung sollte. Nachdem sie sich „*freigemacht*" und auf dem Untersuchungsstuhl Platz genommen hatte, kam aber ohne vorherige Ankündigung nicht der Frauenarzt alleine herein, sondern brachte ein Rudel von dreißig oder vierzig Studenten mit, die alle mal die „*virgo intacta*" anschauen und untersuchen sollten.

Klinischer Bezug

Auch wenn körperliche Untersuchungen im ärztlichen Handeln schnell zur Routine werden, muss der Mediziner sich doch im Klaren sein, dass hierdurch stetig die Intimbarriere des Patienten durchbrochen wird.

2.3 Urteilsbildung und Entscheidung

2.3.1 Arten der diagnostischen Entscheidung

II.17 Arten der diagnostischen Entscheidung

Da sitzen Sie nun als frischgebackener Arzt in Ihrem toppmodern eingerichteten Praxiszimmer und Ihr erster Patient kommt herein und sagt, er hat seit Stunden furchtbare Bauchschmerzen, und zwar genau solche von der ganz schrecklichen Art. Was werden sie nun tun, außer rot zu werden und anzufangen zu stottern?

Wenn ein neuer Patient mit unklaren Unterleibsbeschwerden zum Arzt kommt, muss letzterer mit Hilfe unterschiedlicher Diagnoseverfahren zunächst Informationen sammeln. Aufgrund dieser ersten Informationen werden erste **Hypothesen** über die Krankheitsursache gebildet, die man dann mit Hilfe weiterer Untersuchungsverfahren zu untermauern versucht (*...funktionelle Dyspepsie? Colon irritable? Morbus Crohn? Oder einfach nur was Falsches gegessen?*). Am Ende sollte eine klare **Diagnose** stehen, auf deren Basis die **Behandlung** eingeleitet wird. Nach der Behandlung sollte erneut geprüft werden, ob die Krankheit geheilt ist. Wenn ja, so ist die medizinische Aufgabe erfüllt; falls nicht, so muss der Arzt erneut mit der Diagnostik beginnen und neue Hypothesen bilden. Theoretisch wird dieses Vorgehen im sogenannten **TOTE-Modell** beschrieben (*test → operate → test → exit*). Aus jedem Diagnosedurchgang („*test*") folgt eine medizinische Handlung („*operate*"), deren Effektivität in einer erneuten Testung gezeigt werden muss. Erst dann darf es zu Beendigung („*exit*") kommen. In der medizinischen Praxis des Allgemeinarztes ist dies leider häufig nicht der Fall. Bei erfolgreicher Therapie kommen die meisten Patienten nicht mehr wieder in die Praxis des Allgemeinarztes, bei mangelndem Heilungserfolg wechseln sie mitunter selbständig zum Facharzt. Dem Allgemeinarzt fehlt dadurch häufig die Rückmeldung, ob seine Behandlung überhaupt etwas genützt hat.

Grob lassen sich unterschiedliche Arten der Diagnostik trennen:

- Bei der **normorientierten Diagnostik** wird der Proband oder Patient mit dem Mittelwert seiner Bezugsgruppe verglichen, es interessiert also der Abstand der Person vom Mittel seiner Bezugsgruppe. Je nachdem wie stark die Abweichung ist, wird die Leistung als über-, unter- oder durchschnittlich bezeichnet. Alle traditionellen Leistungs- und Persönlichkeitstests (Intelligenz, Konzentration, Leistungsmotivation) sind normorientiert.
- Bei der **kriterienorientierten Diagnostik** interessiert die Anwendbarkeit verschiedener Kriterien (hier Symptome) auf eine Person. Klassifikationssysteme wie ICD und DSM sind kriterienorientiert.
- **Selektionsdiagnostik** (z.B. Auswahl von geeigneten Personen, Personalauslese usw.);
- **Interventionsdiagnostik** (z.B. medizinische Diagnostik zur Einleitung und Überprüfung einer Therapie);
- **Klassifikationsdiagnostik** (Einstufung von Personen in ein Schema, z.B. Brillenträger vs. Nicht-Brillenträger);
- **Funktionsdiagnostik** (Überprüfung einzelner Funktionen, z.B. Konzentration, Gedächtnis);

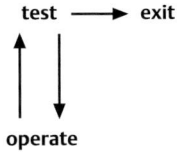

Abb. 2.**8**   Das TOTE-Modell (test-operate-test-exit) versinnbildlicht Urteilsbildung und Entscheidungsprozesse. Im medizinischen Bereich sollten Fehlentscheidungen aber bitte nicht dazu führen, dass der Patient das Modell schließlich buchstäblich erfüllt!

- **Entwicklungsdiagnostik** (Test, ob ein Kind die seinem Alter entsprechenden Fertigkeiten besitzt);
- **Verlaufsdiagnostik** (Beurteilung z. B. im Verlauf einer Intervention);

Der Prozess der Diagnostik untersteht bestimmten Regeln, um zu einer Entscheidung zu gelangen. Diese Strategien legen mit *wenn→dann*-Bestimmungen fest, was der Entscheidungsträger unter einzelnen Bedingungen tun soll, welche Daten zu erheben oder zu verwerfen sind und welche Handlungen daraus zu folgern sind. Man unterscheidet **Makrostrategien**, in denen die Suchrichtung festgelegt wird von **Mikrostrategien** mit Auswahl der für die Fragestellung sensiblen Testverfahren oder sogar einzelner Fragen (Items) an den Patienten. Der diagnostische Ablauf kann dabei:

1. flexibel sein (**feed-back** orientiert), d. h. nach jedem Zwischenergebnis muss die Entscheidung für weitere diagnostische Verfahren an den jeweiligen Kenntnisstand angepasst werden (s. auch TOTE-Modell);

2. festgelegt sein (**fed-forward**), d. h. durch die Organisationsstruktur ist der Ablauf bereits festgelegt (z. B. Personalauslese, schriftliche Multiple Choice Prüfungen). Hierbei gibt es oft verschiedene Stufen, bei **one-stage** Selektion wird die diagnostische Entscheidung schon nach dem ersten Testdurchgang gefällt (z. B.: Abitur vorhanden → Studienzulassung, bzw.: kein Abitur → keine Zulassung). Bei **two-stage** Auswahl wird ein Teil der Gruppe im ersten Durchgang abgelehnt, der zweite Teil wird einem weiteren Test unterworfen, bis hin zu **multiple-stage** Plänen.

Klinischer Bezug

Um Erkrankungen zu heilen, muss zunächst einmal eine Ursache für die Symptome gefunden werden, die der Patient zeigt. Dieser Prozess der Diagnostik kann auf unterschiedliche Weise erfolgen und lässt sich durch verschiedene Modelle der Urteilsbildung darstellen.

H05
→ **Frage 2.76:** Lösung B

Zu (**A**): Unter Reliabilität versteht man die Zuverlässigkeit eines Messinstruments. Durch genaue Beschreibung von Symptomen, Ausschlusskriterien und Hinweise auf die Differenzialdiagnostik ähnlicher Störungen erzielen Klassifikationssysteme wie die ICD und das DSM eine befriedigende Reliabilität, d. h. zwei oder mehr Fachleute kommen bei demselben Patienten auch auf dieselbe Diagnose.

Zu (**B**): Logischerweise haben freie klinische Diagnosen eine geringere Zuverlässigkeit als solche, die sich an die exakten Vorgaben eines Klassifikationssystems halten. Unklar bleibt, was eine „freie" Diagnose eigentlich sein mag? Jede Diagnose stützt sich notwendigerweise auf Lehrbuchwissen!

Zu (**C**): Klassifikationssysteme wie die International Classification of Diseases (ICD) und das Diagnostische und Statistische Manual (DSM) werden stetig weiterentwickelt. Erkennbar ist dies an der Nummerierung, d. h. bei dem ICD ist momentan schon die 10. Version aktuell, beim DSM erst die vierte.

Zu (**D**): Unterschieden werden norm- und kriterienorientierte Diagnostik. Bei der normorientierten Diagnostik wird der Proband oder Patient mit dem Mittelwert seiner Bezugsgruppe verglichen, es interessiert also der Abstand der Person vom Mittel seiner Bezugsgruppe. Je nachdem wie stark die Abweichung ist, wird die Leistung als über-, unter- oder durchschnittlich bezeichnet. Alle traditionellen Leistungs- und Persönlichkeitstests (Intelligenz, Konzentration, Gedächtnis, Extraversion) sind normorientiert. Bei der kriterienorientierten Diagnostik interessiert die Anwendbarkeit verschiedener Kriterien (hier Symptome) auf eine Person. Klassifikationssysteme wie ICD und DSM sind kriterienorientiert. Hier existieren seit langem bereits PC-Programme, die durch ja/nein-Abfragung von Symptomen zu der (meist richtigen) Diagnose führen.

Zu (**E**): Operationalisierung bedeutet festzulegen, wie eine theoretische Annahme (hypothetische Konstrukte wie z. B. „psychische Störung", „Neurose", „Depression", „Alkoholismus" oder „Schizophrenie") in der Praxis gemessen werden kann. Klassifikationssysteme wie ICD und DSM sind bemüht, Kriterien vorzulegen, um einzelne Störungen operational zu definieren.

2.3.2 Grundlagen der Entscheidung

II.18 Grundlagen der Entscheidung

Insbesondere für vergleichende epidemiologische Untersuchungen spielt es eine große Rolle, dass Erkrankungen weltweit anhand derselben Maßstäbe diagnostiziert werden. Typische Fragen sind z. B.: *„Haben Krebserkrankungen durch Technisierung, Umweltverschmutzung oder Atomkraftwerke zugenommen?"* oder: *„Führt die Urbanisierung dazu, dass immer mehr Menschen unter neurotischen Störungen leiden?"* Um Krankheiten einheitlich klassifizieren zu können, existieren Kataloge von Krankheiten, deren Symptomatik und Hinweisen zur Differentialdiagnose. Am gebräuchlichsten ist die **ICD** (*„International Classification of Diseases"*):

Tab. 2.**1**   Auszug für den Bereich psychischer Störungen der Klassifikation von Krankheiten nach dem ICD-10 („International Classification of Diseases").

ICD-10	Bezeichnung	Beispiele
F0	Organische, einschließlich symptomatische psychische Störungen	Alzheimer Demenz, Vaskuläre Demenz, Alkoholdelir, Verhaltensstörung durch organ. bedingte Funktionsstörung des Gehirns
F1	Psychische und Verhaltensstörungen durch psychotrope Substanzen	Alkohol, Opioide, Cannabinoide, Sedativa, Hypnotika, Kokain, Koffein, Halluzinogene, Tabak usw.
F2	Schizophrenie, schizotype und wahnhafte Störungen	Schizophrenie, wahnhafte Störungen, psychotische Störungen, schizoaffektive Störungen
F3	Affektive Störungen	Manische Episode, Bipolare affektive Störung, Depressive Episode
F4	Neurotische-, Belastungs- und somatoforme Störungen	Phobische Störungen, Angststörungen, Zwangsstörung, Dissoziative Störungen, somatoforme Störungen
F5	Verhaltensauffälligkeiten mit körperlichen Störungen und Faktoren	Essstörungen, Schlafstörungen, sexuelle Funktionsstörungen, Missbrauch von nicht-abhängigkeitserzeugenden Substanzen
F6	Persönlichkeits- und Verhaltensstörungen	Persönlichkeitsstörungen, Störungen der Impulskontrolle, Störungen der Geschlechtsidentität, Störungen der Sexualpräferenz
F7	Intelligenzminderung	leichte, mittelgradige, schwere, schwerste Intelligenzminderung
F8	Entwicklungsstörungen	Entwicklungsstörungen der Sprache, schulischer Fertigkeiten, motorischer Funktionen, Autismus, Asperger-Syndrom
F9	Verhaltens- und emotionale Störungen mit Beginn in der Kindheit und Jugend	Hyperkinetische Störungen, Störungen des Sozialverhaltens, Emotionale Störungen, Tics, Mutismus

Besonders für psychische Krankheiten wird daneben oft auch das **DSM** („Diagnostisches und Statistisches Manual") benutzt. Das Multiaxiale Klassifikationsschema nach dem **DSM** versucht, auch die körperliche und psychosoziale Seite zu berücksichtigen. Es trennt:
Ia. Psychiatrische Achse
psychisch auffällig ← → psychisch stabil
Ib. Somatische Achse
körperlich krank ← → körperlich gesund
II. Soziale Behinderung
behindert ← → intakt
III. Faktoren der sozialem Umwelt und der individuellen Lebensbewältigung
wird stigmatisiert ← → wird integriert
dekompensiert ← → kompensiert Störungen

Bei chronischen Erkrankungen wird in der Regel die **ICIDH** (*Internatonal Classification of Impairments, Disabilities and Handicaps*, WHO, 1980) zu Rate gezogen, die – wie der Name ohnehin schon sagt – folgende Bereiche unterscheidet:
1. **Disease** (Krankheit)
2. **Impairment** Gesundheitsschaden)
3. **Disability** (Fähigkeitsstörung)
4. **Handicap** (Beeinträchtigung)

Gerdes & Weis (2000) nennen das Beispiel eines Patienten mit arterieller Verschlusskrankheit (*disease*), die zur Amputation eines Beines führt (*impairment*), mit der Folge, dass die Person nicht mehr am Fließband stehen kann (*disability*) und den Arbeitsplatz verliert (*handicap*). Eine kürzlich vorgelegte Neufassung der ICIDH-2 (WHO, 1997) soll künftig positive Begriffe verwenden, d. h. „**activities**" statt *disabilities* und „**participation**" (Teilnahme am gesellschaftlichen Leben) statt *handicaps*.

Klinischer Bezug
Einheitliche internationale Klassifikationssysteme für körperliche wie auch für psychische Störungen erleichtern das Verständnis der Fachleute untereinander. Während einige dieser Systeme sich nur auf Symptomkonstellationen stützen, berücksichtigen andere auch psychosoziale Aspekte des Krankseins.

H05

→ **Frage 2.77:** Lösung A

Zu (A)–(E): Ergebnisqualität: Die Leistung einer medizinischen Behandlung beurteilen Arzt und Patient in erster Linie an Hand der Ergebnisqualität, d.h. daran, inwieweit die Beschwerden, die zum Arzt- oder Krankenhausbesuch geführt haben, objektiv und nachweisbar beseitigt oder gelindert werden konnten. Diese Ergebnisqualität lässt sich heute auch messen. Die Lösungsmöglichkeit (A) kommt dieser Definition am nächsten.

II.19	Urteilsqualität und Qualitätskontrolle

Ärzte wie auch Heilverfahren unterliegen strengen **Zulassungsbestimmungen**, um die Qualität medizinischer Versorgung auf einem möglichst hohen Niveau zu halten. So hat die Kassenärztliche Bundesvereinigung unter den Zulassungsbestimmungen für Ärzte u.a. festgelegt: *„Der Arzt muss zur Ausübung der vertragsärztlichen Tätigkeit geeignet sein. Ungeeignet für die Ausübung vertragsärztlicher Tätigkeit in eigener Praxis ist ein Arzt mit geistigen oder sonstigen in seiner Person liegenden schwerwiegenden Mängeln (§ 21 Ärzte-ZV)."*

Der Einsatz von Arznei- und Heilmittel erfordert die aus der ärztlichen Diagnostik hervorgehende eindeutige **Indikationsstellung**, Abwägung nicht-medikamentöser Behandlungsmöglichkeiten, medizinische Auswahlentscheidung unter Risiken- und Nutzenabwägung, Dosierung bzw. Festlegung von Behandlungsintervallen sowie die **Verlaufsbeobachtung** des Behandlungsergebnisses und auftretender **Wechselwirkungen** oder unerwünschter Nebenwirkungen, ggf. mit Therapieänderung. Die Verantwortung für die Auswahl notwendiger Arzneimittel und die Verordnung von Heilmitteln muss der behandelnde Arzt tragen. Dem Hausarzt obliegt darüber hinaus die zentrale **Dokumentation** und Koordination der von seinen Patienten einzunehmenden Arzneimittel und in Anspruch genommenen Heilmittel. Dies geschieht zwar in der Regel in Interaktion mit anderen Berufsgruppen (wie z.B. Apothekern). Die Kassenärztliche Bundesvereinigung weist aber eindeutig darauf hin, dass andere Berufsgruppen keine medizinische Kompetenz in der Diagnosestellung oder -überprüfung und der Entscheidung bei einer Therapie mit Arzneimitteln haben.

Der Arzt darf nur Behandlungsverfahren anwenden bzw. Medikamente verschreiben, die vom Zulassungsausschuss der KBV anerkannt wurden und Eingang in die entsprechenden Gebührenverzeichnisse gefunden haben. Therapieverfahren müssen hierzu zunächst einmal ihren Nutzen in Studien nachweisen, die unter doppelblinden Bedingungen mit Placebo-Kontrolle durchgeführt wurden, um in den Genuss einer Zulassung zu kommen. So gibt es keine Leistungspflicht bei Therapieverfahren, deren therapeutischer Nutzen nicht belegt ist oder die nach den Kriterien des SGB V unwirtschaftlich sind.

Der Katalog nicht anerkannter Methoden ist recht lang und muss vom Arzt beherrscht werden, da er diese Leistung nicht abrechnen kann. Zu den von der KBV **nicht** zugelassenen Methoden gehören z.B.: Elektro-Akupunktur, Hyperbare Sauerstofftherapie, Hämatogene Oxydationstherapie (HOT), Blutwäsche nach Wehrli, Sauerstoff-Infusions-Therapie (SIT), Ozon-Eigenbluttherapie, CO_2-Insufflationen (Quellgasbehandlung), Immuno-augmentative Therapie, Magnetfeldtherapie, Autohomologe Immuntherapie nach Kief, Haifa-Therapie, Doman-Delacato-Therapie, Hyperthermiebehandlung der Prostata, Bioresonanzdiagnostik und -therapie, Kombinierte Balneo-Phototherapie, Thermotherapie der Prostata, Hochdosierte, selektive UVA1-Bestrahlung, Colon-Hydro-Therapie, Extrakorporale Stoßwellentherapie, Pulsierende Signaltherapie, Niedrigdosierter Ultraschall, Ultraviolettbestrahlung des Blutes (UVB).

Klinischer Bezug

Im Zeitalter der **evidenzbasierten Medizin** unterliegen Medikamente, andere Behandlungsverfahren wie auch die Tätigkeit des Arztes selbst einer strengen Qualitätskontrolle. Nicht anerkannte Verfahren können den Kostenträgern nicht in Rechnung gestellt werden. Auch Verfahren, die bereits eine Zulassung hatten, kann diese entzogen werden, wenn sich nachträglich herausstellt, dass keine ausreichende Nützlichkeit gegeben ist.

II.20	Entscheidungskonflikte

Auch diagnostische Entscheidungen können zu Konflikten führen; sie bergen zunächst einmal immer zwei Arten von grundsätzlichen Risiken:
a) ein krankes Individuum wird fälschlicherweise als gesund eingestuft (Verwerfen einer richtigen Hypothese = Fehler **1. Art, Alpha-Fehler**);
b) ein gesundes Individuum wird fälschlicherweise als krank eingestuft (Akzeptieren einer falschen Hypothese = **Fehler 2. Art, Beta-Fehler**).
Zum Glück können Testergebnisse und Diagnosen gelegentlich auch stimmen, d.h. korrekt sein. Hierzu gehören daher auch folgende beiden Fachbegriffe:

- **Negative Korrektheit**: Anteil der Nichtkranken an den Personen mit negativem Test, d. h. wie viele der von einer diagnostischen Prüfmethode für normal erachteten Fälle wirklich normal sind.
- **Positive Korrektheit**: Anteil der Kranken an den Symptomträgern, d. h. wie viele der von der Methode positiv bewertete Fälle wirklich die Krankheit haben.

Überlegt man sich, dass z. B. aufgrund psychiatrischer Gutachten ein gesunder Mensch lebenslang in der Psychiatrie eingesperrt oder aber ein gefährlicher Sexualstraftäter wieder auf freien Fuß gesetzt werden kann, wird die Verantwortung klar, die psychologischen wie auch ärztlichen Entscheidungen obliegt. Testresultate sind aber oft nicht eindeutig im Sinne einer Ja/Nein-Entscheidung zu treffen; viele Ergebnisse liegen als Ausprägungsgrad auf einem Kontinuum vor. Hier ist ein Wert („**Cut-off**") zu beschließen, ab welchem Ausprägungsgrad von einer Störung auszugehen ist.

Standardisierte Testverfahren geben Hilfen, indem sie **Normwerte** vorlegen, mit denen das Ergebnis des Individuums verglichen werden kann. Hier lässt sich dann auf einen Blick entscheiden, ob dieser Wert z. B. *„durchschnittlich"*, *„überdurchschnittlich"*, *„weit überdurchschnittlich"* usw. ausfällt. Allerdings lässt sich die Entscheidung, ob ein Individuum *„noch gesund"* oder *„schon krank"* ist nicht alleine auf der Basis solcher Einstufungen fällen, da hier oft unterschiedliche Dimensionen (z. B.: körperliche Konstitution, psychische Verfassung, soziales Umfeld) eine Rolle spielen.

Klinischer Bezug

Zum Beispiel für eine Krankschreibung muss der Arzt entscheiden, ob ein Patient aufgrund seiner Erkrankung noch gesund genug oder schon ausreichend krank ist, um ein paar Tage auf Kosten seiner Krankenkasse blau zu machen. Auch bei der Diagnosefindung ist es oft schwierig zu entscheiden, ob die Datenbasis ausreicht, um mit Sicherheit eine bestimmte Erkrankung zu diagnostizieren. Aus solchen Entscheidungskonflikten resultieren schnell Fehler.

F03 ■

→ **Frage 2.78:** Lösung C

Zu (**A**): Zuschreibbares Risiko (attributables Risiko): Bei bekanntem Kausalzusammenhang hat die Risikogruppe eine höhere Wahrscheinlichkeit, eine Erkrankung zu bekommen, als diejenige Gruppe, die dem Risiko nicht ausgesetzt war. Über Risiko-

faktoren wird bei der betroffenen Frau nichts ausgesagt.

Zu (**B**): Um ein falsch-negatives Ereignis hätte es sich gehandelt, wenn die Patientin Brustkrebs gehabt hätte, vom Arzt aber als „gesund" eingestuft worden wäre.

Zu (**C**): In dem Beispiel wird eine gesunde Patientin fälschlicherweise als erkrankt diagnostiziert. Bei dieser Fehleinschätzung handelt es sich um ein falsch-positives Ergebnis.

Zu (**D**): Negative Korrektheit: Anteil der Nichtkranken an den Personen mit negativem Test, d.h. wie viele der von der Prüfmethode für normal erachteten Fälle wirklich normal sind.

Zu (**E**): Positive Korrektheit: Anteil der Kranken an den Symptomträgern, d.h. wie viele der von der Methode positiv bewerteten Fälle wirklich die Krankheit haben.

2.3.3   Entscheidungsfehler

II.21   Entscheidungsfehler

Bei der Beurteilung menschlicher Verhaltensweisen kommt es leicht zu bestimmten, typischen Fehlern, die dann das Beurteilungsergebnis systematisch verfälschen können. Man spricht hier von sog. „**systematischen Tendenzen**" oder **Beurteilungsfehlern**. Die Fehler ergeben sich zum Teil dadurch, dass bewusst oder unbewusst nur bestimmte Verhaltensweisen des beobachteten Individuums wahrgenommen werden. Aus der Wahrnehmungspsychologie ist u. a. bekannt, dass Menschen dazu neigen, das wahrzunehmen, was sie wahrnehmen möchten. Insbesondere Bedürfnisse und Motive beeinflussen die menschliche Wahrnehmung hierbei erheblich. So wird man bei einem Spaziergang durch eine Stadt sehr viel mehr Restaurants oder Imbissstuben bemerken, wenn man großen Hunger hat. Ebenso wird man bei einem Menschen, den man unsympathisch findet, eher unangenehme Charaktereigenschaften bemerken, z. T. werden positive Verhaltensweisen dieses Menschen dann sogar umstrukturiert: Wenn ein Punk oder Skinhead einer älteren Dame über die Straße hilft, wird z. B. jemand mit bösartigen Gedanken davon ausgehen, dass der Jugendliche ihr an der nächsten Straßenecke die Handtasche klauen wird. Weitere typische Beurteilungsfehler sind:

1. **Rosenthal-Effekt (Pygmalion-Effekt)**: Veränderung der Leistung bedingt durch die Erwartungen des Versuchsleiters. In einer Reihe von Experimenten konnte **Rosenthal** 1967 demonstrieren, dass die Erwartungen des Versuchsleiters das Untersuchungser-

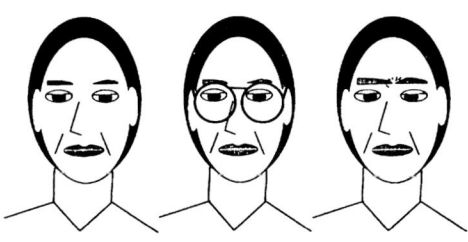

Abb. 2.**9** Beurteilungsfehler, Haloeffekt. Welche dieser drei Personen studiert Ihrer Ansicht nach Medizin?

gebnis beeinflussen können. Genetisch identische Ratten erzielten schnellere Reaktionszeiten, nur weil man den Versuchsleitern weisgemacht hatte, in der einen Gruppe wären angeblich die „klügeren" und in der anderen die „dümmeren" Tiere zusammengefasst.

2. **Sich-selbst-erfüllende Prophezeiung**: Nach einem psychologischen Schulleistungstest wurden dem Lehrpersonal mitgeteilt, welche Schüler als „hochbegabt" einzustufen wären. Die Namen der Schüler waren nach dem Zufallsprinzip ausgewählt worden, entsprachen also nicht einer tatsächlichen „Höherbegabung". Während in den höheren Klassen die Lehrererwartung eine geringe Rolle spielte, wiesen die vermeintlich „Hochbegabten" in den unteren Schulstufen einen deutlichen Leistungsvorsprung auf ihre KollegInnen auf. Rosenthal führte den Effekt darauf zurück, dass der Lehrer diese Schüler in Erwartung der Leistungssteigerung nun besonders gefördert hatte. Durch verbale und nonverbale Verhaltensweisen signalisiert man seinem Interaktionspartner, ob man eine positive oder negative Meinung von ihm hat. Oft genug wird sich dieser dann entsprechend verhalten. Diese Tendenz, dass die Prognose auch tatsächlich eintritt, ist bekannt unter dem Namen *self-fulfilling-prophecy*. Diese *sich selbst erfüllende Prophezeiung* kann als Sonderfall des Rosenthal-Effekts gesehen werden.

3. **Haloeffekt** (Überstrahlungsfehler): Bei der Persönlichkeitseinschätzung lässt man sich häufig von besonders auffälligen, hervorstechenden Merkmalen leiten und überträgt diese Beurteilung dann auf andere Merkmale. Ein typischer Haloeffekt wäre z.B. bei einem Professor vorhanden, der von einer besonders hübschen Studentin annimmt, dass diese auch äußerst intelligent sei. Derartige Effekte sind gerade im Volksglauben häufig vorhanden. So gelten allgemein Fehlsichtige (Brillenträger) als klug, Fettleibige als gemütlich und Stotte-

rer, Schielende oder Leute mit zusammengewachsenen Augenbrauen als intellektuell minderbegabt. Sehr verwandt ist auch der nächste Fehler.

4. **Logischer Fehler**: Der Beurteiler geht davon aus, dass ähnliche Charaktereigenschaften miteinander verkoppelt sind. So kann man etwa von einer ordentlichen Person glauben, sie sei auch besonders fleißig oder von einem Professor, er könne besonders gut operieren. Dabei muss es sich nicht um beobachtbare Merkmale handeln, sondern es kann sich auch um vermutete Eigenschaften handeln.

5. **Kontrastfehler**: Um die „Normalität" der Persönlichkeitseigenschaften eines Menschen bewerten zu können, benötigt man einen Vergleichsmaßstab. Statistische Normtabellen liegen dem Beobachter aber meist nicht vor, so dass man auf subjektive Maßstäbe ausweicht. Am häufigsten legen Versuchsleiter den Maßstab der Normalität dann bei sich selbst an. Ein sehr kontaktreicher, extravertierter Versuchsleiter würde das Verhalten einer Person X als schüchtern einstufen. Ein anderer Versuchsleiter, der selbst eher ängstlich und kontaktarm ist, würde dasselbe Verhalten von X als extravertiert einstufen. Häufig wird das direkte Umfeld als Vergleichsmaßstab benutzt. Bekannt geworden ist ein in den siebziger Jahren durchgeführter Versuch, bei dem derselbe Deutschaufsatz mehreren Lehrern aus dem ganzen Bundesgebiet vorgelegt wurde. Dieser Aufsatz erhielt von den Lehrern Noten zwischen sehr gut und völlig ungenügend, da jeder Lehrer seine eigene Klasse als Vergleichsmaßstab heranzog.

6. **Strengefehler/Mildefehler**: Versuchsleiter neigen dazu, bekannte Personen milder zu beurteilen als völlig unbekannte. So wird ein bayerischer Dorfpolizist, der einen Kraftfahrer wegen überhöhter Geschwindigkeit angehalten hat, diesen u.U. ohne Bußgeld weiterfahren lassen, wenn er feststellt, dass es sich um den Gemeindepfarrer handelt. Bei einigen Versuchsleitern kann es auch zu einem Umschlagen kommen, derart, dass solchermaßen bekannte Personen dann gerade negativ beurteilt werden. In Verbindung mit dem Haloeffekt würde ein Professor eine besonders attraktive Studentin dann geradezu strenger beurteilen als andere, damit man ihm nicht nachsagen kann, dass er hübsche Studentinnen bevorzuge. In dem Versuch, dem Mildefehler auszuweichen, begeht man dann den Strengefehler.

7. **Projektion**: Bei der Projektion werden eigene Persönlichkeitseigenschaften auf andere Menschen projiziert. Meist handelt es sich um

negative Charaktereigenschaften (z.B. Unordentlichkeit), die dann besonders bei einem anderen (etwa bei dem eigenen Kind oder bei dem Nachbarn) bemerkt werden und nun, nach Sigmund Freud, dort stellvertretend bestraft werden. Die Projektion besprechen wir später unter den psychoanalytischen Abwehrmechanismen noch ausführlicher.

8. *Hawthorne*-Effekt: Das Wissen darüber, an einer wissenschaftlichen Untersuchung teilzunehmen, verändert bereits das Verhalten. E. **Mayo** führte Ende der Zwanziger Jahre eine betriebspsychologische Untersuchung in den Hawthorne-Werken durch, in denen nachgewiesen wurde, dass soziale Beziehungen zwischen den Arbeitnehmern wichtiger für die Produktivität als Lohnsystem und Arbeitsbedingungen sind. Gerade bei tristen Arbeitsbedingungen spielte die Kommunikationsmöglichkeit innerhalb von Arbeitsgruppen eine erhebliche Rolle in Beziehung auf die Arbeitszufriedenheit. Als weiteres Ergebnis dieser Hawthorne-Studie wurde dann festgestellt, dass sich die Produktivität der Arbeitnehmer unabhängig von der Art der systematischen Variation der Arbeitsbedingungen jedesmal dann verbesserte, wenn die Arbeitnehmer wussten, dass sie Teil einer wissenschaftlichen Untersuchung waren. So wie sich die Spontanatmung bei einem Patienten sofort verändert, wenn der Arzt ihm sagt, dass er nun die Atemfrequenz untersuchen würde, verbesserten die Arbeiter der Hawthorne-Werke ihre Leistung, wenn sie merkten, dass sie von den Wissenschaftlern beobachtet wurden. In Erweiterung dieses Effektes geht man heute nicht nur davon aus, dass das Gefühl untersucht zu werden das Verhalten verändern kann, sondern dass auch das Ausmaß der Zuwendung, die einem Probanden in einem psychologischen Versuch zuteil wird, das Ergebnis verfälschen kann.

9. **Ja-sage-Tendenz:** Probanden neigen im allgemeinen eher dazu, die Frage nach dem Vorhandensein von Persönlichkeitseigenschaften oder Verhaltensweisen zu bejahen als diese zu verneinen: *„Halten Sie sich eher für intelligent?"*, *„Finden andere Sie sympathisch?"* oder: *„Sind Sie im allgemeinen ruhig und ausgeglichen?"*

10. **Soziale Erwünschtheit:** Insbesondere in (durchschaubaren) Fragebogentests antworten Probanden häufig im Sinne von sozialer Erwünschtheit, wenn das Testergebnis juristische Konsequenzen hat. So wird ein inhaftierter Sexualstraftäter, der Mädchen und junge Frauen vergewaltigt und körperlich misshandelt hat, bei einem solchen Test bemüht sein, sich als warmherzig, freundlich und friedlich zu schildern. Auch bei forensischen (gerichtlichen) Gutachten zur Sorgerechtsfähigkeit der klagenden Elternteile ist der Effekt meist ausgeprägt.

11. **Suggestion:** Fremdsuggestion (*„Dieser Test ist ganz leicht"*) oder Autosuggestion (*„Ich kann das sowieso nicht"*) kann ebenfalls eine systematische Fehlerquelle sein. Unbedachte Äußerungen eines Versuchsleiters, der eventuell lediglich freundlich sein will (*„Sie werden das schon schaffen"* oder: *„Sehen Sie sich doch Ihre letzte Antwort noch einmal an!"*), können ein Beurteilungsergebnis ebenso verfälschen wie Probanden, die bei einem Stressexperiment das Autogene Training (*„Ich bin ganz ruhig ..."*) anwenden.

12. **Tendenz zur Mitte** (zentrale Tendenz) / **Tendenz zu Extremwerten:** Besonders unsichere Personen neigen dazu, bei Fragebogenverfahren überzufällig häufig den mittleren Wert anzukreuzen, besonders dann, wenn dieser *„weder/noch"* ist. Im Gegensatz hierzu kreuzen z.B. selbstsichere Personen oft sehr viele Extremwerte an. Auch bei Fragebögen, bei denen mit „stimmt/stimmt-nicht" geantwortet werden soll, würden die Unsicheren oft sehr viele stimmt-nicht-Urteile abgeben, die Selbstsicheren würden ständig „stimmt" ankreuzen.

13. **Reaktivität:** Verfälschung von Untersuchungsdaten durch die Tatsache, dass der Patient untersucht wird. So könnte es sein, dass ein Patient eine Zeit einen höheren Blutdruck hat, weil er weiß, dass dieser in einer medizinischen Untersuchung geprüft wird.

14. **Reihenfolgeeffekt:** die Reihenfolge z.B. von Testaufgaben kann einen Effekt haben. Bei einem Testaten kann man Prüflinge völlig entmutigen, indem man mit den schwierigsten Fragen beginnt.

Um derartige Beurteilungsfehler in wissenschaftlichen Studien zu vermeiden, greift man meist auf **Doppelblindversuche** zurück, in denen der Versuchsleiter und der Patient/Proband möglichst keine Informationen über Hypothesen, Versuchsbedingungen und Zuteilung der Variablen auf die Untersuchungsgruppen hat. Bei einer Untersuchung darüber, ob ein italienisches Liebespaar während eines 60-minütigen Gespräches häufiger Körperkontakt hat als ein englisches, dürfte der Beobachter also keine Informationen darüber haben, welche Nationalität die von ihm beobachteten Personen haben. Außerdem dürfte das Liebespaar nicht wissen, dass es beobachtet wird. Auch mit derartigen Doppelblindversuchen ist eine völlige Kontrolle der Beurteilungsfehler jedoch nicht vollständig möglich, da die Beurteiler aufgrund ihrer persönlichen Lebenserfahrung ständig Hypothesen bilden.

Klinischer Bezug
Diagnosestellung basiert bei vielen Erkrankungen auch auf der Verhaltensbeobachtung von Patienten. Hierbei kommt es aber zu Fehlern, da die Beobachtung immer nur ein Teilausschnitt aus dem Gesamtverhalten eines Menschen darstellt und auch der Beobachter Vorannahmen hat. Wissenschaftlich hilft man sich hier mit Blind- und Doppelblindversuchen, um solche Fehlerquellen auszumerzen. Für die medizinische Alltagspraxis sollte man diese Beurteilungsfehler kennen und zu vermeiden versuchen. ■

F96
→ **Frage 2.79:** Lösung A

Zu (A)–(C): Siehe Lerntext II.21.
Zu (E): Projektion: Die Projektion gehört zu den Freudschen Abwehrmechanismen. Bei der Projektion werden eigene Persönlichkeitseigenschaften auf andere Menschen projiziert. Meist handelt es sich um negative Charaktereigenschaften, die dann besonders bei einem anderen bemerkt und dort stellvertretend bestraft werden.

H05
→ **Frage 2.80:** Lösung A

Zu (A): Halo-Effekt (Überstrahlungsfehler): Bei der Persönlichkeitseinschätzung lässt man sich häufig von besonders auffälligen, hervorstechenden Merkmalen leiten und überträgt diese Beurteilung dann auf andere Merkmale: Durch Kleidung und Aussprache beeinflusst glaubt der Arzt hier, der Patient habe eine einfache Schulbildung.
Zu (B): Milde-Effekt: Bekannte Personen werden oft milder beurteilt als unbekannte. Dem widerspricht allerdings der „Strengefehler", der genau das Gegenteil behauptet.
Zu (C): Antworttendenzen: Neigung eines Befragten, bei der Beantwortung von Fragen eine bestimmte Seite der Skala zu bevorzugen. Neben der Zustimmungstendenz (Ja-sage-Tendenz) sind die Nein-Sage-Tendenz und die Tendenz zur Mitte (teils/teils, vielleicht) zu nennen.
Zu (D): Projektion: Die Projektion gehört zu den Freudschen Abwehrmechanismen. Eigene Persönlichkeitseigenschaften werden z.B. auf andere Menschen projiziert. Meist handelt es sich um negative Charaktereigenschaften, die dann besonders bei einem anderen bemerkt und dort stellvertretend bestraft werden.
Zu (E): Reihenfolgeeffekt: Die Reihenfolge z.B. von Testaufgaben kann einen Effekt haben. Bei einem Testat kann man Prüflinge völlig entmutigen, indem man mit den schwierigsten Fragen beginnt.

F97
→ **Frage 2.81:** Lösung A

Zu (A)–(C): Siehe Lerntext II.21.
Zu (D): Reaktivität: Reaktionsbereitschaft, z.B. chemische Reaktionsbereitschaft eines Stoffes.
Zu (E): Primacy-Effekt: Die ersten Informationen einer Serie werden besser behalten als die nachfolgenden. Auch der erste Eindruck bestimmt häufig die weitere Beurteilung einer Person. Der „recency effect" dagegen besagt, dass auch die letzten Informationen, z.B. das letzte Referat auf einem Kongress, noch recht gut im Gedächtnis behalten werden.

F89
→ **Frage 2.82:** Lösung A

Zu (A): Im Beispiel wird eine der klassischen Untersuchungen des Hawthorne-Effektes geschildert.
Zu (B) und (D): Siehe Lerntext II.21 Entscheidungsfehler.
Zu (C): Yerkes-Dodson-Regel: umgekehrt U-förmige Beziehung zwischen Aktivierung und Leistung.
Zu (E): Zeigarnik-Effekt. Untersuchung von B. Zeigarnik (1927): Unerledigte Handlungen (z.B. nicht gelöste Aufgaben einer Klausur) werden besser erinnert als die erledigten.

F04 ■
→ **Frage 2.83:** Lösung D

Zu (A)–(C): Siehe Lerntext II.21.
Zu (D): Kontrast-Fehler: Um das Verhalten einer Person zu bewerten, benutzt man meist interne Vergleichsmaßstäbe aus seiner persönlichen Erfahrung. Die vorangegangenen drei freundlichen Patienten bilden den Maßstab, sodass der unfreundliche nun durch den Kontrast drastisch negativer eingeschätzt wird, als wenn die drei vor ihm auch mürrisch und unzufrieden gewesen wären.
Zu (E): Siehe Lerntext II.21.

H86
→ **Frage 2.84:** Lösung C

Zu (A): Die Ja-sage-Tendenz kann bei Persönlichkeitsfragebögen mit dichotomer (zweistufiger: Ja/Nein oder: stimmt/stimmt nicht) Antwortmöglichkeit vorkommen. Bitte ankreuzen: Halten Sie selbst sich für intelligent? ( ) Ja, ( ) Nein. Sind Sie im Grunde genommen ein netter Mensch? ( ) Ja, ( ) Nein. Glauben Sie, dass Sie einmal ein guter Arzt werden? ( ) Ja, ( ) Nein. Na also, da haben wir sie doch, die Ja-sage-Tendenz.
Zu (B): Bei dem Haloeffekt schließt man von einer Verhaltensbeobachtung auf unbeobachtete Persönlichkeitseigenschaften.

Zu (C): Panel-Studien sind Längsschnittuntersuchungen. Die impliziten Erwartungen des Versuchsleiters (Rosenthal-Effekt) dürften bei einer schriftlichen Panel-Befragung keinen Effekt haben.

Zu (D): Bei einem Anamnesegespräch kann man den Kontrastfehler begehen, z.B. indem man einen leidenden Patienten mit dem vorangegangenen vergleicht, der sich mit derselben Erkrankung zusammengenommen hat.

Zu (E): Unter Dissimulation (Nicht-Simulation) versteht man das Verheimlichen von Symptomen, hier insbesondere von psychischen Störungen. Ein paranoider (schizophrener) Patient, der bewusst verschweigt, Stimmen zu hören oder Halluzinationen zu haben, würde dissimulieren. Entsprechend kann die Dissimulationstendenz das Ergebnis eines Beschwerdefragebogens verfälschen.

F86
→ **Frage 2.85:** Lösung E

Zu (A): Haloeffekt
Zu (B): Effekt der zentralen Tendenz
Zu (C): Mildefehler
Zu (D): Rosenthal-Effekt
Zu (E): Hawthorne-Effekt

F86
→ **Frage 2.86:** Lösung D

Siehe Kommentar zu Frage 2.85.

F86
→ **Frage 2.87:** Lösung B

Siehe Kommentar zu Frage 2.85.

F99
→ **Frage 2.88:** Lösung C

Zu (A), (B), (D) und (E): Kontrastfehler: Ein Arzt, der auf der Intensivstation tätig war und daher handfeste Knochenbrüche und blutende Fleischwunden gewöhnt ist, wird daher aufgrund seiner Erfahrung viele Krankheitsbilder, die er in seiner Praxis nun sieht, als vergleichsweise harmlos einstufen, oder er wird die geschilderten Symptome als psychisch verursacht einschätzen, bzw. seine Patienten als Hypochonder abstempeln.

Zu (C): Mit Compliance bezeichnet man die Bereitschaft eines Patienten, den ärztlichen Rat zu befolgen (z.B. Medikamente einnehmen, Bettruhe einhalten). Der fehlerhafte Schluss vom Erscheinungsbild auf die Compliance wäre ein Haloeffekt.

H04
→ **Frage 2.89:** Lösung E

Zu (A): Strengefehler/Mildefehler: Versuchsleiter neigen dazu, bekannte Personen milder zu beurteilen als völlig unbekannte. Bei einigen Versuchslei-

tern kann es auch zu einem Umschlagen kommen, dass solchermaßen bekannte Personen dann gerade negativ beurteilt werden. In dem Versuch, dem Mildefehler auszuweichen, begeht man dann den Strengefehler. Würde der Mildefehler vorliegen, so müsste der Arzt das Trinkverhalten der Patientin herunterspielen.

Zu (B): Projektion: Eigene ungeliebte Persönlichkeitseigenschaften (Unpünktlichkeit, Unordnung ...) werden auf andere Menschen projiziert und dort kritisiert. Meist handelt es sich um negative Charaktereigenschaften, die dann besonders bei einem anderen bemerkt werden. Hierfür müsste der Arzt selbst zu viel trinken und dies dann auf die Patientin projizieren.

Zu (C): Reaktivität: Reaktionsbereitschaft, z.B. chemische Reaktionsbereitschaft eines Stoffes. Der Begriff „Reaktivität" wird auch benutzt bei Verfälschung von Untersuchungsdaten gerade durch die Tatsache, dass der Patient untersucht wird. So könnte es sein, dass ein Patient eine Zeit lang weniger trinkt, wenn er weiß, dass dies in einer medizinischen Untersuchung geprüft wird.

Zu (D): Rosenthal-Effekt (Pygmalion-Effekt): Veränderung der Leistung bedingt durch die Erwartungen des Versuchsleiters. Hier müsste der Arzt konkrete Erwartungen über das Trinkverhalten der Patientin hegen.

Zu (E): Probanden versuchen häufig, ein möglichst positives Bild von sich abzugeben. Diese Tendenz, Fragen in Richtung der sozialen Erwünschtheit zu beantworten, kann natürlich Forschungsergebnisse wie auch medizinische Daten erheblich verfälschen. Diese Patientin mit einem Alkoholproblem antwortet zunächst im Sinne sozial erwünschten Verhaltens.

F99
→ **Frage 2.90:** Lösung C

Soziale Erwünschtheit: Menschen versuchen meist ein besonders positives Bild von sich zu entwerfen und sich anderen gegenüber besser darzustellen, als sie eigentlich wirklich sind. Selbst in wildfremden Städten, gegenüber Menschen, die wir mit Sicherheit nie wieder in unserem Leben treffen werden, versuchen wir einen „guten Eindruck" zu hinterlassen. Dies wirkt sich natürlich auch auf psychodiagnostische Untersuchungen und auf psychologische oder soziologische Befragungen aus, um so mehr, wenn vom Ausgang der Testung etwas Relevantes abhängt.

Zu (A): Mit Compliance bezeichnet man die Bereitschaft eines Patienten, den ärztlichen Rat zu befolgen (z.B. Medikamente einnehmen, Bettruhe einhalten). Bei Untersuchungen zur Compliance kann es natürlich vorkommen, dass die befragten Patienten sich folgsamer darstellen, als sie in Wahrheit sind.

Zu (**B**): Insbesondere in (durchschaubaren) Fragebogentests antworten Probanden häufig im Sinne von sozialer Erwünschtheit, wenn das Testergebnis juristische Konsequenzen hat. So wird ein inhaftierter Sexualstraftäter, der Mädchen und junge Frauen vergewaltigt und körperlich misshandelt hat, bei einem solchen Test bemüht sein, sich als warmherzig, freundlich und friedlich zu schildern. Auch bei forensischen (gerichtlichen) Gutachten zur Sorgerechtsfähigkeit der klagenden Elternteile ist der Effekt meist ausgeprägt. Man muss hier meist auf andere psychologische Untersuchungsmethoden ausweichen.

Zu (**C**): Leistungstests (z. B. Intelligenz-, Konzentrations- oder Gedächtnistests) werden durch die Fehlerquelle der „sozialen Erwünschtheit" nicht beeinflusst, da es dem Patienten hier nicht möglich ist, ein besseres Ergebnis vorzutäuschen als es seinen tatsächlichen Eigenschaften entspricht. Man kann lediglich ein schlechteres Ergebnis vortäuschen (z. B. Simulation).

Zu (**D**) und (**E**): Die Tendenz zur sozialen Erwünschtheit gehört zu den Versuchspersoneneffekten, d. h. zu systematischen Fehlerquellen von Seiten der untersuchten Personen, welche das Ergebnis verfälschen können.

F03 ■
→ **Frage 2.91:** Lösung E

Zu (**A**): Haloeffekt (Überstrahlungsfehler): Bei der Persönlichkeitseinschätzung lässt man sich häufig von besonders auffälligen, hervorstechenden Merkmalen leiten und überträgt diese Beurteilung dann auf andere Merkmale.

Zu (**B**): Soziale Erwünschtheit: Insbesondere in (durchschaubaren) Fragebogentests antworten Probanden häufig im Sinne von sozialer Erwünschtheit, wenn das Testergebnis juristische Konsequenzen hat.

Zu (**C**): Kontrastfehler: Beurteilungsfehler durch den Vergleich der Leistung einer Person mit (zufällig im Umfeld vorhandenen) anderen Personen.

Zu (**D**): Strengefehler/Mildefehler: Versuchsleiter neigen dazu, bekannte Personen milder zu beurteilen als völlig unbekannte. Bei einigen Versuchsleitern kann es auch zu einem Umschlagen kommen, derart, dass solchermaßen bekannte Personen dann gerade negativ beurteilt werden. In dem Versuch, dem Mildefehler auszuweichen, begeht man dann den Strengefehler.

Zu (**E**): Rosenthal-Effekt: Erwartungen des Versuchsleiters können (oft völlig unbewusst) das Versuchsergebnis stark beeinflussen. Der Doppelblindversuch umgeht das Problem: Hierbei wissen weder der Versuchsleiter noch die Patienten, ob ein Placebo oder der Tranquilizer verabreicht wurde. Die Zuteilung der Patienten auf die Experimental- oder Kontrollgruppe übernimmt eine dritte Person und hält diese Aufteilung schriftlich fest. Die entsprechende Zuordnung, welche Person in welcher Gruppe ist, bleibt aber geheim und wird erst nach Durchführung des Versuches bekannt gegeben.

2.4   Interventionsformen

2.4.1   Ärztliche Beratung

II.22   Indikation und Kontraindikation

Diagnostik in der Medizin ist kein Selbstzweck, sondern dient in der Regel zur Auswahl von Heilverfahren (**Indikation**). Nach der Indikation für eine Behandlung kommt es zur **Intervention** (lat.=dazwischen gehen). Typische Interventionstechniken in der Medizin sind Medikamentengabe oder Operationen. Allerdings ist die Ursache für viele somatische Erkrankungen auch in Risikoverhalten (Nikotin- oder Alkoholabusus) oder fehlerhaften kognitiven Einstellungen (z. B. gegenüber Vorsorgeuntersuchungen) zu sehen. Auch Krankheitsverarbeitung (z. B. nach Amputation, bei Krebserkrankung) erfordert eine psychosoziale Intervention. Ausgewählt wird diejenige Therapieform, die bei der entsprechenden Krankheit am meisten indiziert ist. Hierbei sind Alternativen zu berücksichtigen (z. B. Verschreibung von Psychopharmaka versus Psychotherapie bei psychischen Störungen oder: Operation versus Bestrahlung versus Chemotherapie bei Krebs). **Kontraindikation** bedeutet dementsprechend: Gegenanzeige, Grund ein bestimmtes Heilverfahren gerade eben nicht anzuwenden. ■

II.23   Ärztliche Beratung

Umfangreiche Studien zur Frage der Befolgung ärztlicher Ratschläge zeigten, dass ein Nicht-Befolgen ärztlicher Anordnungen häufig ist. Es gelingt offenbar vielen Ärzten nicht, ihre Patienten zur Compliance anzuhalten. Ermahnungen oder Verbote erzeugen oft Reaktanz und führen zum gegenteiligen Effekt. Wie aber soll das ärztliche Gespräch aufgebaut sein?

Argumentation:
Sinnvoll kann es oft sein, den Patienten zu überzeugen, sein Verhalten zu ändern. Eine diesbezügliche **Argumentation** sollte dabei in fünf Stufen aufgebaut sein: 1. **These**, 2. **Argument**, 3. **Beweis**, 4. **Beispiel** und 5. **Alternative**. Eine Argumentationskette würde dann zum Beispiel lauten: *„Sie müssen dieses Antibiotikum gegen*

Ihre Stirnhöhlenentzündung mindestens 14 Tage regelmäßig einnehmen (These), damit die Keime restlos vernichtet werden (Argument). In vielen wissenschaftlichen Untersuchungen wurde gezeigt, dass Bakterien übrig bleiben, wenn das Medikament unregelmäßig oder nur für zu kurze Zeit eingenommen wurde. Diese Bakterien können dann resistent werden (Beweis). Einer meiner Patienten lag kürzlich über mehrere Monate hinweg mit einer Hirnhautentzündung zwischen Leben und Tod auf der Intensivstation, weil sich durch eine unregelmäßige Medikamenteneinnahme resistente Keime gebildet hatten, die dann auch durch andere Medikamente nicht mehr vernichtet werden konnten und bis ins Gehirn gewandert sind (Beispiel). Wenn Sie das Medikament nicht einnehmen, werden die Krankheitskeime sich mit Sicherheit weiter in Ihrem Körper ausbreiten und es besteht die Gefahr einer lebensgefährlichen Meningitis (Alternative).“

Um die Einstellung einer Person zu verändern und mit derartigen Argumentationsketten zu arbeiten, müssen aber einige wichtige Punkte beachtet werden, damit man mit dieser Form der Gesprächsführung nicht Schiffbruch erleidet:

Das **Verändern einer Einstellung** durch Argumentieren gelingt in der Regel nur, wenn der Redner positiv beurteilt wird, d. h. attraktiv aussieht, intelligent wirkt, glaubwürdig erscheint, freundlich auftritt und einen hohen Status hat.

Einstellungen werden eher übernommen, wenn sie in das **Gesamtkonzept** der Person hineinpassen. Eine Person, die sich insgesamt gesundheitsbewusst verhält, aber mit dem Rauchen einfach nicht aufhören kann, wird man leichter überzeugen können als jemanden, dessen Lebenseinstellung ein kurzes, aber genussreiches Leben vorzieht.

Argumentationen nützen nichts, wenn man versucht die andere Person zu überreden oder sogar **Strafen** und Gewalt androht.

Einstellungen werden auf lange Sicht hin auch nicht übernommen, wenn der Gesprächspartner später merkt, dass Sie wichtige **Gegengründe** nicht erwähnt haben. Sinnvoller ist es, solche Gegengründe zwar zu erwähnen, aber sofort mit einem entsprechenden Argument zu entkräften: *„Raucher sind zwar häufig schlanker als Nichtraucher, aber leichtes Übergewicht ist bei weitem nicht so tödlich wie Lungenkrebs.“*

Je öfter eine Person eine Einstellung bereits verteidigen musste, desto immuner wird sie gegen eine weitere Argumentation, desto schwerer lässt sie sich überzeugen.

Ärztliche Anordnungen:

Ein weiterer wichtiger Fehler in vielen Arzt-Patient-Gesprächen ist die Überschätzung dessen, was der Patient zu behalten vermag. Arzt:

„Gegen Ihre Herzrhythmusstörungen werde ich Ihnen jetzt verschiedene Medikamente verschreiben. Die Neo-Gilurytmal nehmen Sie bitte nur morgens eine Tablette, Von den Optochinidin retard viermal täglich eine, jeweils nach den Mahlzeiten. Und die Verapamil ratiopharm nehmen Sie nur zur Nacht.“

Die Tatsache, dass ärztliche Anweisungen nur zu weniger als 50 % eingehalten werden, hat auch etwas mit der Fähigkeit des Patienten diese Anweisung zu verstehen, zu behalten und richtig auszuführen zu tun: *„Äh, wie viele von den Optochinidin retard sollten Sie nehmen?“*

Um die **Compliance** des Patienten zu verbessern, sollten folgende Kriterien im Gespräch erfüllt sein:

- Möglichst schriftliche **Fixierung** der Anordnung
- Vermeidung von **Fremdworten**
- Erklären, welchen **Zweck** jedes einzelne Medikament hat
- Mehrfache Wiederholung (**Redundanz**) der Anweisung
- Nachfragen alleine, ob der Patient die Anweisung verstanden hat, genügt nicht. Da sagt jeder Patient brav *„ja“*. Besser ist es, den Patienten aufzufordern, die Anweisung einmal von sich aus zu wiederholen.
- Die ärztliche Verordnung sollte am Ende des Gesprächs stehen, weitere wichtige nachfolgende Information führt zum sog. „**Recency-Effekt**“, d. h. neue Information verdrängt die ältere.

Unter einer **Suggestion** versteht man die Übertragung einer affektbesetzten Einstellung auf einen anderen Menschen: *„Ich bin fest davon überzeugt, dass Sie die Psycho-Prüfung schaffen werden, wenn Sie in diesem Buch bis jetzt alles verstanden haben“*. So lassen sich auch Heilungseffekte durch eine geschickte Suggestionen verstärken: *„Dies ist ein phantastisches neues Medikament aus den USA mit sehr guten Heilungseffekten!“* oder vermindern: *„Ich bin mir gar nicht so recht sicher, ob Ihnen das helfen wird ...“*

Jeder Mensch verfügt über derartige **Selbstheilungskräfte**, insbesondere in Verbindung mit schwierigen Lebenssituationen und depressiven Stimmungen werden solche Kräfte jedoch oft niedergedrückt. Viele Schulmediziner, die sich ausschließlich auf die Wirkung von Medikamenten verlassen, nutzen solche Selbstheilungskräfte jedoch nicht in vollem Maße aus. Den Glauben an eine mögliche Heilung kann der geschickte Arzt durchaus auch mit suggestiven Formulierungen unterstützen, indem man dem Patienten glaubhaft versichert, dass er gesund werden kann.

Negativbeispiel: Eine Patientin leidet seit ihrer Kindheit unter einer hartnäckigen Schuppenflechte, so dass sie seit Monaten Dauerkundin bei ihrem Hautarzt ist. Es ist offenkundig, dass der Mediziner mit seinem Latein so ziemlich am Ende ist. Unter anderem sagt er: *„Ich gebe Ihnen heute mal versuchsweise das Medikament A-forte mit, da habe ich zufälligerweise gerade eine Probepackung bekommen. Die können Sie gleich mitnehmen. Vielleicht hilft Ihnen das ja endlich, sonst bin ich mit meiner Weisheit auch am Ende. Allerdings kann das Medikament unangenehme Nebenwirkungen haben, bitte lesen Sie den Beipackzettel und kommen Sie her, falls etwas Ungewöhnliches auftritt. Aber wir können es ja damit wenigstens mal versuchen."*

Die Patientin wird das Medikament vermutlich gar nicht erst benutzen und falls doch an den Nebenwirkungen erkranken. Stattdessen ruft sie eine Heilpraktikerin an. Sie muss zwei Wochen auf einen freien Termin warten. Im Gegensatz zu ihrem Arzt nimmt die Heilpraktikerin sich aber sehr viel mehr Zeit ihr zuzuhören und sie ausführlich erzählen zu lassen und sagt dann: *„Nun, die Schuppenflechte ist ein Alarmsignal ihres Körpers. Sie sind innerlich unausgeglichen und Ihr Immunsystem ist stark angegriffen. Ich werde Ihr Immunsystem stabilisieren. Sie nehmen ab jetzt dreimal täglich einige Tropfen Bachblüten in einem Schluck Wasser. Das ist eine Jahrtausende alte Therapieform, die mit hoher Sicherheit bald eine Linderung bewirken wird. Sie werden schon in Kürze bemerken, dass die Flechte sich allmählich zurückbildet. Außerdem würde ich Ihnen unbedingt raten, ihr Bett in Nord-Süd-Richtung aufzustellen und mit dem Kopf nach Norden zu schlafen. Sie liegen im Augenblick quer zur erdmagnetischen Strahlung und das hat fast immer negative gesundheitliche Konsequenzen zur Folge."*

Nach etwa 25 Minuten beendet die Heilpraktikerin ihre Sitzung und gibt ihrer Patientin noch ein Rezept für die Bachblüten. Die Behandlung kostet 85,50 EURO, hinzu kommen noch die Kosten für das Medikament, da eine Behandlung beim Heilpraktiker nicht von der Krankenkasse bezahlt wird. Zum Abschied sagt die Heilpraktikerin noch beiläufig: *„Es kann sein, dass Ihre Flechte nach den ersten Behandlungen zunächst etwas stärker juckt und sich rötet. Das ist ein gutes Zeichen, denn es beweist, dass die Therapie bereits angeschlagen hat und ihr Immunsystem die Flechte nun aktiv bekämpft."*

Für den medizinischen Fachmann hört sich das wahrscheinlich völlig absurd an. Dennoch haben Heilpraktiker bei vielen von der klassischen Medizin „austherapierten Fällen" oft überraschende Erfolge. Durch geschicktes Vorgehen lässt sich eine fundierte somatische Behandlung sicherlich zumindest unterstützen.

Klinischer Bezug

Kranke Menschen haben durch Angst, Fieber und Schmerzen oft eine verminderte Auffassungsgabe; ärztliche Anordnungen sollten dabei bestimmte Punkte berücksichtigen. Um Compliance des Patienten zu fördern sind darüber hinaus spezielle methodische Vorgehensweisen des ärztlichen Gesprächs sinnvoll. Dies gilt insbesondere für schwierige Patienten, deren Motivation für eine Behandlung unklar ist.

F04

→ **Frage 2.92:** Lösung B

Zu (**A**): Adressatenwechsel: Der Arzt gibt keine Antwort auf schwierige Fragen des Patienten, sondern wendet sich einer anderen Person zu.

Zu (**B**): Der amerikanische Soziologe Parsons (1961) beschreibt fünf Verhaltenserwartungen an den Arzt: **1)** Funktionale Spezifität: Der Arzt habe nur zum Zweck des Erkennens und der Beseitigung von Krankheiten zu handeln, **2)** uneingeschränkte Hilfsbereitschaft (universelle Wertorientierung, Universalität): Ein Arzt soll alle Patienten gleich behandeln, ungeachtet ihrer sozialen Stellung und persönlichen Eigenarten, **3)** affektive (gefühlsmäßige) Neutralität: Die Hilfeleistungen des Arztes dürfen weder durch Sympathie noch Antipathie beeinträchtigt werden, **4)** fachliche Kompetenz: Vom Arzt werden Wissen und Fähigkeit zum Erkennen und Behandeln von Krankheiten erwartet, **5)** Kollektivitätsorientierung/Altruismus: Der Arzt habe uneigennützig zu handeln, also die Notlage des Patienten nicht zu seinen Gunsten auszunutzen.

Zu (**C**): Beziehungskommentar: Statt eine Antwort zu geben, hinterfragt der Arzt, warum der Patient diese schwierige Frage stellt, d.h. was die motivationalen Hintergründe sind.

Zu (**D**): Funktionale Unsicherheit: Der Arzt weicht dem psychosozialen Aspekt aus und beschränkt sich auf die immanente Unsicherheit medizinischer Prognosen.

Zu (**E**): Themenwechsel: Der Arzt gibt keine Antwort, sondern wechselt zu einem weniger kritischen Bereich.

2.4.2 Patientenschulung

II.24 Patientenschulung

Chronische Erkrankungen wie Diabetes (Zuckerkrankheit), Adipositas (Fettsucht), allergisches Asthma, Herz-Kreislauf-Erkrankungen, Neurodermitis, Colitis ulcerosa oder Morbus Crohn (entzündliche Darmerkrankungen) müssen auch chronisch behandelt werden. Küchenhoff (1993) fand aber viele negative Prädiktoren, die dafür sorgen, dass chronisch Kranke sich falsch verhalten und dadurch ihren Zustand immer weiter verschlechtern. Hierzu gehören: Bagatellisierung, Wunschdenken, Flucht in die Religiosität, Sinnsuche, Leistungsorientierung, Somatisierung und Angst.

Eine wichtige Aufgabe ist es, dem Patienten zu helfen, mit einer chronischen Erkrankung leben zu lernen statt sich in Depressionen, Selbstmitleid und Wunschdenken zu flüchten. Hier können Patienten-Schulungen mit folgenden Zielen helfen:

- Aufklärung über die **Ursachen** der Erkrankung
- Herausfinden der individuellen **Auslösefaktoren**
- Ausräumung von **Risikofaktoren**
- Veränderung **gesundheitsschädlicher Verhaltensweisen** (z. B. Rauchen, Alkoholgenuss)
- Verbesserung der **Ernährungsgewohnheiten**
- Möglichkeiten der körperlichen **Fitness**
- **Stressbewältigungstraining**
- **Angstreduktion**
- Erlernen eines **Entspannungstrainings**
- Frühzeitiges Erkennen eines drohenden **Krankheitsschubes**
- **Hilflosigkeit** im Umgang mit der Krankheit verringern.
- **Krankheitsverlauf** beeinflussbar und vorhersehbar machen.
- Viele Patienten haben **Schuldgefühle** (Versagen der Selbstkontrolle)

Um individuelle Auslösefaktoren zu finden, ist es oft sinnvoll, dass die Patienten ein Tagebuch führen, in dem Sie Stresssituationen, Art der Nahrungsaufnahme und Besonderheiten verzeichnen und zusätzlich ihre Gesundheitszustand auf einer Skala einschätzen. Durch das Erkennen von Risikofaktoren werden viele Erkrankungen, denen der Patient sich bis dahin hilflos ausgeliefert fühlte, vorhersagbar und damit beherrschbar (z. B. „Kratz-Tagebuch" bei Neurodermitis).

Health-Locus-of-Control:
Wallston & Wallston (1981) entwickelten zu diesem Bereich die *Health-Locus-of-Control – Theorie*, die von der Attributionstheorie abgeleitet wurde:

(A) Personen mit **internalen Kontrollüberzeugungen** → Gesundheit ist vom eigenen Verhalten abhängig

(B) Personen mit **externalen Kontrollüberzeugungen** → Krankheit wird als fremdbestimmt, von anderen Personen, vom Schicksal oder vom Zufall abhängig erlebt.

In der Patientenschulung sollen die Patienten von der externalen zur internalen Sichtweise kommen.

Klinischer Bezug

Krankheiten entstehen nicht zufällig, sondern oft auf der Basis bestimmter Risikofaktoren, die der Arzt dem Patienten verdeutlichen muss. Auch bei oberflächlicher Einsicht z. B. in die schädigenden Auswirkungen des Rauchens, erhöhten Kaffeegenusses, Schlaf- und Bewegungsmangels oder des Übergewichts schaffen viele Patienten es nicht ihr Verhalten zu ändern. Hier hilft Patientenschulung, durch die auch der „health locus of control" von fremd- auf selbstbestimmt verändert werden soll.

F01

→ **Frage 2.93:** Lösung E

Zu (**A**) und (**B**): Kontinuierliche Verstärkung: Das Verhalten wird jedes Mal belohnt, wenn es auftritt. Intermittierende Verstärkung (Intervallverstärkung): Nur eine bestimmte Anzahl der gewünschten Verhaltensweisen wird verstärkt: Der Satz „*Der Trainer ist immer bemüht, richtige Verhaltensweisen zu unterstützen*" bedeutet, dass sowohl Ansätze der kontinuierlichen wie auch der Intervallverstärkung vorhanden sind.

Zu (**C**): Modelllernen: Der Patient ahmt das Verhalten anderer Personen nach. Da hier erfahrene Diabetiker auftreten, kommt auch diese Lernart vor.

Zu (**D**): Lernen durch Eigensteuerung, kognitives Lernen oder Lernen durch Einsicht: Lernen von theoretischem Wissen, das zunächst einmal keine direkt sichtbare Verhaltensänderung ergibt. Dennoch hat die Person etwas gelernt, das später wieder reproduziert werden kann. Wenn „*Kenntnisse über die Erkrankung*" vermittelt werden, handelt es sich also um Lernen durch Einsicht.

Zu (**E**): Systematische Desensibilisierung ist eine psychotherapeutische Methode, konditionierte

Verhaltensweisen zu löschen. Grundannahme dieser Therapie von Ängsten ist, dass natürlicherweise körperliche Entspannung und ängstliche Erregung nicht gleichzeitig bestehen können. Hierzu werden die progressive Muskelentspannung oder das autogene Training genutzt und eine Angsthierarchie aufgestellt, die der Patient im entspannten, angstfreien Zustand Stufe für Stufe bearbeiten muss. Diese Therapietechnik wird in dem Beispiel nicht beschrieben.

F05
➔ **Frage 2.94:** Lösung B

Zu (**A**): Die korrekte Injektion von Insulin bei Kindern mit Diabetes stellt nur einen Baustein der Patientenschulung dar; die Kinder müssen ja z.B. auch lernen, auf ihre Ernährung zu achten und Anzeichen einer Über- und Unterzuckerung frühzeitig wahrzunehmen.
Zu (**B**): Eine Kombination von Information, Einübung von Behandlungsmöglichkeiten und Integration von Maßnahmen in den Alltag stellt die optimale Strategie der Patientenschulung dar.
Zu (**C**): Wissen über die Krankheit Diabetes und ihre Folgen alleine reicht für eine Patientenschulung nicht aus, in der ja v.a. der Umgang mit der Krankheit erlernt werden soll.
Zu (**D**): Compliance (Zusammenarbeit, Mitarbeit) im medizinischen Sinne bedeutet die Befolgung therapeutischer oder diagnostischer Anweisungen wie z.B. Medikamenteneinnahme, Termineinhaltung, Diätvorschriften. Die Nicht-Befolgung ärztlicher Anweisungen wird entsprechend Non-Compliance genannt. Die Demonstration schädlicher Folgen der Non-Compliance alleine baut noch kein adäquates Verhalten auf.
Zu (**E**): Mit Biofeedbackgeräten werden physiologische Parameter (z.B. galvanischer Hautwiderstand, EEG, Atemrhythmus) akustisch oder visuell angezeigt. Der Patient soll damit meist lernen sich zu entspannen, bei Aufregung gibt das Gerät z.B. einen Pfeifton von sich (unangenehme Konsequenz), bei Ruhe ist es still (angenehme Konsequenz). Auch dies stellt keine ausreichende Patientenschulung für Diabetiker dar.

F03 ■
➔ **Frage 2.95:** Lösung E

Zu (**A**): Die Gesprächspsychotherapie geht auf Carl Rogers zurück. Dieser Therapie liegt die Auffassung zugrunde, jeder Mensch besitze genug Kräfte, seine eigenen Probleme zu lösen. Der Therapeut habe nur die Aufgabe, diese Kräfte des Patienten freizusetzen. Der Gesprächsstil zeichnet sich aus durch (1) Nicht-Direktivität, (2) Verbalisieren, (3) Konfrontieren.

Zu (**B**): Die Psychoanalyse geht davon aus, dass die Ursachen für neurotische Störungen in der Regel unbewusst sind. Aufgabe des Therapeuten ist es, den Patienten an diese verdrängten Ursachen heranzuführen. Durch nochmaliges Durchleben der damaligen Affekte ergibt sich eine Katharsis (*„Seelenreinigung"*).
Zu (**C**): Die Systemtheorie sieht den Menschen nicht als isoliertes Einzelwesen, sondern sie versteht ihn als Gruppenwesen, das in ein soziales Umfeld eingebettet ist. Das Verhalten des Einzelnen ist auch durch die Struktur der Gruppe bedingt. Wie die Mitglieder miteinander umgehen, ist ausschlaggebend dafür, ob der Einzelne sich in der Gemeinschaft wohl fühlt oder ob er eine (psychische) Krankheit ausbildet.
Zu (**D**): Die tiefenpsychologisch fundierte Psychotherapie ist ein Oberbegriff für mehrere Therapieformen, die sich aus der Freudschen Analyse weiterentwickelt haben. Hierzu gehören z.B. Langzeit-Psychoanalyse, psychoanalytische Kurztherapie, analytische Fokaltherapie, Ich-Analyse, Individualtherapie, katathymes Bilderleben, Daseinsanalyse.
Zu (**E**): Die Verhaltenstherapie basiert auf der Lernforschung. Entsprechend wird jede einzelne Störung als Ergebnis komplexer Konditionierungsvorgänge verstanden und durch verschiedene Methoden behandelt. Einbezogen werden seit einiger Zeit auch Ergebnisse der Denkpsychologie. Die klassische Konditionierung bildet die Basis für die systematische Desensibilisierung, die instrumentelle Konditionierung und das Modelllernen werden z.B. für das Selbstbehauptungstraining herangezogen, das Einsichtslernen für die Methode des kognitiven Umstrukturierens oder etwa die „Gedanken-Stopp-Technik". Das „Üben" alternativer Verhaltensweisen gehört in den Bereich dieser lernpsychologisch fundierten Therapieart.

2.4.3   Psychotherapie

II.25   Psychoanalytische Therapie

Gegenüber einer ärztlichen Beratung gibt die Psychotherapie in der Regel keine Ratschläge, sondern erarbeitet Lösungswege in Interaktion mit dem Patienten. Die Zahl unterschiedlicher Therapierichtungen ist beträchtlich und umfasst z.B.: Familien- und systemische Therapie, Transaktionsanalyse, Primär- oder *Urschrei*-Therapie, Encounter-Gruppen, Tanz- und Kunsttherapie, Focusing, Sexualtherapie, Neuropsychologische Therapie, neurolinguistisches Programmieren, Gestalttherapie, Psychodrama und viele andere mehr. Wir müssen uns hier leider auf die beiden Therapieformen beschränken, die von den Krankenkassen bezahlt werden: Verhaltenstherapie und Psychoanalyse/Tiefenpsychologie.

Psychoanalytische Therapie:
Die Psychoanalyse geht davon aus, dass die Ursachen für neurotische Störungen in der Regel unbewusst sind. Die Erlebnisse, die eine Neurose auslösten, sind verdrängt worden. Aufgabe des Therapeuten ist es, den Patienten an diese verdrängten Ursachen heranzuführen, bis er sich daran erinnert. Durch nochmaliges Durchleben der damaligen Affekte ergibt sich eine **Katharsis** („*Seelenreinigung*"). In der klassischen Analyse wird dies durch eine spezielle Vorgehensweise erreicht. Der Patient liegt auf der Couch, der Analytiker sitz hinter dem Patienten. Der Behandler dient als neutrale **Projektionsfigur**. Es soll zur **Übertragung** kommen, d.h. der Patient überträgt früheste Gefühle auf den Therapeuten. Gefahr ist die **Gegenübertragung**, d.h. der Analytiker verkennt seine Beziehung zum Patienten und überträgt seine eigenen ungelösten Konflikte auf diesen. Die **Grundregel**, zu welcher der Patient sich verpflichten muss, besagt, dass er alle Einfälle ungefiltert aussprechen soll. Der Analytiker deutet bestimmte Aussagen des Patienten. Sobald der Patient Gedankengänge aus dem Bereich der traumatisch belasteten Triebregung hat, spürt er Angst. Diese äußert sich in Widerständen, z.B. widerspricht er den Deutungen des Analytikers, schimpft über die hohen Kosten, schweigt lange Zeit oder kommt verspätet zu den Therapiestunden. Durch weitere Deutungen des Analytikers erkennt der Patient die Funktion der **Widerstände**, hierbei wird die **Dynamik der Psyche** des Patienten genutzt. Schließlich erinnert der Patient sich an das traumatische Erlebnis, erleidet einen **Affektsturm** durch diese Erinnerung und hat nun einige neurotische Symptome gelöst.

Freud vermutete schon früh, dass psychische Traumen, insbesondere sexueller Art, in der frühen Kindheit ausschlaggebend an der **Neurosenentstehung** beteiligt sein müssen. Freud nennt hier z.B. die Beobachtung der **Urszene**, des Geschlechtsverkehrs zwischen den Eltern. Diese wird vom Kind als bedrohlich erlebt. Der psychischen Erinnerung misst er hierbei mehr Bedeutung bei als der historischen Realität, da als traumatisch erlebte sexuelle Phantasien (Verführungsphantasien) ebenfalls zu neurotischer Entwicklung führen können. Es kommt zur Fixierung an das Trauma. Oft wiederholen die Patienten, in symbolisch veränderter Form, ständig die als traumatisch erlebte Situation in ihren Träumen. Das traumatische Ereignis, so Freud, weckt eine Triebregung, deren Befriedigung undenkbar und deren Bewältigung unmöglich ist. Es kommt zum späteren Triebkonflikt mit Regression auf eine glücklichere Phase. Hiermit ist die Disposition für eine Neurose gegeben. Durch ein weiteres, aktuelles Trauma im späteren Leben wird die Neurose dann ausgelöst. Auch dieses Trauma ist in der Regel durch den Verlust eines Liebesobjektes gekennzeichnet.

Die psychoanalytische Therapie ist im Wesentlichen für die Behandlung **von neurotischen Störungen** geeignet. Geistige Behinderung, Drogenabhängigkeit oder psychotische Störungen (z.B. Schizophrenie) erschweren die Therapie oder machen sie unmöglich. Außerdem wird eine gewisse Introspektionsfähigkeit des Patienten vorausgesetzt.

Tiefenpsychologie: Die tiefenpsychologisch fundierte Psychotherapie ist ein Oberbegriff für mehrere Therapieformen, die sich aus der freudschen Analyse weiterentwickelt haben. Hierzu gehören z.B.: Langzeit-Psychoanalyse, Psychoanalytische Kurztherapie, analytische Fokaltherapie, Ich-Analyse, Individualtherapie, Katathymes Bilderleben, Daseinsanalyse.

F94
→ **Frage 2.96:** Lösung A

Zu (**A**): Grundlage der psychoanalytischen Behandlung ist die Annahme, dass die Ursachen für neurotische Störungen immer unbewusst sind. Aufgabe des Therapeuten ist es, den Patienten an diese unbewusste Ursache heranzuführen. Da eine Erinnerung an die verdrängte Ursache meist angstauslösend und unangenehm ist, bringt der Patient Widerstand gegen diese Versuche des Analytikers auf. Die Psychoanalyse geht davon aus, dass die allererste Assoziation, die dem Probanden einfällt, im wesentlichen noch unbeeinflusst von solchen Widerständen und insbesondere von den Abwehr-

mechanismen des Ich ist. Die freie Assoziation gehört damit zu den wesentlichsten Behandlungsmethoden der psychoanalytischen Theorie.

Zu (**B**): Rollenspiel ist eine Methode der Verhaltenstherapie und auch des Psychodramas oder der Gestalttherapie.

Zu (**C**): Verbalisierung emotionaler Inhalte gehört zum Repertoire der klientenzentrierten Gesprächstherapie.

Zu (**D**): Desensitivierung ist eine weitere Methode der Verhaltenstherapie.

Zu (**E**): Förderung der rationalen Einschätzung ist eine Therapiemöglichkeit, die insbesondere in der rational-emotiven Therapie benutzt wird.

F94

→ **Frage 2.97:** Lösung C

Siehe Kommentar zu Frage 2.96.

H97

→ **Frage 2.98:** Lösung C

Zu (A), (B), (D) und (E): Siehe Lerntext II.25.
Zu (C): Eine Intention ist die Ursache für eine Handlung. Bei der paradoxen Intention kommt es zum Verhalten trotz gegenteiliger Ursache, d.h. man hilft z.B. auch einer Person, von der man glaubt, dass sie an ihrem Unglück selbst schuld ist.

H02

→ **Frage 2.99:** Lösung B

Zu (A): Psychosoziale Abwehr beruht auf intrapsychischen Konflikten und wirkt auf zwischenmenschlicher Ebene.
Zu (B): Die Übertragung ist ein aus der psychoanalytischen Theorie stammender Begriff von S. Freud: Während der psychoanalytischen Therapie werden frühkindliche Einstellungen, Wünsche und Gefühle der Mutter, des Vaters und von anderen nahen Bezugspersonen auf den Analytiker projiziert. Dementsprechend verhält sich der Patient gegenüber dem Analytiker, wie er sich diesen Personen gegenüber in früher Kindheit verhalten hat („*biographische Übertragung*"). Die Übertragung kann positive oder negative Gefühlstönung haben.
Zu (C): Gegenübertragung beschreibt den Einfluss unbewusster Konflikte und Wünsche des Analytikers in der Psychoanalyse (z.B. kann der Analytiker auf die Vater-Übertragungen des Patienten unbewusst mit der Übernahme einer Vaterrolle reagieren, die seinen frühkindlichen Vater-Kind-Erlebnissen entspricht). Soll eine Psychoanalyse Erfolg haben, muss der Analytiker seine Gegenübertragungen kennen, d.h. sich seiner unbewussten Konflikte und Wünsche bewusst werden. Dazu dienen sowohl Selbsterfahrung (Lehranalyse) als auch stetige Selbstreflexion (eventuell mit Hilfe von Balintgruppen). Die Analysen der Gegenübertragung liefern dem Arzt wertvolle Kenntnisse über die Gefühle und Konflikte des Patienten.
Zu (D): Konversion: Ausbildung von körperlichen Störungen, um einen psychischen Konflikt zu lösen. Kommt als Abwehrmechanismus vor (Magen-Darm-Probleme, um nicht zu einer Prüfung gehen zu müssen) oder als neurotische Erkrankung (z.B. hysterische Lähmungen).
Zu (E): Libido = Liebesenergie, die in der psychoanalytischen Lehre dem Eros zur Verfügung steht und abreagiert werden muss. Narzissmus: Selbstliebe, Verliebtheit in sich selbst. Personen mit narzisstischer Persönlichkeitsstörung glauben, dass sie so schön, toll, einflussreich, intelligent oder mächtig sind, dass jeder es als eine Ehre empfin-

det, sie zu bedienen oder (kostenlos!) etwas für sie zu tun. Dies verpflichtet den Narzissten (aus seiner Sicht) weder zu Dankbarkeit noch zu Gegenleistungen. Ein hochinteressantes Forschungsprojekt, das ich mir schon lange vorgenommen habe, wäre, die Häufigkeit narzisstischer Persönlichkeitsstörungen unter C4-Professoren auszuzählen ☺, aber man lässt mich nicht.

H02

→ **Frage 2.100:** Lösung B

Zu (A): Kritische Selbstbeobachtungen und Selbstdeutungen sind ein Zeichen der Introspektionsfähigkeit des Patienten, die wiederum Voraussetzung für die Psychoanalyse ist.
Zu (B): Die Grundregel, zu welcher der Patient sich verpflichten muss, besagt, dass er alle Einfälle ungefiltert aussprechen soll.
Zu (C): Sobald der Patient Gedankengänge aus dem Bereich der traumatisch belasteten Triebregung hat, spürt er Angst. Diese äußert sich in Widerständen, z.B. widerspricht er den Deutungen des Analytikers, schimpft über die hohen Kosten, schweigt lange Zeit oder kommt verspätet zu den Therapiestunden. Durch weitere Deutungen des Analytikers erkennt der Patient die Funktion der Widerstände, hierbei wird die Dynamik der Psyche des Patienten genutzt. Widerstände entwickeln sich also vor allem dann, wenn die Deutungen des Behandlers richtig sind.
Zu (D): Handlungsanweisungen und konkrete Ratschläge gibt der Psychoanalytiker definitiv nicht, dies ist bestenfalls der Verhaltenstherapie vorbehalten.
Zu (E): In der psychoanalytischen Therapie kann es zur Übertragung kommen, d.h. der Patient überträgt früheste Gefühle auf den Analytiker. Gefahr ist die Gegenübertragung, d.h. der Analytiker nimmt die Übertragung an und verhält sich dementsprechend.

F00

→ **Frage 2.101:** Lösung D

Zu (A): Die Abwehrmechanismen in der Psychoanalyse nach S. Freud sind Methoden des Ichs, intrapsychische Spannungen zu reduzieren, z.B. um Bedürfnissen des Es entgegenzutreten, die entweder generell durch das Über-Ich oder aufgrund momentaner realer Gegebenheiten verboten wurden. Abwehrmechanismen verlaufen weitgehend unbewusst. Sie treten geradezu täglich auch bei normalen Menschen auf. Pathologische Prozesse entstehen in der Regel erst, wenn eine Person sich zu sehr auf einen bestimmten Abwehrmechanismus verlässt.
Zu (B): Grundlage der psychoanalytischen Behandlung ist die Annahme, dass die Gründe für neuro-

tische Störungen unbewusst sind. Aufgabe des Therapeuten ist es, den Patienten an diese unbewusste Ursache heranzuführen. Da eine Erinnerung an die verdrängten Erlebnisse meist angstauslösend und unangenehm ist, bringt der Patient Widerstand gegen diese Versuche des Analytikers auf. Die Psychoanalyse geht davon aus, dass die allererste Assoziation, die dem Probanden einfällt, im wesentlichen noch unbeeinflusst von solchen Widerständen und insbesondere von den Abwehrmechanismen des Ichs ist und zu den verdrängten Komplexen führt.

Zu (C): Die Psychoanalyse geht davon aus, dass die Ursachen für neurotische Störungen immer unbewusst sind. Die Erlebnisse, die eine Neurose auslösten, sind verdrängt worden. Aufgabe des Therapeuten ist es, den Patienten an diese verdrängten Gründe heranzuführen, bis er sich daran erinnert. Durch nochmaliges Durchleben der damaligen Affekte ergibt sich eine Katharsis (Seelenreinigung).

Zu (D): Die Traumanalyse nimmt einen wichtigen Platz in der psychoanalytischen Therapie ein, da sich hier unbewusste, verdrängte Komplexe in symbolisch veränderter Form zeigen können. Freud ging davon aus, dass sich hinter dem manifesten Trauminhalt ein latenter Traumgedanke verbirgt, der Rückschluss auf das Unbewusste erlaubt. Dies nannte er den *„Königsweg zum Unbewussten"*.

Zu (E): Projektive Testverfahren: Der Begriff geht ursprünglich auf den Freudschen Abwehrmechanismus „Projektion" zurück. Motive, die man sich nicht selbst zugesteht, werden auf andere Personen projiziert. Die hinter den projektiven Testverfahren stehende Theorie geht davon aus, dass Personen ihre Motive auch auf vieldeutiges Material projizieren. Festgelegt sind hier in der Regel nur die Stimuli (z.B. Klecksbilder von Rorschach) oder die Aufgabe (z.B. „Baumzeichnen" von K. Koch). Es gibt hier kein vorgefasstes Antwortsystem. Aus der Art und Weise, wie der Proband die Aufgabe löst, hofft der Untersucher Aufschlüsse über bewusste und unbewusste Persönlichkeitsanteile des Probanden zu bekommen.

F01
→ **Frage 2.102:** Lösung E

Zu (A)–(E): Primärprozesse sind Vorgänge, die durch das *„Es"* gesteuert werden und die nicht der Realitätsprüfung unterliegen. Säuglinge handeln ausschließlich auf dieser Basis, beim Erwachsenen finden sich Primärprozesse z.B. noch im Traum und auch bei Psychotikern (z.B. Schizophrene) sind sie häufig. Damit ist Lösungsvorschlag (E) richtig. Das unkontrollierte Ersteigern antiker Mikroskope bei Ebay, in das der Verfasser am Monatsanfang immer verfällt, wenn er gerade sein Taschengeld bekommen hat, ist ein typischer Primär-

prozess. Ob antike Mikroskope Phallussymbole im Freudschen Sinne sind und was damit kompensiert werden soll, ist definitiv absolut nicht Gegenstand dieser Prüfungsfrage.

F01
→ **Frage 2.103:** Lösung A

Zu (A): Das Unbewusste im psychoanalytischen Sinn beinhaltet verdrängte, meist unangenehme Erinnerungen oder nicht erlaubte Triebwünsche. Diese sind dem Individuum nicht bewusst, da sie sonst seine Integrität infrage stellen würden. Gegen das Bewusstwerden unbewusster Inhalte besteht deshalb ein erheblicher Widerstand, der Kontakt ist Angst auslösend. In symbolisch veränderter Form zeigen sich unbewusste Inhalte aber oft im Traum (der manifeste Trauminhalt verbirgt den latenten Traumgedanken), wo die Kontrollfunktionen des Über-Ichs nicht so gut funktionieren. Die Analyse von Träumen kann nach Ansicht der Psychoanalytiker also Aufschlüsse über unbewusste, verdrängte Wünsche geben. Vorletzte Nacht habe ich davon geträumt, ich hätte wieder ein Motorrad und würde nun nur so über die Landstraßen bügeln. Könnte mir das bitte mal jemand psychoanalysieren?

Zu (B)–(E): Diese Aussagen sind zwar im Prinzip auch alle richtig, sie stehen aber nicht für die psychoanalytische Auffassung des Traumes, nach der ja gefragt wurde.

| II.26 | Verhaltenstherapie |

Die **Verhaltenstherapie** basiert auf experimentalpsychologischen Erkenntnissen, insbesondere der Lernforschung. Entsprechend wird jede einzelne Störung als Ergebnis komplexer **Konditionierungsvorgänge** verstanden und durch verschiedene Methoden behandelt. Einbezogen werden seit einiger Zeit auch Ergebnisse der Denkpsychologie. Die am Anfang dieses Bandes behandelten Lernarten werden allesamt für die verschiedenen Formen der Verhaltenstherapie benutzt, um unangebrachte Verhaltensweisen zu verringern und angepasstes Verhalten aufzubauen. Die klassische Konditionierung bildet die Basis für die systematische Desensibilisierung, die instrumentelle Konditionierung und das Modelllernen werden z.B. für das Selbstbehauptungstraining herangezogen, das Einsichtslernen für die Methode des kognitiven Umstrukturierens oder etwa die „Gedanken-Stopp-Technik".

Vor eine solche Verhaltenstherapie wird sinnvollerweise eine **Verhaltensanalyse** gestellt, die fragt, wodurch ein störendes Verhalten entstanden ist und was es aufrecht erhält. Nach dem

Verhaltensmodell von **Kanfer** und **Saslow** lassen sich folgende fünf Faktoren unterscheiden (**S-O-R-K-C**):

Stimulus: die das Verhalten auslösende Reizkonfiguration

Organismus: körperliche Variablen, wie Herzjagen oder Schreckreaktion

Reaktion: das störende Verhalten des Patienten

Konsequenz: alle aktuellen Verstärker des Verhaltens

Contingenz: Bedingungen und Stärke der Verknüpfung zwischen Verhalten (R) undVerstärkern (K).

Beispielsweise könnte ein Patient unter Angstzuständen (**Reaktion**) leiden, die mit Zittern und Herzjagen (**Organismus**) verbunden sind und immer dann auftreten, wenn er mit der Straßenbahn fahren muss (**Stimulus**). Der Lebenspartner bemitleidet den Patient und fährt ihn in solchen Fällen mit dem Wagen zur Arbeit, was diesem sehr angenehm ist (**Konsequenz**). Der Patient merkt dadurch sehr schnell, dass seine Ängste und körperlichen Beschwerden sich verringern und fordert nun immer öfter, mit dem Auto zur Arbeit gefahren zu werden (**Contingenz**).

Eine solche Verhaltensanalyse ist sehr sinnvoll, wenn es darum geht, ein problematisches Verhalten zu ändern. Hierbei ist zunächst zu fragen, welche Verstärker das Verhalten aufrecht erhalten, welches Verhalten an die Stelle der problematischen Handlung treten soll und mit welchen Verstärkern dieses neue Verhalten aufgebaut werden kann. Beispiel: ein Schüler stört den Unterricht durch lärmendes Verhalten und Zwischenrufe. Der Lehrer fühlt sich hilflos und schreit den Schüler schließlich nur noch ständig an. Aufrechterhaltender Verstärker: Lob der Mitschüler, die sich über dieses Ärgern des Lehrers lauthals freuen. Gefordertes neues Verhalten: der Schüler soll sich anpassen und den Unterricht nicht mehr stören. Abbau des störenden Verhaltens: der Lehrer schickt den störenden Schüler vor die Tür, wenn er anfängt zu lärmen, dadurch fällt die Verstärkung durch die Mitschüler weg. Aufbau des neuen Verhaltens: der Lehrer gibt dem Schüler besonders viel Lob und Zuwendung, wenn dieser sich angepasst verhält. Bitte merken Sie sich für die (spätere) Erziehung Ihrer Kinder: der Abbau eines störenden Verhaltens ist nur möglich, wenn parallel dazu ein akzeptables Verhalten aufgebaut wird. Dies ist der Grund, warum reine Verbote bei Kindern meist gar nichts bewirken. Wenn man dem Kind nicht konkret beibringt, was es statt des unerlaubten Verhaltens tun soll, wird es dies bestenfalls durch eine andere verbotene Handlung ersetzen.

Zu den wichtigsten Methoden der **Verhaltenstherapie**, die Sie kennen sollten, zählen:

Gegenkonditionierung („**reziproke Hemmung**"): der bisher angstauslösende Reiz wird mit einer angenehmen Situation gepaart, bis die Person ihre Angst allmählich verlernt. Beispiel: Ein Kind mit Spinnenphobie bekommt sein Lieblingsgetränk und sein Lieblings-Eis und beschaut sich derweil in Anwesenheit einer sehr liebevollen Therapeutin ein Buch über Spinnen.

Systematische Desensibilisierung ist die am häufigsten angewandte Methode der Gegenkonditionierung: Grundannahme dieser Therapie von Phobien ist, dass natürlicherweise körperliche Entspannung und ängstliche Erregung nicht gleichzeitig bestehen können. Der Therapieablauf ist in zeitlicher Abfolge wie folgt:

(A) Erstellung einer **Angsthierarchie** („*großer Hund löst intensivere Angstgefühle aus als kleiner Hund*").

(B) Erlernen eines **Entspannungstraining** (z. B. Autogenes Training, progressive Muskelentspannung, Transzendentale Meditation).

(C) **Vorstellung** des am wenigsten angstauslösenden Objektes im entspannten Zustand. Sobald Angst auftaucht, bricht der Patient die Vorstellung ab und entspannt sich zunächst erst wieder. Dies wird wiederholt, bis die Vorstellung angstfrei längere Zeit erlebt werden kann.

(D) Unter körperlicher Entspannung allmähliche **Steigerung** in der Angsthierarchie.

(E) Rollenspiel oder konkrete **Konfrontation** mit dem beängstigenden Objekt (z. B. lebendiger Hund wird in einiger Entfernung an dem Patienten vorbeigeführt).

Reiz- bzw. Stimuluskontrolle: Kontrolle des Reizes, der ein Verhalten auslöst. Hierdurch kann beim Probanden eine Verhaltensänderung ausgelöst werden, indem man den Stimulus gezielt nur zu bestimmten Zwecken einsetzt. Bei Schlafstörungen z. B. verstärkt Stimuluskontrolle die Rolle von Bett und Schlafzimmer als Stimulus für den Schlaf durch Begrenzung von schlafstörenden Verhaltensweisen, die an die Schlafsituation konditioniert wurden.

Reizüberflutung („**Flooding**"): Die beängstigende Situation wird bei leichteren Ängsten sofort in vollem Ausmaß herbeigeführt (zum Beispiel stundenlanges Fahrstuhlfahren bei Klaustrophobie oder Höhenangst). Die Angstreaktion erschlafft dann irgendwann und der Patient lernt, dass ihm keine reale Gefahr droht. Diese Angstüberflutung darf nur mit therapeutischer Stütze (meist zwei Therapeuten) und nur bei stabilen Patienten (Kreislauf! Nicht bei Psychotikern!) durchgeführt werden. Sie ist in ihrer Wirkung

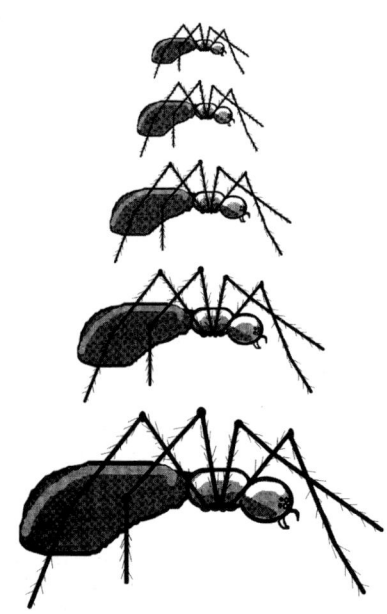

Abb. 2.**10** Bei der systematischen Desensibilisierung wird eine allmähliche, stufenweise Gewöhnung an immer stärker angstauslösende Reize durchgeführt. Bitte beginnen Sie nun zunächst mit der kleinsten Spinne.

umstritten und kann bei nicht fachgerechter Anwendung auch zu einer Vergrößerung der Ängste führen.

Implosionstherapie gehört mit zu den Reizüberflutungstechniken („*Flooding*"), allerdings wird die Konfrontation mit den angstauslösenden Objekten oder Situationen nur in der Vorstellung und nicht *in vivo* herbeigeführt. Die Darstellung kann realitätsnah erfolgen, aber auch völlig übersteigert. Zum Teil werden auch ironisierte Bilder gewählt, z.B. Spinnenphobiker, die sich vorstellen, dass Spinnen einem mit allen vier Augen zublinzeln. Leute mit Höhenangst, die es sich im Skilift wohnlich einrichten und dort Gardinen aufhängen usw.

Paradoxe Intervention: Symptomverschreibung. Einem Patienten mit einer neurotischen Störung wird das Symptom befohlen. So wird etwa einem Zwangsneurotiker, der ständig alle elektrischen Geräte kontrolliert, gesagt, dies Verhalten sei völlig richtig, es könne ja leicht etwas passieren. Der Therapeut ordnet dann oft genau an, wann und wie oft die Kontrollen durchgeführt werden <u>müssen</u>. Dies vermindert den Leidensdruck und führt dazu, dass Therapeut und Patient Kontrolle über das Ausmaß des störenden Verhaltens bekom-

men. In einzelnen Fällen wird das Symptom sogar in übersteigerter Form verschrieben, was mitunter zu einer Trotzreaktion führt, so dass der Patient das Verhalten nun gar nicht mehr durchführt. Beispiel: Ein Lehrer befiehlt dem Klassenkasper, der unregelmäßig den Unterricht mit dusseligen Scherzen stört, alle 10 Minuten nun sei er wieder mit einem seiner Späße an der Reihe.

Reaktionsverhinderung: Maßnahme bei der Behandlung von Zwangssyndromen, die typischerweise mit ausgeprägten Ritualen zur Verhinderung befürchteter Unannehmlichkeiten oder Katastrophen einhergehen (z.B. Ansteckung nach Kontakt mit Schmutz). Um langfristige Reduktion von Angst und Zwangsritualen zu erreichen, müssen die Konfrontationsmaßnahmen durchgeführt werden, während gleichzeitig verhindert wird, dass die Zwangsrituale ausgeführt werden (dies ist die Reaktionsverhinderung). Ohne Reaktionsverhinderung besteht die Gefahr, dass die Patienten die auftretende Habituation und das Ausbleiben der befürchteten Katastrophe fälschlich auf ihr Zwangsritual zurückführen oder dass erst gar keine Angst und damit auch keine Lernsituation eintritt.

Biofeedback („*Feedback*", engl. = Rückmeldung): Angestrebt wird eine willkürliche Kontrolle über normalerweise schwer beeinflussbare vegetative Körperfunktionen, indem man diese für den Patienten akustisch hörbar oder über einen Monitor sichtbar macht. Beeinflusst werden können z.B. galvanischer Hautwiderstand (→ Neurodermitis), Herzfrequenz (→ Angina pectoris), Blutdruck (→ Hypertonie), Atmung (→ Asthma) usw. Beim Spannungskopfschmerz z.B. vermutet man den Schmerzauslöser unter anderem in einem zu hohen Muskeltonus der *Arteria temporalis*. In der Tat hilft gegen diesen Schmerz ein Biofeedback-Training, das die Erschlaffung der glatten Muskulatur dieser Arterie trainiert.

Selbstbehauptungstraining: Ein Training der sozialen Kompetenz durch Rollenspiele, Modellernen und Verstärkung durch den Therapeuten („**assertiveness training**"). Die Vorgehensweise entspricht der systematischen Desensibilisierung. Allmählich werden immer schwierigere Verhaltensweisen eingeübt, die dem Probanden bisher Angst machten (z.B. fremde Menschen auf der Straße ansprechen und nach dem Weg fragen, alleine auf eine Party gehen, unbekannte Menschen des anderen Geschlechts zu einem Drink einladen, eine Rede vor vielen Menschen halten, usw.)

Selbstkontrolltechniken: Belohnung von erwünschten und Bestrafung unerwünschter Verhaltensweisen erfolgt hier durch die Person

selbst (z.B. Kinobesuch am Wochenende als Belohnung, weil man mehrere Tage lang brav für das Physikum gelernt hat).
Andere Elemente: „**Shaping**" (to *shape*, engl.=formen, gestalten): Es wird schrittweise ein Verhalten aufgebaut oder verändert. „**Prompting**" (to prompt, engl.=veranlassen, einflüstern): Ein angestrebtes Verhalten wird manipulativ direkt hergestellt (Führen der Hand eines schreibgestörten Kindes), um es dann zu verstärken. „**Time out**": Verstärkerentzug durch soziale Isolation bei unangemessenem Verhalten. „**Token system**": Belohnungssysteme durch Chips bei angemessenem Verhalten, die Chips können später gegen Privilegien eingetauscht werden.
Kognitive Techniken: Situationen werden von Menschen aufgrund ihrer persönlichen Erfahrungen unterschiedlich interpretiert. Oft neigen Menschen hierbei zu negativen Gedankengängen und steigern sich selbst in pessimistische Vorstellungen und Minderwertigkeitsgefühle hinein. Solche verzerrten Realitätswahrnehmungen sind durch sogenannte **Reattribution** (=Neuzuschreibung) der Therapie zugänglich. Beispiel: die Tatsache, dass ihr Mann eine außereheliche Beziehung hatte, stellt für die betrogene Ehefrau den völligen Bruch der Beziehung dar. Sie glaubt ihrem Mann nun nie wieder vertrauen zu können. Durch kognitive Techniken versteht sie, dass ihr selbst dasselbe durchaus auch hätte passieren können und dass ihr Mann damit nicht zwangsläufig ihr Leid zufügen, sondern lediglich

sich selbst etwas Gutes antun wollte und dies nicht zwangsläufig das Ende ihrer Beziehung darstellen muss. Kognitive Techniken analysieren destruktive Gedankengänge und ersetzen sie durch positive („**Think positive**").
Zu den kognitiven Techniken zählt u.a. auch der sogenannte **Gedankenstopp**: Sich aufdrängende, unerwünschte Gedanken, Emotionen und Handlungen werden durch ein autosuggestives „*Halt, hier nicht weiter!*" abgebrochen. Und wann hören Sie nun endlich auf, sich selbst zu blockieren, indem Sie ständig an das Physikum denken? Versuchen Sie es doch heute Abend mal mit der Gedankenstopp-Technik und gehen Sie gemütlich mit Freunden ein Bier trinken. Um gelerntem Wissen eine Gelegenheit zu geben, sich im Gehirn festzusetzen, muss man auch mal eine Pause machen und den Examensstress völlig abschalten.
Desensitisierung: In der Psychotherapie wird Desensitisierung eingesetzt bei posttraumatischen Belastungsstörungen, um Bilder von grauenvollen Erinnerungen in ihrer Wirkung abzuschwächen (z.B. Blickbewegungs-Desensitisierung im Rahmen der EMDR nach Shapiro). Der Begriff wird unterschiedlich verwandt (!). Im neuronalen Bereich kann es durch Desensitisierung zu einer Abschwächung der neuronalen Erregung am Rezeptor kommen; dies spielt u.a. eine Rolle bei Störungen des Herzrhythmus nach langjährigem Stress.

F98
→ **Frage 2.104:** Lösung D

Zu (**A**): Das S-O-R-K-C-Modell gehört zum Bereich der operanten und nicht zur klassischen Konditionierung.
Zu (**B**): Organismusvariable in dem Beispiel wäre die subjektive Intensität des Schmerzes.
Zu (**C**): Rückgängigmachen einer konditionierten Reaktion durch verbale (Selbst-)Beeinflussung.
Zu (**D**): Eine ablehnende Haltung des Angehörigen auf die Klagen eines Schmerzpatienten hin bedeutet eine unangenehme Konsequenz.
Zu (**E**): Durch Beendigung der Verstärkung eines Verhaltens kann es zur Löschung kommen. Die ablehnende Haltung des Angehörigen wäre aber eher eine Bestrafung als eine Löschung des Klageverhaltens.

H98 ■
→ **Frage 2.105:** Lösung A

Zu (**A**): Auslösebedingung für das Verhalten ist natürlich der Arztbesuch, bzw. explizit der Aufenthalt

in der Arztpraxis und nicht die Anwesenheit der Mutter.
Zu (**B**)–(**D**): Verhaltensmodell von Kanfer und Saslow: Siehe Lerntext II.26.

H01 ■
→ **Frage 2.106:** Lösung C

Zu (**A**): Stimulus wäre die Aufforderung, über seine Probleme zu sprechen.
Zu (**B**): Organismus bezieht sich auf die körperlichen Reaktionen (Tachykardie, Schwitzen, Schwindel).
Zu (**C**): Reaktion ist das fluchtartige Verlassen des Raumes.
Zu (**D**): Kontingenz bezieht sich auf die Bindungsstärke, mit der es durch das Vermeidungsverhalten zu einer Besserung der Symptomatik kommt. Hierdurch wird das Vermeidungsverhalten verstärkt und in ähnlichen Situationen wieder gezeigt.
Zu (**E**): Konsequenz ist, dass sich die Angst-Symptomatik durch das Verlassen des Raumes wieder legt.

F04

→ **Frage 2.107:** Lösung D

Zu (**A**): Mit Biofeedbackgeräten werden physiologische Parameter (z.B. galvanischer Hautwiderstand, EEG, Atemrhythmus) akustisch oder visuell angezeigt. Der Patient soll damit meist lernen, sich zu entspannen, bei Aufregung gibt das Gerät z.B. einen Pfeifton von sich (unangenehme Konsequenz), bei Ruhe ist es still (angenehme Konsequenz).

Zu (**B**): Die kognitive Verhaltenstherapie benutzt die Modifikation von Ursachenzuschreibungen und die Umkehr negativer Gedankengänge insbesondere zur Behandlung von ängstlichen, selbstunsicheren oder depressiven Menschen.

Zu (**C**): Modelllernen: Lernvorgang durch Beobachtung eines Modells. Wenn das Modell Erfolg hat, wird das Verhalten vom Beobachter übernommen. Hierbei spielt die stellvertretende Verstärkung eine wichtige Rolle: Durch Identifikation mit dem Modell erlebt auch der Beobachter den Erfolg positiv.

Zu (**D**): Reizüberflutung (*flooding*): Bei der hier geschilderten Liftphobie wird diese Technik angewandt.

Zu (**E**): Systematische Desensibilisierung: Siehe Lerntext II.26.

H01 ■

→ **Frage 2.108:** Lösung C

Zu (**A**): Implosionstherapie gehört mit zu den verhaltenstherapeutischen Therapietechniken, das Aufdecken und Bearbeiten von Widerständen dagegen zur Psychoanalyse.

Zu (**B**) und (**E**): Diese Techniken gehören mit zur systematischen Desensibilisierung.

Zu (**C**): Implosionstherapie gehört mit zu den Reizüberflutungstechniken („*flooding*"), allerdings wird die Konfrontation mit den angstauslösenden Objekten oder Situationen nur in der Vorstellung und nicht *in vivo* herbeigeführt. Die Darstellung kann realitätsnah erfolgen, aber auch völlig übersteigert. Zum Teil werden auch ironisierte Bilder gewählt, z.B. Spinnenphobiker, die sich vorstellen, dass Spinnen einem mit allen vier Augen zublinzeln, Leute mit Höhenangst, die es sich im Skilift wohnlich einrichten und dort Gardinen aufhängen, usw.

Zu (**D**): Dies bezeichnet man als Konfrontationstechnik. Im Rahmen einer systematischen Desensibilisierung kann es auch zur Angstreduktion kommen, wenn die Entspannung weggelassen wird, die Darbietungszeit angstauslösender Stimuli oder Situationen dafür aber in Marathonsitzungen durchgeführt wird.

H00

→ **Frage 2.109:** Lösung E

Zu (**A**) und (**D**): Lerninhalte behindern die Speicherung weiterer Informationen. Man unterscheidet: Proaktive Hemmung (ein Lernvorgang behindert den darauf folgenden) und retroaktive Hemmung (ein Lernvorgang behindert den zurückliegenden, insbesondere wenn der neue Lernvorgang in die Phase zwischen Speicherung und Reproduktion des zurückliegenden fällt).

Zu (**B**): Reaktionsgeneralisierung: Verallgemeinerung einer Reaktion, die nun in unterschiedlichen Situationen gezeigt wird.

Zu (**C**): Reizgeneralisation: Verallgemeinerung von einem Reiz auf ähnliche Reize.

Zu (**D**): Retroaktive Hemmung: Ein Lernvorgang behindert das Behalten des zurückliegenden Wissenserwerbs.

Zu (**E**): Gegenkonditionierung (reziproke Hemmung): Der bisher angstauslösende Reiz wird mit einer angenehmen Situation gepaart, bis die Person ihre Angst allmählich verlernt. Beispiel: Ein Kind mit Spinnenphobie bekommt sein Lieblingsgetränk und sein Lieblingseis und beschaut sich derweil in Anwesenheit einer sehr liebevollen Therapeutin ein Buch über Spinnen. Diese reziproke Hemmung ist auch Grundlage der systematischen Desensibilisierung.

H96

→ **Frage 2.110:** Lösung D

Ein bekannter Verhaltenstherapeut sagte einmal: „Wenn Sie in einen reißenden Fluss gefallen sind und um Ihr Leben kämpfen: Machen Sie sich dann Gedanken darüber, wie Sie dort hineingekommen sind, oder machen Sie sich nicht viel eher Gedanken darüber, wie Sie am besten wieder herauskommen?" Dieser Satz trifft den Unterschied zwischen Psychoanalyse und Verhaltenstherapie sehr gut. Die Analytiker gehen nach Lösungsmöglichkeit (D) vor und versuchen, die verdrängten Ursachen der psychischen Störung zu finden. Verhaltenstherapeuten dagegen beseitigen die psychische Störung durch eine schnelle, gezielte Intervention. Wesentliche Grundlagen dafür werden in den Lösungen (A), (B), (C) und (E) beschrieben.

H99

→ **Frage 2.111:** Lösung D

Zu (**A**): Aversionstherape: Paarung mit einem als unangenehm empfundenen Reiz. Alkoholiker erhalten ein Medikament (Antabus®), das jedesmal rasch starke Übelkeit hervorruft, sobald Alkohol getrunken wird. Es kommt zur Konditionierung mit der Folge, dass Alkohol nicht mehr positiv bewertet wird.

Zu (**B**): Mit Biofeedbackgeräten werden physiologische Parameter (z.B. galvanischer Hautwiderstand, EEG, Atemrhythmus) akustisch oder visuell angezeigt. Der Patient soll z.B. lernen, sich zu entspannen. Bei Aufregung gibt das Gerät z.B. einen Pfeifton von sich (unangenehme Konsequenz), bei Ruhe ist es still (angenehme Konsequenz).

Zu (**C**): Instrumentelles Konditionieren = operantes Konditionieren = Belohnungslernen: Positive Konsequenzen erhöhen die Auftretenswahrscheinlichkeit eines Verhaltens, negative erniedrigen sie. Konditionieren ist lediglich eine Lernart, jedoch keine Therapietechnik, auch wenn Behandlungsmethoden wie die Verhaltenstherapie daraus entwickelt wurden.

Zu (**D**): Systematische Desensibilisierung: In einer entspannten Situation (Entspannungstraining) wird ein Phobiker mit angstauslösenden Stimuli konfrontiert. Beispiel: Mädchen, die unter Vaginismus leiden haben oft schon massive Erwartungsangst, dass der Krampf der Scheidenmuskulatur wieder eintritt. Durch systematische Desensibilisierung und gezielte Partnerübungen lässt sich diese Störung gut behandeln.

Zu (**E**): Verstärkerentzug: Der Entzug eines positiven Verstärkers (Belohnung) senkt das Auftreten des vorher ausgeübten Verhaltens; der Entzug eines negativen Verstärkers (Bestrafung) dagegen erhöht die Wahrscheinlichkeit des Auftretens aller Verhaltensweisen, die kurz vorher gezeigt wurden. Das Meiden belastender Situationen stellt keinen Verstärkerentzug dar.

H03
→ **Frage 2.112:** Lösung C

Zu (**A**): Aufarbeiten der Lebensgeschichte gehört eher zu den humanistischen Therapieverfahren (Gestalttherapie, Gesprächstherapie, Tiefenpsychologie usw.).

Zu (**B**): Das Aufdecken unbewusster Konflikte ist eine wesentliche Therapietechnik der Psychoanalyse.

Zu (**C**): Systematische Desensibilisierung ist eine psychotherapeutische Methode, konditionierte Verhaltensweisen zu löschen. Grundannahme dieser Therapie von Ängsten ist, dass natürlicherweise körperliche Entspannung und ängstliche Erregung nicht gleichzeitig bestehen können. Hierzu werden die progressive Muskelentspannung nach Jakobson und das autogene Training genutzt. Der Patient verlernt seine Ängste wieder.
Reizüberflutung (*flooding*): Die beängstigende Situation wird bei leichteren Ängsten sofort in vollem Ausmaß herbeigeführt (z.B. stundenlanges Fahrstuhlfahren bei Klaustrophobie oder Höhenangst). Die Angstreaktion erschlafft dann irgendwann und der Patient lernt, dass ihm keine reale Gefahr droht.

Beide verhaltenstherapeutischen Therapietechniken verlangen also eine Konfrontation mit angstauslösenden Situationen.

Zu (**D**): Das Premack-Prinzip besagt, dass bevorzugte Aktivitäten positive Verstärker für weniger bevorzugte Aktivitäten sein können, d.h. die Bestärkung einer mühsamen Tätigkeit durch ein anderes oft und gern gezeigtes Verhalten. Etwa mit der Freundin telefonieren als Belohnung dafür, dass man zwei Stunden lang Prüfungsfragen durchgeackert hat. Das führt zu den Bestärkungen durch eine Verhaltenskette, bei der das Signal zur nächsten Aktion Belohnung für die richtige Ausführung der gerade stattgefundenen wird.

Zu (**E**): Shaping (*to shape*, engl. = formen, gestalten): Es wird schrittweise ein Verhalten aufgebaut oder verändert. Prompting (*to prompt*, engl. = veranlassen, einflüstern): Ein angestrebtes Verhalten wird manipulativ direkt hergestellt (Führen der Hand eines schreibgestörten Kindes), um es dann zu verstärken.

H03 F02
→ **Frage 2.113:** Lösung D

Zu (**A**): Chaining: Verknüpfen eines mit Shaping aufgeteilt gelernten neuen Verhaltens zu einem Gesamtverhalten.

Zu (**B**): Chunking: Texte oder Einzelwörter lassen sich in ihre kleinsten Informationseinheiten aufteilen, die sog. „*chunks*".

Zu (**C**): Durch Lernen am Modell können neue Verhaltensweisen beobachtet, nachgeahmt und dann ins eigene Verhaltensrepertoire übernommen werden.

Zu (**D**): Prompting (*to prompt*, engl. = veranlassen, einflüstern): Ein angestrebtes Verhalten wird manipulativ direkt hergestellt (Führen der Hand eines Kindes nach SHT), um es dann zu verstärken.

Zu (**E**): Shaping (*to shape*, engl. = formen, gestalten): Es wird schrittweise ein Verhalten aufgebaut oder verändert.

H02
→ **Frage 2.114:** Lösung C

Zu (**A**): Reizüberflutung („*flooding*"): Therapietechnik bei Angstpatienten. Die beängstigende Situation wird bei leichteren Ängsten sofort in vollem Ausmaß herbeigeführt (z.B. stundenlanges Fahrstuhlfahren bei Klaustrophobie oder Höhenangst). Die Angstreaktion erschlafft dann irgendwann und der Patient lernt, dass ihm keine reale Gefahr droht.

Zu (**B**): „*time out*" (Auszeitverfahren): Beim Auftreten des Problemverhaltens werden alle positiven Verstärker entzogen. In Schulen und sogar noch Universitäten gab es früher den „*Karzer*", einen kahlen Raum nur mit Tisch, Stuhl und Tintenfass, in den man unbrave Schüler und Studenten einige Zeit unterbrachte und mit sinnlosen Strafarbeiten beschäftigte.

Zu (C): Shaping: (to *shape*, engl.=formen, gestalten): Es wird schrittweise ein Verhalten aufgebaut oder verändert, indem das Gesamtverhalten in viele Teile aufgesplittet wird, die man dann einzeln erlernen lässt und separat verstärkt. Chaining: Verknüpfen des mit Shaping aufgeteilt gelernten neuen Verhaltens zu einem Gesamtverhalten.

Zu (D): Implosionstherapie gehört mit zu den Reizüberflutungstechniken („*flooding*"), allerdings wird die Konfrontation mit den angstauslösenden Objekten oder Situationen nur in der Vorstellung und nicht *in vivo* herbeigeführt. Die Darstellung kann realitätsnah erfolgen, aber auch völlig übersteigert. Zum Teil werden auch ironisierte Bilder gewählt, z.B. Spinnenphobiker, die sich vorstellen, dass Spinnen einem mit allen vier Augen zublinzeln, oder Leute mit Höhenangst, die es sich im Skilift wohnlich einrichten und dort Gardinen aufhängen usw.

Zu (E): „*trial and error*": Ein korrektes Verhalten wird über Versuch und Irrtum herausgefunden. Beispiel: Ein Student versucht, nach der Trial-and-error-Methode eine Partnerin zu finden. Er bietet der zufällig vor ihm stehenden Studentin in der Warteschlange in der Mensa spontan einen Kuss an, bekommt eine Ohrfeige und zeigt dieses Verhalten nicht mehr. Das nächste Mal schenkt er dem Mädchen, das vor ihm in der Schlange steht und das ihm gefällt, spontan ein Brillant-Collier im Wert von 12.000 Euro und schon bekommt er einen Kuss, ohne dass er danach gefragt hat. Die Verhaltenstheorie würde nun behaupten, dass er dieses Verhalten künftig häufiger zeigen wird. Ich persönlich vermute, dass er erst seine Schulden abstottern muss.

F02
→ **Frage 2.115:** Lösung B

Zu (A): Mehr als eine Stunde in seinem Zimmer bleiben zu müssen, stellt nicht zwangsläufig eine Bestrafung für unangemessenes Verhalten dar, da das Kind dort z.B. sein Spielzeug hat.

Zu (B): „*time out*" (Auszeitverfahren): Beim Auftreten des Problemverhaltens werden alle Verstärker entzogen. Dies beschreibt Lösungsmöglichkeit (B) am besten.

Zu (C): Fernsehverbot: Bestrafung durch Entzug einer positiv empfundenen Situation.

Zu (D): Spielverbot: Bestrafung durch Entzug einer positiv empfundenen Situation.

Zu (E): Lieblingsspielzeug: Bestrafung durch Entzug einer positiv empfundenen Situation.

F04 ■
→ **Frage 2.116:** Lösung A

Zu (A): Das Premack-Prinzip besagt, dass bevorzugte Aktivitäten positive Verstärker für weniger bevorzugte Aktivitäten sein können, d.h. die Bestärkung einer mühsamen Tätigkeit durch ein anderes oft und gern gezeigtes Verhalten, z.B. etwa 15 Minuten bei Ebay surfen als Belohnung dafür, dass man zwei Stunden lang Prüfungsfragen durchgeackert hat. Das führt zu den Bestärkungen durch eine Verhaltenskette, bei der das Signal zur nächsten Aktion Belohnung für die richtige Ausführung der gerade stattgefundenen wird.

Zu (B): Modelllernen: Das Kind ahmt das Verhalten des Therapeuten nicht nach.

Zu (C): Negative Verstärkung: Verhaltensaufbau durch Beendigung einer unangenehmen Situation. In dem Beispiel wird positiv verstärkt (Spielen als Belohnung).

Zu (D): Von Reizgeneralisation spricht man, wenn ein dem bedingten Reiz ähnlicher Reiz ebenfalls die bedingte Reaktion auslösen kann.

Zu (E): Shaping (to *shape*, engl.=formen, gestalten): Es wird schrittweise ein Verhalten aufgebaut oder verändert, indem das Gesamtverhalten in viele Teile aufgesplittet wird, die man dann einzeln erlernen lässt und verstärkt. Chaining: Verknüpfen des mit Shaping aufgeteilt gelernten neuen Verhaltens zu einem Gesamtverhalten.

H05 ■■
→ **Frage 2.117:** Lösung B

Zu (A): Abwehrmechanismen sind Methoden des „Ichs" (Realitätsbewusstsein), um Bedürfnissen des „Es" (angeborene Triebe) entgegenzutreten, die entweder generell durch das „Über-Ich" (Gewissen) oder aufgrund momentaner realer Gegebenheiten verboten wurden. Abwehrmechanismen verlaufen weitgehend unbewusst. Sie treten geradezu täglich auch bei normalen Menschen auf. Pathologische Prozesse entstehen in der Regel erst, wenn eine Person sich zu sehr auf einen bestimmten Abwehrmechanismus verlässt. Freud unterschied eine ganze Anzahl davon, z.B. Fixierung, Identifikation, Introjektion, Isolierung, Konversion, Projektion, Rationalisierung, Reaktionsbildung, Regression, Sublimierung, Ungeschehenmachen, Verdrängung, Verkehrung ins Gegenteil (Reversion), Verleugnung, Verschiebung. Mit Entspannungsverfahren hat das nichts zu tun, im Gegenteil kann die Analyse solcher Abwehrmechanismen sehr spannungsgeladen sein.

Zu (B): Biofeedback gibt den Patienten eine akustische oder visuelle Rückmeldung über physiologische Parameter, die sonst nicht oder kaum bewusst zur Kenntnis genommen werden (Atemfrequenz, galvanischer Hautwiderstand, EEG), und vermittelt den Patienten so ein direktes Bild ihrer physiologischen Reaktionen. Durch die bewusste Beeinflussung dieser Reaktionen lernen die Patienten sich zu entspannen, was wiederum eine Heilung der psychosomatischen Krankheit zur Folge haben kann. Zum Beispiel profitieren Kopfschmerz-Patienten oft von einer erlernten Biofeedback-Kontrolle der Arteria carotis.

Zu (C): Die Psychoanalyse geht davon aus, dass die Ursachen für neurotische Störungen in der Regel unbewusst sind. Die Erlebnisse, die eine Neurose auslösten, sind verdrängt worden. Aufgabe des Therapeuten ist es, den Patienten an diese verdrängten Ursachen heranzuführen, bis er sich daran erinnert. Durch nochmaliges Durchleben der damaligen Affekte ergibt sich eine Katharsis. Insbesondere da der Patient dem Aufdecken unbewusster Konflikte einen Widerstand entgegensetzt, ist das ganze kaum entspannend.

Zu (D): Reizüberflutung (*flooding*): Die für den Patienten stark beängstigende Situation wird in dieser verhaltenstherapeutischen Technik bei leichteren Ängsten sofort in vollem Ausmaß herbeigeführt (z.B. stundenlanger Besuch von überfüllten Einkaufszentren bei Agoraphobie). Die Angstreaktion erschlafft dann irgendwann und der Patient lernt, dass ihm keine reale Gefahr droht.

Zu (E): Desensibilisierung: In einer entspannten Situation wird ein Phobiker mit angstauslösenden Stimuli konfrontiert, abgestuft nach dem Ausmaß der Angst, zunächst in der Fantasie und dann real, bis die Angst sich verringert. Das Verfahren erfordert zwar das vorherige Erlernen eines Entspannungsverfahrens, ist aber selbst keines.

F99
→ **Frage 2.118:** Lösung E

Zu (A) bis (D): Mit Biofeedbackgeräten werden physiologische Parameter (z.B. galvanischer Hautwiderstand, EEG, Atmung, Herzschlag usw.) akustisch oder visuell angezeigt. Der Patient soll z.B. lernen, sich zu entspannen, bei Aufregung gibt das Gerät z.B. einen Pfeifton von sich (unangenehme Konsequenz), bei Ruhe ist es still (angenehme Konsequenz).

Zu (E): Geschildert wird das Milgram-Experiment zum Gehorsam. Dass sich hierdurch nur selten eine Entspannung der Versuchsperson erreichen lässt, dürfte klar sein.

H04
→ **Frage 2.119:** Lösung B

Zu (A): Mit Biofeedbackgeräten werden physiologische Parameter (z.B. galvanischer Hautwiderstand, EEG, Atemrhythmus) akustisch oder visuell angezeigt. Der Patient soll damit meist lernen, sich zu entspannen. Bei Aufregung gibt das Gerät z.B.

einen Alarmton von sich (unangenehme Konsequenz), bei Ruhe ist es still (angenehme Konsequenz).

Zu (B): Die kognitive Verhaltenstherapie benutzt die Modifikation von Ursachenzuschreibungen und die Umkehr negativer Gedankengänge insbesondere zur Behandlung von ängstlichen, selbstunsicheren oder depressiven Menschen. Das wird in dieser Frage sehr sachkundig geschildert.

Zu (C): Modelllernen: Lernvorgang durch Beobachtung eines Modells. Wenn das Modell Erfolg hat, wird das Verhalten vom Beobachter übernommen. Hierbei spielt die stellvertretende Verstärkung eine wichtige Rolle: Durch Identifikation mit dem Modell erlebt auch der Beobachter den Erfolg positiv.

Zu (D): Reizüberflutung („*flooding*"): Therapietechnik bei Angstpatienten. Die beängstigende Situation wird bei leichteren Ängsten sofort in vollem Ausmaß herbeigeführt. Die Angstreaktion ermüdet dann irgendwann und der Patient lernt, dass ihm keine reale Gefahr droht.

Zu (E): Systematische Desensibilisierung ist die am häufigsten angewandte Methode der Verhaltenstherapie. Therapieablauf: a) Erstellung einer Angsthierarchie, b) Erlernen eines Entspannungstrainings, c) Vorstellung des am wenigsten angstauslösenden Objektes im entspannten Zustand. Sobald Angst auftaucht, bricht der Patient die Vorstellung ab und entspannt sich zunächst erst wieder. Dies wird wiederholt, bis die Vorstellung angstfrei längere Zeit erlebt werden kann, d) unter körperlicher Entspannung allmähliche Steigerung in der Angsthierarchie, e) Rollenspiel oder konkretere Konfrontation mit dem beängstigenden Objekt.

II.27	Andere Therapieverfahren

Vielleicht haben Sie gerade Liebeskummer oder leiden durch den bevorstehenden Prüfungsstress unter dem Burn-out-Syndrom? Dann sollten Sie vielleicht einen Psychotherapeuten aufsuchen. Aber welche Therapierichtung eignet sich? Neben Psychoanalyse/Tiefenpsychologie, Verhaltenstherapie, Gesprächspsychotherapie und Neuropsychologie, die wir in anderen Kapiteln bereits kennengelernt haben, gibt es noch einige Dutzend anderer Verfahren der Behandlung psychischer Probleme. Hiervon können leider nur einige der wichtigsten herausgegriffen werden:

Gestalttherapie: Die Begründer der Gestalttherapie sind der Psychiater Friedrich Perls und die Psychologin Laura Perls. Sie begannen Ende der 1920er Jahre in Deutschland mit der Psychoanalyse, führten dann aber selbst viele Veränderungen ein. Dadurch entstand eine eigenständige Form der Therapie. Das Menschenbild der Gestalttherapie beinhaltet ein ganzheitliches, geschlossenes Konzept der menschlichen Natur, in dem Psyche, Körper und Geist eng miteinander verbunden sind. Die ganze Welt wird in diesem Konzept als zusammenhängender Verbund gesehen, wobei alle Elemente durch Veränderung und durch Austausch und Koordination gekennzeichnet sind. Die Gestalttherapie ist nicht nur als Technik zur Beseitigung von Neurosen und Persönlichkeitsstörungen zu sehen, sondern als Lebenseinstellung. Die Gestalttherapie versucht die Selbstverantwortung anzuregen, indem sie den Betroffenen dazu animiert sich selbst zu akzeptieren, mit allen negativ bewerteten Regungen. Die Gestalttherapie untersucht aktuelle Verhaltensmuster und ihre Blockaden. Die Therapie bezieht sich zwar oftmals auf Verhalten, dessen Ursprung in der Vergangenheit zu suchen ist, jedoch steht das Erleben neuer Reaktionsmuster im Vordergrund. Es geht nicht darum die Gefühle zu beherrschen, sondern sich mit ihrem Umgang vertraut zu machen und normale und flexible Reaktionen zu zeigen, ein vollständiges Verstummen bzw. ein Überschäumen zu vermeiden.

Psychodrama ist eine Methode der Gruppen- und Einzeltherapie, die vom Arzt Jakob Levi Moreno (1889–1974) seit den zwanziger Jahren zunächst in Wien und dann in den USA entwickelt wurde. Maßgeblich beeinflusst wurde sie durch Morenos Erfahrungen mit dem Rollenspiel und dem Stegreiftheater sowie durch seine soziometrischen Studien. Psychodramatische Szenen können entwicklungsmäßig erwartbare Lebensereignisse oder plötzliche Krisen, innere Konflikte oder belastende Beziehungen abbilden. Mit Hilfe verschiedener Techniken wie Rollentausch, Doppeln, innerem Monolog, Spiegeln und vielen anderen Möglichkeiten werden Konflikte der Menschen nicht allein verbal abgehandelt, sondern in Szene gesetzt. Das therapeutische Psychodrama betont eine eigenständige interpersonale Grundorientierung von Psychotherapie, in deren Zentrum die Handlungs- und Gestaltungskompetenz des Menschen und seine soziodynamisch entwickelte Beziehungsfähigkeit liegt, auf deren Erweiterung Psychodrama ausgerichtet ist.

Systemische Therapie: Die **Systemtheorie** sieht nicht den Menschen als isoliertes Einzelwesen, sondern sie versteht ihn als Gruppenwesen, der in ein soziales Umfeld eingebettet ist. Diese Therapie behandelt daher nicht das Individuum, sondern eine Gruppe (z. B. Schulklasse, Arbeitsteam). Gute Gruppen zeichnen sich durch hohe Flexibilität aus, d. h. sie verarbeiten Änderungen problemlos. Mangelhafte Systeme dagegen sind starr und gegenüber Veränderungsversuchen völlig unbeweglich. Meist werden falsche Verhaltensweisen stur beibehalten, obwohl sie sich längst als fehlerhaft erwiesen haben. Ausschei-

dende Mitglieder hinterlassen Lücken, neue Personen werden misstrauisch beäugt. Solche Strukturen werden durch bestimmte Interaktionsmuster aufrecht erhalten, die der Therapeut dann durch Interventionen verändert.

Familientherapie basiert auf denselben Annahmen wie der systemische Ansatz. Oft gibt es in Familien starre Bündnissysteme von zwei oder drei Personen gegen eine oder zwei andere. In gesunden Familien bilden die Eltern ein Bündnissystem. In desolaten Familien agiert z. B. die Mutter mit ihren Kindern gegen den Vater. Häufig ist die Umleitung eines Konfliktes auf einen unschuldigen Dritten. Beispiel: Eine Ehefrau entdeckt in der Jacketttasche ihres Mannes zwei abgeknipste Kinokarten für den Film „Kamasutra". Statt mit ihm darüber zu reden projiziert sie ihre zerbröckelnde Ehe auf den Sohn, der gerade mit einer „6" in der Mathe-Arbeit nach Hause gekommen ist und „rettet" den Familienzusammenhalt, indem sie ihren Filius nun als das Sorgenkind identifiziert und dessen Interesse im Blickpunkt steht.

Focusing wurde von Eugene T. Gendlin entwickelt. Diese körperorientierte Therapieform geht davon aus, dass nur der Körper weiß, wie sich Probleme „anfühlen" und wo die Ursache liegt. Durch Hineinlauschen auf Körpergefühle ergibt sich hier ein Prozess der persönlichen Veränderung. In diesem Prozess nimmt der Patient Kontakt auf mit einer besonderen Art inneren körperlichen Bewusstseins, das Gendlin als *„felt sense"* bezeichnet. Der Betroffene entdeckt, dass sein Körper seinen eigenen Weg und seine eigene Antwort auf viele Ihrer Probleme findet.

Musik- und Tanztherapie: Die Musik- und Tanztherapie wurde in der vierziger Jahren entwickelt und ist in den USA überall etabliert. Trudi Schoop, Mary White, Maria Chase und Lilien Espenak entdeckten unabhängig von einander, dass physische Veränderungen beim Spielen von Musik wie auch beim Tanzen auch psychische Veränderungen nach sich ziehen können. Die Musik- und Tanztherapie nimmt an, dass Körper, Geist und Seele eine Einheit bilden. Dadurch ist der Mensch über die drei Ebenen, geistige, Gefühls- und körperliche Ebene, zu beeinflussen. Der Therapeut geht davon aus, dass jeder Mensch nach Selbstverwirklichung strebt, und dass der gesunde Mensch konservative, also bewahrende, und progressive, also sich entwickelnde, Teile hat. Der Therapeut vertraut auf den gesunden Teil und setzt dort an, wo sich der Mensch in seiner Entwicklung momentan befindet. Dadurch wird mit einem vorhandenen Energiepotential gearbeitet. Es wird der gesunde Teil gefördert, das Selbstvertrauen gestärkt und dadurch eine Basis für Konfliktbearbeitung geschaffen.

Hypnose: Die hypnotische Trance ist ein von einem Therapeuten induzierter Zustand der tiefen Entspannung, der sich vom Schlaf eindeutig abgrenzen lässt, da die Person noch auf alle Umweltreize reagiert. Das Bewusstsein ist bei der Hypnose stark eingeengt, die Aufmerksamkeit ist auf eine innere Bilderwelt gelenkt, trotzdem werden gegebene Suggestionen gut wahrgenommen, die zeitliche und örtliche Orientierung ist vorhanden, das Erinnerungsvermögen ist vorhanden, sofern nicht das Gegenteil suggeriert wurde. Der Ablauf der Hypnose kann in drei Phasen eingeteilt werde: die Hypnoseeinleitung, die Phase der therapeutischen Suggestionen und die Rückführungsphase. Die Wirkung der Hypnose im Falle der Analgesie kann so stark sein, dass z.B. viele Operationen schon unter Hypnose durchgeführt wurden. Im Vorgang der Hypnose wird eine von außen kommende Suggestion an den Menschen herangetragen und von ihm angenommen. Ohne Annahme (Billigung) der Vorstellung ist eine Wirkung ausgeschlossen.

Katathymes Bilderleben: Das Katathyme Bilderleben wurde von Hanscarl Leuner entwickelt und basiert auf psychoanalytischen Techniken. Es handelt sich um einen gelenkten Tagtraum, bei dem der Patient mit geschlossenen Augen einer vorgegebenen Phantasie folgt, diese dann weiterführt und gleichzeitig dem Therapeuten berichtet. In Zusammenarbeit zwischen Patient und Therapeut wird der Sinn dieses Tagtraums dann psychoanalytisch gedeutet.

Muskuläre Relaxation, **Progressive Muskelentspannung** oder **Tiefenmuskelentspannung** wird in verschiedenen Therapiekontexten eingesetzt: Desensibilisierung, Stressimmunisierung, Schmerzbewältigung, Bluthochdruck, Asthma, Ängste und die Behandlung von Schlaf- und Sexualstörungen. Das Konzept wurde um 1930 von dem Psychologen und Arzt Edmund Jacobson entwickelt. Jacobson erkannte den Zusammenhang zwischen Angst oder Nervosität und einem muskulären Spannungsgefühl: Solche Phänomene gingen immer mit angespannter Muskulatur einher und konnten durch die Behebung dieser Muskelspannung beseitigt oder reduziert werden. Deshalb entwickelte Jacobson mehrere aufeinander aufbauende, leicht und schnell erlernbare Entspannungsübungen, die sich gut und unauffällig in das Alltagsleben integrieren lassen. Im ersten Schritt lernt der Patient bei diesem Training den Unterschied zwischen angespannter und entspannter Muskulatur kennen. Entscheidend für den Therapieerfolg ist die häufige und regelmäßige häusliche Übung. Sie verkürzt die Therapiezeit und macht die Entspannungsreaktionen rascher verfügbar.

Das **Autogene Training** wurde von dem Berliner Nervenarzt Prof. Dr. Schultz entwickelt. und wird ärztlicherseits empfohlen, wenn der Patient über vegetative Störungen, Stressbeschwerden und allgemeine Angstzustände klagt. Darüber hinaus bedienen sich aber auch zunehmend gesunde Menschen des AT, um ihre Leistungsfähigkeit zu steigern, sei es im Beruf, sei es im Sport. Das Autogene Training will durch konzentrative Selbstentspannung eine von innen kommende Umschaltung des gesamten Organismus erreichen, die es erlaubt, Ungesundes zu mindern und Gesundes zu stärken. Dazu bedient es sich genau vorgeschriebener Lösungs- und Versenkungsübungen, die das Ziel haben, einen entspannten Ruhezustand zu bewirken. Das AT versteht sich als Selbsthypnose, d.h. der Übende gibt sich die Suggestionen selbst. Professor Schultz legte sechs Grundübungen fest: 1. Die Schwereübung (Muskelentspannung), 2. Die Wärmeübung (Gefäßentspannung), 3. Die Herzübung (Herzberuhigung), 4. Die Atemübung (Atemberuhigung), 5. Die Sonnengeflechtsübung (Regulierung der Bauchorgane), 6. Die konzentrative Kopfübung (Stirnkühle). In der Mittel- und Oberstufe des AT kommen dann noch das Erleben geistiger Bilder dazu, in denen die vom Unterbewusstsein empfundene Situationen symbolhaft zum Ausdruck kommen.

Klinischer Bezug

Ärzte sind oft die erste Anlaufstelle für Menschen mit psychischen Störungen. Hier gilt es dann zu entscheiden, ob der Patient an einen professionellen Psychotherapeuten überwiesen werden soll und welche Therapieart sich am besten eignet. Hierzu sind Grundkenntnisse psychotherapeutischer Vorgehensweise sinnvoll.

F02

→ **Frage 2.120:** Lösung E

Zu (**A**): Biofeedback gibt den Patienten eine akustische oder visuelle Rückmeldung über physiologische Parameter, die sonst nicht oder kaum bewusst zur Kenntnis genommen werden (z.B. Atemfrequenz, galvanischer Hautwiderstand, EEG) und vermittelt den Patienten so ein direktes Bild ihrer physiologischen Maße. Durch die bewusste Beeinflussung dieser Reaktionen lernen die Patienten sich zu entspannen, was wiederum eine Heilung der psychosomatischen Krankheit zur Folge haben kann.

Zu (B): Hypnose: induzierter Trancezustand, in dem der Hypnotisierte weitgehend willenlos und Suggestionen des Therapeuten zugänglich ist. Eine *„Relaxationssuggestion"* wäre es, den Betroffenen dadurch in maximale körperliche Entspannung zu bringen.

Zu (C): Attribution: Zuschreibung der internen oder externen Ursachen zu einem Handlungsausgang. Situationen wirken auf Menschen unterschiedlich, je nachdem welche Zuschreibung sie erfahren. Verzerrte Realitätswahrnehmungen sind durch sog. Reattribution (= Neuzuschreibung) veränderbar.

Zu (D): Reizüberflutung („*flooding*"): Therapietechnik bei Angstpatienten. Die beängstigende Situation wird bei leichteren Ängsten sofort in vollem Ausmaß herbeigeführt. Die Angstreaktion erschlafft dann irgendwann und der Patient lernt, dass ihm keine reale Gefahr droht.

Zu (E): Systematische Desensibilisierung ist die am häufigsten angewandte Methode der Verhaltenstherapie: Grundannahme dieser Behandlung von Phobien ist, dass körperliche Entspannung und ängstliche Erregung nicht gleichzeitig bestehen können. Therapieablauf: **a.** Erstellung einer Angsthierarchie, **b.** Erlernen eines Entspannungstrainings, **c.** Vorstellung des am wenigsten Angst-auslösenden Objektes im entspannten Zustand. Sobald Angst auftaucht, bricht der Patient die Vorstellung ab und entspannt sich zunächst erst wieder. Dies wird wiederholt, bis die Vorstellung angstfrei längere Zeit erlebt werden kann, **d.** unter körperlicher Entspannung allmähliche Steigerung in der Angsthierarchie, **e.** Rollenspiel oder konkretere Konfrontation mit dem beängstigenden Objekt.

F00 ■
→ **Frage 2.121:** Lösung A

Zu (A): Kopfschmerztherapie mit Biofeedback: Biofeedback gibt den Patienten eine akustische oder visuelle Rückmeldung über physiologische Parameter, die sonst nicht oder kaum bewusst zur Kenntnis genommen werden (z.B. Atemfrequenz, galvanischer Hautwiderstand, EEG oder wie hier Muskelspannung). Hierdurch vermittelt man den Patienten ein direktes Bild ihrer physiologischen Reaktionen. Durch die bewusste Beeinflussung dieser Reaktionen lernen die Patienten sich zu entspannen, was wiederum eine Heilung der psychosomatischen Krankheit zur Folge haben kann.

Zu (B): Gegenkonditionierung: Ein Reiz, der bei einem Individuum nach einem unangenehmen Ereignis Angst auslöst, wird nun mit einem angenehmen Reiz verknüpft. Ein Student, der Angst vor Anatomieprofessoren hat, darf in Anwesenheit der Therapeutin mit einem Professor „Mensch-ärgere-Dich-nicht" spielen und bekommt in dieser Zeit

Zuwendung, Süßigkeiten und sein Lieblingsgetränk.

Zu (C): Progressive Muskelentspannung: Um ein Gefühl für den an- oder entspannten Zustand des Körpers zu bekommen, entwickelte der Amerikaner Jacobson eine Methode, bei der einzelne Muskelgruppen zunächst stark angespannt werden, dann soll der Proband die hinterher entstehende Entspannung genau fühlen.

Zu (D): Reizüberflutung („flooding"): Therapietechnik bei Angstpatienten. Die beängstigende Situation wird bei leichteren Ängsten sofort in vollem Ausmaß herbeigeführt (z.B. stundenlanges Fahrstuhlfahren bei Klaustrophobie oder Höhenangst). Die Angstreaktion erschlafft dann irgendwann und der Patient lernt, dass ihm keine reale Gefahr droht.

Zu (E): Systematische Desensibilisierung ist die am häufigsten angewandte Methode der Verhaltenstherapie: Grundannahme dieser Behandlung von Phobien ist, dass natürlicherweise körperliche Entspannung und ängstliche Erregung nicht gleichzeitig bestehen können.

Therapieablauf:
1. Erstellung einer Angsthierarchie,
2. Erlernen eines Entspannungstrainings,
3. Vorstellung des am wenigsten angstauslösenden Objektes im entspannten Zustand. Sobald Angst auftaucht, bricht der Patient die Vorstellung ab und entspannt sich zunächst erst wieder. Dies wird wiederholt, bis die Vorstellung angstfrei längere Zeit erlebt werden kann.
4. Unter körperlicher Entspannung allmähliche Steigerung in der Angsthierarchie.
5. Rollenspiel oder konkretere Konfrontation mit dem beängstigenden Objekt.

2.5 Besondere medizinische Situationen

2.5.1 Intensivmedizin

Zu diesem Kapitel wurden seit H95 keine Prüfungsfragen gestellt.

II.28	Intensivmedizin

Der Beruf des Mediziners lässt sich mit den meisten anderen Berufen nicht vergleichen; es geht hier nicht um die Herstellung eines Produktes, sondern darum, menschliches Leben zu retten. Die Konfrontation mit Leid, Schmerzen, Tod und Trauer stellt Belastungsmomente dar, die in den meisten anderen Berufen in dieser Form nicht auftauchen. Der ärztliche Beruf stellt daher im wahrsten Sinne des Wortes eine „*Berufung*" dar, der nicht jeder gewachsen ist. Den Anblick eines schwer verletzten Unfallopfers oder eines sterbenden, krebskranken Kindes muss man zunächst einmal ertragen lernen. Die Medizin ist daher voller „*besonderer*" Situationen.

Auf Intensivstationen („**intensive care unit**") herrscht eine permanente Notfallsituation, da hier überwiegend lebensbedrohlich erkrankte Patienten versorgt werden. Wesentliche psychosoziale Belastungsmomente (sog. **ICU-Syndrom**) für den Patienten sind:

- **Todesangst;**
- Gefühle der **Hilflosigkeit** und des Ausgeliefertseins;
- starke **Schmerzen**, Schwäche;
- **Bewegungsunfähigkeit** (oft Lähmungsgefühle durch Medikamente, die der Patient aber häufig als bleibende Schädigung falsch deutet);
- chronischer **Schlafentzug** durch Störungen (z. B. Notfälle), Lärm (z. B. EKG-Piepsen) und ständiges helles Licht;
- andererseits **sensorische Monotonie**: manche Patienten blicken stundenlang nur in eine Richtung, da sie sich selbst nicht umdrehen können;
- hirnorganisches **Psychosyndrom** („**HOPS**"), Gedächtnisprobleme: Patient kann sich nicht merken, warum er auf der Intensivstation ist, ist bei jedem Aufwachen erneut desorientiert;
- Fehlinterpretationen bis zu **Halluzinationen** und Wahnvorstellungen;

- fehlende zeitliche **Orientierungsmöglichkeiten;**
- starke **Durstgefühle;**
- Furcht vor dem **Abstellen des Beatmungsgerätes** (z. B. zum broncho-trachealem Absaugen oder Umstellen auf Spontanatmung);
- **Unfähigkeit zu kommunizieren** (durch Beatmungsgerät!), dadurch auch keine Möglichkeit nach Ursachen, Zustand und Überlebenschance zu fragen (!);
- **Mangel an Information**, besonders bei (scheinbar) komatösen Patienten, denen nichts erklärt wird;
- Verlust der **Intimsphäre**;
- **Zukunftsängste.**

Möglichkeiten der Verbesserung der Situation des Intensivpatienten:

1. Bezug zur Realität fördern: ständige Aufklärung über Ursache des Krankenhausaufenthaltes und über den Zustand. Orientierungshilfen: Uhr und Kalender im Blickfeld des Patienten. Lichtverhältnisse im Tag-Nacht-Rhythmus dämpfen. Patienten mit vollem Namen ansprechen.
2. Geräuschpegel soweit möglich senken.
3. Bei Krisen, Notfällen, Geräteversagen: den Patient aufklären was passiert ist. Das einfache Versagen einer Maschine z. B. bewirkt panische Angst.
4. Patient möglichst nicht nackt aufgedeckt liegen lassen, Stellwände schaffen eine gewisse

Patient wird beatmet und ist bewußtlos

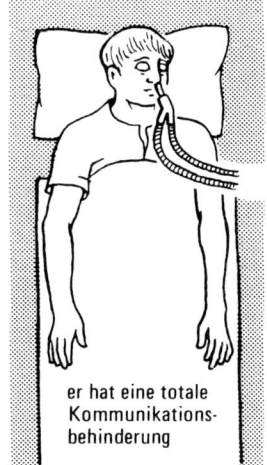

er hat eine totale Kommunikationsbehinderung

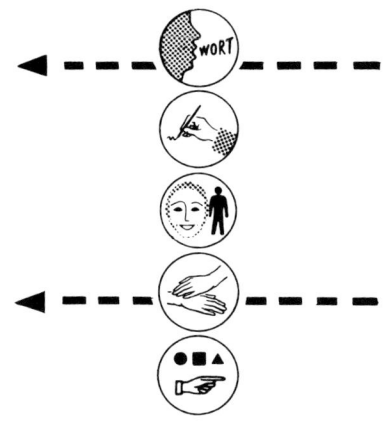

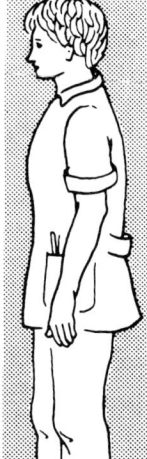

Abb. 2.**11** Eingeschränkte Kommunikationsmöglichkeiten bei einem beatmeten, schwerverletzten Patienten. Dennoch kann man Kontakt aufnehmen. [Aus: Hannich, Wendt & Lawin, 1983: Psychosomatik in der Intensivmedizin, Thieme-Verlag]

Privatsphäre, Bilder von Verwandten o.ä. im Blickfeld.

5. Kommunikation: besonders beim beatmeten, aber bewussten Patienten unbedingt Möglichkeiten zur Kommunikation aufrechterhalten.; z. B. Augenblinzeln für ja/nein, Schreibzeug am Bett, Kommunikationskarten (z. B. von Siemens-Elema-Schweden), Kommunikationstafel. Auch mit dem bewusstlosen (oder scheinbar bewusstlosen!) Patienten immer wieder reden.

6. Fachsprache vermeiden: Einfache Informationen, diese ständig wiederholen.

7. Vorstellen: Besonders bei frisch eingelieferten Patienten muss der Arzt sich jedesmal wieder vorstellen, bis er sicher ist, dass der Patient ihn wieder erkennt.

8. Verrichtungen: Alle Verrichtungen am Patienten oder Veränderungen an den Geräten vorher ankündigen und dem Patienten genau erklären, was dadurch passieren wird. Besonders beim broncho-trachealen Absaugen sagen, dass danach das Beatmungsgerät wieder eingeschaltet wird.

9. Langeweile ist für den bewussten, genesenden Patienten eines der größten Probleme. Abhilfe z. B Radio mit Kopfhörer, die therapeutische Wirkung von Musik zur Verbesserung der Heilung ist nachgewiesen. Oder: gymnastische Übungen mit dem Patienten, Massage, Gespräche, Vorlesen (Angehörige miteinbinden) oder Aufrichten.

10. Mitarbeit: Den genesenden Patienten zur Mitarbeit auffordern. und ihn dafür loben, z. B.: leichte Atem- und Bewegungsübungen (Hand oder Arm), Mitarbeit beim Abhusten, Heben oder Drehen von Körperteilen beim Waschen.

11. Angehörige: Besuche der Angehörigen fördern. Diese haben oft das Gefühl, sie würden im Stationsablauf stören. Die Angehörigen können aber das Personal entlasten und zur besseren Heilung beitragen, einfach indem sie ständig beim Patienten bleiben, mit ihm reden oder ihm etwas vorlesen. Dies gibt dem Patienten ein Gefühl der Sicherheit, er fühlt sich nicht alleine und ausgeliefert. Man sollte den Angehörigen zeigen, dass sie durchaus erwünscht sind.

12. Prophylaxe: Vor großen. Operationen, wenn davon ausgegangen werden kann, dass der Patient beatmet auf der Intensivstation wieder aufwacht, sollte man ihm möglichst alles vorher zeigen, z. B.: Beatmungsgerät, Kommunikationsmöglichkeiten, EKG-Monitor. Die persönliche Beziehung zum Arzt oder zu einzelnen Schwestern der Intensivstation reduziert seine Angst.

13. Die Phase des Aufwachens ist der gravierendste Moment, da der Patient zunächst völlig desorientiert ist, meist Schmerzen hat und nicht sprechen kann (Intubation, Beatmungsgerät). Den Patient in diesem Augenblick keinesfalls alleine lassen.

Klinischer Bezug

Auch wenn in der Intensivpflege der Kampf um das nackte Überleben des Patienten vorrangig ist, darf man nicht vergessen, dass hier ein Mensch mit all seinen Gefühlen und Ängsten behandelt wird und sollte auch oder gerade bei lebensbedrohlichen Krisen, so gut es in diesen Situationen überhaupt möglich ist, versuchen dem Patienten Sicherheit und Hoffnung zu vermitteln.

2.5.2   Notfallmedizin

II.29   Notfallmedizin

Medizinische Interventionen umfassen häufig Notfallsituationen, in denen eine rasche Versorgung von lebensbedrohlich erkrankten Patienten notwendig wird. Notfalleinsätze sowohl bei Unfällen auf der Straße wie auch bei Organversagen während einer Operation erfordern daher eine **paramilitärische Organisation**, in der Befehle rasch befolgt werden müssen. Nicht unterbewertet werden darf die Situation des Personals, das solchen Notfällen berufsmäßig ständig ausgeliefert ist. Typische **Belastungsmomente** des Personals sind:

1. Arbeitszeit: Überstunden, häufig wechselnde Schichten, Wochenend- und Feiertagsarbeit, keine geregelten Pausen.

2. Arbeitsintensität: ungleichmäßiges Arbeitstempo mit nicht vorhersehbaren Notfallsituationen und massivem Zeitdruck. Aufwändige Arbeitsanforderung, die hohe Konzentration verlangt. Arbeit im strengen Zeitplan.

3. Problematische Arbeitsbedingungen: ständig hohe Raumtemperaturen, Klimaanlagen, ständiger Lärm, zu große Stationen, aber oft auch räumliche Enge.

4. Soziale Beziehungen: oft aggressiv getönt, da man in permanenter Notfallsituation zusammenarbeiten muss.
5. Verantwortung: Ärzte und Pflegepersonal stehen bei jedem Patienten, den sie behandeln *„mit einem Bein im Gefängnis"*: Fehler macht jeder einmal, was aber in einem anderen Beruf vielleicht gar nicht auffallen würde, das kostet hier unter Umständen einem Menschen das Leben.
6. Entscheidungen über Leben und Tod treffen müssen.
7. Ständige Konfrontation mit schwerverletzten, verstümmelten oder sterbenden Menschen.
8. Umgang mit Angehörigen der Patienten: die schwer beunruhigt, oft völlig verstört und mitunter aggressiv sind.
9. Ausbildung: teilweise große Diskrepanzen zwischen theoretischem Unterrichtsstoff und praktischen Anforderungen.
10. Zu wenig Gespräche mit Patienten: durch ständige Arbeitsüberlastung kaum Zeit für die psychische Betreuung von Patienten.
11. Belastungen. Kaum Psychologen für das Personal.
12. Bezahlung: in Zeiten der Kostendämpfung im Gesundheitswesen heute vergleichsweise zu wenig.
13. Häufiger Wechsel der Patienten auf andere Stationen erschwert den Aufbau von sozialen Beziehungen. Miterleben des Heilungserfolges entfällt oft, da die Patienten heute rasch verlegt werden

Folgen:
1. Erschöpfungsreaktionen (**„Burn-out"**-Syndrom);
2. häufige Krankmeldungen;
3. ständiger Wechsel des Personals in Krankenhäusern;
4. Ärzte schwanken ständig zwischen totaler Identifizierung mit dem Patienten oder aber völliger Distanzierung zum Patienten;
5. Distanzierung vom Patienten, Beziehungsunfähigkeit; Patient wird durch die zunehmende Technisierung nur noch als Objekt gesehen;
6. vermehrte Hinwendung zur **„Apparatemedizin"**;
7. Aktivismus, Flucht in die Arbeit;
8. Verleugnung eigener Gefühle: rauher Ton oder deplazierter Humor beim Umgang mit Schwerkranken:
9. Verschiebung des Interesses zu anderen Bereichen (z. B. Familie, Hobbys, usw.);
10. psychische Krankheiten: Depression, Suizid, neurotische Reaktionen.

Klinischer Bezug
Medizinische Psychologie stellt sehr stark den Patienten in den Vordergrund des Interesses, aber ebenso besteht die Ärzteschaft und das medizinische Pflegepersonal aus Menschen, die starken Belastungen unterworfen sind. Insbesondere die Gefahr der völligen körperlichen und psychischen Überlastung, des **Burn-out-Syndroms**, sollte sich jeder vor Augen halten, der in diesem Berufsfeld arbeitet.

H00
→ **Frage 2.122:** Lösung A

Zu (**A**): In dem Buch *„Die hilflosen Helfer"* schildert W. Schmidtbauer genau diese Problematik. Das hat aber nichts mit dem Burnout-Syndrom zu tun.
Zu (**B**), (**C**), (**D**) und (**E**): Burnout, das Gefühl des *„Ausgebranntseins"*, entsteht durch längerdauernde berufliche Überlastung insbesondere in sozialen und medizinischen Berufen und führt zu Krankheiten.

2.5.3 Transplantationsmedizin

II.30	**Transplantationsmedizin**

Die Frage nach der **Organentnahme** bei einem gerade Verstorbenen stellt Ärzte wie vor allem auch die Angehörigen oft vor große moralische und ethische Probleme. Ebenso kann es für die Empfänger fremder Organe aber auch belastend sein, z. B. mit dem Herz oder der Netzhaut eines Toten leben zu müssen.
Herztransplantationen zum Beispiel gelten bereits als etabliertes Therapieverfahren von Patienten mit terminaler Herzinsuffizienz. In einer zehnjährigen Langzeitstudie zeigte sich trotz bleibender körperlicher Beschwerden auch nach der Transplantation eine hohe Lebenszufriedenheit der Patienten. Behandlungsbedürftige psychische Probleme bestanden aber immerhin bei 15 % der Patienten. Mortalität und Morbidität ließen sich durch depressive Stim-

mungen und Probleme der Compliance voraussagen.

Die Transplantationen selbst wie oft auch die ihnen zugrunde liegenden Erkrankungen stellen für die Patienten meist auch ein traumatisierendes Geschehen dar. Dies gilt insbesondere z. B. bei der **Knochenmarkstransplantation** in Verbindung mit Hochdosistherapie bei Krebs. Von daher ist es nicht erstaunlich, dass viele Patienten noch über Jahre hinweg unter Ängsten und depressiven Reaktionen leiden.

Weitere psychologische Fragen berücksichtigen die Prognose: Ist es sinnvoll bei einem Alkoholiker mit Leberzirrhose eine **Lebertransplantation** durchzuführen? Sollte ein Patient, der viele offenkundige Risikofaktoren (Rauchen, Bewegungsarmut, Übergewicht, Stress usw.) auf sich vereint eine Herztransplantation erhalten? Wird er seinen Lebensstil mit einem neuen Herz verändern?

Völlig andere psychologische Probleme dagegen wirft die **Nierentransplantation** auf, insbesondere wenn es sich um Spendeorgane naher Verwandter handelt. Obwohl es keine völlige Gewissheit gibt, dass die gespendete Niere anwächst und funktioniert, reduziert hier ein naher Verwandter seine eigene körperliche Intaktheit. Zunehmend mehr wird hierbei auch eine psychologische Evaluierung der Eignung von Spender und Empfänger durchgeführt.

Klinischer Bezug

Für Ärzte steht bei Transplantationen oft nur die Rettung des Lebens des Patienten im Fokus des Interesses. Aber die Tatsache, dass hier Organe von nahen Verwandten oder sogar von Verstorbenen verpflanzt werden wirft eine Reihe psychischer wie auch philosophischer Probleme auf. ■

F03
→ **Frage 2.123:** Lösung B

Zu (**A**): Isolierung: Ein verbotenes Bedürfnis wird in Gedanken oder durch eine symbolische Handlung teilbefriedigt. Diese Befriedigung wird jedoch isoliert, sie wird als fremd, nicht zur eigenen Person gehörig, erlebt.

Zu (**B**): Projektion: Ein verbotenes Bedürfnis wird auf Personen der Umgebung projiziert, dort wahrgenommen und oft stellvertretend bestraft. Die Unsicherheiten wegen der Organspende werden von der Ehefrau hier auf den Psychologen projiziert.

Zu (**C**): Sublimierung/Sublimation: Aus primitiven Formen der Triebbefriedigung werden höhere, sozial akzeptierte Formen gebildet.

Zu (**D**): Ungeschehenmachen: Verbotene, aber bereits durchgeführte Triebhandlungen werden symbolisch ungeschehen gemacht, z.B. übertriebene Reinlichkeit bei Schuldgefühlen wegen sexueller Handlungen wie Masturbation.

Zu (**E**): Verdrängung: Nicht oder nur unter Strafe zu befriedigende Bedürfnisse können verdrängt werden. So wird ein peinliches Verhalten nach einiger Zeit verdrängt, d.h. aus der bewussten Erinnerung ins Unbewusste abgespalten. Man weiß, dass da *„irgendetwas Peinliches"* war, kann sich aber an den Inhalt gar nicht mehr so genau erinnern. Verdrängung ist der häufigste Abwehrmechanismus.

H01 ■
→ **Frage 2.124:** Lösung A

Zu (**A**): Aus dem klassischen Rollenverständnis von Arzt und Patient ergibt sich, dass die Beziehung zwischen Arzt und Patient oft *asymmetrisch* ist: Der Arzt tritt als Fachautorität auf (Wissen, Kompetenz), mit hohem Sozialstatus und gibt sich in der Position des Gebenden. Der Patient kommt besorgt, durch seine Krankheit behindert und in der Position des Nehmenden. Bereits hierin liegt beträchtliches Konfliktpotential.

Zu (**B**): Beziehungsfalle (*„double bind"*): Bei der Doppelbindung befindet sich die aufgeforderte Person in einer Zwickmühle zwischen widersprüchlichen verbalen und nonverbalen Aufforderungen (paradoxe Kommunikation) und kann nur falsch handeln (Opferposition). Der einzige Ausweg aus dieser Zwickmühle wäre, die Beziehungsstruktur beim Namen zu nennen und Metakommunikation zu betreiben. Charakteristisch für die Doppelbindungssituation ist aber, dass dieser Ausweg unmöglich ist, da die Personen in einer engen Abhängigkeitsposition stehen (z.B. Kind zur Mutter).

Zu (**C**): Hawthorne-Effekt: Das Wissen darüber, an einer wissenschaftlichen Untersuchung teilzunehmen, verändert bereits das Verhalten.

Zu (**D**): Von iatrogener Fixierung (griech. *iater* = Arzt) spricht man, wenn Patienten durch ärztliche Einstellungen und ärztliches Handeln dazu gebracht werden, an bestimmten Einstellungen, Krankheiten und Ängsten festzuhalten.

Zu (**E**): Übertragung: Der Patient verhält sich gegenüber dem Analytiker, wie er sich Personen gegenüber in seiner frühen Kindheit verhalten hat („biografische Übertragung"). Die Übertragung kann positive oder negative Gefühlstönung haben.

2.5.4 Onkologie

II.31 Onkologie

Jeder dritte Mensch erkrankt heute an Krebs und jeder 5. stirbt daran. Bösartige Neubildungen stehen mit 20–25 % nach Herz-Kreislaufkrankheiten (45 %) an 2. Stelle der Todesursachenstatistik. Die Häufigkeit dieser Erkrankung, aber auch die mit der Therapie verbundenen Belastungen hat die Wissenschaft schon früh angeregt auch psychische Anteile an der Krebsentstehung zu suchen. So sah **Wilhelm Reich** Krebs als *„Sexual-Stauungsneurose wegen unerledigter somatischer Erregung."* Overbeck (1984) hielt Krebs für einen „unbewussten Selbstmord" durch gehemmte sexuelle und aggressive Energie. Georg Groddeck meinte sogar, der Tumor repräsentiere eine unbewusst gewünschte, aber verbotene Schwangerschaft. Noch in den 80er Jahren wurde (analog zum Typ-A / Typ-B Konzept für Herzinfarkt) eine **Typ-C-Persönlichkeit** mit einem hohen Risiko für Krebserkrankung postuliert. Diese sollte sein:

- depressiv
- antriebsgehemmt
- unfähig, eigene Interessen zu verfolgen
- unfähig Ärger zu zeigen
- auf Verlusterlebnisse wird mit Hoffnungslosigkeit reagiert.

Eine Vielzahl an Studien der letzten 20 Jahre konnte aber dieses Konzept des Zusammenhanges zwischen Persönlichkeitsmerkmalen und Krebs nicht bestätigen. Eine typische *„Krebspersönlichkeit"* dürfte es demnach nur in der Astrologie geben.

Risikofaktoren für Krebserkrankungen (karzinogene Einflüsse) sind dagegen aus heutiger Sicht:

1. **Physikalische Einflüsse**, z.B. Radioaktivität, ultraviolette Strahlen (übermäßiges Sonnenbaden).
2. **Chemische Einflüsse**, z.B. Teerstoffe in Zigaretten, Kohlenwasserstoffe wie etwa Formaldehyd und Fleckentferner, Insektizide, Pestizide, Asbest u.a.
3. **Genetische Einflüsse**, erbliche Komponente für ein höheres Krebsrisiko.
4. Krebserzeugende **Viren**, z.B. Hepatitis-B-Virus, Retroviren, möglicherweise auch der Herpes-simplex-Virus. Krebserregende Viren scheinen nur einen Tumor erzeugen zu können, wenn das Immunsystem geschwächt ist.
5. **Hohes Lebensalter**, über dem 60. Lebensjahr nimmt das Risiko an Krebs zu erkranken sprunghaft zu.
6. **Schwaches Immunsystem**

Das Risiko an Krebs zu erkranken ist um so höher, je mehr dieser Risikofaktoren aufeinander treffen.

Gut untersucht wurde inzwischen der Zusammenhang zwischen **Immunschwäche** und Krebsrisiko. Patienten, die Medikamente bekommen, die das Immunsystem unterdrücken (z.B. nach Transplantationen) und auch AIDS-Patienten erkranken deutlich häufiger an Krebs.

Bekannt ist außerdem, dass Dauerstress immunsuppressive Wirkung hat. Im Verlauf von Stress kommt es durch die **ACTH-Ausschüttung** zur Aktivierung der Nebennierenrinde, diese schüttet Cortisol aus, das primär die Aufgabe hat, Zucker als sofort verwertbaren Energieträger bereit zu stellen, um das Individuum an die Stresssituation anzupassen. Cortisol hat jedoch auch immunsuppressive Wirkung, das chemisch identische Medikament (Kortison) wird daher auch gegen allergische Reaktionen und nach Transplantationen eingesetzt.

Sklar & Anisman (1979) transplantierten kanzeröses Gewebe bei Mäusen und untersuchten die Auswirkungen von Stress auf das Tumorwachstum. Tiere, die elektrische Schocks erhielten zeigten schnelleres Tumorwachstum und starben früher.

Die **Psychoneuroimmunologie** konnte Zusammenhang von Stress und Immunschwäche eindeutig nachweisen. Es gibt aber keine schlichte Gleichsetzung von hohem Stress und Krebsrisiko, sondern dies ist eine Frage des **Copings**: wie geht eine Person mit Belastungen um?

Eine weitere psychologische Frage bei Krebserkrankungen ist die, warum viele Personen bewusst **gesundheitsschädigende** Verhaltensweisen in Kauf nehmen, obwohl bekannt ist, dass z.B. Rauchen, übermäßiger Alkoholgenuss, massives Sonnenbaden usw. auch das Krebsrisiko erhöht. **Meerwein** (1998) stellte z.B. eine signifikante Korrelation zwischen der Dauer des Rauchens und der Bösartigkeit eines Tumors fest. Es existiert eindeutig eine hohe Korrelation zwischen gesundheitsschädigendem Verhalten und dem Risiko an Krebs zu erkranken.

Nützt Psychotherapie bei Krebserkrankungen?

Die bekannteste Untersuchung hierzu stammt von Spiegel, Bloom & Yalom (1981), die eine wöchentliche Gruppentherapie bei Brustkrebs-Patientinnen durchführten. Diese umfasste insbesondere:

- Aussprache über Ängste
- Trost geben

- Erlernen von Selbsthypnosetechniken
- Schmerzbewältigungstraining

Hierdurch kam es bei den Patientinnen zur Reduzierung von Angst und Depression. Mehrere Nachuntersuchungen zeigten eine deutlich höhere Überlebenszeit der Therapiegruppe. Spiegel selbst räumt ein, dass es sich hierbei vor allem um eine Folge von besserer Befolgung ärztlicher Anweisungen, Medikamenteneinnahme, Appetit usw. handelt. Aber auch eine verbesserte Immunabwehr durch das Gefühl, die Erkrankung auch kontrollieren zu können, lässt sich nicht ausschließen. Weitere Studien konnten zeigen, dass Tumorpatienten, die fähig waren, ihre **negativen Emotionen** zu äußern, deutlich längere Überlebenszeiten hatten. Insbesondere wenn es gelang, bei den Betroffenen das Gefühl der Hilflosigkeit zu vermindern und ein *„Fighting spirit"* zu wecken, kam es zu:
- Verneinung der Tumorangst,
- Meisterung von Alltagsproblemen,
- Meisterung von Depressionen.

Klinischer Bezug

Infolge steigender Lebenserwartung nimmt die Anzahl Krebskranker in unserer Gesellschaft sprunghaft zu. Obwohl viele Karzinomarten heute behandelbar sind, ist Krebs dennoch die gefürchtetste Erkrankung und löst eine ganze Reihe psychischer Veränderungen aus. Neben der medizinischen bedürfen die Betroffenen daher auch immer der psychotherapeutischen Hilfe, die aber gleichzeitig ein Faktor sein kann, der auch zur Heilung beiträgt.

F02
→ **Frage 2.125:** Lösung D

Zu (**A**): Projektion: Ein verbotenes Bedürfnis wird auf Personen der Umgebung projiziert und dort wahrgenommen.
Zu (**B**): Die Rationalisierung ist der Versuch, eine verbotene Triebbefriedigung oder ein Verbot mit scheinlogischen Argumenten zu begründen.
Zu (**C**): Reaktionsbildung: Ein bestraftes Bedürfnis kann nicht mehr ausgeführt werden und wird nun durch eine Handlungsweise am entgegengesetzten Ende des Kontinuums ersetzt.
Zu (**D**): Verleugnung/Leugnung der Realität: Ein Abwehrmechanismus, der in der Literatur sehr verschieden definiert wird. Das Beispiel in der Frage dürfte am ehesten der Verleugnung entsprechen.
Zu (**E**): Verschiebung: Verbotene Triebwünsche können von einer Person auf eine andere, sogar auf Tiere oder Objekte verschoben werden.

H05 F04
→ **Frage 2.126:** Lösung C

Zu (**A**): Dissonanz: Im selben Individuum stehen zwei Erkenntnisse im Widerspruch (= kognitive Dissonanz), die mit einer Erklärung in Eintracht gebracht werden müssen, um kognitive Konsonanz zu erreichen. Beispiel: „Ärzte sollten ihren Patienten gegenüber sehr ehrlich sein" + „Ich habe diesem Patienten nicht die Wahrheit über den Ernst seiner Erkrankung gesagt" = kognitive Dissonanz. Durch „Diese Notlüge war nur zum Schutz des Patienten, damit er sich nicht selbst aufgibt" wird kognitive Konsonanz erreicht.
Zu (**B**): Fatalismus (Form der unangemessenen Krankheitsverarbeitung): aufgeben, sich in sein Schicksal ergeben, resignieren, da man glaubt, ohnehin selbst keine Kontrolle zu haben, sondern von höheren Mächten abhängig zu sein.
Zu (**C**): Wallston & Wallston (1981) meinten, sich wichtig machen zu können, indem sie die *Health-Locus-of-Control-Theory* entwickelten, die von der Attributionstheorie (Ursachenzuschreibung) abgeleitet wurde:
- Personen mit internalen Kontrollüberzeugungen: Gesundheit ist vom eigenen Verhalten abhängig,
- Personen mit externalen Kontrollüberzeugungen: Krankheit wird als fremdbestimmt, von anderen Personen, vom Schicksal oder vom Zufall abhängig erlebt.

Zu (**D**): Kausalattribution: Ursachenzuschreibung für ein Handlungsresultat, Erfolge werden oft auf Persönlichkeitseigenschaften attribuiert, Misserfolge auf die Situation.
Zu (**E**): Der „Sensitizer" (sensitiver Reaktionstyp) zeigt sich in überempfindlicher Eindrucksfähigkeit für Erlebnisreize. Dem gegenüber versteht man unter „Repression" die Unterdrückung oder Verleugnung von Bedürfnissen oder Gefühlen. Der Repressor verleugnet Gefahren, der Sensitizer dagegen nimmt mögliche Gefahren geradezu übermäßig wachsam wahr.

F04
→ **Frage 2.127:** Lösung A

Zu (**A**)–(**E**): Heim et al. (1983) dachten sich das „Transaktionale Modell der Krankheitsverarbeitung" aus. Sie unterschieden:
1. Wahrnehmung: Am Anfang der Erkrankung steht die Wahrnehmung von Symptomen.
2. Kognitive Verarbeitungen: Die Veränderung des Gesundheitszustandes wird bewertet.
3. Bewältigungsformen: Hier werden drei Möglichkeiten unterschieden:
3.1 Handeln: Kompensation (sich etwas Gutes gönnen), Zuwendung suchen, Rückzug, Wut ausleben, Altruismus (anderen helfen), Zupacken.

3.2 Kognition: Dissimulieren (Krankheit herunterspielen), Ablenken (Aufmerksamkeit auf etwas anderes lenken), Valorisieren (sich selbst aufwerten), Problemanalyse (vernünftiges Abwägen und Entscheiden), Vermeiden (Problem aus dem Wege gehen), Rumifizieren (ständiges Grübeln über Krankheit), Stoizismus (mit Fassung tragen),

3.3 Intrapsychisch-emotional: Haltung bewahren (Selbstkontrolle), Fatalismus (aufgeben, resignieren), Auflehnung (Protest), Selbstbeschuldigung (Fehler suchen), Emotionen ausdrücken, Religiosität (Halt im Glauben).

F04 ■
→ **Frage 2.128:** Lösung C

Zu (**A**): Isolierung: Ein verbotenes Bedürfnis wird in Gedanken oder durch eine symbolische Handlung teilbefriedigt. Diese Befriedigung wird jedoch isoliert, sie wird als fremd, nicht zur eigenen Person gehörig, erlebt. Derartige Handlungen treten besonders in Verbindung mit der Zwangsneurose auf. Beispiel: Eine Mutter, die sich durch ihr Kind eingeengt und in ihrer Karriere gehindert fühlt, erschrickt, als ihr plötzlich das Bild vor Augen kommt, ihr Kind sei tot. Diese Fantasie wird als fremd und nicht zu sich selbst gehörig empfunden.

Zu (**B**): Projektion: Ein verbotenes Bedürfnis wird auf Personen der Umgebung projiziert und dort wahrgenommen. Insbesondere wenn man Fehler gemacht hat, die so gravierend sind, dass sie das eigene Selbst verletzen würden, projiziert man dann auf andere Personen und gibt diesen die Schuld.

Zu (**C**): Die Rationalisierung ist der Versuch, eine verbotene Triebbefriedigung oder ein Verbot mit scheinlogischen Argumenten zu begründen. Aus Angst vor einem Rezidiv will der Patient es nicht wahrhaben, erneut unter einem Lungen-CA zu leiden, und führt nun eine Reihe von scheinlogischen Argumenten an, mit denen er sich selbst beruhigt und so die Integrität seines Ichs schützt.

Zu (**D**): Ungeschehen-machen: Durch diesen Abwehrmechanismus versucht man, verbotene, aber bereits durchgeführte Triebhandlungen wieder ungeschehen zu machen. Als Ausgleich für angeblich „schmutzige" Handlungen oder Gedanken (z.B. Masturbation) entwickelt der Zwangsneurotiker einen Waschzwang und wäscht sich ständig die Hände.

Zu (**E**): Verdrängung: nicht oder nur unter Strafe zu befriedigende Bedürfnisse können verdrängt werden. So wird ein peinliches Verhalten (z.B. zweideutiger, anzüglicher Spruch der Frau des Chefs gegenüber) nach einiger Zeit verdrängt, d.h. aus der bewussten Erinnerung ins Unbewusste abge-

spalten. Man weiß, dass da „irgendetwas Peinliches" war, kann sich aber an den Inhalt gar nicht mehr so genau erinnern. Verdrängung ist der häufigste Abwehrmechanismus.

H03 ■
→ **Frage 2.129:** Lösung B

Zu (**A**): Die Angst vor der Behandlung spielt in diesem Fallbeispiel zur klassischen Konditionierung nur eine nebensächliche Rolle.

Zu (**B**): Das Zytostatikum ist der unkonditionierte Stimulus (Reiz), der automatisch die unkonditionierte Übelkeit auslöst.

Zu (**C**): Übelkeit als Folge des typischen Geruchs im Krankenhaus ist die konditionierte (erlernte) Reaktion.

Zu (**D**): Übelkeit als Folge der Medikamenteneinnahme ist die unkonditionierte Reaktion.

Zu (**E**): Die Wahrnehmung des Krankenhausgeruchs ist der neutrale Stimulus, der durch die mehrfache Paarung mit der unkonditionierten Reaktion (Übelkeit nach Zytostatika-Einnahme) schließlich auch die Übelkeit alleine auslösen kann (konditionierte Reaktion).

F00 ■
→ **Frage 2.130:** Lösung B

Zu (**A**): Konversion: Umwandlung eines psychischen Konfliktes in körperliche Symptome. Konversionssymptome treten vor allem bei einer zu S. Freuds Zeiten als „Hysterie" bezeichneten neurotischen Störung auf, z.B. als Lähmungen, Sensibilitätsstörungen oder Blindheit. Sie haben für den Betroffenen einen direkten funktionalen Zweck, ein Zusammenhang, der allerdings unbewusst bleibt.

Zu (**B**): Regression: Unter Regression versteht Freud die Rückkehr zu frühen Phasen der Bedürfnisbefriedigung, wenn andere Abwehrmechanismen nicht mehr ausreichen. Inbesondere bei extremer Frustration kommt es zur Regression auf die Phase der oralen Triebbefriedigung. Auch beim Patienten im Krankenhaus kann es infolge Schwäche, Erschöpfung und Schmerzen zur Regression kommen. Der Patient fühlt sich dann als Kleinkind. Die Frau, deren Wunsch, nicht alleine gelassen zu werden, verständlich ist, zeigt eine solche Regression.

Zu (**C**): Verdrängung: Nicht oder nur unter Strafe zu befriedigende Bedürfnisse können verdrängt und durch erlaubte Motive ersetzt werden. Peinliche Erlebnisse werden oft sehr stark verdrängt. Verdrängung ist der häufigste Abwehrmechanismus.

Zu (**D**): Verleugnung/Leugnung der Realität: Ein Abwehrmechanismus, der in der Literatur sehr verschieden definiert wird. Man versteht darunter:

1. Leugnung von Triebimpulsen, deren Ausleben verboten ist, z. B. homosexuelle Neigungen.
2. Leugnen unangenehmer Gefühle wie Minderwertigkeitsgefühle, Versagensängste oder auch Selbstunsicherheit. Verleugnung spielt als Phase des „Nicht-wahr-haben-wollens" auch in den Sterbephasen nach E. Kübler-Ross eine Rolle.
3. Völlige Leugnung der Realität bei einem erheblichen psychischen Konflikt.

Zu (E): Verschiebung: Verbotene Triebwünsche können von einer Person auf eine andere, sogar auf Tiere oder Objekte verschoben werden.

H99
→ **Frage 2.131:** Lösung A

Zu (A): Asymmetrische Kommunikation: einseitige Kommunikation, z. B. beim Interview (der Interviewer fragt, der Befragte antwortet). Auch auf dem Kasernenhof, beim Kriminalkommissar und in Arztpraxen durchaus häufig vorzufinden.

Zu (B): Den gefühlsmäßigen Aspekt betont der Arzt ja nun ganz sicherlich nicht.

Zu (C): Eine rein an praktischen Fragen, bzw. dem Inhaltsaspekt der Frage orientierte Antwort, die auf den Beziehungsaspekt und nonverbale-emotionale Aspekte gar keine Rücksicht nimmt. Beispiel: Die Frau fragt: *„Liebst Du mich?"*, Er: *„Also, ich finde, da musst Du das Wort ‚Liebe' erst einmal näher definieren. Liebe, das ist ja ein wissenschaftlich nur schwer zu erklärender Begriff, der psychologische, philosophische, biologische wie auch physiologische Mechanismen umfasst. Was davon meinst Du jetzt spezifisch?"*

Zu (D): Implizit, d. h. stillschweigend mit eingeschlossen ist hier bestenfalls die Weigerung des Arztes, sich mit den Nöten des Patienten emotional auseinanderzusetzen.

Zu (E): Interrollenkonflikte (inter, lat. = zwischen): Jeder Mensch hat nicht nur eine, sondern mehrere Rollen gleichzeitig zu erfüllen (als Student, als Kind der Eltern, als Freund/Freundin, als Mitglied im Taubenzüchterverband, als Fernsehzuschauer usw.). An jede Rolle sind Anforderungen (Rollenerwartungen) gebunden, zwischen den Rollen kann es daher zu Konflikten kommen, die man Interrollenkonflikte nennt. Also, was sollten Sie jetzt tun, um ein gutes Kind Ihrer Eltern zu sein? Und was sollten Sie am kommenden Wochenende besser bleibenlassen?

H98 ■
→ **Frage 2.132:** Lösung B

Kausalattribuierung: Erfolg oder Misserfolg lassen sich auf die eigene Leistung oder auf Umweltbedingungen zurückführen. Bei der internalen Attribution sucht die Person die Ursachen in sich selbst. Die externale Attribution vermutet Ursachen für

eigene Handlungen im wesentlichen in den Umweltbedingungen, insbesondere als Reaktion auf Handlungen des direkten sozialen Umfeldes.

Zu (A): External, global wäre z. B.: „Bei dieser Krebsart hat man sowieso keine Chance."

Zu (B): External, spezifisch: siehe Fragetext. Die Schuld wird dem Patienten zugeschrieben (external) und spezifisch auf die Ablehnung der Chemotherapie geschoben.

Zu (C): Internal, spezifisch: „Vielleicht hätte der Patient doch überlebt, wenn ich ihm noch das neue Medikament gegeben hätte."

Zu (D): Internal, stabil: „Ich bin eben kein Facharzt für Onkologie."

Zu (E): Internal, variabel: „Bei diesem Patienten habe ich aber auch nicht alle Behandlungsmöglichkeiten ausgekostet, die vielleicht möglich gewesen wären. Bei anderen Patienten werde ich die Zytostatika viel frühzeitiger einsetzen."

F99
→ **Frage 2.133:** Lösung B

Zu (A): Attribuierung: Ursachenzuschreibung. Resultate von Handlungen kann man intern auf eigene Persönlichkeitseigenschaften attribuieren (*„Ich habe mich jetzt vernünftiger ernährt und bin deshalb wieder gesund geworden"*) oder extern auf Umweltvariablen (*„Die Medikamente haben mich geheilt.").* Die Patientin attribuiert also internal und nicht external.

Zu (B): Kontrollüberzeugung: Ein Ergebnis kann abhängig von den eigenen Fähigkeiten oder von Umweltfaktoren sein. Personen mit einer internalen Kontrollüberzeugung gehen davon aus, dass Erfolg und Misserfolg von eigenen Leistungen abhängt, dies ist bei dieser Patientin der Fall. Bei externaler Kontrollüberzeugung wird die Ursache in anderen Personen oder Schicksalsschlägen gesehen.

Zu (C): Primäre Prävention soll die Auftretenshäufigkeit von Krankheiten senken = Inzidenzsenkung. Dazu dienen z. B. medizinische Maßnahmen (Impfungen); pädagogische Maßnahmen (Ernährungsberatung, z. B. zur Vermeidung von zu hohen Blutfettwerten als Risikofaktor für Herzinfarkt, Sexualberatung zur Senkung der HIV-Neuinfizierungsrate) und hygienische (Reinheitsüberwachung von Luft, Wasser, Erde). Sekundäre Prävention: Hierdurch sollen Krankheiten möglichst früh erkannt und einer Behandlung zugeführt werden = Früherkennung. Dazu dienen Vorsorgeuntersuchungen (screening), z. B. zur Früherkennung eines Mammakarzinoms. Tertiäre Prävention: Hierdurch soll die Wiederauftretenshäufigkeit einer Krankheit gesenkt werden = Rezidivsenkung. Dazu dienen Nachsorgeuntersuchungen aber auch Rehabilitationsmaßnahmen, die z. B. die negativen Folgen chronischer psychischer oder somatischer Krankheiten verringern sollen.

Zu (D): Rationalisierung: psychoanalytischer Abwehrmechanismus. Ein unvernünftiges Verhalten (z.B. Rauchen) wird vor sich selbst oder anderen mit einer scheinlogischen Begründung aufrechterhalten, etwa: zur Zeit zuviel Stress mit den Prüfungsvorbereitungen für das Physikum, um gerade jetzt aufzuhören.

Zu (E): Mit primärem Krankheitsgewinn bezeichnete S. Freud die inneren Vorteile, die ein Neurotiker aus seinen neurotischen Symptomen zieht: Mit sekundärem Krankheitsgewinn bezeichnete der freudige Sigmund die äußeren Vorteile, die ein Neurotiker aus bereits bestehenden Symptomen ziehen kann.

F01
→ **Frage 2.134:** Lösung A

Zu (A): Die Aufarbeitung der frühkindlichen Entwicklung gehört in den Bereich der psychoanalytischen Therapie, um verborgene psychische Traumen ausfindig zu machen und einer Lösung zuzuführen. Krebspatienten haben eher andere Sorgen, als ausgerechnet ihre Kindheit aufzuarbeiten.

Zu (B): Psychologische Schmerztherapie kann dem Patienten helfen zu lernen, besser mit Schmerzen (z.B. durch den Tumor) oder der Übelkeit (z.B. durch Zytostatika) umzugehen.

Zu (C): Karzinom-Patienten, die das Gefühl haben, ihre Krankheit in irgendeiner Form beeinflussen zu können, haben häufig höhere Heilungs- und Überlebenschancen.

Zu (D): Angst und Depression durch eine Krebserkrankung dämpfen das Immunsystem sogar noch. Eine psychotherapeutische Aufarbeitung ist daher gerade bei Krebspatienten besonders wichtig.

Zu (E): Für viele der durch Krebs entstandenen Beeinträchtigungen oder Behinderungen gibt es Wege, um diese zu kompensieren, wie etwa die Wiederherstellung des Busens nach Brustkrebs oder eine Umschulung nach einem Hirntumor.

H04
→ **Frage 2.135:** Lösung E

Zu (A): Kontrollüberzeugung: Ein Ergebnis kann abhängig von den eigenen Fähigkeiten oder von Umweltfaktoren sein. Personen mit einer internalen Kontrollüberzeugung gehen davon aus, dass Erfolg und Misserfolg von eigenen Leistungen abhängen. Bei externaler Kontrollüberzeugung wird die Ursache in anderen Personen oder Schicksalsschlägen gesehen. Bei der krebskranken Patientin liegt eine externale Kontrollüberzeugung vor.

Zu (B): Kognitive Dissonanz tritt auf, wenn zwei (oder mehr) widersprüchliche Erkenntnisse in einem Individuum aufeinandertreffen („Ich habe panische Angst vor Operationen." versus „Oh, ich

habe mich ja gerade mit einer OP einverstanden erklärt!"). Bei der Patientin wird keine solche Dissonanz geschildert.

Zu (C): Modell der Kompetenzerwartung („self efficacy"): Soziale Fertigkeiten („social skills") sind Reaktionsmuster, die es ermöglichen, sich bei der Interaktion mit anderen erfolgreich zu verhalten. Eines der häufigsten Probleme ist mangelnde Selbstsicherheit hinsichtlich der eigenen Kompetenz, eine Situation angemessen zu meistern. Dieses Konzept lässt sich nicht mit der IMPP-Frage verknüpfen.

Zu (D): Selbstwirksamkeitserwartung ist ein von Bandura geprägter Begriff und bedeutet die Erwartung eines Effektes/Erfolges eigenen Handelns (Selbstwirksamkeit) unter gegebenen Situationsbedingungen unabhängig vom realen Ergebnis. Da keine Handlung der Patientin in der Frage beschrieben wird, lässt sich diese Theorie nicht anwenden.

Zu (E): Subjektive Krankheitstheorie: Alltagsvorstellungen, die sich Personen über Krankheitsursachen bilden, werden mit Laienätiologie bezeichnet. Sie können durchaus richtig sein, zum Teil aber auch erheblich von dem entsprechenden professionellen Krankheitsbegriff abweichen und sind stark kulturell und subkulturell gefärbt, hier z.B. Krebsentstehung durch Stress im gesellschaftlichen Leben.

F05
→ **Frage 2.136:** Lösung C

Zu (A) und (B): Erfragt wurde mit der Skala die Zufriedenheit des Patienten hinsichtlich der Betreuung. Ob sich in diesem Zeitraum etwas an dem Verhaltensstil der Ärzte geändert hat, lässt sich nicht stringent daraus ableiten (siehe auch Kommentar zu (E)).

Zu (C): Wenn der Patient am Anfang mit einem Skalenwert von „3" (mittelmäßig) zufrieden und am Ende mit „6" hoch zufrieden war, dann kann man in der Tat daraus schlussfolgern, dass seine Zufriedenheit wohl zugenommen hat.

Zu (D): Die Abstufung des Fragebogens hat Ordinalskalenniveau. Eine Aussage mit einer Prozentangabe (50%) ist hier aus mathematischen Gründen noch gar nicht zulässig.

Zu (E): Die Zufriedenheitsskala fragt zwar nach der „Zufriedenheit mit der Betreuung durch die behandelnden Ärzte", allerdings muss die Veränderung beim Ankreuzen der Skala nicht alleine auf Art und Ausmaß der ärztlichen Betreuung zurückführbar sein. Eventuell hat sich am Verhalten der Ärzte ja absolut überhaupt gar nichts geändert, aber durch Besserung seiner Erkrankung wurde der Patient optimistischer, weniger depressiv und schätzte dadurch die Situation insgesamt positiver ein.

2.5.5 Humangenetische Beratung

Zu diesem Kapitel wurden bisher keine Prüfungsfragen gestellt.

II.32 Humangenetische Beratung

Auch wenn wir den nationalsozialistischen *„Kampf gegen das minderwertige Erbgut"* längst überstanden haben, so wirft die rasante Entwicklung der **Humangenetik** eine Reihe tiefgreifender psychologischer Fragen und Probleme auf:
Pränatale Diagnostik: Abklärung eines erhöhten kindlichen Erkrankungsrisikos bereits während der Schwangerschaft (z.B. Trisomie-21) etwa durch **Fruchtwasseruntersuchung** oder **Chorionzottenbiopsie**. Da es für die meisten hierdurch feststellbaren Erkrankungen keine Behandlungsmöglichkeiten gibt, führt dies häufig zum **Schwangerschaftsabbruch** als *„vorbeugende Maßnahme"*. Wird der genetische Defekt zu spät erkannt, muss mitunter eine Fehlgeburt eingeleitet werden, was die Paare bzw. die Frau vor weitere psychische Probleme stellt. Bei einigen **Chromosomenstörungen** (z.B. Klinefelter- oder Turner-Syndrom) ist auch nur schwer abzuschätzen, ob und in welchem Ausmaß später eine Behinderung vorliegt und in welchem Ausmaß diese durch (kommende, zukünftige) medizinische Verfahren ausgeglichen werden kann.
Prädiktive Diagnostik: zunehmend können mehr genetische Risiken für Krankheiten festgestellt werden, die entweder mit Sicherheit oder aber nur mit einer gewissen Wahrscheinlichkeit später im Leben zum Ausbruch kommen können (z.B.: Hämophilie, Chorea Huntington, Diabetes, Allergien, Krebs, bestimmte Demenzarten). Dies stellt Ärzte wie auch die beteiligten Familienmitglieder vor erhebliche Konflikte: Bis zu welchem Risiko kann einem belasteten Elternteil die Fortpflanzung noch empfohlen werden? Ist ein Leben *„lebensunwert"*, nur weil im höheren Lebensalter wahrscheinlich eine unheilbare Krankheit auftreten wird?

Klinischer Bezug

Humangenetische Beratung wirft eine Fülle von philosophischen Fragen darüber auf, wann ein Leben noch lebenswert ist? In absehbarer Zukunft wird man für eine Fülle von Krankheiten voraussagen können, wie hoch das Risiko für den Einzelnen ist, sie in seinem Leben zu bekommen und ggf. daran zu sterben. So lässt sich das Brustkrebs-Gen heute bereits routinemäßig feststellen. Die Frage für den Arzt ist, welchen Nutzen das hat und welche Konsequenzen daraus abzuleiten sind, wenn Patienten derartige Untersuchungen wünschen.

2.5.6 Reproduktionsmedizin

Zu diesem Kapitel wurden bisher keine Prüfungsfragen gestellt.

II.33 Reproduktionsmedizin

Eine **ungewollte Schwangerschaft** kann ebenso zu psychischen Konflikten führen wie jahrelange Kinderlosigkeit trotz des Wunsches Eltern zu werden oder die Entscheidung für eine Sterilisierung.
Viele Paare sind nicht in der Lage eine **ungewollte Kinderlosigkeit** zu akzeptieren und nehmen oft enorme physische, emotionale und materielle Belastungen auf sich, um doch noch eine Schwangerschaft zu erreichen. Viele Paare, deren Kinderwunsch unerfüllt geblieben ist, leiden an psychischen Folgeproblemen, Partnerschaftsschwierigkeiten, Beeinträchtigung des Sexuallebens oder Selbstwertproblemen. Durch psychologische Intervention, z.B. Erarbeitung entlastender Kognitionen, um der Hoffnungslosigkeit zu begegnen, Verbesserungen der partnerschaftlichen Kommunikation oder Optimierung des Sexualverhaltens, lässt sich oft nicht nur eine Stressreduktion erreichen, sondern auch eine Verbesserung der Fertilitätsparameter.
Eine Heidelberger Studie erarbeitete Prädiktoren, für welche Paare eine künstliche Befruchtung überhaupt sinnvoll ist. Die Wissenschaftler fanden eine symbiotisch-nahe und eine instabile Paarbeziehung. Oft steckt hinter dem drängenden Wunsch nach einem Kind nur der Versuch, eine problematische Partnerschaft zu festigen.
Andere psychologische Studien zu diesem Bereich beschäftigen sich z.B. mit dem Einfluss von Stress auf **Fertilität** und Schwangerschaftsverlauf. So zeigte z.B. die DESIS-Studie, dass Nacht- und Schichtarbeiter im Vergleich zu anderen Bevölkerungsgruppen eine deutlich er-

niedrigte Koitusfrequenz haben, gleichzeitig aber häufiger ungewollt schwanger werden. Weibliche Schichtarbeiterinnen hatten ein deutlich höheres Risiko für Komplikationen oder einen ungünstigen Ausgang der Schwangerschaft. Insbesondere die Doppelbelastung von im **Schichtdienst** tätigen Frauen, die bereits Kinder haben, schlug sich hier negativ nieder.

Klinischer Bezug
Ungewollte Schwangerschaften wie auch Kinderlosigkeit durch Unfruchtbarkeit sind Problemfelder, mit denen insbesondere Gynäkologen stetig konfrontiert werden und bei denen sich vielfältige psychosoziale Begleitfaktoren aufpfropfen, die bedacht werden müssen.

2.5.7 Sexualmedizin

II.34 Sexualmedizin

Sexualität stellte für **S. Freud** eine der wesentlichsten Triebkräfte des gesamten menschlichen Verhaltens dar. Der Amerikaner **Kinsey** (1948, 1953) untersuchte die menschliche Sexualität als erster an über 12.000 Amerikanern. **Masters** und **Johnson** unterscheiden beim Geschlechtsverkehr vier Phasen;
Sexueller Reaktionszyklus:
1. **Appetenzphase**: hektische Suche nach einem Geschlechtspartner.
2. **Erregungsphase**: Herzfrequenz und Blutdruck nehmen zu, es kommt zum **Sex flush** (Sexualröte). Beim Mann kommt es zur Erektion des Penis, bei der Frau zum Anschwellen von Klitoris, Schamlippen und Brustwarzen.
3. **Plateauphase**: weitere Zunahme von Muskelspannung, Herzfrequenz und Blutdruck. Bei der Frau weiten sich die äußeren Schamlippen, das äußere Drittel der Vagina schwillt an, Gleitflüssigkeit wird abgesondert. Bei dem Mann wird ein Sekret aus den Cowperschen Drüsen abgesondert.
4. **Orgasmusphase**: Im Orgasmus kommt es zur größten Intensität der Lustempfindung, unwillkürliche Muskelkontraktionen in der Genital- und Analregion treten auf. Kulmination von Herz-, Kreislauf- und Atmungstätigkeit, z.T. tritt angeblich sogar auch ein momentaner Bewusstseinsverlust auf. Charakteristisch für den Orgasmus der Frau sind Kontraktionen der sog. orgastischen Manschette (Muskel im unteren Drittel der Scheide), beim Mann kommt es zur Ejakulation.
5. **Rückbildungs- bzw. Entspannungsphase:** Rückkehr zu normalem Blutdruck und Herzfrequenz, Abschwellen des Penis beim Mann und der Schamlippen, der Klitoris und der Brustwarzen bei der Frau. Müdigkeitsgefühl.

Sexuelle Geschlechtsunterschiede:
Masters und **Johnson** entdeckten auch viele typische Unterschiede zwischen den Geschlechtern. Die **Erregungskurve** verläuft beim Mann sehr viel schneller und steiler, Männer können innerhalb von wenigen Minuten zum sexuellen Höhe-

punkt kommen, Frauen brauchen hierfür im allgemeinen eine erheblich längere Zeit. Die sexuelle Erregung geschieht beim Mann zunächst in erster Linie über visuelle Stimuli, bei der Frau ist es mehr der Körperkontakt. Im Gegensatz zum Mann dauert der weibliche **Orgasmus** oft sehr viel länger, außerdem sind Frauen zu multiplen Orgasmen fähig. Anderseits kommen Männer erheblich regelmäßiger beim Geschlechtsverkehr zum Orgasmus als Frauen, dies hat allerdings mehr soziale als biologische Gründe, da der „normale" Geschlechtsverkehr zwar den Penis des Mannes maximal, die Klitoris der Frau aber nicht ausreichend reizt und auch heute noch viele Männer keine ausreichende Kenntnis über die Notwendigkeit zusätzlicher Stimulation haben. Auf der anderen Seite haben die meisten Frauen es nicht gelernt, ihre diesbezüglichen Wünsche dem Partner gegenüber klar auszudrücken. Auch Ärzte/Ärztinnen umgehen das Thema im Umgang mit Patienten oft mit einer bemerkenswerten Feinfühligkeit, die sie bei anderen Themen völlig vermissen lassen.

Sexualstörungen:
Minderung des sexuellen Verlangens: Personen mit verminderter sexueller Appetenz suchen sich oft gar nicht erst einen Partner, bzw., wenn die Verminderung des sexuellen Verlangens durch chronische Erkrankungen oder im Alter entsteht, kommt es gar nicht erst zu Versuchen der sexuellen Vereinigung.
Beim Mann kommen folgende Sexualstörungen vor:
- **Erektionsstörungen** (*impotentia coeundi*) infolge psychischer Ursachen (Erwartungsangst, Überforderung, Attraktivitätsverlust der Frau im Alter) oder als Sekundärfolge körperlicher Störungen (Alkoholismus, Zuckerkrankheit, usw.)
- **Ejaculationsstörungen:** man unterscheidet *ejaculatio praecox* (zu früher Samenerguss) und *ejaculatio retardata* (stark verzögerter Samenerguss).

Bei der Frau sind folgende Störungen möglich:
- **Anorgasmie**: Unfähigkeit, den sexuellen Höhepunkt zu erreichen. Primäre Anorgasmie entsteht durch prüde Erziehung, sekundäre Anorgasmie durch Partnerschaftskonflikte oder Attraktivitätsverlust des Partners (z. B.: Bierbauch). Der ältere Ausdruck „*Frigidität*" wird nicht mehr benutzt, da anorgastische Frauen nicht zwangsläufig gefühlskalt sein müssen.
- **Vaginismus**: Krampf der Beckenbodenmuskulatur beim Eindringen des männlichen Gliedes, meist bei unerfahrenen, jungen Frauen. Fast immer als Folge von gespannter Erwartungshaltung durch negative Schilderungen des Geschlechtsverkehrs oder durch Libidostörungen.

Sexuelle Abweichungen:
- **Homosexualität** wird heute nicht mehr als pathologisch bewertet. Kinsey fand bei 37 % der von ihm befragten Männern, dass sie mindestens ein homosexuelles Erlebnis hatten. Homosexualität wird heute mehr als Spielart der menschlichen Sexualität gesehen. Interessanterweise kommt es auch bei Tieren zu homosexuellen Verhaltensweisen, hier allerdings überwiegend in Ermangelung eines heterosexuellen Partners.
- **Transvestitismus**: Transvestiten finden es erotisch, so wie das andere Geschlecht auszusehen. Es handelt sich fast ausschließlich um Männer, die sich wie Frauen anziehen, schminken und durch Hormoneinnahme oft sogar weibliche Brüste bekommen. Ein Teil der Transvestiten bevorzugt homosexuellen Geschlechtsverkehr.
- **Transsexualität (Transidentität)**: diese Personen haben die feste Überzeugung, mit dem falschen Geschlecht geboren worden zu sein, da eine Diskrepanz zwischen dem körperlichen und geistigen Geschlecht vorliegt. Meist kommt es schon in der Kindheit zu typischen Verhaltensweisen des anderen Geschlechts. Langfristig wird immer eine Geschlechtsoperation angestrebt. Transsexualität kommt bei beiden Geschlechtern vor.
- **Exhibitionismus**: ausschließlich bei Männern, die ihren erigierten Penis zur Schau stellen. Die Angst von Frauen, insbesondere jungen Mädchen oder Kindern, steigert ihre sexuelle Erregung.
- **Voyeurismus**: ebenfalls vorwiegend bei Männern. Voyeure versuchen andere Personen nackt oder beim Geschlechtsverkehr zu beob-

achten. Angesichts der Tatsache, dass heute ganze Industriezweige von der Verbreitung pornographischer Bilder leben, stellt sich allerdings die Frage, wo hier die Grenze zwischen normal und pathologisch liegt.
- **Fetischismus**: vorwiegend Männer, die durch bestimmte Gegenstände des anderen Geschlechts in Erregung versetzt werden, z. B.: getragene Slips, Damenschuhe, Büstenhalter, gebrauchte Tampons. Die Gummi- und Lederfetischisten verlangen das Tragen bestimmter Kleidungsstücke beim Geschlechtsverkehr. Entstehung vermutlich durch Klassische Konditionierung:. Erlebt man sexuelle Erregung gepaart mit dem Anblick von Spitzendessous, so lösen diese nach einiger Zeit alleine auch eine sexuelle Reaktion aus. Im Prinzip könnte man auch versuchen, die Pin-Ups wiederholt zusammen mit grünen Gummistiefeln darzubieten. Es wäre interessant, ob das auch zu einer Konditionierung führen würde?
- **Sadismus** und **Masochismus**: Sadisten finden es sexuell erregend, andere Personen zu quälen. Die Partnerinnen bzw. Partner werden z. B. ans Bett gefesselt, beim Verkehr gewürgt, geschlagen oder gebissen. Die Masochisten dagegen geraten in sexuelle Erregung, wenn sie geschlagen werden. Innerhalb der Prostitution bilden die „*Dominas*" einen eigenen Geschäftszweig, der speziell auf die Wünsche dieser Kunden eingeht.
- **Pädophilie**: Erwachsene, die sich sexuell zu Kindern hingezogen fühlen. Pädophile Handlungen können hetero- oder homosexuell sein. Im Gegensatz zum sexuellen Missbrauch von Kindern hat der Pädophile im engeren Sinne im allgemeinen keinen adäquaten sexuellen Kontakt zu erwachsenen Partnern. Pädophilie endet häufig mit der Tötung des Kindes, um die Tat zu verheimlichen.
- **Sodomie/Zoophilie**: Geschlechtsverkehr mit Tieren. Insbesondere Haustiere (Hunde, Schafe, Kühe, sogar Hühner). Häufiger von Männern als von Frauen praktiziert.

Klinischer Bezug
Für viele Patienten sind sexuelle Probleme ein Tabuthema, über das man nicht spricht. Andererseits kann sowohl sexuelles Schwierigkeiten wie auch sexuelle Abweichungen eine erhebliche Einbuße der Lebensqualität darstellen. Gynäkologen, Urologen, aber auch Allgemeinärzte sollten daher gut informiert und auch bereit sein, mit ihren Patienten über dieses Thema zu sprechen.

H04 ■■

→ **Frage 2.137:** Lösung D

Masters und Johnson unterscheiden beim Geschlechtsverkehr vier Phasen des sexuellen Reaktionszyklus:

1. *Erregungsphase:* Herzfrequenz und Blutdruck nehmen zu, es kommt zum „*sex flush*" (Sexualröte). Beim Mann kommt es zur Erektion des Penis, bei der Frau zum Anschwellen von Klitoris, Schamlippen und Brustwarzen,
2. *Plateauphase:* weitere Zunahme von Muskelspannung, Herzfrequenz und Blutdruck. Bei der Frau weiten sich die äußeren Schamlippen, das äußere Drittel der Vagina schwillt an, Gleitflüssigkeit wird abgesondert. Bei dem Mann wird ein Sekret aus den Cowperschen Drüsen abgesondert,
3. *Orgasmusphase:* Im Orgasmus kommt es zur größten Intensität der Lustempfindung, unwillkürliche Muskelkontraktionen in der Genital- und Analregion treten auf. Kulmination von Herz-, Kreislauf- und Atmungstätigkeit. Charakteristisch für den Orgasmus der Frau sind Kontraktionen der sog. orgastischen Manschette, beim Mann kommt es zur Ejakulation,
4. *Rückbildungsphase:* Rückkehr zu normalem Blutdruck und Herzfrequenz, Abschwellen des Penis beim Mann und der Schamlippen, der Klitoris und der Brustwarzen bei der Frau, Müdigkeitsgefühl.

In Abwandlung dieser klassischen Einteilung finden sich in der Literatur aber auch folgende Bezeichnungen: 1. Appetenzphase (d.h. Suche nach einem Geschlechtspartner), 2. Erregungsphase, 3. Orgasmusphase, 4. Entspannungsphase.

Zu (A): Funktionelle Dyspareunie: Schmerzen beim Geschlechtsverkehr insbesondere durch mangelnde Sekretabsonderung in der Scheide, die oft durch mangelnde sexuelle Erregung der Frau bedingt ist. Tritt auf in der Plateauphase nach Masters und Johnson.

Zu (B): Erektionsstörungen: Unfähigkeit des Mannes, ein ausreichend steifes Glied zu erzielen. Gehört in die Erregungsphase nach Masters und Johnson.

Zu (C): Fehlende vaginale Lubrikation: In der weiblichen Scheide wird nicht ausreichend Schleim abgesondert. Gehört in die Plateauphase nach Masters und Johnson.

Zu (D): Minderung des sexuellen Verlangens: gehört mit in den Bereich der sexuellen Appetenz (Annäherung), die hier erfragt wird. Personen mit verminderter sexueller Appetenz suchen sich oft gar nicht erst einen Partner bzw. wenn die Verminderung des sexuellen Verlangens durch chronische Erkrankungen oder im Alter entsteht, kommt es gar nicht erst zu Versuchen der sexuellen Vereinigung.

Zu (E): Ejaculatio praecox: frühzeitiger Samenerguss infolge übersteigerter Sexualerregung. Gehört in die Orgasmusphase nach Masters und Johnson.

H02 ■■

→ **Frage 2.138:** Lösung D

Zu (A), (B), (C) und (E): Masters und Johnson unterscheiden beim Geschlechtsverkehr vier Phasen des sexuellen Reaktionszyklus:
1. *Erregungsphase,*
2. *Plateauphase,*
3. *Orgasmusphase,*
4. *Rückbildungsphase.*

Zu (D): Dissoziation bedeutet Zerfall oder Spaltung. Der Begriff kommt z.B. als dissoziative Störung (Dissoziationsneurose) vor, z.B. in Form der multiplen Persönlichkeit, bei der innerhalb einer Person zwei oder mehr völlig gegensätzliche Charaktere vorhanden sind, die im Idealfall nichts voneinander wissen.

F01 ■■

→ **Frage 2.139:** Lösung C

Zu (A), (B), (D) und (E): Masters und Johnson unterscheiden beim Geschlechtsverkehr vier Phasen des sexuellen Reaktionszyklus: Erregungsphase – Plateauphase – Orgasmusphase – Rückbildungsphase (siehe Lerntext II.34 Sexualmedizin).

Zu (C): Unwillkürliche Kontraktionen des Anus gehören zur Orgasmusphase und nicht zur Plateauphase.

H05 ■■

→ **Frage 2.140:** Lösung A

Zu (A): Die Rückbildungsphase nach dem Orgasmus verläuft beim Mann eher rascher als bei der Frau, keinesfalls aber langsamer! Typisch ist, dass er sich umdreht und schon schnarcht, während sie gerne noch eine rauchen möchte.

Zu (B): Den Ausdruck „absolute Refraktärphase" kennen Sie aus der Physiologie der Nervenzelle. Während der Repolarisation eines Neurons ist überhaupt kein neues Aktionspotenzial auslösbar, dies wird als absolute Refraktärphase bezeichnet, einige Millisekunden nach dem Aktionspotenzial nur durch vergleichsweise stärkere Reize (relative Refraktärphase). Dasselbe ist beim Mann nach dem Sex leider auch der Fall, dauert nur deutlich länger im Vergleich zu den Millisekunden der Nervenzelle.

Zu (C): Die Erregungskurve verläuft beim Mann sehr viel schneller und steiler, Männer können innerhalb von wenigen Minuten zum sexuellen Höhepunkt kommen, Frauen brauchen hierfür im Allgemeinen eine erheblich längere Zeit. Im Gegensatz zum Mann dauert der weibliche Orgasmus oft sehr viel länger, außerdem sind Frauen zu multiplen Orgasmen fähig. Andererseits kommen Männer erheblich regelmäßiger beim Geschlechtsverkehr zum Orgasmus als Frauen.

Zu (D): Die sexuelle Erregung geschieht beim Mann gerade in der Anfangsphase in erster Linie über visuelle Stimuli, bei der Frau ist es mehr der Körperkontakt und eine romantische Stimmung mit einem liebevollen Partner.

Zu (E): Die absolute Triebintensität ist beim Mann insgesamt meist größer als bei der Frau. Individuell gesehen ist beim Mann die Triebstärke in der Jugend am größten, bei der Frau erwacht die Sexualität oft erst im reifen Erwachsenenalter. Ausnahmen bestätigen die Regel.

F98
→ **Frage 2.141:** Lösung A

Als sexuelle Funktionsstörung wird nur ein Verhalten bezeichnet, das seine Ursache in der Person des Patienten hat (etwa: Erektionsstörungen, Impotenz, Libidostörungen, Perversionen usw.). Störende Umgebungsvariablen gehören natürlich nicht dazu. Aber das hätten Eltern sich vorher überlegen sollen, dass vorhandene Kinder den Anfertigungsprozess weiterer Kinder ständig stören.

F90
→ **Frage 2.142:** Lösung E

Homosexualität ist eine Spielart der Sexualität, kein „defizitärer" Zustand. Ein Defizit entsteht nicht, da Homosexuelle durchaus zum Höhepunkt kommen können.

H96
→ **Frage 2.143:** Lösung D

Um sexuelle Funktionsstörungen handelt es sich, wenn ein normaler Geschlechtsverkehr aufgrund psychischer oder organischer Störungen nicht möglich ist. Hiervon abzugrenzen sind die Perversionen wie z.B. Voyeurismus, Fetischismus, Sadismus, Masochismus.

Zu (A): Sexuelle Aversion: Abneigung gegen sexuelle Verhaltensweisen z.B. aufgrund einer übermäßig prüden Erziehung.

Zu (B): Funktionelle Dyspareunie: Schmerzen beim Geschlechtsverkehr, insbesondere durch mangelnde Sekretabsonderung in der Scheide, die oft durch mangelnde sexuelle Erregung der Frau bedingt ist, welche ihrerseits dadurch entsteht, dass es immer noch Männer gibt, die nicht Bauknecht heißen. (Erklärung für die etwas jüngeren unter Ihnen: Werbeslogan eines Waschmaschinenherstellers aus den 70er Jahren: „Bauknecht weiß, was Frauen wünschen").

Zu (C): Ejaculatio praecox: frühzeitiger Samenerguß infolge übersteigerter Sexualerregung.

Zu (D): Fetischismus: sexuelle Erregungssteigerung durch einen Fetisch wie z.B. Damenschuhe, getragener Mädchenslip oder ein benutztes Tampon. Mitunter auch als Leder- oder Gummi-Fetischismus.

Zu (E): Vaginismus: Verkrampfung der Scheidenmuskulatur infolge (meist unbewusster) Angst vor dem Geschlechtsverkehr.

H02
→ **Frage 2.144:** Lösung D

Zu (A): Androgynie (Pseudohermaphroditismus): Vorhandensein der Keimdrüsen des einen und der Geschlechtsmerkmale des anderen Geschlechts. Bei der femininen Form sind Keimdrüsen und chromosomales Geschlecht weiblich, das äußere Aussehen jedoch eher männlich. Bei der maskulinen Form, auch als Reifenstein-Syndrom bekannt, sind Keimdrüsen und Chromosomen männlich, die äußeren Genitale und Geschlechtsmerkmale jedoch eher weiblich.

Zu (B): Manche Menschen können sich nicht entscheiden, ob sie sich mehr zum eigenen oder zum anderen Geschlecht hingezogen fühlen. Einige Psychologen sind sogar der Ansicht, dass Homo- und Heterosexualität nur Endpunkte eines Kontinuums sind und dass wir von der Anlage her eigentlich alle bisexuell sind. Die jeweilige Orientierung zum einen oder anderen Geschlecht geschieht zum einen durch hormonelle Einflüsse (z.T. schon vor der Geburt!) und durch Erziehung und Erfahrung.

Zu (C): Phobien sind Ängste, die sich auf spezifische Objekte, Personen oder Situationen richten, z.B. Belonephobie = Angst vor spitzen Gegenständen; Bibliophobie = Angst vor Büchern; Klaustrophobie = Angst vor engen, dunklen Räumen; Agoraphobie = Angst vor großen Plätzen und Menschenansammlungen; Phobophobie = Angst vor der Angst. Die Sexualphobie wäre demnach Angst vor geschlechtlicher Berührung. Eine durchaus vorteilhafte Störung, da einem dadurch jede Menge Liebeskummer im Leben erspart bleibt.

Zu (D): Transsexualität (Transidentität): Diese Personen haben die feste Überzeugung, mit dem falschen Geschlecht geboren worden zu sein, da eine Diskrepanz zwischen dem körperlichen und geistigen Geschlecht vorliegt. Meist kommt es schon in der Kindheit zu typischen Verhaltensweisen des anderen Geschlechts. Langfristig wird immer eine Geschlechtsoperation angestrebt. Transsexualität kommt bei beiden Geschlechtern vor.

Zu (E): Hermaphroditismus: Zwitter oder Intersexualität. Bei diesen Menschen sind beide sekundären Geschlechtsmerkmale vorhanden, d.h. in der Regel eine Vagina mit einer penisartig vergrößerten Klitoris.

2.5.8 Tod und Sterben, Trauer

II.35 Tod und Sterben, Trauer

Elisabeth **Kübler-Ross** beschäftigte sich als eine der ersten Mediziner insbesondere mit dem Vorgang des Sterbens. Die schweizerische Ärztin nennt 5 Phasen, die der Mensch bei der Konfrontation mit dem Tod durchläuft. Die Reihenfolge ist variabel, auch die Angehörigen machen diese Phasen in etwas veränderter und zeitlich verzögerter Form durch.

Sterbephasen nach E. Kübler-Ross:

1. **Nicht-wahr-haben-wollen:** der Gedanke daran, sterben zu müssen wird einfach verleugnet.
2. **Aggression:** die Vorstellung sterben zu müssen löst Wut aus gegen eine Welt, in der es niemanden kümmert. Diese Wut wird insbesondere an Ärzten und Schwestern ausgelassen.
3. **Verhandeln:** der schwerkranke Patient verhandelt mit den Ärzten oder mit Gott, bittet um Heilung oder um Aufschub des Todes.
4. **Depression:** durch weiteres Voranschreiten der Symptome verliert der Patient jede Hoffnung, wird depressiv und apathisch, verweigert die Mitarbeit oder weitere Behandlung.
5. **Akzeptieren:** in der letzten Phase beginnt der Patient seinen eigenen Tod zu akzeptieren als Ende eines natürlichen Zyklus.

Trauerarbeit und Trauerreaktion

Trauerarbeit ist ein normaler Prozess, der dem Verlust nahestehender Bezugspersonen folgt (Tod eines Elternteils, Trennung vom Partner), aber auch dem Verlust der eigenen körperlichen Unversehrtheit (z. B. nach Brustamputation). In der Trauerarbeit wird dieser Verlust verarbeitet und schließlich überwunden. Aus der normalen Trauerarbeit kann sich eine Trauerreaktion entwickeln, die heftiger ausfällt, länger andauert (über 6 Monate) und oft professionelle Hilfe verlangt.

Die Trauerreaktion wird in drei Phasen unterteilt:

1. Schock, Betäubung: Durch Nicht-wahrhaben-wollen und psychischen oder physischen Zusammenbruch gekennzeichnet.
2. Verzweiflung, Desorganisation: Der Trauernde beginnt den Verlust zu erfassen, es kommt zur Sehnsucht, zur Depression und zu psychosomatischen Störungen wie Schlafmangel, Appetitlosigkeit, Schwächung des Immunsystems.
3. Erholung, Reorganisation: Akzeptieren des Verlusts, die Zukunftsplanung wird wieder in das Denken einbezogen. Neue Rollen werden aufgenommen.

Leben nach dem Tod?

Raymond A. **Moody** stellte in seinem Buch „*Leben nach dem Tod*" heraus, dass es eine charakteristische Abfolge von Erlebnissen während des **Sterbevorganges** gibt, die in der Schilderung der meisten reanimierten Personen auftauchen: Ein Mensch liegt im Sterben und hört schließlich, wie der Arzt ihn für tot erklärt. Mit einemmal nimmt er dann ein durchdringendes Geräusch wahr und zugleich hat er das Gefühl, dass er sich sehr rasch durch einen langen, dunklen Tunnel bewegt. Danach findet er sich plötzlich außerhalb seines Körpers wieder, jedoch in derselben Umgebung wie zuvor. Als ob er ein Beobachter wäre, blickt er nun aus einiger Entfernung auf seinen eigenen Körper. Oft erblickt er die „*Geisterwesen*" bereits verstorbener Verwandter und Freunde, und ein Liebe und Wärme ausstrahlendes Wesen. Dieses richtet eine Frage an ihn, die ihn dazu bewegen soll, sein Leben als Ganzes zu bewerten. Es hilft ihm dabei, indem es das Panorama der wichtigsten Stationen seines Lebens in einer blitzschnellen Rückschau an ihm vorüberziehen lässt. Manchmal erscheint es dem Sterbenden, als ob er sich einer Grenze nähert, die offenbar die Scheidelinie zwischen dem irdischen und dem folgenden Leben darstellt. Doch dann wird ihm klar, dass er zur Erde zurückkehren muss, da der Zeitpunkt seines Todes noch nicht gekommen ist. Er sträubt sich dagegen, denn er möchte nun nicht mehr umkehren. Er ist von überwältigenden Gefühlen der Freude, der Liebe und des Friedens erfüllt. Trotz seines inneren Widerstandes vereinigt er sich wieder mit seinem physischen Körper und lebt weiter. Bei allen hinterlässt das Erleben tiefe Spuren in ihrem Leben, es beeinflusst besonders die Art, wie diese Menschen dem Tod gegenüberstehen und worin sie den Sinn ihres Lebens sehen. R. Moody geht davon aus, dass derartige Sterbeerlebnisse schon früher berichtet wurden und in viele Religionen Eingang gefunden haben.

Inzwischen hat man sich vielfach wissenschaftlich („**Near Death Studies**") mit dieser erstaunlichen Abfolge auseinandergesetzt und konnte einige Teile als Notfallreaktionen mit übermäßiger Transmitterausschüttung im Gehirn erklären. Dennoch bleibt vieles rätselhaft. Auch wenn man diesen Berichten kritisch gegenübersteht, stellt die Auseinandersetzung mit dem Thema für den tödlich erkrankten Patienten und oft auch für das Pflegepersonal eine hilfreiche Stütze dar.

Tod und Psychosomatik:
Der Tod eines nahen Angehörigen stellt eine der größten Belastungen des menschlichen Lebens dar. Young, Benjamin & Wallis (1963) untersuchten 4.486 Witwer. 213 von ihnen starben in den ersten 6 Monaten nach dem Tod der Ehefrau. Die Sterblichkeit war signifikant höhere als in Kontrollgruppe. Rees & Lutkin (1967) stellten fest, dass 12 % der Witwer und Witwen im ersten Jahr nach dem Tod des Partners verstarben, dagegen nur 1 % der Vergleichsgruppe. Bartrop (1977) untersuchte 26 Personen, deren Ehepartner gestorben war und 26 Kontrollpersonen. Bei den Verwitweten war die Lymphozytenfunktion des Immunsystems signifikant geringer. Zänker (1991) testete Blutwerte von Patienten nach Verlust eines nahen Angehörigen und stellte Senkung der Aktivität der Killer-Lymphozyten über 6 Monate hinweg fest. Die Anzahl war nicht erniedrigt, sondern festgestellt wurde eine Abnahme der Rezeptoren für den Immunbotenstoff Interleukin-2.

Klinischer Bezug
Dass alle Patienten trotz aller ärztlicher Bemühungen irgendwann auch sterben, ist eine Thematik, die im Medizinstudium oft feinfühlig umgangen wird. Der werdende Arzt ist dann bei der Konfrontation mit dem ersten Patienten im Finalstadium völlig überfordert. Handlungsmethoden hierfür können aber durch reines Literaturstudium nicht erworben werden, spezielle Ausbildungen werden von kirchlichen Vereinigungen, Hospizen und z.T. auch von den Fortbildungseinrichtungen der kassenärztlichen Vereinigungen angeboten.

H98
→ **Frage 2.145:** Lösung E

Zu **(A)–(D)**: Die Trauerreaktion wird in drei Phasen unterteilt:
1. Schock, Betäubung: Durch Nicht-wahrhaben-wollen und psychischen oder physischen Zusammenbruch gekennzeichnet.
2. Verzweiflung, Desorganisation: Der Trauernde beginnt den Verlust zu erfassen, es kommt zur Sehnsucht, zur Depression und zu psychosomatischen Störungen wie Schlafmangel, Appetitlosigkeit, Schwächung des Immunsystems.
3. Erholung, Reorganisation: Akzeptieren des Verlusts, die Zukunftsplanung wird wieder in das Denken einbezogen. Neue Rollen werden aufgenommen.
Zu **(E)**: Rationalisierung: psychoanalytischer Abwehrmechanismus. Ein unvernünftiges Verhalten (z. B. jetzt mit dem Lernen aufzuhören) wird vor sich selbst oder anderen mit einer scheinlogischen Begründung aufrechterhalten, etwa: Ich muss jetzt unbedingt meinen Freund/meine Freundin anrufen, ich muss jetzt erst mal was essen usw.
Bilanzierung: Negative Lebensbilanzen (Alter, Arbeitslosigkeit, chron. Krankheiten) können zum sog. Bilanzsuizid führen. Neben der Psychologie spielt dieser Begriff angeblich auch im Finanzwesen eine gewisse Rolle.

F99 ■■
→ **Frage 2.146:** Lösung A

Zu **(A)**: Isolierung: Ein verbotenes Bedürfnis wird in Gedanken oder durch eine symbolische Handlung teilbefriedigt. Diese Befriedigung wird jedoch isoliert, sie wird als fremd, nicht zur eigenen Person gehörig, erlebt. Derartige Handlungen treten besonders in Verbindung mit der Zwangsstörung auf. Die Mutter kann zwar von ihrem Kind berichten, sie hat jedoch die mit dem Tod zusammenhängenden Gefühle völlig isoliert und spricht nun ohne emotionale Beteiligung.
Zu **(B)**: Rationalisierung: Ein unvernünftiges Verhalten wird vor sich selbst oder anderen mit einer scheinlogischen Begründung aufrechterhalten.
Zu **(D)**: Verdrängung: Nicht oder nur unter Strafe zu befriedigende Bedürfnisse können verdrängt und durch erlaubte Motive ersetzt werden. So wird der Tod einer nahestehenden Person nach einiger Zeit verdrängt. In diesem Beispiel hat die Mutter den Tod sicherlich nicht verdrängt, denn sie kann ja darüber berichten.
Zu **(E)**: Verleugnung/Leugnung der Realität: Ein Abwehrmechanismus, der in der Literatur sehr verschieden definiert wird (siehe Lerntext I.12 Abwehrmechanismen).

F04 ■
→ **Frage 2.147:** Lösung D

Zu **(A)–(E)**: Sterbephasen nach E. Kübler-Ross: Siehe Lerntext II.35.

H99
→ **Frage 2.148:** Lösung E

Die schweizerische Ärztin Dr. Elisabeth Kübler-Ross beschäftigte sich insbesondere mit dem Sterben. Sie nennt fünf Phasen, die der Mensch bei der Konfrontation mit dem Tod durchläuft.
1. Nicht-wahrhaben-wollen
2. Verhandeln
3. Depression
4. Akzeptieren

Allerdings wies Kübler-Ross mehrfach darauf hin, dass die Reihenfolge sehr variabel ist. Es können Phasen sowohl übersprungen wie auch mehrfach wiederholt werden. Manchmal bestehen Phasen sogar nebeneinander her. Es erscheint daher etwas kritisch, ob diese Frage so abgeprüft werden kann.

F03 ■

→ **Frage 2.149:** Lösung C

Zu (**A**): Das ICD-10 unterscheidet kurze (unter 1 Monat) und länger andauernde depressive Reaktionen, die auf Belastungssituationen folgen können. Hierbei handelt es sich aber nicht um einen Verarbeitungsprozess, wie in der IMPP-Frage gefordert.

Zu (**B**): Selbstschutz ist kein belastender emotionaler Verarbeitungsprozess, sondern umfasst eher Abwehrmechanismen wie z.B. die Verdrängung des Verlustes.

Zu (**C**): Trauerarbeit ist ein normaler Prozess, der dem Verlust nahestehender Bezugspersonen folgt (Tod eines Elternteils, Trennung vom Partner), aber auch dem Verlust der eigenen körperlichen Unversehrtheit (z.B. nach Brustamputation). In der Trauerarbeit wird dieser Verlust verarbeitet und schließlich überwunden. Aus der normalen Trauerarbeit kann sich eine Trauerreaktion entwickeln, die heftiger ausfällt, länger andauert (über 6 Monate) und oft professionelle Hilfe verlangt.

Zu (**D**): Traurige Verstimmung ist lediglich ein vorübergehender Zustand, der oft von der Tagesverfassung abhängig ist, etwa bei regnerisch-grauem Herbstwetter oder moderatem Liebeskummer, wenn die Freundin völlig überraschend mal wieder das abendliche Date abgesagt hat. Dabei sehen wir uns nun doch wirklich so selten!

Zu (**E**): Verleugnung / Leugnung der Realität: Ein psychoanalytischer Abwehrmechanismus, der in der Literatur sehr verschieden definiert wird.

H02

→ **Frage 2.150:** Lösung C

Zu (**A**): Ein Appetenz-Appetenz-Konflikt verlangt zwei gleichstarke positive Handlungsziele, von denen aber nur eines erreicht werden kann. Die Ärztin ist hier sicherlich nicht im Konflikt zwischen zwei positiven Alternativen. Bestenfalls könnte es sich um einen Aversions-Aversions-Konflikt handeln: Lässt man ihn am Leben, leidet der Patient; stirbt er, leiden normalerweise die Angehörigen.

Zu (**B**): Interrollenkonflikt: Eine Person ist gleichzeitig Träger mehrerer Rollen (Arzt, Ehemann, Vorsitzender des Brieftaubenzüchtervereins ...). Die

unterschiedlichen Erwartungen, die von Außenstehenden an diese Rollen gestellt werden, können kollidieren. Die Ärztin ist hier nur in der Rolle als Medizinerin, ihre anderen Rollen (Hausfrau, Ehefrau usw.) werden nicht erwähnt.

Zu (**C**): Beim Intra-Rollenkonflikt liegen Erwartungen mehrerer Umweltinstanzen an den Träger einer Rolle vor. In der Rolle als Ärztin einer Intensivstation wird die Frau widersprüchlichen Anforderungen ausgesetzt.

Zu (**D**): Kollusion: Zusammenspiel von zwei oder mehr Personen in einem sozialen System. 1. Oft im Sinne eines geheimen Einverständnisses benutzt, 2. in der Familientherapie wird der Ausdruck benutzt für eingespielte Schemen, welche die Ehepartner nicht durchschauen und daher auch nicht daraus ausbrechen können.

Zu (**E**): Rollendistanz: Der Träger eine Rolle distanziert sich von dieser Rolle (z.B. studentenfreundlicher, netter Prüfer).

F04

→ **Frage 2.151:** Lösung C

Zu (**A**): Die drei wesentlichen Kriterien, die ein Experiment ausmachen, sind **1.** Willkürlichkeit, **2.** Variierbarkeit und **3.** Wiederholbarkeit. Bei Messungen des Gesundheitszustandes und Interviews gibt es aber keine unabhängige Variable, die variiert wird. Es handelt sich also nicht um ein Experiment.

Zu (**B**): Fall-Kontroll-Studie: Jeder Fall aus der untersuchten Patientengruppe wird mit einem Fall aus einer gesunden Kontrollgruppe verglichen. Dabei versucht man herauszufinden, ob die Erkrankten bestimmte Risikofaktoren häufiger zeigen als die Gesunden. In dem Beispiel der Frage gibt es keine solche Vergleichsgruppe.

Zu (**C**): Zu „Kohorten" werden Personen zusammengefasst, die zum gleichen Zeitpunkt geboren wurden (oder ein anderes wichtiges Ereignis erlebt haben, z.B. Physikum im Jahr 2006). Kohortenstudien sind Längsschnittuntersuchungen, in denen über Jahre oder Jahrzehnte insbesondere entwicklungsbedingte Veränderungen untersucht werden.

Zu (**D**): Prävalenz: Häufigkeit einer bestimmten Krankheit in einer Population zu einem Zeitpunkt.

Zu (**E**): Bei Querschnittuntersuchungen werden zu einem festgesetzten Zeitpunkt Personen unterschiedlichen Alters (z.B. 50-jährige, 60-jährige, 70-jährige ...) nach vorher festgelegten Variablen befragt oder auf Krankheitssymptome untersucht. In der IMPP-Frage dagegen werden nur über 70-jährige Frauen über mehrere Jahre hinweg verfolgt. Es handelt sich also nicht um eine Quer-, sondern um eine Längsschnittstudie.

2.6 Patient und Gesundheitssystem

2.6.1 Stadien des Hilfesuchens

II.36 Laienätiologie und Patientenkarriere

Laienätiologie und **Laienzuweisung:** Alltagsvorstellungen, die sich Personen über Krankheitsursachen bilden, werden mit Laienätiologie bezeichnet. Sie können zum Teil erheblich von dem entsprechenden professionellen Krankheitsbegriff abweichen und sind stark kulturell und subkulturell gefärbt (z.B. *„Krankheit als Strafe Gottes"* oder: *Unfall, weil man morgens mit dem falschen Bein aufgestanden ist*). Dementsprechend ist die Art und Weise, wie Personen auf Krankheitszeichen reagieren, von Ratschlägen und Einstellungen ihres Verwandtschafts- oder Bekanntschaftskreises abhängig. Dies bezeichnet man als Laienzuweisung. Auch spielt der **soziale Rückhalt** (**„social support"**, Familie, Bekannte) eine Rolle.

Patientenkarriere:
Körperlich wie auch psychisch Erkrankte machen in der Regel typische Phasen durch. Ein in asozialen Verhältnissen lebender Alkoholiker, ein paranoider Schizophrener, ein aggressiver, gewissenloser Soziopath oder ein überängstlicher Neurotiker durchlaufen letztendlich dieselben Stufen wie jemand, der wegen eines grippalen Infektes 14 Tage lang krankgeschrieben wurde. Der Prozess zwischen dem ersten Auftreten von Krankheitssymptomen bis zur Heilung wird im Allgemeinen als **„Patientenkarriere"** bezeichnet und lässt sich nach Dörner (1977) in fünf Phasen einteilen:

1. Phase: Der Betroffene nimmt eine Veränderung seiner Befindlichkeit (Symptome) wahr. Anhand der **Laienätiologie** entscheidet er über Ursachen und Gefährlichkeit dieser Symptome, die als Erkrankung gewertet werden können oder nicht.
2. Phase: Der Betroffene sucht Rat bei Familie, Freunden oder Bekannten (**Laiensystem**) und versucht, die Symptome damit zum Verschwinden zu bringen.
3. Phase: Der Betroffene nimmt Kontakt mit dem **medizinischen Versorgungssystem** (Arzt, Apotheker, Psychotherapeut usw.) auf, wenn Ratschläge aus dem Laiensystem nicht zum Erfolg geführt haben.
4. Phase: Durch die **Diagnose** des Arztes bekommt der Betroffene die **Rolle als Patient** zugeschrieben.
5. Phase: Der Patient wird **geheilt**, verliert damit die Rolle als Patient und bricht den Kontakt zum Versorgungssystem wieder ab.

Public Health:
Zu der hohen Lebenserwartung in der BRD tragen auch soziale Institutionen bei. Bereits durch **Aufklärung** über gesundheitliche Risiken im normalen Schulunterricht lässt sich die Auftretenswahrscheinlichkeit vieler Krankheiten senken. Über gesetzliche Vorschriften kann erreicht werden, dass hygienische Maßnahmen eingehalten werden (eine der wichtigsten etwa das Reinheitsgebot deutschen Bieres). In erster Linie hat hier das Gesundheitssystem eine tragende Rolle, indem Krankheiten frühzeitig erkannt (z.B. betriebsärztliche Routineprüfungen) und behandelt werden können.

Seit einiger Zeit wird hierzu der Begriff **„Public Health"** genannt, er bedeutet soviel wie öffentliche Gesundheitsförderung. Runyan definierte 1982 sechs Kriterien, die allerdings noch sehr dem traditionellen medizinischen Denken verhaftet waren:

1. Identifikation eines Gesundheitsproblems.
2. Ermitteln der betroffenen Population.
3. Empirisch-deskriptive Analyse des Problems und pragmatischer Interventionsansatz.
4. Ziel der Intervention ist die primäre Prävention anstatt eines kurativen Vorgehens.
5. Die Intervention erfolgt direkt, ohne vollständiges Verstehen kausaler Zusammenhänge.
6. Es erfolgt eine Aktion, die den zur Risikogruppe gehörenden Individuen keine Entscheidung zubilligt.

Lebensqualität:
In neuerer Zeit wurde der Begriff „Public Health" ausgedehnt und schließt nun auch **subjektive Lebensqualität** und Wohlbefinden mit ein. Im Gegensatz zur Gesundheitspsychologie, die davon ausgeht, dass individuelle Verhaltensweisen eine große Rolle bei der Entstehung von Erkrankungen spielen und auf die Veränderung des individuellen Risikoverhaltens abzielt, hat Public Health eher gesellschaftliche, öffentliche Veränderungen als Zielfeld. Institutionen des Sozialstaates sollen hierbei zwischen dem Wunsch des Patienten nach Linderung seiner Symptome und dem medizinischen System vermitteln. Allerdings muss Gesundheit hierbei auch noch bezahlbar sein; auch die Kostenexplosion im Gesundheitswesen ist daher ein Thema des „Public Health".

Klinischer Bezug

Die der Laienäthiologie entsprechenden oft naiven Erklärungsansätze der Krankheiten des Patienten sollten immer vom Arzt erfragt und berücksichtigt werden, da sie widersprüchlich zum medizinischen Behandlungsansatz sein können. Das kann dann zu Non-Compliance führen. Während es lange Zeit nur Aufgabe der Medizin war Krankheiten zu bekämpfen, hat sich das Arbeitsgebiet nun erweitert in Richtung einer Aufrechterhaltung der Gesundheit mit dem Ziel möglichst hoher Lebensqualität. Hierdurch ergeben sich gerade für Ärzte auch neue Berufsfelder.

F05 F02
→ **Frage 2.152:** Lösung A

Zu (A): Laienätiologie: Alltagsvorstellungen, die sich Personen über Krankheitsursachen bilden, werden mit Laienätiologie bezeichnet. Sie können zum Teil erheblich von dem entsprechenden professionellen Krankheitsbegriff abweichen und sind stark kulturell und subkulturell gefärbt (z.B. *„Krankheit als Strafe Gottes")*. Das Beispiel in der Frage schildert eine solche Laienätiologie, die leicht einmal zum letalen Ausgang führen kann.

Zu (B): Laienzuweisung: Die Art und Weise, wie Personen auf Krankheitszeichen reagieren, ist zunächst oft von Ratschlägen und Einstellungen ihres Verwandtschafts- oder Bekanntschaftskreises abhängig. Dies bezeichnet man als Laienzuweisung.

Zu (C): Kontrollüberzeugung: Begriff aus der Kausalattribution. Erfolg oder Misserfolg lassen sich auf die eigene Leistung (internale Kausalattribution) oder auf Umweltbedingungen (externale Kausalattribution) zurückführen.

Zu (D): Reaktionsbildung: psychoanalytischer Abwehrmechanismus. Ein bestraftes oder angstauslösendes Bedürfnis kann nicht mehr ausgeführt werden und wird nun durch eine Handlungsweise am entgegengesetzten Ende des Kontinuums ersetzt.

Zu (E): Devianz: abweichendes Verhalten. Sekundäre Devianz: Gesellschaftliche Reaktionen und Vorurteile verstärken das abweichende Verhalten.

H98
→ **Frage 2.153:** Lösung C

Zu (A): Da der Verlag gerne zu jeder Lösungsmöglichkeit auch einen Kommentar wünscht, möchte ich „hilfesuchendes Verhalten" hiermit als Verhalten definieren, mit dem ein von als bedrohlich empfundenen externen Sachverhalten betroffenes Subjekt in der überwiegenden Mehrzahl der Fälle versucht, Hilfe zu erhalten. Hilfesuchendes Verhalten gehört auch zur Patientenkarriere (s. auch Copingmodell).

Zu (B) und (C): Laienätiologie: Alltagsvorstellungen, die sich Personen über Krankheitsursachen bilden, werden mit Laienätiologie bezeichnet. Dementsprechend ist die Art und Weise, wie Personen auf Krankheitszeichen reagieren, von Ratschlägen und Einstellungen ihres Verwandtschafts- oder Bekanntschaftskreises abhängig. Dies bezeichnet man als Laienzuweisung.

Zu (D): Patientenkarriere: Prozess zwischen dem ersten Auftreten von Krankheitssymptomen bis zur Heilung. Nach Dörner (1977) in fünf Phasen einzuteilen. 1. Symptomwahrnehmung, 2. Ratsuche bei Verwandten und Bekannten (s.o. Laiensystem); 3. Kontakt zum professionellen medizinischen Versorgungssystem; 4. Übernahme der Patientenrolle durch die Krankheitsdiagnose; 5. Heilung und Beendigung der Patientenrolle. Nach internen Hinweisen aus im allgemeinen gut informierten Kreisen fielen die Phase 3.–5. der neuesten Reform im Gesundheitswesen zum Opfer und Sie brauchen diese ab jetzt auch nicht mehr zu lernen.

Zu (E): Symptomaufmerksamkeit: erste Phase der Patientenkarriere. Symptomaufmerksamkeit bedeutet im Wesentlichen, dass Sie Ihren Symptomen endlich mehr Aufmerksamkeit schenken sollten.

H05
→ **Frage 2.154:** Lösung E

Zu (A): Bibliotherapie kann eine wirkungsvolle Interventionsmaßnahme sein. Wenn aus der entsprechenden Literatur hervorgeht, dass die von der Patientin gewünschte alternative Heilmethode in wissenschaftlichen Studien keine günstigen Ergebnisse erzielt hat, könnte dies bei der Entscheidungsfindung helfen. Allerdings besteht die Gefahr, dass die Patientin sich abgespeist fühlt, wenn man ihr einfach Literatur empfiehlt. Besser ist es, sie nach ihren Entscheidungsgründen und Hoffnungen zu fragen und die Buchempfehlung nur zusätzlich auszusprechen.

Zu (B): Ein einfaches Abraten würde Reaktanz erzeugen, mit der Gefahr, dass die Patientin die Behandlung bei diesem Arzt ganz abbricht.

Zu (C): Wenn der Arzt überzeugt ist, dass die Chemotherapie ein wichtiger Baustein ist, um die Heilung der Patientin zu bewirken, so würde er gegen seine eigenen ethischen Grundsätze handeln, wenn er die Therapie wider besseren Wissens nun einfach abbricht.

Zu (D): Psychotherapeuten sind nach den Grundsätzen unseres Gesundheitssystems im Wesentlichen für die Behandlung psychischer Störungen von Krankheitswert zuständig, nicht zur Beratung bei einer Chemotherapie. Fraglich wäre hier, ob der Psychologe über die Fachkompetenz verfügt, die unterschiedlichen Arten der Therapie gegeneinander zu bewerten. Er könnte bestenfalls gesprächstherapeutisch der Patientin helfen, eine Entscheidung zu finden.

Zu (E): Subjektive Krankheitstheorie: Alltagsvorstellungen, die sich Personen über Krankheitsursachen bilden, werden mit Laienätiologie bezeichnet. Sie können durchaus richtig sein, z.T. aber auch erheblich von dem entsprechenden professionellen Krankheitsbegriff abweichen und sind stark kulturell und subkulturell gefärbt. Hier müsste der Arzt mit der Patientin darüber reden, wo sie die Ursachen ihrer Krebserkrankung sieht und welche Hoffnungen sie in die alternative Heilmethode setzt.

F04
→ **Frage 2.155:** Lösung E

Zu (A): Patienten, die alternative Formen der Krankheitsbehandlung suchen, meinen ja eher, dass diese Ansätze der Schulmedizin überlegen sind.

Zu (B): Von einem generellen Verlust des Vertrauens in Ärzte ist heute eher nicht auszugehen; das Vertrauen der meisten Patienten ist ungebrochen hoch, auch wenn sie mit bestimmten Erkrankungen versuchsweise mal zur homöopathisch ausgerichteten Konkurrenz abwandern. Erstaunlich viele Patienten wenden sich nach kurzer Zeit enttäuscht wieder von der Alternativmedizin ab und kehren reumütig in die Arztpraxis zurück – nicht selten mit beträchtlicher Symptomverschlimmerung.

Zu (C): Auch bei Patienten, die bei chronischen Leiden Hilfe in alternativen Behandlungsformen suchen, ist dennoch fast immer Vertrauen in wissenschaftlich ausgerichtete medizinische Verfahren vorhanden.

Zu (D): Laienhafte Vorstellungen werden in der Regel von den heute meist sehr mündigen Patienten schnell durch reale Kenntnisse ersetzt, da es nicht mehr schwierig ist, an medizinische Informationen zu bestimmten Krankheitsbildern zu kommen, wenn man regelmäßig Fernsehen schaut und die farbenfrohe Tageszeitung liest, die angeblich so BILDet.

Zu (E): Häufigstes Motiv: Aufgrund der erlebten Hilflosigkeit der Schulmediziner bei der Therapie chronischer Krankheiten erhoffen die Patienten sich Linderung in alternativen Behandlungsverfahren, trauen sich aber nicht, die Behandlung beim Arzt aufzugeben, und versuchen nun beides parallel.

H01 ■
→ **Frage 2.156:** Lösung D

Zu (A), (B), (C) und (E): Stadien des Krankheitsverhaltens sind:
1. Symptomwahrnehmung,
2. Symptombewertung (Selbstdiagnose) und ggf. Mitteilung an Nahestehende,
3. Entscheidung für oder gegen eine Behandlung (ggf. Selbstmedikation) und
4. Coping (Aufsuchen professioneller Hilfe und Zusammenarbeit mit dem Arzt).

Zu (D): Veränderung der sozialen Identität gehört nicht zu den Entscheidungsstufen des Hilfesuchens. Abgesehen davon, dass dies ja keine Entscheidungsstufe darstellt, verändert sich bei einer einfachen Krankheit ja die soziale Identität nicht sofort. Dies ist erst bei sehr schweren oder chronischen Erkrankungen der Fall.

F05
→ **Frage 2.157:** Lösung B

Zu (A), (C), (D) und (E): Zum sozialen Umfeld („*social support*") zählt man: Familie, Verwandtschaft, Freunde, Kollegen und Nachbarn. Also alle diejenigen Menschen, zu denen der Patient in direktem sozialen Kontakt steht. Diese können z.B. sein: Anerkennung aussprechen (A); materielle Hilfe leisten (C); Rat und Informationen weiterreichen (D) oder Wertschätzung zeigen und Vertrauen schenken (E).

Zu (B): Compliance (Zusammenarbeit, Mitarbeit) im medizinischen Sinne bedeutet die Befolgung therapeutischer oder diagnostischer Anweisungen wie z.B. Medikamenteneinnahme, Termineinhaltung, Diätvorschriften. Die Nicht-Befolgung ärztlicher Anweisungen wird entsprechend Non-Compliance genannt. Obwohl der Leidensdruck durch die meisten Krankheiten den Patienten eigentlich zur Compliance zwingen sollte, ist die Nichtbefolgung ärztlicher Anweisungen traurige Realität bei der überwiegenden Anzahl von Patienten. Es ist aber nicht primäre Aufgabe dieser Mini-Netzwerke, die Compliance des Patienten sicher zu stellen; dies ist Aufgabe des Arztes bzw. des anderen medizinischen Personals.

2.6.2   Bedarf und Nachfrage

II.37   Bedarf und Nachfrage

Das **Sozialgesetzbuch** (SGB-V) regelt heute die Kranken-, Renten-, Unfall- und Pflegeversicherung und hat über die Setzung der Rahmenbedingungen damit auch großen Einfluss auf ärztliches Handeln. Bei den Sozialleistungen, die hierbei von den Krankenversicherungen erbracht werden, lassen sich **Dienstleistungen**, **Sachleistungen** und **Geldleistungen** unterscheiden. Qualität und Wirksamkeit der ärztlichen Leistungen müssen dabei dem anerkannten Stand medizinischer Erkenntnisse entsprechen, eine Hürde, die neue Therapieverfahren durch Nachweis ihrer Nützlichkeit immer erst nehmen müssen. Einzelnen Methoden kann die

Effizienz auch wieder aberkannt werden, die Versicherungen bezahlen sie dann nicht mehr. Niedergelassene Ärzte müssen nach einer **Zulassung** durch den Zulassungsausschuss der zuständigen Kassenärztlichen Vereinigung schriftliche Verträge mit der KV schließen und nachweisen, dass sie zu einer ausreichenden, zweckmäßigen und wirtschaftlichen Versorgung der Versicherten fähig sind. Das 1993 infolge der Kostenexplosion im Gesundheitswesen inkraft getretene **Gesundheitsstrukturgesetz** (GSG) führte inzwischen zu einem erheblichen Strukturwandel, der u. a. Zuzahlungsregelungen für Heilmittel, Niederlassungsbeschränkungen („Bedarfszulassung"), **Pflichtweiterbildungen** (Facharztprüfung) und **Budgetierung** jeder einzelnen Arztpraxis zur Folge hatte. Je nach Ausbildungsstand (Allgemeinarzt, Facharzt) dürfen bestimmte Leistungen nur von besonders qualifizierten Ärzten erbracht bzw. abgerechnet werden. Andererseits wurde aber auch versucht, gerade die Hausärzte wieder besser zu stellen. Darüber hinaus dürfen bestimmte Leistungen nicht zusammen oder nicht am selben Tag durchgeführt werden.

Im SGB wird auch die **Abrechnung** geregelt; Der **Einheitliche Bewertungsmaßstab** (EBM), gültig nur für die Allgemeinen Ortskrankenkassen und alle Ersatzkassen, sieht für jede ärztliche Handlung eine **Gebührenposition** mit einem festgelegten Punktwert vor. Dieser Punktwert wird dann anhand der Abrechnungsscheine der Patienten (z. B.: Häusärztliche Grundvergütung plus Fallzahlen plus Leistungsmenge) in das ärztliche Honorar umgerechnet und zentral von der **Kassenärztlichen Vereinigung** quartalsweise ausbezahlt. Einen nicht unbeträchtlichen Anteil behalten die KVs hierbei für diese Verteilung selbst ein. Die Krankenkassen selbst haben nicht das Recht, Sonderverträge mit Ärzten zu schließen oder ihnen Anweisungen zu geben; dies darf nur über die zuständige KV geschehen (alleinige Vertragshoheit). Zum Teil bilden sich **ärztliche Genossenschaften**, um Restriktionen zu umgehen.

Die meisten Beträge der Gebührenordnungen sind nicht besonders hoch angesetzt, derzeit werden pro Punkt etwa 5 Cent abgerechnet, dies kann sich allerdings ändern. Z. B. gibt es für den Hausbesuch pauschal 400 Punkte (ca. 20,- EURO), dies gilt für den Stadt- ebenso wie für den Landarzt, bei Entfernungen über 5 km können jedoch noch 12,95 EURO Wegegeld beansprucht werden. Die Erhebung des „*Ganzkörperstatus*" einschließlich Untersuchungen des ZNS, der Sinnesorgane, Befragung des Patienten und Dokumentation bringt 320 Punkte (ca. 16,- EURO), darf aber nur einmal pro Quartal abgerechnet werden. Insbe-

sondere Beratungen, psychotherapeutische und psychodiagnostische Leistungen sind nicht gerade überbezahlt, z. B.: der inklusive Auswertung etwa 20 Minuten dauernde „d2"-Test mit 120 Punkten (ca. 6,- EURO), der über zwei Stunden dauernde Hamburg-Wechsler-Intelligenztest mit 700 Punkte (ca. 35,- EURO). Eines der bewährtesten Testverfahren, das Leistungs-Prüfsystem (LPS), Dauer ca. 1,5 Std. bringt Null Punkte (ca. 0,00 EURO), da es in der Gebührenordnung nicht auftaucht und daher auch nicht abgerechnet werden darf. Dies gilt im übrigen für sehr viele andere Psychotests. Ärztliche Beratung eines Patienten mit einer Dauer von über 10 Minuten kann mit 300 Punkten (ca. 15,- EURO) abgerechnet werden, für Zeiträume über 30 Minuten gibt es dann noch einmal einen Zuschlag von weiterer 300 Punkten jedoch nicht höher, auch wenn das Gespräch eine ganze Stunde und länger dauert. Solche Regelungen führen zwangsläufig dazu, dass das ärztliche Gespräch dann oft nach 11 Minuten abgebrochen wird. Auch bei komplexen Erkrankungen oder psychischer Destabilisierung lassen sich keine höheren Beträge zur Anwendung bringen. „*Ärztliche Einflussnahme*" bei einem Suizidversuch wird mit 800 Punkten (ca. 40,- EURO) bewertet. Die Gebührenordnungen sind auch nicht frei von unfreiwilliger Komik, so lässt sich z. B. „einmal pro Behandlungsfall" auch die Betreuung eines moribunden Kranken und der ihm nahestehenden Personen (Sterbebegleitung) abrechnen (1.800 Punkte, ca. 90,- EURO).

Unter dem Aspekt, dass die Grundausstattung einer Arztpraxis heute leicht Millionenhöhe erreichen kann und die meisten niedergelassenen Ärzte ihre Praxiseröffnung mit einem erheblichen Schuldenberg feiern, Miete für die Praxisräume anfällt und den Arzthelferinnen monatliches Gehalt gezahlt werden muss, erstaunt es nicht, dass immer mehr Arztpraxen diesem Druck nicht mehr gewachsen sind und immer weniger Abiturienten sich zu einem Medizinstudium entschließen. Von Seiten der Hochschullehrer wird schon lange die Entwicklung beobachtet, dass die exzellentesten Abiturienten sich längst für andere Berufsfelder entscheiden.

Parallel zum EBM existiert nach der **Bundesärzteordnung** (BÄ-O) die **Gebührenordnung für Ärzte** (GOÄ), die insgesamt meist niedrigere Punktwerte hat und im wesentlichen für die Privaten Krankenversicherung und die Beamtenbeihilfe gilt. Allerdings kann hier faktoriert werden, d. h. je nach Aufwand ein Mehrfaches (üblich sind z. B.: einfach, 2,3-fach, bis zu 3,5-fach) des eigentlichen Punktwertes abgerechnet werden. Die Bezahlung erfolgt hier nicht durch die KV, sondern in der Regel zunächst durch den Privatpatienten selbst, der die Behandlungskosten dann von seiner privaten Versicherung erstattet bekommt. Da auch private Krankenversicherungen Geldknappheit beklagen, zahlen sie die Faktorisierung jedoch nicht mehr unbeschränkt, sondern reduzieren auf den 1,7fachen Satz, was bezüglich des Arzthonorars dann nur noch knapp über dem liegt, was die gesetzlichen Krankenkassen übernehmen. Hierdurch verliert auch der Privatpatient seinen Privilegien. Allerdings bieten mittlerweile als Folge des Gesundheitsmodernisierungsgesetztes (GMG) auch die Ersatzkassen ihren Patienten die Möglichkeit auf dem Weg der Kostenerstattung den Status des Privatpatienten zu erlangen, wenn sie bereit sind, den Differenzbetrag zwischen GOÄ- und EBM-Abrechnung selbst zu tragen oder eine entsprechende Zusatzversicherung abzuschließen. In einer Zeit wo die Beiträge für die Krankenversicherung auf die 15 % des Gehaltes zugeht ein zwar nettes, für die meisten Menschen aber finanziell kaum noch tragbares Angebot.

Eine stachelige Angelegenheit, die **IGEL-Leistungen** sollen einen Ausweg aus der Finanzmisere bahnen. Diese „**individuellen Gesundheitsleistungen**" umfassen Behandlungsmaßnahmen, die von den Kassen nicht bzw. nicht mehr (!) bezahlt werden. Der Arzt darf sie dem Patienten außerhalb der Krankenscheinabrechnung anbieten, der sie dann aber aus eigener Tasche bezahlen muss. Hierzu muss der Patient einen regelrechten Vertrag unterschreiben. Ein weiterer Schritt in eine Zweiklassen-Medizin, die auch den Arzt einen schritt weiter vom „Halbgott in Weiß" zu einem Verkäufer von Sachleistungen degradiert.

Gesundheitsökonomen sind der Ansicht, dass der Bedarf an medizinischen Leistungen prinzipiell unbegrenzt ist, da wir uns praktisch nie in einem Zustand absoluter Gesundheit befinden. Durch Überalterung der Bevölkerung, Verbesserungen medizinischer Möglichkeiten und Chronifizierung vieler Krankheiten übersteigt der prinzipielle Bedarf bereits heute bei weitem die Möglichkeiten dessen, was noch bezahlbar ist. Andererseits nimmt nur ein Bruchteil der Kranken tatsächlich Leistungen unseres Gesundheitssystems in Anspruch. Viele Bagatellkrankheiten werden vom Betroffenen selbst versorgt. In einer unserer Untersuchungen gaben 47 % an, sie würden aus Angst vor beruflichen Konsequenzen eine Krankschreibung vermeiden (Kasten, Bielau, Glanz & Sabel, 1997). Héon-Klein & Raspe (2000) zitieren mehrere Untersuchungen, die zeigen, dass von Personen mit subjektiv angegebenem Rehabilitationsbedarf nur 41 % einen entsprechenden Antrag stellen wollten. Auf der anderen Seite befür-

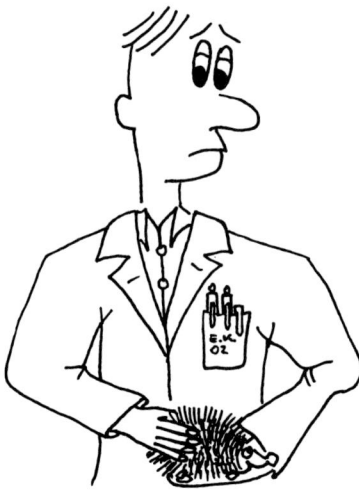

Abb. 2.12 IGEL-Leistungen: Irgendwie war es Frauenarzt Dr. Frank schon etwas peinlich, als er für die Ultraschalluntersuchung von der Patientin privat das dreifache von dem in Rechnung stellte, was die Krankenkasse eigentlich dafür bezahlt hätte.

worteten die Prüfärzte der Landesversicherungsanstalten (LVA) nur 57 % der Anträge positiv. Insgesamt kommt damit also nur rund jeder fünfte Reha-Bedürftige in den Genuss einer Maßnahme. **Beitragsbemessungsgrenze** oder Versicherungspflichtgrenze: Beitragsbemessungsgrenze ist der Grenzbetrag, bis zu dem in der Sozialversicherung die Beiträge berechnet werden. Die Beitragsbemessungsgrenze in der Krankenversicherung betrug im Jahr 2003 genau 41.400 EURO im Jahr bzw. 3.450 EURO monatlich, bis zu diesem Einkommen werden maximal Beiträge in der gesetzlichen Krankenversicherung berechnet. Überschreitet man diese Versicherungspflichtgrenze, so kann man aus der gesetzlichen Krankenversicherung austreten und darf die Arztrechnung künftig entweder völlig aus eigener Tasche zahlen oder man tritt einer Privaten Krakenversicherung bei. Ein Anheben dieser Grenze führt dazu, dass wieder mehr Personen in die Pflichtversicherung zurückkehren.

Risikoausgleich der Krankenversicherungen:
Ursprüngliche Idee einer Versicherung war, dass alle Beteiligten eine Gemeinschaft bilden und etwas Geld ansparen, um einem einzelnen von ihnen helfen zu können, falls dieser einen Schaden erleidet, den er aus eigener Tasche nicht mehr bezahlen könnte. Man bezeichnet dies als **Solidarprinzip**: Nach dem Solidarprinzip besitzen

alle Versicherten der Gesetzlichen Krankenversicherung (GKV) den gleichen Leistungsanspruch, unabhängig von der jeweiligen Beitragszahlung, vom persönlichen Krankheitsrisiko und vom Familienstand. Versicherungstechnisch steht das Solidarprinzip dem Äquivalenzprinzip gegenüber, welches in der Privaten Krankenversicherung die Prämienhöhe von persönlichen Risikomerkmalen abhängig macht (s.u.). Die ursprünglich unvermittelt empfundene Solidarität der Versicherten ist angesichts der Größe der Krankenkassen einer anonymisierten Solidarität gewichen. Insbesondere der kassenartenübergreifende Finanzausgleich (Risikostrukturausgleich) rechtfertigt es aber, alle Versicherten der GKV zusammen als Solidargemeinschaft zu bezeichnen. Das Solidarprinzip ist ein Kernmerkmal der GKV. Es drückt sich insbesondere im einheitlichen Leistungskatalog aus, der verhindert, dass es zu einer Zwei-Klassen-Medizin kommt.

Sachleistungsprinzip: Abrechnungsverfahren in der gesetzlichen Krankenversicherung (GKV). Der Versicherte erhält über den Krankenschein/Versichertenkarte Anspruch auf ärztliche Behandlung nach dem EBM (Einheitlicher Bewertungsmaßstab), wobei der Arzt über die Verrechnungsstellen der Kassenärztlichen Vereinigung mit der GKV abrechnet. Sachleistungen sind Berechtigten und Leistungsempfängern eigentlich ohne Beteiligung an den Kosten zu gewähren, allerdings ist dieses Prinzip in den letzten Jahren beträchtlich durchlöchert worden, um den gesetzlich Versicherten schmerzhaft klar zu machen, dass Medizin etwas kostet..

Äquivalenzprinzip: 1. Risikoäquivalenz: Für gleiche Leistung verschiedene Preise (Beiträge) bei verschiedenem Risiko. 2. Äquivalenzrelation ist die Leistungsäquivalenz: Für verschiedene Leistungen verschiedene Preise (Beiträge) bei gleichem Risiko. Bei der letzteren Beziehung orientiert sich das Äquivalenzprinzip bei der Ermittlung der zu zahlenden Versicherungsprämie am individuellen Risiko des Versicherungsnehmers bei Vertragsbeginn, d.h. entscheidend ist das Eintrittsalter, der Gesundheitszustand und das Geschlecht. Das Äquivalenzprinzip als Zustand, bei dem die erwarteten, auf die Gegenwart diskontierten individuellen Beitragseinnahmen gleich den erwarteten, auf die Gegenwart diskontierten individuellen Ausgaben für Versicherungsleistungen sind, erfüllt insofern die versicherungstypische Aufgabe des Risikoausgleichs. Das Prinzip wird meist von Privaten Krankenversicherungen herangezogen. Dabei handelt es sich im Gegensatz zum Solidaritätsprinzip der Gesetzlichen Krankenversicherungen um einen intertemporalen (und nicht interpersonellen) Risikoausgleich.

Kostenerstattungsprinzip: Abrechnungsverfahren, das in den letzten Jahrzehnten überwiegend von den privaten Krankenversicherungen praktiziert wurde. Der Versicherte ist unmittelbarer Vertragspartner des Arztes, die Rechnung geht direkt an den Patienten und wird von ihm, nach Überprüfung und Bezahlung, bei der Versicherung zur Erstattung vorgelegt. Seit dem 1.1.2004 können nun aber auch alle Versicherten der gesetzlichen Krankenkassen (freiwillige Mitglieder ebenso wie Pflichtmitglieder) die sog. Kostenerstattung anstelle des Sachleistungsprinzips (Abrechnung über die Krankenversichertenkarte) wählen. Der Leistungsanspruch in der Kostenerstattung ist dabei identisch mit dem Sachleistungsprinzip. Das Prinzip der Kostenerstattung sieht vor, dass der Arzt seine Leistungen nach der amtlichen Gebührenordnung für Ärzte (GOÄ) in Rechnung stellt. Diese Rechnung reicht der Patient anschließend bei seiner gesetzlichen Krankenkasse ein. Nach Abzug einer Verwaltungsgebühr wird der Betrag erstattet, der auch im Falle einer Behandlung über die Krankenversichertenkarte dem Arzt gezahlt worden wäre. Da bei Abrechnung nach GOÄ ein höheres Arzthonorar anfällt als nach EBM-Abrechung, verbleibt aber eine Differenz. Diese Restsumme trägt der Patient oder eine ggf. abzuschließende Restkostenversicherung.

Subsistenzprinzip oder **Kostendeckungsprinzip:** Die Erträge aus einem Betrieb sollen den Lebensunterhalt des Betriebes sichern. Dies sollte auch für Krankenversicherungen gelten. Das Lohnverhältnis auf dem Arbeitsmarkt und das Subsistenzprinzip der Solidargemeinschaft der pflichtversicherten Lohnabhängigen treten heute aber zunehmend mehr in offenen Widerspruch.

Beim **Fallpauschalen-Prinzip**, das derzeit vom Gesetzgeber in der stationären Pflege mit massivem Druck durchgesetzt wird, wird pro Krankheit unabhängig von der Behandlungsdauer ein fester Betrag gezahlt, während man früher Pflegesätze pro Tag Verweildauer im Krankenhaus abrechnen konnte. Der Gesetzgeber erhofft sich hierdurch eine Verkürzung der Verweildauer im Krankenhaus zu erzwingen.

Private Krankenversicherungen arbeiten meist nach dem **Kapitaldeckungsprinzip:** In der PKV wird in den „jungen Jahren" ein Kapitalstock angesammelt und angelegt. Dieses Geld dient dann im Alter der Stabilisierung der Beiträge. Das führt zu einer rechnerisch gleichmäßigen monatlichen Belastung, obwohl das Krankheitsrisiko mit dem Alter ansteigt.

Institutionen:
Erkrankte Patienten durchlaufen verschiedene Teile unseres Gesundheitssystems und müssen

dabei Kontakt mit unterschiedlichen Institutionen und Organisationen aufnehmen (Arzt, Krankenhaus, Krankenkasse, Rentenversicherer usw.). **Institutionen** sind soziale Strukturen, die einen bestimmten Lebensbereich durch Normen stark strukturieren und damit wichtige Teile einer Gesellschaft sind. Solche Institutionen können zum Beispiel sein: Familie, Kirche, Staat, Finanzbehörde, Schule, aber auch das Gesundheitssystem.

Klinischer Bezug

Abrechnungsmodalitäten im Gesundheitssystem und ständig weitere Restriktionen durch Gesetzesänderungen, die sowohl den Patienten wie auch den Ärzten immer tiefer in die Tasche greifen, sind nicht nur rein fachliches Knowhow, sondern belasten auch das Verhältnis zwischen beiden. Alleine die Einführung der „Praxisgebühr" Anfang 2004, bei der der Arzt und Psychotherapeut in jedem Quartal gezwungen ist 10,- Euro in bar zu kassieren, lässt sich mit dem altruistischen Selbstbild dieser helfenden Berufsgruppe nicht mehr vereinen und verurteilt den Arzt nun endgültig zur Position eines Eintreibers des Geldes für Staat und Versicherungen.

F00
→ **Frage 2.158:** Lösung D

„Soziale Institutionen" sind Einrichtungen, die einen bestimmten Lebensbereich durch Normen stark strukturieren und damit wichtige Teile einer Gesellschaft regeln. Solche Institutionen können zum Beispiel sein: Familie, Kirche, Staat, Finanzbehörde, Gesundheitssystem, Polizei, Krankenhaus oder Schule.

Zu (**A**): Informelle Beziehungen sind durch Sympathie oder Antipathie geprägt, während formelle Beziehungen durch die Hierarchie im Betriebsablauf der Arbeitsstätte vorgegeben werden. Wenn sich Interaktionen in sozialen Institutionen nur aufgrund von informellen Beziehungen ergeben würden, wären Konflikte und Störungen vorgezeichnet (z. B. Übergehen des Verantwortlichen bei der Weiterleitung von wichtigen Informationen, weil man ihn nicht mag).

Zu (**B**) und (**C**): Interaktionen in sozialen Institutionen sollten von formalen Betriebsabläufen abhängig sein und nicht von der Persönlichkeit, den Einstellungen oder gar den Wünschen der Mitarbeiter.

Zu (**D**): Interaktionen in sozialen Institutionen sollten nach standardisierten Abfolgen der jeweils verantwortlichen Entscheidungsträger ablaufen (z.B. die Verschlechterung im Zustand des stationär untergebrachten Patienten meldet die Krankenschwester umgehend dem diensthabenden Arzt).

Zu (**E**): Nein, hierfür gibt es in der Regel sozialrechtliche Vorschriften, Formulare und genau festgelegte Entscheidungskriterien.

F97
→ **Frage 2.159:** Lösung E

Zu (**A**)–(**D**):
Totale Institutionen sind Lebensstätten, in denen Menschen in ihrer Intimität und Privatheit eingeschränkt sind und der Tag stark vorstrukturiert wird (z.B.: geschlossene psychiatrische Kliniken, Kasernen, Gefängnisse).

Zu (**E**): Grundlegende Aspekte des menschlichen Zusammenlebens werden natürlich in totalen Institutionen wie Kasernen oder Gefängnissen nicht geregelt. Das wussten nur 32 % der Studenten im Frühjahr 1997.

H01
→ **Frage 2.160:** Lösung A

Zu (**A**): Nein, es ist genau umgekehrt: Infektionskrankheiten sind seltener und besser behandelbar geworden und chronisch-degenerative Erkrankungen haben zugenommen.

Zu (**B**): Mit Anstieg des Prozentsatzes älterer Menschen steigt natürlich auch der Anteil alter Menschen im Krankenhaus.

Zu (**C**): Unter demographischem Altern versteht man die Verschiebung der Altersverteilung innerhalb einer Gesellschaft. So stieg der Anteil der über 65-Jährigen in den letzten hundert Jahren stetig an. Da ältere Menschen oft unter mehreren Krankheiten gleichzeitig leiden (Multimorbidität), ist diese Aussage richtig.

Zu (**D**): Der Anteil der über 65-Jährigen stieg in den letzten hundert Jahren stetig an. Alte Menschen leiden natürlich sehr häufig unter ganz bestimmten Erkrankungen (z.B. kardiovaskuläre Krankheiten, Erkrankungen des Stütz- und Bindegewebes), sodass sich auch das Krankheitsspektrum zu bestimmten Störungen hin verschiebt, die sehr pflegeaufwändig sind. Damit ist auch diese Aussage richtig.

Zu (**E**): Für ältere Patienten reduziert sich in der Tat oft die mögliche soziale Unterstützung, da die eigenen Eltern in der Regel bereits tot sind, oft auch der Ehepartner verstorben ist und viele Freunde und Verwandte nicht mehr leben. Hinsichtlich sozialer Unterstützung ist der alternde Patient dadurch mehr auf die jüngeren Generationen angewiesen – und die haben heute oft etwas Besseres zu tun, als sich um den alten Menschen zu kümmern.

H01 ■

→ **Frage 2.161:** Lösung A

Zu (**A**): Personen aus den oberen Sozialschichten leben eher gesünder, vermeiden gesundheitliche Risiken und leiden seltener unter chronischen Krankheiten. Dadurch sind sie seltener beim Arzt zu finden. Allerdings ist auch zu bedenken, dass Leute aus den oberen Sozialschichten mit leichteren Beschwerden zum Arzt gehen als Personen aus den unteren Sozialschichten, die oft erst kommen, wenn es ihnen richtig schlecht geht. Von daher ist diese Behauptung recht diskussionswürdig.

Zu (**B**): Eine richtige Aussage, da der Arztbesuch den Krankenversicherten ja (scheinbar) nichts kostet, geht man schon mit leichten Beschwerden hin. Dass sich auf lange Sicht dadurch die Beträge der KV's erhöhen, wird nicht erkannt.

Zu (**C**): Fachärzte, die nicht vorhanden sind, können auch nicht aufgesucht werden. Das Vorhandensein weckt also einen Bedarf. In der Regel gehen die meisten Patienten aber auch heute noch zunächst zu ihrem Hausarzt, was ja momentan auch gesetzlich unterstützt wird. Ausschlaggebend ist also eigentlich die Verfügbarkeit von Allgemeinärzten und erst sekundär die von Fachärzten. Auch diese Behauptung erscheint also recht fraglich.

Zu (**D**): Alles, was direkt etwas kostet, stellt immer eine Hemmschwelle dar. Gerade ärmere Bevölkerungsgruppen schieben z.B. die Restaurierung ihrer Zähne heute dadurch lange vor sich her.

Zu (**E**): Lange Anfahrtswege und ewige Wartezeiten beim Arzt stellen einen Grund dar abzuwarten, ob die Schmerzen sich vielleicht doch von alleine legen.

F05 ■

→ **Frage 2.162:** Lösung D

Zu (**A**): Äquivalenzprinzip: 1. Risikoäquivalenz: für gleiche Leistung verschiedene Preise bei verschiedenem Risiko; 2. Äquivalenzrelation ist die Leistungsäquivalenz: für verschiedene Leistungen verschiedene Preise (Beiträge) bei gleichem Risiko. In Bezug auf die letztere Beziehung orientiert sich das Äquivalenzprinzip hinsichtlich der Ermittlung der zu zahlenden Versicherungsprämie am individuellen Risiko des Versicherungsnehmers bei Vertragsbeginn, d.h. entscheidend ist das Eintrittsalter, der Gesundheitszustand und das Geschlecht. Das Äquivalenzprinzip als Zustand, bei dem die erwarteten, auf die Gegenwart diskontierten individuellen Beitragseinnahmen gleich den erwarteten, auf die Gegenwart diskontierten individuellen Ausgaben für Versicherungsleistungen sind, erfüllt insofern die versicherungstypische Aufgabe des Risikoausgleichs. Das Prinzip wird meist von privaten Krankenversicherungen herangezogen. Dabei handelt es sich im Gegensatz zum Solidaritätsprinzip der gesetzlichen Krankenversicherungen um einen intertemporalen (und nicht interpersonellen) Risikoausgleich.

Zu (**B**): Seit 1972 werden Krankenhäuser über ein dualistisches Prinzip bzw. duales Prinzip finanziert. Dieses beinhaltet, dass **1.** die Investitionskosten vom jeweiligen Bundesland gefördert und **2.** die Betriebskosten sowie Anlagegüter mit einer Nutzungsdauer von bis zu drei Jahren über die Pflegesätze abgedeckt werden.

Zu (**C**): Private Krankenversicherung arbeiten meist nach dem Kapitaldeckungsprinzip: In der PKV wird in den „jungen Jahren" ein Kapitalstock angesammelt und angelegt. Dieses Geld dient dann im Alter der Stabilisierung der Beiträge. Das führt zu einer rechnerisch gleichmäßigen monatlichen Belastung, obwohl das Krankheitsrisiko mit dem Alter ansteigt.

Zu (**D**): Sachleistungsprinzip: Abrechnungsverfahren in der gesetzlichen Krankenversicherung (GKV). Der Versicherte erhält über Krankenschein/ Versichertenkarte Anspruch auf ärztliche Behandlung nach dem EBM (einheitlicher Bewertungsmaßstab), wobei der Arzt über die Verrechnungsstellen der kassenärztlichen Vereinigung mit der GKV abrechnet. Sachleistungen sind Berechtigten und Leistungsempfängern eigentlich ohne Beteiligung an den Kosten zu gewähren, allerdings ist dieses Prinzip in den letzten Jahren beträchtlich durchlöchert worden, um den gesetzlich Versicherten schmerzhaft klar zu machen, dass Medizin etwas kostet.

Zu (**E**): Solidarprinzip: Nach dem Solidarprinzip besitzen alle Versicherten der gesetzlichen Krankenversicherung (GKV) den gleichen Leistungsanspruch, unabhängig von der jeweiligen Beitragszahlung, vom persönlichen Krankheitsrisiko und vom Familienstand. Versicherungstechnisch steht das Solidarprinzip dem Äquivalenzprinzip gegenüber, welches in der privaten Krankenversicherung die Prämienhöhe von persönlichen Risikomerkmalen abhängig macht. Die ursprünglich unvermittelt empfundene Solidarität der Versicherten ist angesichts der Größe der Krankenkassen einer anonymisierten Solidarität gewichen. Insbesondere der kassenübergreifende Finanzausgleich (Risikoausgleich) rechtfertigt es aber, alle Versicherten der GKV zusammen als Solidargemeinschaft zu bezeichnen. Das Solidarprinzip ist ein Kernmerkmal der GKV. Es drückt sich insbesondere im einheitlichen Leistungskatalog aus, der verhindert, dass es zu einer Zwei-Klassen-Medizin kommt.

H04

→ **Frage 2.163:** Lösung B

Zu (**A**): Diese Aussage kennzeichnet nicht das Solidarprinzip, nach dem gefragt wurde.

Zu (**B**): Solidarprinzip: Nach dem Solidarprinzip besitzen alle Versicherten der gesetzlichen Krankenversicherung (GKV) den gleichen Leistungsanspruch, unabhängig von der jeweiligen Beitragszahlung, vom persönlichen Krankheitsrisiko und vom Familienstand. Die ursprünglich unvermittelt empfundene Solidarität der Versicherten ist angesichts der Größe der Krankenkassen einer anonymisierten Solidarität gewichen. Das Solidarprinzip ist ein Kernmerkmal der GKV. Es drückt sich insbesondere im einheitlichen Leistungskatalog aus, der verhindert, dass es zu einer Zwei-Klassen-Medizin kommt.

Zu (**C**): Diese Aussage kennzeichnet nicht das Solidarprinzip, nach dem gefragt wurde.

Zu (**D**): Damit ist das Äquivalenzprinzip gemeint, welches inzwischen nicht nur in der privaten Krankenversicherung viele Leistungen davon abhängig macht, ob und welche Zusatzversicherungen mit welchen Konditionen abgeschlossen wurden.

Zu (**E**): Das ist der kassenübergreifende Finanzausgleich (Risikoausgleich).

F04
→ **Frage 2.164:** Lösung A

Zu (**A**)–(**E**): Siehe Lerntext II.37 Bedarf und Nachfrage.

F03 ■■
→ **Frage 2.165:** Lösung C

Zu (**A**)–(**E**): Siehe Lerntext II.37 Bedarf und Nachfrage.

F04
→ **Frage 2.166:** Lösung E

Zu (**A**): Ambulante Versorgung durch den niedergelassenen Arzt und stationäre Behandlung im Krankenhaus arbeiten wechselseitig zusammen.

Zu (**B**): Weiß der Hausarzt nicht weiter, so schickt er den Patienten zum Facharzt. Findet der die Ursache der Erkrankung auch nicht, dann überweist er den Patienten zum Psychotherapeuten. Der findet immer etwas.

Zu (**C**): Patienten in den größeren Städten können sich ihren Arzt frei aussuchen. In ländlichen Gebieten ist das mit der freien Arztwahl zwar etwas schwieriger, aber prinzipiell auch möglich, wenn man einen Diesel fährt und gewohnt ist, auch mit den Symptomen eines akuten Angina-pectoris-Anfalls lange Strecken zu reisen.

Zu (**D**): Das Gros der deutschen Bevölkerung ist in der AOK oder einer der großen Ersatzkrankenkassen versichert (Barmer, DAK, Hamburg-Münchener, IKK, TK usw.).

Zu (**E**): Ärzte haben keine uneingeschränkte Niederlassungsfreiheit. Es gibt exakte Vorschriften, wie viele Ärzte pro Bevölkerung sich in einem bestimmten Gebiet niederlassen dürfen. Das geht oft nur durch Übernahme einer anderen Praxis. Interessanterweise orientiert sich diese Zulassungsquote an dem, was „schon immer" da war, und berücksichtigt nicht den wahren Bedarf. So gibt es in einigen Bereichen stundenlange Wartezeiten und massiv überfüllte Wartezimmer, in anderen klammert sich der Arzt mit unnützen Untersuchungen an den einzigen Patienten, der heute eigentlich nur erschienen ist, um im Vorraum die Zeitschriften zu lesen.

H04
→ **Frage 2.167:** Lösung D

Zu (**A**)–(**C**) und (**E**): Arzthonorar, diagnostische Untersuchungen, Medikamente und stationäre Behandlung im Krankenhaus sind direkte Gesundheitskosten.

Zu (**D**): Produktivitätsausfall gehört zu den indirekten Gesundheitskosten, nach denen gefragt wurde.

2.6.3   Patientenkarrieren im Versorgungssystem

II.38   Patientenkarrieren im Versorgungssystem

Health-Belief-Modell:
Das sozialkognitive Prozessmodell (**Health-belief**) des Gesundheitsverhaltens von Schwarzer (1996) unterscheidet zwei Phasen: In der ersten **motivationalen Phase** wird der Prozess der Zielsetzung geschildert und in der zweiten **volitionalen Phase** wird der Prozess der Umsetzung dieser Ziele in konkrete Verhaltensmuster beschrieben. Um Förderungsprogramme wirksamer zu gestalten, muss bekannt sein, in welchem Stadium des Veränderungsprozesses sich eine Person befindet. In der motivationalen Phase wirken drei Einflussgrößen auf die Zielsetzung hin:

1. **Risikowahrnehmung**: Bei der Risikowahrnehmung handelt es sich um eine subjektive Einschätzung des Schweregrads von Erkrankungen sowie der eigenen Verwundbarkeit.
2. **Handlungsergebniserwartungen**: Das Vorhandensein von Handlungsergebniserwartungen zeigt an, dass Personen den Zusammenhang zwischen dem Gesundheitsverhalten und den positiven oder negativen Auswirkungen dieses Verhaltens kennen.
3. **Selbstwirksamkeitserwartung**: Überzeugung, ein schwieriges Problem aufgrund eigener Kompetenz erfolgreich lösen zu können. Die Selbstwirksamkeitserwartung spielt nicht nur bei der Zielsetzung eine zentrale Rolle, sondern auch bei der späteren Planung und Umsetzung in konkretes Verhal-

ten. Nachdem man sich z.B. das Ziel gesetzt hat, körperlich aktiv zu werden, sind weitere Schritte notwendig, damit dieses Verhalten aufgenommen und dauerhaft aufrechterhalten wird.

Zur Umsetzung von Zielen in Verhalten ist eine genaue Planung des jeweiligen Verhaltens notwendig. Diese Planungen können in zwei Aspekte unterteilt werden: (a) **Handlungsplanung** und (b) **Bewältigungsplanung**. Bei der so genannten Handlungsplanung wird festgelegt, wann, wo und wie die Handlung (d.h. körperliche Aktivität) ausgeübt wird, während bei der Bewältigungsplanung spezifiziert wird, wie man trotz bestimmter Hindernisse aktiv werden kann oder weiterhin aktiv bleibt.

Zu den **Determinanten**, die das Krankheitsverhalten beeinflussen, gehören:
- Auffälligkeit von Symptomen,
- Umfang und Qualität der medizinischen Aufklärung und daraus folgend:
- Informiertheit über Erkrankungsrisiken und Behandlungsmöglichkeiten,
- Laienätiologie und Laienzuweisung,
- arztmeidende oder arztaffine Grundeinstellung (letztere suchen schon bei geringem Unwohlsein einen Arzt auf),
- damit zusammenhängend: Vorerfahrungen mit therapeutischen Institutionen,
- zeitliche Abkömmlichkeit des Patienten.
- Erreichbarkeit des Arztes,
- die soziale Schichtzugehörigkeit wirkt sich ebenfalls auf das Krankheitsverhalten aus.

Klinischer Bezug
Entsprechend dem Health-Belief-Ansatz suchen insbesondere medizinisch gut informierte Menschen den Arzt aufgrund subjektiver Kriterien auf, selbst wenn (noch) gar keine Krankheit im engeren Sinne vorliegt. In dem Kontinuum zwischen Bekämpfung von Krankheit und Aufrechterhaltung von Gesundheit und Wohlbefinden muss der Arzt entscheiden, welche Probleme des Patienten noch zu Lasten der Kostenträger im Gesundheitssystem gehen. ■

F99 H96 ■
→ **Frage 2.168:** Lösung B

Zu (**A**), (**C**), (**D**) und (**E**): Nach dem „Health-belief-Modell" ist das Gesundheits- und Krankheitsverhalten von den subjektiven Einstellungen zu Gesundheit und Krankheit abhängig. Zu diesen Einstellungen gehören: a) die wahrgenommene Gefährlichkeit der Erkrankung, b) der wahrgenommene Nutzen eigenen gesundheitsfördernden Ver-

haltens und c) die subjektive Einschätzung der eigenen Krankheitsanfälligkeit.
Zu (**B**): Dies gehört nicht zu den Annahmen des o.g. Modells.

H92
→ **Frage 2.169:** Lösung B

Der objektive Schweregrad der Krankheit geht **nicht** in das „Health-belief-Modell" ein.

H05
→ **Frage 2.170:** Lösung E

Zu (**A**): Den Wunsch zu äußern, mit dem Rauchen aufzuhören und eine Entwöhnungskur zu machen, bedeutet, die Verantwortung an andere abzugeben, was kein gutes Vorzeichen ist. Das Aufhören mit dem Rauchen wird nur bei hoher intrinsischer Motivation klappen, nicht, wenn man den Wunsch äußert, andere sollen dafür sorgen.
Zu (**B**): Er begeht dabei einen Kontrastfehler; hätte er sich mit Nichtrauchern verglichen, hätte er wohl durchaus zugeben müssen, dass sein Gesundheitszustand schon einmal besser war.
Zu (**C**): Die Frage wäre, ob und in welchem Ausmaß der starke Raucher sich in diesem Fall mit dem Lungenkrebspatienten identifiziert oder ob er das Krankheitsrisiko für sich selbst weiterhin verleugnet und eine Rationalisierung bildet, warum der andere krank geworden ist, er selbst aber gesund bleiben wird. Solche drastischen Konfrontationen, in denen das eigene Leid möglicherweise vorweggenommen wird, werden vom Individuum eher schnell verdrängt, da sie sehr mit den eigenen Ängsten konfrontieren.
Zu (**D**): Die Verleugnung des Risikos einer ernsthaften Erkrankung wird dem Entschluss, das Rauchen aufzugeben, wohl eher entgegenstehen.
Zu (**E**): Nach dem „Health-Belief-Modell" ist das Gesundheits- und Krankheitsverhalten von den subjektiven Einstellungen zu Gesundheit und Krankheit abhängig. Zu diesen Einstellungen gehören: **a.** die wahrgenommene Gefährlichkeit der Erkrankung, **b.** der wahrgenommene Nutzen eigenen gesundheitsfördernden Verhaltens und **c.** die subjektive Einschätzung der eigenen Krankheitsanfälligkeit.

F01
→ **Frage 2.171:** Lösung C

Zu (**A**): Dies wäre ein Versuch, kognitive Dissonanz zu reduzieren. Meiner Ansicht nach aber ein völlig schwachsinniger Gedankengang, den Sie, auch wenn Sie Raucher sein sollten, bitte schön als Entschuldigung für Ihr gesundheitsschädigendes Verhalten sofort wieder aus Ihrem Wissensrepertoire streichen sollten.

Zu (**B**): Ein Satz, der zu dem Modell der gelernten Hilflosigkeit (Seligman) passen würde.

Zu (**C**): Das „*health-belief-Modell*" beschreibt die Abhängigkeit des Gesundheits- und Krankheitsverhaltens von der subjektiven Einstellung des Kranken, insbesondere die wahrgenommene Gefährlichkeit der Erkrankung, der wahrgenommene Nutzen des eigenen gesundheitsfördernden Verhaltens und die subjektive Einschätzung der eigenen Krankheitsanfälligkeit. Dieser Satz passt zu dem Modell.

Zu (**D**): Ein schönes Beispiel, was man mit Gruppendruck alles erreichen kann.

Zu (**E**): Diese Aussage stammt ehemals aus Theorien zum schichtspezifischen Krankheitsverhalten. Angeblich sehen Angehörige der oberen Sozialschichten ihren Körper eher als zu pflegendes Luxusobjekt, während Angehörige der unteren Schichten einfach nur verlangen, dass ihr Körper für die Arbeit gut funktioniert. Auch wenn diese Aussage so einfach heute nicht mehr als richtig angesehen wird, scheint die Einstellung zum eigenen Körper ausschlaggebend für viele psychosomatische Erkrankungen zu sein.

F01
→ **Frage 2.172:** Lösung A

Siehe Kommentar zu Frage 2.171.

H03
→ **Frage 2.173:** Lösung A

Zu (**A**): Nutzen der Früherkennung: Das Aufzeigen positiver Möglichkeiten hat meist bessere Erfolge als die Androhung negativer Konsequenzen.

Zu (**B**): Die Drohung, die Patientin nicht weiter zu behandeln, wenn diese die Mammographie weiterhin zu selten in Anspruch nimmt, dürfte eher eine Trotzreaktion zur Folge haben und die Patientin würde evtl. den Gynäkologen wechseln.

Zu (**C**): Die Erinnerung an das erhöhte Brustkrebsrisiko würde Furcht erzeugen. Dies führt nur zu einer kurzfristigen Verhaltensänderung. Langfristig würde es gerade zu einer Verdrängung kommen.

Zu (**D**): Die Verdeutlichung der Gefahren des Mammakarzinoms würde Furcht erzeugen. Dies führt nur zu einer kurzfristigen Verhaltensänderung. Langfristig würde es gerade dadurch zu einer Verdrängung kommen.

Zu (**E**): Der Hinweis auf die problematische Behandlung eines zu spät erkannten Tumors in der Brust würde Furcht erzeugen. Dies führt nur zu einer kurzfristigen Verhaltensänderung. Langfristig würde es gerade dadurch zu einer Verdrängung kommen.

H03
→ **Frage 2.174:** Lösung D

Zu (**A**): Aggravation ist das drastische Übertreiben von tatsächlich vorhandenen Krankheitsanzeichen, z.B. um in den Genuss sekundären Krankheitsgewinns, einer Krankschreibung, einer Frührente oder Schmerzensgeld zu kommen. Da in der IMPP-Beschreibung kein Hinweis auf solche Sachverhalte vorliegt, dürfte es sich eher nicht um Aggravation handeln.

Zu (**B**): Sekundärer Krankheitsgewinn: Hiermit bezeichnete Freud die äußeren Vorteile, die ein Patient aus bereits bestehenden Symptomen ziehen kann, insbesondere die Zuwendung, die ein Kranker von seiner Umgebung erhält. Da in der IMPP-Beschreibung kein Hinweis darauf vorliegt, dass die Patientin durch Vorzeigen der Symptome belohnt wird, dürfte es sich eher nicht um sekundären Krankheitsgewinn handeln.

Zu (**C**): Simulation: Vortäuschung von Krankheitssymptomen, die gar nicht vorhanden sind, um in den Genuss von Vorteilen zu kommen (z.B. Frühberentung, Versicherungsgelder etc.). Diese Patienten leiden logischerweise nicht wirklich unter den Symptomen, da diese ja gar nicht vorhanden sind.

Zu (**D**): Somatisierung: Abdrängung ins Körperliche. Aufgrund der Stigmatisierung psychischer Störungen durch die Umwelt schildern die Patienten beim Arzt nur die somatische Seite ihrer Störungen (Schlaf- und Appetitlosigkeit, Engegefühl beim Atmen, Kopfschmerzen usw.). Da die Ärzte dann auch nur die somatische Seite zu behandeln versuchen, kommt es zu endlosen Patientenkarrieren ohne wirkliche Heilung.

Zu (**E**): Verdrängung: Nicht oder nur unter Strafe zu befriedigende Bedürfnisse können verdrängt und durch erlaubte Motive ersetzt werden. Verdrängung ist der häufigste Abwehrmechanismus, hierbei wird psychische Energie gebunden, um den verdrängten Komplex im Unbewussten einzusperren. Die Psychoanalyse dient in erster Linie dazu, verdrängte Erinnerungen wieder bewusst zu machen und zu verarbeiten, wodurch dann psychische Energie frei wird für eine bessere Verwendung im Alltagsleben. Ein derartiger Verdrängungsprozess wird in der Frage nicht beschrieben.

H03
→ **Frage 2.175:** Lösung A

Zu (**A**): Subjektiver Gesundheitszustand bzw. genauer gesagt schmerzhafte Krankheitssymptome sind noch immer der wesentlichste Grund, der Patienten dazu bringt, eine Institution der medizinischen Versorgung aufzusuchen.

Mit Laienzuweisungssystem bezeichnet man den Einfluss der sozialen Umgebung eines Kranken auf die Art, wie er auf die Krankheitszeichen reagiert (ob er z.B. einen Arzt aufsucht oder nicht).

Zu (B): Früherkennungsleistungen (primäre Prävention) werden in Deutschland auch weiterhin nur so mangelhaft in Anspruch genommen, dass sie nicht die wichtigste Determinante bei der Inanspruchnahme ärztlicher Leistungen sein können.

Zu (C): Leistungsfähigkeit: Ein schwerkranker Patient würde sich dennoch zum Arzt begeben, selbst wenn er das bundesdeutsche Gesundheitssystem nicht für besonders leistungsfähig halten würde.

Zu (D): Versorgungsqualität: Ein schwerkranker Patient würde sich dennoch zum Arzt oder ins Krankenhaus begeben, selbst wenn er die Qualität dieser Einrichtungen nicht für besonders hoch erachtet.

Zu (E): Reichweite: Ein schwerkranker Patient würde sich dennoch zum Arzt oder ins Krankenhaus begeben, selbst wenn diese weit entfernt sein sollten.

F03
→ **Frage 2.176:** Lösung D

Zu (A): Beitragsbemessungsgrenze oder Versicherungspflichtgrenze: Beitragsbemessungsgrenze ist der Grenzbetrag, bis zu dem in der Sozialversicherung die Beiträge berechnet werden. Die Beitragsbemessungsgrenze in der Krankenversicherung betrug 2003 41.400 € p.a. bzw. 3.450 € monatlich, bis zu diesem Einkommen werden maximal Bei-

träge in der gesetzlichen Krankenversicherung berechnet. Ein Anheben dieser Grenze führt logischerweise dazu, dass wieder mehr Personen in die Pflichtversicherung zurückkehren müssen.

Zu (B): Auch Rentner und Pensionäre unterliegen der Versicherungspflicht. Es wäre wohl in der Regel auch gerade im Alter nicht besonders klug, hier auszutreten.

Zu (C): Auch bei Teilnahme an einer Reha-Maßnahme oder einer Maßnahme zur Berufsförderung muss man krankenversichert bleiben, insbesondere da die Krankenversicherung (neben Berufsgenossenschaften und Rentenversicherungen) ja als Träger für eine solche Maßnahme in Frage kommen.

Zu (D): Beitragsbemessungsgrenze oder Versicherungspflichtgrenze: Beitragsbemessungsgrenze ist der Grenzbetrag, bis zu dem in der Sozialversicherung die Beiträge berechnet. Die Beitragsbemessungsgrenze in der Krankenversicherung betrug 2003 41.400 € p.a. bzw. 3.450 € monatlich, bis zu diesem Einkommen werden maximal Beiträge in der gesetzlichen Krankenversicherung berechnet. Überschreitet man diese Versicherungspflichtgrenze, so kann man aus der gesetzlichen Krankenversicherung austreten und darf die Arztrechnung künftig entweder völlig aus eigener Tasche zahlen oder man tritt einer privaten Krankenversicherung bei.

Zu (E): Ob Arbeiter oder Angestellte, beide sind versicherungspflichtig.

| 2.6.4 | Qualitätsmanagement im Gesundheitswesen |

| **II.39** | **Qualitätsmanagement im Gesundheitswesen** |

Evidenzbasierte Medizin:
Neue Therapieverfahren werden nur nach einer Kosten-Nutzen-Abschätzung zugelassen. Die Überprüfung des „Nutzens" einer Methode erfolgt insbesondere auf der Basis folgender Unterlagen: 1. Studien zum Nachweis der Wirksamkeit bei den beanspruchten Indikationen (Abwägung des Nutzens gegen die Risiken – Bewertung der erwünschten und unerwünschten Folgen; Nutzen im Vergleich zu anderen Methoden gleicher Zielsetzung). 2. Die Überprüfung der „medizinischen Notwendigkeit" einer Methode erfolgt insbesondere auf der Basis von Unterlagen zur Relevanz der medizinischen Problematik, zur Häufigkeit der zu behandelnden Erkrankung, zum Spontanverlauf der Erkrankung, zu diagnostischen oder therapeutischen Alternativen. 3. Die Überprüfung der „Wirtschaftlichkeit" einer Methode erfolgt insbesondere auf der Basis von Unterlagen zur: Kostenschätzung zur Anwendung beim einzelnen Patienten, Kosten-Nutzen-Abwägung im Bezug auf den einzelnen Patienten, Kosten-Nutzen-Ab-

wägung im Bezug auf die Gesamtheit der Versicherten, auch Folgekosten-Abschätzung, Kosten-Nutzen-Abwägung im Vergleich zu anderen Methoden.

Ergebnisqualität: Die Leistung einer medizinischen Behandlung beurteilen Arzt und Patient in erster Linie an Hand der Ergebnisqualität, d.h. daran in wie weit die Beschwerden, die zur Krankenhausaufnahme geführt haben, objektiv und nachweisbar beseitigt oder gelindert werden konnten. Diese Ergebnisqualität lässt sich heute auch messen.

Was kostet Gesundheit?
Wirksamkeit und Wirtschaftlichkeit medizinischer Maßnahmen im Gesundheitswesen werden heute zunehmend mehr kontrovers diskutiert. Die Abzüge vom Bruttolohn liegen in der BRD je nach Einkommen bei den meisten Berufstätigen schon bei fast der Hälfte des Verdienstes (Steuern, Kranken-, Renten-, Arbeitslosen- & Pflegeversicherung etc.). Hiervon macht alleine die Kran-

kenversicherung zwischen 12 % und 15 % aus. Private Versicherungen erscheinen auf den ersten Blick oft günstiger, hier muss in der Regel aber jede Person eines Haushaltes einzeln versichert werden, bei großen Familien ergibt sich u.U. dann eher ein Verlust. Darüber hinaus gab es in der Vergangenheit oft Probleme, da private Versicherungen im Alter wegen der höheren Krankheitsanfälligkeit beträchtliche Erhöhungen der Beiträge verlangten, so dass eigentlich oft nur junge, alleinstehende Personen von den Vorteilen profitieren.

Die Solidargemeinschaft ist nicht mehr bereit, noch höhere Ausgaben für das Gesundheitswesen zu tolerieren. Kosteneinsparung muss aber nicht Rationierung bedeuten, sie kann auch durch Erhöhung der Qualität erreicht werden, insbesondere durch Anwendung nachweis-basierter Medizin (*„evidence-based medicine"*). Effektivität und Effizienz ärztlichen Handelns sind inzwischen rechtlich verankerte Anforderungen. Dies erfordert **Qualitätsmanagement**, welche Planung, Lenkung, Sicherung und Verbesserung der Qualität unseres Gesundheitssystems umfasst. Man unterscheidet:

(A) externes (Überprüfung durch Behörden) und
(B) internes Qualitätsmanagement (Selbstprüfung) z.B. hinsichtlich Kosten-Nutzen-Analyse medizinischer oder psychotherapeutischer Behandlungsverfahren.

Normierte Gesundheit?

In der Industrie hat sich zur Sicherung der Qualität die Normenreihe Deutsche Industrie Norm (DIN) bzw. Europanorm (EN) **ISO 9000** (ff.) etabliert, die inzwischen auch Einzug in das Gesundheitswesen gehalten hat. Ziel der Qualitätssicherung ist es, die Einhaltung der an das Produkt gestellten Anforderungen (durch Kunde, Gesetz und Normen) zu gewährleisten. **Qualitätssicherung** umfasst alle diejenigen geplanten und systematischen Tätigkeiten, die notwendig sind, um beim Kunden ein hinreichendes Vertrauen dahingehend zu schaffen, dass ein Produkt auch die vorher festgelegten Qualitätsanforderungen erfüllt. Die Qualitätssicherung eines Unternehmens hat somit die Aufgabe, sicherzustellen, dass:

1. die erbrachten Leistungen den, mit dem Kunden vorher vereinbarten, Anforderungen entsprechen,
2. diese definierte Qualität erreicht wird, ohne dass dem Unternehmen bzw. Leistungserbringer dadurch zusätzliche und nicht kalkulierte Kosten entstehen,
3. die gültigen Gesetze und Normen in Bezug auf das Produkt oder die Dienstleistung zwingend eingehalten werden.

Das **Qualitätsmanagement-System** nach DIN EN ISO 9000 ff. ist also ein Führungssystem, das die notwendigen Werkzeuge zum Erreichen dieser Ziele zur Verfügung stellt. Es umfasst grundsätzlich alle Bereiche, die für die Qualität des Unternehmensergebnisses mitbestimmend sind. Im Vordergrund steht die stetige Qualitätskontrolle in allen Bereichen im Verlauf der Leistungserbringung. Ziele des Qualitätsmanagement-Systems:

1. Verminderung von Fehlleistungen in allen Tätigkeitsbereichen
2. Vermeidung von unnötigen Kosten jeglicher Art durch Fehler und Verschwendung
3. Zufriedenstellung der Kunden und Verbesserung des Images
4. Bessere Erfassung und Umsetzung der Kundenbedürfnisse
5. Fehlerverhütung als vorbeugende Maßnahme
6. Frühe Fehlererkennung und Einleitung von Gegenmaßnahmen
7. Steigerung der Flexibilität und Rentabilität des Unternehmens
8. Reduktion der Produktionslaufzeiten

Die Aufwendungen für die Entwicklung und Einführung des **QM-Systems** sollen später durch die Kosteneinsparungen (vor allem im Bereich der Fehlerkosten) erwirtschaftet werden.

Eine Alternative zur ISO 9000 ist das **„Total Quality Management"** (TQM), das im wesentlichen kundenorientiert ist und eine laufende Analyse der Zufriedenheit der Kunden (bzw. Patienten) und auch der Mitarbeiter beinhaltet.

Prozessqualität ist gekennzeichnet durch die Maßnahmen, die den Behandlungsablauf bewerten. Um die Prozessqualität z.B. in der medizinischen Therapie zu erfassen, schaut man sich an, ob die Behandlung systematisch und personenbezogen erbracht worden ist. Hilfsmittel dazu ist die Therapiedokumentation und insbesondere der Pflegeprozess. Dies geschieht häufig mit Checklisten und Protokollen.

Die **Strukturqualität** ist gekennzeichnet durch bauliche, technische und personelle Rahmenbedingungen. Darunter fällt u. a. der Typ des Trägers (privat oder kirchlich), der Personalschlüssel, das Pflegeleitbild, die Hierarchie- und Kommunikationsstufen und die Maßnahmen zur Fort- und Weiterbildung der Mitarbeiter.

Leitlinien:

Zwecks Qualitätssicherung werden heute von der *„Ärztlichen Zentralstelle Qualitätssicherung"*, einer gemeinsamen Einrichtung von Bundesärztekammer und Kassenärztlicher Bundesvereinigung, **Leitlinien** erstellt. Solche Leitlinien sollen Hilfe für ärztliche Entscheidungsprozesse darstellen, wie auch Instrumente zur Verbesserung der Versorgung, Minimierung der Behandlungsrisiken und Erhöhung der Wirtschaftlichkeit. Im August 1999 wurden zum Zweck des „Leitlinien-Clearings" Leitlinien zur Erstellung von Leitlinien erstellt. Demnach werden Leitlinien nach folgenden Kriterien bewertet:

1. Fragen zur Qualität der Leitlinienentwicklung: Verantwortlichkeit für die Leitlinienentwicklung, Autoren der Leitlinie, Identifizierung und Interpretation der Evidenz, Formulierung der Leitlinienempfehlungen, Gutachterverfahren und Pilotstudien, Gültigkeitsdauer / Aktualisierung der Leitlinie sowie Transparenz der Leitlinien-Erstellung
2. Fragen zu Inhalt und Format der Leitlinie: Ziele der Leitlinie, Kontext (Anwendbarkeit/ Flexibilität), Klarheit, Eindeutigkeit, sowie Nutzen, Nebenwirkungen, Kosten und Ergebnisse
3. Fragen zur Anwendbarkeit der Leitlinie: Verbreitung und Implementierung und Überprüfung der Anwendung.

Angemessenheit: Umfang der Diagnostik, Art der Behandlung und Kosten der Therapie müssen der Krankheit des Patienten angemessen sein. Einen Patienten mit Schnupfen gleich in das MRT zu legen wäre nicht angemessen. Modernes Qualitätsmanagement im Gesundheitswesen unterstützt diese Angemessenheit mit Forderungen insbesondere nach Vermeidung unnötiger Leistungen.

Effizienz: Nutzen einer Maßnahme in Relation zu den Kosten. Bei den Gesundheitskosten nimmt Deutschland mit einem Ausgabenvolumen von insgesamt 234,2 Milliarden Euro (2002) einen internationalen Spitzenplatz ein. Größter Ausgabenträger ist die gesetzliche Krankenversicherung (rund 145 Milliarden Euro im Jahr 2003). Doch trotz der hohen Ausgaben im Gesundheitswesen erreicht Deutschland- verglichen mit anderen Ländern- zu wenig Qualität: Die Effizienz

des Gesundheitssystems ist zu gering. In Deutschland haben sich Strukturen entwickelt, in denen verschiedene Leistungsbereiche des Gesundheitswesens nebeneinander statt miteinander arbeiten. Das verursacht unnötige Kosten. Hinzu kommt ein oft mangelndes Kostenbewusstsein auf allen Seiten: bei den Leistungserbringern, also bei Ärzten, Apothekern, Krankenhäusern und Krankenkassen, aber auch bei Patientinnen und Patienten.

Supervision: meist freiwillige Überwachung von Fachleuten (Ärzte, Psychotherapeuten) bei ihrer therapeutischen Arbeit durch einen Supervisor. Dieser leitet die Sitzungen mit dem Ziel, das Lernen des Supervisanden zu unterstützen. Die zu reflektierende Praxis umfasst problematische Szenen, die der Supervisand im Beruf erlebt hat oder auf die er sich vorbereiten will. Die Reflexion fokussiert die Szenen auf das Verhältnis des supervidierten Systems zu seinen Patienten. Supervision kann als Beratung verstanden werden, in welchem mit unterschiedlichen Ansätzen wie Themenzentrierte Interaktion, Gestalttherapie, personzentrierter Ansatz, Psychoanalyse, Gruppendynamik, Neurolinguistischem Programmieren, Situationsdynamik und so weiter gearbeitet wird.

Klinischer Bezug

Erhöhung der Qualität der Behandlung ist eine Möglichkeit, die Kosten im Gesundheitswesen zu senken, ohne Unzufriedenheit bei allen Beteiligten auszulösen. Daher muss sich der Arzt Wissen über effektive Behandlungsstrategien aneignen. Die Ärztekammern erzwingen dies, indem sie jeden Arzt zwingen Fortbildungspunkte zu sammeln, die über den Besuch von Ringvorlesungen an Universitäten oder Wochenendfortbildungen gesammelt werden können. Fehlt der Nachweis dieser Weiterbildung, so drohen Honorarkürzungen in schmerzhafter Höhe.

F05
→ **Frage 2.177:** Lösung C

Zu (**A**): Adäquanz: Angemessenheit einer gesetzlichen Regelung. Der Gesetzgeber sollte die Notwendigkeit einer neuen Regelung und deren Vorteile unvoreingenommen gegen die damit verbundenen Einschränkungen der Freiheit der Betroffenen abwägen. Hier wirft sich die Frage auf, wenn es so etwas gibt, warum macht der Gesetzgeber das mit der Adäquanz dann nicht auch mal im Gesundheitswesen?

Zu (**B**): Angemessenheit: Umfang der Diagnostik, Art der Behandlung und Kosten der Therapie müs-

sen der Krankheit des Patienten angemessen sein. Einen Patienten mit Schnupfen gleich in das MRT zu legen, wäre nicht angemessen. Modernes Qualitätsmanagement im Gesundheitswesen unterstützt diese Angemessenheit mit Forderungen insbesondere nach Vermeidung unnötiger Leistungen (... seltener auch mit Forderungen nach notwendigen Leistungen).

Zu (**C**): Effizienz: Nutzen einer Maßnahme in Relation zu den Kosten.

Zu (**D**): Prozessqualität ist gekennzeichnet durch die Maßnahmen, die den Behandlungsablauf bewerten. Um die Prozessqualität z.B. in der medizinischen Therapie zu erfassen, schaut man sich an, ob die Behandlung systematisch und personenbezogen erbracht worden ist. Hilfsmittel dazu ist die Therapiedokumentation und insbesondere der Pflegeprozess. Dies geschieht häufig mit Checklisten und Protokollen.

Zu (E): Der Begriff Relevanz ist ein Synonym für Wichtigkeit und wird häufig als Wertung interpretiert. In der Informationstheorie ist die Relevanz eine quantitativ und objektiv bewertbare Größe in Hinblick auf Paradigmen. Wird das Paradigma verändert, so ändert sich auch die Relevanz einzelner Umstände, Informationen, Theorien, Thesen u.a.

F05
→ **Frage 2.178:** Lösung C

Zu (A): Apparative Ausstattung beinhaltet einmalige Anschaffungen, ist aber kein „Prozess" mit beobachtbarem Verlauf.

Zu (B): Behandlungsergebnisse sind eine Outcome-Variable, Prozessqualität dagegen beobachtet und verbessert Handlungsabläufe über längere Zeiträume.

Zu (C): Prozessqualität ist gekennzeichnet durch die Maßnahmen, die den Behandlungsablauf bewerten. Um die Prozessqualität z.B. in der medizinischen Therapie zu erfassen, schaut man sich an, ob die Behandlung systematisch und personenbezogen erbracht worden ist. Hilfsmittel dazu ist die Therapiedokumentation und insbesondere der Pflegeprozess. Dies geschieht häufig mit Checklisten und Protokollen. Bessere Kommunikationsstrukturen zwischen den in der Klinik tätigen Berufsgruppen zu schaffen, trägt durchaus dazu bei.

Zu (D): Patientenzufriedenheit ist eine Outcome-Variable, Prozessqualität dagegen beobachtet und verbessert Handlungsabläufe über längere Zeiträume.

Zu (E): Höherqualifizierung der Mitarbeiter beinhaltet zwar Fortbildungen mit langfristig qualitätssichernden Folgen, sind aber für sich kein eigentlicher „Prozess" in Interaktion mit dem Patienten.

H05
→ **Frage 2.179:** Lösung C

Zu (A): Evidenzbasierte Medizin: In Jahren der Explosion der Kosten medizinischer Heilbehandlung kann unser Gesundheitssystem es sich nicht mehr leisten, auch Behandlungsmethoden zu bezahlen, die nur „vielleicht" etwas nützen. Jede Behandlungsmethode und jedes Medikament muss heute den Beweis seiner Nützlichkeit in kontrollierten klinischen Studien erbringen.

Zu (B): Peer-Review: Begutachtung eines Antrages oder wissenschaftlichen Manuskriptes durch eine dem Antragsteller hinsichtlich seines Status gleichgestellte Person.

Zu (C): Prozessqualität ist gekennzeichnet durch die Maßnahmen, die den Behandlungsablauf bewerten. Um die Prozessqualität z.B. in der medizinischen Therapie zu erfassen, schaut man sich an, ob die Behandlung systematisch und personenbezogen erbracht worden ist. Hilfsmittel dazu ist die Therapiedokumentation und insbesondere der Pflegeprozess. Dies geschieht häufig mit Checklisten und Protokollen.

Zu (D): Die Strukturqualität ist gekennzeichnet durch bauliche, technische und personelle Rahmenbedingungen. Darunter fällt u.a. der Typ des Trägers (privat oder kirchlich), der Personalschlüssel, das Pflegeleitbild, die Hierarchie- und Kommunikationsstufen und die Maßnahmen zur Fort- und Weiterbildung der Mitarbeiter.

Zu (E): Supervision: meist freiwillige Überwachung von Fachleuten (Ärzte, Psychotherapeuten) bei ihrer therapeutischen Arbeit durch einen Supervisor. Dieser leitet die Sitzungen mit dem Ziel, das Lernen des Supervisanden zu unterstützen. Die zu reflektierende Praxis umfasst problematische Szenen, die der Supervisand im Beruf erlebt hat oder auf die er sich vorbereiten will. Die Reflexion fokussiert die Szenen auf das Verhältnis des supervidierten Systems zu seinen Patienten. Supervision kann als Beratung verstanden werden, in dem mit unterschiedlichen Ansätzen wie Rollenspielen, themenzentrierter Interaktion, Gestalttherapie, personenzentrierter Ansatz, Psychoanalyse, Gruppendynamik, neurolinguistischem Programmieren, Situationsdynamik usw. gearbeitet wird.

F04
→ **Frage 2.180:** Lösung B

Zu (B): Evidenz-basierte Medizin: In Jahren der Kostenexplosion von medizinischer Heilbehandlung kann es sich unser Gesundheitssystem nicht mehr leisten, auch Behandlungsmethoden zu bezahlen, die „vielleicht" etwas nützen. Jede Behandlungsmethode und jedes Medikament muss heute den Beweis seiner Nützlichkeit in kontrollierten klinischen Studien erbringen.

Zu (A), (C), (D) und (E): Diese Aussagen beschreiben nicht den Begriff „Evidenz-basierte Medizin".

F03
→ **Frage 2.181:** Lösung E

Zu (A): Haloeffekt (Überstrahlungsfehler): Bei der Persönlichkeitseinschätzung lässt man sich häufig von besonders auffälligen, hervorstechenden Merkmalen leiten und überträgt diese Beurteilung dann auf andere Merkmale: Brillenträger sehen „intelligent" aus.

Zu (B): Ja-Sage-Tendenz: Probanden neigen im Allgemeinen eher dazu, die Frage nach dem Vorhandensein von Persönlichkeitseigenschaften oder

Verhaltensweisen zu bejahen als diese zu verneinen: *„Halten Sie sich eher für attraktiv?"*, *„Finden andere Sie cool?"* oder: *„Sind Sie im Allgemeinen eher nett?"*

Zu (**C**): Kontrastfehler: Beurteilungsfehler durch den Vergleich der Leistung einer Person mit (zufällig im Umfeld vorhandenen) anderen Personen.

Zu (**D**): Reihenfolgeeffekt: Die Reihenfolge der Fragen kann einen Effekt auf die Beantwortung haben.

Zu (**E**): Soziale Erwünschtheit: Insbesondere in (durchschaubaren) Fragebogentests antworten Probanden häufig im Sinne von sozialer Erwünschtheit, wenn das Testergebnis juristische Konsequenzen hat. Da die Patienten Nachteile befürchten, wenn herauskommt, dass sie sich über die Nachtschwester beschweren, die immer die Tür so laut zumacht, antworten sie sozial erwünscht.

2.7 Kommentare aus Examen Frühjahr 2006

F06
➡ **Frage 2.182:** Lösung B

Zu (**A**): Soziale Integration im Freundeskreis kann auch zu gesundheitlichen Risiken verführen. Bekannteste Beispiele sind Rauchen, Alkohol trinken, Drogenkonsum und Inline-Skating.

Zu (**B**): Eine Vielzahl wissenschaftlicher Studien zeigt, dass soziale Unterstützung bei Belastungen und Krisen protektiv wirkt. Damit ist diese Antwort richtig.

Zu (**C**): Unter Stress (z. B. durch Prüfungen) hat man leider auch zu leiden, wenn man einen prima Freundeskreis hat.

Zu (**D**): Soziale Unterstützung vermindert nach wissenschaftlichen Studien zwar auch das Risiko für viele Erkrankungen und psychische Störungen, das ist aber nicht „unabhängig" von jeglicher Stressbelastung zu sehen.

Zu (**E**): Dass Stress via Suppression des Immunsystems an der Entstehung vieler Krankheiten beteiligt ist, dürfte heute unumstritten sein. Gefragt wurde aber nach dem Wirkmechanismus des Stress-Puffer-Modells.

F06
➡ **Frage 2.183:** Lösung A

Zu (**A**): Biofeedback gibt den Patienten eine akustische oder visuelle Rückmeldung über physiologische Parameter, die sonst nicht oder kaum bewusst zur Kenntnis genommen werden (Atemfrequenz, galvanischer Hautwiderstand, EEG), und vermittelt den Patienten so ein direktes Bild ihrer physiologischen Reaktionen. Durch die bewusste Beeinflussung dieser Reaktionen lernen die Patienten sich zu entspannen, was wiederum eine Heilung der

psychosomatischen Krankheit zur Folge haben kann.

Zu (**B**): Aversionstherapie: Durch Kopplung einer unangemessenen Verhaltensweise mit einer unangenehmen Erfahrung können Handlungen gesperrt werden. Beispiel: Ein Raucher erhält jedes Mal einen leichten Elektroschock, wenn er versucht, zur Zigarettenschachtel zu greifen. Bestimmte Medikamente können bei Alkoholikern starke Übelkeit auslösen, sobald sie alkoholische Getränke zu sich nehmen.

Zu (**C**): Die kognitive Verhaltenstherapie sieht die Ursache vieler psychischer Störungen in destruktiven Gedanken über sich selbst. Vor allem zur Behandlung von ängstlichen, selbstunsicheren oder depressiven Menschen werden solche Gedanken analysiert und durch positive ersetzt.

Zu (**D**): Konfrontationstechnik: Im Rahmen einer systematischen Desensibilisierung kann es auch zur Angstreduktion kommen, wenn die Entspannung weggelassen wird, die Darbietungszeit angstauslösender Stimuli oder Situationen dafür aber in Marathonsitzungen ähnlich wie beim Flooding durchgeführt wird.

Zu (**E**): Time-out: umstrittener Verstärkerentzug durch soziale Isolation bei unangemessenem Verhalten. In letzter Zeit von der Super-Nanny eines bekannten Fernsehsenders stark reaktiviert worden, um hyperaktiven Kindern gutes Benehmen beizubringen. Time-out ist eine Sonderform der Löschung (Extinktion): Verhaltensweisen, die nicht mehr belohnt werden, verschwinden nach einiger Zeit aus dem Verhaltensrepertoire.

F06 ■■
➡ **Frage 2.184:** Lösung C

Zu (**A**)–(**E**): Masters und Johnson unterscheiden beim Geschlechtsverkehr vier Phasen des sexuellen Reaktionszyklus:
1. Erregungsphase: Herzfrequenz und Blutdruck nehmen zu, es kommt zum Sex flush (Sexualröte) und zum Anschwellen von Klitoris, Schamlippen und Brustwarzen,
2. Plateauphase: weitere Zunahme von Muskelspannung, Herzfrequenz und Blutdruck. Bei der Frau weiten sich die äußeren Schamlippen, das äußere Drittel der Vagina schwillt an, Gleitflüssigkeit wird abgesondert,
3. Orgasmusphase: Im Orgasmus kommt es zur größten Intensität der Lustempfindung, unwillkürliche Muskelkontraktionen in der Genital- und Analregion treten auf. Kulmination von Herz-, Kreislauf- und Atmungstätigkeit, z.T. tritt angeblich sogar auch ein momentaner Bewusstseinsverlust auf. Charakteristisch für den Orgasmus der Frau sind Kontraktionen der sog. orgastischen Manschette (Muskel im unteren Drittel der Scheide),

4. Rückbildungsphase: Rückkehr zu normalem Blutdruck und Herzfrequenz, Abschwellen der Schamlippen, der Klitoris und der Brustwarzen, Müdigkeitsgefühl.

Damit gehört Lösungsalternative (C), Kontraktionen des Anus, zur Orgasmus- und nicht zur Plateauphase.

F06
→ **Frage 2.185:** Lösung A

Zu (A): Hawthorne-Effekt: Das Wissen darüber, an einer wissenschaftlichen Untersuchung teilzunehmen, verändert bereits das Verhalten. E. Mayo führte Ende der Zwanziger Jahre des verflossenen Jahrhunderts eine betriebspsychologische Untersuchung in den Hawthorne-Werken durch, in denen nachgewiesen wurde, dass soziale Beziehungen zwischen den Arbeitnehmern wichtiger für die Produktivität als Lohnsystem und Arbeitsbedingungen sind. Als weiteres Ergebnis dieser Hawthorne-Studie wurde festgestellt, dass sich die Produktivität der Arbeitnehmer unabhängig von der Art der systematischen Variation der Arbeitsbedingungen jedes Mal dann verbesserte, wenn die Arbeitnehmer wussten, dass sie Teil einer wissenschaftlichen Untersuchung waren.

Zu (B): Kontrastfehler: Um die „Normalität" der Persönlichkeitseigenschaften eines Menschen bewerten zu können, benötigt man einen Vergleichsmaßstab. Statistische Normtabellen liegen dem Mann auf der Straße aber meist nicht vor, sodass man auf subjektive Maßstäbe ausweicht. Am häufigsten legen Menschen den Maßstab der Normalität dann durch Vergleich mit ihrem direkten individuellen Umfeld an und damit kann man ziemlich falsch liegen.

Zu (C): Placebo-Effekt: Alleine der Glaube daran, eine wirksame Behandlung zu erhalten, kann bei den meisten Patienten eine Veränderung der Krankheitssymptome erzeugen. Durch Einnahme von wirkstofffreien Tabletten oder Injektion mit Kochsalzlösung lässt sich sowohl Linderung von Schmerzen wie auch das Auftreten von Nebenwirkungen erzeugen.

Zu (D): Rosenthal-Effekt: Veränderung der Leistung, bedingt durch die Erwartungen des Versuchsleiters. In einer Reihe von Experimenten konnte Rosenthal seit 1967 demonstrieren, dass die Erwartungen des Versuchsleiters das Untersuchungsergebnis beeinflussen können. Der Arzt z. B. weiß, ob der Patient ein wirksames Medikament oder ein Placebo erhält und verhält sich dementsprechend. Der Patient spürt dieses unterschwellig, was dann auch Auswirkungen auf seine Krankheitssymptome haben kann.

Zu (E): Zeigarnik-Effekt: Unerledigte Handlungen (z. B. nicht gelöste Aufgaben einer Klausur) werden nach B. Zeigarnik (1927) besser erinnert als die erledigten.

F06
→ **Frage 2.186:** Lösung E

Zu (A): Leitlinien für Therapieempfehlungen beziehen sich in der Regel auf eine Diagnose nach der „*International Classification of Diseases*" (ICD).

Zu (B): Die Diagnosevorschriften des ICDs führen dazu, dass weniger Fehldiagnosen entstehen; das macht Patientengruppen z. B. auch für epidemiologische oder klinische Studien besser vergleichbar.

Zu (C): Eine ausführliche Schilderung jedes einzelnen Symptoms kann kurz ausfallen, wenn eine ICD-Diagnose gestellt werden kann; das erleichtert die Dokumentation.

Zu (D): Der Informationsaustausch zwischen Fachleuten kann mit klaren Diagnosen präziser und gezielter ausfallen.

Zu (E): Das ICD verbessert nicht die „intuitive Blickdiagnose". Die reicht ohnehin wohl nur für wenige Erkrankungen wirklich aus.

F06
→ **Frage 2.187:** Lösung B

Zu (A): Eine Ratingskala ist eine Skala, auf der eine Person („*rater*") etwas einschätzt. Auch Angehörige können das Ausmaß einer psychischen Störung ihres Verwandten damit einschätzen.

Zu (B): Das DSM ist ein multiaxiales Klassifikationsschema, das folgende Bereiche berücksichtigt:

- Achse I: hauptsächlich Zustandsstörungen, schwere mentale Fehlstörung und Lernunfähigkeiten,
- Achse II: dauerhafte Entwicklungs- und Persönlichkeitsstörungen, ebenso wie mentale Defizite und geistige Behinderungen,
- Achse III: medizinische Krankheitsform. Diese Achse umfasst körperliche Probleme, die bedeutsam für die ersten beiden Achsen sein können,
- Achse IV: psychosoziale und umgebungsbedingte Belastungsfaktoren,
- Achse V: globale Erfassung des Funktionsniveaus.

Zu (C): Projektive Testverfahren: Der Begriff geht ursprünglich auf den Freud'schen Abwehrmechanismus „*Projektion*" zurück. Motive, die man sich nicht selbst zugesteht, werden auf andere Personen projiziert. Die hinter den projektiven Testverfahren stehende Theorie geht davon aus, dass Personen ihre Motive auch auf vieldeutiges Material projizieren.

Zu (D): Depressionsfragebögen sind z. B. das Beck-Depressions-Inventar oder die Allgemeine Depressionsskala von Heutzinger & Bailer.

Zu (E): Persönlichkeitstests teilen sich auf in Persönlichkeitsfragebögen und projektive Testverfahren.

F06
→ **Frage 2.188:** Lösung C

Zu (A): Beziehungsqualität: emotionale Qualität der Beziehungen zu nahestehenden Personen (Eltern, Kinder, Kollegen, Chef).

Zu (B): Ergebnisqualität: Die Leistung einer medizinischen Behandlung beurteilen Arzt und Patient in erster Linie anhand der Ergebnisqualität, d. h. daran, in wie weit die Beschwerden, die zur Krankenhausaufnahme geführt haben, objektiv und nachweisbar beseitigt oder gelindert werden konnten.

Zu (C): Prozessqualität ist gekennzeichnet durch die Maßnahmen, die den Behandlungsablauf bewerten. Um die Prozessqualität z. B. in der medizinischen Therapie zu erfassen, schaut man sich an, ob die Behandlung systematisch und personenbezogen erbracht worden ist. Hilfsmittel dazu ist die Therapiedokumentation und insbesondere der Pflegeprozess. Dies geschieht häufig mit Checklisten und Protokollen.

Zu (D): Die Strukturqualität ist gekennzeichnet durch bauliche, technische und personelle Rahmenbedingungen. Darunter fällt u. a. der Typ des Trägers (privat oder kirchlich), der Personalschlüssel, das Pflegeleitbild, die Hierarchie- und Kommunikationsstufen und die Maßnahmen zur Fort- und Weiterbildung der Mitarbeiter.

Zu (E): Die technische Qualität in der Medizin wird gesichert über das Gesetz über Medizinprodukte (Medizinproduktegesetzes – MPG). Medizinprodukte sind alle einzeln oder miteinander verbunden verwendete Instrumente, Apparate, Vorrichtungen, Stoffe und Zubereitungen aus Stoffen oder andere Gegenstände einschließlich der für ein einwandfreies Funktionieren des Medizinproduktes eingesetzten Software, die vom Hersteller zur Anwendung für Menschen mittels ihrer Funktionen zum Zwecke der Erkennung, Verhütung, Überwachung, Behandlung oder Linderung von Krankheiten und Behinderungen dienen.

F06 ■■
→ **Frage 2.189:** Lösung C

Zu (A): Affektive Neutralität: Sympathie oder Antipathie dürfen nach Talcott Parsons die Leistungen des Arztes nicht beeinflussen.

Zu (B): Funktionale Spezifität: Der Arzt hat nach Talcott Parsons nur zum Zweck des Erkennens und der Beseitigung von Krankheiten zu handeln.

Zu (C): Kollektivitätsorientierung/Altruismus: Der Arzt hat nach Talcott Parsons uneigennützig zu handeln, also die Notlage des Patienten nicht zu seinen Gunsten auszunutzen.

Zu (D): Uneingeschränkte Hilfsbereitschaft (universelle Wertorientierung, Universalität): Ein Arzt soll nach Ansicht von Talcott Parsons alle Patienten gleich behandeln, ungeachtet ihrer sozialen Stellung und persönlichen Eigenarten.

Zu (E): Fachliche Kompetenz/Vorgegebenheitsorientierung („Respektierung des Auftrages"): Der Arzt hat nach Ansicht des Soziologen Talcott Parsons den an ihn gestellten Auftrag, die Gesundheit des Patienten wiederherzustellen, zu respektieren und sich auf fachliche Belange zu beschränken, von denen er etwas versteht.

F06 ■
→ **Frage 2.190:** Lösung D

Zu (A): Fixierung: Bindung an eine der frühen Phasen der psychosexuellen Entwicklung (orale, anale, phallische Phase), wenn das Kind in dieser Phase zuviel oder zuwenig Befriedigung erhielt. Insbesondere spielt der Verlust von Befriedigungsmöglichkeiten eine Rolle, es kommt zur Regression auf Phasen, in denen keine Frustration vorkam.

Zu (B): Reaktionsbildung ist ein psychoanalytischer Abwehrmechanismus: Ein bestraftes Bedürfnis kann nicht mehr ausgeführt werden und wird durch eine gegenteilige Handlungsweise ersetzt, so können sie ausgelebt und gleichzeitig für das Über-Ich akzeptierbar werden.

Zu (C): Nach Ansicht des Gesprächstherapeuten Carl *Rogers* wird der Organismus des Menschen nicht durch Triebe, sondern von einer einzigen zentralen Energie, der angeborenen Tendenz zur Selbstaktualisierung, Selbsterhaltung und Selbstverwirklichung, gesteuert. Damit ist die Selbstaktualisierung das grundlegende Motiv für das Tätigwerden des Menschen, um Autonomie und Selbstständigkeit zu erlangen. Dabei entwickelt der Mensch die zunehmende Bereitschaft, sich für jede Art von Erfahrung zu öffnen und sich und andere so anzunehmen, wie sie sind.

Zu (D): Übertragung und Gegenübertragung: Während der psychoanalytischen Therapie werden frühkindliche Einstellungen, Wünsche und Gefühle der Mutter, Vater und anderen nahen Bezugspersonen auf den Analytiker projiziert. Dementsprechend verhält sich der Patient gegenüber dem Analytiker, wie er sich diesen Personen gegenüber in früher Kindheit verhalten hat („biografische Übertragung"). Dieser Übertragungsbegriff im engeren psychoanalytischen Sinne lässt sich ausweiten: So findet Übertragung im obigen Sinne nicht nur in der analytischen Therapie statt, sondern auch gegenüber dem Arzt, wenn dieser während der Behandlung eine Beziehung zum Patienten aufbaut. Unter Umständen geht der Arzt darauf ein, da diese Abhängigkeit des Patienten seinen eigenen Wunschvorstellungen entspricht und verhält sich entsprechend, was man als Gegenübertragung bezeichnet.

Zu (E): Verschiebung ist ein weiterer psychoanalytischer Abwehrmechanismus: Verbotene Triebwünsche können von einer Person auf eine andere, sogar auf Tiere oder Objekte, verschoben werden.

F06
→ **Frage 2.191:** Lösung C

Zu (A): Echtheit des Beraters: Der Arzt sollte sich geben, wie er ist, und im Gespräch auftauchende Gefühle nicht unterdrücken oder verbergen.

Zu (B): Empathie: einfühlendes Verständnis, insbesondere hinsichtlich der Gefühle des Klienten.

Zu (C): Der Therapeut sollte dem Patienten Wertschätzung und Wärme entgegenbringen, ohne daran Bedingungen zu knüpfen. Der Patient soll als eigenständiger Mensch akzeptiert werden, auch wenn er Rückschritte in der Therapie zeigt oder anderes Verhalten zeigt, das nicht mit den Erwartungen des Behandlers übereinstimmt.

Zu (D): Sympathie bezeichnet eine emotionale Beziehung zu einem anderen Menschen. Das Gefühl der Sympathie kann verschiedene Ausprägungen haben. Sympathie als eine primär einseitige Empfindung kann Voraussetzung für emotionale Beziehungen wie Freundschaft oder Liebe sein. Gegenteil ist die Antipathie.

Zu (E): Transparenz: Ablauf, Methoden und Ziele einer Psychotherapie müssen für den Patienten verständlich sein. Dies erfordert eine Planung der Therapie mit klarer Zielabsprache. Nur durch diese Transparenz kann die Mitarbeit des Betroffenen gesichert werden.

F06
→ **Frage 2.192:** Lösung *** Diese Frage wurde aus der Wertung genommen.

Diese Frage wurde als nicht lösbar gewertet, da der Halo-Effekt (A) ja der Oberbegriff für den logischen Fehler (B) ist und dabei beides richtig ist.

Zu (A): Halo-Effekt: Besonders hervorstechende Eigenschaften einer Person werden auf andere (unbeobachtete) Eigenschaften generalisiert: Dicke sind gemütlich, Brillenträger intelligent usw. Hier schlussfolgert die Ärztin aufgrund der schleppenden Sprache den niedrigen IQ.

Zu (B): Logischer Fehler: Der Beurteiler geht davon aus, dass ähnliche Charaktereigenschaften miteinander verkoppelt sind. So kann man etwa von einer ordentlichen Person glauben, sie sei auch besonders fleißig. Ausschlaggebend ist hier die Scheinlogik. Der logische Fehler ist ein Spezialfall des Halo-Effektes und beide sind leicht zu verwechseln.

Zu (C): Die Nein-Sage-Tendenz ist eine typische Antworttendenz, die besonders in Fragebögen zur

Geltung kommt. Manche Personen lehnen für sich selbst alle Fragen ab: Sind Sie meist total naiv? Sind Sie ziemlich faul? Sind Sie außerordentlich hässlich? Sind Sie immer geizig?

Zu (D): Reihenfolge-Effekt: Reihenfolge-Effekte können bei der Aufzählung von mehreren Antwortmöglichkeiten sowie beim Vorlegen von Testmaterial (z. B. Produkten, Werbeanzeigen) auftreten und zur Verzerrung der Ergebnisse führen. In der Regel bleiben die ersten (Primacy-Effekt) und letzten (Recency-Effekt) Antworten bzw. Vorlagen am besten im Gedächtnis haften. Auch in der Personenbeurteilung taucht dieser Fehler auf. Spricht vor einem durchschnittlichen Redner ein hervorragender Referent, so wird der Vortrag anders bewertet, als wenn vorher ein langweiliger Talk gewesen wäre.

Zu (E): Rosenthal-Effekt: Die Erwartung bzw. Vorinformation der Studenten, es z. B. mit besonders intelligenten Tieren zu tun zu haben, beeinflusst die Beurteilung des Verhaltens der Tiere. Dasselbe funktionierte auch mit Schülern.

F06
→ **Frage 2.193:** Lösung E

Zu (A): Das wäre ein typisches Ziel der nondirektiven Gesprächspsychotherapie nach Carl Rogers.

Zu (B): Dazu würden sich progressive Muskelentspannung, autogenes Training oder auch meditative Übungen gut eignen.

Zu (C): Einsicht in unbewusste Beziehungskonflikte wäre ein Ziel der psychoanalytischen Therapie, kommt aber auch bei anderen humanistischen, tiefenpsychologisch-fundierten Therapieformen vor.

Zu (D): Das wäre auch ein wesentliches Ziel einer Psychoanalyse.

Zu (E): Die kognitive Verhaltenstherapie analysiert destruktive Gedanken und bringt den Patienten dazu, diese zu hinterfragen. Hierzu dient der „sokratische Dialog", bei dem der Therapeut lediglich hinterfragt, ob die Gedanken des Patienten wirklich sinnvoll sind und ob es nicht vielleicht auch alternative Erklärungsmöglichkeiten gibt.

F06
→ **Frage 2.194:** Lösung C

Zu (A)–(E): Heim et al. (1983) beschreiben Coping-Reaktionen, die als „transaktionales Modell der Krankheitsverarbeitung" bekannt wurden:

1. Wahrnehmung: Am Anfang der Erkrankung steht die Wahrnehmung von Symptomen.
2. Kognitive Verarbeitungen: Die Veränderung des Gesundheitszustandes wird bewertet.
3. Bewältigungsformen: Hier werden drei Möglichkeiten unterschieden:

- Handeln: Kompensation (sich etwas Gutes gönnen), Zuwendung suchen, Rückzug, Wut ausleben, Altruismus (anderen helfen), Zupacken (*„Damit werde ich schon fertig!"*),
- Kognition: Dissimulieren (Krankheit herunterspielen), Ablenken (Aufmerksamkeit auf etwas anderes lenken), Valorisieren (sich selbst aufwerten), Problemanalyse (vernünftiges Abwägen und Entscheiden), Vermeiden (Problem aus dem Wege gehen), Rumifizieren (ständiges Grübeln über Krankheit), Stoizismus (mit Fassung tragen),
- intrapsychisch-emotional: Haltung bewahren (Selbstkontrolle), Fatalismus (aufgeben, resignieren), Auflehnung (Protest), Selbstbeschuldigung (Fehler suchen), Emotionen ausdrücken, Religiosität (Halt im Glauben).

Die Äußerung der Patientin entspricht dem Dissimulieren, d. h. sie spielt die Schwere ihrer Erkrankung herunter.

F06
→ **Frage 2.195:** Lösung B

Zu (**A**): Emotionaler Rückhalt wäre die Unterstützung durch Zuwendung, etwa indem man dem gestürzten Skifahrer die Hand hält und ihm etwas Trost spendet.

Zu (**B**): Instrumenteller Rückhalt beinhaltet finanzielle, materielle oder praktische Unterstützung. Das Rufen des Lawinen-Bernhardiners oder Rettungshubschraubers passt gut in diesen Bereich.

Zu (**C**): Kognitiver Rückhalt: Rückhalt durch Information wird gegeben, wenn man dem Verletzten erklären würde, dass man selbst mal ein Medizinstudium angefangen hatte und sich mit Verletzungen etwas auskennt, die Rettung naht, in der Nähe ein auf Beinbrüche spezialisiertes Krankenhaus ist, in dem fantastische Ärzte tätig sind, die sowas in Nullkommanix wieder zusammenflicken können. Von diesem Punkt an sollte man auf Details der OP-Methoden eingehen.

Zu (**D**): Der Begriff „motivationaler Rückhalt" taucht als Fachterminus in den mir vorliegenden Unterlagen leider nirgends auf; möglicherweise ist es eine Wortneuschöpfung des Autors dieser Frage. Möglicherweise ist damit gemeint, dass über eine Verbesserung der Motivation des Individuums auch Rückhalt vermittelt werden kann. Vielleicht könnte man den Skifahrer aufmuntern und motivieren, nach Abheilung der multiplen Frakturen weiter Ski zu fahren.

Zu (**E**): Rückhalt durch Anerkennung und Wertschätzung ist mit emotionalem Rückhalt gleichzusetzen (siehe Kommentar zu (A)).

F06 ■
→ **Frage 2.196:** Lösung A

Zu (**A**): Analog zum bekannten „*Say*'schen Gesetz" aus der klassischen Ökonomik wird von Politikern oft und gerne behauptet, dass sich das ärztliche Leistungsangebot seine eigene Nachfrage schaffe. Mit diesem Argument werden politische Restriktionen des Leistungsangebots gerechtfertigt. Angebotsinduzierte Nachfrage mit Bezug auf Gesundheitsleistungen bedeutet, dass Patienten Leistungen in Anspruch nehmen, um die sie bei vollständiger Information über den eigenen Gesundheitszustand nicht gebeten hätten. Grundlage dieses Problems ist, dass Informationen über Diagnose- und Therapiemöglichkeiten zwischen Patienten und Ärzten asymmetrisch verteilt sind. Ärzte sind aber zugleich Anbieter dieser Diagnose- und Therapieleistungen, die sie dann abrechnen können.

Zu (**B**): „Evidenzbasierte Medizin" beruht auf der Anwendung wissenschaftlicher Methoden, die jegliche medizinische Tätigkeit umfassen und auch lang etablierte medizinische Traditionen kritisch bewerten. Diese Forderung umfasst die systematische Suche in der wissenschaftlichen Literatur nach der jeweils optimalen Diagnose- und Therapiemöglichkeit für eine konkrete Erkrankung, die kritische Beurteilung der Validität der Nützlichkeit (Evidenz) dieser Methode nach klinisch-epidemiologischen Gesichtspunkten.

Zu (**C**): Rationierung von Leistungen: Nach diesem Modell sollen medizinische Leistungen weiter gekürzt werden. So wurde 2003 ernsthaft diskutiert, ob Über-75-jährige noch in den Genuss aller medizinischer Maßnahmen kommen sollen. Andere Ideen sahen/sehen vor, z. B. ärztliche Leistungen für chronische Raucher zu kürzen.

Zu (**D**): Unter „latentem Bedarf" versteht man einen Bedarf, der in dem Individuum zwar besteht, aber ihm noch gar nicht bewusst ist, da er noch keine Befriedigungsmöglichkeit für diesen Mangelzustand kennt. Werbung nützt dieses Phänomen seit Jahren aus, indem uns Waren verkauft werden, von denen wir bis dahin noch gar nicht ahnten, dass es sie eines Tages geben wird. Von unterwegs telefonieren zu können, war ein solcher latenter Bedarf, der vor 25 Jahren nur durch öffentliche Telefonzellen gedeckt wurde. Heute ist für viele Menschen das Leben ohne Handy gar nicht mehr denkbar. Auch in der Medizin werden solche latenten Bedürfnisse geweckt, etwa Verkauf von Medikamenten gegen Gedächtnisstörungen im Alter, Zahnweißung, Antifalten-Cremes oder Lifting.

Zu (**E**): Medizinischer Bedarf besteht aus zwei Elementen: 1. in der subjektiven Annahme des Patienten, dass seine Erkrankung behandlungsbedürftig ist (subjektiver Bedarf) und 2. in der objektiven Feststellung einer Krankheit oder Behinderung. Beide sind oft alles andere als deckungsgleich. Bei

Hypochondern ist der subjektive Behandlungsbedarf hoch; der objektive Bedarf in Bezug auf Behandlung der somatischen Seite wird niedrig eingeschätzt. Bei einem manischen Patienten mit Größenwahn oder einer narzisstischen Persönlichkeitsstörung liegt die Sache genau anders herum. Auch bei hohem subjektiven Leidensdruck kann es Diskrepanzen geben: Ein Zustand, für den es keine Behandlung gibt, ist nicht „behandlungsbedürftig", es besteht objektiv „kein Behandlungsbedarf".

F06 ∎

→ **Frage 2.197:** Lösung A

Zu (**A**): Äquivalenzprinzip: **1.** Risikoäquivalenz: für gleiche Leistung verschiedene Preise (Beiträge) bei verschiedenem Risiko; **2.** Äquivalenzrelation ist die Leistungsäquivalenz: für verschiedene Leistungen verschiedene Preise (Beiträge) bei gleichem Risiko. Bei der letzteren Beziehung orientiert sich das Äquivalenzprinzip bei der Ermittlung der zu zahlenden Versicherungsprämie am individuellem Risiko des Versicherungsnehmers bei Vertragsbeginn, d. h. entscheidend ist das Eintrittsalter, der Gesundheitszustand und das Geschlecht. Das Prinzip wird meist von privaten Krankenversicherungen herangezogen.

Zu (**B**): Beim Fallpauschalen-Prinzip, das derzeit vom Gesetzgeber in der stationären Pflege mit massivem Druck durchgesetzt wird, wird pro Krankheit unabhängig von der Behandlungsdauer ein fester Betrag gezahlt, während man früher Pflegesätze pro Tag Verweildauer im Krankenhaus abrechnen konnte. Der Gesetzgeber erhofft sich, hierdurch eine Verkürzung der Verweildauer im Krankenhaus zu erzwingen.

Zu (**C**): Kostenerstattungsprinzip: Abrechnungsverfahren, das in den letzten Jahrzehnten überwiegend von den privaten Krankenversicherungen praktiziert wurde. Der Versicherte ist unmittelbarer Vertragspartner des Arztes, die Rechnung geht direkt an den Patienten und wird von ihm, nach Überprüfung und Bezahlung, bei der Versicherung zur Erstattung vorgelegt. Seit dem 1.1.2004 können nun aber auch alle Versicherten der gesetzlichen Krankenkassen (freiwillige Mitglieder ebenso wie Pflichtmitglieder) die sog. Kostenerstattung anstelle des Sachleistungsprinzips (Abrechnung über die Krankenversichertenkarte) wählen.

Zu (**D**): Sachleistungsprinzip: Abrechnungsverfahren in der gesetzlichen Krankenversicherung (GKV). Der Versicherte erhält über den Krankenschein/Versichertenkarte Anspruch auf ärztliche Behandlung nach dem EBM (Einheitlicher Bewertungsmaßstab), wobei der Arzt über die Verrechnungsstellen der Kassenärztlichen Vereinigung mit der GKV abrechnet.

Zu (**E**): Solidarprinzip: Nach dem Solidarprinzip besitzen alle Versicherten der gesetzlichen Krankenversicherung (GKV) den gleichen Leistungsanspruch, unabhängig von der jeweiligen Beitragszahlung, vom persönlichen Krankheitsrisiko und vom Familienstand. Die ursprünglich unvermittelt empfundene Solidarität der Versicherten ist angesichts der Größe der Krankenkassen einer anonymisierten Solidarität gewichen. Insbesondere der kassenartenübergreifende Finanzausgleich (Risikostrukturausgleich) rechtfertigt es aber, alle Versicherten der GKV zusammen als Solidargemeinschaft zu bezeichnen. Das Solidarprinzip ist ein Kernmerkmal der GKV.

---

3 Förderung und Erhaltung von Gesundheit

3.1 Prävention

3.1.1 Präventionsbegriff

III.1	Präventionsbegriff

Prävention kommt von lateinisch *praevenire* = zuvorkommen, vorbeugen. Nach §1 SGB-V sind die Versicherten selbst für ihre Gesundheit mitverantwortlich und sollen „... *durch frühzeitige Beteiligung an gesundheitlichen Vorsorgemaßnahmen sowie durch aktive Mitwirkung an Krankenbehandlung und Rehabilitation beitragen, den Eintritt von Krankheit oder Behinderung zu vermeiden und ihre Folgen zu überwinden.*" Prävention ist eine außerordentlich wichtige Aufgabe der Medizin. Sie verringert die Auftretenshäufigkeit und Folgen von Krankheiten und damit auch die hohen Kosten unseres Gesundheitssystems. Zusätzlich liefern die Vorsorgeuntersuchungen wertvolle Erkenntnisse zur Entstehung bestimmter Krankheiten. Man unterscheidet drei Maßnahmen zur Vorbeugung von Krankheiten: primäre, sekundäre, tertiäre.

Paradox der Prävention": unterschiedlich definierter Begriff.

- Zum einen in der Bedeutung verwandt: Je besser die Prävention ist, um so seltener muss sie benutzt werden.
- Paradoxe Prävention weist aber auch darauf hin, dass insbesondere Kampagnen zur Prävention bei Drogen und Alkohol die Jugendlichen gerade erst darauf hinweist, welche Drogen es gibt, die sie ausprobieren könnten.

- Paradoxe Prävention wird außerdem in dem Sinn benutzt, dass insbesondere durch sekundäre und tertiäre Prävention oft chronisch Kranke geschaffen werden, die früher an den Folgen ihrer Krankheit verstorben wären, heute aber überleben. Hierdurch erhöht Prävention sogar noch die Kosten im Gesundheitswesen statt sie zu senken.

3.1.2 Primäre Prävention

III.2 Primäre Prävention

Primäre Prävention soll die Auftretenshäufigkeit von Krankheiten senken = Inzidenzsenkung. Dazu dienen:

- medizinische Maßnahmen (Impfungen);
- pädagogische Maßnahmen (Ernährungsberatung, z.B. zur Vermeidung von zu hohen Blutfettwerten als Risikofaktor für Herzinfarkt, Sexualberatung zur Senkung der HIV-Neuinfizierungsrate);
- hygienische Maßnahmen (Reinheitsüberwachung von Luft, Wasser, Erde) und andere.

F04 F02
→ **Frage 3.1:** Lösung C

Zu (**A**): Das ist sekundäre Prävention.
Zu (**B**): Das ist sekundäre Prävention.
Zu (**C**): Das ist primäre Prävention.
Zu (**D**): Das ist tertiäre Prävention.
Zu (**E**): Das ist tertiäre Prävention.

H03
→ **Frage 3.2:** Lösung C

Zu (**A**): Informationsmaterial, auch wenn es realistische Abbildungen enthält, landet zunächst in der Schublade und irgendwann später in der Altpapiersammlung.
Zu (**B**): Demonstration korrekter Zahnputztechniken durch das Arztpersonal hat nur kurzfristige Auswirkungen, hierzu geht man letztlich auch zu selten zum Zahnarzt.
Zu (**C**): Maßnahmen, die von Seiten der Zielgruppe keinen Aufwand erfordern, haben logischerweise den größten Erfolg. Fraglich bleibt in dem Beispiel, welche langfristigen Nebenwirkungen die Fluoridisierung von Trinkwasser bei Personen möglicherweise hat, die sehr viel Leitungswasser trinken?
Zu (**D**): Wie viele Kinder sehen ernsthaft solche Gesundheitssendungen im Fernsehen?
Zu (**E**): Sehr viele andere Dinge, die vielleicht wichtiger sind als gerade das richtige Zähneputzen,

bleiben auch nicht gerade besonders lange im Gedächtnis haften bzw. bewirken gerade deshalb keine Verhaltensänderung, weil sie durch die (oft verhasste) Schule vermittelt wurden.

F05
→ **Frage 3.3:** Lösung A

Zu (**A**): Gewichtsabnahme bei bestehendem Blutdruck wäre eine medizinische Behandlung, da hier ja schon eine Erkrankung besteht und keine Prävention (= Vorsorge). Bestenfalls könnte man hier noch an tertiäre Prävention denken. Durch tertiäre Prävention soll die Wiederauftretenshäufigkeit einer Krankheit gesenkt werden. Dazu dienen Nachsorgeuntersuchungen, aber auch Rehabilitationsmaßnahmen, die z.B. die negativen Folgen chronischer psychischer oder somatischer Krankheiten verringern sollen.
Zu (**B**)–(**E**): Primäre Prävention soll die Auftretenshäufigkeit von Krankheiten senken = Inzidenzsenkung. Dazu dienen: medizinische Maßnahmen (Schutzimpfungen (C)); Trinkwasserfluoridisierung zur Kariesprophylaxe (E); pädagogische Maßnahmen (Kampagnen gegen das Rauchen (B)); hygienische Maßnahmen und andere wie die Sicherheitsgurte beim Autofahren (D).

H04 ■■
→ **Frage 3.4:** Lösung C

Zu (**A**): Sekundäre Prävention: Hierdurch sollen Krankheiten möglichst früh erkannt und einer Behandlung zugeführt werden = Früherkennung. Dazu dienen u.a. auch Vorsorgeuntersuchungen (*„screening"*), z.B. zur Früherkennung eines Karzinoms.
Zu (**B**), (**D**) und (**E**): Tertiäre Prävention: Hierdurch soll die Häufigkeit des Wiederauftretens einer Krankheit gesenkt werden = Rezidivsenkung. Dazu dienen Nachsorgeuntersuchungen, aber auch Rehabilitationsmaßnahmen, die z.B. die negativen Folgen chronischer psychischer oder somatischer Krankheiten verringern sollen. Auch die Raucherentwöhnung bei einer bereits vorliegenden Krankheit wäre tertiäre Prävention.

Zu (C): Primäre Prävention soll die Auftretenshäufigkeit von Krankheiten senken = Inzidenzsenkung. Dazu dienen: medizinische Maßnahmen (Impfungen), pädagogische Maßnahmen (Ernährungsberatung, z.B. zur Vermeidung von zu hohen Blutfettwerten als Risikofaktor für Herzinfarkt, Sexualberatung zur Senkung der HIV-Neuinfizierungsrate), hygienische Maßnahmen (Reinheitsüberwachung von Luft, Wasser, Erde) etc.

F05 ■■
→ **Frage 3.5:** Lösung D

Zu (A): Primäre Prävention soll die Auftretenshäufigkeit von Krankheiten senken = Inzidenzsenkung. Dazu dienen: medizinische und pädagogische und hygienische Maßnahmen. Sekundäre Prävention: Hierdurch sollen Krankheiten möglichst früh erkannt und einer Behandlung zugeführt werden = Früherkennung. Dazu dienen Vorsorgeuntersuchungen. Tertiäre Prävention: Hierdurch soll die Wiederauftretenshäufigkeit einer Krankheit gesenkt werden = Rezidivsenkung. Dazu dienen Nachsorgeuntersuchungen, aber auch Rehabilitationsmaßnahmen, die z.B. die negativen Folgen chronischer psychischer oder somatischer Krankheiten verringern sollen.

Zu (B): Verdrängung im psychoanalytischen Sinn eines Abwehrmechanismus: Vermeidung von Situationen, in denen die Gedanken auf eine angstbesetzte Erkrankung gerichtet werden könnten.

Zu (C): Compliance (Zusammenarbeit, Mitarbeit) im medizinischen Sinne bedeutet die Befolgung therapeutischer oder diagnostischer Anweisungen wie z.B. Medikamenteneinnahme, Termineinhaltung, Diätvorschriften.

Zu (D): Das sozialkognitive Prozessmodell (Healthbelief) des Gesundheitsverhaltens von Schwarzer (1996) unterscheidet zwei Phasen: In der ersten (motivationalen) Phase wird der Prozess der Zielsetzung geschildert und in der zweiten (volitionalen) Phase wird der Prozess der Umsetzung dieser Ziele in konkrete Verhaltensmuster beschrieben. Um Förderungsprogramme wirksamer zu gestalten, muss bekannt sein, in welchem Stadium des Veränderungsprozesses sich eine Person befindet. In der motivationalen Phase wirken drei Einflussgrößen auf die Zielsetzung hin: 1. Risikowahrnehmung; 2. Handlungsergebniserwartungen und 3. Selbstwirksamkeitserwartung. Bei der Risikowahrnehmung handelt es sich um eine subjektive Einschätzung des Schweregrads von Erkrankungen sowie der eigenen Verwundbarkeit. Das Vorhandensein von Handlungsergebniserwartungen zeigt an, dass Personen den Zusammenhang zwischen dem Gesundheitsverhalten und den positiven oder negativen Auswirkungen dieses Verhaltens kennen. Die dritte Einflussgröße, die Selbstwirksamkeitserwartung, ist die Überzeugung, ein

schwieriges Problem aufgrund eigener Kompetenz erfolgreich lösen zu können. Die Selbstwirksamkeitserwartung spielt nicht nur bei der Zielsetzung eine zentrale Rolle, sondern auch bei der späteren Planung und Umsetzung in konkretes Verhalten. Nachdem man sich z.B. das Ziel gesetzt hat, körperlich aktiv zu werden, sind weitere Schritte notwendig, damit dieses Verhalten aufgenommen und dauerhaft aufrechterhalten wird. Zur Umsetzung von Zielen in Verhalten ist eine genaue Planung des jeweiligen Verhaltens notwendig. Diese Planungen können in zwei Aspekte unterteilt werden: a) Handlungsplanung und b) Bewältigungsplanung. Bei der so genannten Handlungsplanung wird festgelegt, wann, wo und wie die Handlung (d.h. körperliche Aktivität) ausgeübt wird, während bei der Bewältigungsplanung spezifiziert wird, wie man trotz bestimmter Hindernisse aktiv werden kann oder weiterhin aktiv bleibt.

Zu (E): Fatalismus: religiöse Einstellung, nach welcher das Schicksal das Leben des Menschen bestimmt. Die Einzelperson selbst kann nichts tun, um ihr Schicksal zu beeinflussen, alles ist vorherbestimmt und im großen Buch des Lebens schon im Augenblick der Geburt verzeichnet. Die Attribuierung ist hierbei nicht internal, sondern external auf „das Schicksal", „Gott" oder eine andere Macht gerichtet.

3.1.3   Sekundäre Prävention

III.3   Sekundäre Prävention
Sekundäre Prävention: Hierdurch sollen Krankheiten möglichst früh erkannt und einer Behandlung zugeführt werden = Früherkennung. Dazu dienen Vorsorgeuntersuchungen (Screening), z.B. zur Früherkennung eines Mamma-Karzinoms.

H02 ■
→ **Frage 3.6:** Lösung C

Zu (A): Das wäre primäre Prävention.
Zu (B): Das wäre tertiäre Prävention.
Zu (C): Das ist sekundäre Prävention.
Zu (D): Das wäre tertiäre Prävention.
Zu (E): Das wäre primäre Prävention.

H05 ■■
→ **Frage 3.7:** Lösung B

Zu (A): Primordiale Prävention meint die Verhütung von Risikofaktoren. Zumindest ein wesentlicher Risikofaktor (Brustkrebsgen) liegt hier aber schon vor, kann also nicht mehr verhindert werden.

Zu (**B**): Primäre Prävention soll die Wahrscheinlichkeit einer Ersterkrankung senken. Eine Brustentfernung schon vor Auftreten des Karzinoms würde in diesen Bereich der Krankheitsverhütung gehören.

Zu (**C**): Sekundäre Prävention findet nach einer abgeheilten Erkrankung statt und soll eine Wiedererkrankung verhindern.

Zu (**D**): Tertiäre Prävention setzt ein, wenn nach einer Erkrankung weitere Folgeprobleme vermieden werden sollen.

Zu (**E**): Rehabilitationsmaßnahmen, die z.B. die negativen Folgen chronischer psychischer oder somatischer Krankheiten verringern sollen, zählen zur tertiären Prävention.

3.1.4 Tertiäre Prävention und Rehabilitation

III.4 Tertiäre Prävention und Rehabilitation

Durch **Tertiäre Prävention** soll die Wiederauftretenshäufigkeit einer Krankheit gesenkt werden = Rezidivsenkung. Dazu dienen Nachsorgeuntersuchungen aber auch Rehabilitationsmaßnahmen, die z.B. die negativen Folgen chronischer psychischer oder somatischer Krankheiten verringern sollen.

Rehabilitation

Veränderte Alterszusammensetzung der Bevölkerung und Fortschritte der medizinischen Versorgung führen dazu, dass der Anteil chronisch Kranker in der BRD in einem rasanten Wachstum begriffen ist. Rehabilitation betrifft vor allem solche chronische Krankheiten, bei denen eine vollständige Heilung meist nicht mehr erreicht werden kann. Krankenkassen und Rentenversicherungen erbringen daher auch Leistungen zur **Rehabilitation** ihrer Versicherten. Ziel der Reha ist es, den Auswirkungen einer Krankheit oder einer körperlichen, geistigen oder seelischen Behinderung auf die Erwerbstätigkeit der Versicherten entgegenzuwirken oder sie zu überwinden und dadurch Beeinträchtigungen der **Erwerbsfähigkeit** der Versicherten oder ihr vorzeitiges Ausscheiden aus dem Erwerbsleben zu verhindern oder sie möglichst dauerhaft in das Erwerbsleben einzugliedern. Grundsätzlich gilt hier. *„Reha vor Rente!"*.

Die häufigsten **Erkrankungen**, die zu rehabilitativen Maßnahmen führen sind (Prozentangaben nach Haaf & Schliehe, 2000):
1. Erkrankungen des Skeletts, der Muskeln und des Bindegewebes (38%)
2. Neubildungen (17%)
3. Psychische Erkrankungen, inkl. Süchte (16%)
4. Herz-Kreislauf-Krankheiten (13%).

Hingewiesen werden muss darauf dass viele Patienten unter Multimorbidität leiden, d.h. mehrere Krankheiten auf sich vereinigen.

Aufgabenbereiche der Rehabilitation sind:
1. Differenzierte Diagnostik im medizinischen und pychosozialen Bereich;
2. Vermittlung von Informationen über die Krankheit, ihre Ursachen und Möglichkeiten der Behandlung;
3. Linderung von Beschwerden (z.B. chronische Schmerzen bei Rückenleiden);
4. Verringerung der Beeinträchtigung (z.B. Sprachtherapie bei einem Aphasiker);
5. Adaption, Erlernen kompensatorischer Fähigkeiten (z.B. Tagebuch bei Gedächtnisproblemen);
6. Vermeidung von Verschlechterung und Maladaptation (z.B. Fehlhaltung bei Hemiplegie);
7. Stabilisierung des erreichten Leistungsniveaus;
8. Veränderung des Lebensstils, um Risikofaktoren (z.B. Übergewicht) zu vermeiden;
9. Krankheitsbewältigung (akzeptieren des Schicksals *„behindert"* zu sein) und Stärkung des Selbstbewusstsein;
10. Verlangsamung der Progression einer chronischen Erkrankung (z.B. bei Demenz);
11. Anpassung technischer Hilfen (z.B. Rollstuhl-Training bei Querschnittslähmung);
12. Anpassung der persönliche Umwelt (Arbeitsstelle, Arbeitsweg, Haushalt);
13. Berufliche Wiedereingliederung.

Vor Beantragung einer Rehabilitationsmaßnahme hat der Arzt zu prüfen, ob die **medizinischen Voraussetzungen** erfüllt sind. Dies ist der Fall:
- wenn die Erwerbsfähigkeit des Versicherten infolge von Krankheit oder körperlicher, geistiger oder seelischer Behinderung erheblich gefährdet oder gemindert ist und zusätzlich,
- wenn voraussichtlich durch eine Rehabilitationsmaßnahme entweder die erhebliche Gefährdung beseitigt, die bereits verminderte Erwerbsfähigkeit wesentlich gebessert oder bei der bereits geminderten Erwerbsfähigkeit der Eintritt von Berufs- oder Erwerbsunfähigkeit abgewendet werden kann.

Die Beurteilung des Patienten sollte dabei auch psychologische Konstellationen berücksichtigen, insbesondere die Motivation des Patienten, feh-

lerhafte, gesundheitsschädigende Verhaltensweisen aufzugeben. Der Bericht sollte Informationen enthalten zu: **Reha-Bedürftigkeit**, *Reha-Fähigkeit* und **Reha-Prognose**.
Rehabilitationsleistungen umfassen z.B.:
1. medizinische Leistungen;
2. berufsfördernde Leistungen;
3. ergänzende Leistungen wie Haushaltshilfe, Reisekosten, Rehabilitationssportgruppen;
4. sonstige Leistungen (z.B. Kuren, Kinderheilbehandlung usw.).

Besondere Arten der Rehabilitation sind: **Anschlussheilbehandlung** (AHB, direkt im Anschluss an den Krankenhausaufenthalt), **Suchtbehandlung** (stationär und ambulant), Karzinomnachsorge, Präventionskuren bei Beschäftigten mit besonderer Gefährdung und Kinderheilbehandlung (z.B. Asthma, Bettnässer, Diabetes), Reha-Kuren und Müttergenesungskuren.

Klinischer Bezug

Prävention, die Verhütung von Krankheiten, kann gleichfalls helfen zur Kostensenkung im Gesundheitswesen beizutragen und die Krankenkassen sind zunehmend mehr bereit hierfür Geld zu investieren, wodurch auch neue Berufsfelder für Mediziner aufgebaut werden können. Insbesondere gilt es hierbei Risikoverhalten zu vermindern und Störungen möglichst frühzeitig zu erkennen. Rehabilitation ist ein zweiter Bereich, auf den der Fokus medizinischer Behandlung sich zunehmend mehr verschiebt. Während die Ärzte vor 100 Jahren noch überwiegend mit der Bekämpfung von Infektionen beschäftigt waren, spielen heute Rehabilitation, Rückgewinnung von Lebensqualität und Wiedereingliederung in das soziale System eine gewichtige Rolle.

F04
→ Frage 3.8: Lösung C

Zu (**A**), (**B**) und (**D**): Primäre Prävention soll die Auftretenshäufigkeit von Krankheiten senken = Inzidenzsenkung. Dazu dienen medizinische Maßnahmen (Impfungen), pädagogische Maßnahmen (Ernährungsberatung, z.B. zur Vermeidung von zu hohen Blutfettwerten als Risikofaktor für Herzinfarkt, Sexualberatung zur Senkung der HIV-Neuinfizierungsrate), hygienische Maßnahmen (Reinheitsüberwachung von Luft, Wasser, Erde) u.a.
Zu (**C**): Tertiäre Prävention: Hierdurch soll die Wiederauftretenshäufigkeit einer Krankheit gesenkt werden = Rezidivsenkung. Dazu dienen Nachsorgeuntersuchungen, aber auch Rehabilitationsmaßnahmen, die z.B. die negativen Folgen chronischer psychischer oder somatischer Krankheiten verringern sollen.
Zu (**E**): Keine Prävention im engeren Sinne, hier handelt es sich um reine Therapie. Dass dadurch Schlimmeres möglicherweise verhindert wird, fällt nicht direkt unter den Präventionsbegriff.

H97
→ Frage 3.9: Lösung C

Zu (**A**), (**B**), (**D**) und (**E**): Richtig.
Zu (**C**): Das wäre primäre Prävention.

H99 ■
→ Frage 3.10: Lösung C

Zu (**A**): Mit dem Terminus „Vektoren" sind hier Überträger von Krankheitserregern gemeint.
Zu (**B**): Identifikation von Risikopersonen gehört zwangsläufig zur primären Prävention (vorbeugen-

de Maßnahmen), da hier ja noch gar keine Krankheit ausgebrochen ist.
Zu (**C**): Krankheitsfrüherkennung gehört zur sekundären Prävention.
Zu (**D**): Senkung des Risikoverhaltens gehört wiederum zur primären Prävention, da die Personen noch nicht erkrankt sind und nur vorbeugend beraten werden.
Zu (**E**): Verhinderung von Folgeschäden ist der tertiären Prävention zuzuordnen.

H99 ■
→ Frage 3.11: Lösung E

Siehe Kommentar zu Frage 3.10.

F98
→ Frage 3.12: Lösung B

Primäre Prävention soll die Auftretenshäufigkeit von Krankheiten senken (Inzidenzsenkung). Dazu dienen folgende Maßnahmen: medizinische, pädagogische, hygienische und andere. Auch das Vermeiden potentiell giftiger Stoffe (Alkohol, Drogen, Nikotin und vor allem von zuviel Gummibärchen) gehört in diesen Bereich.

F98
→ Frage 3.13: Lösung A

Sekundäre Prävention: Hierdurch sollen Krankheiten möglichst früh erkannt und einer Behandlung zugeführt werden = Früherkennung. Dazu dienen Vorsorgeuntersuchungen („screening"), z.B. zur Früherkennung eines Karzinoms.

F98
→ **Frage 3.14:** Lösung D

Tertiäre Prävention: Hierdurch soll die Wiederauftretenshäufigkeit einer Krankheit gesenkt werden (Rezidivsenkung). Dazu dienen Nachsorgeuntersuchungen, z. B. die Kontrolle des Blutbildes bei dem Leukämiepatienten, aber auch Rehabilitationsmaßnahmen, die z. B. die negativen Folgen chronischer psychischer oder somatischer Krankheiten verringern sollen.

3.1.5 Formen psychosozialer Hilfen

III.5 Formen psychosozialer Hilfen

Man unterscheidet verschiedene Formen psychosozialer Hilfen:

- **Prävention** (s. u.): z. B. Aufklärung über gesundheitliche Risiken, Vorsorgeuntersuchungen, Nachsorge zum Schutz vor Wiederauftreten;
- **Krisenintervention:** Hilfe in einer aktuellen Krise, z. B. *„Sorgentelefon"*, psychiatrische Notfallambulanz;
- **Stationäre Behandlung:** Psychiatrien, Psychosomatische Kliniken und Reha-Kliniken: Intensivbehandlung in einem zeitlich überschaubaren Rahmen bzw. z. T. auch langdauernde Unterbringung chronisch Kranker.
- **Psychotherapie:** zeitliche befristete psychotherapeutische Behandlung fest umrissener Störungen, z. B. mittels Verhaltenstherapie, Psychoanalyse, systemischer bzw. Familientherapie, usw.
- **Bibliotherapie** kann eine wirkungsvolle Interventionsmaßnahme sein, bei der man dem Patienten Informationsmaterial mitgibt oder Bücher empfiehlt, deren Lektüre hilft, Ursache, Symptome und Behandlung seiner Krankheit besser zu verstehen.
- **Beratung:** Erteilung von Ratschlägen, um dem Betroffenen Möglichkeiten externer Hilfe oder der Selbsthilfe aufzuzeigen.
- **Rehabilitation:** Wiederherstellung oder Kompensation verlorengegangener Funktionen.
- **Berufsbildung, Umschulung:** (Re-)Integration in das Arbeitsleben durch Ausbildungsoder Umschulungsmaßnahmen.
- **Finanzielle Hilfen:** Krankenkasse, Sozialamt, Versicherungen, Berufsgenossenschaften etc.

Transfereinkommen (Übertragungseinkommen) sind Leistungen, die ohne direkte Gegenleistung gezahlt werden. Im Bereich des Staates sind dies zum Beispiel **Wohngeld**, **Kindergeld**, **Arbeitslosengeld**, **Sozialhilfe**, **Rentenzahlungen**, aber auch **Stipendien** an Studenten. Private Transfereinkommen umfassen Transfers unter Privatpersonen (z. B. unter Verwandten) und karitative Leistungen. Von Transfereinkommen unterscheidet man die **Faktoreinkommen** (Leistungseinkommen). Transfereinkommen wirken stabilisierend, weil sie nicht unmittelbar an das Sozialprodukt gebunden sind oder diesem sogar entgegenwirken (Arbeitslosengeld).

Klinischer Bezug
Ärztliche Tätigkeit beschränkt sich heute nicht nur auf rein medizinische Behandlung, der Arzt muss auch in der Lage sein dem Patienten Rat geben zu können, welche psychosozialen Hilfen er in Anspruch nehmen kann.

F04
→ **Frage 3.15:** Lösung B

Zu (**A**): Emotionaler Rückhalt wäre die Unterstützung durch Zuwendung, etwa indem man die Patientin mit chronischen Rückenschmerzen zum Psychotherapeuten sendet und dieser dann die Depressivität der Frau lindert.

Zu (**B**): Instrumenteller Rückhalt beinhaltet finanzielle, materielle oder praktische Unterstützung, wie das Putzen der Treppe durch die Nachbarin in diesem Beispiel.

Zu (**C**): Rückhalt durch Information wird gegeben, wenn man der Patientin mit chronischen Rückenschmerzen den Bau und die Funktion der Bandscheiben erklärt, ihr Übungen zur Stärkung der Rückenmuskulatur beibringt oder Operationsmöglichkeiten erläutert.

Zu (**D**): Rückhalt durch Anerkennung und Wertschätzung ist mit emotionalem Rückhalt gleichzusetzen (siehe Kommentar zu (A)) und signalisiert, dass auch ein Mensch mit chronischem Rückenleiden in jeder Hinsicht voll akzeptiert wird.

Zu (**E**): Rückhalt durch sozialen Vergleich bedeutet, darauf hinzuweisen, dass es andere Patienten gibt, denen es ja noch viel, viel schlechter geht. Das nützt meist nicht viel, weil der Patient intuitiv weiß, dass es gleichzeitig noch sehr viel mehr Personen gibt, denen es deutlich besser geht.

H03
→ **Frage 3.16:** Lösung E

Zu (**A**): Anforderungs-Kontroll-Modell: Hohe Anforderungen bei niedriger Kontrollmöglichkeit führen zu Stress und damit zu einem erhöhten Risiko für psychosomatische Erkrankungen wie z. B. Herzinfarkt.

Zu (**B**): Kognitive Dissonanz: Festinger entwickelte das Modell der „kognitiven Dissonanz", das Entscheidungskonflikte berücksichtigt. Hierbei stehen im selben Individuum zwei Erkenntnisse im Wi derspruch (=kognitive Dissonanz), die mit einer Erklärung in Eintracht gebracht werden müssen (kognitive Konsonanz), z.B. indem eine der beiden Erkenntnisse angezweifelt wird. Häufig besteht Diskrepanz zwischen der kognitiven, der affektiven und der Handlungskomponente eines Verhaltens. Ein solcher Konflikt wird hier nicht beschrieben.

Zu (C): Modell des sozialen Vergleichsprozesses: Personen sind bestrebt, ihre Kognitionen über sich und die Welt mit den Urteilen anderer zu vergleichen. Nach Festinger (1954) existiert sogar ein eigenes Motiv dafür, Selbst- und Umweltkognitionen zu bewerten. Sofern die Richtigkeit eigener Kognitionen nicht an Umwelteffekten direkt überprüft werden kann, sucht man den Vergleich mit den Einstellungen anderer Personen, da negative Folgen von Fehlurteilen befürchtet werden.

Zu (D): Seligman entwickelte 1975 das Konzept der gelernten Hilflosigkeit aus tierexperimentellen Studien. Hunde, die Serien von Elektroschocks nicht entkommen konnten, wurden passiv und ertrugen auch andere Situationen hilflos, in denen Möglichkeiten zur Flucht gegeben waren.

Zu (E): Albert Bandura entwickelte die Theorie des sozialen Lernens und verwies ebenso auf die komplexe Interaktion von individuellen Faktoren und Umweltreizen. Hierbei spielt insbesondere das Beobachtungslernen eine große Rolle. Seine Theorie der Selbstwirksamkeit (*„self-efficacy"*) betont die Überzeugung, dass man in einer bestimmten Situation die angemessene Leistung erbringen kann. Die Selbstbewertung einer Person beeinflusst ihre Motivation und Leistung.

3.1.6   Sozialberatung

Zu diesem Kapitel wurden bisher keine Prüfungsfragen gestellt.

III.6   Sozialberatung

Von der klassischen Psychotherapie abzugrenzen ist die **Beratung**, die direkte Hinweise und **Ratschläge** auf potenzielle Hilfsquellen umfasst und z.B. von Laien (Bekannten, Verwandten, anderen Patienten), Sozialarbeitern und Sozialpädagogen, Mitarbeitern von Ämtern (Sozialamt, Krankenkasse, Rentenversicherung) oder auch Pastoren gegeben wird. Häufig geschehen solche Beratungen in eigens dafür eingerichteten Stellen (z.B. Familienberatungsstelle, Schulberatungsamt, Gesundheitsamt usw.). Solche **Hilfen** können **sozialer**, **emotionaler** wie auch **finanzieller** Art sein und dienen dazu, die mit Krankheitsphasen verbundenen Belastungen ohne Schaden zu überstehen und mit dazu beizutragen, Wohlbefinden und Gesundheit wie-

derherzustellen. Insbesondere bei chronischen Krankheiten mit vorzeitigem Ausstieg aus dem Arbeitsleben stellt Sozialberatung eine erhebliche Hilfsquelle dar. Diese geschieht in der Regel direktiv, indem Problempunkte mit dem Patienten besprochen werden und der Berater dann vorschlägt, welche Hilfen in Betracht kommen. Die empfohlenen Handlungen umfassen ein weites Feld, z.B. Antrag auf Sozialhilfe oder Wohngeld, Heilmaßnahmen, Kuren, Teilnahme an speziellen Selbsthilfegruppen oder Sportgruppen.

Klinischer Bezug
Ärzte sind heute keine Alleinkämpfer mehr, sondern mit vielen anderen Berufsgruppen in ein Netz der Hilfeleistungen eingewoben.

3.2   Maßnahmen

3.2.1   Gesundheitserziehung und Gesundheitsförderung

III.7   Gesundheitserziehung und Gesundheitsförderung

Zentrale Begriffe gesundheitspsychologischer Prävention und Intervention sind:

- **Gesundheitserziehung**: breite Vermittlung von Wissen zur Änderung von Einstellungen und Verhaltensweisen (z.B. Hinweis auf Gesundheitswirkung von Sport oder Gefährlichkeit des Rauchens in der Schule), sowie konkrete Übungsprogramme.
- **Gesundheitsaufklärung**: breite Bereitstellung von Informationen zum Erwerb gesundheitsrelevanten Wissens (z.B. Hinweis auf Kondome zur AIDS-Prävention durch Werbeplakate).
- **Gesundheitsberatung**: Vermittlung von gesundheitsrelevanten Informationen durch einen Berater im direkten Gespräch mit dem Zweck der Einstellungs- und Verhaltensänderung bei einem spezifischen Patienten (z.B. Ernährungsberatung bei einem Diabetiker).
- **Gesundheitsförderung**: von der WHO angeregte, in der Regel staatlich geförderte Programme, mit dem Ziel große Teile der Bevölkerung zu einem gesunden Verhalten zu animieren. Hierbei werden neben dem Individuum auch gesellschaftliche, politische und institutionelle Ebenen gefördert.

Klinischer Bezug

Neben der rein medizinischen Behandlung stellt nicht nur die bloße Vermeidung von Risikoverhalten, sondern auch die Förderung von gesundheitsbewusster Lebensweise ein Ziel unseres Gesundheitssystems dar.

F05

→ **Frage 3.17:** Lösung A

Zu (A): Gesundheitsförderung zielt primär auf das alltägliche Gesundheitsverhalten ab. Hauptbereiche der Gesundheitsförderung sind: Familienhilfe, schulische Gesundheitsförderung, betriebliche Gesundheitsförderung, Selbsthilfeförderung und Förderung bürgerschaftlichen Engagements für Gesundheit sowie Befähigung von Patienten zu gesundheitsbezogener Selbstbestimmung und Selbstverantwortung, allgemeine Gesundheitsförderung, personenzentrierte Gesundheitsförderung, Prävention und Rehabilitation gegenüber psychischen Erkrankungen, Infektionserkrankungen, chronischen Erkrankungen, Suchtstörungen, unfall- und gewaltbedingten Verletzungen und Förderung gesunder Umweltbedingungen.

Zu (B): Eine Veränderung der Ernährung zur Verhinderung chronischer Erkrankungen im Alter ist nur ein Teilbereich der Gesundheitsförderung.

Zu (C): Stärkung des Immunsystems zur Verhinderung ansteckender Krankheiten ist nur ein Teilbereich der Gesundheitsförderung.

Zu (D): Verhinderung maligner Erkrankungen durch gesundheitsbewusstes Leben ist nur ein Teilbereich der Gesundheitsförderung.

Zu (E): Verhinderung des Wiederauftretens einer chronischen Erkrankung wäre tertiäre Prävention, die nur ein Teilbereich der Gesundheitsförderung darstellt.

F04

→ **Frage 3.18:** Lösung B

Zu (A): Neue Therapieverfahren werden nur nach einer Kosten-Nutzen-Abschätzung zugelassen. Die Überprüfung des „Nutzens" einer Methode erfolgt insbesondere auf der Basis folgender Unterlagen: 1) Studien zum Nachweis der Wirksamkeit bei den beanspruchten Indikationen (Abwägung des Nutzens gegen die Risiken-Bewertung der erwünschten und unerwünschten Folgen; Nutzen im Vergleich zu anderen Methoden gleicher Zielsetzung), 2) die Überprüfung der „medizinischen Notwendigkeit" einer Methode erfolgt insbesondere auf der Basis von Unterlagen zur Relevanz der medizinischen Problematik, zur Häufigkeit der zu behandelnden Erkrankung, zum Spontanverlauf der Erkrankung, zu diagnostischen oder therapeu-

tischen Alternativen, 3) die Überprüfung der „Wirtschaftlichkeit" einer Methode erfolgt insbesondere auf der Basis von Unterlagen zur Kostenschätzung zur Anwendung beim einzelnen Patienten, Kosten-Nutzen-Abwägung in Bezug auf den einzelnen Patienten, Kosten-Nutzen-Abwägung in Bezug auf die Gesamtheit der Versicherten, auch Folgekosten-Abschätzung, Kosten-Nutzen-Abwägung im Vergleich zu anderen Methoden.

Zu (B): Lazarus unterschied bestimmte Überlegungen des Patienten im Fall einer Krankheit. Solche Gedankengänge umfassen u.a. Symptomwahrnehmung, Attributionen (Ursachenzuschreibung), Einschätzung der Bedrohlichkeit, Kontrollüberzeugung, Selbstwirksamkeit, Krankheitsschemata. Das Konzept der Selbstwirksamkeit beruht dabei darauf, ob und in welchem Ausmaß eine Person glaubt, mit eigenen Mitteln mit einer Störung der Befindlichkeit zurechtzukommen. Genau das versucht die Frau in dem Beispiel dieser Prüfungsfrage.

Zu (C): Gemeint ist insbesondere die Benachteiligung von Angehörigen aus der sozialen Unterschicht, die von vorne herein schlechtere Startchancen haben, z.B. infolge mangelnder Unterstützung durch die Eltern bei der Schul- und Berufsausbildung, schwächeres Finanzpolster für Nachhilfeunterricht und Lehrbücher usw.

Zu (D): Modell des Risikoverhaltens: Die Wahrscheinlichkeit, eine gesundheitliche Störung zu bekommen, potenziert sich durch Addition mehrerer Risikofaktoren. Viele Risiken wie Übergewicht und Rauchen sind allgemein bekannt. Laien nehmen Risiken aber sehr verzerrt wahr, anders als Experten aus dem Fach, die eine Gefahr nach ihren tatsächlichen möglichen Folgen (d.h. Krankheits- und Todesfällen) beurteilen. Viele Menschen akzeptieren Risiken, die aus der eigenen Lebensführung resultieren, nicht aber vermutete Umweltgefahren. So erfreut sich beispielsweise das Motorradfahren oder Inliner-Laufen trotz seiner Gefährlichkeit steigender Beliebtheit, dieselben Personen fürchten aber zu Hause, ihre neue Bettwäsche könnte Formaldehyd ausströmen und der auf Stand-by geschaltete Fernseher gefährliche elektromagnetische Wellen ausstrahlen.

Zu (E): Modell des sozialen Vergleichsprozesses: Personen sind bestrebt, ihre Kognitionen über sich und die Welt mit den Urteilen anderer zu vergleichen. Nach Festinger (1954) existiert sogar ein eigenes Motiv dafür, Selbst- und Umweltkognitionen zu bewerten. Sofern die Richtigkeit eigener Kognitionen nicht an Umwelteffekten direkt überprüft werden kann, sucht man den Vergleich mit den Einstellungen anderer Personen, da negative Folgen von Fehlurteilen befürchtet werden.

Kommentare

F03

→ **Frage 3.19:** Lösung D

Zu (**A**): Evaluation ist die Überprüfung, ob eine neue Maßnahme zum erwünschten Erfolg geführt hat. Die Ergebnisevaluation prüft dies erst am Ende, wenn alle Daten vorliegen.

Zu (**B**): Katamnese (= Follow-up) ist eine nachträgliche Prüfung, ob Therapieeffekte nach einem definierten Zeitraum stabil geblieben sind. Beispiel: Ist die Anzahl neuer HIV-Infektionen auch nach einem Jahr noch so niedrig wie direkt nach der Aufklärungskampagne?

Zu (**C**): Metaanalyse: übergeordnete Untersuchung mehrerer Datensätze aus unterschiedlichen Quellen, zum Beispiel Vergleich der Wirksamkeit unterschiedlicher Aufklärungsmaßnamen über HIV.

Zu (**D**): Evaluation ist die Überprüfung, ob eine neue Maßnahme zum erwünschten Erfolg geführt hat. Die Prozessevaluation prüft dies begleitend zu der Intervention. Auch wenn hier nicht genügend Transportmittel zur Verfügung standen, so ist doch von „externer Begleitforschung" die Rede.

Zu (**E**): Verlaufsdokumentation: Hier wird nur der Verlauf der Aufklärungskampagne erfasst (z.B. Anzahl der Vorträge, Menge der Zuhörer, Anzahl verteilter Kondome usw.); es wird nicht geprüft, ob und in welchem Ausmaß die Intervention effektiv war.

F03 ■

→ **Frage 3.20:** Lösung C

Zu (**A**): Externale Kontrollüberzeugung: Begriff aus der Attributionstheorie. Außenstehende Mächte oder das Schicksal werden für einen Handlungsausgang verantwortlich gemacht. Beispiel: Stellen Sie sich einfach an den Hauptbahnhof Hannover und hören Sie sich die Erklärungen der Bahn-Mitarbeiterin über die Lautsprecher an, warum dort fast alle Züge Verspätung haben. Irgendwie liegt die Schuld nie bei der Deutschen Bahn AG.

Zu (**B**): Seligman entwickelte 1975 das Konzept der gelernten Hilflosigkeit aus tierexperimentellen Studien. Hunde, die Serien von Elektroschocks nicht entkommen konnten, wurden passiv und ertrugen auch andere Situationen hilflos, in denen Möglichkeiten zur Flucht gegeben waren. Diese Ergebnisse übertrug Seligman auf die reaktive Depression beim Menschen.

Zu (**C**): Reaktanz bezeichnet man die Trotzreaktion, als vernünftig erkannte Ratschläge nicht zu befolgen, da man sich in seiner Entscheidungsfreiheit eingeschränkt fühlt. Man entwickelt dann eine Reihe von Gründen (Scheingründe), deretwegen man den Ratschlag nicht befolgen zu können meint. Reaktanz setzt folgendes voraus: 1.) Wird die Freiheit zur Ausübung eines Verhaltens bedroht, so steigt die Attraktivität dieses Verhaltens

erheblich an, 2.) Personen sind daher bestrebt, eine bedrohte oder verlorengegangene Freiheit wieder zurückzuerlangen, 3.) Die Reaktanz-Theorie gilt nur, wenn die Freiheitseinengung als illegitim empfunden wird. Das Verbot der Mutter weckt in dem Beispiel Reaktanz und der Junge qualmt sich fortan die Seele aus dem Leib.

Zu (**D**): Die Theorie der Kausalattribution unterscheidet erfolgssuchende und misserfolgsmeidende Personen. Erfolgssuchende schreiben Erfolg der eigenen Persönlichkeit zu, Misserfolg jedoch den Umweltbedingungen. Misserfolgsmeidende tun das Gegenteil: Erfolg liegt daran, dass man ihnen eine zu leichte Aufgabe gab; Misserfolg beweist ihnen, dass sie zu nichts taugen.

Zu (**E**): Frustrationsintoleranz: Personen unterscheiden sich in dem Ausmaß, mit dem sie auf Frustrationen aggressiv oder depressiv reagieren. Frustrationstolerante bleiben bei Misserfolgen ruhig, Frustrationsintolerante tendieren zu starken emotionalen Reaktionen. Wie reagieren Sie persönlich auf den berühmten Abschiedsbrief („*Ich liebe Dich noch immer, aber ich sehe einfach keine Zukunft mehr für unsere Beziehung ...*")?

F02

→ **Frage 3.21:** Lösung D

Zu (**A**): Ergebniserwartung ist ein Begriff aus der Kausalattribution. Abhängig davon, welches Ergebnis Sie erwarten, wird das erzielte Handlungsresultat als gut, angemessen oder schlecht bewertet. Beispiel: Wie reagieren Sie auf die Zensur „*befriedigend*" im Physikum?

Zu (**B**): Die sog. „*Attributionstheorie*" beschäftigt sich mit der Ursachenzuschreibung. Die Gedanken über die Entstehung der Erkrankung und auch über die Behandlungsmöglichkeiten können in den Bereich **a.** der externalen Kontrollüberzeugung gehören, d.h. außenstehende Mächte oder das Schicksal werden verantwortlich gemacht, oder **b.** von der internalen Kontrollüberzeugung, d.h. man sieht die Verantwortlichkeit in sich selbst.

Zu (**C**): Eine Intention ist die Ursache für eine Handlung. Bei der paradoxen Intention kommt es zum Verhalten trotz gegenteiliger Ursache, d.h. man hilft auch einer Person, von der man glaubt, dass sie an ihrem Unglück selbst Schuld ist (etwa einem Betrunkenen). Die „Theorie des geplanten Verhaltens" (*theory of reasoned action* bzw. *theory of planned behavior*) geht davon aus, dass fünf Elemente für gesundheitsbezogenes Verhalten ausschlaggebend sind, hierzu gehört auch die Intention: **1.** Verhalten, **2.** Verhaltensintention, **3.** Einstellung, **4.** subjektive Norm und **5.** wahrgenommene Verhaltenskontrolle.

Zu (**D**): Modell der Kompetenzerwartung („*self efficacy*"): Soziale Fertigkeiten („*social skills*") sind Reaktionsmuster, die es ermöglichen, sich bei der

Interaktion mit anderen erfolgreich zu verhalten. Auch in dem Beispiel äußert die Patientin die Kompetenz, dass sie es schaffen wird, mit dem Rauchen aufzuhören, und wird es dann wohl auch schaffen. Zu (**E**): Volition („*Wille*"): Eine Motivation alleine reicht nach Ansicht der Handlungstheoretiker nicht aus, um eine Aktion zu bedingen, sondern muss eine Schwelle überschreiten, um die Handlung auszulösen. Hierbei spielt der Wille („*Volition*") eine wesentliche Rolle.

3.2.2 Verhaltensänderung

Zu diesem Kapitel wurden bisher keine Prüfungsfragen gestellt.

III.8	**Verhaltensmodifikation**

Die **Verhaltensmodifikation** beschäftigt sich mit den Möglichkeiten gesundheitsschädigendes Verhalten (z. B. Rauchen, Übergewicht) bei einem Individuum zu reduzieren und dabei gesundheitsfördernde Maßnahmen (z. B. Sport) aufzubauen. Die Verhaltensmedizin betont hierbei vor allem die interdisziplinäre Integration unterschiedlicher Berufsgruppen (z. B. Ärzte, Psychologen, Ernährungsberater etc.). Insbesondere viele psychosomatische Krankheiten (z. B. *Anorexia nervosa*) können überhaupt nur über Verhaltensmodifikation geheilt werden, bei anderen ist diese oft unabdingbarer Bestandteil (z. B. gestresster, fettleibiger, unsportlicher Managertyp mit Hypertonie).

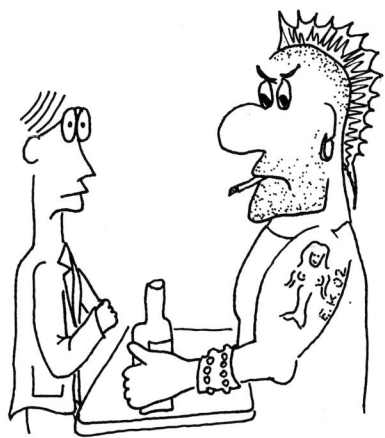

Abb. 3.**1** Verhaltensmodifikation: Im vertraulichen Gespräch mit seinem Sozialarbeiter konnte Günther G., von seinen Freunden nur „Django" genannt, endlich offen zugeben, dass er das Leben als Outsider schon lange öde fand und er sein Verhalten nun endgültig ändern wollte.

Klinischer Bezug

Die Meidung von Risikofaktoren wie auch eine gesundheitsbewusste Lebensweise erfordert vom Patienten Verhaltensänderungen, die oft nicht leicht erreichbar sind, da das Fehlverhalten auf änderungsresistenten Gewohnheiten (Rauchen) und Sachzwängen (Überlastung durch Beruf) beruht. Hier muss der Arzt zunächst daran arbeiten, eine Motivation des Patienten aufzubauen.

3.2.3 Rehabilitation, Soziotherapie, Selbsthilfe und Pflege

III.9	**Soziales Umfeld und Soziotherapie**

Neben anderen Faktoren kann auch das direkte soziale Umfeld krankmachende Auswirkungen haben oder bei der Auseinandersetzung mit einer Krankheit hemmende oder fördernde Wirkung haben. Zu unterscheiden sind:

- **soziale Integration**: Anzahl der Kontakte zu Personen des sozialen Umfeldes;
- **soziales Netzwerk**: Homogenität, Dauer und Festigkeit sozialer Beziehungen;
- **Beziehungsqualität**: emotionale Qualität der Beziehungen zu nahestehenden Personen (Eltern, Kinder, Kollegen, Chef).

So hat z. B. soziale Isolation in der Regel negative Auswirkungen auf die Gesundheit. Henry, Ely & Stephens (1972) fanden im Tierexperiment höheren Blutdruck, wenn die Tiere sozial isoliert aufgezogen wurden. Insbesondere soziale Isolation (z. B. bei „**Mobbing**") kann extrem krankmachende Wirkung haben. Eine geringe Integration in ein soziales Netzwerk geht mit einem schlechteren Gesundheitszustand einher. Personen mit engen sozialen Bindungen leben oft gesünder, rauchen und trinken weniger, sie essen und schlafen regulärer als solche mit wenig Kontakten. Ein tragfähiges soziales Netz kann bei Gesundheitsproblemen eine abpuffernde Wirkung haben. So weisen alleinstehende Männer im Mittel einen schlechteren Gesundheitszustand auf als verheiratete.

Hinsichtlich der Anzahl sozialer Kontakte gilt jedoch nicht der simple Grundsatz: *„Je mehr desto besser"*, denn ein großer Teil der Stressoren stammt ja gerade aus unseren sozialen Beziehungen. Zu enge räumliche Nähe kann ebenso belastend sein. Harburg et al. (1973) untersuchten Bluthochdruck bei Amerikanern, sie unterschieden hierbei je nach Wohngegend:

- Hoch-Stress-Gegend (hohe Kriminalität, Bevölkerungsdichte, Sterblichkeit, Scheidungsrate und niedriger Status der Bewohner)
- Niedrig-Stress-Gegend (alles niedrig, hoher Status)

Im Mittel hatten die Bewohner der Hoch-Stress-Gegend einen signifikant höheren Blutdruck als die Bewohner der Niedrig-Stress-Bereiche. Generell fanden Harburg et al. einen höheren Blutdruck bei Schwarzen als bei Weißen. Den höchsten bei Schwarzen in der Hoch-Stress-Gegend.

Soziotherapie:
Soziotherapie im engeren Sinne bemüht sich daher um die **Integration** eines Individuums in sein soziales Umfeld. Eine wichtige Rolle spielen hier systemische Ansätze. Die **Systemtheorie** sieht nicht den Menschen als isoliertes Einzelwesen, sondern sie versteht ihn als Gruppenwesen, der in ein soziales Umfeld eingebettet ist. Beispiele für solche Gruppen sind Familien, Schulklassen, Arbeitsteams, Nachbarn in einem Mietshaus, aber auch Wohngruppen im Altenheim. Das Verhalten des Einzelnen entsteht dabei nicht nur aufgrund seiner individuellen Persönlichkeitseigenschaften, sondern es ist auch durch die Struktur der Gruppe bedingt. Wie die Mitglieder miteinander umgehen, ist ausschlaggebend dafür, ob der Einzelne sich in der Gemeinschaft wohl fühlt – oder ob er eine (psychische) Krankheit ausbildet.
Gruppen identifizieren häufig eine Person als **Sündenbock**, als krank, abweichend oder nicht normal. Oft ist es das schwächste Glied in der Kette, in Familien besonders häufig eines der Kinder. Nur selten hat diese Person wirklich etwas verbrochen, meist wird sie nur als Projektionsfigur für Probleme benutzt, die eigentlich auf einer ganz anderen Ebene entstanden sind. Nach Ansicht der Systemtheoretiker muss der Aufbau neuer Subsysteme nicht bis in alle Einzelheiten durchdacht werden und ist ohnehin nur schwer im Voraus zu planen. Fehlerhafte Systeme befinden sich ohnehin in einem instabilen Zustand. Oft bedarf es nur eines kleinen Anstoßes, um das System dann zum Kippen zu bringen. Wie Bauklötze purzeln die Gruppenmitglieder dann kurzfristig durcheinander, dann finden sie jedoch selbständig eine neue Zusammensetzung, die fast immer besser an die aktuellen Gegebenheiten angepasst ist.
Soziotherapie richtet sich vorrangig an chronisch psychisch und körperlich Kranke (Behinderte) und umfasst hier Maßnahmen wie z.B. Wohngruppen, Arbeits- und Beschäftigungstherapie, Rehabilitationsgruppen.

H03 ■
→ **Frage 3.22:** Lösung C

Zu (A), (B), (D) und (E): Zum sozialen Umfeld *(„social support")* zählt man: Familie, Verwandtschaft, Freunde, Kollegen und Nachbarn. Alle die also, zu denen der Patient in sozialem Kontakt steht. Diese können z.B. emotionalen Rückhalt geben, Anerkennung aussprechen, Informationen weiterreichen oder Werte und Hilfeleistungen vermitteln.
Zu (C): *„Social support"* darf man nicht mit dem sozialen Netz im gesellschaftlichen Sinne verwechseln (Altersversorgung, Krankenversicherung, Arbeitslosenunterstützung).
Solidarprinzip: Nach diesem Grundsatz besitzen alle Versicherten der gesetzlichen Krankenversicherung (GKV) den gleichen Leistungsanspruch, unabhängig von der jeweiligen Beitragszahlung, vom persönlichen Krankheitsrisiko und vom Familienstand.

F99
→ **Frage 3.23:** Lösung B

Zu (A), (C), (D) und (E): Zum sozialen Umfeld *(social support")* zählt man: Familie, Verwandtschaft, Freunde, Kollegen und Nachbarn, alle die also, zu denen der Patient in sozialem Kontakt steht. Diese können z.B. Anerkennung aussprechen, Werte und Hilfeleistungen vermitteln.
Zu (B): „Social support" darf man nicht mit dem sozialem Netz im gesellschaftlichen Sinne verwechseln (Altersversorgung, Krankenversicherung, Arbeitslosenunterstützung). Compliance (Zusammenarbeit, Mitarbeit) bezieht sich aber gerade auf diesen Sektor im medizinischen Sinne und bedeutet die Befolgung therapeutischer oder diagnostischer Anweisungen (z.B. Medikamenteneinnahme).

H00
→ **Frage 3.24:** Lösung D

Zu (A), (B), (C) und (E): Alltagsvorstellungen, die sich Personen über Krankheitsursachen bilden, werden mit Laienätiologie bezeichnet. Sie können zum Teil erheblich von dem entsprechenden professionellen Krankheitsbegriff abweichen und sind stark kulturell und subkulturell gefärbt (z.B. *„Krankheit als Strafe Gottes"*). Dementsprechend ist die Art und Weise, wie Personen auf Krankheitszeichen reagieren, von Ratschlägen und Einstellungen ihres Verwandtschafts- oder Bekanntschaftskreises abhängig. Dies bezeichnet man als Laienzuweisung. Hierbei spielt insbesondere der soziale Rückhalt (*„social support"*, Familie, Bekannte) eine Rolle.
Zu (D): Leistungen der öffentlichen Hand gehören nicht in dieses Laiensystem und damit auch nicht in den *„social support"*, der Hilfe durch Bekannte und Verwandte.

F01 ■

→ **Frage 3.25:** Lösung B

Zu (**A**), (**C**), (**D**) und (**E**): Zum sozialen Umfeld („*social support*") zählt man: Familie, Verwandtschaft, Freunde, Kollegen und Nachbarn. Alle die also, zu denen der Patient in sozialem Kontakt steht. Diese können z. B. Anerkennung aussprechen, Werte und Hilfeleistungen vermitteln, Ratschläge oder Zuwendung geben. *Social support* darf man nicht mit dem sozialem Netz im gesellschaftlichen Sinne verwechseln (Altersversorgung, Krankenversicherung, Arbeitslosenunterstützung).

Zu (**B**): *Compliance* (Zusammenarbeit, Mitarbeit) bezieht sich aber gerade auf diesen Sektor, im medizinischen Sinne bedeutet dies die Befolgung therapeutischer oder diagnostischer Anweisungen (z. B. Medikamenteneinnahme).

III.10 Selbsthilfe

Praktisch jeder Erkrankte wird innerhalb des **Laiensystems** zunächst einmal Möglichkeiten der **Selbsthilfe** ausprobieren oder Rat im direkten sozialen Umfeld suchen. Insbesondere leichte Krankheiten (Kopfschmerzen, Schnupfen, leichte Zerrung, kleine Schnittwunde) werden ausnahmslos in diesem Bereich behandelt und fallen statistisch und finanziell in unserem Gesundheitswesen gar nicht an. Neben dem Erkrankten selbst sind im Wesentlichen die Familie, Kollegen und Bekannte in dieses Selbsthilfesystem eingebunden, indem sie einen Erkrankten z. B. pflegen und damit einen Krankenhausaufenthalt umgehen. Selbst bei Langzeitpflege (z. B. Querschnittsgelähmte, Kind mit Down-Syndrom, Elternteil mit Alzheimer Demenz) steht dieses System oft zur Verfügung. Selbsthilfe, ein im Übrigen wenig untersuchter Bereich, stellt damit den größten Kosten sparenden Faktor im Gesundheitswesen dar. Konflikte entstehen allerdings dadurch, dass die in diesem Selbsthilfesystem gegebenen Ratschläge und Handlungen oft nicht dem aktuellen medizinischen Wissen entsprechen und nach modernem Kenntnisstand zum Teil sogar kontraindiziert sein können, da das Laienwissen sich oft auf uralte Quellen bezieht. Eine Verbesserung des mangelnden Kenntnisstandes ist z. B. durch **Selbsthilfegruppen** möglich, in denen medizinische Fachleute die Möglichkeit der Intervention und Wissensvermittlung haben.

Derartige Selbsthilfegruppen stellen heute einen wichtigen Faktor dar, sie finden überwiegend Anwendung im Bereich der tertiären Prävention und werden häufig von den Krankenkassen, Kirchen oder staatlichen Stellen gefördert. Bekannteste Beispiele sind die „*Anonymen Alkoholiker*", „*Guttempler*" oder die „*Weight Watchers*". Inzwischen gibt es aber kaum mehr chronische Erkrankungen ohne eine Selbsthilfegruppe Betroffener, angefangen bei der Cystinose-Selbsthilfe bis hin zur Huntington-Vereinigung. Viele Vereine sind auch auf politischer Ebene tätig (z. B.: Patientenschutzbund), um die Situation ihrer Mitglieder zu verbessern, was mitunter auch Konfliktpotential in sich trägt.

F03

→ **Frage 3.26:** Lösung A

Zu (**A**): Wie der Name „Selbsthilfegruppe" bereits sagt, treffen sich hier die von einer bestimmten Krankheit Betroffenen zum Austausch. Dies umfasst nicht die professionelle Psychotherapie durch Experten.

Zu (**B**)–(**E**): Gespräche mit anderen Erkrankten, Austausch von Informationen, gemeinsame Unternehmungen und damit Überwindung drohender sozialer Isolation durch eine Erkrankung sind typische Aufgaben einer solchen Gruppe. Wann gründen die Medizinstudenten endlich eine Selbsthilfegruppe der „Physikums-Geschädigten"?

III.11 Strukturelle Prävention

Häufig lassen sich durch gezielte **strukturelle Veränderungen** von Seiten des Gesetzgebers oder des Staates auch Verbesserungen im Gesundheitsverhalten erreichen. So versucht man durch Genussmittel- und Tabaksteuer Alkohol und Zigaretten künstlich so zu verteuern, dass in der Bevölkerung weniger geraucht und getrunken wird. Die Steuer soll hier im wahrsten Sinne des Wortes „*steuernd*" eingreifen. Gleichzeitig gibt es in vielen Ländern ein staatliches Verbot der Zigaretten- und Alkoholwerbung.

Innerhalb der Stadtentwicklung versucht man „*gesunde*" Wohnungen in Stadtvierteln zu schaffen, die den Bedürfnissen der Bürger angepasst sind und Erholungsflächen, Kinderspielplätze und Begegnungsstätten mit einschließen. Auch in Betrieben lassen sich durch innerbetriebliche Veränderungen oft Risikofaktoren ausschalten. Dies gilt auch für das Krankenhaus. Schon häufig wurde vermutet, dass eine

Kommentare

gesunde Person, die längere Zeit in einem Mehrbettenzimmer im Krankenhaus verbringen müsste und an der diverse medizinische Untersuchungen durchgeführt werden (Blutabnehmen, Einläufe, Katheterisierung, Röntgenuntersuchung usw.) schon alleine durch die Situation krank werden würde. Durch Verbesserungen versucht man hier, die **Belastungsfaktoren** für die Patienten zu reduzieren, so dass zumindest einige Patienten die Konfrontation mit dem Arzt überleben.

Klinischer Bezug

Krankheiten sind oft nicht nur in der Person des Patienten begründet, sondern die Ursache kann auch in Wechselwirkung mit dem direkten sozialen Umfeld entstanden sein. Aufgabe des Arztes ist es daher auch, Informationen über diesen Bereich zu sammeln und hier Belastungsfaktoren herauszufiltern und ggf. zu reduzieren. Eine berufliche Veränderung kann dazu ebenso gehören wie ein Umzug in eine andere Wohngegend oder die Teilnahme an Selbsthilfegruppen.

Literatur

Die folgenden Bücher haben wir durchgearbeitet, um die IMPP-Fragen für Sie zu beantworten. Sie hätten diese Bücher natürlich auch alle selbst lesen und damit das Geld für unser Buch sparen können!

1. **Arnold** W., **Eysenck** HJ., **Meili** R.: Lexikon der Psychologie, Herder, 1976.
2. **Bally** G.: Einführung in die Psychoanalyse Sigmund Freuds, Rowohlts dt. Enzyklopädie, Rowohlt, 1969.
3. **Bauer** M. (Hrsg.): Psychiatrie – Psychosomatik – Psychotherapie, Thieme, 1976.
4. **Bengel** J., **Koch** U. (Hrsg.): Grundlagen der Rehabilitationswissenschaften. Berlin: Springer, 2000.
5. **Böger** J., **Kanowski** S.: Gerontologie und Geriatrie, Thieme, 1982.
6. **Bornemann** E.: Lexikon der Liebe und Sexualität, List, 1969.
7. **Brähler** E., **Meyer** A.: Psychologische Probleme in der Reproduktionsmedizin. In: Brähler E., Klapp BF., Scheer JW.: Jahrbuch der Medizinischen Psychologie. Springer, 1991.
8. **Brähler** E., **Meyer** A.: Psychologische Probleme in der Humangenetik. In: Brähler E., Klapp BF., Scheer JW.: Jahrbuch der Medizinischen Psychologie. Springer, 1991.
9. **Brandstätter** H., **Schuler** H., **Stocker-Kreichgauer** G.: Psychologie der Person, Kohlhammer Urban, 1974.
10. **Braun** RN., **Mader** FH. (Hrsg.): Abrechnungstechnik, Praxistechnik, Finanztechnik. Springer, 1996.
11. **Bräutigam** W., **Christian** P.: Psychosomatische Medizin, Thieme, 1986.
12. **Bundesministerium für Gesundheit.**: Statistisches Jahrbuch Gesundheit, Bonn, Bundesministerium für Gesundheit, 1994.
13. **Clauß** G. (Hrsg.): Wörterbuch der Psychologie, Pahl-Rugenstein, VEB Enzyklopädie, 1976.
14. **Crano** WD., **Brewer** MB.: Einführung in die sozialpsychologische Forschung, Kiepenheuer & Witsch, 1973.
15. **Davison** GC., **Neale** JM.: Klinische Psychologie, Urban & Schwarzenberg, 1979.
16. **Dilling** H., **Mombour** W., **Schmidt** MH.: Internationale Klassifikation psychischer Störungen ICD-10, Bern: Huber, 1993.
17. **Drever** J., **Fröhlich** WD.: DTV-Wörterbuch zur Psychologie, DTV, 1971.
18. **Endruweit** G., **Trommsdorff** G.: Wörterbuch der Soziologie, DTV/Enke, 1989.
19. **Fend** H. (Hrsg.): Sozialisationseffekte der Schule, Soziologie der Schule Bd.II, Beltz, 1976.
20. **Fisseni** HJ.: Persönlichkeitsbeurteilung, Hogrefe, 1982.
21. **Freud** S.: Abriß der Psychoanalyse, Fischer, 1971.
22. **Freud** S.: Zur Psychopathologie des Alltagslebens, Fischer, 1954.
23. **Friedrichs** J.: Methode empirischer Sozialforschung, rororo studium, Rowohlt, 1973.
24. **Fürst** M.: Philosophie, Bd.1: Psychologie, Ueberreuter, 1985.
25. **Gerber** WD., **Basler** HD., **Tewes** U.: Medizinische Psychologie, Urban & Schwarzenberg, 1994.
26. **Gerdes** N., **Weis** J.: Zur Theorie der Rehabilitation. In: Bengel J. & Koch U. (Hrsg.): Grundlagen der Rehabilitationswissenschaften. Berlin: Springer, 2000.
27. **Graumann** CF., **Herrmann** T., **Hörmann** H., **Irle** M., **Thomae** H., **Weinert** E.: Enzyklopädie der Psychologie, Verlag für Psychologie, 1983 ff.
27. **Grubitzsch** S., **Rexilius** G.: Testtheorie – Testpraxis, rororo Sachbuch, Rowohlt, 1978.
28. **Gutjahr** W.: Die Messung psychischer Eigenschaften, VEB Dt. Verlag d. Wissenschaften, 1972.
29. **Haaf** HG., **Schliehe** F.: Zur Situation der Rehabilitationsforschung: Stand und Bedarf. In: Bengel J. & Koch U. (Hrsg.): Grundlagen der Rehabilitationswissenschaften. Berlin: Springer, 2000.
30. **Hannich** HJ., **Wendt** M., **Lawin** P.: Psychosomatik der Intensivmedizin, Stuttgart: Thieme, 1983.
31. **Héon-Klein** V., **Raspe** H.: Zur Epidemiologie der Rehabilitationsbedürftigkeit. In: Bengel J., Koch U. (Hrsg.): Grundlagen der Rehabilitationswissenschaften. Berlin: Springer, 2000.
32. **Hertl** M.: Der Gesichtsausdruck des Kranken, Stuttgart: Thieme, 1993.
33. **Hofstätter** PR.: Psychologie A–Z, Fischer Lexikon, Fischer, 1972.
34. **Hofstätter** PR., **Wendt** D.: Quantitative Methoden der Psychologie, Bd.1: Joh. Ambrosius Barth, 1974.
35. **Hornung** R., **Lächler** J.: Psychologisches und soziologisches Grundwissen für Krankenpflegeberufe, Beltz, 1985.
36. **Juchli** L.: Krankenpflegeberufe, Stuttgart: Thieme, 1987.
37. **Kasten** E.: Ich hatte keinen Willen zum Überleben – Psychische Probleme des Intensivpatienten. Dt. Krankenpflege-Zeitschrift, 1993.
38. **Kasten** E.: Was muß ein Arzt über Psychologie wissen? Zur Neufassung der Prüfungsthemen in Medizinischer Psychologie, Zeitschrift für Medizinische Psychologie, 1., 1998.
39. **Kasten** E., **Bielau** H., **Glanz** W., **Sabel** BA.: Auswirkungen der Kosteneinsparung im Gesundheitswesen auf das Arzt-Patient-Verhältnis. Zeitschrift für Medizinische Psychologie, 1. 1997.
40. **Kasten** E., **Janke** W., **Sabel** BA.: Medizinische und Biologische Psychologie, Königshausen & Neumann, 1994.
41. **Kerekjarto** M. v. (Hrsg.): Medizinische Psychologie, Springer, 1976.
42. **Kisker** KP., **Freyberger** H., **Rose** HK., **Wulff** E.: Psychiatrie, Psychosomatik, Psychotherapie, Thieme, 1987.
43. **Klapprott** J.: Einführung in die psychologische Methodik, Urban-Tb. Kohlhammer, 1975.
44. **Kübler-Ross** E.: Interviews mit Sterbenden, Kreuz-Verlag, 1983.

45. **Langen** D.: Psychotherapie, DTV Wissenschaftliche Reihe, DTV, 1971.
46. **Mann** L.: Sozialpsychologie, Beltz, 1976.
47. **Meyers** großes Taschenlexikon in 24 Bänden, B.I., 1990.
48. **Müller** M., **Netter** P.: Unkontrollierbarkeit und Leistungsmotivation – Einflüsse auf Cortisol- und Testosteronveränderungen während einer mental-leistungsbezogenen und einer psychisch-aversiven Belastungssituation, Zeitschrift für Medizinische Psychologie 3, 1992, S. 103 – 113.
49. **Neuser** J., **DeBruin** JT.: Verbindung und Veränderung im Fokus der Medizinischen Psychologie. Pabst, 2000.
50. **Nickel** H.: Entwicklungspsychologie des Kindes- und Jugendalters, Bd.I. Hans Huber, 1974.
51. **Oerter** R.: Moderne Entwicklungspsychologie, Ludwig Auer, 1977.
52. **Orme** JE.: Einführung in die klinische und abnormale Psychologie, Kiepenheuer & Witsch, 1975.
53. **Peters** UH.: Wörterbuch der Psychiatrie und Medizinischen Psychologie, 4.Aufl. Urban & Schwarzenberg, 1990.
54. **Pöppel** E., **Bullinger** M.: Medizinische Psychologie, edition medizin VCH, 1990.
55. **Pöppel** E., **Bullinger** M., **Härtel** U.: Medizinische Psychologie und Soziologie, Chapman & Hall, 1994.
56. **Pschyrembel** Klinisches Wörterbuch, Walter de Gruyter, 1986.
57. **Rau** H., **Pauli** P.: Medizinische Psychologie / Medizinische Soziologie systematisch. Uni-Med, 1995.
58. **Remschmidt** H.: Kinder- und Jugendpsychiatrie, Thieme, 1979.
59. **Remschmidt** H.: Psychologie für Krankenpflegeberufe, Thieme, 1988.
60. **Rosemann** H.: Intelligenztheorien, rororo Sachbuch, Rowohlt, 1979.
61. **Rosemeier** HP.: Medizinische Psychologie und Soziologie, 3.Auflage, Enke, 1987.
62. **Roth** E.: Persönlichkeitspsychologie, Kohlhammer Urban-Tb, 1977.
63. **Roth** E., **Oswald** WD., **Daumenlang** K.: Intelligenz, Urban-Tb, Kohlhammer, 1975.
64. **Rotter** JB., **Hochreich** DJ.: Persönlichkeit – Theorien, Messung, Forschung, Springer, 1979.
65. **Sauermann** P.: Betriebspsychologie, Einführung in die Praxis der Wirtschaftspsychologie, Bd.1. Enke, 1979.
66. **Schaefer** H., **Blohmke** M.: Sozialmedizin, Thieme, 1978.
67. **Schmidt** L.: Psychologie in der Medizin, Thieme, 1984.
68. **Schmidt** RF. (Hrsg.): Grundriß der Sinnesphysiologie, Springer, 1977.
69. **Schmidt** RF. (Hrsg.): Grundriß der Neurophysiologie, Springer, 1979.
70. **Schmidtchen** S.: Psychologische Tests für Kinder und Jugendliche, Hogrefe, 1975.
71. **Schmielau** F.: Lehrbuch der Medizinischen Psychologie, Hogrefe, 1990.
72. **Schraml** WJ.: Abriß der Klinischen Psychologie, Urban Tb, Kohlhammer, 1972.
73. **Schwenkmezger** P., **Schmidt** LR.: Lehrbuch der Gesundheitspsychologie. Enke, 1994.
74. **Selg** H.: Einführung in die experimentelle Psychologie, Urban-Tb, Kohlhammer, 1975.
75. **Strauß** B., **Bettge** S., **Bindt** C. et al. (2000): Psychosomatik in der Reproduktionsmedizin – Teil 1: Psychosomatische Diagnostik. Zeitschrift für Med. Psychologie, 3, S. 101 – 109.
76. **Sury** K. v.: Wörterbuch der Psychologie und ihrer Grenzgebiete, Walter, 1974.
77. **Vogel** C.: Biologie in Stichworten, Bd.V Humanbiologie, Ferdinand Hirt, 1974.
78. **Watzlawick** P., **Beavin** JH., **Jackson** DD.: Menschliche Kommunikation, Huber, 1971.
79. **Wilker** FW., **Bischoff** C., **Novak** P.: Medizinische Psychologie, Medizinische Soziologie, Urban & Schwarzenberg, 1994.
80. **Willig** W.: Arbeitstexte für Psychologie, Soziologie, Pädagogik an Pflegeschulen, Willig Selbstverlag, 1983.
81. **Wischmann** T., **Scherg** H., **Brähler** E. (2002): Beziehungsmuster ungewollt kinderloser Paare im Gießen-Test. Zeitschrift Klin. Psychologie, Psychiatrie, Psychotherapie, 4, 409 – 426.
82. **Wischmann** T., **Schweitzer** J., **Verres** R.: Beziehungs-Kulturen in der Medizin. Pabst, 1999.
83. **Zeitschrift für Medizinische Psychologie:** diverse Artikel, die wir hier aus Platzgründen im einzelnen nicht aufführen können.

Tipps für die mündliche Prüfung _____

Mündliche Prüfungen liegen nicht jedem und müssen deshalb geübt werden. Etwas zu wissen und dieselbe Information in Worte zu verpacken, vor allem wenn Sie ziemlich nervös sind, sind leider zwei völlig verschiedene Dinge und viele Studenten haben sich in dieser Beziehung schon ganz gehörig verschätzt.

Im Gegensatz zu den schriftlichen Fragen, die sehr exakt einzelne Sachverhalte abprüfen, sind die Fragen der mündlichen Prüfung meist sehr viel breiter gehalten. Statt der Frage: *„Welchem Prozentrang entspricht ein IQ von 115?"* wird der Prüfer Sie viel eher auffordern, Sie möchten doch bitteschön einmal etwas über Testnormierung erzählen. Studenten, die hier nur stur Antworten auswendig gelernt haben, sind dann mitunter völlig überfordert, wenn sie einen komplexen Sachverhalt ausführlich darstellen sollen.

Sie müssen mündliche Prüfungen also vorher üben, indem Sie zu jedem Thema ein kleines Referat halten. Durch die mehrmalige Wiederholung schaffen sie eine Assoziationskette in ihrem Gehirn, die sich dann auch unter Stress in der Prüfung abrufen lässt. Das geht zwar auch alleine, noch besser aber in kleinen Lerngruppen, die sich gegenseitig abfragen. Stellen Sie sich selbst bzw. dem Lernpartner dabei globale Fragen, die Sie einfach aus dem Inhaltsverzeichnis dieses Lehrbuches entnehmen. Also zum Beispiel:

*„Nennen Sie die wesentlichen Grundlagen der **Verhaltensbeobachtung**!"*

*„Was wissen Sie über **Beurteilungsskalen**?"*

*„Welche **Beurteilungsfehler** gibt es? Kann man sie vermeiden?"*

*„Welche Frage- und Antwortmöglichkeiten gibt es im **Interview**?"*

*„Nennen und erklären Sie die **Testgütekriterien**!"*

... usw.

Für das schriftliche Physikum mussten Sie lernen, möglichst schnell zu arbeiten und die Lösung für eine Frage sofort parat zu haben. In der mündlichen Prüfung gilt das Gegenteil: Die Prüfung dauert 30 Minuten, die Sie herumbekommen müssen. Der Kardinalfehler, der auch von guten Studenten in mündlichen Prüfungen immer wieder begangen wird, besteht darin, die Frage des Prüfers in einem Zweizeiler zu beantworten und dann lammfromm auf die nächste Frage zu warten:

Prüfer: *„Was sind die wesentlichsten Kriterien eines Experimentes?"*

Student: *„Willkürlichkeit, Variierbarkeit und Wiederholbarkeit."*

– Schweigen –.

Das verärgert den Prüfer; statt sich bequem zurückzulehnen, ihnen entspannt zuzuhören und sich auf den Feierabend freuen zu können, muss der Prüfer sich dann im Stakkato ständig neue Fra-

gen ausdenken. Das stresst auch den Professor und drei oder vier solcher Prüflinge hintereinander können ihn ziemlich ins Schwitzen kommen lassen. Logischerweise werden seine Fragen nun immer spitzfindiger. Da der Prüfer irgendwann nicht mehr weiß, was er fragen soll, weicht er auf seine eigenen Spezialgebiete aus. Und darüber wissen Sie dann wahrscheinlich nichts oder sehr wenig.

Besser ist es, zu jeder Frage möglichst viel zu erzählen. Prüfer, die oft mehrere Stunden nacheinander Prüfungen abnehmen müssen, freuen sich, wenn der Prüfling von sich aus sehr viel redet. Holen Sie ruhig möglichst weit aus und erzählen Sie alles, was Sie wissen. Je mehr Sie sagen und damit Zeit herumbringen, um so weniger spitzfindige Fragen kann der Prüfer stellen. Am besten geht das, wenn man immer wieder auf Beispiele zu sprechen kommt. Bei der Frage nach dem Experiment zum Beispiel könnte man in der Prüfung ein Experiment schildern und daran die drei Kriterien von Wundt verdeutlichen.

Allerdings werden Sie es in der Aufregung einer mündlichen Prüfung wahrscheinlich nicht ohne weiteres schaffen, sich gute Beispiele auszudenken. Damit sind wir wieder am Anfang: das **müssen** Sie vorher üben!

Merke: Je mehr **Sie** reden, um so weniger (spitzfindige!!!) Fragen stellt der Prüfer.

Es kann vorkommen, dass man zu einer Frage gar nichts weiß. In einem solchen Fall gibt es mehrere mögliche Auswege.

A) Bitten Sie den Prüfer, die Frage zu präzisieren. Professoren sind nicht zuletzt deshalb Professoren geworden, weil sie sich selbst gerne reden hören. Die meisten Prüfer können sich auch in der Prüfungssituation kaum zurückhalten, ihren Studenten noch schnell etwas zu erklären. Hierdurch erhalten Sie oft einige Tips, durch die Sie dann auf die richtige Lösung kommen:

Prüfer: *„Was ist der Unterschied zwischen einem negativen Verstärker und negativer Verstärkung?"*

Student: *„Ähhh, ja ... Könnten Sie die Frage vielleicht etwas präzisieren?"*

Prüfer: *„Sie wissen doch sicherlich, dass man bei der operanten Konditionierung Verstärker einsetzen kann. Je nach Einsatz oder Entzug eines positiven oder negativen Verstärkers ändert sich die Wahrscheinlichkeit des Auftretens eines Verhaltens. Was passiert also zum Beispiel, wenn ich einen negativen Verstärker, also einen Strafreiz entziehe?"*

Student: *„Ah, ja, klar! Das wäre natürlich die negative Verstärkung und das Verhalten würde dann künftig häufiger auftreten."*

Prüfer: *„Richtig, sehr gut."*

B) Sie können versuchen auf ein verwandtes Thema auszuweichen und darüber etwas zu erzählen, in der Hoffnung, dass der Prüfer nicht merkt, dass Sie die gestellte Frage gar nicht beantworten. Beispiel:

Prüfer: *„Was ist der Unterschied zwischen einem negativen Verstärker und negativer Verstärkung?"*
Student: *„Ähhh, ja ... Beide Begriffe stammen aus der Lernpsychologie. Die Lernpsychologie teilt sich in verschiedene Bereiche auf, zum Beispiel das klassische Konditionieren, das Belohnungslernen, das Modell-Lernen und das Lernen durch Einsicht. Das klassische Konditionieren läuft dabei so ab, dass ein unkonditionierter Reiz ..."*

In vielen Fällen klappt das gut, manchmal hilft man sich sogar selbst: Wenn man auf diese Art und Weise überhaupt erst einmal beginnt etwas zu erzählen, kommt man dann oft genug doch noch auf die richtige Lösung für die Frage. Ein kurzfristiges Blackout sollte Sie daher nicht beunruhigen: Das Wissen ist meist da, man muss es nur herauslocken. Das kennen Sie ja auch von der schriftlichen Prüfung her, daß Sie beim ersten Durchlesen der Frage gar nichts verstanden haben, und später wurde es dann doch klar. Im Gegensatz zur schriftlichen Prüfung können Sie im Mündlichen leider keine Fragen überschlagen und später nochmals darüber nachdenken. Der Trick, überhaupt erst einmal etwas zu erzählen, gibt ihrem Gedächtnis aber Zeit, den verschlungenen Lösungsweg durch das Gehirn zu bahnen, um an die versteckte Information zu kommen.

C) Sie wissen nichts, aber auch wirklich gar nichts zu der gestellten Frage:

Prüfer: *„Wie lautet die Definition der Intelligenz nach Boring?"*
Student: *„Nach wem, bitte?"*
Prüfer: *„Boring!"*

Bei so konkreten Fragen ist es geschickter zuzugeben, dass man nichts weiß. Ansonsten riskieren Sie, dass Sie minutenlang über ein Thema abgefragt werden, von dem Sie nicht den blassesten Schimmer einer Ahnung haben. Das lässt ihre Zensur schnell um Stufen nach unten fallen. Klugerweise sollte man den Prüfer im gleichen Atemzug darauf hinweisen, was man weiß:

Student: *„Tut mir leid, mit dem Namen Boring kann ich jetzt im Augenblick nichts anfangen. Ich könnte Ihnen aber die Intelligenztheorien von Spearman und Thurstone nennen oder auch die Entwicklung der Intelligenz nach Piaget?"*

<u>Merke:</u> *Ein Blackout bei Prüfungsfragen kann jedem passieren. Legen Sie sich vor der Prüfung unbedingt konkrete Taktiken zurecht, wie Sie damit umgehen können!*

Leute aus der Durchschnittsbevölkerung halten Professoren definitionsgemäß für allwissend. Spätestens seit dem Beginn Ihres Studiums wissen Sie, dass das nicht so ist. Auch Professoren haben keine unbeschränkte Gehirnkapazität und können sich nicht alles merken. Da große Teile des Gehirns Ihres Professors darüber hinaus auch noch von organisatorischen Fragen (*„Wann genehmigt mir die Verwaltung endlich das Geld für ein neues Diktiergerät?)*, familiären Problemen (*„Ich könnte meiner Tochter zum Geburtstag ein Pferd schenken, andererseits, sie hat ja schon zwei davon..."*) und schwerwiegenden finanziellen Sorgen (*„Ich muss unbedingt heute noch meinen Vermögensberater anrufen!"*) besetzt sind, weiß der Prüfer vielleicht sogar weniger als Sie. Es ist sogar durchaus wahrscheinlich, dass Sie mehr wissen, da Sie eine Fülle von Sachverhalten gerade erst frisch gelernt haben und Ihr Wissen damit aktuell auf dem neuesten Stand ist. Der Prüfer hat sich sein Wissen vor 20, 30 oder 40 Jahren angeeignet. Professoren lesen auch selten Lehrbücher, deren Titel mit *„Einführung in ..."* beginnt, denn für solche Bücher halten sie sich für zu klug und zu alt. Die Wahrheit ist, dass sie meist sehr viel von dem, was in diesen Büchern steht, schon längst wieder vergessen haben. Es ist darum vielleicht gar nicht so wichtig, unbedingt das neueste, teuerste und aktuellste Lehrbuch durchzuackern. Alles was der Professor weiß und später in seiner Prüfung fragt, das erzählt er in seiner Vorlesung!!! Viele Prüfer haben darüber hinaus kein besonders großes Allgemeinwissen, sondern sind meist lediglich Spezialisten in einem winzigen Teilbereich ihres Feldes. Grundlegendste Voraussetzung zum Bestehen der mündlichen Prüfung ist also der Besuch sämtlicher Lehrveranstaltungen dieses Prüfers. Darüber hinaus kann es nichts schaden, wenn man das (vielleicht schon etwas angestaubte) Lehrbuch liest, das der Prüfer irgendwann in seinem Leben einmal geschrieben hat. Spätestens dort steht alles, was er früher einmal gewußt hat.

<u>Merke:</u> *Alles, was der Prüfer selbst noch weiß (... und später prüft!), erzählt er in seinen Lehrveranstaltungen.*

„Lieber tot als rot"? Auch Prüfer sind nur Menschen und Menschen haben nun einmal Vorurteile. Wenn Sie unbedingt meinen, dem Professor in der Prüfungssituation beweisen zu müssen, dass auch Angehörige sozialer Randgruppen etwas wissen können, dann ist das ganz alleine Ihre Entscheidung. Es gibt immer wieder einzelne Studenten, die mit One-size-fits-all-Hosen, verschwitztem Nirvana-T-Shirt und Doc-Martens-Stiefeln zur mündlichen Prüfung erscheinen. Das spricht sicherlich sehr für das Selbstbewusstsein dieser Studenten; allerdings nicht besonders für ihre Flexibilität und ihr Anpassungsvermögen. Leider zählt in der Prüfung nicht nur Ihr Wissen, sondern auch der Gesamteindruck spielt eine Rolle und hat möglicherweise auch Einfluss darauf, welche Fragen Ihnen überhaupt gestellt werden. Es ist ganz einfach taktisch klüger, sich hier anzupassen, den Blazer aus dem Schrank zu holen und die guten Schuhe zu putzen.

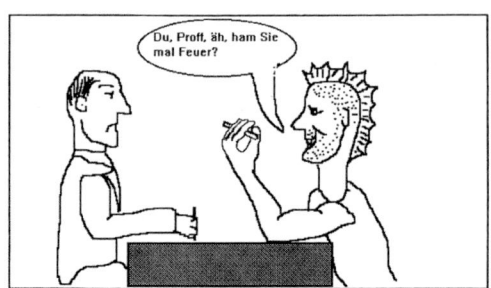

Abb.: Diese Vorgehensweise bei der Prüfung erscheint eher etwas suboptimal und sollte tendenziell noch etwas mehr ausgefeilt werden. Ohnehin verrät der distingierte, verständnislose Gesichtsausdruck des Prüfers, dass er Nichtraucher ist, so dass diese Fragestellung sich von vornherein verboten hätte.

Merke: *Bei mündlichen Prüfungen entscheidet auch der Gesamteindruck des Studenten. Mit den dezenten Mitteln einer passenden Kleidung und angemessenen, höflichen Verhaltensweisen können Sie Ihr Wissen subtil unterstreichen.*

Sie gehören zu den 10 % der Bevölkerung, bei denen schon der Gedanke an mündliche Prüfungen langwierige, akute Panikanfälle zur Folge hat? Wenn Sie diese Erfahrung schon im Abitur oder bei der Führerscheinprüfung gemacht haben, dann sollten Sie zur Bekämpfung Ihrer Ängste vor der Prüfung weder auf Alkohol noch auf Tranquilizer zurückgreifen. Sinnvoller ist es, Entspannungstechniken

wie z. B. das autogene Training oder progressive Muskelentspannung zu lernen und dann völlig relaxed und cool in der Prüfung zu erscheinen. Allerdings muss man Entspannung auch erst lernen, d. h. mindestens ein halbes Jahr vor dem Termin mit den Übungen anfangen (z. B. Volkshochschulkurse oder Angebote der Krankenkassen).

Merke: *Prüfungsängste lassen sich durch Entspannungsverfahren vermindern!*

In der Aufregung fangen viele Studenten an, sehr schnell und hastig zu reden. Das hat denselben Effekt wie er bereits anfangs geschildert wurde. Der Professor oder der Beisitzer, der sich Notizen über Ihre Antworten machen muss, wird gestresst und Sie sind viel zu schnell fertig mit Ihrer Antwort. Bemühen Sie sich, ruhig zu bleiben und vor allen Dingen langsam zu sprechen!

Merke: *Achten Sie in der Prüfung darauf, ruhig und langsam genug zu sprechen!*

Sie sind in der Regel nicht der erste Student, der diese Prüfung bei dem Professor XYZ ablegen muss. Stellen Sie sich gut mit Studenten aus den höheren Semestern oder wenigstens mit den Prüflingen, die vor Ihnen dran sind (oft alphabetische Reihenfolge anhand der Nachnamen). Versuchen Sie Informationen über den Ablauf und die Atmosphäre der Prüfung zu bekommen. Professoren stellen immer wieder dieselben Fragen: zum einen aus Gerechtigkeit, um die Prüfungsbedingungen konstant zu halten, zum anderen, weil ihnen gar keine neuen Fragen einfallen. Sozial eingestellte Studenten schreiben deshalb kurz nach der Prüfung ein Gedächtnisprotokoll mit den wichtigsten Fragen des Professors und vererben diese Protokolle von einer Studentengeneration auf die nächste. Sie werden feststellen, dass dieselben Fragen immer wieder auftauchen und können dann gezielter lernen.

Merke: *Informieren Sie sich bei ehemaligen Prüflingen über die bisherigen Fragen dieses Prüfers.*

Sachverzeichnis

Sachverzeichnis S–V